国家卫生健康委员会"十四五"规划教材

全国高等学校药学类专业研究生规划教材

供药学类专业用

高等临床药理学

主　编　李　俊

编　委（按姓氏笔画排序）

丁选胜　中国药科大学　　　　　张　菁　复旦大学附属华山医院

吕雄文　安徽医科大学　　　　　陈　汇　华中科技大学同济医学院

刘克辛　大连医科大学　　　　　周家国　中山大学中山医学院

许建华　福建医科大学　　　　　姜远英　同济大学医学院

杜智敏　哈尔滨医科大学　　　　高卫真　天津医科大学

李　俊　安徽医科大学　　　　　郭秀丽　山东大学药学院

李庆平　南京医科大学　　　　　唐　漫　中国医科大学

杨宝学　北京大学基础医学院　　董　志　重庆医科大学

何金汗　四川大学华西医学院　　戴海斌　浙江大学医学院

张　伟　中南大学临床药理研究所　魏　伟　安徽医科大学

人民卫生出版社

·北　京·

图书在版编目（CIP）数据

高等临床药理学 / 李俊主编 . —北京：人民卫生
出版社，2022.11

ISBN 978-7-117-32940-8

Ⅰ. ①高… Ⅱ. ①李… Ⅲ. ①临床医学–药理学–研
究生–教材 Ⅳ. ①R969

中国版本图书馆 CIP 数据核字（2022）第 043099 号

| 人卫智网 | www.ipmph.com | 医学教育、学术、考试、健康，购书智慧智能综合服务平台 |
| 人卫官网 | www.pmph.com | 人卫官方资讯发布平台 |

高等临床药理学

Gaodeng Linchuang Yaolixue

主　　编：李　俊

出版发行：人民卫生出版社（中继线 010-59780011）

地　　址：北京市朝阳区潘家园南里 19 号

邮　　编：100021

E - mail：pmph @ pmph.com

购书热线：010-59787592　010-59787584　010-65264830

印　　刷：北京汇林印务有限公司

经　　销：新华书店

开　　本：850 × 1168　1/16　印张：48

字　　数：1217 千字

版　　次：2022 年 11 月第 1 版

印　　次：2022 年 11 月第 1 次印刷

标准书号：ISBN 978-7-117-32940-8

定　　价：198.00 元

打击盗版举报电话：010-59787491　E-mail：WQ @ pmph.com

质量问题联系电话：010-59787234　E-mail：zhiliang @ pmph.com

数字融合服务电话：4001118166　E-mail：zengzhi @ pmph.com

出版说明

　　研究生教育是高等教育体系的重要组成部分,承担着我国高层次拔尖创新型人才培养的艰巨使命,代表着国家科学研究潜力的发展水平,对于实现创新驱动发展、促进经济提质增效具有重大意义。我国的研究生教育经历了从无到有、从小到大、高速规模化发展的时期,正在逐渐步入"内涵式发展,以提高质量为主线"的全新阶段。为顺应新时期药学类专业研究生教育教学改革需要,深入贯彻习近平总书记关于研究生教育工作的重要指示精神,充分发挥教材在医药人才培养过程中的载体作用,更好地满足教学与科研的需要,人民卫生出版社经过一系列细致、广泛的前期调研工作,启动了国内首套专门定位于研究生层次的药学类专业规划教材的编写出版工作。全套教材为国家卫生健康委员会"十四五"规划教材。

　　针对当前药学类专业研究生教育概况,特别是研究生课程设置与教学情况,本套教材重点突出如下特点:

　　1. 以科学性为根本,展现学科发展趋势　科学性是教材建设的根本要求,也是教材实现教学载体功能的必然需求。因此,本套教材原则上不编入学术争议较大、不确定性较高的内容。同时,作为培养高层次创新人才的规划教材,本套教材特别强调反映所属学术领域的发展势态和前沿问题,在本领域内起到指导和引领作用,体现时代特色。

　　2. 以问题为导向,合理规划教材内容　与本科生相比,研究生阶段更注重的是培养学生发现、分析和解决问题的能力。从问题出发,以最终解决问题为目标,培养学生形成分析、综合、概括、质疑、发现与创新的思维模式。因此,教材在内容组织上,坚持以问题为导向,强调对理论知识进行评析,帮助学生通过案例进行思考,从而不断提升分析和解决问题的能力。

　　3. 以适用性为基础,避免教材"本科化"　本套教材建设特别注重适用性,体现教材适用于研究生层次的定位。知识内容的选择与组织立足于为学生创新性思维的培养提供必要的基础知识与基本技能。区别于本科教材,本套教材强调方法与技术的应用,在做好与本科教材衔接的同时,适当增加理论内容的深度与广度,反映学科发展的最新研究动向与热点。

　　4. 以实践性为纽带,打造参考书型教材　当前我国药学类专业研究生阶段人才培养已经能与科研实践紧密对接,研究生阶段的学习与实验过程中的知识需求与实际科研工作中的需求具有相通性。因此,本套教材强化能力培养类内容,由"知识传授为主"向"能力培养为主"转变,强调理论学习与实际应用相结合,使其也可以为科研人员提供日常案头参考。

5. 以信息平台为依托,升级教材使用模式 为适应新时期教学模式数字化、信息化的需要,本套教材倡导以纸质教材内容为核心,借用二维码的方式,突破传统纸质教材的容量限制与内容表现形式的单一,从广度和深度上拓展教材内容,增加相关的数字资源,以满足读者多元化的使用需求。

作为国内首套药学类专业研究生规划教材,编写过程中必然会存在诸多难点与困惑,来自全国相关院校、科研院所、企事业单位的众多学术水平一流、教学经验丰富的专家教授,以高度负责的科学精神、开拓进取的创新思维、求真务实的治学态度积极参与了本套教材的编写工作,从而使教材得以高质量地如期付梓,在此对于有关单位和专家教授表示诚挚的感谢! 教材出版后,各位老师、学生和其他广大读者在使用过程中,如发现问题请反馈给我们(renweiyaoxue2019@163.com),以便及时更正和修订完善。

人民卫生出版社

2021 年 1 月

主编简介

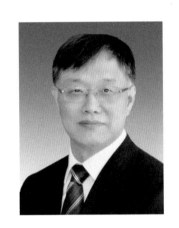

李俊，1960 年 1 月出生，药学博士，二级教授，博士生导师，炎症免疫性疾病安徽省实验室主任，安徽医科大学药学院创建人。

国家教育部首批骨干教师，安徽省教育系统劳动模范、省级教学名师、模范教师，安徽省学术和技术带头人（首批），省级重点学科药理学和中药学学科带头人；被授予全国"五·一"劳动奖章，享受国务院政府津贴。现为教育部高等学校药学类专业教学指导委员会副主任委员、临床药学专业教育分委员会主任委员，国家级精品课程及资源共享课程临床药理学负责人，国家级临床药理学教学团队负责人。国家级规划教材《临床药理学》（第 4 版）、（第 5 版）、（第 6 版），《临床药理学》（英文版，留学生教材），《临床药物治疗学》，《临床药物治疗学总论》主编。

从事抗炎免疫药理、肝脏药理、中药活性成分、靶向药物合成与设计等研究，主持国家自然科学基金 11 项和省级课题 20 余项，先后获得省科技进步奖一等奖 1 项、二等奖 4 项、三等奖 3 项，安徽省教学成果奖一等奖 2 项。以第一作者或通讯作者发表包括 *Hepatology*、*Autophagy*、*Cancer letter* 等 SCI 收录论文 200 余篇，获国家发明专利 11 项。培养药学博士后 20 余人、博士 50 余人、硕士 150 余人。为国家二类新药白芍总苷开发主要负责人之一。

前　言

全国高等学校药学类专业研究生规划教材《高等临床药理学》在来自全国 20 所医药院校和研究所专家的鼎力支持和辛勤努力下,经过近 3 年的编写,终于与读者见面了。

与五年制本科教材不同,本轮研究生教材的编写尽量避免了研究生教材"本科化":立足于为学生创新性思维的培养提供必要的基础知识与基本技能,强化能力培养类内容,由"知识传授为主"向"能力培养为主"转变,强调理论学习与实际应用相结合。

为了实现这一目标,我们在编写风格上以"三基、五性、三特定"为基础,以趣味性和可读性为特点,突出教材的科学性、创新性和启发性。在保持教材的完整性的基础上,针对研究生进行相应的提高。本教材分为六篇,分别为临床药理学概述、临床药动学、临床药效学、药物临床应用的优化、主要疾病的临床用药、药物的研究与开发。以介绍临床药理学的基本知识为开篇,带领学生探寻疾病发生的深层原因,寻找和分析可能的药物作用点及临床应用中可能产生的不良反应。接下来通过介绍转运蛋白在药动学中的作用阐述临床药动学的相关知识;以生物标志在药效学中的作用引出临床药效学;通过"时辰药理、遗传药理、特殊人群药理"的介绍,培养学生在药物临床应用中发现问题和解决问题的能力;通过介绍药物发现与临床开发的过程,以提供生动案例的方式激发学生锲而不舍和献身科学的科研精神;通过重点介绍药物作用机制与进展,阐述主要系统疾病的临床用药,并增加常用的疾病模型和研究方法,为学生提供开展深入研究的基本思路和方法。

全国高等学校药学类专业研究生规划教材《高等临床药理学》的编写工作凝聚了全国知名药理学家的智慧和不懈的努力。在编写过程中,各位专家集思广益、不辞辛苦,反复修改和润色,希望编写出一本能够适应现代医药学教育发展的高质量的教材,为我国培养新世纪创新人才尽一份微薄之力。本教材的共同参考书为 Atkinson 等人主编的 *Principles of Clinical Pharmacology*、Katzung 等人主编的 *Basic & Clinical Pharmacology*、Bennett 等人主编的 *Clinical Pharmacology* 及李家泰主编的《临床药理学》、李俊主编的《临床药理学》和《临床药物治疗学》等,在此向以上各书的原作者表示衷心的感谢。

　　面对这样一本全新的教材，限于我们的学识和水平，加之时间仓促，我们深感还有很多不足之处。本书的编排和设计是否能够对读者有所帮助和启迪，是否有助于对研究生创新能力和人文素养的培养还有待读者的反馈。请各位读者批评指正。

李　俊

2022 年 3 月

目　录

第一篇　临床药理学概述

第三篇　临床药效学

第十一章　临床药效学的基本原理　　　**181**

第六篇 药物的研究与开发

第四十章　药品注册与管理 715

第一篇　临床药理学概述

第一章 绪 论

第一节 临床药理学的发展过程

临床药理学（clinical pharmacology）是一门新兴学科，是药理学的一个新的分支，也是药理学研究的综合阶段。它的任务在于研究药物与人体（主要是患者）之间相互作用的规律，也是联系实验药理学（experimental pharmacology）和药物治疗学（pharmacotherapeutics）的一门桥梁科学。临床药理学以人为研究对象，研究药效学、药动学、不良反应，并对药物的安全性和有效性作出全面评价，从而在提高药物疗效、降低不良反应等方面起到重要作用。

临床药理学真正成为一门科学始于20世纪30年代，来自康奈尔大学的Harry Gold教授首次提出"临床药理学"的概念，并进行了卓有成效的临床药理学研究。自20世纪60年代起，一些欧洲国家先后成立了临床药理学组织与机构，开设了临床药理学课程。其中，在瑞典卡罗林斯卡（Karolinska）医学院附属霍定（Huddings）医院建立的临床药理体系规模较大，设备先进，在科研、教学和新药研究等方面均具备较高的水平，接纳各国学者进修，被誉为"国际临床药理室"和"国际临床药理培训中心"。此后临床药理学迅速发展，到20世纪80年代便成为一门独立的学科。

我国临床药理学的研究虽在20世纪60年代初已开始，但大部分工作未能付诸行动。直到1978年卫生部药政局根据重建药品审评、审批系统的需要，中国药学会在1978年全国药学学术会议上公布了临床药理学进展的学术报告。1979年7月，中国药学会在北京召开了第一届全国临床药理专题讨论会，有90多名药理学工作者参加，并邀请了数名临床工作者参会。这次会议，向全国药理学界介绍了临床药理学的性质、任务、工作范围、国外研究动态及临床药理学研究方法，并对我国如何开展临床药理学工作进行了讨论。20世纪80年代以后，临床药理学迅速发展。

目前，全国各医学院校已普遍建立了临床药理组织机构，开设临床药理学课程。为适应新药审评与市场药物再评价的需要，促进临床药理学科的发展，1982年中国药理学会成立了一个由11名临床药理学家组成的临床药理专业委员会。1983年卫生部指定了14个临床药理基地，用于负责新药的临床药理评价。1984年9月我国颁布了首部《中华人民共和国药品管理法》及其细则，对新药的临床前药理试验、药物疗效、不良反应的临床评价和批准生产等都作出严格的要求，临床药理学研究工作迅速地开展起来，治疗药物监测也在一些大型医院中开始施行。国家药物临床研究基地的建立汇集了药理学、临床医学、药学、化学、数学、生物统计学等邻近学科的专业人员，其参与到临床药理学研究中来，形成了一支相当活跃的临床药理学研究队伍。科学技术的发展为临床药理学研究提供了丰富的理论基础和先进的研究手段。

临床药理学之所以发展迅速,除其对社会的重要价值外,还与数学理论与生物控制论研究所取得的进展、电子计算机技术的发展和应用及体液内药物浓度检测技术的不断改进等有密切关系,这些学科的研究进展为临床药理学研究提供了先进的手段与技术;生物统计学的发展和人体器官功能检测技术及仪器设备的更新使临床试验的设计得到不断改进,能够更多地排除主、客观因素的影响,从而使对药物的评价更加客观、准确。今后,如何开展具有中国特色的临床药理学工作是我国广大医药工作者迫切希望解决的问题,也是我国临床药理学工作者应担负的艰巨任务。

未来临床药理学发展主要集中在以下几个方面:

1. 加强临床合理用药的研究,使药学服务向更高的层次发展,保证患者用药安全、有效、经济、适当是临床药理学永恒的课题;广泛开展药物经济学研究,做到资源的合理应用。

2. 利用和借助药物基因组学,研究个体化用药。随着人类基因研究的进展,基因诊断、基因治疗已经成为现实。随着基因芯片技术的推广应用,未来的药物治疗将依据每个人的基因型来决定,实现真正意义上的个体化用药。

3. 开发生物药物及基因药物的体内分析方法并进行人体药动学研究。生物药物和基因药物产品越来越多,对其进行人体药动学研究必须有相应的分析方法。

4. 加强药动学和药效学关系的研究。该领域的研究虽已提出多年,但真正意义上的应用并不多,而其能研究的领域如基因药物的研究已在借用该理论。

第二节　临床药理学的研究内容

一、临床药效学研究

药效学(pharmacodynamics)是主要研究药物对人体(包括正常人与患者)的作用及其作用规律的一门学科。药效学研究分为临床前药效学研究和临床药效学研究,两者关系十分密切,但存在明显的差异。如药物的作用存在明显的种属差异,以动物为实验对象的研究结果与药物在人体的作用往往有很大的区别;影响情感、行为等方面的药物对实验动物的效应与对人的效应存在明显的区别;药物的人体试验存在实验技术、法律法规及伦理道德等多个方面的限制等。

药物的有效性是评价药物的重要根据,是临床药理学研究的主要内容之一。临床评价药物的有效性是在人体进行的,因此应当采取对人体安全的方法。影响药效的因素有很多,如药物剂量、剂型、工艺、复方组成等,患者的年龄、性别、遗传因素、精神因素、疾病影响等,以及其他因素如给药途径、给药时间、联合用药等。因此,药效学研究一方面可用来确定治疗剂量,从而使每个患者都能得到最大的药物疗效和最少的副作用;另一方面可用来确定剂量、疗程和不同给药途径与疗效之间的关系。

评价药效的指标一般有客观指标,如血压、心率、尿量及各种血液生化指标等;临床观察,包括医师诊察和患者主诉。许多因素会影响药物疗效评价,因此药物临床试验中必须采用科学的方法,严格控制试验条件,尽可能使受试者各个方面的条件均符合要求,以免影响试验结果的可靠性。

二、临床药动学研究

药动学(pharmacokinetics)是研究药物在正常人与患者体内吸收、分布、代谢和排泄规律的一门学科。临床药动学(clinical pharmacokinetics)是药动学原理在临床治疗中的应用,旨在利用血药浓度测定数据对个体患者的给药剂量进行调整,使临床用药更加安全、有效。因此,药动学研究对指导新药设计、优选给药方案、改进药物剂型,提供高效、速效或长效、低毒副作用的药物或制订合理的给药方案等方面都有十分重要的意义。

药动学研究的应用主要有以下几个方面:研究新药的体内过程,测定各个药动学参数;生物等效性研究;治疗药物监测,对于毒性大、血浆药物浓度个体差异大的药物,通过检测患者的血浆药物浓度并结合临床观察,制订或调整用药方案等。

三、毒理学研究

毒理学(toxicology)是一门研究外源性因素(化学、物理、生物因素)对生物系统的有害作用的应用学科。

毒理学研究主要是应用生理学、药理学、生物学、生物化学和病理学等基础学科的理论和技术,通过动物实验、临床观察等,研究药物的毒性作用及其机制。大量新技术和新方法的应用使毒理学研究水平更加深入,药物的毒性评价已逐步发展到体外细胞、分子水平的毒性测试与人体志愿者试验相结合的新模式。作为毒理学工作者,需加强新模型应用、生物组学技术、生物标志等领域的研究力度,提高毒理学研究的水平,最终为人类提供更安全、有效的药物。

四、临床试验

临床试验(clinical trial)指任何在人体(患者或健康志愿者)进行的药物的系统性研究,以证实或揭示试验药物的作用、不良反应及研究药物的吸收、分布、代谢和排泄情况,目的是确定试验药物的疗效与安全性。我国《药品注册管理办法》将临床试验一般分为Ⅰ期、Ⅱ期、Ⅲ期和Ⅳ期4期,各期临床试验的目的和设计是不相同的。

对于用药时出现的常见不良反应,相对比较容易研究;而罕见的不良反应,如不良反应发生率在万分之一或更低时,一般的临床试验则很难观察到,常需要在Ⅳ期临床试验或上市后药品不良反应监测中才可能发现。此外,潜伏期很长的不良反应,如药物引起的子代生长发育异常,往往也很难从极为复杂的影响因素中确定药物所致的不良反应。因此,医药工作者不仅需要在日常医疗活动中随时注意不良反应,按规定及时上报,还需要阅览大量的相关文献资料,了解各种药品不良反应的信息,以避免一些较易忽略或罕见的不良反应,从而为药物疗效、安全性打好基础。

五、药物相互作用研究

药物相互作用(drug interaction)是指2种或2种以上的药物合并或先后序贯使用时所引起的药物作用和效应的变化。合理的药物相互作用可以增强疗效或降低不良反应,反之可导致疗效降低或毒性增加,还可能发生一些异常反应,干扰治疗,加重病情。药物相互作用可以是药物作用的增强或减弱,或作用时间的延长或缩短,从而产生有益的治疗作用或有害的不良反应。

药物相互作用按照发生的原理可分为2类:

1. **药效学相互作用** 指一种药物与其配伍用药的作用是无关的、相加的、协同的或拮抗的,或者药物改变配伍药物的组织敏感性和反应性。为了预测与药效学相关的相互作用,详细了解主要药效学、可能的次要药效学和毒性作用都是必要的。

2. **药动学相互作用** 是指药物吸收、分布、代谢和排泄过程中血药浓度、组织分布和活性代谢产物的水平变化引起的现象。药动学相互作用根据发生机制的不同,可进一步分为:①影响药物吸收的相互作用;②影响药物与血浆蛋白结合的相互作用;③肝药酶诱导作用;④肝药酶抑制作用;⑤影响药物重吸收的相互作用等。

由于治疗疾病时,药物经常和其他药物配伍,在配伍使用中药物相互作用时有发生,有时会导致严重不良反应。利用合理的用药监测系统提高安全用药水平是临床合理用药专业工作的基本要求,采用计算机数据库原理和技术,通过将科学权威和更新的医学、药学及相关学科知识进行信息标准化处理后,应用于医嘱审查和医药信息查询,从而预防药品不良事件的发生,实现合理用药。通过该系统可以实时提供临床药物治疗过程中药物之间的体外配伍禁忌、体内相互作用、药品不良反应等警示信息,有助于临床医务人员制订和实施合理的药物治疗方案。

因此,重视药物相互作用的研究对提高医疗质量、安全有效的联合用药极为重要。深入了解药物在体内的吸收、分布、代谢和排泄过程,以及各种药物在体内的相互作用,可以趋利避害,减少药品不良反应,保证用药安全。

第三节 临床药理学的职能

一、药物的临床研究与评价

药物的临床研究与评价主要指研究药物对正常人和患者的有利作用和不良反应,并比较不同药物的治疗效果。它包括新药的临床评价和市场药物的再评价。

(一)新药的研究与评价

新药的研究过程一般要经过3个阶段,即实验药理、临床前药理和临床药理,第一和第二阶段的研究主要在动物身上进行。然而,由于动物种属对药物反应的差异,动物机体的反应与临床效应并不一定符合,即使动物实验结果与临床效果基本一致,但在剂量与效应间的关系、不良反应特性等方面,动物与人之间还会有很大的差距,所以每个新药都必须有步骤地进行临床试验,其是发展和评价新药的一个重要环节。

新药临床试验包括疗效评价和不良反应评价2个方面,它是在充分的动物实验的基础上在人体进行的一种治疗试验。新药临床试验与一般的临床治疗经验的总结不同,试验前必须有周密的试验设计,每类药物均有明确的临床药理评价技术标准,试验后有正确的分析处理,才能作出准确的评价。

自 20 世纪 80 年代以来,为了保障受试者的权益,保证临床试验的科学性,发达国家先后制定《药物临床试验质量管理规范》(good clinical practice, GCP)。自 1991 年以来,世界上 3 个制药发达的国家和地区——美国、欧盟和日本就如何统一各国规范问题,每隔 2 年举行 1 次人用药品注册技术要求国际协调会(现已更名为人用药品技术要求国际协调理事会, The International Council for Harmonisation of Technical Requirements for Pharmaceuticals for Human Use, ICH),经 4 次会议,形成了一套完整的药物开发质量管理规范。我国 1992 年开始起草 GCP,经多次修订,1998 年由卫生部批准颁布试行,1999 年国家药品监督管理局组织专家进行修订,同年发布实施。我国的 GCP 是临床试验全过程(包括方案设计、组织、实施、监察、稽查、记录、分析总结和报告)的标准规定。为保证药物临床试验结果科学可靠,保护受试者的合法权益,药物临床试验应遵循 GCP 的原则,以保证药物临床试验过程的规范。

我国国家药品监督管理局颁布的 GCP 规定,所有以人为对象的研究必须符合《赫尔辛基宣言》,即公正、尊重人格、力求使受试者最大限度受益和尽可能避免伤害。根据《赫尔辛基宣言》的原则,临床试验研究人员必须要做到以下几点:

1. **坚持符合医学目的的科学研究**　医学研究必须对人的生命负责,以改进疾病的诊断、治疗和预防,促进对疾病病因学和发病机制的了解,增进人类健康为目的。这是医学人体试验必须遵循的最高宗旨和根本原则。

2. **维护受试者权益**　医学人体试验必须坚持以维护受试者的利益为前提。医学研究的重要性要服从于保护受试者的利益不受伤害,受试者的利益重于医学研究和社会的利益,这个原则要始终贯穿于医学人体试验的整个过程。

3. **知情同意原则**　每个受试者要充分了解试验的目的、方法及过程,预期其可能的受益和风险等。每个受试者都必须本着自愿参加的原则签署知情同意书。

4. **发挥伦理委员会的重要作用**　参加临床试验的医疗机构必须成立伦理委员会,伦理委员会的组成和活动不受临床试验组织和实施者的干扰或影响。临床试验方案须经过伦理委员会审议批准才能实施。

5. **提高临床试验人员的素质**　临床试验人员应加强自身道德修养,应认识到自己的责任重大,要关爱生命、关爱健康,保护受试者的权益及生命安全。

2020 年 1 月 22 日颁布执行的《药品注册管理办法》第三十一条明确规定:申请新药注册,应当进行临床试验。仿制药申请和补充申请,根据本办法附件规定进行临床试验。临床试验分为 Ⅰ、Ⅱ、Ⅲ、Ⅳ期。

Ⅰ期临床试验:初步的临床药理学及人体安全性评价试验。观察人体对于新药的耐受程度和药动学,为制定给药方案提供依据。

Ⅱ期临床试验:治疗作用初步评价阶段。其目的是初步评价药物对目标适应证患者的治疗作用和安全性,也包括为Ⅲ期临床试验研究设计和给药剂量方案的确定提供依据。此阶段的研究设计可以根据具体的研究目的采用多种形式,包括随机盲法对照临床试验。

Ⅲ期临床试验:治疗作用确证阶段。其目的是进一步验证药物对目标适应证患者的治疗作用和安全性,评价利益与风险关系,最终为药物注册申请的审查提供充分的依据。试验一般应为具有足够样本量的随机盲法对照试验。

Ⅳ期临床试验:新药上市后应用研究阶段。其目的是考察在广泛使用条件下的药物疗效和不良反应,评价在普通或者特殊人群中使用的利益与风险关系及改进给药剂量等。生物等效性试验是指用生物利用度研究的方法,以药动学参数为指标,比较同一药物相同或不同剂型的制剂,在相同的试验条件下,其活性成分的吸收程度和速率有无统计学差异的人体试验。

近年来临床药理学得到迅速发展,原因是它与社会需求密切相关。首先,随着上市的新药大量涌现,为加强药品安全性监督,各国卫生行政管理部门先后将新药临床研究作为新药评审的重要内容,药品行政管理部门规定新药申报时必须提供临床药理学研究资料;其次,临床药理学研究对发现新药的作用特点和开发更有临床价值的新品种具有重要的指导意义(开发出血药浓度高、作用时间延长、毒副作用降低的新品种和剂型);此外,掌握药物的作用特点和在人体内的作用规律,可帮助医师正确选择和使用药物,充分发挥药物疗效,避免或减少不良反应。因此许多医师积极学习临床药理学基础知识和研究方法并直接参与临床药理学研究,承担起新药临床评价的任务,这对临床药理学的发展起到了直接的推动作用。

(二)市场药物的再评价

市场药物的再评价是对已批准上市的药物在社会人群中的疗效、不良反应、用药方案、稳定性及费用等方面是否符合安全、有效、经济、适当的用药原则作出科学评价,为药品行政管理部门的相关决策提供科学依据,并为药品研制与使用部门提供合理的信息,指导和规范临床合理用药。药物再评价的结果也是遴选国家基本药物、非处方药等的重要依据。

市场药物的再评价包括2类:一类是针对上市药品所存在的问题(如疗效差或毒性较大等)设计临床研究方案进行临床对比研究;另一类是进行流行病学调查研究,对再评价品种的安全有效性进行评价。市场药物的再评价是临床药理学研究单位的经常性工作之一,许多安全有效的新品种不断问世,对某些相形见绌的品种有必要进行研究和再评价,为药品研制、管理及使用部门决定继续使用或减量生产或淘汰这些品种提供科学依据。经常对市场上的常用药物与新药进行对比研究,可发现它们之间的优点、缺点和作用差别,提出合理的治疗方案。

二、药品不良反应的监测与调查

药品不良反应(adverse drug reaction,ADR)系指合格药品在正常用法用量下出现的与用药目的无关或意外的有害反应。

不良反应是药物所具有的两重性之一,完全没有不良反应的药物是不存在的。同时,不良反应的发生也有一定比例,不是所有使用该药物的患者都会出现不良反应,出现不良反应的患者的表现和程度也不一定相同,存在很大的个体差异。

近年来,随着人们健康意识的提高,不良反应的发生越来越引起人们的重视,各国新药的审批主要依据动物实验和部分患者的临床试验的结果确定不良反应。但是动物与人在生理、病理上有许多不同的地方,临床试验又存在观察时间短、参加人数少等局限性,许多发生率低、需要较长时间才能发现的药品不良反应在审批时难以充分了解,所以许多经过严格审批的药物在正常用法用量下还会出现药品不良反应,包括一些严重的药品不良反应。目前,国家卫生健康委员会、国家药品监督管理局已颁布了相关的法律,对医疗机构开展药品不良反应监测和报告提出了明确的要求,使药品不良反应监测逐渐趋于法制化。开展药品不良反应监测是为了尽早发现各种类型的不良反应,研究药品不良反应的因果关系和诱发因素,使药品监督管理部门及时了解有关不良反应的情况,并采取必要的预防措施,以保障临床用药安全。

药品不良反应监测需要大范围乃至全国范围的不良反应流行病学资料。为了解决这个问题,许多国家建立了本国或国际间的不良反应报告制度。我国于2011年7月1日开始施行《药品不良反应报告和监测管理办法》,根据该办法药品生产、经营企业和医疗机构获知或者发现可能与用药有关的不良反应,应当通过国家药品不良反应监测信息网络报告;不具备在线报告条件的,应当通过纸质报表报所在地药品不良反应监测机构,由所在地药品不良反应监测机构代为在线报告。

药品不良反应的监测与调查是临床药理学的一项经常性任务,也是加强药品管理不可缺少的一项措施。药品不良反应的监测应包括评价中的新药和上市后的常用药,因为不少药物的不良反应不是在短期内观察到的。例如盐酸安他唑啉在临床应用4年后才发现它诱发的自身免疫性反应(眼-耳-皮肤-黏膜综合征);非那西丁引起的急性肾乳头坏死的严重毒性更是在临床应用十几年后才发现;1985年调查上海某儿科医院发现庆大霉素引起耳聋并非少见,这也是在应用庆大霉素多年后才了解到的。此外,不合理的多药合用导致的药品不良反应更多见,国外报道合用6种或更多种药物时的不良反应发生率可达81%。然而,要做好这项工作必须建立不良反应监测系统,经常收集详细的报告材料,并对资料加以科学处理。这样才可以及时掌握药物在人群中的不良反应情况,及早作出判断和采取必要的措施,淘汰毒副作用大的药物。

三、参与临床合理用药

在我国,医疗机构是药品使用的主要场所,医务人员在药品使用中起关键的决定性作用。另外,药物治疗学的基础是合理应用药物来治疗疾病,随着制药工业的快速发展,越来越多的药物应用于临床,一方面一般的临床药理学教材很难及时全面地反映合理用药相关知识;另一方面多数临床医师仅接受有限的药理学知识学习,而且忙于临床医疗工作,很少系统学习临床药理学知识,这种现状不利于提高药物治疗水平。

临床药师学习临床药理学的任务之一是参与合理用药,通过学习和实践,与临床医师一起做到掌握临床药理学的基础知识和合理用药的基本原则,熟悉本专业新、老药物的药理作用及其作用特点;了解所选药物的主要药动学参数及临床意义,掌握基本的生物药剂学知识、并能利用临床药理学知识选择恰当的药物剂型和给药途径;能根据病情变化恰当地调整剂量和给药方案;熟悉能准确判断疗效和不良反应的观察和检测指标,并能对检测结果作出正确的分析判断;有基本的医学统计学知识并掌握常用的统计处理方法。

第四节 药学服务的概念与内容

一、药学服务的概念

(一)药学服务的定义

药学服务(pharmaceutical care)最初的定义是指为得到改善患者生命质量的最终结果而向患者提

供负责任的药物治疗。后来美国佛罗里达大学药学院的 Strand 教授重新将其定义为"药学服务是一种药师对患者药物治疗需要承担的义务并对这种承担的义务进行负责的实践"。上述观点的提出,标志着药房的任务与药师的工作将从以前单纯的提供药品、合理规范用药向以患者为中心、提供全方位的服务转变,从以前间接为患者服务向直接为患者服务转变。药学服务的目标是以患者为中心,提高药物治疗的安全性、有效性和经济性,实现改善和提高患者生命质量的理想目标。

（二）药学服务的特点

药学服务是药师为维护患者乃至公众健康进行的专业服务,有以下几个基本特征。

1. 与药物治疗有关的药学服务要求药师不仅要提供合格的药品,更重要的是关注疾病的合理治疗,要对疾病治疗过程参与决策,包括药品的选择、剂量的确定、给药方法的优化、治疗效果的评估、不良反应的监测等,同时还包括提供人文关怀,以实现安全、有效、经济、适当的药物治疗。

2. 主动实施药学服务,强调对患者健康的关注和责任,尽管不需要对患者提供实际照顾,但药师应对服务对象实施发自内心、负责的服务,这种行为方式不同于既往被动的按处方发药的服务方式。

3. 药学服务的预期目标明确,包括预防疾病、治愈疾病、消除或减轻症状、阻止或延缓病程、减少不良反应、提高公众的生活质量,而不只是保证高质量的药品和足够的血药浓度。这些目标正是医护人员和公众所期望的,也是医疗卫生保健的最终目标。

4. 关注生活质量,将药物治疗与改善患者的生活质量联系起来,体现了对药物治疗本质认识的深化,药物不再仅用于防治疾病,更应以改善患者的生活质量为目标。

（三）药学服务的要求

药学服务就是围绕公众健康这一目标切实地为服务对象解决问题,具体地说就是预防和发现与药物治疗相关的潜在问题,解决实际存在的问题,以提高药物治疗效果。为此,药学服务必须符合高质、高效、易得、连续的要求。药学服务作为一个全新的服务理念,提供高质量的服务是其形成、发展的关键。药师以自己独有的专业知识和技巧来保证药物治疗获得预期的效果,要求药师除具备丰富的专业知识和较强的工作能力外,还必须具备人文修养、娴熟的交流技巧和丰富的社会经验。药师还可以从社会和公众的利益出发,从成本 - 效益的角度提供服务,保证药物治疗安全,降低医药费用。因此,药学服务不限场所,也不仅限于药物治疗的某段时间。不论住院患者、门诊患者或急诊患者,不论是预防期间、治疗期间或康复期间,不论是在医院药房或社区药房,服务要直接面向需要服务的患者,贯穿于整个用药过程,渗透于医疗保健行为的各个方面。

二、药学服务的内容

药学服务包括处方调剂、参与临床药物治疗、治疗药物监测、药物利用研究和评价、药品不良反应监测和报告、药学信息服务、参与健康教育等。

药学服务的具体内容如下:

1. **处方调剂**　向患者提供正确的处方审核、调配、复核和发药服务,并提供用药指导;成为联系和沟通医师、患者的重要纽带,是药师所有工作中最重要的部分;从"具体操作经验服务型"向"药学知识技术服务型"方向转变。

2. **参与临床药物治疗**　以疾病为纲,将医疗、药学、护理有机结合,与医师、护士协力制订和实施合理的药物治疗方案。

3. 治疗药物监测（TDM） 在临床进行药物治疗的过程中,观察药物疗效的同时,定时采集患者的血液(有时采集尿液、唾液等体液),在药动学原理的指导下,应用先进的现代分析技术进行治疗药物监测。根据患者的具体情况,分析药动学参数,与临床医师一起制订和调整合理的个体化用药方案,是药师参与临床药物治疗、提供药学服务的重要方式和途径。

4. 药物利用研究和评价 是对全社会的药品市场、供给、处方及临床使用进行研究,重点研究药物引起的医药、社会、经济后果及各种药物和非药物因素对药物利用的影响,其目的就是保证用药的合理化。

5. 药品不良反应监测和报告 对药品不良反应的监测主要包括以下几个方面:及时发现和收集临床药品不良反应病例;重视对药品不良反应关系的分析评估;加强对药品不良反应的预防和争取降低药品不良反应发生的概率;协助临床处理严重的药品不良反应。

6. 药学信息服务 及时掌握大量和最新的药学信息,在医师为患者制订给药方案时,针对药物的配伍、组方、不良反应、禁忌证、药物相互作用等问题给出合理的建议。

7. 参与健康教育 向大众介绍健康知识、进行健康指导,促使人们自觉地采纳有益于健康的行为和生活方式,从而起到预防疾病、提高患者用药依从性和大众生命质量的作用。

三、影响药学服务实施的因素

(一)药师方面的因素

药师是实施药学服务的主体,药师群体对药学服务理念的认知和接受程度对药学服务的实施影响最大。随着药学服务的开展,新的工作内容不断开拓,迫切需要药师的大力投入。部分药师认为药学服务是临床药师的任务,只有参与临床药物治疗才是药学服务,限于专业知识背景,产生畏难情绪。面对新机遇,全体药师应战胜自我,跳出传统思维和工作模式,边探索边实践,丰富自己的知识与能力,在实践中证实自身能力,赢得医师、护士的信赖和配合,有效地实施药学服务,提高医疗服务的整体水平。

(二)其他因素

目前很多医院药学部普遍存在工作量较大,人力配置有缺口,且药学部传统的工作方式、工作内容也可能影响药学服务的有效性。因此需要管理部门、医疗机构等相关部门的支持,为药师创造良好的工作条件,制定合适的药师比例,使他们有充分的时间和精力开展药学服务工作,让药师充分参与临床药物治疗,回归医疗团队。最终药学服务与医疗保健、护理服务一起组成卫生保健服务的整体,各自发挥专业特长,共同参与保障公众健康的全过程。

综上所述,构建药学服务体系起码包括 6 步,即需构建药学服务环境、明确药师角色与功能、培养药学服务人才、提供药学服务激励机制、拟定药学服务制度与工具、规划与实施药学服务方案。然而,我国目前宏观上还未建立药学服务的政策环境、法律保障,未明确医务工作者之间围绕药学服务的责、权、利的管理系统和专门的药学服务人才教育培养体系;微观上,医院和药房都缺乏明确的药学服务流程、制度、规划、实施方案和药学服务质量评价体系及药师的考核系统;学术研究上,我国药学服务研究的广度和深度不够,急需建立药学服务研究公认的研究范式、程序、方法学体系与评价体系,需要开展更多的前瞻性研究设计,提出适合我国国情的创新性管理策略。药学服务是药学事业发展的一个里程碑,是社会发展的必然,也是提高公众健康和生活质量的需要。药师应顺应这种发展趋势,适应社会需求,在卫生保健领域中发挥自己的专业特长。

思考题

1. 什么是临床药理学?

2. 临床药理学的主要研究内容有哪些?

3. 临床药理学的职能有哪些?

参考文献

[1] 李俊.临床药理学.6版.北京:人民卫生出版社,2018.

[2] 李家泰.我国临床药理20年——在第7届全国临床药理学术会议上的报告.中国临床药理学杂志,2000(01):3-9.

[3] 朱大岭,杜智敏.临床药理学.北京:北京大学医学出版社,2013.

（李　俊　戴海斌）

第二章　药物相互作用

药物相互作用（drug interaction，DI）属于临床药理学和药物治疗学的研究范畴，是基础医学与临床医学相联系的学科分支。随着全球新药开发进程的不断加速，临床用药种类也日益增多，研究和掌握药物相互作用对于发挥药物的最大治疗效果、减少或避免药品不良反应具有极其重要的临床指导意义。

广义的药物相互作用是指能使合并用药发生药动学或药效学改变的所有因素（如药物、疾病、食物、饮料等）与药物之间的交互作用，以及药物导致其他因素（如检验、化验结果等）发生变化的交互作用。因此，广义的药物相互作用包括药物 - 药物相互作用（drug-drug interaction）、药物 - 食物相互作用（drug-food interaction）、西药 - 中药相互作用（drug-herb interaction）、药物 - 疾病相互作用（drug-disease interaction）、药物 - 遗传基因相互作用（drug-gene interaction）和药物 - 检验相互作用（drug-lab interaction）。

狭义的药物相互作用是指 2 种或 2 种以上的药物同时或在一定时间内先后应用时，在机体因素（药物代谢酶、药物转运蛋白、药物结合蛋白、药物基因多态性等）的参与下，药物彼此之间产生交互作用而发生的药动学或 / 和药效学的变化。临床表现为药效增强和 / 或毒副作用减轻，也可表现为药效减弱和 / 或毒副作用加重，前者称为临床期望得到的药物相互作用（clinically-desirable drug interaction），后者称为不良的药物相互作用（adverse-drug interaction）。

在药物相互作用研究中，典型的药物相互作用对（interaction pair）一般由 2 个药物组成，通常将促进其他药物的作用改变的药物称为促变药（precipitant）或作用药（interaction drug），而药物的作用被改变的药物称为目标药（object drug）或指示药（index drug）。一个药物可以在某一药物相互作用对中是目标药（如苯妥英钠 - 西咪替丁），而在另一相互作用对中是促变药（如多西环素 - 苯妥英钠）。有时也可能存在 2 个药物互相影响彼此的药效（如氯霉素 - 苯巴比妥），因而互为目标药和促变药。少数情况下，无法简单将联用的药物按上述定义分类。

本章重点阐述狭义上的药物相互作用。

第一节　药物相互作用的机制

药物相互作用主要发生在体内，少数情况下可能在体外发生，从而影响药物进入体内。因此，药物相互作用的机制是复杂多样的，但主要的作用机制可归为 3 类：体外理化性质方面药物相互作用的机制、药动学方面药物相互作用的机制、药效学方面药物相互作用的机制。

一、体外理化性质方面

体外理化性质方面的药物相互作用是指在患者用药之前（即药物尚未进入机体之前），药物相互间发生化学性或物理性相互作用，使药物的性质或药效发生变化。主要有 3 种形式：①向静脉输液瓶内加入药物（1 种或多种），药物与输液发生反应，使药效降低，即通常所称的药物配伍禁忌（incompatibility）；②药物与容器相互作用；③固体制剂成分中所用的赋形剂不同，影响药物的生物利用度。

（一）药物配伍禁忌

药物配伍禁忌可分为物理学配伍禁忌和化学配伍禁忌。物理学配伍禁忌（physical incompatibility）是指药物配伍时发生了物理性质的改变，一般属于外观上的变化，如出现混浊、沉淀、气泡、颜色变化、黏度改变、分层、结晶等现象，对药物应用造成困难。如樟脑乙醇溶液和水混合，由于溶剂的改变，而使樟脑析出沉淀。化学配伍禁忌（chemical incompatibility）则是指药物之间发生了化学反应，不但改变了药物的性状，更重要的是使药物的药理作用发生了改变，导致药物减效、失效或毒性增强。化学配伍禁忌常见的外观现象有变色、产气、沉淀、水解、燃烧或爆炸等，但也有许多药物的氧化、水解、分解、取代、聚合、加成等化学反应难以从外观观察到。配伍禁忌多发生于液体制剂，尤其是注射剂。注射给药在临床上广泛采用，而且常常是多种注射剂配伍应用，因此容易引起输液剂与添加药物、注射剂与注射剂之间的相互作用，产生配伍变化。引起药物产生配伍变化的因素主要有以下几个方面：

1. 溶媒的改变　注射剂有时为了有利于药物溶解、稳定而采用非水性溶媒如乙醇、丙二醇、甘油等，当这些非水溶媒注射剂加入输液（水溶液）中时，会由于溶媒组成的改变而析出药物。有些药物本身的溶解度很小，在制备注射剂时需加入增溶剂。此类注射剂加入输液剂中时，由于增溶剂被稀释而使药物析出。如氢化可的松注射剂为含 50% 乙醇的溶液，与其他水溶性注射剂混合时乙醇被稀释，氢化可的松的溶解度降低可发生不易被觉察的沉淀，从而引起不良反应。

2. pH 的改变　pH 是影响药物稳定性的重要因素。当 pH 改变时，有些药物会产生沉淀或加速分解。许多抗生素在不同的 pH 条件下其分解速率不同。如青霉素在 pH 4.5 的溶液中 4 小时内损失 10% 的效价，而在 pH 3.6 的溶液中 4 小时损失 40% 的效价；20% 磺胺嘧啶钠注射液（pH 9.5~11）与 10% 葡萄糖注射液（pH 3.5~5.5）混合，可使前者析出结晶，随血液进入微血管可致栓塞。

3. 电解质的盐析作用　亲水胶体或蛋白质类药物可因被脱水或电解质的影响而凝集析出。如两性霉素 B、乳糖酸红霉素、胰岛素、血浆蛋白等与强电解质注射液如氯化钠、氯化钾、乳酸钠、钙剂等配伍时由于盐析作用而产生沉淀；氟罗沙星、培氯沙星、依诺沙星等遇强电解质如氯化钠、氯化钾会发生同离子效应析出沉淀，因而禁止与含 Cl^- 的溶液配伍。

4. 组分间的化学反应　某些药物可直接与注射液中的成分发生化学反应。

（1）络合反应：头孢菌素与含 Ca^{2+}、Mg^{2+} 的药物，四环素与含 Ca^{2+}、Fe^{2+}、Al^{3+}、Mg^{2+} 的输液配伍会发生络合反应形成络合物而产生沉淀或变色。

（2）酸碱中和反应：磺胺嘧啶钠与氯化钙注射液，盐酸氯丙嗪与氨茶碱、苯妥英钠、肝素钠、氨苄西林钠，头孢哌酮与 5% 葡萄糖之间由于发生酸碱中和反应而产生配伍禁忌。

（3）水解反应：盐酸普鲁卡因、氯化琥珀胆碱、青霉素类药物易发生水解反应。如外科手术时将氯化琥珀胆碱（肌松药）与硫喷妥钠（麻醉药）混合，前者在碱性溶液中水解失效。

（4）氧化还原反应：亚硝酸盐或重金属离子可使维生素 C 及氯丙嗪等多种药物发生氧化反应；奥美拉唑与酚磺乙胺等配伍由于发生氧化还原反应而使注射液颜色变红。

（5）结合反应：一些药物如青霉素能与蛋白质类药物结合，这种结合可能会增加变态反应，所以这类药物加入蛋白质输液中使用是不妥当的。

（二）药物与容器相互作用

静脉输液装置主要是塑料［聚氯乙烯（PVC）］输液容器、输液管、注射器和滤器等对某些药物具有吸附作用，但仅有少数病例会因这种吸附作用引起药物损失而产生不利于临床治疗的情况，在多数情况下是可以预防和克服的。塑料对地西泮、硝酸甘油、利多卡因、硫喷妥钠、某些吩噻嗪类、胰岛素和华法林的临床治疗有较大的影响。另外，环丙烷与柔韧塑料或橡胶管具有不相溶性，甲氧氟烷能被麻醉环路中的橡胶管明显吸附，而且能部分溶解苯乙烯 - 丙烯腈共聚物。

（三）药物与赋形剂相互作用

药物在固体剂型（如片剂、胶囊剂）中有可能与赋形剂发生相互作用，使药物的生物利用度因其固体剂型的不同配方而改变。有大量事实表明，不同药厂生产的同一品种和同一剂量单位的药物固体制剂可能有不同的生物利用度。同一药物制剂由于变更赋形剂带来不良后果的一个典型例子就是 20 世纪 60 年代后期在澳大利亚发生的暴发性苯妥英钠中毒事件，由于药厂将苯妥英钠胶囊剂的赋形剂由硫酸钙改为乳糖，提高了胶囊剂中苯妥英钠的生物利用度，使一批服用该制剂的癫痫患儿出现苯妥英钠毒性反应。

二、药动学方面

药动学相互作用（pharmacokinetic interaction）是指同时或先后使用 2 种及 2 种以上的药物时，一种药物致使另一种药物的体内吸收、分布、代谢或排泄等过程发生变化，由此改变了这个药物在体内作用靶位的浓度，从而改变药物的作用强度（加强或减弱）或性质（产生另一种作用）。

（一）影响药物的吸收

药物可通过不同的给药途径进入血液循环，药物在给药部位的相互作用会影响其吸收，多数情况下表现为妨碍药物的吸收，但也有可能促进药物的吸收。口服是临床最常用的给药途径，因此有关药物在胃肠道相互作用的情况是最多见的。药物在胃肠道的吸收是一个复杂的过程，药物的理化性质和机体的生理状态均会影响药物的吸收。药物相互作用可通过以下机制影响药物的吸收：

1. 影响胃肠道消化液的 pH　多数药物以被动扩散的方式透过胃肠黏膜吸收入血，药物的脂溶性影响其扩散能力，脂溶性越高，扩散能力越强。药物在解离态时脂溶性较低，透膜扩散能力差，不易吸收；而在非解离态时脂溶性较高，透膜扩散能力强，易于吸收。pH 对药物的解离度有重要影响：酸性药物在酸性环境中及碱性药物在碱性环境中的解离度较低，非解离型药物占多数，易于扩散吸收；反之，酸性药物在碱性环境中或碱性药物在酸性环境中的解离度较高，解离型药物占多数，不易透膜吸收（表 2-1）。因此，药物与能改变胃肠道 pH 的其他药物合用时，其吸收易受影响。例如水杨酸类药物在酸性环境下容易透过胃黏膜吸收，若同时服用碳酸氢钠，将减少水杨酸类药物在胃部的吸收。

表 2-1   pH 对药物跨膜扩散吸收能力的影响

pH	性质	酸性药物	碱性药物
酸性	解离度	↓	↑
	脂溶性	↑	↓
	扩散能力	↑	↓
碱性	解离度	↑	↓
	脂溶性	↓	↑
	扩散能力	↓	↑

注：大部分药物的吸收符合表 2-1 所述的规律。

2. 影响胃排空与肠蠕动   大多数药物在小肠上部吸收,胃排空速度、肠蠕动速率是影响药物到达吸收部位和在吸收部位滞留时间长短的主要因素。因此,凡是能改变胃肠运动的药物在合用时均可能影响合用药物及其自身在胃肠道内的通过时间和吸收量。例如甲氧氯普胺、西沙必利或多潘立酮通过增加胃肠道运动而加速其他药物通过胃肠道,由此引起其他药物的吸收减少,特别是对那些需要长期与吸收表面接触的药物及在胃肠道特殊部位被吸收的药物的影响更大。阿托品、地芬诺酯可通过延长合用药物在胃肠内的停留时间而增加某些药物的吸收,如地芬诺酯与呋喃妥因合用可使后者的吸收增加 1 倍。氢氧化铝有延迟胃排空的效应,可减慢对乙酰氨基酚在小肠的吸收速率,从而延缓药物的起效时间。

3. 影响肠的吸收功能   一些药物如新霉素、对氨基水杨酸和环磷酰胺等能损害肠黏膜的吸收功能,引起吸收不良(malabsorption)。新霉素与地高辛合用时后者的吸收减少,血浆浓度降低;对氨基水杨酸与利血平合用时可使后者的血药浓度降低一半;环磷酰胺可使与之合用的 β- 乙酰地高辛的吸收减少,血药浓度降低。

4. 影响首关代谢   某些药物经胃肠道给药,在尚未吸收进入血液循环之前在肠黏膜和肝脏被代谢,而使进入血液循环的原型药量减少的现象称为首关代谢(first-pass metabolism)。凡能改变胃肠壁和 / 或肝脏功能、代谢及血流量的药物都有可能对合用药物及其自身的吸收产生影响。例如卡比多巴或苄丝肼是较强的 L- 芳香氨基酸脱羧酶抑制剂,不易透过血脑屏障,与左旋多巴合用时能抑制胃肠壁和肝脏的脱羧反应,增加左旋多巴进入中枢神经系统的含量,既有助于提高左旋多巴的疗效,又有助于减轻其外周不良反应,所以在临床上卡比多巴或苄丝肼是左旋多巴的重要辅助药。

5. 螯合作用   四环素类抗生素能与 2 或 3 价阳离子(Ca^{2+}、Fe^{2+}、Mg^{2+}、Al^{3+}、Bi^{3+}、Fe^{3+} 等)发生螯合作用(chelation),形成难溶解的螯合物(chelate)。因此,含上述金属阳离子的药物和食物均可能使四环素类抗生素在胃肠道的吸收受阻。铁剂和氢氧化铝可使四环素的吸收下降 40%~90%,如需两药合用,服药时间应至少间隔 3 小时。胃黏膜保护剂硫糖铝和抗酸药氢氧化铝、铝碳酸镁等均含有高价阳离子,可与喹诺酮类、头孢地尼等药物发生络合反应,妨碍其吸收。临床应用时,可先服用喹诺酮类或其他类药物(如环丙沙星、诺氟沙星、氧氟沙星及地高辛、西咪替丁和雷尼替丁等),至少要 3 小时甚至更久时间后再服用硫糖铝。

6. 氧化还原作用   口服铁剂或食物中的外源性铁一般都以亚铁的形式在十二指肠和空肠上段吸收,胃酸、维生素 C、食物中的果糖、半胱氨酸都有助于铁的还原,可促进其吸收。

7. 吸附作用　药用炭和矽碳银均具有较强的吸附作用,能吸附很多有机化合物,如抗生素、维生素、激素、生物碱等。大剂量的药用炭可明显减少对乙酰氨基酚在胃肠道的吸收。白陶土也能吸附药物而减少药物吸收。林可霉素与白陶土同时服用,林可霉素的血药浓度只有单独用药时的1/10;在服用林可霉素2小时后服用白陶土制剂,血中的林可霉素浓度只有单独服用时的1/2;若在服用林可霉素之前2小时服用白陶土制剂,则对林可霉素的血药浓度无明显影响。

8. 改变肠道菌群　消化道的菌群大多存在于大肠内,胃和小肠内的数量极少,因此主要在小肠内吸收的药物较少受到肠道菌群的影响。口服地高辛后,约在10%的患者肠道中地高辛能被肠道菌群大量代谢灭活,而能抑制这些肠道菌群的药物如红霉素、四环素类和其他广谱抗菌药物可使地高辛的血浆浓度显著增加。口服广谱抗菌药物会抑制肠道菌群,使维生素K合成减少,从而增加香豆素类抗凝血药的抗凝血活性。

9. 影响转运体活性　肠细胞膜上存在多种转运体,在药物吸收过程中发挥重要作用。这些转运体按其对药物吸收的作用可分为介导药物吸收的转运体,包括有机阴离子转运多肽(OATP)、有机阳离子转运体(OCT)、肽转运蛋白(PEPT)和多药耐药蛋白1(MRP1);介导药物排泄的转运体,包括P糖蛋白(P-gp)、乳腺癌耐药蛋白(BCRP)、肺耐药蛋白(LRP)和多药耐药蛋白2(MRP2)。这些转运体都是相关基因表达的蛋白产物,可有许多亚型。联合用药时,药物可以通过抑制、诱导和竞争转运体介导药物相互作用,从而改变药物的吸收、组织分布和排泄,进而影响药物疗效和毒性。

(二)影响药物的分布

药物被吸收后,可迅速由血液运送到机体的各个部位。药物的血浆蛋白结合率、组织的血流量、药物对组织的亲和力、各种组织的屏障作用等因素均影响药物的组织分布。

1. 影响药物的组织分布量　药物向组织分布主要受3种因素影响,即组织的血流量、组织的重量和组织对药物的亲和力。一些药物作用于心血管系统,改变组织的血流量,从而改变肝血流量,影响经肝脏代谢的药物的药动学。例如去甲肾上腺素减少肝血流量,减少利多卡因在肝脏的分布及代谢,增加利多卡因的血药浓度;反之,先注射异丙肾上腺素,再注射利多卡因,因肝血流量增加,因而增加利多卡因在肝脏的分布及代谢,降低其血药浓度。

2. 竞争血浆蛋白结合部位　药物被吸收入血后,一部分与血浆蛋白结合发生可逆性结合,成为结合药物;另一部分未结合的药物则为游离药物。结合药物具有以下特点:①不呈现药理活性;②不能通过组织屏障如血脑屏障;③不直接被肝脏代谢失活;④不易被肾脏排泄。因此,药物与血浆蛋白结合也是决定药物的作用强度和作用持续时间的重要因素。药物的血浆蛋白结合率各不相同。如果同时给予2种能够与血浆蛋白结合,特别是与蛋白分子的相同位点结合的药物时是否会发生相互作用,以及游离药物的血药浓度是否提高取决于以下2个条件:血浆蛋白结合率很高(>90%);被置换出的药物的表观分布容积<0.15L/kg(药物主要分布于血液中)。此时,血浆蛋白结合率高的药物可将血浆蛋白结合率低的药物从结合位点中置换出来,使后者的游离浓度相对增高,到达作用部位和靶组织的药物浓度也就相应增多。例如阿司匹林增加甲氨蝶呤的肝毒性;保泰松对华法林的蛋白置换作用使后者延长凝血酶原时间的作用明显增强;水合氯醛使华法林的抗凝作用增强;磺胺类使甲苯磺丁脲的作用增强,引起低血糖。表2-2列举了一些药物在这方面的相互作用及其后果。

表 2-2　药物在血浆蛋白结合部位的置换作用

促变药	目标药	后果
水杨酸盐、保泰松、磺胺类、呋塞米	甲苯磺丁脲	低血糖
水杨酸盐、氯贝丁酯、水合氯醛	华法林	出血
水杨酸盐、磺胺类、呋塞米	甲氨蝶呤	粒细胞缺乏症
乙胺嘧啶	奎宁	金鸡纳反应、粒细胞减少
呋塞米	水合氯醛	出汗、潮红、血压升高
维拉帕米	卡马西平	两药毒性增强
磺胺类	硫喷妥钠	麻醉时间延长
磺胺类	胆红素	新生儿黄疸

需要指出的是,药物被置换的结果除因游离药物增多使药理作用增强外,药物本身的代谢及排泄也会增加,半衰期缩短。此外,血浆蛋白含量低的患者结合药物的容量减少,在使用常规剂量时其游离型数量增多,可能会导致不良反应的发生。例如血浆蛋白水平低于 2.5g 的患者在使用泼尼松时,其不良反应发生率比正常患者高 1 倍。

（三）影响药物的代谢

药物的代谢反应大致可以分为氧化（oxidation）、还原（reduction）、水解（hydrolysis）和结合（conjugation）4 种类型。氧化、还原和水解为 I 相代谢（phase I metabolism）,主要涉及细胞色素 P450 酶系（cytochrome P450, CYP）；结合反应为 II 相代谢（phase II metabolism）,主要涉及磺基转移酶（sulfotransferase, SULT）、尿苷二磷酸葡糖醛酸转移酶（UDP-glucuronosyltransferase, UGT）、谷胱甘肽硫转移酶（glutathione S-transferase, GST）、N-乙酰转移酶（N-acetyltransferase）等。通常情况下,1 种药物要经过多个药酶代谢,仅有少数药物经单一的药酶代谢。一些药物与其他药物联合应用后,可促进酶的合成、抑制酶的降解或药物之间与代谢酶竞争结合,导致药物的代谢发生变化。根据对药物代谢酶的作用结果,将药物具有引起药酶活性或浓度增加,促进药物本身或其他药物代谢的作用称为药物代谢的酶诱导作用（enzyme induction）或酶促反应（enzymic reaction）,该药物称为酶诱导剂（enzyme inducer）；而药物具有引起药酶活性或浓度降低,抑制剂物本身或其他药物代谢的作用称为酶抑制作用（enzyme inhibition）,该药物称为酶抑制剂（enzyme inhibitor）。一般来说,酶抑制作用的临床意义远远大于酶诱导作用,约占全部相互作用的 70%,酶诱导作用仅占 23%。

1. **影响肝脏 CYP450 酶系**　肝脏是药物代谢的主要器官,肝脏在生物转化药物或内、外源性物质时依赖于肝微粒体中的多种酶系,其中最为重要的是细胞色素 P450 混合功能酶系（CYP450）。该酶系广泛分布于肝脏、肾脏、脑、皮肤、肺、胃肠道及胎盘等组织器官中。因此,由 CYP450 催化的氧化还原反应可发生在体内的许多部位,但主要还是以肝脏为主。目前已经发现了数百种细胞色素同工酶,其中有 7 种同工酶十分重要,分别是 CYP1A2、CYP2B6、CYP2C9、CYP2C19、CYP2D6、CYP2E1 和 CYP3A4。机体内以 CYP3A4 的含量最高,约占人体肝脏 CYP 总量的 30%,底物最为广泛（约 55% 的药物经其代谢）,因此在药物代谢中具有十分重要的意义。该酶系不稳定,存在基因多态性,且易受药物或其他化合物等的诱导或抑制。常见的 CYP 酶的主要底物药物、抑制剂和诱导剂见表 2-3。两药合用时,其中一种药物影响 CYP 酶活性,就可能影响另一种药物的体内代谢,其作用形式有如下 2 种情况。

表 2-3　常见的 CYP 酶的主要底物药物、抑制剂和诱导剂

CYP	主要底物药物	抑制剂	诱导剂
1A2	利多卡因、罗哌卡因、非那西丁、对乙酰氨基酚、氨基比林、度洛西汀、萘普生、美西律、茶碱、咖啡因、氯米帕明、普洛帕酮、维拉帕米、氟他胺、β 受体拮抗剂、氯氮平、奥氮平、氟哌啶醇、他克林、利鲁唑、齐留通、褪黑素、阿洛司琼、昂丹司琼、替扎尼定、环苯扎林、雌二醇、氟伏沙明、丙米嗪、利鲁唑、阿米替林、替扎尼定、华法林	氟喹诺酮类（环丙沙星、依诺沙星、左氧氟沙星、洛美沙星、诺氟沙星、氧氟沙星、培氟沙星、格帕沙星）；氟伏沙明、西咪替丁、异烟肼、干扰素、红霉素、克拉霉素、醋竹桃霉素、美西律、普罗帕酮、胺碘酮、齐留通、呋拉茶碱、甲氧沙林、米贝拉地尔、罗非昔布；西酞普兰、司来吉兰、去甲西酞普兰	苯妥英钠、利托那韦、利福平、苯巴比妥、奥美拉唑、胰岛素、萘夫西林、莫达非尼、烟草、地塞米松
2B6	依非韦伦、安非他酮、环磷酰胺、异环磷酰胺、美沙酮	塞替派、噻氯匹定	利福平、苯巴比妥、苯妥英
2C8	瑞格列奈、罗格列酮、吡格列酮、紫杉醇、托拉塞米、阿莫地喹、西立伐他汀	吉非罗齐、甲氧苄啶、孟鲁司特、槲皮素、格列酮类	利福平
2C9	非甾体抗炎药（双氯芬酸、布洛芬、舒洛芬、氟比洛芬、塞来昔布、吲哚美辛、氯诺昔康、美洛昔康、S- 萘普生、萘普生）；降血糖药（甲苯磺丁脲、格列美脲、格列本脲、格列吡嗪、那格列奈、罗格列酮）；血管紧张素 II 受体拮抗剂（氯沙坦、依贝沙坦）；阿米替林、塞来昔布、氟西汀、氟伐他汀、苯妥英、S- 华法林、双氯芬酸、扎鲁司特、美沙酮、甲硝唑、他莫昔芬、西酞普兰、氯米帕明、吗氯贝胺、舍曲林、文拉法辛、氯氮平、奋乃静、苯巴比妥、丙戊酸、特比萘芬	抗真菌药（氟康唑、咪康唑、伏立康唑）；胺碘酮、氟伐他汀、氟伏沙明、甲硝唑、磺胺甲噁唑、甲氧苄啶、利托那韦、氯霉素、异烟肼、氟西汀、西咪替丁、非诺贝特、洛伐他汀、保泰松、舍曲林、磺胺苯吡唑、替尼泊苷、扎鲁司特、布可隆、苯溴马隆、氯诺昔康、磺吡酮	卡马西平、苯巴比妥、司可巴比妥、苯妥英钠、泼尼松、利福平、利托那韦、奈非那韦
2C19	质子泵抑制剂（奥美拉唑、兰索拉唑、泮托拉唑、雷贝拉唑）；抗癫痫药（地西泮、S- 美芬妥英、苯妥英钠、苯巴比妥、丙米嗪、阿米替林、卡立普多、扑米酮）；海索比妥、甲苯比妥、吗氯贝胺、美托洛尔、普萘洛尔、氯米帕明、西酞普兰、氯霉素、环磷酰胺、吲哚美辛、奈非那韦、尼鲁米特、黄体酮、替尼泊苷、依替唑仑、伏立康唑、齐多夫定、氟硝西泮、唑吡坦、舍曲林、醋硝香豆素、胺碘酮、维拉帕米、华法林、右美沙芬、西沙必利、雷尼替丁、萘普生	质子泵抑制剂（奥美拉唑、兰索拉唑、泮托拉唑、雷贝拉唑）；异烟肼、噻氯匹定、丙米嗪、氟伏沙明、氟西汀、帕罗西汀、茚地那韦、利托那韦、西咪替丁、吗氯贝胺、氯霉素、非尔氨酯、吲哚美辛、莫达非尼、奥卡西平、噻氯匹定、托吡酯、伏立康唑、氟康唑、甲巯咪唑、去甲舍曲林、地西泮、尼卡地平、华法林	巴比妥类、利福平、阿司匹林、泼尼松、卡马西平、炔诺酮
2D6	β 受体拮抗剂（普萘洛尔、美托洛尔、S- 美托洛尔、噻吗洛尔、卡维地洛、阿替洛尔、奈必洛尔）；抗心律失常药（美西律、普罗帕酮、阿普洛尔、恩卡尼、氟卡尼、利多卡因）；抗抑郁药（利培酮、丙米嗪、氟西汀、地昔帕明、氟米帕明、氟伏沙明、帕罗西汀、度洛西汀、马普替林、阿米替林、去甲替林、多塞平）；抗精神病药（氟哌丁醇、氯丙嗪、奋乃静、托莫西汀）；曲马多、利多卡因、昂丹司琼、他莫昔芬	H₁ 受体拮抗剂（氯苯那敏、苯海拉明）；胺碘酮、奎尼丁、美西律、普罗帕酮、地尔硫草、维拉帕米、氟西汀、帕罗西汀、塞来昔布、利托那韦、特比萘芬、氟哌丁醇、美沙酮、雷尼替丁、西咪替丁、多柔比星、美沙酮、左美丙嗪、甲氧氯普胺、米贝拉地尔、米多君、吗氯贝胺、奋乃静、噻氯匹定、氯丙嗪、阿米替林、氟伏沙明、拉贝洛尔、羟氯喹、奥美拉唑	利福平、地塞米松

续表

CYP	主要底物药物	抑制剂	诱导剂
2E1	麻醉药（氟烷、异氟烷、甲氧氟烷、恩氟烷）；对乙酰氨基酚、氯唑沙宗、茶碱、咖啡因、乙醇	双硫仑、二乙基二硫代氨基甲酸酯	异烟肼、乙醇
3A4,5,7	大环内酯类抗生素（红霉素、罗红霉素、克拉霉素、泰利霉素）；抗心律失常药（奎尼丁、胺碘酮、利多卡因）；苯二氮䓬类（地西泮、阿普唑仑、三唑仑、咪达唑仑、溴替唑仑）；免疫调控剂（环孢素、他克莫司、西罗莫司、依维莫司）；抗HIV药（茚地那韦、利托那韦、奈非那韦、沙奎那韦）；促胃肠动力药（西沙必利、多潘立酮）；抗组胺药（阿司咪唑、氯苯那敏、特非那定）	抗HIV药（茚地那韦、利托那韦、奈非那韦、沙奎那韦、阿扎那韦）；大环内酯类（克拉霉素、红霉素、罗红霉素、醋竹桃霉素、泰利霉素）；抗真菌药（伊曲康唑、伏立康唑、氟康唑）；西咪替丁、硝苯地平、环孢素、诺氟沙星、环丙沙星、胺碘酮、地尔硫草、维拉帕米、非洛地平	巴比妥类、莫达非尼、奥卡西平、卡马西平、苯妥英、利福平、利福布汀、性激素、吡格列酮、曲格列酮

（1）酶诱导作用：CYP酶诱导剂与底物药物联合应用时，CYP酶的活性增强，药物的代谢加快，使底物药物的血药浓度或血药浓度-时间曲线下面积（AUC）降低，导致其疗效降低，甚至无效。已知有数以百计的药物对CYP酶的活性有诱导作用，包括镇痛药、抗惊厥药、口服降血糖药、镇静催眠药及抗焦虑药等。例如巴比妥类药物具有较强的CYP酶诱导作用，可诱导CYP3A4、CYP2B1、CYP2B4、CYP2C6和CYP2C9，促进60多种药物的代谢，其与华法林合用可加速华法林的代谢和排泄，使其抗凝作用减弱，合用时必须加大华法林的剂量；当停用巴比妥类药物，如果华法林未及时减量时，往往引起抗凝过度而出血，严重时可危及生命。

需要指出，酶促作用使药物的代谢加快，并不一定导致药物的作用减弱或作用维持时间缩短，因为某些药物（如麻黄碱）的代谢产物与其原型药的药理活性相同；也有些药物的代谢产物的药理活性甚至大于原型药，此时酶促作用反而增加药物疗效。

在个别情况下，药物代谢后可转化为毒性代谢物，如异烟肼产生肝毒性代谢物，若与卡马西平合用，后者的CYP酶诱导作用将加重异烟肼的肝毒性。

（2）酶抑制作用：CYP酶抑制剂与底物药物联合应用时，CYP酶的活性被抑制，使底物药物的血药浓度或血药浓度-时间曲线下面积（AUC）增加（有时会增加数倍乃至数十倍），使药物疗效增强，甚至会引起毒性反应。这对于治疗窗比较窄、副作用大的底物药物的影响尤为显著。例如异烟肼、氯霉素、香豆素类药物作为CYP酶抑制剂可抑制苯妥英钠的代谢，使苯妥英钠的血药浓度增高，引起毒性反应。

虽然酶抑制作用可能导致相应的目标药在机体内的清除减慢，体内的药物浓度升高，但酶抑制作用能否引起有临床意义的药物相互作用取决于如下多种因素。

1）目标药的毒性及治疗窗：例如西咪替丁等CYP3A4抑制剂可使特非那定的血药浓度显著增加，导致Q-T间期延长和尖端扭转型心律失常。

2）是否存在其他代谢途径：如果目标药可经多种CYP酶催化代谢，当其中一种酶受到抑制时，药物可代偿性地经由其他CYP酶代谢消除，药物的血药浓度波动不大。但对主要经某一种CYP酶代谢的药物，如果代谢酶受到抑制，则容易发生明显的药物浓度和效应的变化。例如唑吡坦可分别由CYP3A4（61%）、CYP2C9（22%）、CYP1A2（14%）、CYP2D6（<3%）和CYP2C19（<3%）代谢，而三唑仑

几乎仅靠 CYP3A4 代谢。当合用 CYP3A4 抑制剂时,唑吡坦的血药浓度 - 时间曲线下面积(AUC)增加 67%,而三唑仑的 AUC 增加可达 12 倍之多。此外,有些药物能够抑制多种 CYP 酶,在临床上容易与其他药物发生相互作用。例如 H_2 受体拮抗剂西咪替丁因其结构中的咪唑环可与 CYP 中的血红素部分紧密结合,对多种 CYP 酶具有抑制作用,影响许多药物的体内代谢。目前已报道有 70 多种药物与西咪替丁合用后其肝清除率出现不同程度的下降。临床上当药物与西咪替丁合用时应注意调整剂量,必要时可用雷尼替丁代替西咪替丁。

3)目标药代谢产物的活性:如果药物的治疗作用依赖于其活性代谢产物,则相应酶的抑制可使活性代谢产物的生成减少,从而导致治疗作用减弱。例如可待因需经 CYP2D6 催化生成吗啡而发挥镇痛作用,抑制该酶有可能使可待因的镇痛作用减弱。还有些药物的代谢过程需连续经过几种酶的催化才能完成,其中间代谢产物虽无治疗作用,但可引起不良反应,若抑制其进一步转化,则可能产生不利后果。例如奈法唑酮是 CYP3A4 的底物,其一个中间代谢产物间氯苯基哌嗪(*m*-chlorophenylpiperazine,*m*-CPP)却是 CYP2D6 的底物,抑制 CYP2D6 将导致这种代谢物的浓度升高,引起焦虑等副作用。此外,有些药物的代谢产物虽无药理活性,但具有对 CYP 酶的抑制作用,同样可能引起有临床意义的药物相互作用。例如选择性 5- 羟色胺(5-HT)再摄取抑制剂帕罗西汀是 CYP2D6 的强抑制剂,其葡糖醛酸苷代谢物也对该酶具有抑制作用。

4)CYP 酶的基因多态性与患者所属的表型:人群中某些 CYP 酶(CYP2C9、CYP2C19 和 CYP2D6)存在明显的基因多态性,有强代谢型(extensive metabolizer)和弱代谢型(poor metabolizer)2 种表型。若患者为某一种 CYP 酶的弱代谢型个体,则合用这种酶的抑制剂不会影响该酶底物的代谢。例如一个 CYP2D6 的弱代谢型患者服用抗抑郁药地昔帕明(CYP2D6 的底物)时,如果同时合用 CYP2D6 抑制剂并不会出现预期的地昔帕明的血药浓度升高。

虽然肝药酶抑制引起的药物相互作用通常导致药物作用的增强和 / 或不良反应的发生,但如能掌握其规律并合理利用,也可以产生有利的影响。例如环孢素是一种价格较昂贵的免疫抑制剂,将地尔硫草与环孢素联用已成为降低环孢素的剂量从而节省药费开支的有效方法。

2. 影响肠道 CYP 酶和 P-gp　在肠道上皮中 CYP 酶的表达丰度高,参与药物吸收前的代谢。肠壁中 CYP 酶的含量占肝脏中 CYP 酶含量的 20%~50%,其中含量最丰富的是 CYP3A4。已知 CYP3A4 对药物的首关代谢起重要作用,能抑制肠道 CYP3A4 的药物或食物可显著提高 CYP3A4 底物的生物利用度。

肠道上皮中的 P-gp 通过将药物转运回肠腔限制药物进入和透过肠道上皮,从而降低药物的生物利用度。由于药物反复被 P-gp "泵" 回肠腔,增加与肠壁中的 CYP3A4 的接触时间。因此肠壁的 CYP3A4 与 P-gp 在限制药物经肠道吸收方面有共同作用,两者在底物与抑制剂上也有明显的重叠。例如地尔硫草和红霉素是 CYP3A4 与 P-gp 的共同底物,同时地尔硫草、红霉素、奎尼丁等药物对 CYP3A4 与 P-gp 都有抑制作用,只是对两者的选择性有所不同。此外,利福平、苯巴比妥等 CYP3A4 的强诱导剂也能有效地调控 P-gp 的表达。

3. 影响Ⅱ相结合酶　葡糖醛酸转移酶、硫酸转移酶、*N*- 乙酰转移酶、甲基转移酶、谷胱甘肽硫转移酶等Ⅱ相结合酶活性的诱导或抑制也可以介导代谢性质的药物相互作用。尿苷二磷酸葡糖醛酸转移酶(UDP-glucuronosyltransferase,UGT)是人体内除 CYP 酶外,能够结合内源性物质(如胆红素、类固醇激素、胆汁酸等）和外源性物质（如药物、食物、致癌物质）的另一代谢酶超家族，是重要的Ⅱ相代谢反应结合酶（phase Ⅱ conjugating enzyme）。UGT 催化的葡糖醛酸化反应大约占所有Ⅱ相代谢酶反应的 35%。UGT 分为 UGT1 和 UGT2 2 个家族，以及 UGT1A、UGT2A 和 UGT2B 3 个亚家族。UGT 同工酶主要在人类肝脏组织中表达，如 UGT1A1、UGT1A3、UGT1A4、UGT1A6、UGT1A9、UGT2B4、UGT2B7、UGT2B10、UGT2B11、UGT2B15、UGT2B17 和 UGT2B28 等。另外一些亚型如 UGT1A7、UGT1A8、UGT1A10 和 UGT2A1 则在胃肠道、食管、肺、鼻上皮等肝外组织中表达。

药物经 UGT 催化后形成 β-D- 葡糖醛酸结合物，亲水性增强，更容易排泄。多数情况下，药物经 UGT 代谢后药理活性丧失。但也有例外，如吗啡和视黄酸等则活性增强。一些底物需要特定的 UGT 代谢，如人体内源性物质胆红素需选择性地经 UGT1A1 催化其葡糖醛酸化反应。*UGT1A1* 等位基因变异的患者容易患严重的高胆红素血症（hyperbilirubinemia）及克纳综合征（Crigler-Najjar syndrome, CNS）。这主要是由于 *UGT1A1* 基因变异导致胆红素无法与 UGT1A1 发生结合反应，致使血液中的游离胆红素增多所致。目前，常见的 UGT 的底物药物、抑制剂或诱导剂见表 2-4。

表 2-4 常见的 UGT 的底物药物、抑制剂或诱导剂

UGT 同工酶	主要底物药物	抑制剂	诱导剂
UGT1A1	对乙酰氨基酚、丁丙诺啡、吗啡、烯丙吗啡、卡维地洛、曲格列酮、恩他卡朋、依托泊苷、他莫昔芬、依泽替米贝、纳曲酮、炔雌醇、瑞替加滨	他克莫司、环孢素、去甲替林、双氯芬酸、丙磺舒	利福平、苯巴比妥、口服避孕药
UGT1A3	阿米替林、丁丙诺啡、炔雌醇、氯贝丁酯、环丙贝特、吗啡、槲皮素、木犀草素、山柰酚、氯氮平、赛庚啶、双氯芬酸、非诺洛芬、氟比洛芬、布洛芬、丙米嗪、萘普生、匹伐他汀、丙戊酸	去甲替林	利福平
UGT1A6	齐多夫定、对乙酰氨基酚、吗啡、丙戊酸、萘普生、7- 乙基 -10- 羟基喜树碱（SN-38）、4- 甲基伞形酮	曲格列酮、去甲替林、丙磺舒	利福平、苯妥英、苯巴比妥、口服避孕药
UGT1A8	霉酚酸、吗啡、纳洛酮、纳曲酮、尼氟酸、异丙酚、雷洛昔芬	他克莫司、环孢素、去甲替林	利福平
UGT1A9	霉酚酸、对乙酰氨基酚、双氯芬酸、恩他卡朋、氟比洛芬、丙泊酚、布洛芬、酮洛芬、雷洛昔芬、尼古丁、尼氟酸、*R*- 奥沙西泮、异丙酚、托卡朋、吗啡、丙戊酸、阿莫兰特、夫拉平度	他克莫司、环孢素、双氯芬酸、去甲替林、丙戊酸	利福平、苯妥英、苯巴比妥、口服避孕药
UGT2B7	齐多夫定、可待因、丁丙诺啡、阿莫兰特、卡维地洛、卡马西平、氯尼辛、他克莫司、环孢素、双氯芬酸、二氟尼柳、表柔比星、非诺洛芬、氟比洛芬、吉非罗齐、布洛芬、吲哚美辛、吗啡、酮洛芬、纳曲酮、萘普生、奥沙西泮	丙戊酸、双氯芬酸、去甲替林	利福平

（四）影响药物的排泄

药物经机体吸收、分布及代谢等一系列体内过程，最终排出体外。排泄（excretion）是指吸收进入体内的药物及代谢产物从体内排出体外的过程。药物的排泄与药效、药效维持时间及毒副作用等密切相关。当药物的排泄速率增大时，血中的药物量减少，药效降低；由于药物相互作用或疾病等因

素影响,排泄速率降低时,血中的药物量增大,此时如不调整剂量,往往会产生副作用,甚至出现中毒现象。

大多数药物及其代谢产物大部分经肾由尿排出。有些药物可以部分通过胆汁分泌进入肠道,最后随粪便排出。药物及其代谢产物还可以通过汗腺、唾液腺、乳腺及泪腺等途径排泄。挥发性药物如吸入性麻醉药等可通过呼吸系统排出体外。此外,大多数药物及其代谢产物的排泄属于被动转运,少数药物的排泄属于主动转运(如青霉素)。在排泄或分泌器官中药物或代谢产物的浓度较高时既具有治疗作用,同时又会造成某种程度的不良反应(如氨基糖苷类抗生素以原型由肾脏排泄,可治疗泌尿系统感染,但是也容易导致肾毒性);药物的主要排泄器官功能障碍时也会引起排泄速率减慢,使药物蓄积、血药浓度增加而导致中毒,此时应根据排泄速率减慢程度调整用药剂量或给药间隔时间。

肾脏是药物排泄的最主要的器官。药物及其代谢物在肾的排泄是肾小球滤过(glomerular filtration)、肾小管主动分泌(active tubule secretion)和肾小管重吸收(tubule reabsorption)的综合作用结果。当2种药物联合应用时,一种药物可能会增加或降低另一药物的肾排泄量或速度。排泄过程中的药物相互作用对于那些体内代谢很少,以原型排出的药物的影响较大。多种药物相互作用机制可能影响肾脏排泄,主要表现在以下3个方面。

1. 影响肾小球滤过　肾小球毛细血管的基底膜对分子量 <20 000Da 的物质可自由滤过,因此除血细胞成分、血浆蛋白及与之结合的药物等较大分子的物质外,绝大多数游离药物和代谢产物都可经肾小球滤过。所以血浆蛋白结合力大的药物可促进结合力小的药物游离、滤过,导致 $t_{1/2}$ 缩短。

2. 影响肾小管重吸收　肾小管重吸收分为被动重吸收和主动重吸收,其中被动重吸收起主导作用。药物的解离度对其有重要影响。非解离型药物和代谢产物的脂溶性高、极性小,容易经肾小管上皮细胞重吸收入血。药物的被动转运是 pH 依赖性的(pH-dependent),改变尿液 pH 可以明显改变弱酸性或弱碱性药物的解离度,从而调节药物重吸收程度。酸性药物在酸性环境或碱性药物在碱性环境时,药物的解离度小,在肾小管的重吸收增加,尿中的排泄量减少;相反,酸性尿和碱性尿分别促进碱性药物与酸性药物在尿中的排泄(表 2-5)。例如碳酸氢钠通过碱化尿液促进水杨酸类的排泄,在水杨酸类药物中毒时有临床应用价值;而酸化尿液则可增加吗啡、抗组胺药、氨茶碱等药物的排泄。

表 2-5　尿液 pH 对药物排泄的影响

尿液 pH	尿中的排泄量	
	酸性药物	碱性药物
酸性尿	↓	↑
碱性尿	↑	↓

3. 影响肾小管分泌　肾近曲小管存在多种特殊的转运载体,药物经肾小管分泌排泄是一种主动转运过程。弱酸性药物和弱碱性药物分别由有机酸和有机碱主动转运系统的载体转运而分泌(排泄)。弱酸性药物主要包括磺胺类、马尿酸类、酰胺类、噻嗪类、杂环羧酸类、烯醇类等有机酸,弱碱性药物主要包括有机胺等有机碱。常见的经肾小管分泌排泄的药物见表 2-6。有机酸类和有机碱类药物的主动分泌机制(转运系统)各自独立,各有其特定的抑制剂。

表 2-6 经肾小管分泌排泄的药物

药物类别	药物名称
弱酸性药物	水杨酸类（水杨酸、对氨基水杨酸）；巴比妥类（苯巴比妥）；双香豆素、磺胺类、氯化铵、酚磺酞、硝基呋喃、溴丙胺太林、呋塞米、吲哚乙酸、乙酰唑胺、青霉素、氯噻嗪、保泰松、千金藤碱、氨苯砜、氯磺丙脲、甲苯磺丁脲、磺胺氯吡嗪
弱碱性药物	吗啡、可待因、抗组胺药、哌替啶、氨茶碱、苯丙胺、多巴胺、六甲季铵、胆碱、B 族维生素、N- 甲基烟酰胺、米帕林、胰岛素、胍乙啶、妥拉唑林、美加明、普鲁卡因

当 2 种酸性或碱性药物联用时，由于与转运载体亲和力的差异，它们可相互竞争同一转运系统，发生竞争性抑制（competitive inhibition）现象，使其中一种药物不能被分泌到肾小管腔，减少该药的排泄，使其血药浓度升高、疗效增强或毒性增加。例如丙磺舒和青霉素两者均为酸性药物，青霉素主要以原型从肾脏排泄，其中 90% 经肾小管分泌，仅 10% 经肾小管滤过进入肾小管管腔，若同时合用丙磺舒，后者竞争性占据酸性转运系统，阻碍青霉素经肾小管分泌，因而延缓青霉素的肾脏排泄，使其体内滞留时间延长，抗菌药效更持久；强效利尿药呋塞米和依他尼酸均能妨碍尿酸的排泄，造成尿酸在体内堆积，引起痛风；阿司匹林妨碍甲氨蝶呤的排泄，加大后者的毒性；双香豆素与保泰松都能抑制氯磺丙脲的排泄，加强后者的降血糖效应。

需要指出的是，药物的排泄也可经由其他途径，其中胆汁排泄是肾外排泄的重要途径。机体内源性物质（如维生素 A、维生素 D、维生素 E、维生素 B_{12} 及性激素、甲状腺素等）、外源性物质（黄酮类药物、地高辛、甲氨蝶呤等）及其代谢产物经由胆汁排泄非常明显。药物经胆汁排泄也是一种跨膜转运过程，其转运机制包括主动转运和被动转运。当合并应用的 2 种药物属于同一转运系统时，由于与转运蛋白（如 MRP2）的亲和力的差异，相互间产生竞争性抑制作用。例如丙磺舒能抑制甲氨蝶呤的胆汁分泌，导致后者的血药浓度升高。

此外，由肝细胞分泌到胆汁中的某些药物（如黄酮类药物）与葡糖醛酸结合转化为代谢产物，排泄入小肠后被酶水解又成为原型药，并被肠黏膜上皮细胞重吸收由肝门静脉进入全身循环，这种现象称为肝肠循环（hepato-enteral circulation）。肝肠循环使药物反复循环于肝、胆汁与肠道之间，延缓排泄而使血药浓度维持时间延长。阻止肝肠循环可促使药物的排泄速率增加，临床常用于地高辛等强心药中毒的抢救。

三、药效学方面

药效学相互作用（pharmacodynamic interaction）是指药物联合应用时一种药物改变机体对另一药物的敏感性或反应性，导致药物出现相加（协同）或相反（拮抗）的药理效应。这种相互作用一般对血药浓度无明显影响。

药物的药效学相互作用包括药物在同一受体部位或相同的生理、生化系统上作用的协同或拮抗。前者是基于机制的原因，称为药理性相互作用（竞争性相互作用）；后者可能在作用机制上无关，只是效应的相互作用，称为生理性相互作用（非竞争性相互作用）。

（一）影响药物对靶位的作用

1. **干扰突触前膜摄取过程** 神经递质去甲肾上腺素作用的消除主要靠突触前膜的再摄取过程，

由神经冲动所释放的神经递质大部分通过再摄取过程主动转运回到神经末梢内。某些抗高血压药（如胍乙啶、倍他尼定、异喹胍等）都是依靠胺泵将其主动转运进入神经末梢内，通过作用于囊泡膜排空递质发挥降血压作用。三环类抗抑郁药通过抑制胺泵阻碍去甲肾上腺素（NA）的再摄取，使释放出来的大部分 NA 不被再摄取，因而堆积在突触间隙充分作用于突触后膜的肾上腺素受体发挥抗抑郁作用。若在使用上述抗高血压药的同时合用三环类抗抑郁药，由于胺泵的抑制导致胍乙啶等不能进入神经末梢而减弱或消除其降血压作用。

2. **改变作用部位的递质和／或酶的活性** 有些药物能使神经末梢作用部位的递质量改变或使酶失活直接影响药物的作用。例如单胺氧化酶（MAO）抑制剂和三环类抗抑郁药可互相增强毒性，临床上两药合用或应用 MAO 抑制剂后短期内再用三环类抗抑郁药，会因为三环类抗抑郁药抑制 NA 的再摄取，导致由 MAO 抑制剂引起的 NA 在突触间隙内大量堆积，不能通过突触前膜的再摄取过程回到神经末梢内，使患者会出现意识丧失、惊厥、体温升高、心率加快和发绀等严重不良反应。

3. **竞争受体** 竞争受体的相互作用是受体激动剂和受体拮抗剂之间的竞争性拮抗作用。例如休克时去甲肾上腺素的应用只是临时措施，如长时间或大剂量应用反而会加重微循环障碍。现在临床也主张将 α 受体拮抗剂酚妥拉明与去甲肾上腺素合用，目的是对抗去甲肾上腺素的 α 受体作用，保留其β 受体作用，使血管收缩作用不致过分强烈，而又保持其加强心肌收缩力和增大脉压的作用，从而改善休克时微循环血液灌注不足和有效血容量下降的症状。

4. **影响受体敏感性** 一种药物可使受体对另一药物的敏感性增强，即产生敏感化现象。例如排钾利尿药可使血钾减少，从而使心脏对强心苷敏感化，容易发生心律失常；氟烷使 β 受体部位的敏感性增加，手术时用氟烷静脉麻醉容易引起心律失常，可合用 β 受体拮抗剂预防或治疗心律失常；甲状腺素使抗凝血药与受体部位的亲和力增加，从而使抗凝作用增强，因此甲状腺素对长期使用抗凝血药治疗动脉粥样硬化的患者具有重要的临床意义，但也要警惕自发性出血的风险。

（二）改变体液、电解质平衡

改变体液、电解质平衡的情况多见于作用于心肌、神经肌肉突触传递及肾脏的药物。有些药物如保泰松、吲哚美辛、糖皮质激素类药物有水钠潴留作用，如若合用，此不良反应会加重。有水钠潴留作用的药物可拮抗利尿药的利尿作用和抗高血压药的降血压作用，但利尿药可与抗高血压药米诺地尔或肼屈嗪合用时减轻其水钠潴留的不良反应，产生协同降血压作用。噻嗪类利尿药或高效利尿药（如呋塞米、依他尼酸等）在发挥利尿作用时均会造成低血钾，这类药物与强心苷合用时必须注意给患者补钾，否则可能诱发或加重强心苷中毒。作用于髓袢升支的利尿药（如呋塞米）和作用于远曲小管的氨苯蝶啶各自单独使用时分别会带来低血钾和高血钾的不良反应，若两药合用可能会相互弥补各自的不足。

（三）作用于同一生理或生化代谢系统

有些药物并不竞争相同的受体，但可能作用于同一生理或生化系统的同一环节或不同环节，从而发挥相加（addition）、协同（synergism）或拮抗（antagonism）作用。

1. **相加作用** 相加作用是指两药或几种药物联合使用所产生的药效等于或接近各药单用时的药效之和。β 受体拮抗剂、钙通道阻滞剂和洋地黄强心苷类均具有负性频率与负性传导作用，这类药物合用时对心脏的抑制作用可能相加，使窦房结及房室传导受到明显抑制，造成心率减慢，甚至引起冠状动脉和脑部血液灌注不足。表 2-7 显示具有相同不良反应的两类药物合用时,该不良反应因相加而变得更为严重。

表 2-7　药品不良反应的相加作用

药物	不良反应	药物	不良反应
利福平 + 醋竹桃霉素	肝毒性↑	氨基糖苷类 + 万古霉素	肝毒性↑
利福平 + 丙硫异烟胺	肝毒性↑	头孢噻啶 + 呋塞米	耳毒性↑
氨基糖苷类 + 两性霉素 B	肾毒性↑	头孢噻啶 + 依他尼酸	耳毒性↑
氨基糖苷类 + 克林霉素	肾毒性↑	氨基糖苷类 + 肌松药	呼吸暂停

2. 协同作用　协同作用是指两药或几种药物联合使用所产生的药效大于各药单用时的药效之和。例如磺胺甲噁唑与甲氧苄基嘧啶合用,由于两药分别作用于微生物叶酸代谢的不同环节,前者抑制二氢叶酸合成酶,后者抑制二氢叶酸还原酶,因而可起到双重阻断作用,共同阻止四氢叶酸的合成。再如左旋多巴治疗帕金森病,其可以通过血脑屏障,在中枢部位被多巴胺脱羧酶脱羧基变为多巴胺而起作用,由于外周组织中也存在大量多巴胺脱羧酶,使一部分左旋多巴在外周即转化为多巴胺,而多巴胺不能通过血脑屏障,因而不能发挥抗帕金森病作用。通过联用多巴胺脱羧酶抑制剂卡比多巴,可显著增加左旋多巴的作用。常见的药物联合应用产生的协同作用见表 2-8。

表 2-8　药物效应协同作用

A 药	B 药	相互作用结果
抗胆碱药	抗帕金森病药、丁酰苯类、吩噻嗪类、三环类抑郁药	中毒性精神病、在湿热环境中易中暑、麻痹性肠梗阻
抗高血压药	抗心绞痛药、血管扩张药、吩噻嗪类	直立性低血压
中枢抑制剂	乙醇、镇吐药、抗组胺药、镇静催眠药、镇定药	损害神经运动功能、降低敏感性、困倦、木僵、呼吸抑制、昏迷、死亡
甲氨蝶呤	复方磺胺甲噁唑	骨髓巨幼红细胞症
肾毒性药物	庆大霉素、妥布霉素、头孢噻吩	增加肾毒性
神经肌肉阻滞剂	氨基糖苷类	增加神经肌肉阻滞、延长窒息时间
补钾剂	氨苯蝶啶	高钾血症

3. 拮抗作用　拮抗作用是指两药或几种药物联合使用所产生的药效小于各药单用时的药效。药物的拮抗作用在临床药物联合应用时比较常见,如传出神经系统药物中的拟胆碱药和抗胆碱药、拟肾上腺素药和抗肾上腺素药、胆碱酯酶和抗胆碱酯酶药等。例如左旋多巴治疗帕金森病,由于多巴胺脱羧酶以维生素 B_6 作为辅酶,维生素 B_6 可拮抗左旋多巴的抗帕金森病作用,因此左旋多巴不宜与维生素 B_6 合用。抗高血压药胍乙啶与三环类抗抑郁药丙米嗪合用,后者通过干扰神经递质的转运,抑制胍乙啶的再摄取,降低或消除胍乙啶的降血压作用。其他药物联合应用产生的拮抗作用见表 2-9。

表 2-9 药物效应拮抗作用

A 药	B 药	相互作用结果
抗凝血药	维生素 K	抗凝作用下降
甘珀酸钠	螺内酯	妨碍溃疡愈合
降血糖药	糖皮质激素	影响降血糖作用
催眠药	咖啡因	影响催眠效果
左旋多巴	抗精神失常药	抗帕金森病作用下降
胍乙啶、可乐定	三环类	影响降血压效果
吗啡	纳洛酮	解毒
氯丙嗪	苯海索	锥体外系反应减轻

第二节 药物相互作用的预测与临床管理

联合用药是临床药物治疗的常用手段,其目的是提高疗效或/和减轻毒副作用。但无目的的联合用药不仅不能提高疗效,反而会增加不良反应的发生率,而且不良反应的发生率与联合用药种数呈正相关。因此,一方面要求药学研究人员在新药研究阶段即对可能的药物相互作用进行筛查,以期尽早发现不利的药物相互作用,降低临床用药风险;另一方面要求临床医务工作者应该在充分掌握药物性质的基础上,根据患者情况制订合理的药物治疗方案,有效规避有害的药物相互作用。但即便如此,面对日益增加的药品数量,每年仍不断有新的临床药物相互作用被报道。因此,对药物相互作用进行预测和管理十分有必要。

一、药物相互作用的预测

(一)基于 CYP 酶介导的药物相互作用预测

以往药物相互作用的临床前研究多采用哺乳动物的整体实验进行筛查,但由于动物与人类在药物代谢途径、药酶表达和调节等方面存在差异,其评价结果与临床实际有时存在较大的差异。近年来,建立了许多体外实验方法,用以对 CYP 介导的药物相互作用进行筛查和评估。肝微粒体、肝细胞、肝组织切片、纯化的 CYP 酶和重组人 CYP 酶均已用于评估候选药物能否影响合用药物的代谢。通过体外评估方法预测药物在体内的药物相互作用情况,已成为决定候选药物前途的一种有效方法。

需要指出的是,体外筛查评估方法存在一定的局限性。对有多种代谢途径的药物,体外预测实验的结果与临床研究的相关性将会降低。有研究报道,体外实验预测合用利托那韦可显著升高美沙酮的体内浓度,但在健康志愿者中的试验结果表明,合用利托那韦时美沙酮的体内浓度其实是下降的,造成这种差异的原因之一就是有多种 CYP 酶参与代谢过程。

(二)基于转运体介导的药物相互作用预测

近年来,人们已经清楚地认识到转运体对于药物吸收、分布、代谢、排泄及药物药效和毒性的重要作用。在临床中大量的转运体介导的药物相互作用得到证实。目前,用于评价转运体介导药物相互作用的方法主要有基础的静态模型法和基于生理药动学（PBPK）的动态模型法。传统的静态模型是以$[I]/K_i$值来预测体内的药物相互作用，其中$[I]$为抑制剂的最大血浆药物浓度，K_i为体外实验中抑制剂的解离常数。如果$[I]/K_i$值<0.1，提示药物相互作用的风险低，可免做体内实验；如果$[I]/K_i$值>0.1，同时<1，提示药物相互作用的风险较低，推荐做体内实验；如果$[I]/K_i$值>1，提示药物相互作用的风险高，应进行临床药物相互作用实验。该方法用于严重药物相互作用的保守预测，最大限度地预测新药开发阶段的药物相互作用。但该评估方法过于简单，忽略了多种转运体潜在的相互作用、酶 - 转运体相互作用及药物的被动转运过程等复杂的因素而导致预测结果不够准确。

PBPK 模型法则是美国食品药品管理局（FDA）最新的指导原则中推荐使用的方法，与传统的静态模型法相比，PBPK 动态模型法具有更明显的优势。PBPK 模型是以"生理学室"代替经典模型中的隔室，模拟机体循环系统的血液流向，将与药物处置相关的组织器官连接成一个整体，模拟具有生理学意义的机体处置药物的过程。有学者用 PBPK 模型评价环孢素及其代谢产物 AM1 对肝和小肠中的一系列摄取和外排转运体（OATP、NTCP、P-gp、MRP2、BSEP 和 BCRP）的抑制作用，而后与瑞格列奈 PBPK 模型连接，准确地预测了两者具有临床意义的药物相互作用。其中，当 OATP1B1 的活性降低 70% 以上时，肝摄取转运体的抑制作用达到最大，而对肝外排转运体和肝代谢的影响则比较小。

（三）基于药物特性的药物相互作用预测

对于药物研发及临床用药安全，更早、更准确地进行药物相互作用的监测评估至关重要。近年来，出现了基于相似性的药物相互作用预测方法，其基本思路是相似的药物拥有相似的药物相互作用。有学者从 DrugBank、SIDER 等数据库获取相关药物数据，计算分子结构相似度、3D 药效团相似度、相互作用组相似度、靶点相似度及药品不良反应相似度。利用以上 5 种药物相似度来提取药物的特征属性，再用粒子群优化的支持向量机（support vector machine，SVM）方法，根据特征属性进行建模，实施药物相互作用分类预测。

（四）基于患者个体的药物相互作用预测

掌握基本的药物相互作用机制对确定和处理临床药物相互作用十分重要，在一定程度上可以避免严重药物相互作用的发生。然而，针对具体患者，药物相互作用是否会发生及严重度如何，还取决于许多其他因素。预测时需注意以下问题：

1. 给药次序　如果患者已先期使用相互作用药（酶诱导剂或抑制剂），且疗效已稳定，然后才开始使用目标药的治疗，一般不会发生相互作用，除非停用相互作用药。例如患者已先服用西咪替丁，然后开始华法林治疗，则不会有相互作用。但如果在华法林治疗剂量稳定后停用西咪替丁，则需要增加抗凝血药的剂量。

2. 用药疗程　有些药物相互作用几乎立即发生，而有一些药物相互作用则需治疗数日或数周才逐渐明显。例如锂盐制剂和卡马西平合用引起的神经毒性反应需要数日后才会表现出来。对于延迟发生的药物相互作用，可能会因观察期太短而未被发现，但并不能就此认为两药合用安全。

3. 药物剂量　许多药物相互作用是剂量相关性的，需在一定的用药剂量下才会表现。例如大剂量的水杨酸类（如阿司匹林 >3g/d）可抑制丙磺舒的促尿酸排泄作用，低剂量时不一定有此作用。据此，可以通过调整用药剂量来避免一些药物相互作用的发生。

4. 患者个体差异　在临床上，不同个体对同一药物治疗方案的反应存在差异，其与遗传、环境因素、饮食(吸烟、饮酒)、年龄、营养、伴随疾病和重要脏器功能等有关。例如老年人受酶的诱导影响较小,肝硬化或肝炎患者也不易受酶诱导的影响。长期吸烟、嗜酒分别对CYP1A2、CYP2E1有诱导作用。在这些因素中,遗传基因的差异是构成药物作用差异的主要因素。基因多态性使药物代谢酶、转运体、药物作用靶点呈现多态性,影响药物作用。因此,在了解患者基因型的基础上,根据每名患者对特定药物的代谢、排泄的遗传能力来选择药物和决定其使用剂量将会有效降低不良药物相互作用的发生风险。

二、药物相互作用的临床管理

首先,在接诊阶段,对每名患者均详细记录用药史,包括中药、非处方药、诊断用药。由于患者常从多位医师处寻求治疗,详细询问并记录用药史可帮助医师在处方时掌握患者目前正在接受的药物治疗情况,尽力避免发生药物相互作用的风险。

其次,掌握基本的药物相互作用机制,有助于设计安全有效的多药治疗方案。多数药物相互作用通常只需要对给药次数、给药时间、用药剂量进行调整即可避免发生;有些可先进行治疗药物监测(therapeutic drug monitoring, TDM),再依据药动学原理调整给药方案。此外,在保证疗效的情况下,尽量减少合用药物数量,尽量选择药物相互作用可能性小的药物。例如阿奇霉素不被CYP代谢,也不具有其他大环内酯类抗生素的酶抑制作用;氟康唑与伊曲康唑相比,发生药物相互作用的风险更小。

再次,密切观察药物相互作用的高风险人群。治疗窗窄的药物在使用时应密切关注药物相互作用。例如口服抗凝血药(华法林)、抗肿瘤药(氟尿嘧啶)、免疫抑制剂(环孢素)、抗心律失常药(奎尼丁)、强心苷(地高辛)、抗癫痫药(苯妥英)、口服降血糖药(格列本脲)、氨基糖苷类(庆大霉素、万古霉素)、抗逆转录病毒药物(齐多夫定)、抗真菌药(两性霉素B)、碳酸锂、氨茶碱等。

最后,可建立和借助计算机化的药物相互作用警示系统(computerized drug interaction warning system)对患者的药物治疗方案进行检查,可在一定程度上减小临床药物相互作用发生的风险。

思考题　　　1. 临床上有些药物常与细胞色素P450酶系相互作用,从而导致许多重要的临床药物相互作用的发生,如何合理避免?

2. 对于治疗窗窄的药物,在使用时应密切关注药物相互作用,思考可以使用哪些手段进行监测?

3. 临床用药时如何鉴别药物相互作用与不良反应?

参考文献

[1] 李俊. 临床药理学. 6版. 北京: 人民卫生出版社, 2018.

[2] 杨宝峰. 基础与临床药理学. 2版. 北京: 人民卫生出版社, 2014.

[3] 李家泰. 临床药理学. 3版. 北京: 人民卫生出版社, 2008.

[4] 刘治军, 韩红蕾. 药物相互作用基础与临床. 2版. 北京: 人民卫生出版社, 2015.

[5] WOOD K, NISHIDA S, SONTAG E D, et al. Mechanism-independent method for predicting response to multidrug combinations in bacteria. Proceedings of the national academy of sciences, 2012, 109(30): 12254-12259.

[6] SRIDHAR D, FAKHRAEI S, GETOOR L. A probabilistic approach for collective similarity-based drug-drug interaction

prediction. Bioinformatics, 2016, 32（20）: 3175-3182.

［7］BOULENC X, BARBERAN O. Metabolic-based drug-drug interactions prediction, recent approaches for risk assessment along drug development. Drug metabolism and drug interactions, 2011, 26（4）: 147-168.

［8］BARTON H A, LAI Y, GOOSEN T C, et al. Model-based approaches to predict drug-drug interactions associated with hepatic uptake transporters: preclinical, clinical and beyond. Expert opinion on drug metabolism & toxicology, 2013, 9（4）: 459-472.

［9］NEUVONEN P J, GOTHONI G, HACKMAN R, et al. Interference of iron with the absorption of tetracyclines in man. British medical journal, 1970, 4（5734）: 532-534.

［10］ALLEN M B, FITZPATRICK R W, BARRATT A, et al. The use of probenecid to increase the serum amoxycillin levels in patients with bronchiectasis. Respiratory medicine, 1990, 84（2）: 143-146.

［11］徐雯,江骥,胡蓓,等.基于生理药代动力学模型评价转运体介导的药物-药物相互作用.中国临床药理学杂志, 2015, 31（23）: 2370-2372.

［12］闵倩,廖俊,陆涛.基于大型药物数据库的药物相互作用预测模型.中国临床药理学杂志, 2016, 32（11）: 1034-1036.

［13］VILAR S, URIARTE E, SANTANA L, et al. Similarity-based modeling in large-scale prediction of drug-drug interactions. Nature protocols, 2014, 9（9）: 2147-2163.

［14］VILAR S, HARPAZ R, URIARTE E, et al. Drug-drug interaction through molecular structure similarity analysis. Journal of the American medical informatics association, 2012, 19（6）: 1066-1074.

［15］TEMPLETON I E, CHEN Y C, MAO J, et al. Quantitative prediction of drug-drug interactions involving inhibitory metabolites in drug development: how can physiologically based pharmacokinetic modeling help? CPT: pharmacometrics & systems pharmacology, 2016, 5（10）: 505-515.

（丁选胜）

第三章 药品不良反应与药物警戒

第一节 药品不良反应的基本概念

一、药品不良反应的定义

1. 药品不良反应的定义

（1）世界卫生组织（WHO）将药品不良反应（adverse drug reaction，ADR）定义为药品在预防、诊断、治疗疾病或调节生理功能的正常用法用量下出现的有害的和意料之外的反应（A response to a drug which is noxious and unintended，and which occurs at doses normally used in man for the prophylaxis，diagnosis，or therapy of disease，or for the modification of physiological function）。

（2）2011年我国卫生部发布的《药品不良反应报告和监测管理办法》将药品不良反应定义为合格药品在正常用法用量下出现的与用药目的无关的有害反应。

2. 可疑药品不良反应 是指怀疑而未确定的不良反应。

3. 新的药品不良反应 是指药品说明书中未载明的不良反应。药品说明书中已描述，但不良反应发生的性质、程度、后果或者频率与药品说明书描述不一致或者更严重的，按照新的药品不良反应处理。

4. 严重药品不良反应 是指因服用药品引起下列损害情形之一的反应：①导致死亡；②危及生命；③致癌、致畸、致出生缺陷；④导致显著的或者永久的人体伤残或者器官功能的损伤；⑤导致住院或住院时间延长；⑥导致其他重要医学事件，如不进行治疗可能出现上述情况的。

二、药品不良反应的分类

药品不良反应的分类方法很多，一般根据不良反应的临床表现与药理作用的关系进行分类。

1. 药品不良反应的表现类型主要包括副作用、毒性反应、变态反应、后遗反应、继发反应、特异质反应、停药反应及药物依赖性等。

（1）副作用（side effect）：指药物在正常用法用量下出现的与治疗目的无关的作用。其具有的特点包括①与治疗作用同时出现，是药物固有的作用。②与药物的选择性低有关，如普萘洛尔禁用于支气管哮喘患者。③随治疗目的不同，副作用和治疗作用有时可相互转化，如普萘洛尔用于控制心率，其降血压作用可能成为副作用;当用于控制血压时,其减慢心律作用可能成为副作用。④一般较轻微,停药后可恢复,危害小。

(2)毒性反应(toxic reaction):是在药物用量过大或用药时间过长或机体对药物的敏感性过高时产生的对机体有危害的反应。用药后立即发生的毒性反应称为急性毒性反应,可造成呼吸、循环和中枢神经系统功能损害;长期使用致药物在体内蓄积而逐渐发生的毒性反应称为慢性毒性反应,往往累及肝、肾、骨髓及内分泌系统。药物的致突变(mutagenesis)、致畸(teratogenesis)和致癌(carcinogenesis)作用:即所谓的"三致"作用,也属于慢性毒性反应。药物损伤细胞遗传物质(DNA),导致基因或染色体畸变称为致突变;基因突变发生于胚胎细胞,可导致胎儿畸形,称为致畸;突变发生于一般组织细胞则可致癌。

(3)变态反应(allergy):是药物引起的病理性免疫反应。临床表现为皮疹、药物热、血管神经性水肿、哮喘及造血系统或肝肾功能损害,甚至出现过敏性休克而导致死亡。其特点包括①常发生于过敏体质者;②与用药剂量无关,不易预知;③过敏性可持续很久,甚至终身;④结构相似的药物可有交叉过敏反应。

根据目前流行的免疫学机制,将变态反应又分为Ⅰ~Ⅳ型。

1)Ⅰ型(IgE介导的速发型反应):又称过敏反应,主要分2个阶段。①致敏阶段,即变应原进入机体后诱导B细胞产生IgE抗体,IgE抗体牢固地吸附于肥大细胞和嗜碱性粒细胞表面。②发敏阶段,即再次暴露后,变应原直接与IgE结合,就会引发细胞膜的一系列生物化学反应,启动2个平行发生的过程,包括脱颗粒与合成新的介质。各种介质随血流散布至全身,作用于皮肤、黏膜、呼吸道等效应器官,引起小血管及毛细血管扩张,毛细血管通透性增加,平滑肌收缩,腺体分泌增加,嗜酸性粒细胞增多、浸润,可引起皮肤黏膜过敏症(荨麻疹、湿疹、血管神经性水肿)、呼吸道过敏反应(过敏性鼻炎、支气管哮喘、喉头水肿)、消化道过敏症(食物过敏性胃肠炎)、全身过敏症(过敏性休克)。由于IgE多由黏膜分泌,所以Ⅰ型多引起黏膜反应。

2)Ⅱ型(细胞毒性反应):抗体(多数为IgG,少数为IgM、IgA)首先与细胞本身的抗原成分或膜表面成分结合,然后通过抗体和补体介导的细胞溶解、炎症细胞的募集和活化、免疫调理作用、抗体依赖细胞介导的细胞毒作用4种不同的途径杀伤靶细胞。主要靶细胞为红细胞、白细胞、血小板、造血细胞,临床结果为贫血或血小板减少。

3)Ⅲ型变态反应(免疫复合物反应):又称血管炎型超敏反应。其主要特点是游离抗原与相应的抗体结合形成免疫复合物(IC),大多数IC可被机体的免疫系统清除。如果因为某些因素造成IC不能被及时清除,即可在局部沉积,通过激活补体,并在血小板、中性粒细胞及其他细胞的参与下引发一系列连锁反应而致组织损伤。

4)Ⅳ型(细胞介导的迟发型反应):是由特异性致敏效应T细胞介导的。此型反应局部炎症变化出现缓慢,接触抗原24~48小时后才出现高峰反应,故称迟发型变态反应。机体初次接触抗原后,T细胞转化为致敏淋巴细胞,使机体处于过敏状态。当相同的抗原再次进入机体时,致敏T细胞识别抗原,出现分化、增殖,并释放出许多淋巴因子,吸引、聚集并形成以单核细胞浸润为主的炎症反应,甚至引起组织坏死。常见的Ⅳ型变态反应有接触性皮炎、移植排斥反应、结核菌素反应和过敏性肝炎等。

(4)后遗效应(residual effect):指停药后,血浆药物浓度下降至阈浓度以下时残存的药理效应。这种效应有长有短,短者如服用苯二氮䓬类镇静催眠药后次晨出现困倦、乏力;长者如长期使用糖皮质激素后出现肾上腺皮质功能减退和肾上腺皮质萎缩等,数月内难以恢复。

（5）继发反应（secondary reaction）:指继发于药物的治疗作用之后的不良反应。例如长期应用广谱抗菌药物导致肠道菌群失调,引起继发感染。

（6）特异质反应（idiosyncratic reaction）:指少数患者由于先天性、遗传性因素,对某些药物的反应发生改变,反应性质可与正常人不同,但与药物固有的药理作用基本一致,反应的严重程度与剂量成正比。例如某些患者存在对华法林的先天性抵抗,某些患者则因 *CYP2C9* 和 *VKORC1* 的基因多态性,影响华法林的代谢清除,可导致其对华法林的需求量减少,增加出血风险;葡萄糖 -6- 磷酸脱氢酶缺乏患者对伯氨喹型药物溶血性贫血的易感性较高（例如奎尼丁）。

（7）停药反应（withdrawal reaction）:指长期应用某种药物,突然停药后使原有疾病症状迅速重现或恶化的现象。例如长期应用 β 受体拮抗剂者突然停药可发生血压反跳性升高,伴头痛、焦虑;长期全身性应用糖皮质激素者忽然停药可发生肾上腺功能不全,有昏迷和死亡的风险。

（8）药物依赖性（drug dependence）:指机体与药物相互作用所产生的一种强迫要求连续或定期使用该药物的行为或其他反应,包括精神依赖性和生理依赖性。精神依赖性是指连续用药后能使人产生愉快或欣快感,促使用药者产生周期性的定期用药的强烈欲望,停药后可有主观上的不适感,但不产生戒断症状。生理依赖性是指具有依赖性的药物反复使用所造成的适应状态,一旦停药,可导致一系列生理功能紊乱,即戒断综合征。例如麻醉药品及第一类精神药品,若发生生理依赖性并继续用药,可能造成严重的社会危害,故国家对此类药品实行严格监管,以防止药物依赖性的发生。

2. 根据药品不良反应与药理作用有无关联,将药品不良反应分为 A 型、B 型和 C 型 3 类。

（1）A 型药品不良反应:又称为剂量相关的不良反应,是由于药品的药理作用增强所致,直接依赖于剂量（或血药浓度）,主要与不适当的给药剂量（不适当的高剂量和 / 或短给药间隔）有关,通常可以预测。在人群中虽发生率高,但死亡率低,是最常见的不良反应类型。在药品不良反应中,药物的副作用、毒性反应、继发反应、后遗效应等均属于 A 型不良反应。如抗凝血药致出血、降血糖药致低血糖等。

（2）B 型药品不良反应:又称质变异常性不良反应,与药物剂量及药物固有的正常药理作用无关,难以预测,常规的毒理学筛查不能发现,发生率低,但危险性大、死亡率较高。通常包括特异质反应和变态反应。发生该类型不良反应时应立即停药,对症治疗。

（3）C 型药品不良反应:是指发病机制尚不清楚,多发生在长期用药后,潜伏期长,没有清晰的时间联系,无法预测,难以用 A 型或 B 型反应来分类。该类型的不良反应不像 A 型那么频繁;它们大多与累积或长期暴露而诱发的毒性反应有关,大多数不是体液中的累积,而是药物引起的功能和 / 或超微结构的改变。例如长期使用全身糖皮质激素治疗可抑制下丘脑 - 腺垂体 - 肾上腺皮质功能,长期使用非甾体抗炎药引起间质性肾炎,肾乳头坏死。

3. 新的药品不良反应分类方法将药品不良反应分为 9 类,它们分别为 A~U 类。

A 类（扩大反应）:药物对人体呈剂量相关的反应,它可根据药物或赋形剂的药理学和作用模式来预知,停药或减量可以部分或完全改善。

B 类（bugs 反应）:由促进某些微生物生长引起的药品不良反应,这类反应可以预测,它与 A 类反应的区别在于 B 类反应主要针对微生物,但应注意药物致免疫抑制而产生的感染不属于 B 类反应,如抗生素引起的腹泻等。

C 类（化学反应）：该类反应取决于赋形物或药物的化学性质，化学刺激是其基本形式，这类反应的严重程度主要取决于药物浓度，如静脉炎、注射部位局部疼痛和外渗反应等，可随已了解药物的化学特性进行预测。

D 类（给药反应）：反应由给药方式引起，它不依赖于成分的化学与物理性质。给药方式不同会出现不同的药品不良反应，改变给药方式，药品不良反应消失。如注射剂中的微粒引起的血管栓塞。

E 类（撤药反应）：它是生理依赖性的表现，只发生在停药或剂量减少后，再次用药症状改善。常见的引起撤药反应的药物有阿片类、苯二氮䓬类、三环类抗抑郁药、β 受体拮抗剂、可乐定、尼古丁等。

F 类（家族性反应）：是仅发生在由遗传因子决定的代谢障碍敏感个体中的不良反应。此类反应必须与人体对某种药物代谢能力的正常差异而引起的不良反应相鉴别，如葡萄糖 -6- 磷酸脱氢酶缺乏引起的镰状细胞贫血是 F 类反应，而 CYP2D6 缺乏引起的反应则为 A 类反应。

G 类（基因毒性反应）：指能引起人类基因损伤的不良反应，如致畸、致癌等。

H 类（过敏反应）：不是药理学可预测的，且与剂量无关，必须停药。如光敏反应等。

U 类（未分类反应）：指机制不明的反应。

第二节　药品不良反应监测与报告

一、药品不良反应监测与报告的定义

1989 年，中国政府成立国家药品不良反应监测中心，开始对药品不良反应进行监测；1998 年 3 月，中国国家药品不良反应监测中心加入世界卫生组织国际药物监测合作计划，并开始向世界卫生组织全球数据库 VigiBase 提交"严重"和"新的"个案安全报告。为加强药品的上市后监管，规范药品不良反应报告和监测，及时、有效控制药品风险，保障公众用药安全，2004 年中华人民共和国卫生部依据《中华人民共和国药品管理法》等有关法律法规，发布了《药品不良反应报告和监测管理办法》（以下简称《办法》），并于 2011 年修订，自 2011 年 7 月 1 日起施行。《办法》规定了政府部门、药品生产企业、药品经营企业和医疗机构的职责，起草了药品不良反应报告、评价和管理的程序和要求。这些举措逐步在中国建立了药品不良反应报告制度。

药品不良反应监测与报告是指药品不良反应发现、报告、评价和控制的过程。其目的是早期发现不良反应，研究药品与不良反应之间的因果关系和诱发因素，以使药品监管部门及时了解不良反应的情况，并采取相应的监管措施，保障人民群众的用药安全，维护人民群众的身体健康。

我国规定须监测的药品不良反应有：①所有危及生命、致残直至丧失劳动能力或死亡的不良反应；②新药投产使用后发生的各种不良反应；③疑为药品所引起的突变、癌变、畸形；④各种类型的过敏反应；⑤非麻醉药品产生的药物依赖性；⑥疑为药品间相互作用导致的不良反应；⑦其他一切意外的不良反应。

世界卫生组织要求医务人员和药品生产与供应人员报告药品不反应监测的范围大致有：①未知的、

严重的、罕见的、非正常的、不可预测的药品不良反应;②属于已知不良反应,但其程度和频率存在较大变化的,以及其他医师认为值得报告的;③对新药应全面监测报告。

二、药品不良反应监测方法的分类

现代药物治疗学的发展使治疗疾病与防治可能或潜在的药品不良反应同样重要,即进行药物治疗的利弊分析。要合理、安全、有效地用药,首先必须对所用药物可能发生的药品不良反应谱有明确的认识。实行药品不良反应监测制度是防止和减少药品不良反应发生的有效方法。目前常用的主要有:

1. 自发呈报系统(spontaneous reporting system,SRS) 自发呈报系统为最常用的方法。自发呈报系统又称自愿报告系统,是种自愿但有组织的报告系统,医务工作人员在医疗实践中发现药品不良反应后填表报告监测机构、制药厂商或通过医药学文献期刊进行报道,以提高临床安全、合理用药的水平。自发呈报系统的监测范围广,参与人员多,不受时间、空间的限制,是药品不良反应的主要信息来源。

自发呈报系统的优点和局限性:自发呈报系统的基本作用是发现潜在的药品不良反应问题信号,其最大的优点是可以永久地使监测工作开展下去,其来源广泛并具有代表性,也是监测罕见药品不良反应唯一可行的方法;其局限性是无法得出药品不良反应的发生率、信息不完善、难以确定因果关系和报告率不稳定。该方式较大的问题是被报告的仅是实际发生的药品不良反应的一部分,估计只有 1% 的不良反应事件被报道。以自发呈报为基础的监测系统也不可能发现药品的重要潜在危害。

我国的药品不良反应监测工作自 1989 年开始至今已 30 多年,其间该项工作的管理部门、工作依据、报告内容和报告方式均有调整和改进,但工作形式基本保持由医疗机构、药品生产企业、药品经营企业遵循“可疑即报”的原则向药品不良反应监测机构提交“药品不良反应/事件报告表”,即采取的是自发呈报系统。多年来,各地、各单位通过不同程度、方式的精神鼓励、物质奖励、行政干预等措施以提高报告的数量和质量,但被动监测本身固有的缺陷,如报告不及时、漏报率高、缺乏敏感性和特异性等难以解决。因此,建立一个主动的呈报系统显得尤为重要。

2. 医院集中监测系统(intensive hospital monitoring system) 在一定时间和范围内对所用全部药物和发生的一切不良反应毫无遗漏地都予以记录,然后呈报监测中心。其优点是记录可靠、病例数多、随访方便,可以计算出药品不良反应的发生率及进行流行病学研究。其缺点是耗费较大,由于监测范围受到局限,故代表性不强。但从国家监测中心来说,希望能多开展这类监测,因统计分析时可得到较多的数据,并可有针对性。对药品不良反应的最理想的监测方法是自愿呈报与集中监测两者相互结合进行。

中国一直在探索各种可能性和工作模式,以便从医院记录中获取必要的信息,以保持主动呈报药品不良反应,中国医院药物警戒系统(CHPS)和与 CHPS 相关的国家药品不良反应监测哨点(医疗机构)联盟(CSHA)项目是这方面的最重要的项目。

利用国家药品不良反应监测中心(CNCAM)开发的 CHPS,可以自动采集和分析哨点医院的信息。其信息平台建立在与项目协调中心对接的哨点医院信息系统之上。通过与医院信息系统(HIS)的连接,可以从哨点医院的 HIS 系统中提取必要的结构化信息,然后上传到协调中心 CNCAM 进行进一步分析。经过 CHPS 处理的结构化信息可用于主动药物警戒,并将其发送到政府药品不良反应监测中心数据库,丰富 SRS 系统的数据资源。

2016 年,我国国家食品药品监督管理总局又启动了与 CHPS 相关的国家药品不良反应监测哨点(医疗机构)联盟(CSHA)项目,并制订了 CSHA 方案。CSHA 是一个将 CNCAM 与省级药品不良反应监测中心和定点医院连接起来的项目。该方案正在征聘更多的有能力的哨点医院,并为这些医院培训了雇员。CNCAM 作为项目的组织者和协调人,所有成员医院均由 CNCAM 指定。中国也一直致力于构建一个中国版的公共数据模型来解决不同的哨点医院数据格式之间的差异问题,并为主动的不良反应呈报系统提供标准化的数据框架。

3. **病例对照研究(case-control study)**　为研究某药与某病之间的相关性,可以选择一组可疑药物引起不良反应的病例组和对照组,回顾调查他们既往是否曾暴露于某一可疑药物及暴露程度,进一步检验可疑药物和不良反应之间的关系。这种方法的最大的优点是能迅速进行,缺点是资料的偏差。在资料不全时,难以选择对照。这种药品不良反应监测中,患者的药品不良反应史具有重要作用。

4. **队列研究(cohort study)**　将固定人群按假设因素的有无或多少分开,以观察目标疾病的新发生情况。就药品不良反应监测而言,就是将固定人群分为所要研究的药物组和对照组,以观察药物引起的不良反应,一般分为前瞻性和回顾性队列研究。

5. **记录联结(recorded linkage)**　通过一种独特的方式将个人的各种信息(如出生、死亡、婚姻、住院情况、处方等)联结起来,可能会发现与药品有关的事件,即记录联结。这是药物监测的一种较好的工具,计算机的应用有利于记录联结的实施。其优点是能监测大量的人群,有可能研究不常用的药物和不常见的不良反应;可以计算不良反应发生率,可以避免回忆或随访时的主观偏差;可用若干病例对照研究,亦为队列调查提供方便。

6. **记录应用(recorded use)**　是在一定范围内通过记录应用研究每个患者用药的有关资料,以提供没有偏性的抽样人群,从而可以了解药品不良反应在不同人群(老年人、孕妇、儿童等)的发生情况,计算药品不良反应发生率,寻找药品不良反应的易发因素。

7. **处方事件监测(prescription event monitoring,PEM)**　PEM 是在"反应停事件"后英国统计学家 David Finney 于 1965 年首先提出的,PEM 强调对药物不良事件(ADE)而非药品不良反应的报道。PEM 于 1982 年正式开始,即在药品不良反应报告方面发现某种药物问题值得深入调查时,就向开过该药处方的医师发出调查表(即绿卡),询问暴露于患者使用该药后的结果。截至 1993 年,已对 30 多种上市新药进行了 PEM。在英国,PEM 是上市后药物监测(PMS)的一个重大进展,是黄卡(药品不良反应监测报告表)系统的有益补充。英国实行全民公费医疗,患者凭医师处方去药店取药,药店将处方交给政府的处方计价局,计价局根据"药品调研中心"的要求将有关处方交给该中心。如果某些药品发生不良反应,可以通过医师和处方进行调查,可以了解应用某种药品发生某种不良反应的比例。

8. **自动记录数据库(automated database)**　自动记录数据库是将患者分散的诊断、用药、剂量、不良反应及其他信息以患者唯一的病案号联结,贮存于计算机内而形成的。利用这些数据库可进行药物流行病学研究工作。由于新药上市前更加严格的审查制度,一些潜在的发生率较低的药品不良反应已难以从小样本人群观察到,故药物与药品不良反应的因果假设的检验常借助大型的记录数据库。

三、药品不良反应报告

（一）药品不良反应的法定监管主体与法定报告主体

1. 法定监管主体　我国的药品不良反应监测工作由国家药品监督管理局主管,省、自治区、直辖市药品监督管理局主管本行政区内的药品不良反应监测工作,各级卫生主管部门负责医疗卫生机构中与实施药品不良反应报告制度有关的管理工作。我国的药品不良反应监测专业技术机构由国家药品不良反应监测中心及各省、自治区、直辖市药品不良反应监测中心与基层监测机构组成,各级药品不良反应监测协调领导小组和专家咨询委员会也是我国药品不良反应监测体系的重要组成部分。各监管主体履行各自的职责。

2. 法定报告主体　根据《办法》规定,我国药品不良反应的法定报告主体包括药品生产企业、经营企业和医疗机构,各报告主体履行各自的监测和报告职责。

（二）药品不良反应报告的基本要求

1. 药品生产、经营企业和医疗机构获知或者发现可能与用药有关的不良反应,应当通过国家药品不良反应监测系统进行上报;不具备在线报告条件的,应当通过纸质报表报所在地药品不良反应监测机构,由所在地药品不良反应监测机构代为在线报告。报告内容应当真实、完整、准确。

2. 各级药品不良反应监测机构应当对本行政区域内的药品不良反应报告和监测资料进行评价和管理。

3. 药品生产、经营企业和医疗机构应当配合药品监督管理部门、卫生行政部门和药品不良反应监测机构对药品不良反应或者群体不良事件的调查,并提供调查所需的资料。

4. 药品生产、经营企业和医疗机构应当建立并保存药品不良反应报告和监测档案。

（三）药品不良反应报告的程序

我国的药品不良反应监测报告实行逐级,必要时越级运行程序。具体报告程序如下:

1. 医疗机构　一般由医师、护士或药师填写"药品不良反应/事件报告表",交本院药剂科临床药学组,核对收集的报表并进行必要的整理、加工或补充资料,或者再由药品不良反应监测专职人员填写正式的"药品不良反应/事件报告表"。医院药品不良反应监测站(或小组)定期对收集的报表进行分析评价,按规定时限上报基层或市级药品不良反应监测机构。

2. 药品生产和经营单位　药品生产、经营企业应设立专门的药品不良反应监测机构或配备专(兼)职人员,随时收集本单位生产、经营产品的不良反应,按规定时限向基层或市级药品不良反应监测机构报告。

3. 基层药品不良反应监测机构　基层药品不良反应监测机构应当随时对收集的"药品不良反应/事件报告表"填写质量和报告内容及归因分析进行评价,并及时向报告单位或报告人反馈评价内容,同时定期将本市或本单位的药品不良反应监测的整体情况向各报告单位或报告人反馈。将收集的"药品不良反应/事件报告表"上报所在地省级药品不良反应监测中心。

4. 省级药品不良反应监测机构　其对收集的"药品不良反应/事件报告表"进行评价、分析,必要时召集专家咨询委员会讨论,将报告上报国家药品不良反应监测机构和省级药品监督管理部门,定期进行反馈与沟通。

5. **国家药品不良反应监测机构** 国家药品不良反应监测中心应当对收到的报告进行汇总、分析和评价，将国产药品和进口药品的定期安全性更新报告统计情况和分析评价结果报国家药品监督管理部门和国家卫生行政管理部门。

（四）药品不良反应报告及处置时限要求

1. **个例药品不良反应**

（1）新药监测期内的国产药品应当报告该药品的所有不良反应；其他国产药品报告新的和严重的不良反应。进口药品自首次获准进口之日起5年内，报告该进口药品的所有不良反应；满5年的，报告新的和严重的不良反应。

（2）药品生产、经营企业和医疗机构发现或者获知新的、严重的药品不良反应应当在15日内报告，其中死亡病例须立即报告；其他药品不良反应应当在30日内报告。有随访信息的，应当及时报告。

（3）药品生产企业应当对获知的死亡病例进行调查，详细了解死亡病例的基本信息、药品使用情况、不良反应发生及诊治情况等，并在15日内完成调查报告，报药品生产企业所在地省级药品不良反应监测机构。

（4）设区的市级、县级药品不良反应监测机构应当对收到的药品不良反应报告的真实性、完整性和准确性进行审核。严重药品不良反应报告的审核和评价应当自收到报告之日起3个工作日内完成，其他报告的审核和评价应当在15个工作日内完成。设区的市级、县级药品不良反应监测机构应当对死亡病例进行调查，详细了解死亡病例的基本信息、药品使用情况、不良反应发生及诊治情况等，自收到报告之日起15个工作日内完成调查报告，报同级药品监督管理部门和卫生行政部门，以及上一级药品不良反应监测机构。

（5）省级药品不良反应监测机构应当在收到下一级药品不良反应监测机构提交的严重不良反应评价意见之日起7个工作日内完成评价工作。

2. **药品群体不良事件**

（1）药品生产、经营企业和医疗机构获知或者发现药品群体不良事件后，应当立即通过电话或者传真等方式报所在地县级药品监督管理部门、卫生行政管理部门和药品不良反应监测机构，必要时可以越级报告；同时填写"药品群体不良事件基本信息表"，对每一病例还应当及时填写"药品不良反应/事件报告表"，通过国家药品不良反应监测系统报告。

（2）药品生产企业获知药品群体不良事件后应当立即开展调查，详细了解药品群体不良事件的发生、药品使用、患者诊治及药品生产、储存、流通、既往类似不良事件等情况，在7日内完成调查报告，报所在地省级药品监督管理部门和药品不良反应监测机构；同时迅速开展自查，分析事件发生的原因，必要时应当暂停生产、销售、使用和召回相关药品，并报所在地省级药品监督管理部门。

3. **境外发生的严重药品不良反应**

（1）进口药品和国产药品在境外发生的严重药品不良反应（包括自发报告系统收集的、上市后临床研究发现的、文献报道的），药品生产企业应当填写"境外发生的药品不良反应/事件报告表"，自获知之日起30日内报送国家药品不良反应监测机构。国家药品不良反应监测机构要求提供原始报表及相关信息的，药品生产企业应当在5日内提交。

（2）国家药品不良反应监测机构应当对收到的药品不良反应报告进行分析、评价，每半年向国家药品监督管理部门和卫生行政管理部门报告,发现提示药品可能存在安全隐患的信息应当及时报告。

（3）进口药品和国产药品在境外因药品不良反应被暂停销售、使用或者撤市的,药品生产企业应当在获知后 24 小时内书面报国家药品监督管理部门和国家药品不良反应监测机构。

第三节　药品不良反应的评价

我国的药品不良反应病例报告主要有 2 种来源,一个是填写国家卫生健康委员会的"药品不良反应/事件报告表",另一个是向有关医药期刊投稿。进一步提高药品不良反应报告的质量应当注意:①提高对药品不良反应病例报告重要性的认识,如"反应停"引起海豹肢畸形、己烯雌酚引起女婴生殖器男性化畸形或少女阴道癌等都是医药期刊上报道的;②因果关系评价,是目前药品不良反应评价的主流方法。

一、药品不良反应报告的评价方法

从医学角度来讲,因果关系评价是各种诊断方法的运用,即对该患者的问题由该药引起的可能性有多大的医学回答,大体上可分为微观评价和宏观评价。微观评价是指具体的某不良事件与药物之间的因果关系的判断,即个案因果关系判断;宏观评价是指通过运用流行病学的研究手段和方法来验证或驳斥某一不良事件与药物之间的因果关系的假说。

药物不良事件个例报告与药物使用的因果关系依据以下五个方面评价其相关性:

1. **相关的联系**　①药物暴露的时间相关性。不良反应是否在用药后出现,停药后不良反应是否消失,后者称为去激发试验。当撤药后,药品不良反应的严重程度有明显减轻,即为激发阳性。②部位。假如药物不良事件发生在皮肤,且药物又是局部治疗,相关性就好。同样,注射部位的疼痛可能与注射的药物有关,而不大会是全身作用的结果。③再暴露。即通常指的再激发(rechallenge),某一不良反应发生后,为确证再次使用该药,看该不良反应是否再发生,再暴露必须给同样的剂量,并有足够的疗程。④除考虑使用的总剂量(或疗程)外,也应考虑每次使用的剂量:有些患者也许会依自己的感觉修改剂量,因此弄清患者使用的实际剂量至关重要。必要时可抽取患者的血样测定血药浓度。

2. **是否为预期的不良反应**　①症状能否用药物的药理作用解释;②是否有其他方面的数据支持这种联系,如以往的病例或类似药物曾出现相似的问题。

3. **特殊的临床或病例症状**　有些药物具有特殊的症状,如万古霉素引起红人综合征。

4. **排除其他原因**　①并用的药物;②疾病的进展。

5. **患者的特点**　患者的习惯、经历、家族史、生活方式等信息也可能有助于解释药品不良反应的发生,如饮酒、饮茶、既往过敏史、既往疾病史等都可能有特殊的相关性。

二、因果关系评价方法

目前,国际上有 20 多种药品不良反应的因果关系评价方法,包括 Karach & Lasagna 方法、计分推算法及贝叶斯不良反应诊断法等。

1. **Karach & Lasagna 方法** 该法将因果关系的确定程度分为肯定、很可能、可能、条件、可疑5级。

该方法的评价准则是用药与不良反应出现的时间顺序是否合理;以往是否有该药品不良反应的报道;发生不良反应后撤药的结果;不良反应症状消除后再次用药是否出现同样的不良反应;有无其他原因或混杂因素。该法的具体内容如下:

（1）肯定:用药以来的时间顺序是合理的;该反应与已知的药品不良反应相符合;停药后反应停止;重新开始用药后反应再现。

（2）很可能:用药以来的时间顺序是合理的;该反应与已知的药品不良反应相符合;停药后反应停止;无法用患者疾病来合理地解释。

（3）可能:用药以来的时间顺序是合理的;与已知的药品不良反应相符合;患者疾病或其他治疗也可造成这样的结果。

（4）条件:时间顺序合理;与已知的药品不良反应相符合;不能合理地以患者疾病来解释。

（5）可疑:完全不符合上述标准。

2. **计分推算法（即法国 Naranjo 的 APS 评分法归因系统）** 计分推算法是指在病例分析时,对时间顺序、是否已有类似反应的资料等基本问题都加以打分,最后按所记的总分评定因果关系等级。本法根据回答表 3-1 中的问题计分,当总分≥9 分时表明肯定有关,当总分为 5~8 分时表明很可能有关,当总分为 1~4 分时表明可能有关,当总分≤0 分时表明可疑。

表 3-1 计分推算法的记分表

项目	是	否	不知道	记分
（1）该反应以前是否已有报告	+1	0	0	
（2）本药品不良反应是否在使用所疑药物后出现	+2	−1	0	
（3）当前所疑药物停用后,使用特异性的对抗剂之后不良反应是否改善	+1	0	0	
（4）再次服用所疑药物,药品不良反应是否再出现	+2	−1	0	
（5）是否有其他原因（药物之外）引起这种反应	−1	+2	0	
（6）当给安慰剂后这种反应是否再出现	−1	+2	0	
（7）血液（或其他体液）中的药物浓度是否为已知浓度	+1	0	0	
（8）增大药物剂量时反应是否加重,减少药物剂量时反应是否减轻	+1	0	0	
（9）患者以前用相同或类似的药物是否也有相似的反应	+1	0	0	
（10）该不良反应是否有客观检查予以确认	+1	0	0	
总分				

3. **贝叶斯不良反应诊断法（简称 Bayes）** 贝叶斯不良反应诊断法是由明尼苏达大学的理论统计学家 David Jane 于 1982 年首先提出的,是一种以不确定逻辑和贝叶斯概率理论为基础的药品不良反应因果关系评价方法,这种方法将药品不良反应因果关系评价从定性评价阶段带入定量评价阶段。该方法引人瞩目,但由于其计算复杂,难以在常规工作中被接受。

4. **世界卫生组织建议使用的方法** 世界卫生组织国际药物监测合作中心推荐的方法为根据"药

品"和"不良事件"的关系将可疑不良反应的因果关系分为肯定、很可能、可能、不太可能、未评价、无法评价6个等级。实际上,主要是肯定、很可能、可能、不太可能4级,未评价和无法评价均不属于因果关系的正式术语,前者是指报告资料待进行进一步的补充和评价,然后再决定其级别;后者是由于报告资料不足或存在矛盾而无法评价。目前我国现行的因果关系评价方法即属于此类。

5. **我国国家药品不良反应监测中心推荐的评分法** 2005年版"药品不良反应/事件报告表"中,主要根据5条关联性评定原则判定药物与药品不良反应的关系。①时间方面的联系:开始用药的时间和不良反应出现的时间有无合理的先后关系;②过往史:所怀疑的不良反应是否符合该药已知的不良反应类型,以往是否已有对该药反应的报道和评述;③混杂因素:所怀疑的药物是否可用并用药物的作用、患者的临床症状或其他疗法的影响来解释;④撤药后的结果:停药或减量后反应是否消失或减轻;⑤再次用药的结果:不良反应症状消除后再用药是否出现同样的反应。

根据评定原则该法将因果关系的确实程度分为肯定、很可能、可能、怀疑、不可能5级,见表3-2。

表3-2 因果关系评价所用的5级标准与5条评价准则的关系

标准/准则	时间方面的联系	过往史	混杂因素	撤药后的结果	再次用药的结果
肯定	+	+	−	+	+
很可能	+	+	−	+	?
可能	+	+	±	±	?
怀疑	+	−	+	±	?
不可能	−	−	+	−	−

说明:+表示肯定,−表示否定,±表示难以肯定或否定,?表示情况不明。

根据以上表格,5级标准的具体内容如下:①肯定,即用药以来的时间顺序是合理的;该反应与已知的药品不良反应相符合;停药后反应停止;重新用药后反应再现。②很可能,即时间顺序合理;该反应与已知的药不良反应相符合;没有重复用药;停药后反应停止;无法用合并用药、患者疾病来合理地解释。③可能,即时间顺序合理;与已知的药品不良反应相符合;患者疾病或其他治疗也可造成这样的结果。④可疑,即时间顺序合理;不能合理地以并用药和患者疾病来解释。⑤不可能,即仅能以并用药和患者的疾病来解释;不符合上述其他各项标准。

2012年版"药品不良反应/事件报告表"中取消了不良反应/事件分析,而且将原来的5条评定原则减少到了2条,见表3-3。

表3-3 2012年版"药品不良反应/事件报告表"直接用于判定药品不良反应关联性的条目

序号	条目	情况
1	停药或减量后,反应/事件是否消失或减轻?	是☐ 否☐ 不明☐ 未停药或减量☐
2	再次使用可疑药品后是否再次出现同样的反应?	是☐ 否☐ 不明☐ 未再使用☐

6. **药品不良反应的评价操作方法** 药品不良反应评价操作一般分为2步,分别为个例评价与集中评价。

(1)个例评价:个例评价是指运用药品不良反应评价准则,对每份报表进行评价。主要内容有

①与药物警戒目的相关性,包括未知的、严重的、新的、报告次数多的,或有科学价值或教育意义的药品不良反应;②报告的质量,即数据是否完整,包括药品不良反应表现过程、重点阳性体征、转归和有关临床检验结果等;③可疑药品的信息,包括厂家、批号、剂型、用法和用量及用药原因;④不良反应分析与关联性评价,关联性评价由地区药品不良反应监测中心和国家药品不良反应监测中心对报表审核后作出。

（2）集中评价:集中评价又称数据集中后评价,是指对一系列病例报告的系统研究和阐释,是在个例评价基础上进行的综合评价,其主要目的是发现风险信号,以便扩大信息交流或制定管理措施。

第四节　药品不良反应的防治

利用各种防护手段可以将药品不良反应降低到最低限度,这种药品不良反应的防护模式主要包括事前防卫、事后分析和药物治疗地位的临床综合评判。

1. **药品不良反应的事前防卫**　药品不良反应作为一种严重危害人类健康的问题,尚未得到足够的重视。临床医师往往重视药物的治疗作用,却忽视了药物可能带来的各种危害。药品厂家往往有意无意地抬高药物治疗效应和拓展其适应证范围,却讳言其各种不良作用。提高药物治疗的安全性,特别是提高药物治疗中用药者的自我保护意识是项极有意义的工作。药品不良反应的危害程度可划分为:①一过性、轻微的和／或不耐受的;②严重的、持久的和／或可逆的。依照这一构思,可建立一种药品不良反应警示系统。

（1）不良反应或征兆警示系统:该警示系统将各种不良反应用患者自身(或其监护者)可以体察到的征兆或各种检验指标(如血细胞变化)等作为提示,并指导患者在药品不良反应发生后应该如何处理。要求其指令语句简明、语气平和,不致引起用药者对药品不良反应的暗示心理。例如①某药可引起某种反应(征兆),但很轻微,或可自行消失;②某药可引起某种反应(征兆),一旦发现,立即停药并报告。

（2）高危警示系统:属于下列范围的病患者,由于其处于特定的生理、病理和社会职业状态,其对于某些药物的毒副作用特别敏感,易于产生后果严重的药品不良反应。例如①病理,如患有肝、肾、心血管等疾病者应慎用、禁用等;②生理,如老年人、小儿、孕妇应慎用、禁用等;③特殊职业,如驾驶员、精密仪器员、高空作业者应慎用、禁用等。

（3）用药方法提示系统:这是一类十分常见且又极易被人忽视的问题,即使如口服给药这样的给药途径也可能因服药姿势、服药饮水量等因素造成食管、气管损害。例如①口服给药的注意事项等;②直肠给药的注意事项等;③吸入给药的注意事项等。

（4）给药动力学系统:药动学参数可帮助医师制订合理的给药方案,在发生药品不良反应时,可用药动学参数作为分析和评判的依据之一。

上述系统在以适当的模型建库后,可为临床及时、准确地提供咨询,为用药者直接实施服务。

2. **药品不良反应的事后分析**　药品不良反应监测是为了加强上市药品的安全监管,严格药品不良反应监测工作管理,确保人民群众用药安全有效。对药品不良反应要善于总结,具体做法可分为因果分析和药品不良反应讨论制。

（1）因果分析：对于一个药品不良反应，首先应辨别其能否成立，即判别出药物是否为主要的或唯一的诱发因素，结合药品不良反应评定方法对药品不良反应进行评定。

（2）药品不良反应讨论制：因果分析有了结论，就应进一步分析造成药品不良反应的主、客观因素，是因药物固有的毒副作用所造成的不可避免的后果，还是属于诊断不清或未能掌握药物的药理学、药动学性质所致的不合理用药，这就要建立一种药品不良反应讨论制。药品不良反应病例讨论资料应包括现病史、既往史、家族史、各种检验数据、药物治疗概况和血药浓度监测等。主要邀请临床、护理、临床药学专家们进行讨论，辨别主、客观原因。对于典型的药品不良反应病例，可组织讲座，撰写文章，以引起同行们的重视和宣传药品不良反应监护的重要性。

3. 包括药品不良反应在内的临床决策分析 对于药品不良反应，一方面承认它必然发生，另一方面应努力使其降低至人们可以接受的限度内。对同一类型的药物进行包括药品不良反应在内的临床决策分析。

4. 减少药品不良反应的常用方法 临床用药常在安全第一的原则下以考虑疗效为主，为减少药品不良反应常采取以下2种方法。

（1）换用他药：以治疗作用相同的其他药物代替发生不良反应的药物。例如合并心脏疾病的抑郁症患者使用 5- 羟色胺再摄取抑制剂代替三环类治疗，以避免三环类抗抑郁药的心脏毒性。

（2）减少用量：以减少药物用量、限制暴露时间来减轻不良反应，但同时也可能降低疗效。

5. 药物疗效与不良反应的分离 多数药物的疗效与不良反应是相对的。某些药物的选择性低，靶器官多，作用范围广，治疗时利用其中一个作用，其他作用就成了副作用。另有一些药物的疗效与毒性是同一作用的2个方面，如肝素的抗凝作用既是抗血栓的机制，也是自发出血的原因。但是，多数药品不良反应可以与疗效分离，由于各药有不同的作用机制，其疗效与不良反应的表现也各有不同。

（1）药物治疗窗窄，可以控制剂量予以分离疗效与不良反应。这类药物可通过血药物浓度测定来调整药物剂量，进行个体化药物治疗。这不仅提高药物治疗效果，也避免或减少可能产生的药品不良反应。如丙戊酸钠的有效浓度为 $50\sim100mg/L$，血药浓度控制在此范围内治疗效果最佳且不易发生不良反应。

（2）药物在体内蓄积或药效蓄积导致的药品不良反应。如长期或反复使用氯霉素可诱发再生障碍性贫血，这与白细胞减少的反应不同，控制剂量并不能防止其毒性发生，只有限制用药时间才可避免这一毒性；多柔比星的慢性心脏毒性限制了它的临床应用，可使用维生素 B_6 和辅酶 Q_{10} 以减低其蓄积性心脏毒性。

（3）具有双重或多重作用的药物由于其选择性较低，可以作用于不同受体或不同器官的受体而表现出疗效或不良反应。①对于此类药物可考虑选用特异性较高的药物代替，如普萘洛尔对 β_1、β_2 受体都有拮抗作用，可诱发支气管哮喘，用选择性 β_1 受体拮抗剂美托洛尔代替普萘洛尔可减弱支气管收缩反应。②也可采用药理性或生理性拮抗剂消除不必要的副作用，如用阿托品拮抗溴吡斯的明引起的腹泻、胃痉挛等副作用，用苯海索对抗氯丙嗪使纹状体内乙酰胆碱功能亢进引起的锥体外系副作用，用地西泮对抗麻黄碱治疗支气管哮喘时中枢神经兴奋而出现的紧张、失眠的副作用；其中，前两者是药理性拮抗,后者是生理性拮抗。③中药配伍中的"相畏"和"相杀"也是采取一种药物来减轻或消除另一种药物的毒性,如绿豆可减轻和消除巴豆的毒性,即巴豆畏绿豆。④改变体内分布也是限制药物靶器官不专一的一种方法,如靶向性药物制剂及生物导弹的应用是改变药物分布以加强药效和减少毒性的新手段。

（4）药物相互作用导致的毒性。不恰当的配伍可以增加药物的毒性。化学药物合并用药时可以发生疗效的拮抗和/或毒性的增强,如地高辛与排钾利尿药合用会增加心律失常的发生率、呋塞米与氨基糖苷类抗生素合用会加重耳毒性等。中药配伍中的"相恶"和"相反"也是指这方面的作用。所以应避免不恰当的或不必要的联合用药。

（5）个体差异导致的毒性。药物效应的个体差异很大,临床用药必须根据患者的具体情况选择适当的药物和剂量,才能达到预期疗效和减少毒副作用。但是,过敏和特异体质患者对药物的反应一般很难预知,可事先测试敏感性以减少毒副作用。

（6）环境因素导致的毒性。某些药物用药后经日光照射后发生变化,如氟喹诺酮类使用后受阳光照射可致光敏性皮炎。

第五节　药物警戒的概念与内容

一、药物警戒的概念

世界卫生组织将药物警戒定义为与发现、评价、认识和预防不良反应或其他任何可能与药物相关的问题的科学及活动。药物警戒和诸多学科有关联和交叉,如临床医学、药理学、药物治疗学、流行病学等,而且还和社会学、免疫学、毒理学等有关。从定义上看,药物警戒的工作起始于药物的新药研发和设计工作,并贯穿于药物的整个生命周期。同时也明确了它的目标关注于药物应用过程中的安全性内容。

药物警戒与药品不良反应监测具有很多相似之处。最主要的在于它们的最终目的都是提高临床合理用药的水平,保障公众用药安全,改善公众身体健康状况,提高公众的生活质量。但事实上,药物警戒与药品不良反应监测工作是有相当大的区别的。由药物警戒的定义可知,药品不良反应监测只是药物警戒中的一项主要工作内容。药物警戒工作不仅涉及不良反应监测,还涉及与药物相关的其他问题。两者的不同之处表现在:①监测对象不尽相同。药品不良反应监测的对象是质量合格的药品,而药物警戒还涉及质量合格药品之外的其他药品,如低于法定标准的药品,药物与化合物、药物及食物的相互作用等。②工作内容不尽相同。药物警戒工作包括药品不良反应监测工作及其他工作,例如用药失误;疗效不佳的报告;药品用于无充分的科学依据并未经核准的适应证;急性与慢性中毒病例报告;药物相关死亡率的评价;药物滥用与误用。

二、药物警戒的内容

（一）药物警戒的对象

随着人们对世界卫生组织公布的药物警戒定义的认可,药物警戒监测的工作对象除合格药品外,还包括以下几部分：①传统药物和辅助用药；②草药（植物药）；③血液制品；④生物制品（包括所有预防药品）；⑤疫苗；⑥医疗器械、运动器材和卫生材料。

（二）药物警戒的工作内容

从药物警戒定义的内涵剖析，药物警戒除关注药品上市后监测中早期发现的药品不良反应/事件的相关信号外，也注重在研发及临床使用过程中可能发生的任何与用药风险相关的损害等，一切与药物相关的研发、预防和治疗相关联的工作都应该被包括在药物警戒的工作中来。因此，药物警戒的工作内容可以概括为以下几个方面：①风险监测，即通过药品不良反应的报告和监测，早期发现药物不良事件信息，是药物警戒的基础；②药品不良反应信号，即确定一种不良反应与某一药物之间存在因果关系的信息；③信号收集，即风险信号的收集、整理与发掘；④风险评估，即综合评估上市药品的风险与效益；⑤防范风险，即采取适当的方法与策略，最大限度地降低上市药品的安全风险。药物警戒的工作内容涉及药品不良反应，用药错误，药品滥用和误用，假药和劣药，药品过量引起的急、慢性中毒，药品与化学品或药品与食品的相互作用等所致的潜在的药品安全性问题等的监测。

（三）药物警戒的目的

世界卫生组织对药物警戒的目的定义为：①提高因使用药物和进行所有医疗与辅助治疗对患者的护理与安全性；②提高公众健康及与药品应用相关的安全性；③致力于药物的效益、危害、有效性和风险评估，鼓励药物安全、合理和更有效（包括成本-效益）地使用；④促进对药物警戒的认识理解、教育和临床培训及与公众的有效交流。药物警戒的最终目的为通过对药品的科研、生产、流通和使用实施全程警戒，提高临床合理、安全用药的水平，保障公众用药安全，改善公众身体健康状况，提高公众的生活质量。

（四）药物警戒的意义

药物警戒的意义主要包括以下几个方面：①加强用药及所有医疗干预措施的安全性，优化患者的医疗质量；②改进用药安全，促进公众健康；③对药品使用的利弊、药品的有效性和风险性进行评价，促进合理用药；④促进对药物安全的理解、宣传教育和临床培训，推动与公众的有效交流。

总的来说，药物警戒贯穿于药品的整个生命周期，是对于药品相关所有问题的警戒，不仅局限于安全性，更包含有效性等其他与药品相关的所有活动和问题，体现对药品问题的全方位管理。因此药物警戒在诸多方面对药品不良反应监测加以拓展，而这些拓展更符合对于药品认识的客观规律，因而药物警戒是药品不良反应监测发展的客观需要和必然趋势。

第六节　基于药物基因组学的药品不良反应

药品不良反应（ADR）已成为危害人类健康的重要公共卫生问题。造成药品不良反应的原因是多个方面的。排除环境因素，遗传因素仍可能造成显著的药品不良反应。环境和遗传因素的交互作用更将增加药品不良反应的发生率。最近一些研究甚至发现单基因位点和严重不良反应（如阿巴卡韦所致的过敏反应）之间的关系。

药物基因组学（pharmacogenomics）是一门研究人类基因组变异和药物反应（药动学和药效学）的

关系的学科。药物基因组学的前身是药物遗传学(pharmacogenetics),在人类基因组计划完成后取得了长足的进步。药物基因组学是研究如何从基因学角度区分可从药物获益的患者(药物有效)和可能受到 ADR 伤害的患者。虽然 ADR 的发生机制十分复杂,基因(遗传)因素无法解释所有变异,但部分研究证实引入药物基因组学检测可以降低 ADR 的发生率,提高药物应用的针对性。同时,由于遗传检测的方法不断进步,利用设计完善的研究,正确和全面地评价药物基因组学成果,并将这些成果推向临床,是减少 ADR、增加患者用药安全性的一个重要途径。

近年来,随着药物基因组学研究的不断深入,引起药品不良反应的个体差异的相关基因不断被发现和证实,不良反应与基因多态性密切相关。药物代谢酶、受体、免疫系统及其他药物靶点的基因多态性对药品不良反应的发生具有重要影响。基因多态性引起药品不良反应的机制有以下几点:

1. 药物代谢酶的基因多态性   迄今为止,已有超过 20 种药物代谢酶被发现具有显著的基因多态性,其发生频率在不同种族间呈现种族差异。体内的药物代谢分为 I 相代谢反应和 II 相代谢反应,参与 I 相代谢反应的酶主要是细胞色素 P450 家族,II 相酶包括葡糖醛酸转移酶、N- 乙酰转移酶、磺基转移酶、谷胱甘肽硫转移酶。代谢酶编码基因的多态性通常导致酶活性降低或丧失,偶尔可导致酶活性增加。基因多态性的存在可能带来底物特异性识别的改变,其中研究较多的有 CYP2C9、CYP2C19、CYP2D6、CYP3A4 和 CYP3A5 等。一般来说,药物代谢酶遗传变异通过以下 1 种或多种机制导致药品不良反应发生(以下机制不相互排斥)。

(1)代谢酶活性下降引起血药浓度上升,导致浓度依赖性药品不良反应。

(2)代谢酶活性丧失导致代谢通路改变,引起药品不良反应。

(3)由母药代谢为活性代谢产物进而发挥药效的药物在代谢酶的活性增加时,可产生超强的药物反应。

(4)活性代谢产物形成的个体差异可导致特异质的药物毒性。

(5)活性代谢产物的生物失活途径减弱可造成药物自身解毒通路失效。

2. 药物代谢缺陷引起的药品不良反应   与药物代谢酶 CYP2C9 的基因多态性相关的抗凝血药华法林引起的剂量依赖性出血是药物代谢缺陷引起的剂量依赖性中毒的典型案例。作为预防心房颤动患者栓塞并发症的首选药物,华法林在临床上应用广泛,其主要不良反应是出血,1.2%~7% 的患者可发生严重而威胁生命的大出血,出血倾向增加的同时伴随着药物抗凝效果的增强。S- 华法林是抗凝的主要有效成分,由细胞色素 P450 家族的 CYP2C9 代谢,*CYP2C9* 基因存在多种遗传变异,主要是 *CYP2C9*2* 和 *CYP2C9*3*,该突变导致药物代谢的活性下降为野生型的 5%~12%。因此,在这部分基因突变的个体中,所需的华法林剂量必须降低才能保证既安全又有效的抗凝作用。即使患者同为 *CYP2C9*3* 的突变者,由于患者群体中存在的染色体个体间差异,华法林剂量的需求仍有很大不同;华法林代谢 - 效应通路上的多种基因可影响华法林的剂量,如华法林的作用靶点维生素 K 环氧化物还原酶(VKORC1)也是影响华法林日常剂量的重要因素;遗传因素和环境因素的交互作用也可能影响华法林的剂量,如日常饮食中维生素 K 摄入量的多少可能对华法林的剂量需求造成一定影响,但目前尚未证实。

免疫抑制剂环孢素和他克莫司是应用于器官移植术后的一线用药,对于预防移植排斥反应起到巨大作用。尽管如此,由于环孢素和他克莫司的治疗指数相对较窄、个体间药动学差异较大,移植急、慢性排斥反应和肾毒性的发生率仍然十分惊人。环孢素和他克莫司具有相似的代谢通路,均为 CYP3A 所代谢,其中对于 *CYP3A5*3*,血药浓度 / 剂量的比值在 *CYP3A5*1* 携带者明显低于 *CYP3A5*3* 突变纯合子,且 *CYP3A5*1* 携带者调整到目标浓度所需的时间更长,急性移植排斥的发生率显著升高。

在药物Ⅱ相代谢酶研究中,慢乙酰化个体早已被证实和柳氮磺吡啶引起的呕吐反应、异烟肼引起的外周神经毒性、普鲁卡因胺引起的系统性红斑狼疮有关。近年来,在Ⅱ相代谢酶葡糖醛酸转移酶(UGT)上发现大量有功能意义的基因多态性。一项研究分析了抗帕金森病药托卡朋引起的肝毒性和 12 个候选基因的功能突变之间的关系,正是 UGT1A 基因的 Ala181 和 Ser184 位点发生突变,是导致肝毒性的主要原因,而 UGT1A 正是负责将托卡朋进行葡糖醛酸酶代谢解毒的主要Ⅱ相代谢酶。另一项研究证实 UGT1A 的基因型与抗肿瘤药伊立替康的药效学之间存在显著的相关性。UGT1A 启动子区的基因多态性还被证实与预防和治疗器官哮喘及过敏性鼻炎的抗过敏药曲尼司特引起的高胆红素血症有关。

3. **代谢酶活性丧失导致代谢通路改变与药品不良反应** 某些药物的解毒代谢通路缺失可能导致药物经过另一代谢通路代谢而产生有毒性的代谢产物。解热镇痛药非那西丁的代谢就属于这种情况,该药因为可引起肾毒性、致癌和高铁血红蛋白血症而被英国从市场上撤出。非那西丁首先由 CYP1A2 氧位脱乙基化生成对乙酰氨基酚,然后结合葡糖醛酸、磺基和谷胱甘肽经尿液排出体外。*CYP1A2* 基因存在多种导致代谢活性下降的基因突变,*CYP1A2*11* 突变可导致非那西丁的氧位脱乙基化途径受阻。

4. **代谢酶功能的基因多态性与药品不良反应** 某些药物本身无活性,通过生成活性代谢产物而发生药理和毒性效应。如镇痛药可待因,约 19% 的可待因经 CYP2D6 代谢发生氧位脱甲基化生成吗啡而发挥镇痛作用。因此,CYP2D6 弱代谢者使用可待因无效,而占人群总数 1%~30%(因种族而异)的 CYP2D6 超快代谢者可代谢产生超过治疗剂量所需的吗啡,而增加呼吸道、精神心理和瞳孔方面的不良反应的发生率。

5. **毒性代谢产物生成的个体差异与药品不良反应** 许多特异质的药物毒性并非由母药本身造成的,而是由母药活化形成的具有毒性或化学活性的代谢产物造成的,这些毒性代谢产物本可以在绝大多数人中被正常生物转化失活而解毒。但是对于某些特定的个体而言,某些基因在药物活化 - 失活的平衡中发挥重要作用,一旦发生遗传变异将可能使该平衡被打破,毒性代谢产物的结合和解毒发生障碍,从而引起形式多样的药物毒性,如致癌性、致畸性、坏死和超敏反应等。经此途径发生药品不良反应的经典案例是常年与甲氧苄啶合用的磺胺甲噁唑(SMX),常用于尿路感染和免疫抑制患者的肺孢子菌肺炎的治疗。SMX 在体内代谢完全,主要代谢途径包括 *N*- 乙酰化、葡糖醛酸化、*N*- 羟基化和 5- 羟基化。虽然经 CYP2C9 代谢形成羟胺,并进一步氧化生成亚硝基代谢产物只是 SMX 的次要代谢途径,却与 SMX 引起的超敏反应关系密切。在 HIV 阴性的个体中,慢乙酰化表型将成为超敏反应形成的高危因子,因为慢乙酰化使药物的 *N*- 乙酰化代谢减慢,从而使更多的 SMX 经过毒性代谢途径生成有毒的羟胺产物。

6. **毒性代谢产物的解毒能力降低与药品不良反应** 毒性产物可通过非酶途径进行解毒,如与谷胱甘肽结合。但在更多的情况下,解毒是由酶类介导的,在这方面谷胱甘肽硫转移酶(GST)受到的关注程度最高。主要体现在环境致癌因素的解毒方面。但 GST 超家族存在明显的基因多态性,也可能对药品不良反应的发生具有重要作用。曲格列酮是一类新型的治疗糖尿病的药物,因其可导致严重甚至致命性的肝毒性而被 FDA 从市场上撤出。一项 110 名患者应用曲格列酮的临床研究分析了 51 个候选基因上的 68 个基因多态性,发现曲格列酮所致的氨基转移酶升高与 *GSTM1* 和 *GSTT1* 同时是沉默基因型存在强相关性。

顺铂是一种广泛应用于治疗上皮细胞恶性肿瘤的药物,耳毒性是顺铂的主要不良反应之一,与氧化应激有关。一项针对顺铂致耳聋性患者的临床研究表明,*GSTM3*B* 基因突变的携带者发生耳毒性的可能性较低,是使用顺铂的患者的遗传保护因子。

他克林是一种乙酰胆碱酯酶抑制剂,可改善脑的代谢功能、增强认识能力,用于治疗阿尔茨海默病。使用他克林的患者约 50% 可发生氨基转移酶升高。法国人群的一项研究表明,同时具有 GSTM1 和 GSTT1 遗传缺陷的患者发生肝毒性和氨基转移酶升高的风险最大。

7. 转运体的基因多态性与药品不良反应 药物转运蛋白介导药物泵入或泵出细胞膜的过程,因此对调节药物的吸收、分布和排泄起重要作用。诸多泵入型和泵出型转运体的功能已被逐渐揭示,许多基因多态性对药物的影响也被日益发现。研究最多的转运体是 P 糖蛋白,隶属于 ATP 结合转运体家族,由 *MDR1*(或 *ABCB1*)基因编码。许多抗肿瘤药、心血管药物、免疫抑制剂、糖皮质激素和抗逆转录病毒药物已被证实是 MDR1 转运的底物。*MDR1* 基因 26 号外显子区 *C3435T* 基因多态性的研究有较多报道,许多药品不良反应被发现与该基因多态性或 *MDR1* 基因上的其他位点有关。

8. 免疫系统的基因多态性与药品不良反应 许多类型的药品不良反应受免疫系统介导,如位于人类基因组第 6 号染色体短臂上的人类白细胞抗原(HLA)复合体与免疫系统的相关药品不良反应关系十分密切。最初的研究建立于用药后血清学分型的基础上,如金制剂和青霉胺。但血清学分型方法对人类主要组织相容性复合体(MHC)、等位基因的鉴别相对不敏感。随着人类基因组的完成和 MHC 基因序列的完全清楚,我们现在对于 MHC 的结构的复杂性有了新的认识。随着高通量分型手段的应用和对于区域连锁不平衡理解的逐渐深入,研究者在减少免疫系统的相关药品不良反应领域取得更多显著的成就。

阿巴卡韦是一种强效的 HIV 逆转录酶抑制剂,但却因约 5% 的过敏反应发生率令医师和患者困扰。发生过敏反应时患者常因皮疹、胃肠道或呼吸道症状而痛苦不堪,尤其在再次用药时严重者甚至可导致死亡。一项深入的研究发现,MHC 基因的 *HLA-B*5701*、*HLA-DR7*、*HLA-DQ3* 组成的单倍型与阿巴卡韦导致的过敏反应呈强相关,危险度有时大于 100。

卡马西平(CBZ)是一种应用广泛的抗惊厥药,约 10% 的用药者可发生过敏性皮疹,严重者可发展成危险的甚至致命性的皮肤反应(史 - 约综合征 / 中毒性表皮坏死松解症,SJS/TEN),可导致永久性残疾甚至死亡。在欧美国家进行的针对卡马西平导致 SJS/TEN 的整体评估显示,SJS/TEN 的发生率只有 1/ 万 ~6/ 万。但根据世界卫生组织和卡马西平生产商收到的上市药物不良事件报道显示,一些亚洲国家出现 SJS/TEN 的概率大约要高出欧美国家 10 倍。患者在开始使用卡马西平治疗之前应进行 *HLA-B*1502* 等位基因检测,如经检测结果呈阳性,则不宜使用卡马西平,除非药品的预期收益明显大于严重皮肤反应风险的增加。服用卡马西平长达数月而未出现皮肤反应的患者则因卡马西平引起 SJS/TEN 的风险较低,也可能包括 *HLA-B*1502* 阳性携带者。

9. 受体的基因多态性与药品不良反应 药物受体的基因多态性与药物作用的个体差异密切相关。目前,对于药物受体的基因多态性与药品不良反应之间的研究主要集中在中枢神经系统,如 5- 羟色胺能（5-HT）、多巴胺能、组胺能、肾上腺素能信号系统等。G蛋白耦联受体是最重要的药物受体，它的种类很多。β_2受体是典型的G蛋白耦联受体，由413个氨基酸组成，具有7次跨膜结构域，包括3个细胞外环、3个细胞内环、1个羧基端和1个氨基端。β_2受体的功能受3种多态类型（Arg16Gly、Gln27Glu、Thr164Ile）影响，例如具有16Gly多态性的哮喘患者比具有16Arg的患者对支气管扩张药沙丁胺醇介导的受体下调脱敏感增加。

不良反应是临床实践中一个难解的问题，往往只能在发生后处理而不能提前预测，但是药物基因组学的发展为解决这一难题提供了可能性。目前约有200种药物的不良反应与基因的关联证据已经探明，主要包括抗肿瘤药、抗精神病药和心血管药物，这些信息主要收录在PharmGKB网站中，并使用一个简单的6级证据强度评估系统来评价遗传变异与临床表型之间的关联证据的强度。例如在辛伐他汀治疗的患者中鉴定肌病相关的遗传变异等。不良反应涉及多个遗传变异的影响，以及药物剂量、代谢物浓度或毒性的定量变化。在这些基因中，每个都可能存在多种变异、编码或调节，因此需要1 000个以上的样本通过全基因组关联分析（GWAS）来测量遗传变异的效应大小，样本量越大越能揭示更多的具有微小影响的变异位点。GWAS能够对数百或数千个受试者、数千个单核苷酸多态性（SNP）进行基因分型，绘制人类基因组SNP之间的相关性（连锁不平衡）。近年来研究者们不断探索更加便捷有效的分析方法分析基因和不良反应之间的关系，进一步确定药物相互作用并发现潜在的不良反应。此外，基因表达谱也可用于鉴定参与药物反应的潜在靶基因，进而用于分析特定疾病患者的药物基因组学，可以用来预测药物疗效和不良反应的发生。

第七节 基于药物基因组学预测在阐明药品不良反应机制中的作用

早在20世纪50年代，科学家就发现不同的遗传背景可导致药物作用的差异，特别是药物代谢酶基因的差异可以引起不同的药品不良反应。随着人类基因组计划的完成及基因组结构图的公布，发现在人类基因组中存在单核苷酸多态性（SNP）和拷贝数变异等大量的遗传变异。这使人们认识到基因参与药物在体内作用的过程，基因多态性导致药物作用的多样性，也由此药物基因组学受到极大的重视。药物基因组学通过对药效和不良反应的相关基因进行检测，进一步指导临床针对患者个体的治疗，以获得最佳的治疗效果，从而达到个体化治疗的目的。人类基因组的破译使得人们对于个体化治疗又有了更高的期望。药物基因组学与个体化治疗的结合应用必将进一步促进临床合理用药的发展进程，并为医药事业的发展作出巨大的贡献。

药物基因组学的研究大致如下：第一步，对个体进行部分候选基因检测、筛选变异基因及基因变异所造成的生物学改变；第二步，充分利用现有的分子遗传学、分子基因组学及蛋白质组学等技术进行更多候选基因的研究；第三步，进行个体全基因组水平的关联分析。在这一过程中，其涉及的方法及技术主要有表型（phenotype）和基因型（genotype）分析、连锁分析（linkage analysis）、关联分析（association analysis）、药物效应图谱（medicine response profile，MRP）、单核苷酸多态性（single nucleotide polymorphism，SNP）、全基因组关联分析（genome-wide association study，GWAS）、DNA芯片技术（DNA chip)、应用 DNA 微阵列(DNA micro array)监测基因表达及表达水平多态性质谱分析等。药物基因组学的技术内容有助于将受试者按照个体对药物代谢的能力差异进行分组,有助于预防药品不良反应的发生及对试验结果的判定。

在新药开发过程中,新药的有效性与安全性是重要的 2 个指标。药物基因组学方法有助于预测药物的安全性。药物毒性的发生主要是由于体内的血药浓度过高,出现这种现象的原因可能是由于个体遗传的基因多态性导致个体对药物的代谢能力差。大量研究表明 CYP 基因,如 CYP2C9、CYP2C19、CYP2D6 等在不同的人群中对药物的代谢能力不同。与传统的预测药物安全性的方法即监测药物的血药浓度值相比,药物基因组学具有更多优势,即根据个体的基因信息,采用单核苷酸多态性检测药物代谢酶能力。因此,药物基因组学方法是一种预测药物安全性的更好的方法。利用体外检测的方法,我们可以在临床试验前确定研发的药物是否与药物代谢酶的基因多态性有关,决定是否继续进行试验。这些信息有助于在 I 期临床试验中筛选具有正常代谢酶系的患者参与试验,以及阻止药品不良反应的发生。目前已有 70 余种药物增加或修改了遗传药理学标签,如用于治疗结直肠癌的伊立替康、用于治疗炎性肠病和儿童白血病的巯嘌呤及用于预防心脏病发作和脑卒中的抗凝血药华法林等,用于指示不同基因型患者在应用该药物时的疗效和毒性,帮助医师为个别患者制定剂量,增加药品使用的安全性和有效性。药物基因组学的应用将节省高昂的临床研究成本、缩短上市所需的时间、保证上市后的安全性和有效性就是药物基因组和个体化用药给新药临床研究带来的革命性变化。

后基因组学研究将全面了解基因之间的相互作用及上级和同级的调控关系,描述系统关系时必须将核酸、蛋白质、细胞、器官、组织、神经、内分泌、免疫系统甚至心理、环境、社会这些因素考虑在内,这不是仅仅将测序机器扩大化和精确化的单纯外延式的扩张能达到的,必须建立新的方法,即系统的方法。通过系统的方法先对调控路径及调控网络进行模拟,并最终使用专用的超级计算机合理利用生物信息学的手段迅速汇集、分析和阐明药品不良反应发生的分子机制。如:可以直接利用核酸序列或蛋白质序列提供的生物学信息进行受体蛋白三维结构的预测或者结合位点特性的预测;利用小分子三维结构数据库进行基于受体结合位点的数据库搜索;通过计算机模拟候选先导物分子药效学、药动学、毒理学及药剂学的信息去预测药品不良反应。

如果在新药上市以前,即在新药研发中的临床前和临床研究中就加入药物基因组学相关的模拟研究设计,充分考虑药物在不同基因多态性个体中的差异,可预测药品不良反应的发生及针对可能出现的不良反应进行干预,可以在一定程度上降低药品不良反应的发生率,针对不同基因型携带者使用不同的剂型或者适宜的不同剂量,使得血药浓度可以维持在治疗窗之内,充分提高药物的有效性。

思考题

1. 最常见的药品不良反应监测方法是什么?有什么优缺点?

2. 药品不良反应的个例评价包括哪几个方面?

3. 药物警戒与药品不良反应监测有什么异同点?

参考文献

［1］中华人民共和国卫生部.药品不良反应报告和监测管理办法（卫生部令第81号）.［2021-05-24］.http：//www.gov.cn/flfg/2011-05/24/content_1870110.htm.

［2］世界卫生组织.Adverse drug reactions monitoring.［2021-05-24］https：//www.who.int/medicines/areas/quality_safety/safety_efficacy/advdrugreactions/en/.

［3］杨宝峰,陈建国.药理学.9版.北京：人民卫生出版社,2018.

［4］沈璐,刘巍,郭雪,等.我国药品不良反应监测模式的趋势探析.中国药物警戒,2017,14（05）：295-297,308.

［5］沈传勇,吴婷婷,刘巍,等.新时代我国药品上市后监测评价工作思考.中国药物警戒,2020,17（10）：649-652,675.

［6］张晓敏,徐梦丹,陈文戈,等.基于CHPS的全国药品不良反应监测哨点联盟的研究.中国药事,2019,33（02）：137-142.

（戴海斌　周家国）

第四章 药物毒性

药物通过消化道、呼吸道、血管或皮肤黏膜等接触机体或进入机体后,在达到一定治疗条件下,作用于和疾病不相关的器官、组织、细胞和靶点,与组织细胞成分发生生物化学或生物物理作用,引起功能性或器质性改变,导致暂时性或持久性损害,甚至危及生命,药物对机体产生的这种有害作用,即为药物的毒性作用。药物毒性可发生在任何系统、器官或组织中,药物进入机体后直接发挥毒性作用的器官或组织称为靶器官或靶组织。常见靶器官包括心血管系统、神经系统、血液和造血系统、肝脏和肾脏等。多数情况下药物毒性产生与否取决于治疗剂量,但有些药物的治疗剂量与毒性剂量很接近,在治疗时也可产生毒性反应,如氮芥类药物和洋地黄类药物。药物毒性可在用药期间或在停药后产生,甚至有很长的潜伏期,如致癌。因此,在用药时不仅要了解药理作用,也要了解其毒性作用。随着药物安全性评价新技术方法的建立和应用,药物的毒性机制研究越来越受到重视,已成为全面预测药物临床毒性的重要手段之一。如何提高预测新药临床毒性的准确性已成为新药研发过程中广泛关注和迫切希望解决的问题。

第一节 药物毒性作用简介

终毒物是指直接与内源性靶分子反应或引起机体微环境改变、导致机体结构或功能紊乱,进而产生毒性作用的最终化学形态。主要有三种情况,一是药物本身即为终毒物,如三氧化二砷等;二是药物本身相对无毒性,经过体内代谢活化后,毒性增强,形成终毒物,如杀虫剂对硫磷转化为一种高活性的胆碱酯酶抑制剂对氧磷等;三是药物经过某种代谢过程触发了内源性毒物如氧自由基等的产生。终毒物是药物产生毒性作用的关键。

一、药物毒性作用的分类

根据毒性作用发生的部位分为局部毒性作用和全身毒性作用;根据毒性损伤的恢复情况分为可逆毒性效应和不可逆毒性效应;根据毒性作用的性质分为急性毒性和慢性毒性等。

(一)按毒性作用发生的部位分类

1. **局部毒性作用**(local toxic action) 指药物引起机体直接接触部位的损伤,多表现为腐蚀和刺激作用。腐蚀性化学物主要作用于皮肤和消化道,刺激性气体和蒸气作用于呼吸道。局部毒性作用部位的细胞被广泛破坏。

2. **全身毒性作用**（systemic toxic action）　指药物经吸收后，随血液循环分布到全身而产生的毒性作用。例如青霉素引起的过敏性休克。药物吸收后产生全身毒性作用损害的主要是血管丰富和血流量大的组织和器官，如肺、肝、肾及中枢神经系统。受损伤或发生改变的器官称为靶器官，常常表现为麻醉作用、窒息作用、组织损伤及全身病变。如一氧化碳与血红蛋白有极大的亲和力，能引起全身缺氧，并对缺氧敏感的中枢神经系统造成损伤及增加呼吸系统负担。靶器官并不一定是药物或其活性代谢产物浓度最高的器官。许多具有全身作用的药物不一定能引起局部作用，能引起局部作用的药物则可能通过神经反射或吸收入血而引起全身反应。

（二）按毒性损伤的恢复情况分类

1. **可逆毒性效应**（reversible toxic effect）　一些药物的毒性作用在停药或减量后可逐渐减轻或消失，称为可逆毒性效应。接触的毒物浓度低、时间很短，所产生的毒性作用多是可逆性的。如肝脏组织在遭受药物损伤后具有高度的再生能力，大部分损伤可以逆转。

2. **不可逆毒性效应**（irreversible toxic effect）　指停止接触药物后，引起的损伤继续存在，甚至可进一步发展的毒性作用。某些毒性作用显然是不可逆性的，如致突变、致癌、神经元损伤、肝硬化等。某些作用尽管在停止接触后的一定时间内消失，但仍可看作是不可逆性的。如有机磷农药对胆碱酯酶的"不可逆性"抑制，由于停止接触后酶活力的恢复时间也就是该酶重新合成和补偿所需的时间，这对已受抑制的酶分子本身来说是不可逆性的，但对机体的健康来说却是可逆性的。机体接触的化学物的剂量大、时间长，常产生不可逆性作用。如中枢神经系统细胞为已分化细胞，一旦损伤几乎不可再生和取代，常出现不可逆毒性效应。致癌性和致畸性药物也具有不可逆毒性效应。

（三）按毒性作用的性质分类

1. **急性毒性**（acute toxicity）　指在较短的时间内（<24小时）1次或多次接触化学物后，在短时期内（2周）出现的毒性效应。如各种腐蚀性化学物、许多神经性毒物、氧化磷酸化抑制剂、致死合成剂等可引起急性毒性作用。

2. **慢性毒性**（chronic toxicity）　指长期甚至终身接触小剂量的化学物后缓慢产生的毒性作用。如职业接触的化学物多数表现出这种作用。

（1）免疫毒性（immune toxicity）：药物的免疫毒性是指药物对免疫系统的毒副作用。免疫毒性主要表现为①免疫抑制，可使免疫系统应对肿瘤和感染的抵抗能力受损；②自身免疫反应；③对药物本身产生直接免疫反应，导致疗效受限或无效（如产生中和抗体）。这类毒副作用约占外源性化合物的毒副作用的15%。

（2）致突变作用（mutagenecity）：指化学物使生物遗传物质（DNA）发生可遗传性的改变。例如DNA分子上单个碱基的改变、细胞染色体的畸变。

（3）致畸作用（teratogenesis）：指药物作用于胚胎，影响器官分化和发育，出现永久性的结构或功能异常，导致胎儿畸形的作用。

（4）致癌作用（carcinogenesis）：指药物引发动物和人类的恶性肿瘤，增加肿瘤发病率和死亡率的作用。药物的致癌性可以是长期用药产生的毒性，主要通过损伤遗传物质产生肿瘤，如抗肿瘤药破坏DNA的结构，可诱发新的肿瘤；也可通过非遗传物质损伤途径致癌，如干扰抑癌基因表达的信号系统。

（5）溶血效应（hemolytic action）：指给药后对红细胞的破坏作用。如红细胞内缺乏葡萄糖 -6- 磷酸脱氢酶的患者服用抗疟药伯氨喹后，由于不能迅速补充还原型辅酶Ⅱ（NADPH），体内的还原型谷胱甘肽急剧下降，造成红细胞膜破坏发生溶血，并因不能将高铁血红蛋白还原为血红蛋白而引起高铁血红蛋白血症。

（6）迟发性毒性（delayed toxicity）：指在接触时不引起明显的病变，或者在急性中毒后临床上可暂时恢复，但经过一段时间后又出现一些明显的病变和临床症状，这种作用称为迟发性毒性。典型的例子是重度一氧化碳中毒，经救治恢复神志后，过若干天又可能出现精神或神经症状。

（四）按毒性作用的机制分类

1. **作用于其疾病靶点所产生的毒性**　通常是由于该靶点分子在其他正常的细胞和组织中也有重要的功能。当药物作用于这些正常的细胞和组织时会使这些细胞和组织从正常转为不正常，从而产生副作用或毒性。例如抗肿瘤药紫杉醇在肿瘤细胞中能够阻滞细胞有丝分裂从而抑制肿瘤细胞生长，但紫杉醇以同样的机制作用于正常生长的细胞时就会抑制正常细胞生长从而产生毒性。

2. **作用于其疾病靶点之外的生物分子所产生的毒性**　一个药物往往不只作用于一个靶点，当药物所作用的疾病靶点之外的生物分子在正常细胞和组织中也有重要的功能时，药物对这些分子所产生的作用就是毒副作用。可通过对药物的结构改造来提高药物对疾病靶点的专一性，从而避免或减轻药物对靶点以外的生物分子产生毒副作用。

二、影响药物毒性作用的因素

毒性是药物的固有属性，机体暴露于药物后其毒性表现的本质和程度与一系列因素有关，其中药物暴露的剂量及持续时间最为显著。其他因素如药物的结构可影响药物的毒性作用。药物结构决定了其理化性质，并影响其在体内的代谢过程，分子结构不同，药物的毒性不同。剂型和不同的给药途径等因素亦可引起个体产生不同的药动学 / 毒代动力学反应，继而影响药物的药效和毒性作用。此外，还包括宿主因素，如动物的种属及品系、性别及年龄、营养及内分泌状态。

三、药物毒性作用机制

阐明药物毒性作用机制可以估计药物引起有害作用的可能性、预测药物毒性作用的结果、建立防护或对抗毒性效应的措施、指导设计低毒性的药物等。

（一）终毒物与靶组织

药物毒性作用的强度主要取决于终毒物在作用部位的浓度及其持续时间。终毒物可以是原型药、药物代谢产物或药物在代谢中产生的活性氧和活性氮等。终毒物与内源性靶分子（如受体、酶、DNA、大分子蛋白、脂质等）相互作用，并导致它们的结构和 / 或功能发生改变。靶部位的终毒物浓度取决于其在靶位增加或减少的相对动态过程。

（二）终毒物与靶分子的反应

药物毒性作用最初由终毒物与靶分子的反应介导，继而呈现一系列激发的生化反应，最终导致各个水平的功能障碍或损伤，如靶分子本身、细胞器、细胞、组织和器官，甚至整个机体。由于是终毒物和靶分子的反应激发了毒性效应，因此必须考虑终毒物和靶分子反应的类型、靶分子的属性、毒物对靶分子的效应。

1. 终毒物与靶分子反应的类型 终毒物可以非共价键或共价键的形式与靶分子结合,也可通过去氢作用、电子转移或酶促反应等改变靶分子。

(1)非共价结合:药物及其活性代谢物与膜受体、细胞内受体、离子通道或某些酶相互作用。如士的宁与脊髓棘突运动神经甘氨酸受体结合、佛波醇酯与蛋白激酶 C 结合、华法林与维生素 K 环氧还原酶结合等。由于键能相对低,因此非共价结合通常是可逆性的。

(2)共价结合:带有非离子或阳离子基团的亲电子药物可与机体的生物大分子(如蛋白质、核酸)中的亲核基团发生反应,形成共价加成物。药物或毒物在代谢过程中可产生自由基(如 HO^- 和 CCl_3^-),它们能与生物大分子共价结合。共价结合具有不可逆性,能从根本上改变体内的生物大分子。

(3)电子转移:药物可使血红蛋白上的 2 价铁离子氧化成 3 价铁离子,导致高铁血红蛋白血症、亚硝基氧化血红蛋白;而苯胺类(如非那西丁)、酚类化合物(如 5-羟基伯氨喹)能与血红蛋白共氧化,形成高铁血红蛋白和过氧化氢。

2. 靶分子的毒性效应 药物毒性作用的靶分子通常是内源性生物大分子,如 DNA 和蛋白。但小分子物质(如膜脂质)也通常作为药物毒性作用的靶分子。作为靶点的内源性分子必须具有良好的反应性和/或空间构型,与足够浓度的终毒物接触后才能进行各种反应。终毒物首先接触的靶分子通常是与其代谢有关的酶或邻近的细胞结构。如果在形成的位点找不到适当的内源性分子,其可能向邻近扩散,直至找到结合的靶点。药物引起靶分子毒性效应的类型如下:

(1)影响靶分子的功能:受体激动剂通过激活靶受体模拟内源性配体的作用。如吗啡激活阿片受体、氯贝丁酯是过氧化物酶体增殖物激活受体的激动剂。

(2)破坏靶分子的结构:一些药物可通过交叉联结或断裂作用改变靶分子的基本结构。如氮芥类烷化剂能与细胞骨架蛋白、DNA 或 DNA 蛋白复合体形成交叉联结,破坏其结构。

(3)形成新抗原:某些药物或其代谢产物与体内大分子的结合物有时具有抗原性,可激发免疫反应。如青霉素进入体内与载体蛋白结合成完全抗原,引发过敏反应。药物-蛋白加成物激发的免疫反应可介导药源性狼疮及药源性粒细胞缺乏症。引起上述反应的药物具有典型的亲核基团,包括芳香胺类(如普鲁卡因胺、磺胺类)、肼类(如肼屈嗪、异烟肼)、巯基类(如丙硫氧嘧啶、甲巯咪唑、卡托普利)。这些药物可被活化粒细胞释放的髓过氧化物酶氧化,活性代谢物结合在细胞表面,使其具有抗原性。

(三)细胞功能紊乱导致的毒性

药物及其代谢产物与靶分子反应可能导致细胞功能损伤,毒物与靶分子反应后,如果靶分子与细胞调节(信号转导)有关,会导致基因表达和/或暂时的细胞功能失调;如果靶分子是维持细胞内部稳定的重要分子,细胞功能就会由此丧失。

1. 基因表达失调 药物可与基因启动区域、转录因子或转录前复合物相互作用,从而影响转录。烷化剂可通过干扰信号通路和基因表达引起胸腺细胞凋亡。

2. 细胞活动失调 细胞的活动由膜受体信号分子调控,膜受体通过调节 Ca^{2+} 进入细胞质或刺激细胞内的第二信使,改变磷酸化蛋白的活性,进而改变细胞功能。药物在中毒剂量时,通过干预信号耦联环节,严重影响细胞的生命活动。例如利舍平可耗竭去甲肾上腺素、5-羟色胺和多巴胺而引起多种不良反应;巴比妥类药物是抑制性 $GABA_A$ 受体的激动剂,可导致中枢抑制。磺酰脲类可抑制胰岛 β 细

胞的 K^+ 通道,促进胰岛素分泌;二氮嗪则以相反的机制减少胰岛素分泌。

(四)修复或错误修复导致的毒性

药物及其代谢导致毒性的另一机制是不适当的修复。许多有毒物质可以改变一些大分子物质,如果它们不能被修复、修复不全或错误修复,就可以造成组织损害。修复机制可发生在分子、细胞、组织水平,其中分子水平的修复涉及蛋白、脂质和 DNA,而组织水平的修复则体现为凋亡和增生等。例如在分子修复上,硫氧还蛋白和谷氧还蛋白是体内广泛存在的内源性还原物,它们的巯基会被氧化,但在戊糖磷酸途径中葡萄糖 -6- 磷酸脱氢酶和 6- 磷酸葡萄糖酸脱氢酶产生的 NADPH 可使它还原再生。

第二节　药物性肝毒性

肝是人体内药物转化的主要器官,最容易遭受药物或毒物的损害。药物的肝脏毒性反应主要与药物的暴露强度、影响的细胞类型及化合物暴露的时间有关。肝毒性损伤机制包括直接损伤、间接损伤和免疫性损伤。直接损伤是指药物直接损害肝细胞的内质网、线粒体等细胞器。药物活性代谢物是引起肝细胞毒性的常见原因,可能导致亲电子化合物与蛋白质共价结合、自由基诱导脂质过氧化及谷胱甘肽耗竭,引起一系列细胞结构和功能损害,包括细胞内钙水平的升高,最终导致细胞坏死。直接损伤多由用药过量所致,如对乙酰氨基酚中毒。间接损伤是指药物抑制或诱导肝药酶,增加另一种药物的毒性,如红霉素与卡马西平合用时,红霉素可使卡马西平的血药浓度显著增加而导致卡马西平中毒。免疫性肝损害是指某些药物或其代谢产物可与肝内的特异性蛋白质结合成抗原,经巨噬细胞加工后递呈给免疫细胞,引起一系列免疫反应而致肝损害,如在替尼酸所致的中毒性肝炎患者的血清中发现抗肝细胞微粒体抗原的自身抗体。

代表性的肝脏毒物主要包括药物(丙戊酸、环孢素、双氯酚酸、对乙酰氨基酚、他莫昔芬)、乙醇、毒品、维生素、金属(铁、铜、锰)、激素(雌激素、雄激素)、工业化合物(甲酰胺、亚甲基双苯胺)、植物(鬼笔环肽、吡咯烷类生物碱)、真菌(葚孢菌素)和藻类毒素(微囊藻素)。

一、肝细胞死亡

肝细胞死亡主要分为坏死和凋亡。毒物暴露或创伤引起肝细胞坏死的主要表现是细胞肿胀、细胞内容物漏出、核崩解、炎症细胞大量涌入、大量肝细胞受损等。细胞坏死释放的内容物分子能够被天然免疫细胞识别,在组织损害后继而引发炎症反应。因此,肝细胞坏死过程可通过一些特殊肝脏酶的释放来识别,如谷丙转氨酶(GPT)、谷草转氨酶(GOT)释放进入血浆,以及通过组织病理学确认。而凋亡的主要特征是细胞染色质凝聚、核断裂、凋亡小体形成,一般缺少炎症。

目前,药物引起肝细胞死亡的可能机制包括:①肝细胞膜脂质过氧化,引起膜通透性增加;②药物及其代谢产物与生物大分子发生结合,使生物大分子功能丧失;③影响肝细胞呼吸链中酶蛋白的合成,肝细胞内呼吸抑制;④细胞膜脂质过氧化,钙稳态失调;⑤通过消耗谷胱甘肽等。

治疗剂量下的对乙酰氨基酚主要转化为无活性的葡糖醛酸和硫酸盐轭合物。在服用大剂量对乙酰氨基酚的患者中可观察到一种类似于溴苯所造成的肝细胞坏死。现在认为这一反应分为 2 个阶段:在起始代谢阶段,对乙酰氨基酚转化为一种活性亚胺醌代谢物;在随后的氧化阶段中,线粒体通透性突然增加,导致超氧化物的释放及可造成肝细胞坏死的氧化氮和过氧化物的产生。

可导致肝细胞死亡的典型毒物有对乙酰氨基酚、二甲基甲酰胺、乙醇、毒品等。

二、胆汁淤积

胆汁淤积常常是肝脏对毒物的一种急性毒性反应,其出现的频率较肝脂肪变性和肝细胞坏死低,有时可伴有轻微的胆道炎症和肝细胞坏死。胆汁淤积常表现为胆汁形成减少,胆汁分泌与排泄受阻,胆汁中的正常成分特别是胆盐和胆红素在血清中的含量增加。当胆红素在胆道中的排泄发生障碍时,胆红素在皮肤和眼睛中沉积,产生黄疸。同时胆红素可从尿液中排出,使尿液呈黄色或深褐色。磺溴酞钠之类的染料经胆汁排泄,常用于评价胆汁功能。当胆汁淤积损害肝实质时,可伴有肝细胞肿胀、肝细胞死亡和炎症。引起胆汁淤积的机制可能涉及肝细胞膜的功能损伤,胆管壁上皮细胞通透性降低,毒物在胆管内沉淀,形成胆栓,阻塞胆管等。如红霉素、氯丙嗪、口服避孕药、类固醇激素等。某些次级胆汁酸如牛磺胆酸、石胆酸也能引起胆汁淤积。

三、肝胆管损伤

肝胆管损伤常见的生化改变为胆管酶(尤其是碱性磷酸酶)的血清水平急剧升高。此外,像胆小管胆汁淤积一样,血清胆盐及胆红素水平也升高。单次给予胆管损伤剂后的初始损伤表现为胆管上皮肿胀,胆管腔内出现受损的细胞碎片及门管区出现炎症细胞浸润。长期给予胆管损伤剂可导致胆管增生及胆管硬化相似的纤维变性。还有一种胆管损伤反应为胆管缺失,也叫胆管消失综合征,持续使用抗生素的患者出现过这种病症。主要致病药物有氯丙嗪、丙米嗪、红霉素、阿莫西林等。

四、肝窦状隙损伤

肝窦状隙是肝窦内皮细胞与肝细胞之间的狭小间隙,实际上是一种特殊的毛细血管,内壁有众多高渗透窗孔。肝窦状隙阻塞或扩张、肝窦内皮细胞壁进行性损害可影响肝窦状隙功能的完整性。例如微囊藻素可引起肝细胞骨架变形,导致肝血窦结构完整性的继发性改变;某些药物如同化类固醇类、达那唑、硫唑嘌呤等可以使肝窦扩张;有些植物毒素如双苄基异喹啉类生物碱及某些化学物如氯乙烯、砷等可使肝窦状隙上皮细胞壁产生进行性损害,导致肝窦状隙内皮间隙的屏障功能丧失,使血液充满肝窦状隙,出现紫癜性肝炎。也有试验研究证明,毒物可以不经过肝细胞生物激活直接损伤肝血窦内皮细胞,毒物选择性地损伤肝血窦内皮细胞前通常出现谷胱甘肽耗竭。

五、肝脂肪变性

肝脂肪变性主要表现为肝脏脂肪含量增加,而正常人的肝脂肪含量低于5%。肝脂肪变性在光镜下检查可见含有过多脂肪的肝细胞,脂肪以脂滴的形式在细胞质中呈圆形空泡。根据脂肪空泡大小可将脂肪变性分为2类,一类是小泡性脂肪变性,在细胞质中充满微小脂滴,细胞核不受挤压;主要机制是通过抑制线粒体脂肪酸β氧化的不同环节,使得大量脂肪小滴沉积于肝细胞内,常伴有肝衰竭。主要致病药物有非甾体抗炎药、丙戊酸、四环素、阿米庚酸、噻萘普汀、阿司匹林等。另一类是大泡性脂肪变性,细胞质中的脂滴较大,肝细胞核常被推向一侧。主要机制是干扰肝内的蛋白质合成,使脂蛋白分泌减少,肝脏分泌甘油三酯受阻,使脂肪沉积于肝细胞内,成为脂肪大滴。主要致病药物有糖皮质激素、甲氨蝶呤、门冬酰胺酶等。

药物引起肝脂肪变性的机制涉及脂肪酸氧化减少、甘油三酯合成增加、载脂蛋白合成减少、肝外的游离脂肪酸入肝过多等1种或多种因素。肝脂肪变性是对许多肝脏毒物急性中毒的一种常见反应,某些化合物如丙戊酸和非阿尿苷甚至会引起严重的肝脂肪变性而导致人死亡。药物诱发的肝脂肪变性都常具有可逆性,也不导致肝细胞死亡。

六、肝纤维化与肝硬化

肝硬化是慢性进行性肝损伤的最后阶段,常具有致命性和不可逆性。肝硬化的特征为直接损伤或炎症反应导致大量纤维组织蓄积,特别是胶原纤维。中央门静脉和门管束周围窦周隙(限制物质从肝血窦扩散)均可发生纤维变性。毒物的反复攻击使受损的肝细胞被纤维瘢痕取代。随着胶原的持续沉积,肝脏的结构完整性被相互缠结的纤维瘢痕打乱。当纤维瘢痕将余下的肝块分为单个再生肝细胞小结时,肝纤维化已经演变为肝硬化,肝脏残留的能力已不足以完成各种主要功能。

肝硬化一旦发生是不可逆性的,严重影响患者生存。肝硬化通常是由于反复接触毒物引起的,例如每天给予患者高剂量的维生素 A(100 000U/d),连续 7 年,可发生肝硬化;又如经常饮酒者,发生肝硬化的风险显著高于非饮酒者。

肝硬化的可能机制包括肝细胞坏死后细胞被分解、吸收,成纤维细胞增殖,合成胶原增多,胶原沉积形成纤维化;肝细胞受损后,经过一系列变化最后成为纤维细胞,胶原合成增多。

异烟肼、甲基多巴等通过引起肝细胞坏死而最终形成肝硬化,表现像慢性坏死性炎性损伤,如慢性活动性肝炎。乙醇引起肝硬化的特点是早期出现脂肪变和肝大,随着病理过程的发展,肝脏逐渐缩小。各种原因引起的肝细胞坏死和胆汁淤积性肝损害都可以发展为肝硬化,例如睾酮或氯丙嗪可通过长期的胆汁淤积性肝损害造成肝硬化。曾用过无机砷药物和甲氨蝶呤等药物也可导致肝硬化。另外一些药物会引起慢性坏死性肝炎,这种肝损害在不同患者之间的个体差异较大,被认为是药物过敏所致。麻醉药氟烷、左旋多巴、异烟肼、磺胺类、氯丙嗪、呋喃妥因等可引起慢性坏死性肝炎,最后常导致肝硬化。

七、肝脏肿瘤

化学物诱发的肝脏肿瘤包括肝细胞瘤、胆管细胞瘤或高度恶性的窦状隙细胞血管肉瘤等。肝细胞瘤与摄入雄性激素类药物及食物中黄曲霉毒素污染有密切关系。慢性肝炎可增加黄曲霉毒素的致癌性。窦状隙细胞血管肉瘤与职业性暴露于氯乙烯和砷有关。二氧化钍能引起多种肝肿瘤,如肝细胞瘤、窦状隙细胞血管瘤及胆管细胞瘤等。

八、免疫介导的肝毒性

在一些肝毒性药物的不良反应中,免疫机制也发挥重要作用。通常,一个分子能引发免疫反应的最小分子量为 1 000Da,因而大多数药物是通过半抗原机制来诱发免疫反应的。多数情况下,还需要先形成一个化学活性代谢产物,之后与大分子共价结合从而形成一个新抗原。这种活性代谢产物有时可以作为一种直接的肝脏毒素与各种免疫原起作用。新抗原被转运至细胞膜后,可触发体液免疫或细胞免疫反应,导致肝细胞损伤。传统上,免疫介导毒性在临床上提示现象很多,例如发热、皮疹、嗜酸性粒细胞反应及再次给药后毒性症状的加速复发等。

氟烷是一种挥发性的全身麻醉药,其发生还原反应形成的自由基引起的脂质过氧化反应可导致肝损伤。氟烷的另一类型毒性表现为严重肝细胞坏死的潜在致命性肝炎样反应,认为由三氟乙酰氯引起。氟烷导致的肝炎性发作有延迟,但多次用药其发作会越来越频繁、越来越快,并且这些患者通常都会出现发热和嗜酸性粒细胞增多的现象,这种反应被认为存在免疫学基础。同时有研究阐明,氟烷代谢产物的大分子靶点之一是 CYP2E1,其为细胞色素 P450 异构酶的一种,在氟烷转化为三氟乙酰氯的过程中起到支配作用,45% 的氟烷肝炎患者会形成抗 CYP2E1 及此反应中形成的新抗原的自身抗体。同时,麻醉前单次给予双硫仑可以阻止造成免疫反应的新抗原形成。

替尼酸是一种促进尿酸排泄的利尿药,一般用药后 1~6 个月开始出现明显的毒性反应,部分患者还会出现发热、皮疹和嗜酸性粒细胞增多的现象。替尼酸在肝脏内经 CYP2C9 同工酶代谢为 5- 羟基代谢产物。研究发现,替尼酸诱导性肝炎患者的血清中含有可抑制 CYP2C9 同工酶活性的抗微粒体抗体。

第三节 其他药物毒性

大多数药物毒性都是由共价结合所介导的。在药物毒性中,化学结构上的微小改变即可导致完全不同模式的器官损伤。例如给予大剂量的呋塞米后大鼠会发生肝细胞坏死,推测是呋喃环氧化所致。

肝外的药物代谢十分重要,因为非肝脏器官的毒性可能反映活性代谢产物在这些组织中形成,而不是肝脏内所形成的毒性代谢产物的外围效应。保护性机制中的组织特异性差异也可能是一些药品不良反应的器官特异性的基础。化学活性代谢产物不仅参与局部组织器官细胞毒性的发病过程,而且在介导以系统超敏表现为特征的药品不良反应及致癌、致畸不良反应中起重要作用。

一、药物导致的免疫系统不良反应

近几年,人们对免疫机制在肝毒性和其他器官特异性损伤中所起的重要作用的认识越来越多。而过敏反应和其他传统上与药物过敏相关的系统性反应通常也需要药物或其他活性代谢产物的共价结合,从而形成多价半抗原载体复合物。

(一)青霉素过敏反应

青霉素过敏是一种常见的药物过敏反应,使用该药的患者中有 0.7%~0.8% 会出现青霉素过敏反应。青霉素会与血浆中及细胞表面的大分子直接结合形成免疫原的半抗原载体。但同时人们也发现,即使没有先前的代谢失活,有 1 个或多个低分子量的血浆因子也可促进半抗原形成。尽管还未发现介导这一反应的特异性酶,但青霉素 - 蛋白质轭合物的半抗原化却被证实是可逆性的。青霉噻唑蛋白轭合物占到半抗原产物的 90% 以上,是形成青霉素特异性免疫球蛋白和 T 细胞的主要抗原决定簇。这种抗原决定簇参与 75% 的 IgE 介导的过敏反应。青霉素剂量累积的结果是半抗原的形成增多及诱发青霉素特异性免疫反应的可能性升高。使用青霉素的个体中,青霉素过敏的累积风险与青霉素特异性抗体的持续时间有关。青霉素过敏患者的去半抗原化显著地慢于正常人。

(二)普鲁卡因胺源性狼疮

许多药物都能引起系统性红斑狼疮样反应,其中以普鲁卡因胺为药源性红斑狼疮的最常见诱因。所有使用普鲁卡因胺超过 1 年的患者都会产生抗核抗体,但刚开始治疗的患者只有不到 1/3 发生普鲁卡因胺源性红斑狼疮。普鲁卡因胺含有苯胺部分结构,类似于造成高铁血红蛋白血症的药物。普鲁卡因胺代谢为羟胺(HAPA),HAPA 可与组蛋白和其他蛋白共价结合并赋予其抗原性,并可能因此导致普鲁卡因胺源性红斑狼疮的免疫反应。

二、药物的致癌反应

某些化学物质可以致癌,除一些单一化合物外,有些化合物的结合使用也被认为有致癌作用,如含有非那西丁成分的镇痛制剂、MOPP 化疗方案(氮芥、长春新碱、丙卡巴肼和泼尼松)及复合的或定期服用的含有雌激素和孕激素的口服避孕药。

尽管有些致癌物(如雌激素类)可能产生综合作用,但化学致癌物通常仍被认为要么有遗传毒性、要么无遗传毒性。例如肿瘤化疗中使用的烷化剂类就有直接的遗传毒性,而其他药物则需要先转化为活性代谢产物后才能发挥作用。二氧杂芑及其他一些无遗传毒性的致癌物可以激活细胞内受体,引起基因表达的改变,从而导致癌症的发生。

肿瘤化学治疗方案的广泛应用导致继发性骨髓性白血病不断增多,因暴露于烷化剂而发病的病例中多具有骨髓发育不良的特征。使用这些药物化疗期间,造血源细胞 DNA 的烷基化具有遗传毒性,由此造成基因突变可改变细胞的生长发育,从而引发多步致癌过程。

三、药物的致畸反应

在胎儿器官成型时期使用药物,胎儿的肝脏还未完全成熟,胎儿的清除机制还未成熟,胎儿的药物暴露水平超过一定阈值,会导致胎儿畸形。例如妊娠期使用苯妥英钠的患有癫痫的妇女会出现"胎儿乙内酰脲综合征",而这种胎儿致畸反应的发生与苯妥英钠在细胞色素 P450 介导的羟基化过程中会产生化学活性环氧化物中间体密切相关。同时,苯妥英被胚胎过氧化物酶类激活,形成自由基中间体,然后依次形成羟基自由基、超氧阴离子和过氧化氢,苯妥英钠的致畸效应也可能源于这些活性氧在胚胎 DNA、蛋白质和脂质上所造成的功能异常。

思考题

1. 药物毒性类型有哪些?
2. 药物性肝毒性的类型及机制有哪些?
3. 药品不良反应的基因多态性有哪些?
4. 药物基因组学在不良反应中有哪些应用?

参考文献

[1] 周宏灏,张伟.新编遗传药理学.北京:人民军医出版社,2011.

［2］李波,袁伯俊,廖明阳.药物毒理学.北京:人民卫生出版社,2015.

［3］E.霍奇森.现代毒理学.3版.江桂斌,等译.北京:科学出版社,2011.

［4］张石革,朱建明.药品不良反应救治与预防.北京:北京科学技术出版社,2016.

［5］亚瑟·J.阿特金森,达雷尔·R.阿伯内西,查尔斯·E.丹尼尔斯,等.临床药理学原理.2版.魏伟,等译.北京:科学
　　出版社,2008.

［6］谭毓治.药物毒理学.北京:科学出版社,2010.

［7］钱之玉.药品不良反应及其对策.北京:化学工业出版社,2005.

（周家国）

第二篇 临床药动学

第五章　临床药动学的基本原理

第一节　临床药动学概述

临床药动学（clinical pharmacokinetics）又称临床药物代谢动力学、临床药代动力学、临床药物动力学，是药动学的分支。它应用动力学原理与数学模型，定量地描述药物通过被动、主动或膜动转运后的吸收（absorption）、分布（distribution）、代谢（metabolism）和排泄（elimination）过程（简称 ADME 过程）随时间变化的动态规律，研究人体内药物的存在位置、数量与时间之间的关系。临床药动学主要研究临床用药过程中人体对于药物处置的动力学过程及各种临床条件对体内过程的影响，根据计算出的药动学参数制订最佳给药方案及给药剂量和给药频度，指导临床合理用药。其研究领域涉及生物等效性与生物利用度、药物的系统药动学、疾病及特殊人群对药物体内过程的影响、药物相互作用、血药浓度监测、生理因素（年龄、性别、种族、遗传等）对药物体内过程的影响等。该学科对新药设计、改进药物剂型、设计合理的给药方案、提高药物治疗的有效性与安全性及评价药物相互作用均具有重要意义。作为临床治疗的一种重要工具，临床药动学广泛应用于医学和药学的多学科领域，是临床药学生、医学生必须掌握的一门重要学科。

第二节　药物的体内过程

一、吸收

药物由给药部位进入血液循环的过程称为吸收（absorption）。由于静脉注射和静脉滴注时药物直接进入血液，因此没有吸收过程。不同的给药途径直接影响药物的吸收程度和速率。常见的吸收途径有：

（一）消化道内吸收

如口服给药、舌下给药、直肠给药等。

1. 口服给药（per os，p.o.）　口服给药是最常用、最安全的给药途径，其吸收部位为胃肠道。影响药物经胃肠道吸收的因素如下：

（1）药物方面：药物的理化性质（脂溶性、解离度等）、剂型（包括药物粒径的大小、赋形剂的种类等）等因素均能影响药物的吸收。此外，药物的相互作用也可影响药物的吸收，如同时口服氢氧化铝凝胶和地美环素时，前者可使后者的吸收明显减少。

（2）机体方面

1）胃肠内 pH：胃内容物的 pH 为 1.0~3.0，肠内容物的 pH 为 4.8~8.2，胃肠 pH 决定胃肠道中非解离型的药量。弱酸性药物易在胃吸收，弱碱性药物易在小肠吸收。改变胃肠道 pH 可以改变药物在胃肠道的吸收。如口服抗酸药可碱化胃内容物，使弱酸性药物在胃的吸收减少。

2）胃排空速度和肠蠕动：胃排空及肠蠕动的快慢能显著影响药物在小肠内的吸收。肠蠕动增加能促进固体制剂的崩解与溶解，使溶解的药物与肠黏膜接触，使药物的吸收增加。

3）胃肠内容物：胃肠中的食物可使药物的吸收减少，这可能与食物稀释、吸附药物或延缓胃排空有关。如牛奶和地美环素同服时，可使地美环素的吸收明显下降。

4）首关代谢（first-pass metabolism）：又称首关效应（first-pass effect），是指某些药物首次通过肠壁或肝脏时被其中的酶代谢，使体循环药量减少的一种现象。某些药物尽管已全部被肠黏膜上皮细胞吸收，但其进入体循环的药量仍然很少，其原因就是某些药物具有明显的首关代谢。首关代谢明显的药物不宜口服给药（如硝酸甘油，首关代谢约 95%）。首关代谢主要决定于肠黏膜及肝脏的酶活性，所以这种现象是剂量依赖性的。小剂量药物因首关代谢可使进入体循环量的原型药减少；但当给予大剂量的药物，超过酶的催化能力时，则进入体循环量的原型药量会明显增加。增加剂量虽可克服因首关代谢导致的药物作用降低，但前提是仅适合于治疗指数高的药物；否则，增加剂量常致毒性反应的发生。此外，改变给药途径（如舌下给药、直肠给药）也可不同程度地克服首关代谢。

2. 舌下给药（sublingual）　舌下给药的优点是血流丰富，药物的吸收较快。加之该处药物可经舌下静脉直接进入体循环，避免首关代谢，因此药物的破坏较少，作用较快。特别适合经胃肠吸收时易被破坏或首关代谢明显的药物，如硝酸甘油、异丙肾上腺素等。但因舌下吸收面积小，吸收量有限，故舌下给药不能成为常规的给药途径。

3. 直肠给药（per rectum）　直肠内给药的优点在于：①防止药物对上消化道的刺激性；②部分药物可避开肝脏首关代谢，从而提高药物的生物利用度。由于很多药物对直肠有部分刺激性，因此不作为常规的给药途径。

（二）消化道外吸收

1. 从皮肤黏膜吸收　完整皮肤的吸收能力很差，在涂布面积有限时，药物的吸收较少。脂溶性较大的药物可以通过皮肤的角质层，但对亲水性物质则因皮脂腺的分泌物覆盖而阻止其进入皮肤。由于皮肤黏膜等局部给药可使局部的药物浓度很高，所以主要发挥局部的治疗作用。

2. 从注射部位吸收　肌内注射或皮下注射时，药物先沿结缔组织扩散，再经毛细血管和淋巴内皮细胞进入血液循环。由于注射部位的毛细血管孔道较大，吸收速率远比胃肠道黏膜快。药物皮下注射或肌内注射时的吸收速率受药物的水溶性及注射部位的血流量的影响，油剂、混悬剂或胶体制剂比水溶液的吸收慢。

3. 从鼻黏膜、支气管或肺泡吸收　气体、挥发性液体及气雾剂中的药物被吸入后，可从支气管或肺泡吸收。人大约有 3 亿多个肺泡，总面积达 200m²，与小肠的有效吸收面积接近。肺泡壁与毛细血管相连,血流非常丰富,药物可直接进入血液循环,避免了首关代谢。

二、分布

分布(distribution)指药物吸收后随血液循环到达各组织器官的过程。药物吸收后可不均匀地分布到多个组织器官,各组织器官的药物量是动态变化的。药物作用的快慢和强弱主要取决于药物分布进入靶器官的速度和浓度,而药物消除的快慢则主要取决于药物分布进入代谢和排泄器官(肝脏、肾脏)的速度。药物的分布速率主要取决于药物的理化性质、器官的血流量及膜的通透性。大多数药物的分布过程属于被动转运,少数为主动转运。药物首先分布到血流量大的组织器官,然后再向肌肉、皮肤或脂肪等血流量少的组织器官转移,这种现象称为再分布(redistribution)。药物分布不仅与药物效应有关,而且与药物毒性关系密切,对安全有效用药有重要意义。影响药物分布的因素如下:

(一)血浆蛋白结合率

药物吸收入血后都可不同程度地与血浆蛋白结合,弱酸性药物主要与血浆中的白蛋白结合,弱碱性药物主要与血浆中的 α_1- 酸性糖蛋白结合。药物与血浆蛋白结合的程度常用血浆中的结合药物浓度与总药物浓度的比值来表示。比值 >0.9(90%)表示有高度结合,比值 <0.2(20%)则表示药物与血浆蛋白的结合率低。结合药物不能通过细胞膜,故不能发挥其药理活性;游离药物能通过细胞膜分布至体内组织,从而发挥其药理活性。药物与血浆蛋白的结合通常是可逆性的,游离药物与结合药物经常处在平衡状态中。血浆蛋白结合的临床意义在于:①当一个药物结合达到饱和以后,再继续增加药物剂量,游离药物可迅速增加,导致药物的作用增强或不良反应发生。②在血浆蛋白结合部位上药物之间可能发生相互竞争,使其中的某些药物游离型增加,药理作用或不良反应明显增强。如血浆蛋白结合率为99%的 A 药与血浆蛋白结合率为98%、且与蛋白亲和力更强的 B 药合用时,前者被后者置换使血浆蛋白结合率下降1% 时,可使游离型的 A 药由原来的1% 升高到2%,即具有药理活性的游离型 A 药的浓度在理论上可达 2 倍,可能导致 A 药的毒性反应。因此,2 种血浆蛋白结合率高的药物联合应用时,在蛋白结合位点上产生的竞争性抑制才有临床意义。③当血液中的血浆蛋白过少(如慢性肾炎、肝硬化)或变质(如尿毒症)时,可与药物结合的血浆蛋白下降,也容易发生药物作用的增强和中毒。

(二)细胞膜屏障

对药物的分布影响较大的主要有以下 2 种屏障。

1. **血脑屏障(blood-brain barrier)**　是指血管壁与神经胶质细胞形成的血浆与脑细胞外液间的屏障和由脉络丛形成的血浆与脑脊液间的屏障,它对药物的通过具有重要的屏障作用。血脑屏障能阻止许多大分子、水溶性或解离型药物进入脑组织,但脂溶性较高的药物仍能以单纯扩散的方式穿过血脑屏障。应注意的是,急性高血压或静脉注射高渗溶液可以降低血脑屏障的功能,炎症也可改变其通透性。例如磺胺噻唑(ST)与血浆蛋白的结合率高,则很难进入脑脊液;而磺胺嘧啶(SD)与血浆蛋白的结合率低,进入脑脊液较多。故治疗化脓性脑膜炎时可首选磺胺嘧啶。

2. **胎盘屏障(placental barrier)**　是指胎盘绒毛与子宫血窦间的屏障,它能将母体与胎儿的血液分开。胎盘屏障也能阻止水溶性或解离型药物进入胎儿体内,但脂溶性较高的药物仍能通过胎盘屏障。由于有些通过胎盘的药物对胎儿有毒性甚至可以导致畸胎,因此孕妇用药应特别谨慎。

其他生理屏障还有血 - 眼屏障、血 - 关节囊液屏障等,使药物在眼和关节囊中难以达到有效浓度。

对此必须采用局部直接注射给药的方式才能达到治疗目的。

（三）器官的血流量与膜的通透性

肝、肾、脑、肺等高血流量的器官中药物的分布快且含量较多，皮肤、肌肉等低血流量的器官中药物的分布慢且含量较少。细胞膜对药物的通透性不同也影响药物的分布。例如肾毛细血管内皮膜孔大，在流体静压的作用下药物容易通过肾毛细血管。肝静脉窦缺乏完整的内皮，药物也容易通过肝的毛细血管。随着药物分子量的增大，通透的屏障也加大。一般认为分子量在 0.2~0.8kDa 的药物容易透过血管微孔。

（四）体液 pH 和药物的解离度

在生理情况下，细胞内液的 pH 为 7.0，细胞外液的 pH 为 7.4。由于弱酸性药物在弱碱性环境下解离型多，故细胞外液的弱酸性药物不易进入细胞内。因此，弱酸性药物在细胞外液中的浓度高于细胞内，弱碱性药物则相反。改变血液 pH，可相应改变其原有的分布特点。

（五）药物与组织的亲和力

药物与组织的亲和力不同可导致药物在体内选择性分布，常可导致某些组织中的药物浓度高于血浆药物浓度。如碘对甲状腺组织有高度亲和力，使碘在甲状腺中的浓度超过在其他组织中的 1 万倍左右，所以放射性碘可用于甲状腺功能的测定和甲状腺功能亢进症的治疗。氯喹在肝内的浓度比在血浆中高出 700 多倍，故常选氯喹治疗阿米巴性肝脓肿。

（六）药物转运体

药物转运体可影响药物的分布，特别是在药物相互作用时，可使药物的分布发生明显变化而导致临床出现危象。抗心律失常药奎尼丁与止泻药咯哌丁胺均为 P-gp 的底物。一般情况下，咯哌丁胺单独给药时作用于外周肠道的阿片受体而起到止泻作用，此时由于中枢 P-gp 的外排作用，咯哌丁胺不能进入中枢。但与奎尼丁合用后，由于奎尼丁抑制中枢的 P-gp，使单独给药的情况下不能进入中枢的咯哌丁胺可避开 P-gp 的外排作用进入中枢并作用于中枢的阿片受体，产生严重的呼吸抑制作用。

三、代谢

代谢（metabolism）是指药物在体内发生的化学结构的改变，也称为药物的生物转化（biotransformation）。

（一）代谢的方式与步骤

代谢过程一般分为 2 个时相进行：I 相反应（phase I reaction）是氧化（oxidation）、还原（reduction）、水解（hydrolysis）过程，主要由肝微粒体混合功能氧化酶（细胞色素 P450）及存在于细胞质、线粒体、血浆、肠道菌群中的非微粒体酶催化。II 相反应（phase II reaction）为结合（conjugation）反应，该过程在药物的分子结构中暴露出的极性基团与体内的化学成分如葡糖醛酸、硫酸、甘氨酸、谷胱甘肽等经共价键结合，生成易溶于水且极性高的代谢物，以利于迅速排出体外。

（二）代谢的部位及其催化酶

代谢的主要部位是肝。肝外组织如胃肠道、肾、肺、皮肤、脑、肾上腺、睾丸、卵巢等也能不同程度地代谢某些药物。药物在体内的代谢必须在酶的催化下才能进行。这些催化酶又分为 I 相代谢酶和 II 相代谢酶，前者包括混合功能氧化酶系统（mixed-function oxidase system），一般称为"肝脏微粒体细胞色素 P450 酶系统"，简称"肝微粒体酶"。此酶主要存在于肝细胞的内质网中。由于该酶能促进数百种药物的转化,故又称"肝药酶"。其在其他组织如肾上腺、肾、肺、胃肠黏膜及皮肤等组织中也有少量存在。Ⅱ相代谢酶主要包括和尿苷二磷酸葡糖醛酸转移酶(UDP-glucuronosyltransferase, UGT)、谷胱甘肽硫转移酶、磺基转移酶、甲基转移酶和 *N*-乙酰转移酶等。

现已明确,细胞色素 P450(cytochrome P450, CYP)是一个基因超家族(superfamily),根据这些基因所编码的蛋白质的相似程度,可将其划分为不同的基因家族(family)和亚家族(subfamily)。在人类肝脏中与药物代谢密切相关的 CYP 主要是 CYP1A2、CYP2A6、CYP2C9、CYP2C19、CYP2D6、CYP2E1 和 CYP3A4,它们占肝脏中 CYP 总含量的 75% 以上。CYP 催化底物有一定的特异性,但并不十分严格,不同的 CYP 能催化同一底物,而同一底物可被不同的 CYP 所代谢。了解每个 CYP 所催化的药物,对于在临床上合理用药及阐明在代谢环节上发生的药物相互作用有重要意义。

(三)代谢的影响因素

1. **遗传因素** 遗传因素对代谢的影响很大,最重要的表现是遗传决定的氧化反应及结合反应的基因多态性(gene polymorphism)。通常根据代谢能力的强弱可以将人群分为 4 种表型:弱代谢型(poor metabolizer, PM)、中间代谢型(intermediate metabolizer, IM)、强代谢型(extensive metabolizer, EM)和超强代谢型(ultrarapid metabolizer, UM)。遗传因素所致的代谢差异将改变药物疗效或毒性。不同种族和不同个体间由于遗传因素的影响,对同一药物的代谢存在极为显著的差异。很多药物代谢酶具有基因多态性。CYP2D6 是遗传药理学领域研究最早、了解也最为清楚的药物代谢酶基因。以异喹胍(debrisoquine, DB)为探针来划分,故又称为 DB 羟化代谢。DB 羟化代谢 PM 表型的发生率存在明显的种族差异,白色人种高达 5%~10%,东方人为 1%,而非洲黑色人种为 0~2%。所以中国人 DB 羟化代谢 EM 的代谢能力比白色人种弱,对不同表型、不同种族的患者应调整剂量。另如大多数肼和芳香胺类药物主要通过 *N*-乙酰转移酶代谢清除,*N*-乙酰转移酶的多态性也具有明显的种族差异,与欧洲人相比,东方人的快代谢发生率高,体内可产生较多的肝毒性物质,从而服用异烟肼后肝脏损伤的可能性也就增大。

2. **环境因素** 环境中存在的许多化学物质可以使肝药酶的活性增强或减弱,改变代谢速度,进而影响药物的作用强度与持续时间。

(1)酶的诱导:某些化学物质能提高肝微粒体药物代谢酶的活性,从而提高代谢的速率,此现象称酶的诱导。具有药酶诱导作用的化学物质称为酶的诱导剂。酶的诱导剂能促进自身代谢,连续用药可因自身诱导而使药效降低。诱导剂包括苯巴比妥和其他巴比妥类药物、苯妥英钠、卡马西平、利福平、水合氯醛等,这些药物的共同特点是亲脂、易与 CYP 结合并具有较长的半衰期。

(2)酶的抑制:酶的抑制是指某些化学物质能抑制肝微粒体药物代谢酶的活性,使其代谢药物的速率减慢。在体内灭活的药物经酶抑制剂作用后,代谢减慢,作用增强,作用时间延长。具有临床意义的酶抑制剂有别嘌醇、氯霉素、异烟肼、磺胺苯吡唑及西咪替丁等。

3. **生理因素与营养状态** 年龄不同,肝药酶活性不同。胎儿和新生儿肝微粒体中的药物代谢酶活性很低,对药物的敏感性比成人高,常规剂量就可能出现很强的毒性。老年人肝代谢药物的能力明显降低。肝药酶的活性还存在性别差异,如女性的 CYP2C19 及 CYP3A4 活性高于男性。肝药酶还有昼夜节律变化:很多研究表明,夜间的肝药酶活性较高,使药物的代谢加快;而昼间的肝药酶活性较低,使药物的代谢减慢。故药物在一天内的不同时间给予,可使血药浓度水平有一定的差异,导致药物疗效不同。食物中的不饱和脂肪酸含量增多可增加肝脏的 CYP 含量,缺乏蛋白质、维生素 C、钙或镁的食物可降低肝对某些药物的代谢能力,高碳水化合物饮食可使肝转化药物的速率降低。

4. 病理因素　疾病状态能影响肝药酶活性。如肝炎患者的葡糖醛酸结合反应和硫酸结合反应受阻,在肝炎患者中对乙酰氨基酚的半衰期比在正常人中长。

(四)代谢的意义

绝大多数药物经过代谢后药理活性都减弱或消失,称为灭活(inactivation)。但也有极少数药物被转化后才出现药理活性,称为活化(activation)。如阿司匹林只有在体内脱去乙酰基,转化为水杨酸钠才具有药理活性。原型药经代谢生成的代谢物通常水溶性增高,易从肾或胆汁排出,而且生成的代谢物常失去药理活性。因此,代谢是许多药物消除的重要途径。应注意代谢也可能是活化过程,也有的活性药物转化成仍具有活性的代谢物,甚至有时可能生成有毒物质。因而代谢过程并不等于解毒过程。

四、排泄

药物及其代谢物通过排泄器官排出体外的过程称为排泄(excretion)。排泄是药物最后彻底消除的过程。大多数药物及其代谢产物的排泄为被动转运,少数以主动转运的方式排泄。肾脏是最主要的排泄器官,非挥发性药物主要由肾脏随尿排出;气体及挥发性药物则主要由肺随呼气排出;某些药物还可从胆汁、乳腺、汗腺、唾液腺及泪腺等排出体外。

(一)肾排泄

药物及其代谢产物经肾脏排泄有 3 种方式:肾小球滤过、肾小管分泌和肾小管重吸收。前 2 个过程是血液中的药物进入肾小管腔内,后一个过程是将肾小管腔内的药物再转运至血液中。

1. 肾小球滤过　肾小球毛细血管网的基底膜通透性较大、滤过压较高,分子量较小的物质均可以自由通过。影响药物从肾小球滤过的主要因素是药物与血浆蛋白的结合程度及肾小球滤过率。肾小球滤过率降低或药物的血浆蛋白结合程度高均可使滤过的药量减少。结合药物的分子量较大,一般超过 50 000Da,不能从肾小球滤过;游离药物的分子量较小(多数药物的分子量 <1 000Da),容易通过具有较大筛孔的滤过膜。

2. 肾小管分泌　肾小管分泌为主动转运过程,药物逆浓度梯度从毛细血管穿过肾小管膜到达肾小管。肾小管上皮细胞有 2 类转运系统,即有机酸与有机碱转运系统,分别转运弱酸性和弱碱性药物。分泌机制相同的两药合用可发生竞争性抑制。如丙磺舒与青霉素合用使青霉素的血浆浓度升高、疗效增强是因为丙磺舒竞争性地抑制肾小管的有机阴离子转运体,从而抑制青霉素自肾小管的分泌而使血浆药物浓度升高、疗效增强。

3. 肾小管重吸收　游离药物从肾小球滤过后,经肾小管分泌和重吸收。大多数药物的肾小管重吸收为被动转运,但含锂和氟的化合物及尿酸是通过主动转运被重吸收的。脂溶性药物容易通过肾小管,脂溶性低的药物或离子型药物的重吸收较为困难。弱酸或弱碱性药物的重吸收依赖于肾小管液的pH。肾小管腔内的尿液 pH 能影响药物的解离度。酸化尿液,碱性药物在肾小管中大部分解离,重吸收少,排泄增加;碱化尿液,酸性药物在肾小管中大部分解离,重吸收少,排泄增加。在临床上改变尿液 pH 是解救药物中毒的有效措施。如苯巴比妥、水杨酸等弱酸性药物中毒时,碱化尿液可使药物的重吸收减少、排泄增加而解毒。药物转运体也可介导某些药物经肾小管重吸收。如肾小管上皮细胞的寡肽转运体 PEPT2 可介导二肽、三肽及肽类似物、β- 内酰胺类抗生素经肾小管重吸收。

（二）胆汁排泄

某些药物经肝脏转化为极性较强的水溶性代谢产物，也可自胆汁排泄。药物从胆汁排泄是一个复杂的过程，包括肝细胞对药物的摄取、贮存、转化及向胆汁的主动转运过程。药物的理化性质及某些生物学因素能影响上述过程。对于从胆汁排泄的药物，除需要具有一定的化学基团及极性外，对其分子量有一定阈值的要求，通常对人，药物的分子量 >0.5kDa（对大鼠 >0.325kDa，对狗 >0.35kDa）的化合物可从胆汁排出（图 5-1），分子量 >5kDa 的大分子化合物较难从胆汁排泄。

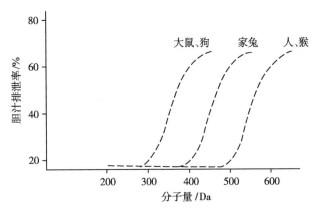

图 5-1　经胆汁排泄的化合物的分子量阈值

由胆汁排入十二指肠的药物可从粪便排出体外，但也有药物再经肠黏膜上皮细胞吸收，经门静脉、肝脏重新进体循环的反复循环过程称为肝肠循环（hepato-enteral circulation）。肝肠循环的临床意义视药物经胆汁的排出量而定。药物从胆汁的排出量多，肝肠循环能延迟药物的排泄，使药物的作用时间延长。若中断肝肠循环，半衰期和作用时间都可缩短，利于某些药物解毒。如洋地黄毒苷中毒后，口服考来烯胺可在肠内与洋地黄毒苷形成络合物，中断后者的肝肠循环，加快其从粪便排出而解毒。胆汁清除率高的药物在临床用药上有一定的意义。如氨苄西林、头孢哌酮、利福平、红霉素等主要经胆汁排泄，其胆汁浓度可达血药浓度的数至数十倍，故可用于抗胆道感染。

主要经胆汁排泄而非肾脏排泄的药物当在肾衰竭时应用，常可不必调整用量。在临床上为合并肾衰竭的高血压患者选用血管紧张素转换酶抑制剂（ACEI）时，往往选用替莫普利而不选用依那普利。因为依那普利主要经肾脏排泄，因此肾衰竭患者服用后可导致依那普利的尿排泄受阻，血药浓度升高，有发生药物中毒的风险。替莫普利不仅经肾排泄，还可经胆汁排泄，因此合并肾衰竭的高血压患者服用替莫普利后，由于替莫普利可从胆汁排泄，不至于导致肾脏负担过重，故血药浓度不会像服用依那普利那样明显升高（图 5-2）。

（三）肠道排泄

药物也可经肠道排泄。经肠道排泄的药物主要有以下几种：①未被吸收的口服药物；②随胆汁排泄到肠道的药物；③由肠黏膜主动分泌排泄到肠道的药物。

（四）其他途径排泄

许多药物还可通过唾液、乳汁、汗液、泪液等排泄。乳汁的 pH 略低于血浆，因此弱碱性药物在乳汁的浓度可能高于血浆，弱酸性药物则相反。如吗啡、阿托品等弱碱性药物可以较多地自乳汁排泄，故哺

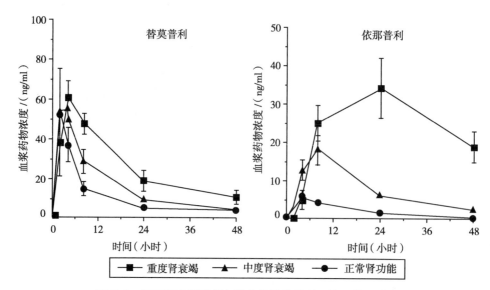

图 5-2   不同肾功能患者血浆中的替莫普利和依那普利浓度

乳期妇女用药应注意。胃液中的酸度高,某些生物碱(如吗啡等)即使注射给药也可向胃液扩散,洗胃是该类药物中毒的治疗措施和诊断依据。由于某些药物可自唾液排泄,唾液中的药物浓度与血药浓度平行,且唾液容易采集,因此临床上常以唾液代替血液标本进行血药浓度监测。

药物的吸收、分布、代谢和排泄过程是一个动态过程,是药动学的中心内容。图 5-3 对这一动态过程做了概括。

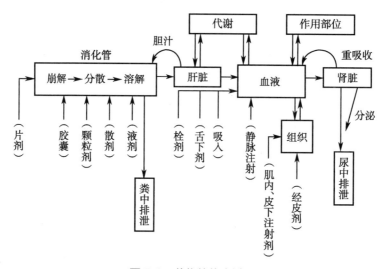

图 5-3   药物的体内过程

第三节   临床药动学的房室模型基础

房室模型是药动学研究中按药物在体内转运速率的差异,以实验数据和理论计算相结合而设置的数学模型。该模型将身体视为一个系统,系统内部按动力学特点分为若干房室(compartment)。房室是一个假想的空间,它与解剖部位和生理功能无关,只要体内某些部位的转运速率相同,均可归为同一房室。在多数动力学模型中,药物即可进入该房室,又可从该房室流出,故称为开放系统(open system)。常见的有一室模型、二室模型和三室模型,分别有相应的数学方程式,求得一系列的药动学参数,用于指导临床合理用药。

一、开放性一室模型

开放性一室模型(open one compartment model)又称单室模型,该模型假定机体由 1 个房室组成。给药后药物可立即均匀地分布在整个房室(全身体液和组织),并以一定的速率(速率常数为 K_e)从该室消除。X_1 为一室的药物量,V_1 为一室的表观分布容积,等于静脉给药剂量与血药浓度的比,即 $V_1=X_1/C$。单次静脉注射属于一室模型的药物后,用血药浓度的对数对时间作图可得一条直线,即血药浓度 - 时间曲线呈单指数衰减(图 5-4A)。

二、开放性二室模型

药物在所有组织中的浓度瞬间达到动态平衡是不可能的,药物在不同组织中的分布速率存在差异。开放性二室模型(open two compartment model)根据药物在组织中的转运速率不同,将机体分成中央室(central compartment)与周边室(periphery compartment)。中央室代表一些血流丰富的组织,如心、肝、肺、脾、肾等。在中央室,药物的分布快,能够快速与血药浓度达到动态平衡。周边室代表一些血流贫乏的组织,如脂肪、皮肤和静止状态下的肌肉等。在周边室,药物的分布较慢,与血药浓度达到平衡的速度慢。开放性二室模型还假定药物仅从中央室消除。X_1 为中央室的药物量,V_1 为中央室的表观分布容积,X_2 为周边室的药物量,V_2 为周边室的表观分布容积。单次快速静脉注射属于二室模型的药物后,用血浆药物浓度的对数对时间作图可得双指数衰减曲线(图 5-4B)。血药浓度 - 时间曲线的初始血药浓度下降很快,称为分布相(α 相),它主要反映药物自中央室向周边室的分布过程。当分布平衡后,曲线进入衰减相对缓慢的消除相(β 相),它主要反映药物从中央室的消除过程。药物从中央室消除的速率常数用 K_{10} 来表示;药物从中央室转运到周边室的一级速率常数用 K_{12} 表示;药物从周边室转运到中央室的一级速率常数用 K_{21} 表示。二室模型比一室模型更符合大多数药物的体内情况。

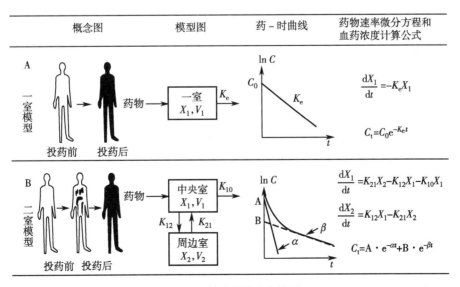

图 5-4　药动学的房室模型

药物在体内的转运过程非常复杂,仅用一室或二室模型还不能满意地说明药物的体内过程,特别是脑、骨骼、脂肪对药物转运能力的差异很大,某些药物与组织的结合牢固,如胍乙啶在神经组织中的消除非常缓慢,这时血药浓度-时间曲线呈三指数衰减,需用三室模型模拟。

三、房室模型的确定方法

房室模型的选择主要取决于药物的性质及实验设计的精确度。对于某一具体的药物来说,准确地选择模型是进行药动学分析的关键问题,模型的选择有其相应的标准。由于实验数据总有误差及参数计算过程相当复杂,在计算药动学参数时一般采用先进的药动学专用计算机程序包进行。如国外的 PCNONLIN,国内的 DAS、3P87、3P97、PKBP-NI 等。

最佳房室数的确定原则为:①希望测定值能够均匀而随机地分布在拟合曲线的两侧;②适当地使残差平方和(S)或加权残差平方和(S_w)达到最小;③最低 AIC 估计(minimum AIC estimation, MAICE)。

常用的确定房室数的具体方法如下:

1. **血药浓度-时间散点图判断法**　将静脉注射后的血药浓度(C)对时间(t)在半对数坐标纸上绘出散点图,由散点图形估计房室数。如各数据点可用一条直线拟合,可初估为一室模型,拟合单指数方程;如图形在 1 或 2 处出现转折,血药浓度呈现先快后慢的衰减曲线,可初估为二室或三室模型(图5-4),拟合双指数或三指数方程。散点图法简单,但比较粗糙,不够准确,需采用以下方法进一步确证。

2. **残差平方和或加权残差平方和判断法**　将血药浓度-时间数据分别按一室、二室或三室模型拟合,求出相应的血药浓度-时间方程式,然后按此方程式计算出不同时间的理论血药浓度,称为计算值,实测值与计算值之差称为残差。按方程式求出残差平方和或加权残差平方和。残差平方和越小,说明计算值与实测值的契合程度就越高。因此,拟合的房室模型中,残差平方和或加权残差平方和最小者即为所求的房室模型。

$$C_t = \sum_{j=1}^{N} X_j e^{-\lambda_j t} \tag{式(5-1)}$$

$$S = \sum_{i=1}^{M} (C_i - \hat{C}_i)^2 = \sum_{i=1}^{M} \left(C_i - \sum_{j=1}^{N} X_j e^{-\lambda_j t_i} \right)^2 \tag{式(5-2)}$$

$$S_w = \sum_{i=1}^{M} \left(C_i - \sum_{j=1}^{N} X_j e^{-\lambda_j t_i} \right)^2 W_i \tag{式(5-3)}$$

式中,N 为房室数,j 为房室序数,i 为采样序数,X_j、λ_j 为待定参数,C_t 为 t 时刻的血药浓度,C_i 为第 i 次取样时的血药浓度实测值,$\hat{C}_i$ 为第 i 次取样时的血药浓度的理论计算值,S 为残差平方和,S_w 为加权残差平方和,W_i 为权重系数,M 为采血次数。

3. **拟合度(r_1^2)判断法**　根据实测值与计算值按公式求得 r_1^2,在所拟合的房室模型中,r_1^2 值大的为最佳房室模型。

$$r_1^2 = \frac{\displaystyle\sum_{i=1}^{N} C_i^2 - \sum_{i=1}^{N} (C_i - \hat{C}_i)^2}{\displaystyle\sum_{i=1}^{N} C_i^2} \qquad\qquad \text{式（5-4）}$$

4. **F 检验判断法**　F 检验是对全部回归系数进行一次性显著性检验，其目的是检验回归方程在整体上是否显著成立。F 值按下式计算：

$$F = \frac{S_{w1} - S_{w2}}{S_{w2}} \times \frac{\mathrm{d}f_2}{\mathrm{d}f_1 - \mathrm{d}f_2} (\mathrm{d}f_1 > \mathrm{d}f_2) \qquad\qquad \text{式（5-5）}$$

式中，S_{w1} 及 S_{w2} 分别为第 1 和第 2 种模型的加权残差平方和；$\mathrm{d}f$ 为自由度，即各自的实验数据点的数目减去参数的数目。静脉注射一室（$C = C_0 e^{-kt}$）、二室（$C = Ae^{-\alpha t} + Be^{-\beta t}$）和三室（$C = Ae^{-\alpha t} + Be^{-\beta t} + Ge^{-\gamma t}$）模型的血药浓度 - 时间方程式各需确定 2、4 和 6 个参数。如某实验测得 12 个实验数据点，则上述 3 种模型的 $\mathrm{d}f$ 分别为 10、8 和 6。如算得的 F 值比相应自由度的 F 界值（5% 的显著性水平）大，便可认为将参数的数目从 i 增至 $i+1$ 是有意义的。

5. **AIC（Akaike's information criterion）判断法**　该法由日本统计学家赤池弘次（Akaike）提出，他从信息理论出发，提出一种信息标准（information criterion），以便对信息量作出数字上的表达，并用统计学方法确定拟合于一组实验数据的数学方程的参数数目，故称 AIC 法。Akaike 及 Tanabe 根据随机误差遵从 Gaussian 分布的假设，以下列方程式定义 AIC：

$$\text{AIC} = N\ln R_e + 2P \qquad\qquad \text{式（5-6）}$$

式中，N 为实验数据点的数目，P 为拟合的房室模型的相应数学方程式中的参数数目（$P = 2n$，n 为房室数），R_e 为加权残差平方和［与式（5-3）中的 S_w 的含义相同］。

AIC 小者为最佳房室模型。AIC 最小的数学方程式被认为是对血药浓度时程的最佳表达，这种统计学方法谓之最低 AIC 测定（minimum AIC estimation，MAICE）。对于 MAICE 来说，不要求进行 F 检验及显著性水平测定。如按 R_e 及 AIC 判断结果不一致，而 R_e 相差不大时，以 AIC 为判定标准。

第四节　药物的速率过程

按药物转运速率与药量或浓度之间的关系，药物在体内的消除速率过程可分为线性动力学和非线性动力学，前者包括一级动力学速率过程，后者包括零级和米氏动力学速率过程。

一、线性动力学

线性动力学为一级动力学过程（first-order kinetic process），又称一级速率过程，是指药物在某房室或某部位的转运速率 $\left(\dfrac{\mathrm{d}X}{\mathrm{d}t}\right)$ 与该房室或该部位的药量或浓度的 1 次方成正比。描述一级动力学过程的公式是：

$$\frac{\mathrm{d}X}{\mathrm{d}t} = -K_e X \qquad\qquad \text{式（5-7）}$$

式中，X 为体内的药物量，K_e 为一级消除速率常数。将式（5-7）积分，得：

$$X=X_0 e^{-K_e t}=D e^{-K_e t} \qquad \text{式（5-8）}$$

式中，X_0 为给药后瞬间的体内药物量，可以看作与给药量 D 相等。因为药物的分布容积（V_d）为体内的药物量（X）与血浆中的药物浓度（C）的比值，即 $V_d=X/C=D/C_0$，将式（5-8）两边分别除以 V_d，即分别除以 X/C 和 D/C_0，则式（5-8）成为 $C=C_0 e^{-K_e t}$。式中，C 为 t 时刻的药物浓度，C_0 为药物初始浓度。将该式两边取常用对数，则：

$$\lg C=\lg C_0-\frac{K_e}{2.303}t \qquad \text{式（5-9）}$$

或改为自然对数形式，则：

$$\ln C=\ln C_0-K_e t \qquad \text{式（5-10）}$$

将 t 时刻的药物浓度的对数对时间作图，可得一条直线，其斜率为 $-K_e/2.303$（取自然对数时为 $-K_e$）。而 t 时刻的药物浓度与时间在普通坐标纸上作图可得一条曲线（图 5-5）。

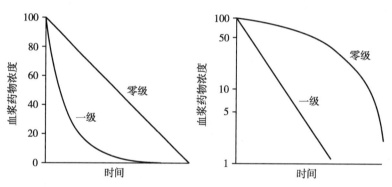

图 5-5　按一级和零级动力学过程消除的药物的血药浓度 - 时间曲线

一级动力学过程具有被动转运的特点，只要是按浓度梯度控制的单纯扩散都符合一级动力学过程。由于多数药物的转运都是单纯扩散，故多数药物属一级动力学过程。一级动力学的特点是：①药物转运呈指数衰减，每单位时间内转运的百分比不变，即等比转运，但单位时间内药物的转运量随时间而下降；②半衰期、总清除率恒定，与给药剂量或药物浓度无关；③血药浓度 - 时间曲线下面积（AUC）与所给予的单一剂量成正比。

由于线性动力学过程的 K_e、半衰期、总清除率等药动学参数与剂量无关，故又称剂量非依赖性速率过程。

二、非线性动力学

（一）零级动力学过程

零级动力学过程（zero-order kinetic process）又称零级速率过程，是指药物自某房室或某部位的转运速率与该房室或该部位的药量或浓度的 0 次方成正比。描述零级动力学过程的公式是：

$$\frac{dX}{dt}=-K_e X^0=-K_e \qquad \text{式（5-11）}$$

将式（5-11）积分，得 $X=X_0-K_e t$，即：

$$C=C_0-K_e t \qquad\qquad 式（5-12）$$

式（5-12）中的 K_e 为零级速率常数。将 t 时刻的药物浓度与时间在普通坐标纸上作图可得一条直线，其斜率为 $-K_e$；而 t 时刻的药物浓度与时间在半对数坐标纸上作图可得一条曲线（图5-5）。零级动力学过程的特点是：①转运速率与剂量或浓度无关，按恒量转运，即等量转运，但每单位时间内转运的百分比是可变的；②半衰期、总清除率不恒定，剂量加大，半衰期可超比例延长，总清除率可超比例减小；③血药浓度-时间曲线下面积与剂量不成正比，剂量增加，其面积可超比例增加。

一级动力学和零级动力学的比较见表5-1。

表5-1　一级动力学和零级动力学的比较

	一级动力学	零级动力学
动力学特点	线性动力学，药量呈指数衰减，即等比转运	非线性动力学按恒量转运，即等量转运
半衰期、总清除率等参数	恒定，与剂量或药物浓度无关	不恒定，与剂量或药物浓度有关
AUC	与所给予的单一剂量成正比	与所给予的单一剂量不成比例
产生原因	转运为单纯扩散	药物代谢酶、药物转运体及药物与血浆蛋白结合等的饱和过程

零级动力学过程有主动转运的特点。任何耗能的逆浓度梯度转运的药物因剂量过大均可超负荷而出现饱和限速，称为容量限定过程（capacity-limited rate processes）。如乙醇、苯妥英钠、阿司匹林、双香豆素和丙磺舒等可出现零级动力学过程。按零级动力学过程消除的药物在临床上增加剂量时，有时可使血药浓度突然升高而引起药物中毒，因此对于这类药物，临床上增加剂量给药时一定要加倍注意。

（二）米氏速率过程

米氏速率过程（Michaelis-Menten rate process）是一级动力学与零级动力学互相移行的过程。此过程在高浓度时是零级动力学过程，而在低浓度时是一级动力学过程。将一级和零级动力学过程的药物量 X 用药物浓度 C 来表示，描述米氏速率过程的公式如下：

$$\frac{dC}{dt}=-\frac{V_{max}\cdot C}{K_m+C} \qquad\qquad 式（5-13）$$

式中，$\dfrac{dC}{dt}$ 为 t 时刻的药物消除速率；V_{max} 为该过程的最大速率常数；K_m 为米氏速率常数，等于在50%的最大消除速率时的药物浓度。

当体内的药物浓度低到 $K_m \gg C$ 时，亦即体内的药物消除能力远远大于药物浓度时，C 小到可以忽略，式（5-13）可简化为：

$$\frac{dC}{dt}=-\frac{V_{max}\cdot C}{K_m} \qquad\qquad 式（5-14）$$

其中 $\dfrac{V_{max}}{K_m}=k_e$，则 $\dfrac{dC}{dt}=-K_e C$，该式与描述一级动力学过程的式（5-7）相似，显然在低浓度时为一级速率过程。

当体内的药物浓度高到 $C \gg K_m$ 时，即体内的药物浓度远远超过机体的药物消除能力时，则 K_m 可以忽略，根据式（5-13），此时 $\dfrac{dC}{dt}=-V_{max}$，与描述零级动力学过程的式（5-11）相似，表明体内的药物消除能力达到饱和,机体在以最大能力消除药物,成为零级动力学过程。

在临床上有些药物具有米氏速率过程的特点,如乙醇、苯妥英钠、阿司匹林、乙酰唑胺、茶碱、保泰松等。当苯妥英钠的剂量不超过4~5mg/(kg·d)时,属一级动力学消除,半衰期为24小时;当剂量超过5~12mg/(kg·d)时,酶的代谢能力已达饱和,此刻苯妥英钠的血浆浓度显著增加,半衰期明显延长,速率过程已由一级变为零级,容易发生药物中毒(图5-6)。

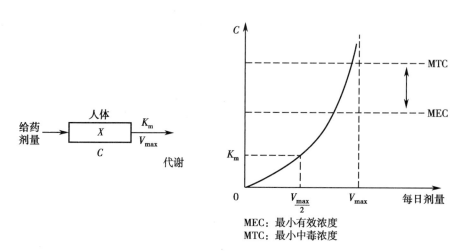

MEC:最小有效浓度
MTC:最小中毒浓度

图5-6　米氏速率过程与血浆药物浓度变化

零级动力学过程与米氏速率过程又称非线性动力学过程,由于该过程的半衰期等药动学参数随剂量增加而改变,故又称剂量依赖性速率过程。认识和掌握非线性动力学特点对指导临床安全用药具有极其重要的意义。

三、主要的药动学参数及其临床意义

(一)半衰期

半衰期(half-life, $t_{1/2}$)是指血浆药物浓度降低一半所需的时间,通常是指药物的血浆消除半衰期,是表述药物在体内消除快慢的重要参数。半衰期可用消除速率常数(K_e)计算,单位为分钟(min)或小时(h)。

按一级动力学过程消除的药物的半衰期和消除速率常数间的关系可用下式表示:

$$t_{1/2} = \frac{0.693}{K_e}$$

式(5-15)

按一级动力学消除的药物给药后经过1个 $t_{1/2}$ 后,体内尚存给药量的50%;经过2个 $t_{1/2}$ 后,尚存给药量的25%;经过5个 $t_{1/2}$ 后,约尚存给药量的3%,可以认为体内的药物基本被消除。式(5-15)表明,按一级动力学消除的药物,其 $t_{1/2}$ 和消除速率常数 K_e 有关,与血浆药物初始浓度无关,即与给药剂量无关。

按零级动力学过程消除的药物的半衰期可用下式表示:

$$t_{1/2} = \frac{0.5C_0}{k_0}$$

式(5-16)

按零级动力学消除的药物,其 $t_{1/2}$ 和血浆药物初始浓度成正比,即与给药剂量有关,给药剂量越大,

$t_{1/2}$ 越长,药物越容易在体内蓄积引起中毒,故在临床上使用按零级动力学消除的药物时一定要注意,必要时要进行血药浓度监测。

半衰期因药而异。例如青霉素的半衰期为 0.5 小时,而氨茶碱则为 3 小时,苯巴比妥为 5 天。了解半衰期对临床合理用药的重要意义在于:①它可以反映药物消除的快慢,作为临床制订给药方案的主要依据;②它有助于设计最佳给药间隔;③预计停药后药物从体内消除的时间及预计连续给药后达到稳态血药浓度的时间。

同一药物用于不同个体时,由于生理与病理情况不同,$t_{1/2}$ 可能发生变化。为此,应根据患者生理与病理状态下不同的 $t_{1/2}$ 来制订个体化给药方案,尤其对治疗浓度范围窄的药物非常重要。

(二)表观分布容积

表观分布容积(apparent volume of distribution, V_d)是指体内的药物总量按血浆药物浓度推算时所需的体液总容积。其计算式为:

$$V_d = \frac{D}{C}$$ 式(5-17)

式中,D 为体内的总药量,C 为药物在血浆与组织间达到平衡时的血浆药物浓度。可见,表观分布容积是体内药量与血浆药物浓度间的比例常数,将此比例常数乘以血浆药物浓度,其积等于体内的总药量。表观分布容积的单位为 L 或 L/kg。

表观分布容积是一个假想的容积,它并不代表体内具体的生理空间,因此无生理学意义,主要反映药物在体内的分布程度和药物在组织中的摄取程度。

药物分布容积的大小取决于药物的脂溶性、膜通透性、组织分配系数及药物与血浆蛋白的结合率等因素。若药物的血浆蛋白结合率高,则其组织分布少,血药浓度就高。若一个药物的 V_d 为 3~5L,那么这个药物可能主要分布于血液中并与血浆蛋白大量结合;若药物的 V_d 为 10~20L,则药物主要分布于血浆和细胞外液,这类药物不易通过细胞膜而进入细胞内液;若药物的 V_d 为 40L,则药物分布于血浆、细胞外液和细胞内液,表明其在体内分布广泛。

(三)血药浓度 - 时间曲线下面积

血药浓度 - 时间曲线下面积(area under the curve, AUC)是指血药浓度数据(纵坐标)对时间(横坐标)作图所得的曲线下的面积。它可由积分求得,最简便的计算是用梯形法。从给药开始到给药 t 时的面积用 $AUC_{0 \to t}$ 表示,从给药开始到 $t = \infty$ 时间的面积用 $AUC_{0 \to \infty}$ 表示。它是计算生物利用度的基础数值。AUC 与吸收后进入体循环的药量成正比,反映进入体循环药物的相对量。

(四)生物利用度

生物利用度(bioavailability, F)是指药物活性成分从制剂释放吸收进入体循环的程度和速率。通常,它的吸收程度用 AUC 表示,而其吸收速率是以用药后到达最高血药浓度(C_{max})的时间即达峰时间(t_{max})来表示。

生物利用度可分为绝对生物利用度和相对生物利用度。一般认为,静脉注射药物的生物利用度为100%,如果将血管外途径给药(e. v.)时的 AUC 值与静脉注射(i. v.)时的 AUC 值进行比较,计算前者的生物利用度,即为绝对生物利用度,按式(5-18)计算。生物利用度也可在同一给药途径下对不同制剂进行比较,即相对生物利用度,按式(5-19)计算。

$$F(\%)=\frac{\mathrm{AUC}_{ev}}{\mathrm{AUC}_{iv}}\times100 \qquad\qquad 式（5-18）$$

$$F(\%)=\frac{\mathrm{AUC}_{受试制剂}}{\mathrm{AUC}_{标准制剂}}\times100 \qquad\qquad 式（5-19）$$

值得强调的是，某些药物口服时由于首关代谢的影响，可使生物利用度降低。两者之间的定量关系以下式表示：

$$F=F_a\times F_g\times F_h=F_a\times(1-E_g)\times(1-E_h) \qquad\qquad 式（5-20）$$

式中，F_a 代表口服药物吸收至肠黏膜内的量与给药剂量的比值，F_g 及 F_h 分别代表避开肠（g）首关代谢和肝（h）首关代谢的量与给药剂量的比值，E_g 及 E_h 分别代表肠、肝对药物的摄取比（代表肠道和肝脏首关代谢的程度）。如图 5-7 所示，口服某药后的 F_a、F_g 和 F_h 分别为 0.9、0.9 和 0.5，根据式（5-20），则该药的口服生物利用度为 40.5%。

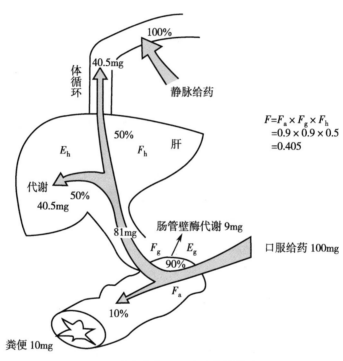

图 5-7　药物生物利用度计算的模式图

（五）总清除率

总清除率（total body clearance, TBCL）又称血浆清除率（plasma clearance, Cl_p），是指体内诸消除器官在单位时间内清除药物的血浆容积，即单位时间内有多少毫升血浆中所含的药物被机体清除。它是肝肾及其他途径清除率的总和，其计算式为：

$$\mathrm{TBCL}=V_d\times K_e \qquad\qquad 式（5-21）$$

或

$$\mathrm{TBCL}=\frac{D}{\mathrm{AUC}} \qquad\qquad 式（5-22）$$

式中，V_d 为表观分布容积，K_e 为消除速率常数，D 为体内的药量，AUC 为血药浓度 - 时间曲线下面积。清除率以单位时间的容积（ml/min 或 L/h）表示。

（六）稳态血药浓度与平均稳态血药浓度

如按固定的间隔时间给予固定的药物剂量,在每次给药时体内总有前次给药的存留量,多次给药形成多次蓄积。随着给药次数增加,体内总药量的蓄积率逐渐减慢,直至在剂量间隔内消除的药量等于给药剂量,从而达到平衡,这时的血药浓度称为稳态血药浓度(steady-state plasma concentration, C_{ss}),又称坪值(plateau)。假定按半衰期给药,则经过相当于5个半衰期的时间后血药浓度基本达到稳定状态。

稳态血药浓度是一个"篱笆"形的血药浓度-时间曲线,它有一个峰值(稳态时的最大血药浓度,$C_{ss,max}$),也有一个谷值(稳态时的最小血药浓度,$C_{ss,min}$)。由于稳态血药浓度不是单一的常数值,故有必要从稳态血药浓度的起伏波动中找出一个特征性的代表数值来反映多剂量长期用药的血药浓度水平,即平均稳态血药浓度($C_{ss,av}$)(图5-8)。所谓$C_{ss,av}$是指达稳态时,在一个剂量间隔时间内血药浓度-时间曲线下面积除以给药间隔时间的商值,其计算式为:

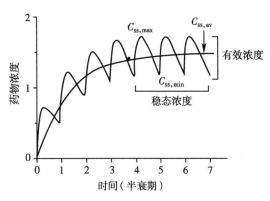

图5-8 多次给药后的血药浓度-时间曲线

$$C_{ss,av} = \frac{AUC}{\tau} \qquad\qquad 式(5-23)$$

或

$$C_{ss,av} = \frac{FD}{K_e \tau V_d} \qquad\qquad 式(5-24)$$

式中,τ为2次给药的间隔时间,AUC为血药浓度-时间曲线下面积,F为生物利用度,D为给药剂量,K_e为消除速率常数,V_d为表观分布容积。

达到C_{ss}的时间仅决定于半衰期,与剂量、给药间隔及给药途径无关。但剂量与给药间隔能影响C_{ss}。剂量大,C_{ss}高;剂量小,C_{ss}低。给药次数增加能提高C_{ss},并使其波动减小,但不能加快到达C_{ss}的时间(图5-9A);增加给药剂量能提高C_{ss},但也不能加快到达C_{ss}的时间(图5-9B);首次给予负荷剂量(loading dose),可加快到达C_{ss}的时间(图5-9C)。临床上首量加倍的给药方法即为了加快到达C_{ss}的时间。对于以一级动力学消除的一室模型药物来说,当τ等于消除半衰期时,负荷剂量等于2倍的维持剂量,即首剂加倍量。

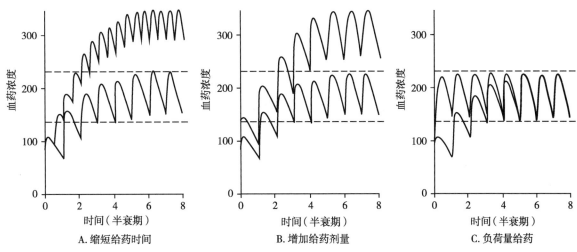

图5-9 给药方式与达稳态浓度时间的关系

第五节　群体药动学

一、基本概念

群体(population)就是根据观察目的所确定的研究对象或患者的总体。群体药动学(population pharmacokinetics,PPK)即药动学的群体分析法。它是应用药动学的基本原理结合统计学方法研究某一PPK参数的分布特征,即群体典型患者的药动学参数和群体中存在的变异性。PPK就是要依据称为固定效应(fixed effect)和随机效应(random effects)的许多因素对群体患者固有的动力学差异进行描述。固定效应指生理(如年龄、性别、种族、体重、身高、体表面积等)、病理(如肝、肾等主要脏器的功能和疾病状态等)及其他因素(如用药史、合并用药、吸烟、饮酒、饮食习惯等)对药动学参数的影响。相对于随机效应,这些因素是相对固定的,其影响具有一定的规律性,通常是导致个体间差异(inter-individual variability)的主要来源,因而称为固定效应或确定性变异。随机效应是导致药动学特征随机变异性的一类未知的、难以预知与评估的效应。随机效应主要包括个体间及个体内变异。个体间变异是除固定效应外,不同患者之间的随机误差。个体内变异(intra-individual)是指研究者、实验方法及患者自身随时间的变异,以及模型选定误差等。这2种变异性均包括不能通过固定效应加以解释的药动学差异。固定效应通过固定效应模型估算,随机效应由统计学模型确定。在PPK中,固定效应和随机效应统称为混合效应。因此,PPK也可以简单表述为研究指定群体的药动学规律与混合效应对此规律影响的科学。它既研究群体的"共性"特征参数(群体值),也重点关注各个体间的"个性"(个体间差异)与药物体内过程间的关系。PPK的最突出的优点就是其可以定量地描述固定效应与随机效应,这一点在新药评价过程中对于完整、准确地把握药物的特征及其可能的体内过程尤为重要,并且可为临床药物评价和个体化药物治疗打下基础。

PPK中固定效应和随机效应的临床目的:①设计适合于特定患者群体如老年人、儿童及肝肾功能障碍者的给药方案;②设计并借助反馈技术优化患者的给药方案。

二、群体药动学研究的方法

分析方法通常有3种:①单纯聚集法。先计算所有个体的同一时间点的浓度数据的平均值,然后将平均血药浓度-时间资料拟合到适当的动力学模型,从而求得参数。该法的精确度较差。②两步法。先对单个个体的原始浓度-时间数据拟合适当的动力学模型,求出个体药动学参数,然后再求出所有个体药动学参数的平均值及标准差。该法目前应用较多,但采样次数多且费用大。③非线性混合效应模型(nonlinear mixed effect model,NONMEM)程序法。根据药动学群体参数及新病例的临床常规数据如年龄、体重、身高、化验值等,利用计算机初步推算个体化给药方案,并预测可能达到的血药浓度;然后根据实测血药浓度,对比修正个体药动学参数;通过反复反馈修正,直至达到需要的血药浓度。该法因采样次数少,患者容易接受。

三、群体药动学在临床的应用

（一）治疗药物监测

NONMEM 法已用于治疗药物监测并估算其群体参数值,如苯妥英、茶碱、地高辛、利多卡因、华法林、环孢素、氨基糖苷类抗生素等。表 5-2 列出 74 名服用地高辛的患者（男 40 名,女 34 名）的血药浓度实测值和 NONMEM 法计算的推定值,可见后者与前者极为相近,说明 NONMEM 法用于治疗药物监测的可信度。

表 5-2　NONMEM 法计算地高辛的 PPK 参数

	平均值 ±SD/（ng/ml）	范围/（ng/ml）
血中地高辛的实测值（A）	1.02 ± 0.67	0.30~2.01
血中地高辛的推定值（B）	1.00 ± 0.31	0.38~1.99
$A-B$	0.05 ± 0.05	0~0.28
地高辛的清除率	（170.2 ± 88.0）L/d	29.3~408.2L/d

（二）优化个体化给药方案

根据 NONMEM 法估算的 PPK 参数及新病例的临床常规数据如身高、体重、肾功能等初步推算个体化给药方案,并预测可能达到的血药浓度;然后根据实测血药浓度,对比修正个体药动学参数;通过反馈修正,可快速、准确地获得个体药动学参数,制订合理的个体化给药方案。该方法较常规剂量法和经验法更有针对性、更准确。

（三）特殊患者群体分析

特殊群体包括老年人、新生儿、儿童、孕妇及危重患者等。NONMEM 法仅需采血 2~4 次,即可得到较理想的群体参数,很适用于开展这类群体的药动学研究。

（四）生物利用度研究

生物利用度研究用 NONMEM 法能发挥其处理稀疏数据的特点,并可提取较多信息。例如科研人员利用生物利用度测定的常规数据,对伪麻黄碱的控释制剂用 NONMEM 程序测定其群体生物利用度。NONMEM 法具有经典法不具有的一些优点:①可以比较单次及多次给药试验中的个体自身变异;②可以比较速释及控释制剂间的变异;③统计分析中的假设检验可直接根据血药浓度数据进行。

（五）药物相互作用的定量研究

NONMEM 法可以定量研究药物相互作用的影响。例如研究人员采用 NONMEM 程序定量考察了合用奎尼丁对地高辛的药动学参数的影响。结果表明,合用奎尼丁可使地高辛的清除率明显降低。NONMEM 法由于结合了药动学模型和统计学模型,在考察固定效应时还引入结构模型（即回归模型）,能够同时对多种因素进行考虑。采用扩展最小二乘法,解决了一般非线性最小二乘法中难以解决的权重问题,因而能够定量研究固定效应参数。

（六）新药的临床评价

在新药 Ⅰ~Ⅱ 期临床试验中,目前所采用的方法在下列情况下存在一定的局限性:①受试对象是健康志愿者或病情较稳定的患者;②受试人数较少;③受试对象即使为患者,一般也少有并发症,且很少合并用药。这种基本上属匀质群体的临床试验受试对象,与Ⅲ、Ⅳ期中的大量试验群体相比较,存在较大的差异。如某些病理生理状态常可改变药物剂量与血药浓度的关系,某些特殊群体如老年人、新生儿等又具有某些特殊的药动学特征。因此,采用 NONMEM 法开展上述群体的药动学研究对设计与修正给药方案至关重要。

为了解决药物临床评价与临床用药的问题,PPK 的理论与方法正在不断地完善和丰富。我国的PPK 研究尚处于初期阶段,可以预计,随着 PPK 所具有的优越性逐渐为人们所认识,以及其原理与方法的普及,PPK 一定会对我国的新药研究及合理用药产生积极的影响。

思考题

1. 举例说明影响口服药物从消化道吸收的因素有哪些。

2. 一级动力学和零级动力学各有哪些特点?为什么临床上使用具有零级动力学特点的药物时要格外注意?

3. 主要的药动学参数有哪些?试述其临床意义。给予负荷量时应注意哪些事项?

参考文献

[1] 刘克辛. 药理学. 2 版. 北京:人民卫生出版社,2018.
[2] 刘克辛. 临床药物代谢动力学. 3 版. 北京:科学出版社,2019.
[3] 刘克辛. 临床药物代谢动力学. 2 版. 北京:人民卫生出版社,2014.

（**刘克辛**）

第六章　药物的吸收与生物利用度

第一节　生物膜与细胞膜

一、生物膜与细胞膜的分子结构

机体由器官和组织组成。组织包括具有高度专一性功能的细胞。一切细胞的外边缘都包裹着一层薄膜,称为细胞膜(cell membrane);更确切地说,应称为质膜(plasma membrane, plasmalemma),因为膜的内里为细胞质(cytosol, cytoplasm)。

细胞膜并不只是细胞或细胞器的界膜,并非仅起着包裹的作用。由于许多物质或营养物质进出细胞必须透过细胞膜,故它又是细胞与外环境进行信息和物质交流的接触面。事实证明,细胞膜不仅能够维持细胞的形状、抵御有害物质的侵入和防止细胞内容物的流出,还直接或间接地参与维持生命的代谢与调节。

(一)生物膜的分子结构

生物膜的概念与细胞膜又有差别,它的含义更广一些,将细胞质中的一系列膜系统如线粒体膜、溶酶体膜、内质网结构和高尔基体膜等都包括在内,因为这些膜对细胞活动及药物效应起重要作用。线粒体主要是供能和包含氧化还原系统的细胞器,它能使营养物质氧化时提供的能量以 ATP 的形式为细胞所利用,它是乙酰胆碱合成的场所。线粒体膜为某些药物所通透,例如乙醇进入肝细胞的线粒体内被NAD-NADH 系统氧化,甲状腺素能进入肝和心肌细胞的线粒体强烈兴奋其活性,氯霉素则在骨髓细胞的线粒体内抑制蛋白质合成导致造血系统抑制的毒性等。溶酶体主要含有能分解蛋白质、糖类和核酸等大分子的水解酶,如类风湿关节炎被认为与局部细胞溶解酶释放有关,溶酶体膜破裂造成细胞自溶坏死,膜的完整性起着保护细胞免受水解酶破坏的作用。尚无药物能穿透溶酶体膜,大剂量糖皮质激素及吲哚美辛则能保护溶酶体膜的稳定性。

内质网属于穿入胞质层内的生物膜系统,呈网状的小管系统,由此组成一种沟通细胞内外和特殊转运的途径,使外界的物质能特异性地到达细胞质和细胞核。内质网实际被认为是细胞膜内褶的部位,并包含电子转运系统和去极化 - 机械活动耦联的复杂过程。洋地黄类强心苷的作用部位就是在心肌细胞的内质网,其能加强内质网钙离子的作用。

（二）细胞膜的分子结构

1. **形态结构** 20 世纪 30 年代 Davson 与 Danielli 提出关于细胞膜结构的初期构想,经现代多种技术（如偏振光显微镜、电子显微镜、X 射线衍射、特殊的组织化学技术、免疫反应及微量化学）分析已得到证实。膜的厚度通常为 7.5~10nm。膜的外表还可有一层大包膜（greater membrane）,由糖脂类和糖蛋白组成,形成亲水的部位,可与细胞外液相接;这个包膜又与膜的电荷有关,也是一些影响膜电荷的药物的作用部位。膜的本身,即膜的结构单位由外、中、内 3 层组成。外层和内层均为散在的单层分子结构,这些蛋白质又称为周边蛋白质（peripheral protein）;中间为双层脂质结构,一些呈小球状的蛋白质分子镶嵌于脂质分子的夹层之中,称为整合蛋白质（integral protein）。动物细胞膜的整体模式（包括人的细胞膜）是相似的,但组成的蛋白质和脂质分子种类不同。一般规律是在功能复杂的细胞膜中所含的蛋白质种类和数量较多,而功能简单的细胞膜其蛋白质种类和数量较少。此外,构成细胞膜物质的功能发挥是互为依存的,例如某些膜上的酶蛋白只有存在于双层脂质结构中才具有催化活性。

2. **脂质双分子层** 细胞膜的脂质中主要以磷脂类（phospholipid）为主,约占脂质总量的 70% 以上;其次是胆固醇（cholesterol）,不超过 30%;此外尚有少量鞘脂（sphingolipid）。磷脂与胆固醇都是长杆状的双嗜性分子,在膜中以双分子层的形式排列。其中,磷脂中由磷酸和碱基组成的亲水性基团都朝向膜的外表面和内表面,而由磷脂分子中的 2 条脂酸烃链组成的疏水性基团则在膜内两两相对。由于膜脂质的熔点较低,在正常体温条件下呈液态,使细胞膜具一定的流动性。细胞膜脂质双分子层的稳定性和流动性保证了细胞在承受相当大的张力和变形运动时不至于破裂。

构成不同细胞膜的双层脂质约 500 种,但个别细胞膜上的脂质约 50 种。这些脂质可归纳为 3 类,即高极性的磷脂（磷酸甘油）、低极性的糖脂和胆固醇。以 X 射线衍射技术证明,这些磷脂遇水即能自发地形成配对分子,其脂肪酸链的疏水端相互对端连接,从而形成一个连续的非极性相;其亲水的极性尾端则与水分子相接。

3. **蛋白质形成** 细胞膜中的蛋白质分子以 α- 螺旋或球形结构镶嵌在脂质双分子层中,根据其在细胞膜上存在的形式可分为周边蛋白质（peripheral protein）和整合蛋白质（integral protein）。周边蛋白质通过肽链中的带电氨基酸与脂质的极性基团以静电引力结合,或以离子键的形式与膜中的整合蛋白质结合,附着于细胞膜的内表面或外表面,如红细胞膜内表面的骨架蛋白就是一种周边蛋白质;而整合蛋白质则以其肽链 1 次或反复多次贯穿于整个脂质双分子层为特征,细胞膜中的整合蛋白质与细胞膜的各种功能密切相关,如细胞膜上的载体、通道和离子泵与细胞膜的物质转运功能相关等。此外,细胞膜上的有些蛋白可辨认和接受环境中的特异性化学信号和刺激,称为受体（receptor）,通过膜结构中的 G 蛋白和其他酶的作用将细胞外信息传递到细胞内,引发细胞功能的相应改变。可见,膜蛋白一方面可使细胞与周围环境进行物质、能量和信息的交换,同时又是决定细胞功能特异性的一个重要因素。

膜通常被认为具有极性与非极性两部分,这与其外层蛋白质的组成有关。单层的蛋白质分子呈特征性褶叠状,部分则可呈 α- 螺旋状,其分子种类很多,均由遗传密码所决定。它们与膜的各种脂质分子特异性地匹配结合从而构成脂蛋白,与一些糖链结合构成糖蛋白。膜的蛋白质常具有双极性,即由极性与非极性 2 类氨基酸组成。其非极性氨基酸埋入于双层脂质的脂肪酸尾端部位形成膜的非极性部分;蛋白质的极性氨基酸裸露在膜表面,形成膜的极性部分。除此外层蛋白质分子外,膜内面与细胞质的连接表面另有内层的球蛋白或整合蛋白质构成与药物特异性结合而产生效应的受体。整合蛋白质可构成许多特异性的离子通道,如 Na^+、K^+、Ca^{2+}、Cl^- 通道。这些离子通道通常是由多个蛋白质亚基组成的,某些药物可阻滞这些通道,如维拉帕米对 Ca^{2+} 通道的阻滞;另一些药物则表现为通道开放的激活剂,如尼可地尔等对 K^+ 通道的开放。此外,膜蛋白是药物转运的重要载体,其中 P 糖蛋白(P-glycoprotein, P-gp)因同时具有药物转运和活性代谢的作用,成为调节细胞膜上物质跨膜转运的关键媒体。

4. 细胞膜的糖类 细胞膜所含的糖类较少,主要成分是寡糖和多糖,它们以共价键的形式与膜脂质或蛋白质结合形成糖脂或糖蛋白,其糖链则裸露在细胞膜的外表面,可作为细胞或所结合蛋白质的特异性"标志"或受体的"可识别"部分,也可以作为抗原物质表达某种免疫信息。

5. 磷脂与细胞膜通透性 胞质膜的胆固醇含量较低,磷脂含有饱和脂肪酸与不饱和脂肪酸。采用光谱探针技术和电子旋转共振技术研究膜脂质的分子结构与膜的流动性和通透性的关系时发现,磷脂是维持胞膜流动特性的基础。不饱和脂肪酸通过结构的变形,使排列变得不很规则,这样可防止胞质膜变为完全晶体性僵化的结构,赋予膜类似于液体的流动性。不饱和脂肪酸的此种液体流动性是决定膜通透性的重要因素。膜的不饱和脂肪酸的组成愈多,其通透性愈高。胆固醇对于膜的通透性则起相反的作用,在某种程度上与不饱和脂肪酸起对抗作用。胆固醇将不饱和脂肪酸所在处的磷脂酸结合起来形成疏水性稳固的复合物,使脂肪酸的尾端成为不活动的坚实体细胞质膜所含的胆固醇含量比体内其他的膜高,故其坚实度较高。这样,疏水相妨碍非脂溶性物质穿透细胞质膜,并使质膜保持高电阻。

二、药物跨膜转运

药物的吸收、分布、代谢及排泄各个过程都涉及其跨细胞膜的转运。当药物穿越细胞层时,首先必须通过质膜屏障,然后还要通过另一些屏障,所穿越的屏障可以为单层的细胞如小肠绒毛的上皮细胞,也可为数层细胞如皮肤黏膜。一般认为,除分子量为 100~200Da 的小分子物质外,大多数药物不是从细胞间隙中转运,而是通过一定的机制穿过细胞。因此,药物对于细胞膜的跨膜转运的机制为药物体内过程的基础理论。

药物穿过细胞膜的主要转运方式主要有被动扩散和载体媒介的转运两种。以下所述仅包括药物于正常的细胞膜的跨膜转运方式,在细胞缺血、缺氧的情况下细胞膜的通透性可能有病理性变化,其跨膜转运机制可有所变化。

(一)被动扩散

在此过程中,药物从浓度高的一侧向对侧扩散,故又称顺流转运。其扩散速率与膜两侧的浓度梯度及药物的脂水分配系数成正比。一般非电解质的脂水分配系数越大,其扩散速率越快。在达到稳定后,两侧的游离药物浓度相等。对于能够解离的化合物,膜两侧的 pH 差数可通过其对药物分子解离度及离子形成的化学梯度决定药物在膜两侧的不相等分布。

pK_a 是弱酸解离常数的负对数,每个药物都有特定的 pK_a,它是药物 50% 解离时溶液的 pH。由此可见,pH 的微小变化就会明显影响药物的解离度。

弱酸性:$pH-pK_a=lg(C_{解离型}/C_{未解离型})$

弱碱性:$pK_a-pH=lg(C_{解离型}/C_{未解离型})$

以某一弱酸性药物为例(其 $pK_a=4.4$),在 pH=1.4 的胃液中,按以上公式计算得到约 $1:10^{-3}$(0.1%)解离,而在 pH=7.4 的血浆中则约 $1:1\,000$(99.9%)解离。由于未解离的药物容易扩散通过而被胃黏膜细胞吸收,在理论上达到平衡时,血浆总药量应为胃液中的 1 000 倍,即几乎完全被吸收。

弱碱性药物与上述情况相反,即在酸性胃液中的解离度高、吸收少,而在碱性肠液中的解离少、吸收较多。上述的膜两侧不相等分布不只见于药物的吸收,对于药物在肾小管的排泄也有明显的意义。酸性和碱性很强或极性强的季铵盐均不易穿过细胞膜。小分子量的水溶性物质(分子量 <200Da)是通过细胞间隙流动的被动扩散机制,随着水流穿透细胞膜的。由于动力学及渗透压因素的作用,细胞膜能被水流通过。除中枢神经系统的血管外,这又是药物通过大多数组织中的毛细血管膜的主要机制。这时经毛细血管的吸收速率受血流量决定,而不受药物的脂溶性或 pH 梯度的影响。因此,注射给药部位的药物吸收与肾小球膜滤过也是重要的影响因素。

(二)载体媒介的转运

细胞膜上分布有各种承载物质转运的蛋白质,统称为细胞转运蛋白。Saier MH Jr. 等将其分为两大类,一是离子通道蛋白,在化学物质(药物)或膜电位改变时通道开放,使膜两侧的电解质顺电化学梯度转运,此通道对药物本身的转运意义不大;二是载体蛋白,载体蛋白媒介的物质转运包括主动转运(active transport)和易化扩散(facilitated diffusion)2 种形式。其主动转运的特征为有高度的选择性,可为同类物质所竞争,有饱和现象,需耗能量,并能逆电化学梯度和浓度而转运。此外,该转运过程可被一些干扰细胞代谢的物质非竞争性抑制。主动转运和药物吸收的关系亦较小,这是存在于通过神经细胞膜、脉络膜丛、肾小管细胞及肝细胞膜的转运,5- 羟色胺、多巴胺、去甲肾上腺素等神经递质的转运,对于能干扰氨基酸、糖类和维生素等内源性物质或神经递质的药物作用机制很重要。易化扩散的特征与主动转运相似,但不需消耗能量,即不能逆浓度梯度转运。它适用于某些虽为高度极性但跨膜转运速率很快的物质,例如葡萄糖穿透细胞膜、胆碱进入胆碱能神经。这些物质利用膜的特殊转运机制而进入细胞,细胞膜中的特殊载体暂时与药物结合而提高其脂溶性,穿透脂质分子层而后易于扩散透过。另一个重要的异化扩散的例子是线粒体内膜合成的 ATP 向外转运和 ADP 内流转运。

(三)多药耐药蛋白

多药耐药蛋白(multidrug resistance protein, MRP)是一组膜结合的 ATP 依赖的 P 糖蛋白(P-gp)的总称,目前至少已鉴别出 9 种 MRP(MRP1~9)。它们的结构相似,但转运底物不同。P-gp 即利用 ATP 水解释放的能量将作用底物从细胞内转运至细胞外。分子结构包括位于中间的连接区及与此相连的 N 端和 C 端的两个功能区,每个功能区各自包括 6 个疏水的跨膜部位及 1 个位于细胞质内的亲水的 ATP 结合位点。两个功能区有 43% 的同源性,任何一个 ATP 结合位点的灭活都可使整个蛋白质功能丧失。药物结合位点遍布整个 P-gp 分子,包括跨膜区、连接区甚至 ATP 结合区。在人体正常组织肝脏、肾脏、肠道、胎盘、血脑屏障、血 - 睾屏障,以及淋巴细胞系和心脏内小动脉、毛细血管等部位都有分布。P-gp 在人体正常组织内的分布及对药物的逆向转运功能使得 P-gp 广泛地影响药物的吸收、分布、代谢和排泄过程。P-gp 在肠道内主要位于小肠黏膜成熟的上皮细胞刷状缘,且由胃肠道近侧端到远侧端逐渐增加。P-gp 的作用底物范围非常广泛,它所介导的药物外排是口服药物吸收差和变异度较大的一个重要因素。机体中的一些屏障组织如血脑屏障、胎盘屏障分布的 P-gp 主要外排外源性化合物至细胞外,从而改变药物在局部组织的分布。P-gp 的表达可以被诱导和抑制,它的底物范围较广,当底物和抑制剂或诱导剂合用时可产生转运体水平上的相互作用。P-gp 与主要的药物代谢酶 CYP3A4 的底物有重叠,同时两者在细胞膜的分布也有重叠。大多数 P-gp 的底物可被 CYP3A4 代谢,这一发现解释了多年来关于临床上奎尼丁与地高辛合用时血清中后者的浓度明显增加是因为奎尼丁是强的 P-gp 抑制剂；相反，利福平作为 P-gp 活性的诱导剂，与地高辛或他林洛尔合用时后者的血药浓度会显著降低。虽然存在于极化细胞的基侧膜、肝细胞的小管侧膜、小肠上皮细胞顶端膜、肾近曲小管上皮细胞顶端膜、脑血管毛细血管上皮细胞膜、胶质细胞膜，以及胎盘滋养细胞膜上的 MRP 对于促进胆汁和肾小管的异物排泄、保护胎儿和脑组织细胞的内环境稳定有重要的生理学意义，但在肿瘤、心血管疾病等的治疗中，MRP 的存在在药动学上是不利的，它会导致肿瘤细胞对大量结构完全不相关的化合物耐受。

（四）吞饮与胞饮

其他跨膜转运方式有"吞饮"（phagocytosis）和"胞饮"（pinocytosis）。在吞饮过程中，细胞的原生质伪足伸展出细胞体，能将细菌之类的固体物包裹住，形成吞噬小体；后者被伪足收回细胞内，由溶酶体与其融合，将菌膜破坏并加以消化。某些光敏性药物如血卟啉衍生物、中性红或蒽类化合物为细胞吞饮吸收后产生溶酶体膜破裂及细胞自溶，这是由于某些波长的光线被吸收入溶酶体之故。胞饮过程使细胞质膜形成内凹的管道，微小的胶粒物质（包括药物）可流入膜内凹的小袋内。该小袋游离入细胞质中形成小囊，然后融合成球囊状加以运转。许多长链脂肪酸、脂溶性维生素、胆固醇等物质在经过胆酸盐结合后附着在小肠上皮细胞上，此种复合物称为胶态分子团（micelle）。上皮细胞的胞饮功能将胶态分子团中的药物分子吸收，而留下的胆酸盐在回肠段通过主动转运而吸收。胞饮机制对于巨分子的吸收有一定作用，如分子量 >1 000Da 的激素或某些多肽物质的转运，但对大多数药物的吸收无重要性。

第二节　药物的吸收

药物的吸收是指其从给药部位进入血液循环的过程。生物利用度是临床药理学中的重要的参数，其是指药物吸收后达到其作用部位或与作用部位可接触的生物体液（如全身血液循环）内的活性体药量。所以，吸收与生物利用度两者在概念上有一定的联系，但又有区别，例如有的药物在胃肠道吸收时，经受肠壁、肝脏及肺代谢酶的部分灭活，进入血液循环的药量减少，这个现象称为首关代谢（first-pass metabolism）。尽管吸收程度良好，但有的药物的生物利用度却不很高，且存在明显的个体差异，这可能也是由于首关代谢的缘故，如普萘洛尔、莫雷西嗪、地来洛尔、非洛地平等。前体药物（prodrug）如依那普利、福辛普利、赖诺普利、培哚普利等通过肝代谢转化为有活性的代谢产物。除首关代谢外，影响药物吸收（及生物利用度）的因素很多，药物的理化性质既影响生物利用度，又受吸收过程中的解剖学、生理学和病理学等各种因素的影响。下面将按不同的给药途径讨论这些因素，为提供临床选用正确的给药途径和合理用药提供依据。

一、口服给药的吸收

固体剂型的药物如片剂或胶囊剂经口服摄入后必先崩解并溶于胃肠液中方能吸收，所以影响药物经胃肠道吸收的因素除上节所述的影响药物经膜扩散的因素外，还有①药物的水溶性；②固体药物的崩解速率；③吸收部位的药物浓度；④胃肠功能、血流量和病理状态；⑤吸收部位的表面积等。表 6-1 将影响胃肠道药物吸收的各种因素进行了归纳。

表 6-1   影响药物经胃肠吸收的因素

分组	因素
1. 药品的配方组成及理化特性	（1）制剂崩解时间
	（2）固体剂型的添加剂
	（3）制剂在胃肠道中的稳定性
	（4）药物的晶体形态
2. 患者自身的因素	（1）吸收环境的 pH
	（2）胃排空时间
	（3）肠内转运时间
	（4）胃肠道的吸收表面积
	（5）胃肠道的血流量
	（6）胃肠道的病理状态
3. 在胃肠中共存在的物质	（1）药物相互作用
	（2）食物 - 药物相互作用
4. 药物本身的药动学特征	（1）肠内细菌对药物的代谢
	（2）肠壁和肝脏对药物的首关代谢

药品的不同制剂配方组成对其水溶性产生巨大的影响，从而影响其吸收。例如不同批号的苯妥英制剂的晶体颗粒大小差异甚大，造成其生物利用度的差异，从低于 50% 到高于 98%。瑞典 Neuvonen（1979）发现在一批患者中突然由使用低生物利用度的苯妥英制剂换用另一批生物利用度较高的苯妥英制剂后发生了严重的苯妥英中毒。甲苯磺丁脲制成钠盐制剂后其吸收比其酸形式为快，致使血糖下降较为迅速。格列本脲的降血糖作用比甲苯磺丁脲强 700 倍，其微粒型制剂的生物利用度明显大于普通型，值得引起注意。

药物在联用时也可能影响其中某一个药物的胃肠道吸收。例如四环素、头孢地尼、诺氟沙星、环丙沙星等服用后如遇铝、铁、钙等阳离子形成难溶性络合物，吸收量大为减少；抗结核药 PAS 的组方成分 bentonite 和利福平合用时能吸附利福平，显著妨碍利福平的吸收。

药物解离度和吸收环境影响弱酸性药物的吸收，这仅适用于具有相同生物膜屏障的简单吸收模型，如果对于解释胃和肠不同上皮细胞的不同生物膜，则不应如此简单地推论其吸收结果。胃黏膜表层有较厚的黏液膜，其吸收表面积很小且电阻较高。肠道表面很薄，吸收面积极大（ $\approx 200\mathrm{m}^2$ ），而且电阻较低。因此，据实验研究的结论，一般情况下加速胃肠排空的因素（促使药物较快地进入肠道）可能加速药物的吸收，减慢胃排空的因素其影响与此相反。虽然总规律为非解离形式的药物在胃和肠的吸收率较解离形式高，但是因为肠道的吸收面积比胃的吸收面积大得多，某些药物易在胃肠内完全解离，其肠吸收量也较其非解离形式在胃内的吸收量大得多。某些药物易被胃酸破坏或刺激胃黏膜而制成糖衣肠溶片。而为了克服某些药物的半衰期短、需反复多次给药的缺点，则可将剂型改为在胃肠液中能缓慢崩解的缓释制剂,缓释制剂也可降低某些药物迅速吸收后造成的过高的峰浓度,但维持一个较低而相对恒定的有效浓度水平。

关于食物的影响,Melander(1978)认为食物一般都能延缓药物的吸收速率,但不影响其吸收总量。实际上,此非定论,需视具体的药品种类而定。与食物同服,地高辛、茶碱、磺酰脲类降血糖药的吸收速率可减慢,但苯妥英的吸收速率则加快;氢氯噻嗪、双香豆素、呋喃唑酮与苯妥英的吸收总量为食物所增加,但青霉素、四环素类、利福平和异烟肼的吸收量却为食物所减少。然而,除少数药如口服降血糖药、多种缓释制剂药品需在进餐前1小时服用外,大多数药物常在进餐时或进餐后即刻服用,以减少胃肠道副作用。药物与食物同服对于首关代谢很高的药品来说,可使其生物利用度提高,如普萘洛尔、普罗帕酮及二氢吡啶类钙通道阻滞剂等,其机制尚不清楚。可能的原因是胃肠道的血流量在进餐后增高,或者食物对肝代谢酶存在竞争性抑制(吸收受食物影响的部分药物举例见表6-2)。但是有些药物如可待因、阿米替林、哌唑嗪等的首关代谢脱羟基反应却不受食物影响。

表6-2　吸收受食物影响的部分药物举例

药物名称	影响	临床用途	药物名称	影响	临床用途
阿仑膦酸钠	↓	抗骨质疏松药	异烟肼	↓	抗结核药
阿托喹酮	↑	抗原虫新药	伊曲康唑	↑	抗真菌药
阿奇霉素	↓	抗衣原体药	兰索拉唑	↓	抗消化性溃疡药
丁螺环酮	↑	抗焦虑药	洛伐他汀	↑	抗动脉粥样硬化药
依非韦伦	↑	非核苷逆转录酶抑制剂	普伐他汀	↓	抗动脉粥样硬化药
头孢呋辛	↓	抗生素类药	奈非那韦	↑	HIV 蛋白酶抑制剂
头孢克洛	↑	抗生素类药	喹硫平	↑	镇静催眠药、抗惊厥药
青霉素类	↓	抗生素类药	利托那韦	↑	抗病毒药
西沙必利	↑	促胃肠动力药	西罗莫司	↑	免疫抑制剂
卡培他滨	↓	抗肿瘤药	坦洛新	↓	α 受体拮抗剂
依西美坦	↑	抗寄生虫药	托卡朋	↓	抗震颤麻痹药
更昔洛韦	↑	抗病毒药	托特罗定	↑	M 受体拮抗剂
茚地那韦	↓	抗病毒药	缬沙坦	↓	抗高血压药
扎西他滨	↓	抗艾滋病药	扎鲁司特	↓	抗组胺药
去羟肌苷	↓	抗艾滋病药	卡托普利	↓	转换酶抑制剂
他克莫司	↓	免疫抑制剂	地丙苯酮	↑	抗心律失常药
培哚普利	↓	转换酶抑制剂	吉吡隆	↑	抗焦虑药
阿司匹林	↓	抗炎镇痛药、抗血小板药	氢氯噻嗪	↑	利尿药
左旋多巴	↓	抗震颤麻痹药	螺内酯	↑	利尿药
苯巴比妥	↓	抗癫痫药	普萘洛尔	↑	抗高血压药
地西泮	↑	镇静催眠药	肼屈嗪	↑	抗高血压药
双香豆素	↑	抗凝血药	卡马西平	↑	抗癫痫药

注:↑表示食物促进吸收;↓表示食物减少吸收。

此外,食物还可影响药物在体内的代谢。例如食物中的蛋白质对药物氧化代谢的影响比其他营养成分更为突出,高蛋白、低碳水化合物食物可加速肝脏的药物代谢,而低蛋白、高碳水化合物饮食则大大降低肝脏的药物代谢能力;食物中的脂肪一方面促进胆汁分泌而加速脂溶性药物的吸收,另一方面玉米油等可明显地诱导肝脏微粒体细胞色素 P450 的活性;葡萄汁、橙汁、西柚汁等饮料则可抑制细胞色素 CYP3A4 的活性,如临床上常将葡萄汁与环孢素合用以增加后者的生物利用度,若葡萄汁与丁螺环酮、辛伐他汀和洛伐他汀合用,其血药峰浓度可分别增加 4.3、12 和 12 倍,葡萄汁可使苯二氮䓬类药物(咪达唑仑、三唑仑)、钙通道阻滞剂和抗组胺药特非那定的吸收总量增加 3~6 倍以上。

二、肌内注射的吸收

肠道外的注射给药途径理论上比口服给药有以下几个优点:①适用于在胃肠中会被破坏的药物,如青霉素;②适用于大量而且迅速地在肝中首关代谢的药物,如利多卡因;③促使效应较快发生;④保证用药的顺应性(compliance)。必须指出,肌内注射在某些药物并不能加快或增加其吸收速率或吸收量,反而导致注射部位不适以致疼痛;有的药物在注射部位由于发生理化变化,肌内注射给药的吸收反而比口服差。

药物的脂溶性高对其跨膜转运有所帮助,但肌内注射给药后,该药的吸收速率还取决于其溶出度。在肌内注射部位,在生理 pH 条件下药物必须在组织间液(以水分为主)中呈溶解状态才能吸收。氯氮䓬、地西泮、苯妥英在肌内注射部位的水溶性很低,故其肌内注射的生物利用度极低,造成吸收慢而且吸收量不准。地高辛肌内注射时的生物利用度也有类似的问题。因此,临床上尽量避免利用肌内注射途径给予这些药物,利用口服或静脉注射给予这些药物可获得较迅速且可靠的效应。肌内注射部位的血液循环状态也可影响吸收。在急性心肌梗死、心力衰竭、休克时,不同部位的骨骼肌吸收药物的速率也不同,例如将利多卡因注射于三角肌中比臀大肌中的吸收要迅速得多。

三、皮下注射的吸收

皮下注射虽为常用的给药途径,但也有其局限性:①仅适用于对组织无刺激性的药物;②和肌内注射的要求相同,即要求所注射的药在注射部位有足量的溶出度及一定的吸收速率,以维持足够的强度及时间效应。对于吸收速率过快、疗效过短的药物可以将制剂改革或改变吸收环境以达到稳定而持久地吸收。例如制剂为油溶液或混悬液,药物在注射的局部形成贮存库,吸收较缓慢而持久。又如将血管收缩药肾上腺素与局部麻醉药普鲁卡因混合皮下注射也延迟局部麻醉药的吸收。

四、直肠给药的吸收

过去传统地认为直肠内给药的主要优点在于避免药物在通过肝脏时的首关代谢,从而提高其生物利用度。实际上从直肠吸收的约 50% 的药量经痔上静脉通路仍然会进入肝门静脉达到肝脏,因此直肠吸收的药物大部分避免不了首关代谢。直肠内给药途径的优点主要是防止对上消化道药物的刺激性,适用于昏迷患者或婴幼儿。直肠内的药物吸收过程和消化道的其他部位相似,因其吸收表面积很小且吸收不如口服给药迅速和规则,故地西泮或茶碱类药物的直肠吸收很差。此外,直肠腔内的液体量少,pH 为 8.0 左右,这对药物溶解不利。所以,选择直肠途径给药时的剂型通常都是液体。

五、肺部的药物吸收

呼吸道吸入途径对于哮喘、肺气肿、慢性阻塞性肺疾病、囊性纤维化等呼吸系统疾病的治疗是较为简单和有效的给药途径。与其他给药途径相比,肺部给药具有吸收表面积大(约 $100m^2$)、吸收部位血流丰富、能避免肝脏首关代谢、酶活性较低、上皮屏障较薄及膜通透性较高等优点。因此,除适用于挥发性或气体药物如吸入性全身麻醉药或能制成气雾剂吸入的平喘药外,也适用于蛋白质和多肽类药物的给药。β受体拮抗剂、抗胆碱药、皮质激素、强效麻醉药、抗偏头痛药等小分子药物和胰岛素、生长激素、某些疫苗和新的生物技术产品等大分子药物均可制成肺部给药制剂,起局部或全身治疗作用。药物可通过肺泡扩散而较快地进入血液,吸收速率与吸入气中的药物浓度(或分压)成正比。制剂的颗粒越小,其吸收也越快。颗粒在 $2\mu m$ 左右可进入微气管中并可达到肺泡内,粒径超过 $8\mu m$ 的药物很可能沉积在支气管上皮表面,为呼吸道纤毛运动推至咽部而后被吞服进入胃肠道,但粒径太细的不能停留在呼吸道,容易随呼气排出。气道吸入给药的局部吸收通常也是临床主要目的,如某些抗菌药物雾化吸入用于上呼吸道感染,依地酸雾化吸入则对哮喘的疗效颇佳,异丙肾上腺素气雾剂吸入给药亦主要利用其在支气管局部的作用,但若反复吸入,有可能吸收量较多而导致心律失常致死的严重后果。肺部给药的常用剂型包括:①定量吸入剂(气雾剂),有使用方便、可靠耐用、药液不易被污染等优点;②喷雾剂,较定量吸入剂能使较大量的药物到达肺深部,包括喷射喷雾剂和超声喷雾剂 2 种;③干粉吸入剂(粉雾剂),通常为蛋白质或多肽类药物制剂;④微球制剂,微球可沉积于肺部并缓慢释放药物,且可保护药物不受酶水解;⑤脂质体,将药物包入脂质体内,可以达到药物在肺内控释,降低副作用,耐受性好,安全性高。

六、皮肤或黏膜给药的吸收

1. **皮肤给药**　传统认为局部搽贴药物对于皮肤只产生局部作用,实际上不少药物能透皮吸收,尤其在皮肤较单薄的部位(如耳后、臂内侧、胸前区、阴囊的皮肤部位)或有炎症等病理的皮肤吸收较好。少年儿童的皮肤含水分高,经皮肤吸收的速率比成年人快。通过透皮吸收佐剂,包括二甲基亚砜类、吡咯酮类、醇类、表面活性剂、脂肪酸及其酯等十六大类化学物质,能可逆性地改变皮肤角质层的屏障功能,并且对细胞无损伤作用。这些透皮吸收佐剂常被用于制备激素、抗生素、非甾体抗炎药、抗高血压药及中药等药物的局部透皮制剂。在治疗学应用的例子有将防晕车药膏敷贴于耳后皮肤,将硝酸甘油软膏敷贴于前臂内侧或胸前区防止心绞痛发作;雌二醇缓释贴片贴于清洁干燥、无外伤的下腹部或臀部皮肤用于经期后综合征、骨质疏松;芬太尼透皮贴剂贴于躯干或上臂未受刺激及照射的平整皮肤表面,用于中至重度慢性疼痛的缓解;尼古丁透皮贴剂贴在清洁、干燥、完好无损的躯干、上臂或臀部皮肤上,根据吸烟剂量选择不同规格,用于戒烟;盐酸丁卡因凝胶涂敷于需要麻醉的皮肤上,并用敷贴覆盖用于局部镇痛等。用于贴皮的药物通常要制成缓释制剂以维持持久的释放药物,例如用聚四氟乙烯膜和聚丙烯酸酯构成的 2 层可乐定贴膜具有透气透湿的特性,贴药 1 次可维持 3 天。在婴幼儿要特别注意治疗尿布湿疹时局部应用皮质激素或硼砂,因为它可能大量地经破损皮肤吸收而导致吸收中毒。婴儿皮肤上敷贴磺胺类药物也可能吸收后产生高铁血红蛋白血症等毒性反应。

2. **眼结膜给药**　通常滴眼用的毛果芸香碱或后马托品溶液是利用其眼部的局部作用。经眼结膜吸收的药量较少,但如使用不当,药液流入鼻咽道则可造成吸收过多而引起全身性副作用,将其制成软膏等缓释制剂可减少全身性副作用。此外,角膜、前房感染时用离子电渗法给予磺胺类药物或青霉素,其局部药物浓度可显著增加 3~15 倍。

3. **其他黏膜给药**　鼻咽部、口腔、阴道、结肠、尿道、膀胱等黏膜表面用药,药物的吸收很少。偶尔有例外发挥吸收作用,如黏膜表面使用利多卡因局部麻醉,有时因药物吸收太快引起吸收后的毒性反应。但对于首关代谢明显的药物如异丙肾上腺素、硝酸甘油、激素类,可在鼻黏膜迅速吸收,用于治疗尿崩症的多尿症状。

第三节　生物利用度

一、生物利用度的概念

生物利用度(bioavailability)是反映口服给药后进入患者体循环的药量与剂量的比例。它描述口服药物由胃肠道吸收,经过肝内首关代谢达到体循环血液中的药量占口服剂量的百分率。

药物的生物利用度应考虑进入体循环的药量及速率两个方面。口服药物经胃肠道吸收而进入体循环的药量通常以血药浓度 - 时间曲线下面积(AUC)计算,取决于药物的吸收和首关代谢。生物利用度反映口服后血药浓度峰值的出现时间及幅度,主要决定于药物制剂因素,如固体制剂(片剂或胶囊剂等)的崩解及溶释(两者合称为溶出速率),药物颗粒表面迅速溶出而扩散到肠黏膜表面,则血药浓度峰值出现早,峰值的绝对值大。同一剂量的相同药物由于剂型不同,它们的生物利用度以进入体循环的药量来比较。如两者的 AUC 相同,尚须考虑进入体循环药量的速率。如速率不同,吸收速率大的制剂使药物浓度峰值超过治疗窗的上限,将会出现中毒反应;中等速率的制剂的血药浓度峰值出现稍晚,血药浓度幅度恰好在有效血药浓度的上、下限之间;吸收速率小的制剂的血药浓度峰值低平,出现时间亦最晚,使整个血药浓度都落在有效血药浓度的下限以下,故不能产生任何药效。不同的药物制剂对生物利用度的影响可显著影响服用后的药效(图 6-1)。

药物的脂水分配系数及剂型使其生物利用度产生差异。如硝酸甘油的脂溶性大,在舌下给药后极快吸收,血药浓度上升极快而迅速奏效。抗心绞痛药可因血管扩张而致头痛及潮红等副作用。肠溶片或缓释制剂服药后血药浓度上升缓慢,可在较长时间内血液中的药物浓度维持于有效的血药浓度范围内。

有些药物的生物利用度低,由于在吸收前已被胃酸分解(如青霉素)、在小肠内被酶破坏(如阿司匹林)或在远端小肠和结肠中被细菌分解(如地高辛)。如果主要由胃酸水解而降低药物的生物利用度,若采用肠溶片剂型,即可改善生物利用度。

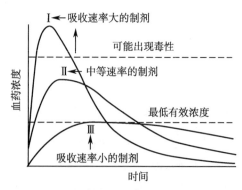

图 6-1　口服 3 种剂量相同的制剂,因生物利用度不同可能出现的变化

二、生物利用度的测定

生物利用度（F）以血药浓度 - 时间曲线下面积（AUC）来比较。口服药物的生物利用度以口服与静脉制剂的 AUC 的比值表示。静脉注射后的生物利用度为 100%。

$$F=AUC_{口服}/AUC_{静脉注射}$$

如普萘洛尔，只有 30% 的口服药物进入血液循环，$F=0.3$。如果全剂量药物都进入体循环，则 $F=1$。

测定尿中的原型药排泄量（若药物主要经肾消除），求得口服与静脉注射的比值，亦可求得生物利用度。

与静脉给药途径相比较而求得的药物生物利用度称为绝对生物利用度，这种参数可正确地反映药物进入体循环的数量。但是只有少数药物有静脉注射剂型，大多数药物尚无静脉注射剂型，上述测定生物利用度的方法在实际工作中并非都能进行。在新药研发中，口服给药制剂更重要的是测定绝对生物利用度。另外，药物的相对生物利用度即同一药品的一种新产品与已知的制剂比较生物利用度，在临床用药中是十分重要的参数。临床上药物的生物利用度对药物治疗的重要性基于这样的事实：同一药物的不同厂家产品因生物利用度不同，服用相同剂量后或产生中毒症状或尚未起效。为了解决这一问题，必须将新生产的制剂与标准制剂相比较，通常将原研药品作为参比制剂。此两者的 AUC 的比值称为相对生物利用度。

三、影响生物利用度的因素

1. 吸收前的药物降解 胃内 pH 低，一些药物如青霉素、甲氧西林、红霉素及地高辛在酸性胃液中化学性质不稳定，逐渐水解成为无活性的物质，降低了生物利用度。若降低胃液中的酸度或缩短胃内停留时间，均可改善这些药物的生物利用度。如改变剂型，减少药物在胃内降解，亦可提高血药浓度。

小肠液中的酯酶可降解氯霉素棕榈酸酯、匹氨西林（pivampicillin）及阿司匹林等，但肠壁中酯类药物的酶解作用可能更加重要。

2. 吸收后的首关代谢 药物由胃肠道吸收后在进入体循环之前经过体循环前的代谢（presystemic metabolism）。药物吸收后必须依次通过肠壁、门脉及肝，而后到达体循环。位于肠壁及肝细胞内的一些酶使药物降解，减少进入体循环的药量。整个消化道只有口腔的颊黏膜及直肠下部的黏膜的静脉回流可绕过肝脏，直接汇入体循环，由该处吸收的药物的生物利用度高。体循环前的药物代谢又称首关代谢（first-pass metabolism）或首过消除（first-pass elimination）。

（1）肠壁内的药物首关代谢：测定门脉内药物的代谢产物可反映药物吸收通过肠壁时的首关代谢。门静脉高压患者由十二指肠给予氟西泮（flurazepam）后，门脉血中很快出现去乙基氟西泮，反映它在肠壁经首关代谢。炔雌醇吸收后约有 44% 的药物在肠壁内形成与硫酸结合的代谢物，另有 25% 在通过肝内时被代谢。特布他林（terbutaline）亦可能在肠壁内经受明显的首关代谢。

（2）肝内的药物首关代谢：许多药物在肝内经受首关代谢。异丙肾上腺素口服后，尿中与硫酸结合的代谢物达 80%，而静脉注射后尿中无硫酸盐结合物。如 β 受体拮抗剂（普萘洛尔、美托洛尔）、抗抑郁药（丙米嗪、去甲替林）、抗心律失常药（利多卡因、维拉帕米）及镇痛药（右丙氧芬、哌替啶）等都存在首关代谢。口服药物后的首关代谢示意图见图 6-2。

药物口服后所测得的 AUC 常常小于静脉注射后的 AUC。决定药物口服后的 AUC 大小的是参数 K_{21} 及 K_{20}（图 6-3）。若 $K_{21} \ll K_{20}$，几乎所有吸收药物均被肝内首关代谢，使进入体循环的药量甚微；若 $K_{21} \gg K_{20}$，则无肝内首关代谢。只有 K_{21} 较接近 K_{20} 时，药物吸收后才出现中度至极明显的首关代谢，处于这个范围内的药物是临床医师最为关注的。

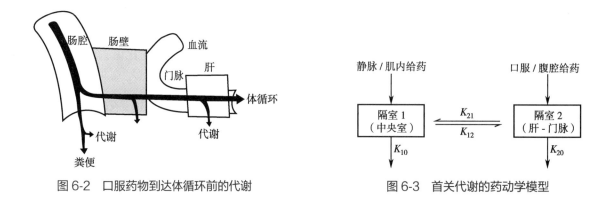

图 6-2　口服药物到达体循环前的代谢　　　　图 6-3　首关代谢的药动学模型

镇痛药喷他佐辛（pentazocine）具有明显的肝内首关代谢。口服 100mg 的血药浓度低于静脉注射 30mg，它的生物利用度为 11%~32%。许多药物的药效表现出明显的个体差异，常来源于肝内首关代谢的差异及相关药酶表达的变异。患者在服用同一种剂量后，稳态血浓度相差可达 14 倍。稳态血药浓度的个体差异与药物清除率的变异无关，而直接与肝内首关代谢相关。

第四节　药物的吸收动力学

口服或肌内注射给药后，药物在到达系统循环之前要涉及许多过程，包括药物制剂的分解、活性成分的溶出、药物向吸收部位的转运和药物真正被吸收。药物一旦进入系统循环后就分布到各组织中并经肾脏和肝脏消除，这些过程是同时发生的。多数药物的吸收服从一级动力学，即吸收速率与吸收部位的药量成正比。

一、血药浓度 - 时间曲线

非静脉单次给药后的典型的一室模型药物的血药浓度 - 时间曲线如图 6-4 所示，可见血药浓度随时间而增高直至峰值，然后下降。血药浓度达峰时间 t_m、峰值 C_m 及代表吸收药量的血药浓度 - 时间曲线下面积（AUC）是血药浓度 - 时间曲线的 3 个重要基本参数。曲线的峰值相应于药物的净转运等于 0 时的血药浓度，此时吸收部位的药物浓度与血浆中的药物浓度相等。峰值左侧的曲线代表吸收相，在吸收相药物的消除很少；峰值右侧的曲线则代表消除相，在消除相药物的吸收很少。一旦吸收完成，血药浓度 - 时间曲线便呈对数线性，并代表药物的消除动力学。

通常，一方面吸收越快，曲线上升越陡，峰浓度越大，出现峰浓度的时间越早。当吸收速率非常快时，血药浓度 - 时间曲线与静脉注射给药时的曲线非常相似。另一方面消除速率越大，峰值越小，曲线下降越陡。同一药物给予不同的剂量时达到峰值的时间是一样的，峰值大小与剂量有关（图 6-5）。

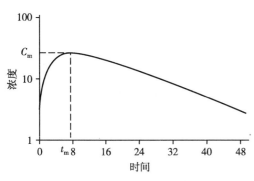

图 6-4　非静脉单次给药一室模型
药物的血药浓度 - 时间曲线

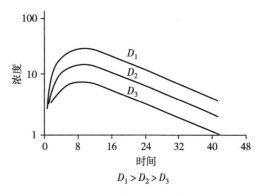

图 6-5　非静脉单次给药后的
峰浓度与剂量的关系

药物的吸收速率主要取决于药物的理化性质和剂型。口服给药时,吸收速率还可能受所进的食物类型、进食量及可能影响胃排空的各种因素的影响。

二、一室模型

血管外单次给药后的血药浓度 - 时间曲线的形状取决于吸收和消除这两个相反但却是同时发生的过程。假定药物被吸收进入血流量是决定血药浓度的唯一过程且吸收速率是常数,那末次药物浓度的变化速率可表示为:

$$\frac{\mathrm{d}c}{\mathrm{d}t}=K_a\left(C_0-C\right)$$

式中,$\frac{\mathrm{d}c}{\mathrm{d}t}$为血药浓度增加速率,$K_a$为一级吸收速率常数。因此,仅有吸收发生时血药浓度 - 时间过程可用下式表示:

$$C=C_0\left[1-\mathrm{e}^{-K_a t}\right]$$

图 6-6 为相应于单纯吸收的血药浓度 - 时间曲线,血药浓度先迅速上升,然后缓慢上升,逐渐趋向于 C_0。K_a 越大,上升越快。

药物在体内的吸收和消除是同时发生的,而药物的消除速率与血药浓度成正比。仅有消除发生时的血药浓度 - 时间过程为 $C=C_0\mathrm{e}^{-kt}$。由于吸收和消除同时发生,血药浓度的净变化为:

$$\frac{\mathrm{d}c}{\mathrm{d}t}=K_a\left[C_0\mathrm{e}^{-K_a t}\right]-kC_0\mathrm{e}^{-kt}$$

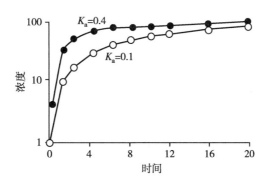

图 6-6　一室模型中 K_a 与血药浓度的关系

方程解为：

$$C=C_0\left(\frac{K_a}{K_a-K}\right)\left[e^{kt}-e^{-K_at}\right]$$

式中，C 为 t 时刻的血药浓度。当 $t>0$ 时，$C>0$，即血药浓度总是正值。如果 $K_a \gg K$，则 $K_a/(K_a-K)$ 趋向于 1，而 e^{-K_at} 趋向于 0，此时可简化为：

$$C=C_0e^{-kt}$$

前已提及，血药浓度达到峰值时药物的净转运等于 0。

$$\frac{dc}{dt}=0$$

即当 $t=t_{max}$ 时，$Ke^{-K_at_{max}}-Ke^{kt_{max}}=0$。

移项求解得：

$$e^{(K_a-k)t_{max}}=\frac{K_a}{K}$$

$$t_{max}=\frac{\ln(K_a/k)}{K_a-k}$$

可见，血药浓度达到峰值的时间仅取决于吸收及消除速率常数，而与剂量无关。经整理后可得峰浓度为：

$$C_{max}=C_0e^{-kt_{max}}$$

由于 $C_0=f\cdot\dfrac{D}{V_d}/F$，峰浓度与剂量成正比。

运用吸收速率常数 K_a 计算剩余法对血药浓度 - 时间曲线进行分解可求得 K_a，方法如下（图 6-7）：

（1）在半对数坐标纸上将测得的血药浓度对相应的时间作图，得血药浓度 - 时间曲线。

（2）将曲线末端拟合为一直线并反向外推到时间 0 处。该直线的斜率为 $k/2.303$，在纵轴的截距即为理论值 C_0。

（3）将外推线上的浓度值减去吸收相上相应时间的实测浓度值，此差值即为残差或剩余浓度。

（4）将剩余浓度值拟合一条直线并反向外推到时间 0 处。此直线的斜率为 $k/2.303$，截距为理论值 C_0。

直线的斜率可按下式求得：

$$斜率=\frac{\log(C_1)-\log(C_2)}{t_1-t_2}$$

式中，C_1 和 C_2 分别为相应于时间 t_1 与 t_2 时的剩余浓度，斜率乘以 2.303 即得 K_a。$K_a/0.693$ 即为吸收半衰期，即拟合直线上浓度下降 50% 的时间。

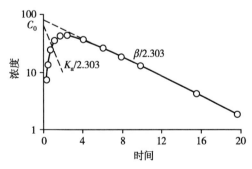

图 6-7　一室模型非静脉给药的吸收速率常数计算

三、二室模型

二室模型非静脉给药时,中央室的药物浓度是由药物被吸收进入中央室、药物在中央室和周边的分布及从中央室的消除所决定的。这 3 个同时发生的过程可由 3 个指数函数来表示:

$$C=C_0^A e^{-\alpha t}+C_0^B e^{-\beta t}-C_0 e^{-K_a t}$$

3 个指数项的前 2 项分别描述二室模型中药物的分布与消除。

计算二室模型的 K_a 的方法与上面介绍的剩余法相似。但在二室系统中得到的第一次剩余值拟合线不是直线,而是代表吸收和分布的双指数曲线,必须进行进一步的分解(图 6-8)。

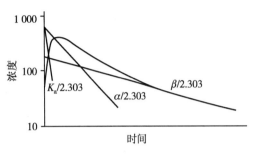

图 6-8 二室模型非静脉给药时吸收速率常数的计算

(1)将测得的血药浓度值对相应的时间在半对数纸上作图。

(2)将血药浓度 - 时间曲线末段拟合一条直线,该直线的斜率为 $\beta/2.303$,描述药物的消除过程。将直线反向向外推至时间 0,得常数 C_0^B。

(3)将测得的血药浓度值减去外推线上的相应值得到第一次剩余浓度,用它们作图得到一反映药物吸收和分布过程的曲线。

(4)将第一次剩余曲线末段拟合一条直线,该直线描述药物的分布过程。直线的斜率为 $\alpha/2.303$,直线反向外推至与纵轴相交即得常数 C_0^A。

(5)将外推线上的浓度值减去相应的第一次残余曲线上的浓度值得二次剩余浓度值。连接二次剩余浓度值的直线反映药物的吸收过程,直线的斜率为 $K_a/2.303$,直线外推至时间 0 处得截距 C_0。在理论上,$C_0=C_0^A+C_0^B$。求斜率的方法同上。

如果药物的吸收不符合一级动力学(如药物从剂型中释放为限速过程),或者是零级与一级混合型,则不能使用剩余法计算 K_a。

四、Wagner-Nelson 法

此法用于一室模型,方法如下:

(1)将血药浓度值对时间在半对数纸上作图。

(2)计算曲线末段相的消除速率常数 k。

(3)计算从 0 时间至不同时间 t(通常取各次取血样的时间)的曲线下面积 $\int_0^t C\mathrm{d}t$ 和 $\int_0^\infty C\mathrm{d}t$。

(4)计算 $\left[C_{(t)} + k\int_0^t C\mathrm{d}t \right]$。

(5)计算时间为 t 时的待吸收药物的百分数。

$$1-\frac{A_{(t)}}{A_\infty} = \left[1 - \frac{C_{(t)} + k\int_0^t C\mathrm{d}t}{k\int_0^\infty C\mathrm{d}t} \right]$$

（6）用 $100 \times \left[1 - \dfrac{A_{(t)}}{A_{\infty}} \right]$ 对时间在半对数纸上作图可得一直线,代表药物的吸收相。

$$k = 2.303 \times 斜率$$

以上计算中,曲线下面积 $\int_0^t C\mathrm{d}t$ 及 $\int_0^{\infty} C\mathrm{d}t$ 可用矩形法求得,而 $\int_0^{\infty} C\mathrm{d}t = \int_0^t C\mathrm{d}t + \dfrac{C_{(t)}}{k}$。

如果药物的血药浓度-时间曲线显示为二室或更多房室的特性,Wagner-Nelson 法将不适用。如果药物经血管外途径给药显示符合一室模型,但静脉给药后却显示多房室特性,Wagner-Nelson 法亦将得到不正确的结果。在这些情况下应采用 Loo-Riegelman 法计算吸收速率常数,用此法需同时得到静脉及口服给药后的血药浓度数据,因而在临床药动学研究中极少应用。

五、吸收的程度

单剂给药后,吸收进入系统循环的药量可用血药浓度-时间曲线下面积(AUC)估算。AUC 的单位为浓度 × 时间,如 h·μg/ml。

计算 AUC 的一个简单方法是按前面介绍的方法对绘制在半对数纸上的血药浓度-时间曲线进行分解,求得参数后用以下公式计算。

一室模型血管内给药时:

$$AUC = \frac{C_0}{k}$$

二室模型血管外给药时:

$$AUC = \frac{C_0}{k} - \frac{C_0}{K_a}$$

二室模型血管外给药时:

$$AUC = \frac{C_0^A}{\alpha} + \frac{C_0^B}{\beta} + \frac{C_0}{K_a}$$

以上公式中, C_0 为理论初始血药浓度, k 为消除速率常数, K_a 为吸收速率常数。 C_0^A 与 α 分别为反映药物分布的拟合直线的零时刻截距及斜率 ×2.303, C_0^B 与 β 分别为反映药物消除动力学的拟合直线的零时刻截距及斜率 ×2.303。

计算 AUC 的一种较为复杂的计算方式为将血药浓度-时间曲线绘制在普通坐标纸上,按下式从时间 0 到无穷大对瞬间浓度求和:

$$AUC = \int_0^{\infty} C\mathrm{d}t$$

式中, C 为瞬间浓度, $\mathrm{d}t$ 为一无限小的时间间隔。为了准确计算 AUC,需要频繁取血样进行测定,且观察时间应足够长以得到接近 0 的血药浓度。

在实际工作中,上述曲线下积分常用矩形法取代。利用矩形法求 AUC 时,将曲线下面积划分为许多矩形或三角形,然后计算每块面积并求和(图 6-9)。

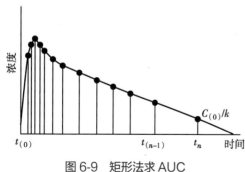

图 6-9 矩形法求 AUC

$$AUC_{(0-t_n)} = \sum_{i=0}^{n-1} \frac{C_{(i)}+C_{(i+1)}}{2}(t_{(i+1)}-t_i)$$

求得的是从时间0至t_n的曲线下面积。如果求时间$0\sim\infty$的曲线下面积,需加上t_n至无穷大这一块三角形的面积。即:

$$AUC_{(t_n-\infty)} = \frac{C_{(n)}}{k}$$

式中,$C_{(n)}$为时间t_n所测得的血药浓度,k为消除速率常数。

血药浓度-时间曲线下面积只与被吸收的那一部分剂量$(f\times D)$、消除速率常数及分布容积有关:

$$AUC = \frac{f\times D}{(V_d/F)k}$$

因此,若药物被完全吸收,无论是单纯消除还是吸收与消除并存,只要V_d/F与k不变且符合一级动力学,AUC是一样的。将口服和静脉给药后得到的AUC进行比较可以估算口服给药后的生物利用度(F)。

多次给药达到稳态时,每一给药间隔的血药浓度-时间曲线下面积等于单次给药时间0至无穷大的血药浓度-时间曲线下面积(图6-10)。

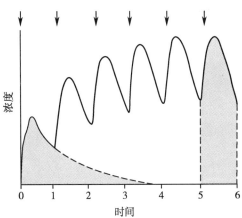

图6-10 多次静脉给药后的血药浓度变化

六、滞后时间的估算

血管外给药后,药物一般不能立刻被吸收,取样时间往往不是吸收时间,需进行校正:吸收时间 = 取样时间(t)－滞后时间(t_{lag})。滞后时间可通过用抛物线方程$C=p+qt+Rt^2$拟合血药浓度-时间曲线的上升段并令$C=0$求得。取血药浓度-时间曲线上升段前的3个观察值,它们相应的时间及浓度值分别为$[t_1, C_{(1)}]$、$[t_2, C_{(2)}]$和$[t_3, C_{(3)}]$。

可得如下方程组:

$$C_{(1)}=p+qt_1+Rt_1^2$$

$$C_{(2)}=p+qt_2+Rt_2^2$$

$$C_{(3)}=p+qt_3+Rt_3^2$$

解上述方程可求得p、q及R。滞后时间可按下式计算:

$$t_{lag} = \frac{-q\pm\sqrt{q^2-4pR}}{2R}$$

由上式可得两个解,注意t_{lag}应小于t_1。

思考题

1. 影响药物吸收的因素有哪些?请归纳并举例。

2. 什么是生物利用度?影响生物利用度的因素有哪些?

3. 简要说明单室模型和双室模型有哪些区别。

参考文献

［1］刘建平.生物药剂学与药物动力学.5版.北京:人民卫生出版社,2016.

［2］程刚.生物药剂学.5版.北京:中国医药科技出版社,2019.

［3］唐星.药剂学.4版.北京:中国医药科技出版社,2019.

［4］杨宝峰,陈建国.药理学.9版.北京:人民卫生出版社,2018.

［5］乔海灵.临床药理学.2版.北京:高等教育出版社,2017.

［6］MACHERAS P, ILIADIS A. Modeling in biopharmaceutics, pharmacokinetics and pharmacodynamics: homogeneous and heterogeneous approaches. 2nd ed. Cham: Springer International Publishing AG, 2016.

［7］Saier M H, Reddy V S, Tsu B V, et al. The Transporter Classification Database(TCDB): recent advances. Nucleic Acids Res, 2016, 44(D1): D372-379.

（**戴海斌**）

第七章　药物的分布与细胞膜屏障

第一节　药物的分布

临床药物的分布（distribution）是指药物从给药部位吸收进入血液循环后，由循环系统运送至体内各组织器官（包括作用部位）的过程。由于药物的理化性质及生理因素的差异，药物在体内的分布是不均匀的，不同的药物具有不同的分布特性。有些药物主要分布于肝肾等消除器官，有些药物分布到脑、皮肤和肌肉组织，有些能通过胎盘进入胎儿体内，有些可通过乳腺分泌到乳汁中，有些能与血浆或组织蛋白高度结合，脂溶性药物可分布到脂肪组织再缓慢释放。

理想的药物制剂和给药方式应能使药物能够选择性地分布到病变部位，即靶器官或靶组织，且能在必要的时间内维持一定的药物浓度，充分发挥作用后迅速排出体外，尽可能少地分布于其他非靶组织，使药物发挥最大治疗效果的同时，将毒副作用降至最低。因此，药物的体内分布不仅与疗效密切相关，还会影响药物在体内的蓄积、毒副作用等问题。

一、药物的分布与血浆蛋白结合率

药物吸收入血后都可不同程度地通过离子键、氢键及范德瓦耳斯力等与血浆蛋白结合。结合药物的分子量大，不易透过生物膜，故不能发挥药理作用。只有非结合型的游离药物才能透过生物膜转运至各组织器官发挥药理作用。与药物结合的血浆蛋白主要有 3 种：①白蛋白，主要与血浆中的弱酸性药物结合；②α_1- 酸性糖蛋白，主要与血浆中的弱碱性药物结合；③脂蛋白，主要与血浆中的脂溶性较强的药物（如脂溶性维生素等）结合。此外还有 β- 球蛋白和 γ- 球蛋白，主要与内源性生物活性物质结合。药物与血浆蛋白的结合率常用血浆中的结合药物浓度与总药物浓度的比值来表示。药物与血浆蛋白的结合通常是可逆性的，游离药物与结合药物通常处于动态平衡状态。血浆蛋白结合的临床意义在于：

1. **药物与血浆蛋白结合的饱和性**　当一个药物结合达到饱和后，再继续增加药物剂量，游离药物可迅速增加，导致药物的作用增强，也可能导致明显的不良反应。

2. **药物与血浆蛋白结合的竞争性抑制现象**　在血浆蛋白结合部位上药物之间可能发生相互竞争，使其中的某些游离药物增加，药理作用或不良反应明显增强。如口服抗凝血药双香豆素（与血浆蛋白的结合率为 99%）与解热镇痛药保泰松（与血浆蛋白的结合率为 98%）合用时，前者被后者置换而下降 1% 时,具有药理活性的游离型双香豆素的浓度在理论上可增加至 100%,将导致抗凝过度,发生出血倾向。

3. **疾病对药物与血浆蛋白结合的影响**　当血液中的血浆蛋白过少如慢性肾炎、肝硬化或变质如尿毒症时,可与药物结合的血浆蛋白减少,也容易发生药物作用的增强或者中毒。

药物在血浆蛋白结合部位上的相互作用并非都有临床意义。一般认为,对于血浆蛋白结合率高、分布容积小、消除慢或治疗指数低的药物,在临床上应注意对剂量进行调整。

二、药物的分布与药物的化学结构

药物在体内的分布主要与药物的溶解特性相关,化学结构类似的药物往往由于某些功能基团的轻微改变而导致溶解性的显著改变,使其体内分布明显不同。例如戊巴比妥和硫喷妥仅仅因为 2- 碳上的 "$=C=O$" 与 "$=C=S$" 不同,产生对脂肪组织亲和力和药物体内转运速率及作用时间的显著性差异。硫喷妥对脂肪组织的亲和力较大,易于透过血脑屏障,故麻醉效果迅速,但因其很快转入脂肪组织中使脑内浓度降低,故作用时间短暂。

存在异构体的药物,由于异构体的构型不同也会显著影响药物的体内分布。风湿性关节炎患者口服消旋布洛芬片剂 12 小时后,血浆中的 $S(+)$- 异构体与 $R(-)$- 异构体比例由最初的 1.06 上升到 1.75,而关节腔滑液中的 $S(+)$- 异构体浓度约为 $R(-)$- 异构体的 2 倍。布洛芬的 2 种异构体的血浆蛋白结合能力不同,血浆与关节腔滑液中的白蛋白比例不同都是造成其体内分布差异的原因。

三、药物的分布与药效

药物的体内分布和药效密切相关,药物分布到达作用部位的速度越快,起效越迅速;药物和作用部位的亲和力越强,药效就越强且越持久。通常,药物的体内分布都很快,但也有一些药物不能瞬间分布到作用部位,而是需要一定时间。实际上,药物从血液向组织器官分布的速度取决于组织器官的血流灌流速度和药物与组织器官的亲和力。药物在作用部位的浓度除主要与进入作用部位和离开作用部位的相对速度有关外,还与肝脏的代谢速率、肾脏或胆汁的排泄速率有关。药物在分布过程中尽管受上述因素的影响,但在靶部位的有效药物浓度主要与受体结合有关,体内产生的药理效应可看作是受体结合的最终结果。

药物在体内分布后的血药浓度与药理作用密切相关,可决定药效的起始时间、强弱和作用持续时间,故往往根据血药浓度来判断药效。但血药浓度与药效不一定都成正比关系,如单胺氧化酶抑制剂 N- 异丙基异烟肼等即使从体内完全消除,仍具有长时间的持续作用。目前,已有一些药动学 / 药效学公式可以阐明血药浓度之间的相互关系。

四、药物的分布与体内蓄积

长期连续用药时,机体某些组织中的药物浓度有逐渐升高的趋势,这种现象称为蓄积(accumulation)。产生蓄积的原因主要是药物对该组织有特殊的亲和性,使药物从组织返回血液循环的速度比其进入组织的速度慢,该组织就可能成为药物的储库,导致蓄积中毒。脂水分配系数较高的药物具有较高的亲脂性,容易从水性血浆分布进入脂肪组织。由于这一分布过程是可逆性的,药物从脂肪组织中返回血液系统的速度相对较慢,以至于药物已从血液中消除,而组织中的药物仍可长时间滞留。有些药物能通过与蛋白质或其他大分子结合而在组织中蓄积。例如地高辛可与心脏组织中的蛋白质结合;氯丙嗪能够与皮肤和眼睛中的黑色素结合,服用后可出现视网膜色素症;四环素可与钙生成不溶性的络合物,滞留在小儿新形成的牙齿和骨骼中,从而导致新生儿骨生长抑制及牙齿变色和畸形。

临床上有时有目的地利用药物的蓄积作用使药物在体内逐渐达到有效浓度,然后长期维持用药。但药物长时间滞留组织内的蓄积现象并不都是期望的,当反复用药时,由于体内解毒或排泄功能的改变,使药物在体内蓄积过多而产生蓄积中毒,对于肝肾功能不全患者可能造成严重后果。

第二节 体内细胞膜屏障与药物分布的关系

药物在体内分布主要由 2 个步骤组成,包括药物从血液通过毛细血管壁向组织液转运及从组织液通过细胞膜转运至细胞内。因此,影响药物在体内分布的因素与药物的性质、药物的血浆蛋白结合率、靶器官的血流量、体液 pH、细胞膜屏障及膜的通透性等有重要关系。其中,细胞膜精确控制内外(环境)室间的溶质交换,是药物分布至靶器官的重要影响因素。这个屏障控制着哪些类型的溶质可以进入和离开细胞。跨膜运输涉及复杂的机制,而这些转运机制决定药物转运方式。本节主要讨论细胞膜的结构、体内药物分布方式及细胞膜屏障对药物体内分布的影响。

一、细胞膜

细胞膜具有选择渗透性,允许一些物质进行交换,同时限制其他物质通过。细胞可通过调节细胞膜功能参与细胞间及细胞与环境之间的交流过程。因此,有效的跨细胞膜转运对药物体内分布至关重要。尽管疏水性小分子可以通过单纯扩散进入细胞膜,但大多数用于治疗癌症的药物需要载体蛋白进行跨膜转运。因此,许多研究人员致力于开发新的方法,以增加药物运输、分布至靶细胞。

(一)细胞膜的性质

脂质双分子层的结构决定了细胞膜的基本功能和选择渗透性,而膜蛋白则是确保在脂质双分子层结构完整的情况下为细胞内外的物质交换提供选择性转运的介质,其在转运及控制细胞间的相互作用中起至关重要的作用。它们可以是离子通道、外排泵、受体、酶或能量传感器等。细胞膜的选择通透性通过维持渗透压和细胞 pH 来调节基本细胞过程,调节体内药物的摄取。

(二)体内药物跨细胞膜转运

所有细胞均具有吸收和交换中、小分子的能力。跨细胞膜转运是维持细胞正常功能的重要条件。细胞膜具有半透性和选择性,因此药物分子在细胞膜上的运输可分为被动或主动运输。被动输运是指沿浓度梯度(高浓度到低浓度)的溶质运动,不需要能量,主要包括单纯扩散、易化扩散和渗透作用。主动转运指在消耗能量的前提下,使物质由低浓度梯度转移至高浓度梯度的过程。主动转运包括直接主动转运和间接主动转运,其中直接主动转运是指直接利用 ATP 水解产生的能量进行转运;间接主动转运又称为共运输,涉及 2 种不同分子的运输,即同方向的共运输及相反方向的反运输。

二、几种体内细胞膜屏障与药物分布

(一)血脑屏障与药物分布

1. **血脑屏障(blood-brain barrier,BBB)**　BBB 是位于血液和脑组织之间的一种半透膜屏障,由内皮细胞、星形胶质细胞、周细胞和血管周围的肥大细胞共同组成。BBB 主要负责严格控制血液与脑组织之间的物质交换,某些分子或离子通过促进扩散、被动运输或主动运输。因此,它负责建立和维持神经元功能的内稳态,保护组织免受毒物损伤,调节周围和中枢神经系统之间的通讯,并为大脑提供营养。

BBB 是一种独特的动态细胞复合体,它主要由一系列连续的内皮细胞紧密结合形成,这些内皮细胞没有开孔,且内吞活性相对较低。内皮细胞间的紧密连接(tight junction,TJ)进一步阻止细胞外液扩散途径。除此之外,TJ 具有黏附功能,能够有效地密封微血管,并阻止极性溶质和蛋白质在中枢神经系统内外的被动扩散。由于这种限制性的微血管结构,所有分子进入大脑均需要通过这些细胞,因此 BBB 可极大程度地抑制剂物和其他不需要的溶质的通过。作为体内最紧密的内皮细胞,BBB 成为药物分布至大脑的主要障碍。了解化合物通过 BBB 运输的分子和生理机制是大脑转运的一个关键。

2. **血脑屏障对药物分布的影响**　据估计,90% 以上的小分子药物和近 100% 的大分子药物均不能有效透过 BBB。一般只有低分子量(400~600Da)且带正电荷的脂溶性分子才能通过 BBB。其他分子需要某些细胞内源性转运系统,如载体介导转运、受体介导转运或吸收介导转运。通常有以下几种常见的转运机制:

(1)单纯扩散:影响药物跨过 BBB 被动扩散的因素主要有适宜的脂溶性、自身为电中性、氢键结合能力低和较小的分子量(<500g/mol)。因此,增加药物跨过 BBB 被动扩散可通过增加药物的脂溶性或减小药物分子的大小来实现。由于脂溶性依赖于极性和离子化程度的大小,药物结构中的功能性基团修饰为增强药物跨过 BBB 被动扩散提供一种可能的方法。

(2)易化扩散:易化扩散依赖于膜转运蛋白,促进溶质在细胞膜上双向运动。极性分子可以通过这种转运方式进行内皮细胞膜转运。通常,进入大脑的主要营养物质如葡萄糖、氨基酸、核苷、一元羧酸盐、有机阴离子和阳离子等几种代谢物的排出均为易化扩散。一些药物(例如左旋多巴)也被这些转运体转运到大脑中。

(3)主动转运:已发现血脑屏障上有 20 余种载体介导的转运蛋白,包括葡萄糖、氨基酸、维生素和核苷类转运体。尤其是转运大分子氨基酸(如 1 型氨基酸转运体,LAT1)和葡萄糖(如 1 型葡萄糖转运体,GLUT1)的转运体有相当大的转运容量。因此,增加药物跨细胞转运透过 BBB 的一种方法即是设计与内源性物质结构相似的药物或将药物与其耦联,进而通过识别脑毛细血管内皮细胞上的载体或转运蛋白转运入脑。例如左旋多巴可通过 LAT1 转运入脑,吉西他滨、齐多夫定可通过 BBB 上的核苷类转运体转运入脑。

(4)膜动转运:大分子物质的转运伴有膜的运动,称为膜动转运。膜动转运包括胞吞和胞吐。受体介导的胞吞作用通常是由多肽和蛋白质等大分子与内皮细胞膜上高度表达的受体(胰岛素受体、转铁蛋白受体、低密度脂蛋白受体及其相关蛋白等）结合而诱导的。通常情况下，铁、胰岛素和瘦素等营养物质通过细胞胞吞作用于大脑。

（二）胎盘屏障与药物分布

1. 胎盘屏障　胎盘屏障是指胎盘绒毛与子宫血窦间的屏障，主要由合胞体滋养层、基底膜和胎儿毛细血管内皮组成。任何循环的药物、异种生物或内源性化合物必须穿过胎盘屏障进入胎儿体内。这些化合物穿过胎盘的途径可以是能量依赖性的，也可以是能量独立的，主要取决于它们的理化性质。此外，个体间转运差异可能受表观遗传变化、遗传差异、蛋白质表达差异及母婴健康的影响。

2. 胎盘屏障对药物分布的影响

（1）单纯扩散：亲脂性药物及分子量较小的化合物（分子量 <500Da）大多通过被动扩散的方式穿过胎盘屏障。例如安替比林，它在胎盘上自由扩散，且组织蓄积很少，常被当作标志物用于胎盘体外循环灌注试验。许多其他药物已被证明可通过单纯扩散的方式进入胎儿体内，包括利多卡因、齐多夫定、华法林等。

（2）易化扩散：某些药物可在不消耗能量的情况下，依赖于浓度及转运蛋白通过胎盘屏障。胎盘屏障中研究较多的转运体为溶质载体家族成员，包括有机阴离子转运体（organic anion transporter，OAT）、有机阴离子转运多肽（organic anion transporting polypeptide，OATP）、有机阳离子转运体（organic cation transporter，OCT）、多药和毒素挤压蛋白 1（multidrug and toxin extruding protein 1，Mate1）和核苷转运体（nucleoside transporter，NT）。多种药物已被证实通过易化扩散通过胎盘屏障，包括奥美沙坦、全氟烷基酸、二甲双胍等。

（3）主动转运：能量依赖性药物和异种生物转运主要由 ATP 结合盒（ATP-binding cassette，ABC）蛋白控制。这种转运体家族包含 7 个亚家族，其中一些转运体在顶端膜和基底膜的胎盘中都有功能性表达。这些转运体的工作原理是利用 ATP 水解释放的能量将药物和异种生物泵送到膜的一侧，这一过程通常是逆浓度梯度转运。这些转运蛋白主要包括 P 糖蛋白（P-glycoprotein，P-gp）、乳腺癌耐药蛋白（breast cancer resistance protein，BCRP）和多药耐药蛋白（multidrug resistance protein，MRP）。P-gp 也被认为可以防止合成糖皮质激素如地塞米松及其他一些药物，包括维拉帕米、紫杉醇、安非他酮、齐多夫定、富马酸替诺福韦、环孢素等在胎盘中通过。而齐多夫定、富马酸替诺福韦二酯、安非他酮、呋喃妥因和格列本脲则是 BCRP 的底物。MRP2 也可以介导富马酸替诺福韦二酯等药物的转运。

（4）膜动转运：胎盘合胞体滋养层能够通过多种机制进行内吞作用，转运内源性物质及药物纳米粒等外源性物质。已证明胎盘滋养层可通过网格蛋白介导的内吞作用吸收白蛋白。最近研究表明，巨蛋白与合胞体滋养层中受体介导的内吞作用有关，并与氨基糖苷类如庆大霉素的摄取相关。

（三）血 - 眼屏障与药物分布

血 - 眼屏障是循环血液与眼球内组织液之间的屏障，主要包括血 - 视网膜屏障（blood-retinal barrier，BRB）和血 - 房水屏障（blood-aqueous barrier，BAB）。BRB 主要由视网膜色素上皮细胞和视网膜血管内皮组成，而 BAB 由睫状上皮、虹膜上皮和虹膜血管内皮共同形成。BRB 和 BAB 均为血液循环与眼组织药物传递的主要屏障。因此眼部用药一般采用局部给药方式，在眼部感染和后段疾病的情况下也会通过静脉注射药物，但由于只有少量药物通过 BRB 渗透，药物到达眼内组织的范围受到限制，大约只有 2% 的全身剂量能够到达眼内组织。

（四）血 - 睾屏障与药物分布

血 - 睾屏障（blood-testis barrier，BTB）是哺乳动物体内最严密的血组织屏障之一，它将生精小管的生精上皮（睾丸的功能单元）分为基础室和管腔室。从功能上讲，BTB 为减数分裂中及减数分裂后的精细胞发育提供一个独特的微环境，这种微环境在远离宿主免疫系统的顶端部分，有助于睾丸的免疫特权地位。然而，BTB 在发展男性避孕药（如 adjudin）方面也构成主要障碍，这些避孕药会对顶端室的生殖细胞产生影响，例如通过破坏精子与支持细胞的黏附，导致睾丸的生殖细胞脱落。除限制避孕药从间质微血管进入管腔的 BTB 处相邻支持细胞之间的 TJ 外，P-gp 和 MRP1 等药物转运体也存在，它们能主动将药物从睾丸中泵出。

除以上屏障外，其他细胞膜屏障还存在血 - 胸腺屏障、血 - 脾屏障、血 - 关节囊液屏障等，在药物分布中起重要作用。

第三节　药物的分布模型

准确预测人体药动学可以帮助研究者筛选临床前阶段药动学不当的候选药物，从而降低失败率和临床试验费用。将人体描绘成单一房室常用于描述药物在体内的分布、代谢及消除特征，但它不能准确表示给药后药物的体内过程。用单一房室来表示分布的概念有一个基本假设，即组织和血液间药物的平衡在瞬间产生。但实际上，药物分布是需要时间的，所需的时间取决于组织灌流、组织细胞膜对药物的通透性及药物在组织和血液间的分配系数。若药物的分布时间误差难以接受，即出现如下几种情况：用一室模型无法解释给药后观察到的结果；对所观察到的结果存在很大的错误解释风险性；以及在计算给药剂量时出现较大的偏差。这些情况最容易出现在大部分药物被消除或达到分布平衡之前，药效逐渐减弱时。因此，分布模型的选择尤为重要。

药物分布参数是分室药动学和生理药动学（physiologically based pharmacokinetic，PBPK）模型的重要组成部分。分室药动学模型将体积定义为数学经验术语，将数量转换为浓度；而 PBPK 模型使用分配系数和组织体积来描述药物分布。药物分布的间隙和体积是决定血药浓度 - 时间曲线的 2 个最重要的因素。本章节主要以高血浆蛋白结合率药物的分布为例，探讨体内药物分布模型。

一、相关符号及定义

相关符号及定义见表 7-1。

表 7-1　符号及定义

符号	定　　义
C	血浆药物总浓度
C_{hP}	血浆结合药物浓度
C_{hE}	血浆外的细胞外液平均结合药物浓度
C_{hR}	细胞外液以外的平均结合药物浓度

符号	定 义
C_E	血浆外的细胞外液药物的平均总浓度
C_R	细胞外液以外药物的平均总浓度
C_M	血浆游离药物浓度,也可能包括所有药物分布进入的水相
fu	血浆中未结合药物分数
fu_R	细胞外液以外的游离分数
K_a	药物与蛋白质的结合常数
$(P)_P$	血浆中游离的蛋白质浓度
$(P)_E$	血浆外的细胞外液中游离的蛋白质浓度
$R_{E/I}$	血浆外的细胞外液蛋白质含量与血浆蛋白质含量的比例分数
V	药物的表观分布容积
V_{kW}	机体总水量,平均量 =42L/70kg
V_P	血浆体积,平均量 =3L/70kg
V_E	减去血浆体积后的细胞外液体积,平均量 =12L/70kg
V_R	细胞外液以外的药物分布的水容量

二、表观分布容积

表观分布容积(apparent volume of distribution,V_d)是指药物在体内达到动态平衡后,体内总药物按照血浆药物浓度推算所需要的体液总容积。其计算公式为:

$$V_d = \frac{D}{C} \qquad\qquad 式(7\text{-}1)$$

式中,D 为体内的总药量,C 为药物在血浆与组织间达到平衡时的血浆药物浓度。

表观分布容积不代表有生理意义的真正容积,但其比值是时间的函数,在实际应用过程中可根据分配容积大小推测药物在体内的分布及结合情况,故表观分布容积具有广泛的应用价值。V_d 大,则表示药物在组织中的分布较高,药物排泄的时间较长;V_d 小,则表示药物在血液循环中的浓度较高,药物在体内排泄的时间较快。例如外来化合物在人体内分布只限于血浆的水分中,则相应的 V_d 分别为 3~5L。如脂溶性化合物主要分布在富含脂肪的组织和器官中,则 V_d 可大于 100L。当 V_d 已知时,可根据血浆浓度来推算体内的外来化合物总量。

三、高血浆蛋白结合率药物的分布

对于分布容积小(<0.2L/kg)的药物的体内分布来说,与其结合的血浆蛋白的分布是主要决定因素,这样与分布容积大的药物比较,在发生血浆蛋白结合率改变时就会产生动力学结果。以白蛋白为原始结合蛋白,机体可表现为 3 个水溶性房室,如图 7-1 所示。血浆中的药量等于血浆容积与血浆药物浓度的乘积。细胞外液的药量为细胞外液的容积与其平均药物浓度的乘积,而细胞内液及细胞表面的药量等于这部分容积与其平均药物浓度的乘积。

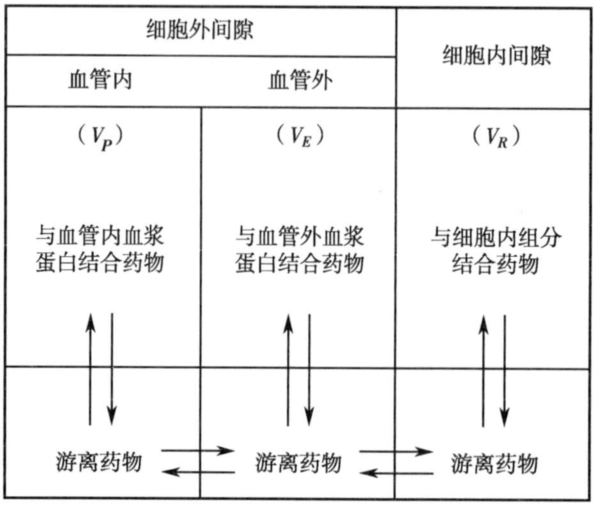

图 7-1　药物分布于血浆（容积 $=V_P$）、血浆外的细胞外液（V_E）和剩余体液（V_R）

当游离药物浓度在以上 3 个体液中相等时，则达到动态平衡。它们的结合浓度则是药物与结合物质亲和力的函数。在细胞外液（$V_P \times V_E$）中，药物与相同的蛋白质结合。

根据图 7-1 的定义，体内的药量可表达为：

$$V_d \times C = V_P \times C + V_E \times C_E + V_R \times C_R \qquad 式（7-2）$$

式中，$V_d \times C$ 为体内的药量，$V_P \times C$ 为血浆内的药量，$V_E \times C_E$ 为血浆外的细胞外液药量，$V_R \times C_R$ 为体内残余药量。

设 fu_R 为 C_M/C_M、fu 为 C_M/C、Cb_E 为血浆外细胞体液的平均结合药物浓度，式（7-2）除以 C 得：

$$V_d = V_P + V_E \times fu \times \frac{C_M + Cb_E}{C_M} + V_R \times \frac{fu}{fu_R} \qquad 式（7-3）$$

若能求出式（7-3）中的 Cb_E 将非常有用，如果一给定的蛋白质仅为一个结合位点，质量作用定律决定了下式：

$$K_a = \frac{Cb_P}{C_M \times (P)_P} = \frac{Cb_E}{C_{ME} \times (P)_E} \qquad 式（7-4）$$

式中，Cb_P 和 Cb_E 分别为结合药物浓度，$(P)_P$ 和 $(P)_E$ 分别为血浆和血浆外的细胞外液中的游离蛋白质浓度，K_a 为药物与蛋白质的结合或亲和常数。如果血浆中与血浆外的细胞外液中的游离药物浓度相等，即 $C_M = C_{ME}$，则有：

$$\frac{Cb_P}{(P)_P} = \frac{Cb_E}{(P)_E} \qquad 式（7-5）$$

也有：

$$(Pt)_P = (P)_P + Cb_P \qquad 式（7-6）$$

或者：

$$(Pt)_E = (P)_E + Cb_E \qquad 式（7-7）$$

式中，$(Pt)_P$ 和 $(Pt)_E$ 分别为血浆和血浆外的细胞外液总平均结合位点浓度。也就是 $(Pt)_P/(P)_P = (Pt)_E/(P)_E$，然后有：

$$Cb_E = Cb_P \times \frac{(Pt)_E}{(Pt)_P} \qquad \text{式(7-8)}$$

后者为：

$$Cb_E = Cb_P \times R_{E/l} \times \frac{V_P}{V_E} \qquad \text{式(7-9)}$$

式中，$R_{E/l}$ 为血浆外的细胞外液蛋白质含量与血浆蛋白质含量的比例分数。当蛋白质存在多个结合位点或接近饱和时，式(7-9)仍然使用。将式(7-9)代入式(7-3)中得：

$$V_d = V_P + fu \times \left(\frac{V_E \times C_M + Cb_P \times V_P \times R_{E/l}}{C_M} \right) + V_R \times \frac{fu}{fu_R} \qquad \text{式(7-10)}$$

被 C 除后得：

$$\frac{Cb_P}{C_M} = (1 - fu)/fu \qquad \text{式(7-11)}$$

$$V_d = V_P \times (1 + R_{E/l}) + (V_E - V_P \times R_{E/l}) \times fu + V_R \times \frac{fu}{fu_R} \qquad \text{式(7-12)}$$

体重为 70kg 的成人的血浆外细胞体液量约为 12L，血浆容量为 3L，约 60% 的白蛋白分布于血浆外。因此，$R_{E/l}$ 为 1.5，代入公式得：

$$V_d = 7.5 + \left(7.5 + \frac{V_R}{fu_R} \right) \times fu \qquad \text{式(7-13)}$$

若一个药物仅分布于细胞外液不能进入细胞，则 $V_R = 0$，因此其最小表观分布容积为：

$$V_d = 7.5 + 7.5 \times fu \qquad \text{式(7-14)}$$

因此，在分布达到平衡后，不管该药物与白蛋白的结合程度如何，其最小表观分布容积（此时也是白蛋白的分布容积）应不小于 7.5L。如果某药物的分布仅限于细胞外液（$V_R = 0$），加上不与血浆蛋白结合（$fu = 1$），那么表观分布容积为细胞外液总容量，即 15L。由式(7-13)和式(7-14)可知，无论药物是否与组织结合（即 $fu_R < 1$；$V_R = 27L$）或仅限于细胞外液（$V_R = 0$），表观分布容积与 fu 呈线性相关。因此从式(7-14)中可求得：

$$V_M = \frac{7.5}{fu} + 7.5 + \frac{V_R}{fu_R} \qquad \text{式(7-15)}$$

从式(7-15)可推算出游离药物的分布容积 V_M 的最小值为 15L，也就需要该药物既不与血浆蛋白结合（$fu = 1$），也不与组织成分结合（$fu_R = 1$），同时不进入细胞。如果药物容易进入细胞（$V_R = 27L$），但不与任何成分结合，其游离药物的分布容积则为总体液量 42L。增加血浆蛋白结合率也可能增加游离药物的分布容积；相反，总药物的表观分布容积则减少。

四、药物体内分布的计算

根据以上定义，可以推测出血浆药物分数及血浆外药物分数。

血浆药物分数：

$$血浆药物分数 = \frac{V_P}{V} \qquad 式（7-16）$$

血浆外药物分数：

$$血浆外药物分数 = \frac{V - V_P}{V} \qquad 式（7-17）$$

游离药物在细胞外液（V_{hW}）中的分数：

$$\frac{(V_P + V_E + V_R) \times C_N}{V \times C} = \frac{V_{hW} \times fu}{V} \qquad 式（7-18）$$

且：

$$细胞外液中的游离药物分数 = \frac{(V_P + V_E)}{V} \times fu \qquad 式（7-19）$$

因为：

$$细胞外液中的蛋白结合量 = V \times C - (V_P + V_E) \times C_M - V_R \times C_R \qquad 式（7-20）$$

所以：

$$药物与细胞外液蛋白的结合分数 = \frac{V \times C - (V_P + V_E) \times C_M - V_R \times C_R}{V \times C} \qquad 式（7-21）$$

已知 $V_R \times C_R = V_R \times fu \times C/fu_E$，将这些值及公式代入得：

$$药物与细胞外液蛋白的结合分数 = \frac{V_P \times (1 - fu) \times (1 + R_{E/L})}{V} \qquad 式（7-22）$$

$$药物在细胞外液以外的结合分数 = \frac{V - V_{hW} \times fu - V_P \times (1 + fu) \times (1 + R_{E/L})}{V} \qquad 式（7-23）$$

五、蛋白质分布的计算

如果所有药物均结合于单一血浆蛋白质，则药物的表观分布容积与蛋白质的表观分布容积是相等的，在这种情况下公式为：

$$V_d = V_P \times (1 + R_{R/l}) \qquad 式（7-24）$$

六、Oie-Tozer 模型

稳态分布容积（steady-state volume of distribution，V_{dss}）是最重要的药动学参数之一，受血浆蛋白结合、渗透性、分配和转运活性等影响，是描述药物分布的最有用的参数。V_{dss} 是药动学模型中所有室的分布体积之和，它可以用一次剂量等于药物体内清除率和平均停留时间（mean residence time，MRT）的乘积来计算。大多数药动学专家预测 V_{dss} 是因为 V_{dss} 描述化合物的总体分布。预测人类的 V_{dss} 可用于估计药物的消除半衰期（$t_{1/2}$）、MRT（MRT=V_{dss}/Cl）、稳态血浆浓度（C_{ss}）（C_{ss}=dose/V_{dss}），使研究者能够设计治疗方案的剂量和间隔。此外，C_{ss} 和 MRT 可用于预测动物的药动学曲线，从而预测最大浓度（C_{max}）和谷浓度（C_{min}）。准确预测峰谷比有助于避免有害物质的产生，保持足够的浓度以达到良好的药效。

现有的预测人类 V_{dss} 的方法有多种,传统的 V_{dss} 是通过不同物种体重的等位标度外推至人类的 V_{dss} 预测。基于生理学的预测是现在常用的方法,可以应用多种结构多样的化合物的体内 V_{dss}。现有的基于生理学的方法包括 Oie-Tozer 模型、基于组织成分(tissue composition, TC)的模型(包括 Bjorkman 的四室模型、Poulin 方程、Berezhkovskiy 方程和 Rodger 方程)、阿伦德尔模型和组织间 K_p 相关性。通过建立人类 V_{dss} 与动物 V_{dss} 之间的相关性或人类 V_{dss} 与分子描述符之间的相关性,促进预测人类 V_{dss} 计算方法的进展。

Oie-Tozer 模型由 Oie 和 Tozer 建立,利用人体血浆中未结合药物分数(fu_P)和组织未结合药物分数(fu_T)、人体血浆体积(V_P=0.042 9L/kg)、细胞外液体积(V_E=0.171L/kg)、血管外蛋白与血管内蛋白之比(RE/I=1.4)及细胞外液以外的药物分布的水容量(V_R=0.38L/kg)计算人类的 V_{dss}。

$$V_{dss,\ human}=V_P+fu_{P,\ human} \times V_E+(1-fu_{P,\ human}) \times R_{E/I} \times V_P+V_R \times (fu_{P,\ human}/fu_{T,\ species\ average}) \qquad 式(7\text{-}25)$$

采用人血浆体外孵育及平衡透析法可以测定人体的 fu_P,然而因测定的影响因素繁多,人体的 fu_T 极难获得。人类的 fu_T 通常通过 2 种方法获得,包括测定多物种的平均 fu_T,以及采用 fu_T、fu_P 和物理化学参数进行回归分析。

动物实验的 fu_T 测定采用 Oie-Tozer 方程的重排形式,采用由实验获得的 V_{dss} 计算 fu_T,假定临床前物种的平均 fu_T 值等于人类的 fu_T。

第四节 药物靶向制剂的应用

一、概述

靶向制剂亦称为靶向给药系统(targeted drug delivery system, TDDS),系指载体将药物通过局部给药或全身血液循环而选择性地浓集定位于靶组织、靶器官、靶细胞或细胞内结构的给药系统。靶向制剂给药后最突出的特点是能将治疗药物最大限度地运送到靶区,使治疗药物在靶区浓集超出传统制剂数倍乃至数百倍,治疗效果明显提高;同时减少药物的用量,降低药物的毒副作用,而且便于控制给药的速度和方式,从而提高药物的安全性、有效性、可靠性和患者的顺应性。

二、靶向制剂的分类与应用

按照给药后药物在体内分布的程度,一般可将靶向制剂分为 3 类。①一级靶向制剂:系指进入靶部位的毛细血管床释药;②二级靶向制剂:系指进入靶部位的特殊细胞(如肿瘤细胞)释药,而不作用于正常细胞;③三级靶向制剂:系指作用于细胞内的一定部位(如细胞核、线粒体、高尔基体等)。

按照靶向传输的机制,可将 TDDS 大体分为被动靶向制剂、主动靶向制剂和物理化学靶向制剂三大类。其中普通的微粒制剂如脂质体、纳米粒、胶束等对靶组织或靶细胞并没有专属性的识别能力,一般是经血液循环到达靶部位后被机械地截留或吞噬而释药,属于被动靶向制剂。而主动识别靶组织或靶细胞的载体制剂属于主动靶向制剂,如抗体介导的 TDDS。

（一）被动靶向制剂

被动靶向制剂（passive targeting system）即自然靶向制剂,是根据机体内不同的组织器官或细胞对不同大小的微粒具有不同的滞留性,将药物包裹或嵌入各种类型的微粒（乳剂、脂质体、微囊、微球等）中,从而被不同的组织、器官或细胞阻留或摄取的胶体或混悬的微粒制剂。体内的单核吞噬细胞系统具有丰富的吞噬细胞,如肝脏的库普弗细胞（Kupffer cell）、肺部的巨噬细胞和循环系统中的单核细胞等,可将一定大小的微粒作为异物而摄取。较大的微粒由于不能滤过毛细血管床,而被机械地截留于某些部位。

微粒制剂的靶向性可以通过控制粒子的大小、表面电荷、载体材料的选择等进行调节。被动靶向制剂经静脉注射后,在体内的分布首先取决于微粒的粒径大小。通常粒径 <50nm 的微粒透过肝脏内皮细胞或者通过淋巴传递到脾和骨髓中;粒径为 50~100nm 的微粒系统可以进入肝实质细胞中;粒径为 100~200nm 的微粒很快被单核吞噬细胞系统的巨噬细胞从血液中清除,最终到达肝脏的库普弗细胞溶酶体中;粒径为 200~400nm 的纳米粒集中于肝脏后迅速被肝脏清除;粒径为 2~10μm 时大部分聚集于巨噬细胞;粒径 <7μm 时一般被肝、脾中的巨噬细胞摄取;粒径为 7~30μm 的微粒通常被肺的最小毛细血管床以机械滤过的方式截留,被单核细胞摄取进入肺组织或肺气泡。

1. 脂质体　脂质体是将药物包封于类脂双分子层形成的薄膜内所构成的超微球状囊泡,目前已有多种脂质体药物工业化生产并上市,如多柔比星脂质体、柔红霉素脂质体、两性霉素 B 脂质体、脂质体甲肝疫苗和脂质体乙肝疫苗等。脂质体具有以下特点:靶向性和淋巴定向性、缓释性、细胞亲和性与组织相容性、降低药物毒性、保护药物并提高稳定性,可与细胞相互作用并将药物输入细胞内,增加药物透过细胞膜的能力。目前已成功应用于抗肿瘤药、抗生素、酶类、抗炎激素等。

2. 纳米粒　纳米粒（nanoparticle）是一类以天然或合成高分子材料为载体制成的载药固态胶体微粒,一般粒径为 10~100nm,包括纳米囊（nanocapsule）和纳米球（nanosphere）。纳米粒属于基质骨架型,为实心的球或微粒,药物吸附在其表面或包裹、溶解在其内部。两者均可分散在水中形成近似于胶体溶液,是一种理想的药物载体,可供静脉注射、口服或其他途径给药,在药物新剂型的研究中得到广泛关注。纳米粒具有以下特点:①作为口服制剂,可以制备缓释制剂或提高药物的生物利用度与稳定性。如长春胺口服的生物利用度仅为 25%,而吸附在聚氰基丙烯酸乙酯（PHCA）纳米球上再口服,生物利用度可提高到 40%;胰岛素的纳米囊可使药物避免蛋白水解酶的影响,灌服后可使糖尿病大鼠的血糖明显降低。②作为黏膜给药的载体,由于其粒径小、表面能大,有利于在黏膜、角膜等处滞留,因而有利于药物的吸收和提高药物的生物利用度。如放射性标记的 PHCA 纳米粒在兔眼内的消除半衰期达 15~20 分钟。③静脉注射纳米粒不易阻塞血管,可被单核吞噬细胞系统（MPS）摄取,被动靶向至肝脏、脾脏和骨髓,亦可由细胞内或细胞间穿过内皮壁到达靶部位;通过对其表面进行修饰,可以达到主动靶向分布于其他器官的目的。④纳米粒可改变药物对生物膜的透过性,有利于药物的透皮吸收和胞内靶向传输。如抗生素和抗真菌药、抗病毒药制成纳米粒后可以提高治疗细胞内细菌感染的功效。

3. 其他静脉注射　脂肪乳剂（emulsion）是主要以长链甘油三酸酯为油相、精制天然卵磷脂为乳化剂、甘油为等渗剂,经高压均质制成 O/W 型的粒径 <1μm 的非匀相分散系统。其具有以下特点:提高

难溶性药物的溶解度、增加药物稳定性、减轻不良反应、作为缓释药物传递系统。微球是指药物分子分散或被吸附在高分子聚合物载体中而形成的一种微粒分散系统。微球的粒径一般在 $1\sim250\mu m$。目前微球研究用药包括抗肿瘤药、抗生素、抗结核药、抗寄生虫药、平喘药、疫苗等。

（二）主动靶向制剂

主动靶向制剂（active targeting system）是用特定分子修饰的能够主动识别靶组织或靶细胞的载体制剂，药物载体能像设定目标的"导弹"一样将药物定向地运送到靶部位而发挥药效。这些分子可以是受体的配体、单克隆抗体、对体内的某些化学物质敏感的高分子物质等。如载药微粒可因连接有特定的配体与靶细胞的受体特异性结合，或连接单克隆抗体成为免疫微粒等原因，避免吞噬细胞的摄取，改变微粒在体内的自然分布而到达特定的靶部位；亦可将药物修饰成前体药物，即能在活性部位被激活的药理惰性物，在特定的靶区被激活发挥作用。如果微粒要通过主动靶向到达靶部位而不被毛细血管（直径为 $4\sim7\mu m$）截留，通常粒径不应大于 $4\mu m$。

1. **抗体介导的主动靶向制剂**　抗体介导的主动靶向制剂是指利用抗体与抗原特异性结合，使携带抗体的药物或载体在体内主动寻找和识别作为抗原的病灶组织，从而将药物导向特定的组织或器官，实现靶向给药的目的。抗体介导的主动靶向制剂（免疫复合物的利用）有 2 种连接方式，即药物载体-抗体结合物和药物-抗体结合物，前者包括免疫脂质体、免疫纳米球、免疫微球等，后者又称为免疫复合物。

2. **前体药物**　前体药物（prodrug）是将有生物活性的原型药与某种化学基团、片段或分子经共价键形成暂时性键合。这种新化学实体本身无活性或其活性低于原型药，在体内经酶作用或化学反应裂解掉上述转运基团，转化为母体药物而发挥治疗作用。肿瘤靶向前体药物是利用肿瘤中某些酶的水平升高，它们可以用于活化前体药物释放出有活性的药物。

3. **药物-大分子复合物**　药物-大分子复合物是指药物直接与聚合物、抗体、配体以共价键形成的分子复合物。药物与大分子物质（一般是水溶性大分子物质）结合，可以提高药物的溶解度，延长药物在体内的半衰期，并且改变药物在体内的组织分布。如由于肿瘤的高通透性和滞留（EPR）效应，肿瘤血管对大分子物质的渗透性和滞留作用增加，水溶性大分子物质对肿瘤等病灶组织具有一定的靶向性。研究表明，肿瘤选择性摄取的聚合物的分子量可达 778kDa。因此，药物-大分子复合物可以借助EPR 效应将药物聚集到肿瘤细胞中，一旦药物-大分子复合物内吞进入细胞，有可能在核内的低 pH 环境或蛋白酶的作用下使聚合物降解而释放药物，从而发挥作用。常用的水溶性大分子结合物有葡聚糖、聚乙二醇（PEG）、抗体、聚 N-（2-羟丙基）甲基丙烯酰胺（HPMA）等，还可以选择血清白蛋白、多肽、核酸、聚氨基酸和胶原等。PEG 是一种电中性的亲水性大分子，一般随着其分子量增加，PEG 的体内半衰期增加，因此选择分子量在 2 万 Da 以上的 PEG 与药物结合较为常见。如喜树碱的结构中有内酯环，在水中和体内不稳定，同时喜树碱难溶于水；与 PEG4000 结合后，喜树碱在水中的溶解度提高 80 倍，稳定性改善，半衰期显著延长。近年来，抗体-药物复合物（antibody-drug conjugate，ADC）的研究得到极大的关注。

4. **基于抗体的免疫疗法**　基于抗体的免疫疗法与基于化学药物的化学疗法一直是临床上癌症治疗的两大策略。抗体药物以肿瘤细胞过度表达的抗原 EGFR、CD20、PD-1 等为靶点，多种治疗性单克隆抗体（如曲妥珠单抗）已经在临床上取得巨大成功。但在临床实践中,治疗性抗体虽然靶向性强,但是由于其分子量大,对于实体瘤的治疗效果有限。小分子的化学药物虽然具备对肿瘤细胞的高度杀伤效力,却也常常误伤正常细胞,引起严重的副作用。抗体-药物复合物（ADC）利用抗体对靶细胞的特异性结合能力,输送高细胞毒性的化学药物,以此来实现对癌变细胞的有效杀伤。在这种药物设计的构想中,抗体成为定点输送化学药物的"生物导弹",从而协同发挥抗体药物和化学药物各自的优点。ADC药物由重组抗体、化学药物及"连接物（linker）"共同构成。ADC药物的开发涉及药物靶点的筛选、重组抗体的制备、"连接物"技术的开发及高细胞毒性化合物的优化4个方面。2000年,第一个ADC药物Mylotarg经FDA批准上市,用于治疗急性非淋巴细胞白血病。FDA已批准上市多种ADC药物,如Adcetris由作用于霍奇金淋巴瘤患者体内的CD30的单克隆抗体brentuximab和微管蛋白抑制剂vedotin耦联而成,用于治疗霍奇金淋巴瘤和系统型间变性大细胞淋巴瘤。目前世界范围内进入临床研究的ADC药物已达30余种（表7-2）。

表7-2   常见的靶向治疗药物

	作用靶点	代表药物
单抗类	VEGF-A/CD20	利妥昔单抗
	EGFR/HER2	曲妥珠单抗
	CTLA-4	吉妥珠单抗
	HDAC	帕比司他
	PARP	奥拉帕尼
	mTOR	依维莫司
	PD-L1	阿特珠单抗
	PD-1	纳武单抗
小分子类	蛋白酶体抑制剂	硼替佐米
	酪氨酸激酶抑制剂	吉非替尼
	周期蛋白依赖性激酶抑制剂	roscovitine

（三）物理化学靶向制剂

物理化学靶向制剂（physical and chemical targeting system）是指应用某些物理化学方法将药物输送到特定部位或在特定条件下释药而发挥药效。这些物理化学条件可以通过体外控制,也可以通过体内生理环境响应。如可利用对pH敏感的载体制备pH敏感制剂,使药物在体内特定的pH靶区内释药;应用磁性材料与药物制成磁导向制剂,在体外磁场的引导下通过血管到达并定位于特定的靶区;或使用对温度敏感的载体制成热敏感制剂,在局部的热疗作用下使热敏感制剂在靶区释药。栓塞制剂可以阻断靶区的血供和营养,从而起到栓塞和靶向化疗的双重作用,也属于物理化学靶向制剂。综合应用各种靶向机制,制备多功能的靶向载体制剂是提高靶向效率的重要手段,也是当前研究与开发的热点。主动靶向机制的发挥一般以被动靶向作用为前提,如通过长循环（化学修饰）加抗体介导,可将被动靶向和主动靶向机制有机结合。通过制备长循环的 pH 敏感脂质体,既可增加靶组织的含药载体浓度,又可在特定的环境中释放被包封的药物,从而提高药效。

第五节　药物分布的临床分析

由于个体差异的存在,不同患者对同一药物的同一剂量的分布特征存在量与质的差别,使得一些患者得到有效治疗,而同时另一些患者则可能未能达到预期的疗效,甚至有可能出现毒性反应。多种因素可以导致药物的分布特征发生改变,包括遗传因素、生理因素、病理因素、饮食、药物相互作用等。

一、特殊人群的药物分布特征

(一)老年人的药物分布特征

许多因素可影响药物的分布,如器官的血流量、机体成分、体液 pH、血浆蛋白结合率及组织与药物的结合力等。药物分布的年龄相关性变化较为复杂,既取决于解剖生理变化,又取决于药物的理化性质和药动学特征。老年人主要通过机体成分的变化和药物与血浆蛋白结合的变化等影响药物的分布。

1. **机体成分的变化**　随着年龄增长,机体水分逐步减少,更重要的是 60 岁与 15 岁的机体相比,有代谢活性的组织逐渐被脂肪取代。其中,男性的脂肪由 18% 增至 36%,女性的脂肪由 33% 增至 48%。这种变化使水溶性药物更易集中于中央室,分布容积减少;脂溶性药物更易分布于周围脂肪组织,分布容积增大。如地西泮的脂溶性较奥沙西泮强,因此在老年人中前者的分布容积大,且随着年龄增长而增大。某些水溶性药物(如对乙酰氨基酚、吗啡、醋丁洛尔等)的分布容积则随着年龄增长而减小。有研究报道,吗啡、哌替啶等在 50 岁以上者中的分布容积较小,血药峰浓度要比 50 岁以下者高约 7%。

2. **药物与血浆蛋白结合的变化**　在老年人中药物与血浆蛋白结合的变化较为复杂。研究显示,在老年人中血浆蛋白结合率升高的有氯丙嗪、丙吡胺、利多卡因、普萘洛尔等,血浆蛋白结合率降低的药物有华法林、苯妥英钠、保泰松、水杨酸、茶碱、丙戊酸钠、甲苯磺丁脲、地西泮等。高血浆蛋白结合率的药物由于与蛋白的结合减少而引起血浆游离药物增高,可使作用增强,易致毒性反应。有研究报道,在老年人中华法林与血浆白蛋白的结合能力为(451+22)pmol/L,较年轻人的(561 ± 15)mmol/L 明显降低,原因是血浆白蛋白浓度降低。这可能是老年人应用华法林后不良反应较多的主要原因。

(二)儿童的药物分布特征

1. **机体成分的变化**　新生儿、婴幼儿的体液含量大、脂肪含量低,从而影响药物的分布。体液量大导致水溶性药物的分布容积增大,峰浓度降低,消除减慢,作用时间延长。当儿童处于脱水状者时,水溶性药物的分布容积减少、血药浓度升高。此外,新生儿的脂肪含量少,使脂溶性药物的分布容积降低、血浆中的药物浓度升高,这是新生儿易药物中毒的原因之一。

2. 血浆蛋白结合率低　药物吸收后与血浆蛋白可逆性结合,使药物暂时失去药理活性,因为只有游离药物才有药理活性。新生儿的血浆蛋白结合率较成人低,有以下几个原因:①血浆蛋白浓度低;②蛋白与药物的亲和力低;③血液 pH 较低;④血浆中存在竞争性抑制剂如胆红素等。药物的血浆蛋白结合率降低使其分布容积增大,同时也使血浆及组织中的游离药物浓度升高、作用增强。因此,即使某些药物的有效血药浓度与成人相同,也较易引起药效增强或中毒,血浆蛋白结合率高的药物如阿司匹林、苯妥英钠、苯巴比妥等更是如此。此外,药物与胆红素竞争血浆蛋白结合位点可使游离胆红素浓度增高而引发胆红素脑病,故出生 1 周内的新生儿禁用磺胺类、阿司匹林和维生素 K 等。

新生儿与成人的血浆蛋白结合率(PPBR)和表观分布容积(V_d)比较见表 7-3。

表 7-3　新生儿与成人的血浆蛋白结合率(PPBR)和表观分布容积(V_d)比较

药物	PPBR/%		V_d/(L/kg)	
	新生儿	成人	新生儿	成人
氨苄西林	9~10	15~29	—	0.4~0.7
青霉素	~60	~65		0.3
甲氧西林	~26	37		0.3
萘夫西林	68~69	87~90	—	0.6~0.7
磺胺异噁唑(SZ)	65~70	~84	0.35~0.43	0.16
磺胺甲氧嗪(SMP)	~57	65~70	0.36~0.47	0.18~0.2
水杨酸盐	63~84	80~85	0.15~0.35	0.13~0.2
保泰松	65~90	96~98	0.2~0.25	0.12~0.15
地高辛	14~26	23~40	4.9~10.16	5.17~7.35
地西泮	84	94~98	1.4~1.82	22~2.6
苯妥英钠	80~85	89~92	1.2~1.4	0.6~0.67
苯巴比妥	28~36	46~48	0.59~1.54	0.5~0.6
丙米嗪	74	85~92	—	20~40
地昔帕明	64~71	80~94	—	22~59

3. 血脑屏障发育未全　新生儿(尤其是早产儿)的血脑屏障发育不完善,使多种药物(如镇静催眠药、吗啡等镇痛药、全身麻醉药、四环素类抗生素等)易穿过血脑屏障,作用增强。但哌替啶因脑转运低于吗啡,其作用与成人无明显的差异。另外,儿童酸中毒、缺氧、低血糖和脑膜炎等病理状况亦可影响血脑屏障功能,使药物较易进入脑组织。

(三)妊娠期的药物分布特征

1. 胎儿的药物分布　胎儿肝、脑等器官的体积相对较大,血流量多,有 60%~80% 的血流进入肝,故肝内的药物分布量较其他器官多;胎儿的血脑屏障较差,药物较易进入中枢神经系统;胎儿的血浆蛋白含量较低,进入组织的游离药物增多;妊娠 32 周前的胎儿的脂肪组织较少,会影响一些亲脂性药物(如硫喷妥钠等)的分布。

2. 母体的药物分布　孕妇的血容量增加 35%~50%,血浆增加多于红细胞增加,血液稀释,心排血量增加,体液总量平均增加约 8 000ml,故妊娠期药物的分布容积明显增加。一般来讲,孕妇的药物需要量应高于非妊娠期妇女。

二、疾病状态下的药物分布特征

患病时蛋白结合的变动和体内动态药物在血浆中与蛋白质的结合会对药物的体内分布产生比较大的影响。在使用酸性药物的情况下,主要是血浆中的白蛋白与这些酸性药物产生结合;而许多碱性和中性药物如普萘洛尔、奎尼丁等常与 α_1- 酸性糖蛋白或脂蛋白结合。肝脏、肾脏疾病时血浆白蛋白浓度会减少,而在手术和发生心肌梗死时 α_1- 酸性糖蛋白会发生一过性升高的情况(表 7-4)。因此,在这些情况时用药应考虑药物效应和毒性,必要时应调整给药方案。

表 7-4 疾病状态下的血浆蛋白浓度变化

血浆蛋白	状态	血浆蛋白浓度变化
白蛋白	肝硬化	减少
	肾硬化综合征	减少
	妊娠	减少
	烫伤	减少
α_1- 酸性糖蛋白	心肌梗死	增大
	生殖系统疾病	增大
	关节炎	增大
	外伤	增大
	手术	增大

(一)肝脏疾病对药物分布的影响

肝硬化患者产生水肿或腹水时,亲水性药物的分布容积减小。因此肝硬化患者需要药物迅速起效时,亲水性药物如 β- 内酰胺类抗生素或地高辛的用量必须增加。严重慢性肝脏疾病常同时伴有药物的血浆蛋白结合率降低,游离药物浓度增加可使表观分布容积增加。如甲苯磺丁脲的游离药物可增加115%,苯妥英钠可增加 40%,奎尼丁可增加 300%,保泰松可增加 400%(表 7-5)。

(二)肾脏疾病对药物分布的影响

肾功能不全引起酸中毒时,酸碱平衡发生变化可影响药物解离型的比例,从而间接影响药物的分布。如酸中毒时非解离型的水杨酸分子增加,其分子极性变小,有较高的脂溶性,使水杨酸进入中枢神经系统的药量变大,因而抗风湿剂量的阿司匹林可引起较大的中枢神经系统毒性。尿毒症或肾病综合征时常伴发低蛋白血症,便血浆白蛋白浓度降低。如尿毒症患者使用苯妥英钠,因游离状态的分子增加,即使血药浓度正常也可能出现中枢神经系统的中毒症状。尿毒症患者体内的药物代谢产物蓄积或内源性物质的变化使蛋白结合抑制剂增多,与药物的蛋白结合过程产生竞争性抑制,降低药物的血浆蛋白结合率。如慢性肾衰竭患者血中存在的酸性代谢物可阻止酸性药物与白蛋白结合。尿毒症时脂肪分解增加,临床在尿毒症患者中使用硫喷妥钠等脂溶性强、脂肪组织分布比较广的药物时剂量均应减少,以免药物蓄积过量。此外,由于肾功能损害导致血脑屏障功能受损,进入中枢的药量增加,这是慢性尿毒症患者应用镇静催眠药时中枢抑制效应明显增强的重要原因。

肾功能不全时酸性药物的血浆蛋白结合率见表 7-6。

表 7-5　肝脏疾病使体内血浆蛋白结合率改变的药物

肝脏疾病	药物	游离药物增加 /%
急性病毒性肝炎	甲苯磺丁脲	28
	苯妥英钠	33
急性病毒性肝炎 / 肝硬化	吗啡	15
	异戊巴比妥	38
	保泰松	500
肝硬化	苯妥英钠	40
	地西泮	65~210
	保泰松	400
	奎尼丁	300

表 7-6　肾功能不全时酸性药物的血浆蛋白结合率 /%

药物	肾功能正常	肾功能低下	药物	肾功能正常	肾功能低下
青霉素	66	44	美托拉宗	95	90
头孢唑林	85	69	萘普生	99.8	99.2
氯贝丁酯	97	91	戊巴比妥	66	59
氯唑西林	95	80	苯妥英钠	88	74
双氯西林	97	91	吡咯他尼	94	88
氟氯西林	94	92	水杨酸	87	74
呋塞米	96	94	磺胺甲噁唑	66	42
吲哚美辛	90	90	华法林	99	98

(三)心力衰竭对药物分布的影响

心力衰竭患者的药动学参数的主要改变是分布容积减少和清除率降低。对于心力衰竭患者而言,使用治疗窗窄的药物如地高辛等,治疗药物监测的结果对药物应用的有效性与安全性是非常重要的。另有研究发现,在心力衰竭患者中奎尼丁的表观分布容积减小约 30%。有研究表明,心力衰竭时妥卡胺的表观分布容积也减小,其血浆浓度增高,当以常规剂量给予心力衰竭患者时,因表观分布容积减小,可导致血药浓度明显增加。心功能不全时对某些药物体内分布的影响见表 7-7。

(四)内分泌疾病对药物分布的影响

人体患内分泌疾病时药动学的研究主要见于甲状腺疾病和糖尿病,由于体内的激素水平发生变化,使左右药动学的主要器官如肾、肝、心等的功能发生改变,从而影响药物的体内过程。

表 7-7　心功能不全对药物分布的影响

药物	分布容积的变化率	药物	分布容积的变化率
丙吡胺	减少 12%	奎尼丁	减少 41%
利多卡因	减少 42%	茶碱	无变化
普鲁卡因胺	减少 25%		

1. **甲状腺疾病对药物分布的影响**　甲亢时对药物分布的影响主要表现为表观分布容积增加,例如普萘洛尔。对表观分布容积增加的解释可能是由于甲亢时血浆白蛋白及 α_1- 酸性糖蛋白水平降低,导致药物的血浆蛋白结合率下降,游离药物增加;甲减时某些药物的表观分布容积可减少,如地高辛,由于表观分布容积减少,可导致血药浓度增高,因此在用药时应加以注意。

2. **糖尿病对药物分布的影响**　糖尿病患者的药物蛋白结合有减少的趋势,将对药物的分布与作用产生显著影响。原因可能在于糖尿病患者血浆内的游离脂肪酸(FFA)高于正常人,可引起血浆中的药物与蛋白的结合发生竞争性抑制。而体内丙戊酸钠的血浆蛋白结合率显著降低,并且游离丙戊酸钠的数量与血浆中的 FFA 浓度呈线性关系。糖尿病患者血浆中结合形式的地西泮浓度显著低于非糖尿病患者。进一步研究发现,尽管糖尿病患者的血浆 FFA 高于正常人,但却不具有显著性差异。提示FFA 的微小变化可以影响药物的血浆蛋白结合率。

(五)其他

肥胖者由于体重明显增加而导致药物的分布容积及肝肾的血流量发生显著变化,从而使药动学发生改变。脂溶性高的药物如苯妥英钠、硫喷妥钠、曲唑酮等在肥胖者体内的分布容积增大,其结果可导致药物的半衰期延长。地西泮的分布容积与肥胖程度呈正相关。肥胖者由于血浆脂质的增加,吸入麻醉药恩氟烷后,恩氟烷向血中的移行速度增加。与正常人相比,肥胖者在恩氟烷吸入期间的血中浓度明显增高。

三、药物分布环节的相互作用

药物分布环节的相互作用方式可表现为相互竞争血浆蛋白结合部位、改变游离药物的比例或者改变药物在某些组织中的分布量,从而影响其消除。同时应用多种药物,可通过竞争蛋白结合部位而引起血浆蛋白结合率和分布容积的变化。对于治疗指数小的药物尤其如此,此时进行治疗药物监测十分重要。

(一)竞争蛋白结合部位

人血浆中含有 60 多种蛋白质,其中 3 种蛋白质与大多数药物的结合有关,即白蛋白、α_1- 酸性糖蛋白和脂蛋白。白蛋白占血浆蛋白总量的 60%,在药物的蛋白质结合中起主要作用,其结合表现出结合力小、容量大的特点。白蛋白主要与酸性、中性药物(如青霉素类)结合。α_1- 酸性糖蛋白在血浆中的含量低,仅为白蛋白的 1/100,其分子量为 400Da,因含有唾液酸而呈酸性,主要依靠疏水键与药物结合。多数药物在与 α_1- 酸性糖蛋白结合的同时也与白蛋白结合,且往往是与白蛋白结合占主导地位。也有一些碱性药物(如丙吡胺、红霉素)在治疗范围内只与 α_1- 酸性糖蛋白结合。由于 α_1- 酸性糖蛋白含量在健康或患者体内存在较大的差异,加之其具有含量低、容量小、易被药物饱和等特点,因此药物与 α_1- 酸性糖蛋白结合的差异是个体间药物与血浆蛋白结合差异的决定因素。

（二）蛋白质结合部位的药物置换作用

药物吸收入血后，大多数可与血浆蛋白发生疏松的可逆性结合，与蛋白结合的药物称为结合药物（bound drug），未结合的药物称为游离药物（free drug）。药物与血浆蛋白之类的高分子物质结合后不能透过血管壁向组织转运，因而具有如下特点：①不呈现药理活性；②不能通过血脑屏障；③不被肝代谢灭活；④不被肾排泄。只有游离药物才能由血液向组织转运，并到达靶器官与受体或作用点结合产生药理效应。

由于药物与蛋白质的结合大多是可逆性的，当同时应用 2 种药物时，一种药物与蛋白质的结合可能会被结合部位附近的另一种药物置换出而成为游离药物。究竟 2 种药物中的哪一种会被另外一种药物置换出，取决于 2 种药物各自与蛋白质亲和力的大小，这种现象称为蛋白质结合部位的药物置换作用。目前已证实白蛋白分子上的药物结合位点有 2 个，其中保泰松、磺胺类、苯妥英钠及丙戊酸钠等药物主要与位点 I 结合；而半合成青霉素、丙磺舒、中链脂肪酸、地西泮等则主要结合在位点 II 上。有些药物则可同时与这 2 个位点结合。

阿司匹林、吲哚美辛、氯贝丁酯、保泰松、水合氯醛及磺胺类等都有蛋白置换作用，可增加一些药物的游离型比例，增强其作用。如甲苯磺丁脲与磺胺苯吡唑合用使甲苯磺丁脲的药效增强，产生强烈的降血糖作用，可引起低血糖休克。甲氨蝶呤与阿司匹林或磺胺类合用，使血浆中的游离甲氨蝶呤浓度升高，显著增加对骨髓的抑制作用。研究显示，60~92 岁的老年人服用水杨酸盐，同时服用 2 种以上的药物比单用时血浆中的游离水杨酸浓度增加 1.5~2 倍，易发生不良反应。保泰松能置换与血浆蛋白结合的华法林，合用时应调整剂量。新生儿由于白蛋白水平较低，当使用较大剂量的磺胺类、水杨酸类或其他阴离子型有机药物时，其白蛋白结合位点 I 上的胆红素被竞争置换而游离出来，引起胆红素脑病。

（三）改变组织分布量

药物向组织的转运除取决于血液中的游离药物浓度外，也与该药物与组织的亲和力有关。当合并用药导致某一个药物的组织结合程度降低时，会引起其体内的药动学参数的一系列改变，最终导致药效的改变和不良反应的产生。如地高辛可与心肌组织结合，当合用奎尼丁时，奎尼丁可将地高辛从组织结合部位置换出来，合并用药后地高辛的肾清除率降低 40%~50%，引起地高辛的血浆浓度明显增高。某些作用于心血管系统的药物能改变组织的血流量。如去甲肾上腺素减少肝血流量，使利多卡因在主要代谢部位肝的分布量降低，从而减少该药的代谢，致使血中的利多卡因浓度增高。

思考题

1. 体内的药物分布有哪些方式？

2. 体内主要存在哪些细胞膜屏障？细胞屏障如何影响药物的体内分布？

3. 影响药物的血浆蛋白结合率的因素有哪些？药物和血浆蛋白结合的特点有哪些？

4. 药物体内分布的模型有哪些？

5. 靶向制剂有哪些类型？各种靶向制剂的体内分布有什么特点？

参考文献

［1］李俊. 临床药理学. 5 版. 北京：人民卫生出版社, 2013.

［2］蒋新国. 生物药剂学与药物动力学. 北京：高等教育出版社, 2009.

［3］亚瑟·J. 阿特金森, 达雷尔·R. 阿伯内西, 查尔斯·E. 丹尼尔斯, 等. 临床药理学原理. 2 版. 魏伟, 等译. 北京：科学出版社, 2008.

（何金汗）

第八章　药物的代谢

药物的代谢（metabolism）是指药物在体内代谢酶及体液内环境的作用下发生化学结构改变的过程，又称为药物的生物转化（biotransformation）。药物的代谢主要在肝中进行，也可发生在胃肠道、肾、肺、皮肤、脑等其他组织。药物在体内的代谢通常是在酶的催化下进行的。药物代谢酶的活性可受到来自机体、药物及环境等多种因素的影响，从而影响体内的药物转化过程。药物经代谢后，其代谢物多数失去活性且极性增大更易从体内排出。有些药物经代谢后，也可使活性增加甚至生成毒性代谢物。本章主要讨论涉及临床药物代谢的部位与途径、过程与结果、药物代谢的研究方法及肝病对临床药动学的影响。

第一节　药物代谢的部位与途径

一、药物代谢的部位

大多数药物进入体内后在细胞内特异性酶的催化下经过一系列代谢反应，从而发生药物结构的改变。因此，药物代谢的部位与药物代谢酶在体内的分布密切相关。肝内含有大部分药物代谢所需的酶类，加之肝的高血流量，使其成为最重要的代谢器官。除肝外，胃肠道、血浆、肾、肺、皮肤、脑等其他组织中也存在一些催化酶，并可发生相应的药物代谢反应。

一些药物如异丙肾上腺素、吗啡、阿司匹林等口服后从小肠吸收，大部分经门静脉到达肝后，药物部分被代谢失去活性，即"首关代谢"（first-pass metabolism）。此外，有些药物如氯丙嗪和氯硝西泮在小肠中的代谢较之在肝中的代谢更为广泛，故其也是首关代谢的主要发生部位。首关代谢有时可使药物的生物利用度明显降低，以至于有些药物需选择其他途径给药（如硝酸甘油舌下给药）或一些新型给药技术，才能达到有效治疗浓度及临床效果。

药物代谢的主要部位是肝，但也在肝外其他组织进行。肝外代谢最常见的部位是胃肠道。胃肠道黏膜上皮细胞含有丰富的药物代谢酶，除 CYP 酶系外，还有酯酶、葡糖醛酸转移酶、N-乙酰转移酶及硫酸转移酶等，能催化临床许多药物的代谢。一般十二指肠及空肠代谢药物的能力较回肠及结肠高。小肠上皮细胞的 CYP3A4 含量很高，约相当于肝脏 CYP3A4 的 50%，因该酶参与临床大多数药物的代谢转化,故对其底物的代谢是产生口服给药首关代谢的重要原因。此外,肠道内存在大量微生物群,它们也能参与一些口服药物的代谢。

肾脏不仅是药物排泄的重要器官,也是药物代谢的器官。肾脏是肝外药物代谢酶活性最高的器官,含有许多药物代谢酶,包括多种 CYP 同工酶如 CYP3A4、CYP1A1、CYP2C9、CYP2E1 等及 II 相结合反应的催化酶。有的酶在肾脏中的活性高于肝中。肾脏的各个部位均有药物代谢酶,但主要位于肾皮质,尤其在近端肾小管。肾脏的药酶含量及催化能力一般低于肝,但也有例外,如肾脏对脂肪酸的羟化能力可高于肝。在肾脏可发生 I 相和 II 相反应。通常对于那些在肾脏发挥药理或毒性作用的药物,肾脏的药物代谢可能更具有临床意义。

脑内含有的 CYP 仅为肝脏 CYP 含量的 3%~10%,脑干、嗅叶及小脑的 CYP 水平高于脑内的其他部位。CYP 的多种亚型(1A1、1A2、2B1、2B2、2E1、3A、2D)在脑内均有表达。脑组织中的儿茶酚 -O- 甲基转移酶在儿茶酚胺类药物的代谢中发挥重要作用。脑是中枢神经系统药物及内源性神经递质的作用部位,且参与它们的代谢活化,这或许与其疗效密切相关。

皮肤中的药物可在酶的催化下发生氧化、水解、还原与结合反应。皮肤内的代谢酶主要存在于活性表皮中,这些酶的活性明显低于肝中的相应酶,如羟类固醇脱氢酶、5α- 还原酶及水解酶等,它们催化氢化可的松、雌二醇、阿糖腺苷等皮肤用药的代谢过程。

二、药物代谢的反应及步骤

代谢是药物从体内消除的主要途径,包括氧化(oxidation)、还原(reduction)、水解(hydrolysis)和结合(conjugation)反应。通常情况下一种药物可经多种途径代谢,仅少数药物几乎全部以原型从尿中排出。氧化、还原、水解反应称为 I 相反应(phase I reaction),它是机体向母体药物分子引入极性基团如—OH、—COOH、—NH_2 或—SH 等的过程,主要是由肝微粒体混合功能氧化酶(细胞色素 P450)及其他非微粒体酶催化。经过 I 相反应,多数药物会失去药理活性,但也可增强活性甚至产生毒性代谢物,前体药物则可转化为活性代谢物。I 相反应的产物可增加水溶性而迅速从尿中排出,或进而与机体内源性物质发生结合反应。结合反应即为 II 相反应(phase II reaction),该过程是母药或其代谢物的极性基团与机体水溶性较大的内源性成分如葡糖醛酸、硫酸酯、氨基酸、谷胱甘肽等发生结合反应,生成的代谢物通常没有活性,但极性增大而更易于排出体外。多数药物要经受两相反应。

(一)I 相反应

1. 氧化反应　氧化反应是最为广泛的代谢反应类型,是药物体内代谢的主要途径。微粒体酶系催化的药物氧化反应主要包括脂肪族的侧链或芳香族的芳香环羟化,N、O 和 S 脱烃,S、N 氧化,脱硫氧化及环氧化等。非微粒体酶系的药物氧化有醇(或醛)脱氢、脱氨氧化及嘌呤类氧化等。

2. 还原反应　微粒体药物代谢酶催化的还原反应包括硝基还原、偶氮化合物还原、脱卤还原等;非微粒体酶催化的还原反应如水合氯醛、美沙酮的还原反应等。

3. 水解反应　某些酯类、酰胺类及糖类药物可通过血浆或其他组织的水解酶而水解,例如酯键水解、酰胺键水解等。此外,许多组织中广泛存在蛋白酶及肽酶,这些酶能水解多肽类药物。常见的经 I 相反应代谢的药物见表 8-1。

表 8-1　常见的经 I 相反应代谢的药物

反应类型		药 物
氧化反应	N- 去烃	丙米嗪、地西泮、可待因、红霉素、吗啡、茶碱、他莫昔芬
	O- 去烃	可待因、吲哚美辛、右美沙芬
	脂肪族羟化	甲苯磺丁脲、布洛芬、巴比妥、甲丙氨酯、咪达唑仑、环孢素
	芳香族羟化	苯妥英钠、苯巴比妥、普萘洛尔、保泰松、炔雌醇
	N- 氧化	氯苯那敏、苯海拉明、胍乙啶、奎尼丁、对乙酰氨基酚
	S- 氧化	西咪替丁、氯丙嗪、硫利达嗪
	脱氨氧化	地西泮、安非他明
还原反应		氯霉素、水合氯醛
水解反应		普鲁卡因、阿司匹林、氯贝丁酯、利多卡因、普鲁卡因胺、吲哚美辛

（二）Ⅱ相反应

结合反应的共同特点是需要能量,并由体内提供结合物质。多数结合剂需先成为活性形式的供体再进行结合反应。形成的结合物一般极性增大,水溶性增加,易于排泄,活性消失。Ⅱ相反应也可形成活性代谢物,如吗啡的葡糖醛酸结合物具有强于原型药的镇痛作用。一些含卤素的碳氢化合物与谷胱甘肽结合,能形成高度反应性代谢物而造成肾损害。

1. **葡糖醛酸结合**　葡糖醛酸结合是最常见的Ⅱ相代谢反应。尿苷二磷酸葡糖醛酸(UDP-glucuronic acid, UDPGA)是糖基的活性供体,它主要与药物的—OH、—COOH、—NH$_2$ 或—SH 等结合,由尿苷二磷酸葡糖醛酸转移酶(UDP-glucuronosyltransferase, UGT)催化。

2. **硫酸结合**　含醇、酚、芳香胺等药物可作为硫酸结合的底物,磺基转移酶(sulfotransferase, ST)是其催化酶。

3. **甲基化**　药物甲基化的部位通常在药物结构中的 N、O、S 等杂原子上,甲基的主要来源是甲硫氨酸,经 ATP 活化后作为甲基供体,在甲基转移酶(methyltransferase)的催化下发生结合反应。结合后的代谢物极性减小,使排泄减慢。

4. **乙酰化**　含氨基药物在 N- 乙酰转移酶(N-acetyltransferase, NAT)的催化下发生 N- 乙酰化反应,其中乙酰基的活性供体是乙酰辅酶 A(acetyl CoA)。药物乙酰化后常使水溶性降低。

5. **谷胱甘肽结合**　在谷胱甘肽硫转移酶(glutathione S-transferase, GST)的催化下,还原型谷胱甘肽与某些卤化有机物、环氧化物等结合,形成水溶性结合物。该结合物可进一步转化,最后形成硫醚氨酸而从胆汁或尿中排出。

常见的经Ⅱ相反应代谢的药物见表 8-2。

表 8-2　常见的经Ⅱ相反应代谢的药物

反应类型	药 物
葡糖醛酸结合	萘普生、吗啡、奥沙西泮、可待因、丙戊酸、普萘洛尔、劳拉西泮等
硫酸结合	异丙肾上腺素、雌激素类、对乙酰氨基酚
甲基化	去甲肾上腺素、组胺、儿茶酚胺类、硫唑嘌呤
乙酰化	异烟肼、磺胺类、普鲁卡因胺、氨苯砜、氯硝西泮

三、药物代谢酶

药物的代谢主要在肝中进行,肝细胞滑面内质网含有丰富的药物代谢酶。将组织匀浆和梯度离心得到内质网碎片,称为微粒体,这些酶也称为微粒体酶(microsomal enzyme)。药物代谢酶可分为微粒体酶系和非微粒体酶系。微粒体酶系主要存在于肝细胞或小肠、肺、肾、肾上腺、皮肤等细胞的内质网中,以肝微粒体酶的活性最强,几乎所有参与Ⅰ相反应的代谢酶及Ⅱ相反应中的葡糖醛酸、甲基化等代谢酶都存在于肝细胞的微粒体中。在细胞质、线粒体、核膜、血浆及肠道菌群中也存在一些药物代谢酶,如线粒体中有单胺氧化酶、脂肪族芳香化酶,细胞质中有黄嘌呤氧化酶、谷胱甘肽硫转移酶等。

(一)Ⅰ相反应代谢酶

1. 细胞色素P450酶　细胞色素P450(cytochrome P450, CYP)酶又称为混合功能氧化酶(mixed function oxidase)或单加氧酶(monooxygenase),简称肝药酶、CYP450酶、CYP450或P450。CYP450因其在还原状态下与CO结合,在波长450nm处有一最大吸收峰而得名。CYP酶系存在于各种生物体内,参与广泛的药物氧化反应,是参与内源性物质、包括药物在内的外源性化合物氧化代谢的主要酶系。在人体内,除肝脏含有丰富的CYP酶外,也广泛分布于肾、脑、肺、胃肠道、皮肤、肾上腺、胎盘等其他组织。该酶不仅在细胞的内质网,在线粒体及核膜内也有表达。

CYP酶是一个基因超家族(superfamily),目前已知CYP成员超过500多种,在人类有功能意义的CYP同工酶约50种。按照氨基酸序列的相似程度,可将其划分为不同的基因家族(family)和亚家族(subfamily)。氨基酸序列有大于40%相同即视为同一家族,在CYP后以阿拉伯数字表示,如CYP1;如序列超过55%相同则为同一亚家族,在其后以大写字母表示,如CYP1A。每个亚家族中催化不同反应的酶则又在其后加一个阿拉伯数字,表示某个酶的基因编码,如CYP1A2。临床大多数药物经CYP1、2和3家族代谢,主要有CYP3A、CYP2C、CYP2D、CYP2E亚家族,它们参与代谢临床上90%以上的药物。其中CYP3A4因作用底物较多,且可被药物诱导或抑制,因此通常出现具临床意义的药物相互作用。CYP的不同亚型对催化底物具有一定的特异性,但也有重叠。即不同的CYP能催化同一底物,而同一底物又可被不同的CYP代谢。CYP酶存在遗传变异,研究表明CYP1A2、CYP2C9、CYP2C19、CYP2D6、CYP3A等存在基因多态性,不同的基因型可能影响药物的代谢能力,产生4种不同的代谢表型:超强代谢型(ultrarapid metabolizer, UM)、强代谢型(extensive metabolizer, EM)、中间代谢型(intermediate metabolizer, IM)和弱代谢型(poor metabolizer, PM)。因此,了解不同的CYP参与代谢药物的特点及其差异,这对把握药物代谢规律及临床合理用药尤为重要。

(1)CYP1A2:编码人类CYP1A2的基因位于染色体15q22上,全长7.8kb,包含7个外显子和6个内含子。CYP1A2主要在肝脏中构成性高表达,在肝、肺、胃肠道及脑中可诱导性表达。男性的CYP1A2活性明显高于女性。在不同种族人群中的CYP1A2活性亦不相同。CYP1A2约占肝脏CYP酶蛋白总量的13%,其催化底物包括临床许多药物、内源性甾体激素及前致癌物。多环芳烃、杂环胺类、芳香胺类化合物、黄曲霉毒素等均为其代谢活化。人体内的CYP1A2参与华法林、咖啡因、茶碱、普萘洛尔、美西律、维拉帕米、硝苯地平、安替比林、丙米嗪、阿米替林、氟伏沙明和氯氮平等20多种药物的代谢。有报道显示吸烟、十字花科蔬菜、奥美拉唑等药物可诱导CYP1A2表达,口服避孕药、氟伏沙明则可降低其表达。

（2）CYP2A6：编码人类 CYP2A6 的基因位于染色体 19q12.3 上，全长约 6kb，包含 9 个外显子。CYP2A6 约占肝脏 CYP 酶蛋白总量的 4%，并在一些其他组织如肺、气管、鼻黏膜中表达。CYP2A6 可催化香豆素的羟化反应，参与尼古丁及替加氟、来曲唑等药物的代谢。该酶是主要的尼古丁氧化酶，通过其氧化代谢途径降低尼古丁含量，从而降低对烟草的依赖性。CYP2A6 对一些前致癌物如亚硝胺类的激活起重要作用。

（3）CYP2B6：编码人类 CYP2B6 的基因位于染色体 19q13.2 上，全长 2.8kb，包含 9 个外显子和 8 个内含子。CYP2B6 占肝脏 CYP 总量的 2%~10%，也可在脑中表达，故在中枢神经系统药物的代谢及神经系统毒性反应中发挥重要作用。该酶呈高度的基因多态性，其表达量具有显著的个体差异。CYP2B6 参与大约 8% 的药物的代谢，例如美沙酮、安非他酮、环磷酰胺、异环磷酰胺、氯胺酮、异丙酚、依非韦伦等。

（4）CYP2C9：编码人类 CYP2C9 的基因位于 10 号染色体上，全长约 50kb，包含 9 个外显子和 8 个内含子。CYP2C9 酶蛋白在人肝微粒体中含量丰富，约占 CYP 蛋白总量的 20%。CYP2C9 参与内源性和外源性化合物的体内氧化反应，其底物包括多种临床常用药物，如华法林、苯妥英、氯沙坦、依贝沙坦、甲苯磺丁脲、格列吡嗪、氟伐他汀、托拉塞米、三甲双酮、非甾体抗炎药如双氯芬酸和布洛芬。它还参与一些前体药物如环磷酰胺、异环磷酰胺和前致癌物的激活。一些内源性物质和激素如黄体酮、睾酮和花生四烯酸等也是 CYP2C9 的底物。主要经 CYP2C9 代谢的药物见表 8-3。

表 8-3　主要经 CYP2C9 代谢的药物

分类	药　物
非甾体抗炎药	塞来昔布、双氯芬酸、布洛芬、甲芬那酸、萘普生、舒洛芬、吲哚美辛、美洛昔康、吡罗昔康、替诺昔康、氯诺昔康
口服降血糖药	甲苯磺丁脲、格列本脲、格列美脲、格列吡嗪、那格列奈、罗格列酮
抗凝血药	华法林、乙酸香豆素、苯并香豆素
抗高血压药	氯沙坦、厄贝沙坦、依贝沙坦
抗癫痫药	苯妥英、丙戊酸
抗抑郁药	氟西汀、阿米替林、西酞普兰、舍曲林
利尿药	托拉塞米
其他药物	氟伐他汀、环磷酰胺、磺胺甲噁唑、安普那韦、他莫昔芬

（5）CYP2C19：编码人类 CYP2C19 的基因位于染色体 10q24 上，全长约 55kb，包含 9 个外显子和 5 个内含子。CYP2C19 主要在肝中表达，在十二指肠中也有少量表达。CYP2C19 主要催化药物在体内的羟化反应，如 S- 美芬妥英、苯巴比妥、丙戊酸、阿米替林、氯米帕明、丙米嗪、西酞普兰、地西泮、去甲地西泮、奥美拉唑、雷贝拉唑、氯胍、甲苯磺丁脲、环磷酰胺、异环磷酰胺、吗氯贝胺等。

（6）CYP2D6：编码人类 CYP2D6 的基因定位于 22 号染色体上，全长约 7kb，包含 9 个外显子。CYP2D6 仅占肝脏 CYP 蛋白总量的 1%~2%，但却参与代谢多达近百种的临床常用药物，包括多种抗心律失常药、β 受体拮抗剂、抗高血压药、抗抑郁药及抗精神病药等。主要经 CYP2D6 代谢的药物见表 8-4。

表 8-4 主要经 CYP2D6 代谢的药物

分类	药 物
β 受体拮抗剂	普萘洛尔、美托洛尔、阿普洛尔、丁呋洛尔、噻吗洛尔、布尼洛尔
α、β 受体拮抗剂	卡维地洛
抗心律失常药	奎尼丁、恩卡尼、司巴丁、氟卡尼、普罗帕酮、阿普林定、利多卡因、美西律
抗高血压药	异喹胍、吲哚拉明
抗心绞痛药	哌克昔林、特罗地林
镇痛药	曲马多
抗精神病药	氯丙嗪、奋乃静、氟哌啶醇、利培酮、硫利达嗪、珠氯噻醇
三环类抗抑郁药	阿米替林、丙米嗪、氯米帕明、地昔帕明、去甲替林
其他抗抑郁药	氟西汀、帕罗西汀、文拉法辛、氟伏沙明、阿米夫胺、米安色林、溴法罗明、马普替林、西酞普兰、吗氯贝胺、苯丙胺
止咳平喘药	可待因、右美沙芬
其他药物	马来酸氯苯那敏、甲氧氯普胺、托莫西汀、右芬氟拉明、奥坦西隆、非那西丁、苯乙双胍、他莫昔芬

（7）CYP2E1：编码人类 CYP2E1 的基因定位于 10 号染色体上,全长约 11kb,包含 9 个外显子。CYP2E1 主要分布在肝脏,肝外组织如鼻黏膜、肺、小肠等仅有低水平表达。其代谢底物大部分为前致癌物和前毒物,小部分为临床药物,主要包括乙醇、氯唑沙宗、对乙酰氨基酚、氨苯砜及吸入性含氟麻醉药恩氟烷、氟烷、甲氧氟烷、异氟烷等。

（8）CYP3A：CYP3A 基因定位于人类 7 号染色体 q21.3~22.1 上,包含 13 个外显子。CYP3A 包括 CYP3A3、CYP3A4、CYP3A5 和 CYP3A7 4 种主要亚型,其中 CYP3A4、CYP3A5 是存在于人肝和小肠中的 2 个亚型。CYP3A4 主要通过 *C-* 或 *N-* 脱烃、*C-* 羟化等反应催化底物代谢。CYP3A4 是肝和体内含量最为丰富的代谢酶,约占肝脏 CYP 总量的 30% 以上。CYP3A4 的底物数量也远远超过其他代谢酶,代谢 50%~60% 的临床常用药物,并参与一些内源性物质（如激素）的代谢和前致癌物（如黄曲霉毒素）的激活,故其在内、外源性物质的体内转化清除中发挥主要作用。

临床许多药物是 CYP3A4 诱导剂或抑制剂,这也是产生药物 - 药物相互作用的主要原因。CYP3A4 抑制剂如红霉素、硝苯地平等药物,当它们与毒性强的 CYP3A4 底物联合应用时,能使其底物的代谢速率降低、血药浓度升高,从而引起严重的药物毒性。例如 H_1 受体拮抗剂特非那定具有心脏毒性,在体内主要经肝脏 CYP3A4 代谢,生成活性的代谢产物非索非那定,其心脏毒性显著降低。若特非那定合用 CYP3A4 抑制剂,能显著抑制其代谢,引起原型药浓度增高,使潜在的 Q-Tc 间期延长、尖端扭转型室性心动过速的发生风险大大增加。主要经 CYP3A4 代谢的药物见表 8-5。

表 8-5 主要经 CYP3A4 代谢的药物

分类	药 物
抗菌药物	红霉素、克拉霉素、泰利霉素、氟康唑、咪康唑
钙通道阻滞剂	硝苯地平、尼莫地平、尼卡地平、尼群地平、氨氯地平、非洛地平、地尔硫草、维拉帕米
抗心律失常药	胺碘酮、利多卡因、奎尼丁
调血脂药	洛伐他汀、阿托伐他汀、辛伐他汀

续表

分类	药物
免疫抑制剂	环孢素、他克莫司
镇痛药	芬太尼、美沙酮
镇静催眠药	咪达唑仑、阿普唑仑、三唑仑、唑吡坦、地西泮
激素类	睾酮、氢化可的松、炔雌醇、黄体酮、孕二烯酮
抗病毒药	茚地那韦、利托那韦、沙奎那韦
抗癫痫药	卡马西平、乙琥胺
其他药物	氯苯那敏、特非那定、他莫昔芬、西沙必利、氨苯砜、地高辛

2. **单胺氧化酶** 单胺氧化酶(monoamine oxidase, MAO)是体内参与胺类物质代谢的主要酶类,其底物主要为单胺类物质。MAO 可作用于一级胺,甲基化的二、三级胺,长链的二胺,以及酪胺、儿茶酚胺、5- 羟色胺、去甲肾上腺素、肾上腺素等生物胺。MAO 表达于各种器官,尤其是分泌腺、脑、肝等,主要存在于线粒体外膜上,为不溶性酶。MAO 有 MAO-A 和 MAO-B 2 种同分异构体。MAO-A 主要存在于神经元和星形胶质细胞中,在肝、胃肠道和胎盘中也有表达。MAO-A 是消化道摄取的单胺类物质代谢的重要酶类,也可灭活单胺类神经递质,对 5- 羟色胺、去甲肾上腺素、肾上腺素的亲和力较强。MAO-B 主要分布于黑质 - 纹状体,可降解多巴胺。如 MAO 在神经组织中的表达过多,则会产生过量的胺代谢物,后者被认为是引发各类中枢神经系统疾病的重要因素之一。

3. **黄素单加氧酶** 黄素单加氧酶(flavin-containing monooxygenase, FMO)是一类重要的肝微粒体酶,可催化含氮、硫、磷、硒和其他亲核杂原子的内源性物质和药物的氧化。FMO 有 6 种亚型(FMO1~6),其中具有代谢功能的是 FMO1~5。FMO3 和 FMO5 主要在人肝中表达,FMO1 和 FMO2 在肾和肺中表达,而在胎儿肝中也有 FMO1 和 FMO5 表达。

人肝中主要表达 FMO3,编码 FMO3 的基因位于染色体 1q23~25 上,由 8 个编码区和 1 个非编码区组成,编译含 531 个氨基酸的蛋白质。FMO3 的底物广泛,包括药物、化学物质和饮食中的成分。FMO3 代谢的药物如西咪替丁、雷尼替丁、伊托必利、氯氮平、甲巯咪唑、他莫昔芬、舒林酸等,其他化学物质如有机磷酸盐、氨基甲酸酯类、三甲胺、酪胺、尼古丁等。

4. **环氧化物水解酶** 环氧化物水解酶(epoxide hydrolase, EH)广泛分布于人类的许多组织和器官中,可催化内源性和外源性环氧化物,使环氧化物转化为邻位二醇。它可水解具有致突变和致癌作用的环氧化物而起到解毒作用,同时也参与多环芳烃形成致癌的二氢二醇环氧化物的过程。哺乳动物组织中主要存在 2 种 EH:微粒体环氧化物水解酶(microsomal epoxide hydrolase, mEH)和可溶性环氧化物水解酶(soluble epoxide hydrolase, sEH)。

mEH 主要存在于细胞的内质网中,在很多组织中均有不同程度的表达,肝、小肠、肾脏和肺是其对外源性物质催化水解的主要场所。mEH 具有双向代谢作用,既可以降解或灭活外源性的有害环氧化物,参与体内解毒过程;又可以使某些在体内代谢的中间产物作为次级环氧化物进行再次代谢,使其具有更强的毒性。mEH 的作用底物较为广泛,包括各种外源性环氧化物和内源性多环芳烃及脂肪烃类衍生物,还能参加体内的甾体激素类如雄烯环氧化物、雌烯环氧化物等的代谢。

sEH 主要位于细胞质中,广泛存在于各种组织中,尤其在肝、肾、内分泌系统和淋巴结等组织中的表达量很高。sEH 可对外源性环氧化物进行开环解毒,清除细胞内得环氧化物,维持细胞的正常生理功能。此外,sEH 还有一个非常重要的内源性底物环氧二十碳三烯酸(epoxyeicosatrienoic acid,EET),具有舒张血管、降低血压、抗炎、溶栓、抗凋亡等作用。EET 主要由细胞内的花生四烯酸在酶的催化下产生,经 sEH 代谢而迅速转化为生物活性较低的二羟基衍生物。

5. 黄嘌呤氧化酶　黄嘌呤氧化酶(xanthine oxidase,XO)是体内核酸代谢中的一种重要酶,可将次黄嘌呤氧化为黄嘌呤,再进一步将黄嘌呤氧化为尿酸。XO 的分子量较大,含有 2 分子 FAD、2 个钼原子和 8 个铁原子,钼蝶呤中心是 XO 的活性位点。

XO 广泛分布于人的心脏、肺、肝、小肠黏膜等组织中,主要表达于细胞质膜内,血清中的 XO 主要来自肝细胞。在哺乳动物中,存在 XO 和黄嘌呤脱氢酶(xanthine dehydrogenase,XDH)2 种形式,并可相互转化,正常情况下主要以相对无活性的 XDH 形式存在。当组织处于缺血、缺氧等病理情况下时,XDH 可以转化为 XO,使活性显著增加,产生大量的自由基,导致组织损伤。XO 抑制剂别嘌醇,可通过抑制尿酸的生成发挥抗痛风作用。XO 可催化含嘌呤基的药物代谢,如巯嘌呤、茶碱、咖啡因、可可碱等。

6. 酯酶　酯酶(esterase)是一类水解酶。酯类药物在体内经相关的代谢酶作用,可发生水解反应,生成相应的酸和醇,如阿司匹林在体内可发生水解反应生成水杨酸和乙酸。其可参与多种生化反应,如脂肪酶可催化水解甘油三酯为甘油和脂肪酸。酯酶在体内可水解羧酸酯、硫酸酯、磷酸酯、酰胺及卤化物。按照作用底物的种类可分为羧酸酯酶、胆碱酯酶、硫酯酶、磷酸单酯酶(如碱性磷酸酶)、磷酸二酯酶、硫酸酯酶。

酯类的水解既可发生在血浆中,由胆碱酯酶、拟胆碱酯酶和其他酯酶催化;也可发生在肝微粒体中,由特异性的酯酶催化水解。如普鲁卡因主要由血浆中的酯酶水解,而哌替啶则由肝中的酯酶水解。此外,一些通过酯化制备的前体药物在胃肠道中经酶水解,可改善药物的生物利用度,达到更好的临床效果。

(二)Ⅱ相反应代谢酶

1. 葡糖醛酸转移酶　尿苷二磷酸葡糖醛酸转移酶(UDP-glucuronosyltransferase,UGT)是体内最重要的催化Ⅱ相结合反应的酶。UGT 广泛分布于人的肝、肾、胃肠道及各种腺体组织中,其主要存在于肝微粒体中。UGT 的催化底物与 UDPGA 结合,其代谢产物的水溶性增加,易于排出体外。UGT 的底物范围很广,包括内源性物质如胆红素、类固醇激素和外源性物质如酚类、NSAID、麦考酚等。其结合反应的终产物一般失去活性,但也有例外。如吗啡 -6-O- 葡糖醛酸基代谢产物的活性为原型药的 50 倍;而含羧酸基团的药物如双氯芬酸、阿司匹林和麦考酚酸,其产生的酰基代谢产物可与机体细胞内的大分子形成加合产物而引起毒性。

UGT 是一个糖基转移酶超家族。根据核苷酸序列的相似性,可分为 UGT1、UGT2、UGT3 和 UGT8 4 个基因家族。UGT1A1 主要分布在肝,参与胆红素和肿瘤化疗药物伊立替康的催化代谢,伊立替康主要由 UGT1A1 参与其毒性即活性产物 SN-38 的代谢,*UGT1A1* 的基因多态性及其功能降低可使 SN-38 的代谢减少,在细胞内蓄积从而增强毒性。

2. 谷胱甘肽硫转移酶　谷胱甘肽硫转移酶(glutathione S-transferase,GST)是Ⅱ相代谢的关键酶之一。GST 可催化体内的某些内源性及外源性物质的亲电基团与还原型谷胱甘肽(GSH)结合,将亲电子疏水性物质与 GSH 结合成水溶性高而易于排出的物质。许多外源化学物在代谢Ⅰ相反应中极易形成某些生物活性中间产物,它们可与细胞的生物大分子成分发生共价结合,对机体造成损害。GST 可催化亲核性的谷胱甘肽与各种亲电子外源性化合物的结合反应,从而防止发生此种共价结合,起到解毒作用。

GST 主要存在于细胞液中,在哺乳动物中包括微粒体 GST、线粒体 GST 和细胞质 GST 3 类,在各组织中表达的种类和水平均有不同,在胎盘及肝中的表达水平最高。GST 的底物广泛,包括内源性氧化应激产物和许多外源性物质,其中药物包括烷化剂和可产生自由基的药物。除解毒外,GST 还直接参与白三烯、前列腺素、睾酮、黄体酮的合成,以及酪氨酸的降解。

3. **N- 甲基转移酶** N- 甲基转移酶(N-methyltransferase)是一种胞内蛋白质,主要分布于肺、支气管、消化道、肾和脑,该酶可逆转 I 相反应中的 N- 去甲基反应,如 N- 去甲基丙米嗪在 N- 甲基转移酶的作用下生成丙米嗪。S- 甲基化是由硫醇甲基转移酶和巯嘌呤甲基转移酶参与的。前者位于微粒体中,主要催化脂肪族巯基的甲基化;后者位于细胞质中,主要催化芳香族或杂环类巯基的甲基化,如硫唑嘌呤等。参与 O- 甲基化的儿茶酚 -O- 甲基转移酶主要在细胞内表达,在肝、肾、脑、血液、子宫内膜、乳腺及中枢神经系统中的含量较高,是儿茶酚胺类化合物的主要代谢酶,其底物包括许多外源性物质及一些药物如多巴胺。

4. **磺基转移酶** 硫酸结合是药物Ⅱ相反应的又一条主要途径,其活性供体是硫酸根离子(SO_4^{2-})和腺苷三磷酸(ATP)生成的 3′- 磷酸腺苷 –5′- 磷酸硫酸酯(PAPS),在磺基转移酶(sulfotransferase,ST)的作用下,与药物结构中的功能基团结合生成硫酸结合物。酚、醇及芳胺磺基转移酶的专属性较弱,可参与对乙酰氨基酚等许多药物及化学异物的代谢,但甾体磺基转移酶却有较高的专属性,一种转移酶仅作用于一种或一类甾体物质的代谢。

磺基转移酶的底物包括内源性物质如儿茶酚胺、类固醇激素和胆汁酸等,外源性物质如异黄酮,以及药物如对乙酰氨基酚、米诺地尔等。外源性物质的硫酸结合可产生极性的易于排出的产物,也可产生有活性的、有潜在致畸和致癌作用的代谢产物。

5. **N- 乙酰转移酶** N- 乙酰转移酶(N-acetyltransferase,NAT)是催化体内的含氮物质使其发生乙酰化反应的酶系,乙酰基的活性供体是乙酰辅酶 A(acetyl CoA)。人类的 NAT 主要由 NAT1 和 NAT2 组成。NAT1 在大多数组织中均有表达,催化对氨基水杨酸和对氨基苯甲酸等药物的乙酰化代谢;NAT2 主要在肝和肠道中表达,参与肼类、芳香胺类和杂环化合物的乙酰化代谢。与其他结合反应增加药物的水溶性不同,药物乙酰化后常使其水溶性降低。N- 乙酰转移酶的经典底物包括异烟肼、普鲁卡因胺、磺胺类、咖啡因等。

第二节 药物代谢的过程与结果

一、药物代谢的过程及意义

大多数药物在体内经代谢的结果是药物失去活性,但有些药物也可形成具有药理活性的物质。药物的代谢过程主要包括失去活性、产生活性或产生毒性 3 种情形。

（一）经代谢而失去药理活性

多数药物经代谢后活性降低，即从活性药物变成无活性的代谢物，称为灭活（inactivation）。临床大多数脂溶性药物经代谢生成的代谢物通常极性较原型药增大，水溶性增强，易于从肾脏或胆汁中排出。因此，临床大多数药物在体内的代谢是灭活过程。

（二）经代谢而产生药理活性

有些药物本身无活性，必须在体内经代谢转化成为代谢产物才具有药理活性，这类药物称为前体药物（prodrug）。无活性的药物或前体药物经代谢后形成活性代谢物，则称为活化。根据药物的代谢特点，可以对药物分子进行化学结构修饰制成前体药物，使其在体内经酶或其他反应转化成原型药，继而发挥药理作用。其目的是增加药物稳定性、改善药物的吸收与分布、提高生物利用度、延长作用时间、提高靶向性并减少药品不良反应。如氟尿嘧啶烷基化制成胺类前体药物替加氟后，在体内水解生成氟尿嘧啶发挥作用，其结果可以改善口服吸收、延长作用时间，并降低血液系统及消化道毒性反应。多巴胺的前体左旋多巴可穿过血脑屏障进入脑内，经代谢转化为多巴胺发挥疗效。常见的前体药物见表 8-6。

表 8-6　某些前体药物体内转化成活性代谢物

前体药物	活性代谢物	药理作用
甲基多巴	甲基去甲肾上腺素	降血压
左旋多巴	多巴胺	治疗帕金森病
水合氯醛	三氯乙酸	镇静催眠
可的松与泼尼松	氢化可的松与泼尼松龙	抗炎、抗免疫等
依那普利	依那普利拉	抑制 ACE
萘丁美酮	6-甲氧基-2-萘基乙酸	解热、镇痛、抗炎
环磷酰胺	醛磷酰胺	抗癌
硫唑嘌呤	巯嘌呤	免疫抑制
替加氟	氟尿嘧啶	抗癌

有些药物本身有活性，其体内代谢后生成的产物仍具有活性，但与原型药相比，代谢产物的作用强度或体内过程可能发生不同程度的改变。如中枢性镇痛药哌替啶在体内代谢为去甲哌替啶，后者也具有中枢兴奋作用，大剂量使用可能导致惊厥或癫痫发作，临床应用时须引起注意。镇静催眠药地西泮经代谢后，生成的活性代谢产物为去甲地西泮和奥沙西泮，两者与原型药具有相似的药理作用。常见的原型药和代谢产物均有相似药理活性的药物见表 8-7。

表 8-7　常见的原型药和代谢物均具有相似药理活性的药物

活性药物	活性代谢物	药理作用
地西泮	去甲地西泮、奥沙西泮	镇静催眠
氯氮䓬	去甲氯氮䓬	镇静催眠
氟硝西泮	去甲氟硝西泮	镇静催眠
氟西泮	N-去烷基氟西泮	镇静催眠
扑米酮	苯巴比妥	抗癫痫

续表

活性药物	活性代谢物	药理作用
卡马西平	10,11-环氧卡马西平	抗癫痫
非那西丁	对乙酰氨基酚	解热镇痛抗炎
保泰松	羟基保泰松	解热镇痛抗炎
曲马多	O-去甲基曲马多	镇痛
普萘洛尔	4-羟基普萘洛尔	抗β受体拮抗
丙米嗪	地昔帕明	抗抑郁
阿米替林	去甲替林	抗抑郁
普鲁卡因胺	乙酰普鲁卡因胺	抗心律失常

(三)经代谢而产生毒性

有些药物及外源性化合物经代谢后可形成毒性代谢物。如环氧化物、N-羟化物或自由基,可通过与核酸、蛋白质等生物大分子共价结合或脂质过氧化而对机体产生毒性。此外,毒性代谢物可与细胞大分子结合,作为半抗原还能激发病理性免疫反应。代谢活化产生毒性代谢物的经典实例是对乙酰氨基酚(paracetamol)所致的肝肾损害。治疗剂量下,对乙酰氨基酚在体内主要与葡糖醛酸或硫酸结合失活后经肾排泄。仅少量(<5%)被 CYP 氧化代谢生成中间体对乙酰苯醌亚胺(N-acetyl-p-benzoquinone imine,NAPQI),NAPQI 再经谷胱甘肽(GSH)结合反应从胆汁排泄。也就是说治疗剂量下本品具有相当的安全性,而当超量使用药物时,大量 NAPQI 可耗竭肝脏的谷胱甘肽,进而与肝细胞中的蛋白质的游离巯基共价结合,引发线粒体氧化应激反应等细胞毒性,导致严重的肝肾损害。多柔比星在体内代谢后可生成自由基,从而引起心脏毒性。常见的在体内代谢后形成毒性代谢物的药物见表 8-8。

表 8-8 常见的在体内代谢后形成毒性代谢物的药物

形成毒性代谢物的药物		
对乙酰氨基酚	多柔比星	博来霉素
三氯甲烷	呋塞米	双氯芬酸
氟烷	异烟肼	呋喃妥因
普鲁卡因胺	替尼酸	丙戊酸
他克林	甲氧氟烷	卡马西平

二、药物代谢的影响因素

临床药物的治疗效果存在很大的个体差异,药物体内过程的不同是产生药物疗效差异的重要原因之一。药物在体内的代谢过程受到诸多因素的影响,主要包括遗传因素、生理及病理因素、药酶的诱导或抑制及其他药物因素,还有环境因素等,由此导致体内的药物清除率及药物浓度不同。这种个体差异的存在也往往是患者使用同一药物的相同剂量,但出现不同疗效和毒性的主要原因。因此,了解影响药物代谢的主要因素对于临床个体化药物治疗具有重要意义。

(一)机体因素

1. 遗传因素 遗传因素是引起药物代谢酶个体间差异的主要原因。人类的药物代谢酶包括参与Ⅰ相和Ⅱ相反应的药物代谢酶,其中大多数酶都存在基因多态性。药物代谢酶基因变异引起其编码的酶蛋白功能发生改变,导致其表型多态性,即不同的基因型决定不同的表型,从而产生药物代谢能力的差异。药物代谢的多态性现象对体内的药物代谢产生显著影响,表现为药物的代谢速率在人群中存在明显的差异。这种差异体现在不同种族,甚至同一种族的不同人群之间。最早描述因酶遗传变异所致的代谢差异现象是在 20 世纪 50 年代以后,如发现由于葡萄糖 -6- 磷酸脱氢酶(glucose-6-phosphate dehydrogenase, G-6-PD)缺陷引起的药物溶血风险、血清胆碱酯酶缺乏引起的琥珀胆碱异常反应。又发现人群中异烟肼的 N- 乙酰化有快、慢 2 种代谢表型,慢乙酰化者的酶含量明显减少,易发生肝损害和神经病变。继而发现异喹胍的羟化多态性是因其代谢酶 CYP2D6 具有基因多态性,由于基因突变引起 CYP2D6 的活性降低或缺失所致。随着基因检测技术的进步,CYP 酶的多个同工酶及Ⅱ相代谢酶的基因多态性被深入研究和广泛应用,推进了个体化医学的发展。

2. 生理因素　不同的生理状态下体内的药物代谢存在较大的差异,如不同的年龄、性别及妊娠等。

不同年龄阶段的药物代谢具有差异,尤其新生儿和老年人的药物代谢。新生儿的肝脏尚未发育成熟,药物代谢酶系统尚未发育完全,如 CYP 酶的活性需要在出生 1 周后才能逐渐达到成人水平、N- 乙酰转移酶的活性则需要在出生 4 周才达成人水平。UGT 发育较慢,出生时才开始生成,约 3 岁时才能达到成人水平。因此,新生儿易发生黄疸甚至胆红素脑病,就是因为 UGT 的活性低,不能促进血浆中的胆红素与足够的葡糖醛酸结合而影响其排泄。新生儿应用氯霉素易出现灰婴综合征,也是因为 UGT 的活性低,导致药物的代谢缓慢,并在体内蓄积进而引起毒性。

老年人随着年龄增长,药物代谢酶的活性降低,机体内环境稳定和生理功能调控机制均减弱。加之老年人病情复杂及多药联用的情况,也增加药物使用中的复杂性。尤其是首关代谢较强的药物如硝酸甘油、普萘洛尔、吗啡等,可能明显增加其口服生物利用度。故老年人用药应谨慎并适当减量或调整用药方案。

性别对于代谢的作用主要是受激素的影响。如女性的生长激素可降低 CYP11,可使与该酶相关的 16α- 羟化酶的活性降低。此外,孕妇在妊娠第二和第三期出现对某些药物代谢酶的诱导作用,因而出现代谢能力的显著增强,如癫痫患者在妊娠期间服用苯妥英需要适当增加剂量。

研究表明,肠道菌群在营养物质的摄取、肠黏膜屏障的保护、上皮细胞的生长、免疫应答及药物的代谢和毒性等方面起重要作用。肠道菌群影响口服药物的吸收和代谢处置,在胃肠道首关代谢中发挥关键作用。肠道菌群对药物的代谢,一方面以其代谢产物如丁酸盐、胆汁酸为介导,这些产物可以作为核受体的配体,间接影响药物的代谢;另一方面肠黏膜及肠腔中的 CYP450 酶、Ⅱ相代谢酶及微生物酶、细菌膜转运蛋白等都会对药物的代谢产生影响。研究发现,在洛伐他汀的粪便孵育液中可分离得到去甲基丁酰基代谢物、羟基化代谢物、活性羟基酸代谢物及羟化的羟基酸代谢物 4 种代谢产物,说明肠道菌群参与洛伐他汀的代谢过程;而从洛伐他汀的肝微粒体酶孵育液中也分离得到洛伐他汀的羟基化代谢物和羟基酸代谢物,说明药物的肠道菌群代谢和肝代谢存在某些重叠,肠道菌群可以被视为具有潜能的"代谢器官"。伊立替康(irinotecan)是治疗转移性结直肠癌的一线化疗药物,其在体内转化成活性形式 SN-38。SN-38 经 UGT1A1 代谢为无活性的 SN-38G 后排出体外,其中部分经胆汁排泄入小肠,在肠道微生物 β- 葡糖醛酸酶(β-glucuronidase)的作用下又转换为活性的 SN-38,继而引发肠黏膜损伤及严重的腹泻。通过肠道微生物宏基因组分析并与代谢组学相结合,研究发现具有较高代谢特性的微生物组含有较高水平的 3 种类型的 β- 葡糖醛酸酶,故认为给予伊立替康治疗,对于具有较高代谢特性的个体可能增加发生严重不良反应的风险。

3. 病理因素　肝脏疾病对药物代谢的影响见本章第四节。

肾是药物及其代谢产物的主要排泄器官。肾功能不全时,主要经肾排泄的药物如氨基糖苷类的半衰期延长,因此须减量慎用,甚至禁用。心脏疾病如心力衰竭和休克时肝血流量会减少,可降低肝脏对药物的代谢灭活。如心力衰竭患者对利多卡因的代谢降低达到 2 倍,因此用药剂量应酌情调整。

(二)药物因素

许多化学物质能改变药物代谢酶的活性或其表达量,使其活性增强或减弱,改变药物的代谢速度,进而改变药物的作用强度和持续时间。通常表现为药物代谢酶的诱导和抑制作用。应当明确,药物代谢酶的诱导和抑制是产生药物代谢相互作用的基础,该过程可影响药物自身的代谢,并影响其他药物和内源性物质的代谢,在临床用药时应全面考虑。临床常见的 CYP 酶抑制剂和诱导剂见表 8-9。

表 8-9　常见的 CYP 酶抑制剂和诱导剂

CYP	抑制剂	诱导剂
CYP3A4	伊曲康唑、泊沙康唑、伏立康唑、奈法唑酮、利托那韦、茚地那韦、奈非那韦、沙奎那韦、克拉霉素、红霉素、泰利霉素、地尔硫䓬、维拉帕米、硝苯地平、环孢素、他克莫司、甲硝唑、胺碘酮、西咪替丁、氟伏沙明、葡萄柚汁	苯妥英、苯巴比妥、奥卡西平、卡马西平、利福平、糖皮质激素
CYP2D6	帕罗西汀、度洛西汀、氯苯那敏、苯海拉明、塞来昔布、奎尼丁、普罗帕酮、胺碘酮、氟哌啶醇、阿米替林、舍曲林、氟西汀、西酞普兰、西咪替丁、利托那韦、美沙酮	波生坦、依非韦伦、吡格列酮
CYP2C9	氟康唑、伏立康唑、胺碘酮、氟伐他汀、西咪替丁、氟伏沙明、氟西汀、舍曲林、非诺贝特、异烟肼	卡马西平、苯巴比妥、苯妥英、利福平
CYP2C19	氟伏沙明、氟西汀、氟康唑、伏立康唑、奥美拉唑、吲哚美辛、莫达非尼、奥卡西平、异烟肼、氯霉素	苯巴比妥、利福平、苯妥英
CYP2E1	双硫仑	乙醇、异烟肼
CYP1A2	氟伏沙明、环丙沙星、依诺沙星、氧氟沙星、诺氟沙星、胺碘酮、普罗帕酮、美西律、西咪替丁、异烟肼	利福平、卡马西平、苯妥英

1. 酶诱导作用　凡能使药物代谢酶的活性增高或表达量增加,从而使药物代谢能力增强的过程称为酶诱导作用(enzyme induction);具有酶诱导作用的化学物质称为酶诱导剂(enzyme inducer)。临床常见的 CYP 酶诱导剂主要有苯巴比妥、苯妥英钠、利福平等。代谢酶的诱导作用存在种属差异,从动物实验得到的酶诱导作用结果不宜直接外推于人。

对于主要经肝脏灭活的药物,药酶诱导的结果通常是代谢速率加快、首关代谢增强、生物利用度降低、药物的作用减弱。对于需要经过活化的药物,酶诱导结果会增加其药效或毒性。因此,对于强诱导剂的临床应用需谨慎,应根据具体情况及时调整药物剂量,避免因突然停药发生毒性风险。新生儿胆红素脑病是由于 UGT 不足,使胆红素与葡糖醛酸结合受阻,进而导致胆红素蓄积。给予苯巴比妥诱导 UGT,可以促进胆红素与葡糖醛酸结合,加速胆红素的代谢,使黄疸消退。异烟肼在体内代谢后可产生肝毒性代谢产物,若与卡马西平合用,可因卡马西平对酶的诱导作用而增加异烟肼的肝毒性。

2. **酶抑制作用** 凡能使药物代谢酶的活性降低或表达量减少,从而使药物代谢能力减弱的过程称为酶抑制作用(enzyme inhibition);具有酶抑制作用的化学物质称为酶的抑制剂(enzyme inhibitor)。酶的抑制作用可分为可逆性抑制和机制性抑制2类。可逆性抑制是抑制剂快速、可逆性地与酶结合后,竞争性或非竞争性抑制酶的活性,抑制程度取决于底物的相对浓度及其与酶的亲和力。临床上重要的可逆性抑制剂有西咪替丁、氟康唑等。机制性抑制则是底物与酶不可逆性结合进而使酶失活,其抑制程度取决于与酶结合的抑制剂总量及新酶的合成速率。氯霉素、替尼酸及螺内酯等都是机制性抑制剂。

对于在体内灭活的药物,药酶抑制的结果会降低药物的代谢速率,提高药物浓度,从而增加药效或毒性;而对需要在体内活化的药物,结果则相反。临床常用的CYP3A抑制剂有利托那韦、西咪替丁、红霉素、地尔硫䓬及葡萄柚汁等,这些酶抑制剂与其底物合用时应酌情调整给药方案,关注代谢酶抑制可能引发的严重不良反应。而对于需要在体内代谢活化的药物,药酶抑制会降低药物浓度及效果。如氯沙坦主要经CYP3A4代谢,其活性代谢物拮抗AT$_1$受体的作用比原型药强10~40倍。若同时使用地尔硫䓬等酶抑制剂,则活性代谢物降低,从而影响氯沙坦的疗效。但有些情况下,临床可利用酶抑制剂来增加药物浓度,如CYP3A的底物他克莫司与酶抑制剂地尔硫䓬合用可减少药物用量并降低毒性。

(三)环境因素

环境中的外源性化合物如食物、烟酒、环境污染物等的摄入都可能影响药物代谢酶进而影响体内的药物代谢过程。进食可使肝血流量增加,并使口服药物的首关代谢降低。食物中的不饱和脂肪酸多,可增加肝脏的CYP含量,使药物的代谢加快。食物中缺乏蛋白质或严重营养不良可降低肝脏对药物的代谢能力。高糖类饮食可使肝脏转化药物的速率变慢。某些十字花科蔬菜如大头菜、菠菜等因含有丰富的吲哚类而诱导小肠CYP3A,使非那西丁等药物的首关代谢增强。葡萄柚汁中含生物类黄酮(bioflavonoid)及柚苷(naringin),能抑制肝及小肠CYP3A活化,使非洛地平、硝苯地平、咪达唑仑、环孢素等药物的首关代谢减少和生物利用度增加。此外,补充维生素B$_6$或叶酸能加快药物的代谢,可使苯巴比妥、苯妥英钠等药物的血浆浓度降低。吸烟能诱导药物代谢酶增多,使某些药物的代谢加快。乙醇对药物代谢酶的影响视饮酒方式不同而不同,如短时大量饮酒者酶抑制、长期少量饮酒者酶诱导。此外,环境污染物尤其是化学污染也可以影响肝药酶的活性。

第三节 药物代谢的研究方法

药物代谢是药物体内过程的重要环节,关系到临床药物的疗效、作用时间及毒性等,因此药物的代谢研究对于研发安全有效的新药及阐释药物作用机制、药效与毒性、药物相互作用与合理用药等均有重要意义。药物代谢的研究内容主要包括代谢产物的分离鉴定、代谢途径的推断、药物代谢酶的研究、代谢速率和程度评价及药酶诱导或抑制作用等。药物代谢研究分为体外和体内方法,两者相辅相成。一般应在体外代谢研究的基础上进一步研究其体内代谢,以全面而准确地把握药物在体内的代谢行为及其规律。

一、体外方法

与体内代谢研究相比,体外代谢研究具有较多的优点,可以减少体内诸多因素的干扰,直接观察代谢酶对底物的选择性及其相互作用过程,已成为药物研发过程中必需的研究手段。由于肝脏是药物代谢的主要场所,故以肝脏为基础的代谢体系成为药物体外代谢研究的主要模型。

(一)基因重组酶

基因重组酶(recombinant enzyme)是利用基因重组技术将调控代谢酶表达的基因整合到大肠埃希菌、酵母、病毒及昆虫细胞等表达载体中,经细胞培养,可表达高水平的代谢酶,然后经过分离纯化获得纯度较高的单一代谢同工酶(亚型)。运用基因重组酶能够鉴别参与药物代谢的主要酶系同工酶及药物代谢途径,亦是研究药物代谢多态性、药物对酶的抑制和诱导及其药物相互作用的重要模型。

在分子水平上表达的基因重组酶的纯度较高,在药酶的特异性和选择性研究上优于其他体外方法,可为药物的高通量筛选及代谢机制研究提供有效的手段。基因重组酶的缺点是应用成本较高,不能反映药物在体内的整体代谢情况。

(二)亚细胞片段

亚细胞片段(subcellular fraction)包括微粒体、S9 片段和细胞溶质,是将新鲜的肝组织匀浆后采用差速离心法制备而成的,其广泛地应用于药物代谢研究。该法易于操作、成本较低、重现性好,可在 −80℃下长时间保存而酶的活性不变,特别适用于药物研究早期阶段的高通量筛选及代谢研究。

1. 肝微粒体(liver microsome) 肝组织匀浆通过差速离心法获得,如先经 9 000×g 离心,上清液再经 100 000×g 离心,所得到的沉淀即为微粒体成分,用适当的缓冲液悬浮后即可用于代谢研究。肝微粒体包含Ⅰ相和Ⅱ相反应的主要代谢酶,是应用最为广泛的体外代谢模型。该法特别适合于代谢酶活性研究,可用于鉴定药物代谢物及代谢途径,预测药物的体内清除率,比较不同种属或个体间的代谢差异。

2. S9 片段(S9 fraction) 肝匀浆经 9 000×g 离心所获得的上清即为 S9 片段,它包括微粒体和细胞溶质成分。S9 片段含有大多数Ⅰ相和Ⅱ相代谢酶,应用于药物的代谢和毒性研究。但与微粒体相比,其酶活性普遍较低,导致反应体系的灵敏度降低。

3. 细胞溶质(cytosol) 细胞溶质是 S9 片段经 100 000×g 离心后获得的上清,与 S9 片段相比,细胞溶质含有的Ⅱ相代谢酶活性更高。因此适用于单个酶活性及特定代谢途径的研究,也可作为微粒体模型的补充用于确定代谢途径的研究。因其所含的代谢酶种类有限,使其应用受限。

(三)肝细胞培养

肝细胞培养是通过制备的肝细胞辅以氧化还原型辅酶,在模拟生理温度和生理条件下进行生化反应。人原代肝细胞完整保留了代谢酶的活性和水平,各种辅助因子及浓度与体内保持一致,因此更能准确地反映体内代谢情况,被认为是评估药物代谢的“金标准”。但因其活力维持时间很短、无法增殖、表型不稳定且价格昂贵,故常选用活力持久、表型稳定、可无限增殖且易于获得的人源肝癌细胞系进行药物代谢研究。HepG2 是最常用的细胞模型,但也存在不足,如代谢酶的低表达致代谢活性较低,并受到培养基及其组成的影响。其他细胞系如 Huh7、HLE、THLE、Fa2N4 仅能表达部分代谢酶。肝癌细胞系HepaRG 在形态学上与新鲜的肝细胞高度相似,尤其是可表达多种 CYP 酶和Ⅱ相代谢酶、多种转运体与核受体，因此是一个比较可靠的肝细胞模型。肝细胞培养法基本可保持完整细胞的功能，与正常的生理状况接近，并与体内有一定的相关性。

利用转基因、诱导及杂交技术等获得具有肝细胞特性的永生细胞系为研究药物代谢提供新的替代方法。转基因细胞系是将目的基因高效转染至表达载体中，以获得表达高水平代谢酶的细胞系，亦可构建药物代谢酶和转运体共转染细胞模型，应用于药物的代谢和转运研究及药物相互作用研究。该类细胞模型并不能完整反映药物在体内的代谢情况。多能干细胞诱导分化成肝样细胞模型用于药物代谢评价，但存在关键酶的活性低、不稳定且差异较大的缺点。永生细胞与肝细胞杂交获得的细胞系既可保留永生细胞无限增殖的能力，又保留肝细胞的特性，但也表现出低而不稳定的代谢活性。因此，上述模型和方法仍需进一步优化和完善。

（四）精密肝切片

肝切片技术是将新鲜的肝组织用切片机切成一定厚度的切片，实验时与药物共同孵育。该法可维持肝细胞和组织结构，完整保留肝药酶和细胞器的活性，保留细胞之间的连接及一定的细胞间质，因而更能反映药物在体内生理条件下的实际代谢情况。随着切片机的发展，目前的肝切片技术已达到精确切割的水平。该法是研究药物代谢及其毒性的有效体外模型，应用于预测体内的药物清除、代谢和转运，以及药物对酶的抑制或诱导等研究，还可用于研究肝脏在病理情况下的代谢，易于比较不同个体和种属之间的代谢差异。

（五）离体肝脏灌流

离体肝脏灌流是将肝脏分离置于体外并保持37℃，灌流液经门静脉插管进入肝脏，由出肝静脉插管流出并循环，在不同时间留取灌流液，测定药物及其代谢物的浓度。灌流状态基本保持肝的正常生理状态，为保证肝药物代谢酶的活性，插管应迅速并于插管后立即灌流供氧。该体系较完整地保留肝组织结构和功能，同时又能排除其他组织器官的干扰，动态监测肝对药物的处置，是研究药物代谢和作用机制的有效工具。此外，药物的首关代谢及其相互作用研究也可应用该模型。该法对操作技术的要求比较高。

诚然，如何选择体外代谢模型应根据研究目的来确定，如单一酶亚型的研究，基因重组酶最为合适，且肝微粒体模型也较为适用；而了解药物的整个代谢轮廓，肝细胞系、精密肝切片及离体肝脏灌流模型应是较好的选择；若是药物的高通量筛选，应选择亚细胞片段；若要研究药物的肝毒性，则离体肝脏灌流模型更为适用。

二、体内方法

体内的药物代谢研究一般是指受试者给药后，在一定时间内采集血浆、尿液、粪便、胆汁等生物样品，测定药物及其代谢物的浓度，计算清除率、生物半衰期等有关代谢速率参数；分离鉴定生物样品中的代谢产物，并解析药物的代谢途径。

（一）探针药物法

清除率常作为药物代谢能力的指标，对主要经肝代谢的药物而言，该参数可直接反映肝代谢能力，如安替比林。还有些药物选择性地经某一种同工酶代谢，其清除率则可作为该同工酶的活性指标。如咖啡因、茶碱主要经 CYP1A 代谢，美芬妥英主要经 CYP2C19 代谢，异喹胍主要经 CYP2D6 代谢，氯唑沙宗经 CYP2E1 代谢,咪达唑仑经 CYP3A 代谢。这些药物均可作为相应同工酶的在体探针药物,用其清除率反映同工酶的活性,用于研究与该同工酶有关的其他药物的代谢。因此,代谢酶的特异性探针底物及其相应的酶活性检测方法对于代谢酶调控、药物 - 药物相互作用评价及临床药理学研究至关重要。

（二）体内指标法

该法无须借助任何探针药物,而是利用内源性探针底物,即体内的某些内源性物质及其代谢的水平变化来反映某些药物代谢酶或代谢途径的变化。血浆中的胆红素和尿液中的 6β- 羟基可的松与药物代谢的相关性较好,是经常选用的体内指标。UGT1A1 是胆红素代谢清除的重要代谢酶,其可特异性地催化胆红素发生酰基的葡糖醛酸化反应,胆红素从血浆中清除,可作为肝葡糖苷酸结合的指标。当 UGT1A1 酶的活性下降时,血浆中的胆红素水平将升高。可的松可由肝微粒体 CYP3A 高选择性地催化发生 6β- 羟化反应,再经尿排泄,可以 6β- 羟基可的松或以 6β- 羟基可的松 /17- 羟基可的松的比值作为 CYP3A 的指标。该法相比于探针药物法有一定的局限性,衡量药物的代谢有时相关性不佳。

第四节　肝脏疾病对临床药动学的影响

肝脏是药物代谢的主要部位,也是最重要的药物代谢器官,因此肝功能异常会影响药物在体内的代谢过程。慢性肝病时出现的细胞坏死和组织纤维化等病理变化可导致肝血流量减少、肝药酶功能降低、血浆蛋白含量降低、胆汁分泌减少等改变,这些改变进而影响肝脏对药物的清除率、药物的首关代谢、药物的血浆蛋白结合率及药物经胆汁排泄的过程。

一、肝脏疾病对药物清除率的影响

肝是消除药物的主要器官,进入肝的药量为血流量(Q)与进入肝时的血药浓度(C_A)之乘积;被肝摄取的药量为 $Q(C_A-C_V)$,C_V 为离开肝时的血药浓度。肝摄取比 E 为被肝摄取的药物与进入肝的药物总量的比例分数。肝清除率(hepatic clearance, Cl_H)是反映药物的肝消除能力的主要参数。药物的肝清除率可定义为单位时间内灌注肝脏且被清除的含药物的血浆容积,或单位时间内肝清除的药物总量与当时的血浆药物浓度的比值。若将进入肝的药物量设定为 1、肝摄取比为 E,则从肝脏排出的药物的百分比为 $1-E$。E 的定义及其与清除率的关系可用式(8-1)和式(8-2)表示:

$$E=Q(C_A-C_V)/(Q \times C_A)=(C_A-C_V)C_A \qquad 式(8-1)$$

$$Cl_H=Q \times E=Q(C_A-C_V)C_A \qquad 式(8-2)$$

一般情况下,药物与血浆蛋白成分有不同程度的结合,仅未结合的游离药物才能被肝细胞摄取。因此,根据血浆游离药物浓度计算的内在清除率(intrinsic clearance, Cl_{int})是更能真实反映肝消除药物能力的参数,其不受血浆蛋白结合率的影响,是肝清除药物能力的客观量度。Cl_{int} 定义为药物在消除脏器中的消除速率与从该脏器流出血液中的游离药物浓度的比值。应用生理药物动力学模型,Cl_H 可表示为:

$$Cl_H=Q \times E=Q \times f_u \times Cl_{int}/(Q+f_u \times Cl_{int}) \qquad 式(8-3)$$

式中,Q 为肝血流量,E 为肝摄取比,f_u 为血浆游离药物浓度与总药物浓度的比例分数,Cl_{int} 为内在清除率。由式（8-3）可知，影响肝清除率 Cl_H 的因素主要有 Q、f_u 和 Cl_{int}。在肝病时若能了解这3种因素的变化情况，便可在一定程度上计算药物的 Cl_H 变化。

若药物绝大部分经肝快速消除，E 值接近1，则 $f_u \times Cl_{int} >> Q$ 时 $Cl_H = Q$，即药物的肝清除率几乎与肝血流量相等。如硝苯地平，其 Cl_H 接近 Q。这类药物的肝清除率受肝血流量限定，故称为肝血流量限速药物（flow-limited drug）。若 E 值不大，则 $f_u \times Cl_{int} << Q$ 时 $Cl_H = f_u \times Cl_{int}$。如华法林，$Cl_H$ 主要取决于 Cl_{int} 而与 Q 无关，且 f_u 下降会影响肝消除。此类药物的肝清除率受到肝药酶活性和游离药物分数的影响，称为肝代谢活性限速药物（capacity-limited drug）。

根据式（8-3），E 也可以表示为：

$$E = f_u \times Cl_{int} / (Q + f_u \times Cl_{int})　　　　　　式（8-4）$$

如果药物仅从肝清除，则药物的生物利用度（F）与 E 的关系为：

$$F = 1 - E　　　　　　式（8-5）$$

当 $C_A = C_V$ 时，表明肝几乎没有摄取药物，此时根据式（8-2），$Cl_H = 0$；当 $C_V << C_A$ 时，$C_V = 0$，则表明药物几乎都被肝摄取，此时根据式（8-2），$E = 1$，$Cl_H = Q$。

根据 E 值的高低，经肝清除的药物可以分为低摄取比和高摄取比2类。一般认为，$E < 0.3$ 为低摄取比药物，$E > 0.5$ 为高摄取比药物。低摄取比药物的 Cl_{int} 也较低，即这类药物的肝代谢能力较低，受肝血流量的影响较小，口服后的首关代谢不明显，生物利用度较高；高摄取比药物的 Cl_{int} 较高，即这类药物的肝代谢能力较强，受肝血流量的影响较大，口服后的首关代谢明显，生物利用度较低。常见的低摄取比和高摄取比药物如表8-10所示。

表8-10　常见的低摄取比和高摄取比药物

低摄取比（<0.3）	高摄取比（>0.5）
卡马西平、萘普生、硝西泮、普鲁卡因胺、氯丙嗪、地西泮、克林霉素、保泰松、呋塞米、茶碱、异烟肼、林可霉素、华法林、苯巴比妥、水杨酸、丙磺舒、灰黄霉素、硫喷妥、奎尼丁、泼尼松龙、甲苯磺丁脲、苯妥英钠、西咪替丁、对乙酰氨基酚、氯霉素	可卡因、地昔帕明、哌替啶、去氧肾上腺素、吗啡、拉贝洛尔、利多卡因、美托洛尔、硝酸甘油、去甲替林、普萘洛尔、喷他佐辛、维拉帕米、非那西丁、异丙肾上腺素、丙米嗪、阿普洛尔、阿糖胞苷、氢化可的松

肝微粒体酶系的功能对药物的 Cl_H 影响较大。慢性肝病时，肝微粒体酶蛋白的合成受阻，使 CYP 酶的含量及活性下降，如 CYP2D6、CYP3A4、CYP2E1 和 CYP2C19 等，导致药物的肝清除率下降、代谢速率减慢、半衰期延长，从而引起药效增强或发生毒性反应。尤其是主要经肝代谢的药物会受到影响，其影响程度与肝病的严重程度有关。

二、肝脏疾病对药物生物利用度的影响

严重肝病时一些药物的首关代谢降低，口服生物利用度增加，药效增强，甚至引发药品不良反应。首关代谢的降低主要是由于肝代谢药物的能力降低及肝血流灌注不足所致；加之门-体侧支循环的形成，使门静脉的血流量减少，这也使自肠道吸收的药物避免肝脏首关代谢而直接进入体循环。例如肝硬化患者口服喷他佐辛的生物利用度增加约3.5倍、哌替啶及拉贝洛尔约增加2倍（表8-11）。

表 8-11　严重肝病时口服药物的生物利用度（ F ）变化

药物	正常 F	严重肝病时的 F	F 值变化 / 倍
喷他佐辛	0.20	0.70	3.5
维拉帕米	0.22	0.30	1.4
拉贝洛尔	0.33	0.63	1.9
利多卡因	0.33	0.65	2.0
普萘洛尔	0.38	0.45	1.2
哌替啶	0.48	0.87	1.8
美托洛尔	0.50	0.84	1.7

在肝病时，其他脏器的功能可受到一定程度的干扰而影响药物的体内过程。例如门静脉高压患者常伴有小肠黏膜水肿，药物经肠道吸收的速率减慢。肝的门腔静脉吻合，可使口服药物绕过肝脏首关代谢，药物的生物利用度增加，中毒风险增加。

三、肝脏疾病对药物血浆蛋白结合率的影响

体内的大多数药物可不同程度地与血浆中的蛋白质结合。弱酸性药物与白蛋白结合，弱碱性药物可与 α_1- 酸性糖蛋白、血红蛋白、脂蛋白和球蛋白等结合。在慢性肝病或肝硬化时，因其蛋白质合成能力减弱，导致药物的血浆蛋白结合率降低、血浆游离药物浓度升高。加之肝病时一些内源性抑制剂如胆红素、血浆游离脂肪酸、尿素等蓄积，其与弱酸性药物竞争血浆白蛋白结合部位，也可使游离药物浓度升高。对于血浆蛋白结合率高的药物，血中的游离药物浓度增加可能增加疗效或产生毒性。

血浆蛋白结合率降低可从多个环节对药物的体内过程产生影响，如可影响药物的组织分布、肝消除及肾排泄等。因与血浆蛋白结合的药物不能跨膜转运，故游离药物浓度增加可使药物的组织分布范围扩大、表观分布容积增大、血浆药物浓度降低。对肝清除能力的影响程度与药物的性质有关。对于血流限速药物，当其与血浆蛋白的结合减少时，一般并不改变肝清除率。而对于代谢活性限速药物，若血浆蛋白结合率 >90%，其蛋白结合变化对肝清除率有较大的影响；若血浆蛋白结合率降低的同时伴有肝内在清除能力降低，则可使肝清除率降低、血浆药物浓度不变或略高。另外，肝清除率和表观分布容积可影响药物的半衰期（ $t_{1/2}$ ）。由于 $t_{1/2}=0.693 \cdot V_d / Cl_H$，肝硬化时药物的 V_d 增大、Cl_H 下降，故 $t_{1/2}$ 延长。因此，当肝病时药物的血浆蛋白结合率减少而使表观分布容积增大时，无论肝清除率降低与否，均可使药物的半衰期延长、毒性风险增大。肝病患者应用苯妥英钠、氨茶碱、地西泮等药物时的不良反应发生率增加。肝脏疾病对药物半衰期的影响见表 8-12。

表 8-12　肝脏疾病对药物半衰期的影响

药物	给药途径	正常半衰期 / 小时	肝脏疾病种类	异常半衰期 / 小时
哌替啶	静脉注射	3.4 ± 0.8	急性病毒性肝炎	7.0 ± 2.7
			肝硬化	7.0 ± 0.9
地西泮	口服	32.7 ± 8.9	急性病毒性肝炎	74.5 ± 27.5
	静脉注射	38.0 ± 20.2	肝炎	90.0 ± 63.6

续表

药物	给药途径	正常半衰期/小时	肝脏疾病种类	异常半衰期/小时
异戊巴比妥	静脉注射	21.1 ± 1.3	慢性肝病	39.4 ± 6.6
苯巴比妥	口服	80.0 ± 3.0	肝硬化	130.0 ± 15.0
利多卡因	静脉注射	1.8	慢性酒精性肝病	4.9
普萘洛尔	静脉注射	2.9 ± 0.6	轻度慢性肝病	9.8 ± 5.1
			重度慢性肝病	22.7 ± 9.0
氨苄西林	静脉注射	1.3 ± 0.2	肝硬化	1.9 ± 0.6
氯霉素	静脉注射	2.3	肝硬化	4.1
林可霉素	静脉注射	3.4 ± 0.5	肝硬化	4.5 ± 0.9
			急性肝炎及肝硬化	6.4
异烟肼	口服	3.2 ± 0.1	慢性肝病	6.7 ± 0.3
利福平	口服	2.8 ± 0.2	慢性肝病	5.4 ± 0.6
茶碱	静脉注射	9.2 ± 1.5	肝硬化	30.0 ± 17.8
氢化可的松	静脉注射	1.6	肝硬化	5.3
泼尼松龙	静脉注射	2.9	急性肝细胞病变	4.2
对乙酰氨基酚	口服	2.0	肝硬化	3.3

四、肝脏疾病对药物胆汁排泄的影响

一些药物的原型或其代谢产物可通过胆汁排泄。慢性肝病或肝硬化时,进入肝细胞的药物减少,或肝细胞贮存及代谢药物的能力降低,或胆囊功能受损及胆汁淤积等,均可使药物经胆汁排出部分或者全部受阻。例如地高辛,健康者 7 天内经胆汁排出量为给药量的 30%,而肝病患者经胆汁排出量仅为给药量的 8%。在胆汁淤积患者,螺内酯的胆汁排出量比正常人低。肝功能减退时,四环素、利福平及甾体激素等药物也从胆汁中排出减少。

第五节　肝病时的用药原则

不同于肾功能障碍可根据肌酐清除率的改变来量化调整患者的给药方案,而肝功能障碍时的给药方案较为复杂。目前对肝病患者用药,原则上应权衡利弊,结合用药经验,必要时进行血药浓度监测来调整用药。药物应在必要时使用,以少用为宜;尽可能选用不经肝代谢及对肝无毒性的药物;具有明显肝毒性的药物必须在严密的临床监测及 TDM 下应用。

1. 禁用或慎用肝损害药物。临床许多药物都可不同程度地引起肝损害,药源性肝损害占药品不良反应的 10%~15%。根据其发生机制分为可预测性损害和难预测性损害。前者与其药理作用及用药剂量有关,系因药物对肝细胞的直接损伤。如对乙酰氨基酚过量时,其代谢产物与肝细胞大分子结合,引

起肝细胞坏死。这种类型的肝损伤通常可通过调整剂量予以防治。后者则因特异质反应或过敏反应所致,是药物的间接反应。如氯丙嗪对有胆汁淤积史者更易引起黄疸。这种类型的肝损伤与用药剂量无关,一般难以预测。因此,肝功能损害患者更应禁用或慎用损害肝的药物,避免进一步加重肝功能损伤。肝功能不全患者禁用或慎用的药物见表 8-13。

表 8-13　肝功能不全患者禁用或慎用的药物

	药　物	注　意
禁用	镇痛药:吗啡、芬太尼、哌替啶、可待因	尤其禁用于肝性脑病先兆时,如烦躁、不安、躁动
	抗感染药物:依托红霉素、异烟肼、利福霉素、磺胺类、两性霉素 B、灰黄霉素	禁用于损伤肝脏,尤其禁用于胆汁淤积患者
	解热镇痛药:阿司匹林、对乙酰氨基酚、吲哚美辛等	严重肝病患者禁用
	抗肿瘤药:氟尿嘧啶、丝裂霉素等	
慎用	镇静药:异丙嗪、地西泮	不宜久用,肝性脑病先兆时禁用
	抗菌药物:头孢菌素、红霉素、羧苄西林	
	口服降血糖药:氯磺丙脲、甲苯磺丁脲	
	口服避孕药:甾体激素类	胆汁淤积患者禁用
	利尿药:噻嗪类、呋塞米、依他尼酸	尤其慎用于腹水、体液过量或脱水患者
	解热镇痛药:保泰松	

2. 慎用经肝代谢且不良反应多的药物。肝功能不良时一些药物的半衰期延长,药物在体内蓄积,导致毒性增加。尤其是对于经肝代谢且不良反应多的药物更应注意。需根据治疗需要调整给药方案,包括减少给药剂量或延长给药间隔。如洋地黄毒苷主要经肝代谢转化,肝功能不良者易蓄积中毒,应用时剂量难以把握,故宜改用主要经肾排泄的地高辛。肝功能异常时应用氯霉素可引起再生障碍性贫血的发生率增加,故肝功能不良者应慎用。对于临床常规开展治疗药物监测(TDM)的药物,在肝功能不良患者应用时必须进行 TDM,包括苯妥英、氨茶碱、地高辛等药物。

3. 禁用或慎用可诱发肝性脑病的药物。肝性脑病时,因中枢受体对药物的敏感性增高,故患者对吗啡类镇痛药、巴比妥类镇静药及氟烷类麻醉药等均很敏感。如 GABA 受体数目随肝病严重性而增加,应用小剂量的巴比妥类可能会发生深度中枢抑制,因此有肝性脑病先兆症状的患者应禁用此类中枢抑制剂。在苯二氮䓬类药物中,地西泮及氯氮䓬的氧化反应因受肝硬化和肝炎等肝病的影响,其肝清除率下降;而奥沙西泮则是葡糖醛酸结合反应,在急、慢性肝病时的肝清除率无明显改变,故认为该药物是肝病患者治疗中的较好选择。肝功能严重障碍患者禁用乙酰唑胺和噻嗪类利尿药,因该类药物能减少尿中的 H^+ 排出,而减少 NH_4^+ 排泄,致体内 NH_3 堆积;同时,因利尿时降低血钾,均可诱发肝性脑病。

4. 禁用或慎用经肝代谢活化生效的药物。如泼尼松必须经肝内的 11β- 羟化酶催化转化为泼尼松龙才能起效,故肝病患者不宜选用泼尼松,而应选用泼尼松龙。环磷酰胺也需在肝内代谢活化成磷酰胺氮芥才能发挥抗癌作用,故肝功能不良者应慎用。

5. 肝功能不良时,由于依赖于维生素 K 的凝血因子Ⅱ、Ⅶ、Ⅸ、Ⅹ合成障碍,口服抗凝血药香豆素类等对凝血功能的抑制作用明显增强,可引起出血,故肝病患者应慎用此类药物。

6. 必须使用治疗指数低、毒性大或对肝有毒性的药物时应进行血药浓度监测及严密的肝功能监测,评估应用药物的利弊,若弊大于利则不应使用药物。

【案例】

患者基本情况:男性,22 岁。患者既往健康,入院前 3 天因急性荨麻疹口服特非那定 60mg,每天 2 次。患者因突发心悸、胸闷、意识模糊急诊入院。入院检查:体温 36.6℃,心率 72 次/min,血压 100/70mmHg。心电图示大 U 波,QT 间期 0.46~0.63 秒,尖端扭转型室性心动过速。血清电解质(K^+、Na^+、Cl^-)均正常。

用药方案:立即给予硫酸镁 0.5g 静脉注射,异丙肾上腺素 2mg 稀释后静脉滴注,转为窦性心律后未再复发。5 天后复查心电图为窦性心律,QT 间期为 0.38 秒,患者好转出院。

治疗分析:特非那定(terfenadine)系 H_1 受体拮抗剂,可选择性地拮抗组胺 H_1 受体而发挥抗过敏作用,用于过敏性鼻炎及特发性荨麻疹等过敏性疾病的治疗。本例患者既往无心动过速病史,口服特非那定 3 天后出现 QT 间期延长、尖端扭转型室性心动过速,停药后 QT 间期逐渐缩短,心律失常未再复发,因此考虑为特非那定所致。特非那定的中枢抑制副作用低,但可阻滞心肌的多个钾通道而具有心脏毒性。特非那定主要经肝脏 CYP3A4 代谢,生成活性代谢产物非索非那定。若特非那定合用 CYP3A4 抑制剂如咪唑类抗真菌药、大环内酯类抗生素等,可抑制特非那定的代谢,提高其血药浓度,使潜在的 QT 间期延长、尖端扭转型室性心动过速的发生风险大大增加。而非索非那定无明显的心脏毒性,研究表明其阻滞钾通道所需的浓度为特非那定的 500 倍,且少有中枢抑制作用,已作为第二代抗组胺药应用于临床。

思考题	1. 阐述临床药物代谢的反应类型、特点及其对药物作用的影响。
	2. 阐述药物代谢酶的诱导作用、抑制作用及其临床意义。
	3. 实例说明慢性肝病对药物体内过程的影响,以及如何把握肝病时的用药原则。

参考文献

[1] KATZUNG B G, MASTERS S B, ANTHONY J. Trevor: basic and clinical pharmacology. 12th ed. New York: McGraw-Hill, 2012.

[2] 李俊. 临床药理学. 6 版. 北京: 人民卫生出版社, 2018.

[3] 李家泰. 临床药理学. 3 版. 北京: 人民卫生出版社, 2008.

[4] WALLACE B D, ROBERTS A B, POLLET R M, et al. Structure and inhibition of microbiome β-glucuronidases essential to the alleviation of cancer drug toxicity. Chemistry & biology, 2015, 22(9): 1238-1249.

[5] GUTHRIE L, GUPTA S, DAILY J, et al. Human microbiome signatures of differential colorectal cancer drug metabolism. NPJ biofilms and microbiomes, 2017, 3: 27.

（陈　汇）

第九章 药物的排泄

第一节 药物的排泄途径与过程

药物的排泄（excretion）是指药物在体内经过吸收、分布、代谢后，以原型或代谢产物的形式通过不同的途径排出体外的过程。肾脏排泄是药物排泄的主要途径，其次是胆汁排泄和粪便排泄。药物还可经乳汁、唾液、肺、汗腺等排泄，但排泄量很少。

一、药物的肾脏排泄

肾脏是药物排泄的主要器官，肾脏对药物及其代谢物的排泄主要包括三部分：肾小球滤过（glomerular filtration）、肾小管分泌（renal tubular secretion）、肾小管重吸收（reabsorption）（图 9-1）。临床上有很多种类的药物主要经过肾脏排泄（表 9-1）。

（一）肾小球滤过

1. 肾小球滤过的过程 循环血流经肾小球毛细血管时，血浆中的小分子溶质和水可以通过滤过膜进入囊腔，形成血浆超滤液，超滤液的生成是尿液形成的第一步。不同的物质通过肾小球滤膜的能力与其分子大小和所带的电荷有关，分子量较小、分子有效半径 <2.0nm 的中性物质如葡萄糖等容易通过，而分子量大、有效半径大的物质不易透过。此外，滤膜对分子的电荷具有选择性，肾小球内皮细胞层和

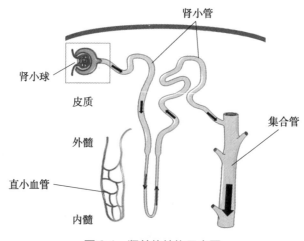

图 9-1 肾单位结构示意图

表 9-1　主要经过肾脏排泄的药物

分类	药物
氨基糖苷类	链霉素、新霉素、阿米卡星、卡那霉素、庆大霉素、妥布霉素、奈替米星
头孢菌素类	头孢唑林、头孢噻吩、头孢氨苄
β-内酰胺类	阿莫西林、青霉素、氨苄西林、羧苄西林、替卡西林
磺胺类	磺胺嘧啶、甲氧苄啶
利尿药	氢氯噻嗪、氨苯蝶啶、呋塞米、氯噻酮
作用于心血管系统的药物	可乐定、阿替洛尔、地高辛
作用于胃肠道的药物	西咪替丁、雷尼替丁、奥美拉唑
抗肿瘤药	顺铂、卡铂、博来霉素、甲氨蝶呤、依托泊苷、羟基脲、氟尿嘧啶、环磷酰胺、放线菌素 D

膜基底侧带有负电荷,对带负电荷的大分子物质具有排斥作用,阻止其进入膜内;对于带正电荷的分子则反之。正常状态下,分子量 >69 000Da 的大分子如血浆白蛋白、球蛋白等带有负电荷,不能透过滤膜。在某些疾病状态下,如肾炎时,肾小球滤膜的电负性消失,带有负电荷的白蛋白可透过滤膜,出现蛋白尿。

2. **肾小球滤过率**　健康成年人的肾血流量约为 1 200ml/min,相当于心排血量的 20%~25%,而大约 25% 的肾血流被滤过。单位时间内两肾生成的超滤液量称为肾小球滤过率(glomerular filtration rate, GFR)。一般健康成年人的 GFR 为 125ml/min,临床上常用 GFR 评价肾功能。不同个体间的 GFR 有所差异,但使用体表面积校正后个体差异显著降低。由于肾脏对各种物质的排泄是通过肾小球滤过和肾小管、集合管分泌和重吸收完成的,可以用静脉滴注几乎没有分泌和重吸收过程的菊粉(inulin)来估算人体的 GFR。

$$GFR=(尿中的菊粉浓度 \times 每分钟尿量)/血浆中的菊粉浓度 \qquad 式(9-1)$$

内源性肌酐(creatinine)的清除率也很接近肾小球滤过率,故临床上也常用其推测人体的肾小球滤过率。内源性肌酐是指机体内组织代谢产生的肌酐。另外,还有某些物质在血浆流经肾脏时,经过肾小球滤过、分泌和重吸收后从血浆中被全部清除,肾静脉中的浓度为 0,如碘锐特(diodrast)、对氨基马尿酸(p-aminohippuric acid, PAH),可测定其清除率推算肾血流量。

3. **有效滤过压**　有效滤过压是指促进滤过的动力与对抗滤过的阻力之间的差值,是肾小球滤过的动力。与其他部位的毛细血管相比,肾小球毛细血管处的血压较高,对蛋白质的通透性较差,且其中血浆胶体渗透压逐渐升高。在正常状态下,当血压在 80~160mmHg 内时,肾血流量的自身调节机制能够使肾小球毛细血管压保持相对稳定,故肾小球滤过率基本保持不变。当血压变化超出肾的自身调节范围时,肾血流量、肾小球毛细血管压、肾小球滤过率等就会随之变化。如在剧烈运动、强烈的伤害性刺激等情况下,交感神经的兴奋性加强,可导致小动脉收缩,肾血流量、肾小球毛细血管压下降,从而使肾小球滤过率降低。另外,当静脉大量输入生理盐水或在某些病理情况如肝功能受损而血浆蛋白合成减少时,血浆蛋白浓度降低、血浆胶体渗透压下降、有效滤过压和肾小球滤过率增加;反之血浆蛋白浓度增加时,血浆胶体渗透压升高、有效滤过压和肾小球滤过率降低。

(二)肾小管分泌

肾小管对药物的分泌主要分为两大类,一类是有机酸类如头孢菌素类、青霉素类、呋塞米(furosemide)、噻嗪类利尿药、水杨酸类、磺胺类、苯巴比妥(phenobarbital)、保泰松(phenylbutazone)、丙磺舒(probenecid)等,另一类是有机碱类如季铵盐类、吗啡(morphine)、普鲁卡因(procaine)、哌替啶等(表 9-2)。

表 9-2　肾小管分泌的有机酸类和有机碱类

有机酸类药物	有机碱类药物
对氨基马尿酸、磺胺类、青霉素类、头孢菌素类、水杨酸类、噻嗪类、丙磺舒、保泰松、呋塞米、葡糖醛酸结合物、硫酸酯类	阿米洛利、美加明、吗啡、哌替啶、普鲁卡因、奎宁、季铵盐类、多巴胺、H_2 受体拮抗剂（西咪替丁、雷尼替丁等）

　　肾小管分泌药物主要通过主动转运的方式,需要有载体参与,载体包括 P 糖蛋白（P-glycoprotein,P-gp）、多药耐药蛋白（multidrug resistance protein, MRP）、有机阴离子转运体（organic anion transporter,OAT）、有机阳离子转运体（organic cation transporter, OCT）等,这些转运体位于顶端膜刷状缘上,将其底物转运进入小管腔内,随着尿液排出。转运机制相同的 2 类药物合用时可发生竞争性抑制,如丙磺舒与青霉素联合用药,相互竞争药物转运体,降低青霉素的排泄。一些内源性产生的物质如类固醇、葡糖醛酸、醛固酮衍生物等也存在肾小管主动分泌,对氨基马尿酸等竞争性抑制这些内源性物质的分泌,可降低其排泄。乙酸、乳酸等弱酸可促进对氨基马尿酸等弱阴离子的分泌,而丙磺舒、保泰松等可抑制其分泌。

（三）肾小管重吸收

　　超滤液的形成是尿液形成的第一步,进入肾小管后形成小管液（tubular fluid）,小管液经肾小管和集合管的重吸收和分泌后形成终尿（final urine）。正常人每天生成的超滤液多达 180L,而终尿只有 1.5L 左右。终尿与小管液的成分差别很大,因为小管液中 99% 的水被重吸收,只有 1% 的水被排出体外,而葡萄糖和氨基酸全部被重吸收,Na^+、Ca^{2+} 等被部分重吸收。肾重吸收的主要部位在近曲小管（proximal tubule）,近曲小管对小管液的重吸收包括主动转运、被动转运、跨细胞途径和细胞旁途径等方式（图 9-2）。

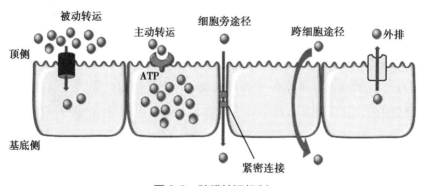

图 9-2　跨膜转运机制

　　1. 主动转运　主动转运（active transport）指通过消耗能量（如 ATP）将小管内的溶质逆浓度梯度、电位差主动转运至小管外组织间隙中的过程。根据消耗能量的来源不同,可分为原发性主动转运和继发性主动转运,前者包括质子泵（proton pump）、钠钾泵（sodium-potassium pump）、钙泵（calcium pump）、ATP 结合盒（ATP-binding cassette, ABC）转运体等参与的转运,后者包括 Na^+–K^+–$2Cl^-$ 同向转运体（NKCC）、钠钾泵参与的转运等。此类转运需要消耗能量,转运过程需要载体蛋白,且载体蛋白具有特异性。此外,肾小管上皮细胞还可以通过胞吞作用（endocytosis）主动吸收小管液中的少量小分子蛋白质和氨基酸。

2. **被动转运** 被动转运（passive transport）指物质通过肾小管上皮细胞膜两侧的浓度差或电势差进行扩散的跨膜转运过程。被动转运不需要消耗能量，主要包括渗透（如水在渗透压差的作用下通过水通道蛋白跨膜扩散）、自由扩散（如脂溶性物质跨细胞膜扩散）、易化扩散（如离子通过离子通道或溶质转运体介导的转运）。一般来说，脂溶性高的化合物比亲水性化合物更易透过非极性的脂质双分子层。中性分子比其带电荷形式更容易转运，离子亦可通过离子对的形成中性形式，在一定程度上实现被动转运。pH 和 pK_a 在被动转运过程中起重要作用。酸性化合物在低 pH 的溶液中大部分以中性形式存在，其被动转运较强；随着 pH 升高，中性形式减少而阴离子形式增多，被动转运减弱。相反，低 pH 条件下，碱性化合物主要以质子化的形式存在，其被动转运较弱；随着 pH 升高，中性形式增多而阳离子形式减少，被动转运增强（图 9-3）。

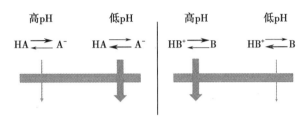

图 9-3　pH 对酸性和碱性化合物被动转运的影响

3. **跨细胞和细胞旁途径** 肾小管上皮细胞是一类柱状上皮细胞，其面向管腔侧的细胞膜称为顶端膜（apical membrane），细胞底部面向组织液一侧的细胞膜称为基底膜（basilar membrane）。分布在肾小管上皮细胞顶端膜和基底膜上的不同类型的转运体可将其底物泵入或泵出肾小管上皮细胞。顶端膜上有大量的微绒毛（microvillus），形成的刷状缘（brush border）可以使顶端膜的表面积增加 30~40 倍，有利于物质在管腔和细胞间的转运。肾小管跨细胞膜（transcellular）重吸收过程主要是小管液内的物质跨越顶端膜进入细胞内，进入细胞内的物质再跨过基底膜进入细胞间隙中。另一种重吸收途径为细胞旁（paracellular）途径扩散，肾小管上皮细胞之间存在紧密连接（tight junction, TJ），这些紧密连接并不是完全没有空隙的，小管液中的一些小分子如水、Na^+、K^+、Cl^- 多种药物等都可以通过紧密连接进入细胞间隙而被重吸收。

临床使用的药物可能通过以上 1 种或多种方式在肾脏中被重吸收，任何影响药物重吸收的因素均会影响药物在肾脏的排泄。脂溶性药物的重吸收较多；水溶性药物的重吸收较少，更易从尿液中排出体外。此外，药物的被动重吸收受 pH 影响，当肾小管液的 pH 偏大时，弱酸性药物的解离型较多，重吸收减少，排泄则增多；当肾小管液的 pH 偏小时，弱酸性药物的排泄则减少。尿液的碱化或酸化对弱碱性药物的排泄有相反的效果。临床上治疗药物中毒时，常采用酸化或碱化尿液的方法加速某些药物的排泄。尿液 pH 在 5~8 时对弱碱性或弱酸性药物的排泄影响最大，酸性药物水杨酸在尿液 pH 由 6.4 变为 8 时，非解离型药物从 1% 降低至 0.04%，其尿液排泄量增加 6 倍。对于巴比妥类和水杨酸盐等酸性药物中毒时，使用碳酸氢钠碱化尿液可有效加速排泄；反之，哌替啶（pethidine）、氨茶碱（aminophylline）、阿托品（atropine）等碱性药物中毒时，酸化尿液可加速其排泄。

（四）肾清除率

肾清除率（renal clearance rate, Cl_r）指的是单位时间内肾脏清除血液中含有药物的血浆容积，即肾脏在单位时间内能将多少体积的含有药物的血浆清除出去。肾清除率体现肾脏对于药物的表观总体清除能力,根据 t 时间时尿液和血浆中的药物浓度及尿量可算出肾清除率[式(9-2)],肾清除率的单位一般为 ml/min 或 ml/(min·kg)。

$$Cl_r = (C_{urine} \times V_{urine})/C_{plasma} \qquad\qquad 式(9-2)$$

式中,C_{urine} 为尿液中的药物浓度,V_{urine} 为每分钟尿量,C_{plasma} 为血浆中的药物浓度。

另外,根据 t 时间内尿液中的药物浓度和尿量,可得出药物的总尿排泄量(V_{urine}),利用 0–t 时间的血药浓度 - 时间曲线下面积(AUC)也可得出肾清除率[式(9-3)]。

$$Cl_r = X_{urine}/AUC_{0 \to t} \qquad\qquad 式(9-3)$$

由于肾清除是肾小球滤过、肾小管分泌和重吸收共同作用形成的结果,而只有游离药物才能通过肾小球滤过和参加跨膜转运,所以在计算肾清除率时还需要考虑血浆蛋白结合率。

$$Cl_r = (f_u \times GFR + Cl_{RS})(1 - F_R) \qquad\qquad 式(9-4)$$

式中,Cl_{RS} 为肾小管分泌率,F_R 为肾小管重吸收率。

肾清除率是重要的临床药动学参数,可根据此参数判断药物的肾脏排泄情况,进而考察肾脏排泄药物的机制和可能的影响因素。

二、药物的胆汁排泄

(一)药物胆汁排泄的特点

胆汁排泄是药物排泄的另一个重要方式,是一个复杂的过程,包括药物在肝脏的摄取、转化、向胆汁的转运。摄取进入肝细胞的药物一部分重新进入体循环,另一部分以原型或通过Ⅰ相和/或Ⅱ相代谢酶代谢形成代谢产物,通过肝细胞间隙毛细胆管结构汇入胆总管,最终进入胆囊。胆汁是连续分泌的,而胆囊具有储存胆汁的作用。大部分动物有胆囊,但大鼠无胆囊,肝脏产生的胆汁直接进入十二指肠。

胆汁排泄是原型药的次要排泄途径,也是多数药物的代谢产物,尤其是水溶性代谢产物的主要排泄途径。药物及其代谢物经胆汁排泄往往是主动转运过程。在肝中也存在 P-gp、MRP2 等外排转运系统,促进药物排泄进入胆管。P-gp 除在肾脏表达外,同样也分布于肝脏毛细胆管膜表面,其功能与在肾脏排泄中类似,负责将肝细胞内的药物和内源性物质泵出。*Mdr1* 基因敲除动物模型也证明了 P-gp 在药物胆汁排泄中的重要作用。毛细胆管膜上大量表达 MRP2,主要参与肝脏的Ⅱ相代谢产物及内源性物质的胆汁排泄,其底物主要包括谷胱甘肽(GSH)、胆红素(bilirubin)、葡糖醛酸结合物、硫酸结合物、氨苄西林(ampicillin)、头孢曲松(ceftriaxone)、沙奎那韦(saquinavir)、利托那韦(ritonavir)等有机阴离子型化合物。MRP2 可被多种结构的化合物抑制,阿奇霉素(azithromycin)、苯巴比妥、呋塞米、丙磺舒、利福平(rifampicin)、环孢素、格列本脲(glibenclamide)、吲哚美辛(indometacin)等均为其抑制剂,姜黄素(curcumin)、槲皮素(quercetin)等黄酮类化合物同样可以竞争性抑制 MRP2 底物的胆汁排泄。胆盐外排转运体(bile salt export pump,BSEP)是一种仅在肝细胞毛细胆管膜上表达的外排转运体,其功能主要是介导胆酸盐(牛磺胆酸、鹅去氧胆酸、甘氨胆酸等)的排泄,其主导胆酸依赖性胆汁形成。虽然 BSEP 并不是药物胆汁排泄中的主要转运体,但某些药物抑制 BSEP 会造成胆汁淤积,从而引起肝毒性。如曲格列酮及其代谢产物、波生坦及其代谢物均能抑制 BSEP 介导的胆酸盐排泄,导致肝脏胆汁淤积。

（二）肝肠循环

某些胆汁排泄分数高的药物经胆汁排泄至十二指肠后，被重吸收再次进入体循环，该过程称为肝肠循环（hepato-enteral circulation）。由于肝肠循环的存在，某些药物的体内停留时间延长。如格鲁米特（glutethimide）在正常大鼠中的半衰期为 24 小时，而在胆瘘大鼠中的半衰期仅为 6.5 小时。某些重金属元素也可能存在肝肠循环。还有一些亲水性的结合型代谢物（尤其是葡糖醛酸结合物）经胆汁排泄到肠道后，在肠道菌的作用下，水解再次释放出原型药，游离药物再次吸收进入肝肠循环。如此形成"储存式"的药物再循环，可延长药物在体内停留的时间，进而延长药效。吗啡就是其中一种：吗啡的代谢产物葡糖醛酸吗啡通过胆汁排泄进入肠道，在肠道水解后，大部分吗啡通过肝肠循环被再吸收。洋地黄毒苷（digitoxin）主要通过肝脏代谢，胆汁排泄较多且存在肝肠循环，当洋地黄毒苷中毒时，服用考来烯胺（colestyramine）可与其在胆道中结合，阻断肝肠循环而起到解毒作用。由于肠道菌群在肝肠循环中起重要作用，因此抑制肠道菌群的活性可能会影响肝肠循环。虽然胆汁分泌是连续性的，但胆囊排空是间断性的（大鼠除外），药物的再次吸收有可能使血药浓度出现双峰或多峰。

肾脏和肝脏是机体的重要排泄和代谢器官，肾排泄与胆汁排泄之间往往存在相互代偿现象。如大鼠结扎肾动脉和静脉后，头孢唑林（cefazolin）的胆汁排泄量增加约 4 倍；而结扎胆管，头孢唑林的肾排泄从 16% 增加到 50%。类似的，经四氯化碳处理的大鼠给予丙米嗪（imipramine），其胆汁排泄降低，而尿排泄增加。对肾排泄与肝胆排泄间相互代偿现象的研究具有实际意义，对于肾功能或肝功能不全患者的临床用药有一定的指导作用。

（三）主要通过胆汁排泄的药物

抗菌药物如萘夫西林（nafcillin）、林可霉素（lincomycin）、克林霉素（clindamycin）、红霉素（erythromycin）、头孢哌酮（cefoperazone）等主要由肝脏代谢后经胆汁排泄。头孢曲松、阿奇霉素在体内几乎不被代谢，但主要以原型的形式经胆汁排泄。

（四）药物胆汁排泄的研究方法

1. 胆管插管　对于新药研发而言，研究药物胆汁排泄的主要方法是胆汁引流，动物通常用大鼠。即大鼠麻醉后行胆管插管手术，待动物清醒后给药，以一定的时间间隔收集胆汁至药物排泄完全，记录胆汁体积，利用高效液相色谱法（HPLC）、液相色谱 - 串联质谱法（LC-MS/MS）等方法测定胆汁中的药物浓度，计算累积排泄量和排泄分数。还有学者利用小型猪进行瑞舒伐他汀（rosuvastatin）与 MRP2 抑制剂的相互作用实验，结果表明利福平可显著抑制瑞舒伐他汀的胆汁排泄。

2. 肝细胞评价药物的胆汁排泄　由于胆汁是由肝脏分泌的，故可利用肝细胞进行药物的胆汁排泄研究。利用人或大鼠、小鼠的"三明治"原代肝细胞模型（sandwich-cultured primary hepatocyte，SCPH）摄取实验可评价药物的胆汁排泄。"三明治"培养法通过在肝细胞上下分别加入 Matrigel 胶和鼠尾胶原共同培养，使其形成肝板样结构，以模拟肝脏的生理功能；并且 SCPH 可形成完整的胆管结构，维持肝细胞中摄取和外排转运体的表达和活性。利用 SCPH 预测的胆汁内在清除率（$Cl_{bile, int}$）和体内实验所得的结果具有较好的相关性。此外，利用已知转运体的抑制剂和底物也可考察目标药与肝脏转运体的相互作用，评估其对胆汁排泄的影响。

三、药物的粪便排泄

（一）药物粪便排泄的特点

肠道也是许多药物及其代谢产物的重要排泄途径之一。对于口服药物而言，未被肠道吸收、经胆汁排泄进入肠道，以及肠道主动分泌的部分主要通过粪便排出体外；对于其他给药途径（静脉注射、皮下给药等）主要来自后两部分。药物自肠道排泄的机制既有被动过程，也有主动过程。肠道上皮细胞顶端膜同样存在 P-gp 等外排转运体，药物及其代谢产物可由全身循环分泌进入肠道。如大鼠静脉注射甲氟喹（mefloquine）后，粪便中的排泄量达 77%，造胆瘘后粪便中仍能检测到药物，表明肠道排泄是该药的主要排泄途径。HMG-CoA 还原酶抑制剂氟伐他汀（fluvastatin）用于治疗高胆固醇血症，其口服吸收后在肝脏代谢，代谢产物由胆汁排泄，约有 95% 的药物经粪便排出体外，其中 60% 为代谢物。拓扑异构酶 I 抑制剂伊立替康（irinotecan）主要用于治疗结直肠癌、小细胞肺癌等，在肿瘤患者体内的药动学研究表明，63% 左右的药物以原型和 3 个代谢产物的形式通过粪便排泄。其他药物如地高辛、红霉素、奎宁、苯妥英等均存在肠道排泄。药物自肠道排泄，在解毒方面起十分重要的作用。用不被吸收或消化的物质在肠道中吸附药物，可以加速药物排出体外。如地高辛中毒时，口服药用炭可增加其排泄。考来烯胺用于杀虫剂十氯酮（chlordecone）中毒者，可使粪便排出量增加 7 倍。

（二）药物粪便排泄的研究方法

药物从粪中排泄多采用在体法研究。通常是在给药后的不同时间收集粪便，将粪便制成匀浆，以高效液相色谱法、液相色谱-串联质谱法、放射性同位素法等定量测定匀浆中的药物浓度，计算累积排泄量，直至排泄完成。测得粪便中的药物总排泄量与给药剂量的比值为粪便中的药物排泄分数。由于一些药物在肠道菌群中发生代谢，使得粪便中测定的结果可能低于实际排泄结果。

四、药物的乳汁排泄

几乎大部分药物均能由母体血浆进入乳汁，使乳儿摄入药物，因此必须考虑哺乳母亲用药时的乳汁排泄对乳儿的影响。药物在乳汁中的排泄不仅与给药剂量和疗程有关，还与药物的结构、分子量、血浆蛋白结合率、脂溶性、pK_a、给药途径有关，因此乳汁中的药物浓度与母体血浆中的药物浓度往往不平行。多数药物以被动扩散的方式进入乳汁，分子量较小的药物更容易进入；少数药物以主动转运的方式进入乳汁，如西咪替丁等。脂溶性高的非解离型药物更易进入乳汁。此外，乳腺的血流量和乳汁中的脂肪含量对药物的乳汁排泄有较大的影响。

虽然大部分药物可进入乳汁，但不同的药物经乳汁排泄的差异颇大，如红霉素、地西泮等在乳汁中的药物浓度大于血浆中的药物浓度；异烟肼（isoniazide）、四环素（tetracycline）、氯霉素（chloramphenicol）、苯巴比妥等在乳汁中的药物浓度与血浆基本相当，乳儿摄入后可发生不同程度的药理活性或毒性。某些药物如青霉素、链霉素、苯海拉明、维生素 K 等在乳汁中的药物浓度远低于血浆，很少发挥药理作用，但是乳儿相对不成熟的代谢能力造成很多药物的半衰期比成年人要长，亦会产生一定的毒副作用。另外，乳儿的身体功能发育不完全，对于某些药物的敏感性更高。如吗啡类中枢性镇痛药，一般认为其在乳汁中的浓度极低，但出生 6 个月内的婴儿的呼吸中枢对吗啡类非常敏感，可引起呼吸抑制，乳母应避免使用此类药物。

此外,乳母的体质和乳腺情况亦会影响药物的乳汁排泄。当乳母的肝肾功能不全时,有造成体内药物蓄积的可能性,即使少量用药也能在乳汁中高浓度排泄。如肾功能不全的乳母注射链霉素后,其乳汁中的药物浓度为健康乳母的 25 倍左右。因此,乳母用药应考虑药物对哺乳婴儿的危害性。

影响药物的乳汁排泄的因素见表 9-3。

表 9-3　影响药物的乳汁排泄的因素

类别	影响因素
乳母	药物剂量、给药频率、给药途径;肝肾清除率;代谢特征;身体状况(肝肾功能等)
乳汁和乳腺	血流量;pH;泌乳量;药物代谢酶;乳汁成分(水、脂肪含量等);药物转运体
药物	分子量;pK_a(在血浆和乳汁 pH 下);溶解特性(脂溶性、水溶性);血浆蛋白结合率
乳儿	哺乳时间、哺乳量、哺乳频率;哺乳与乳母服药之间的间隔;药物代谢能力

对哺乳婴儿有毒性的药物见表 9-4。

表 9-4　对哺乳婴儿有毒性的药物

药物	毒性反应	药物	毒性反应
环磷酰胺	中性粒细胞缺乏	氟西汀	兴奋、生长迟缓
吗啡	呼吸抑制	苯巴比妥	镇静、萎靡
氯霉素	骨髓抑制	多塞平	呼吸抑制、肌张力下降、呕吐
麦角胺	腹泻、呕吐	尼古丁	呕吐、休克
含碘化合物	甲状腺功能抑制	异维 A 酸	皮肤、黏膜干燥
阿司匹林	瑞氏综合征(Reye syndrome)	苯二氮䓬类	嗜睡、生长迟缓
雄激素	婴儿男性化	茶碱	兴奋
阿替洛尔	β 受体过度抑制		

五、药物的其他排泄途径

(一)药物的唾液排泄

药物还可通过人体的某些腺体如汗腺、泪腺、唾液腺等排泄,腺体排泄的药物总量是极少的,其往往通过被动扩散完成,具有 pH 依赖性。某些药物的唾液浓度和血浆药物浓度呈较好的相关性,可用唾液替代血浆进行临床治疗药物监测。唾液与血浆药物浓度比(saliva/plasma,S/P)主要由药物经血液进入唾液的转运机制所决定,影响唾液中的药物浓度的因素包括药物的分子量、脂溶性、pK_a、血浆蛋白结合率、唾液的 pH 和流速等。唾液中 99% 的成分是水,蛋白含量较低,唾液中的药物主要由血浆中的游离药物跨膜转运而来,故药物的血浆蛋白结合率是影响药物唾液浓度的重要因素。

唾液较血液样品更易于采集,且具有不受时间和地点限制、无须专门训练的采集人员等优点,已被广泛应用于药物临床研究、治疗药物监测、法医学检测及药物滥用监测等领域。目前,检测唾液中的药物常用的分析方法包括酶免疫测定(EIA)、放射免疫测定(RIA)、气相色谱法(GC)、气质联用(GC/MS)、高效液相色谱法、液质联用(LC/MS)等。液质联用具有高效的在线分离能力、高灵敏度、高选择性等特点,广泛地运用于唾液中的药物含量分析。关于唾液和血液中的精神药品、毒品等浓度相关性的研究已相当广泛,现已有100多种药物可用唾液检测药物浓度,左乙拉西坦(levetiracetam)、卡马西平(carbamazepine)、丙戊酸钠(sodium valproate)、可待因(codeine)等精神药品的血药浓度和唾液药物浓度具有很好的相关性。

(二)药物的肺排泄

肺主要排泄挥发性药物和气体类药物,吸入性麻醉药是其中的典型代表,如氟烷(halothane)、恩氟烷(enflurane)以原型药由肺排出。吸入七氟烷(sevoflurane)后约97%以原型药的形式呼出。异氟烷(isoflurane)、地氟烷(desflurane)几乎全部以原型药从肺呼出。

由于肺的表面积巨大(成年人的肺的表面积约为100m^2)、肺泡上皮细胞的通透性较好、血管网丰富且血流量大,因而肺对化学制剂中毒的排泄有一定的意义,尤其对在体内不分解的气体和易挥发性液体毒物的排泄更具意义,如一氧化碳、乙醚等。肺对毒物的排泄主要与其血气分配系数有关,血气分配系数大的毒物的排泄较慢。此外,肺的排泄速率与其功能状态有关,肺通气量下降时毒物的排出速度下降。

乙醇进入人体后,2%~10%以原型经过肾脏和肺排泄,饮酒者肺泡气体中的乙醇浓度约为血液中浓度的0.05%,因此可通过呼气估测血液中乙醇的大致含量,呼出气体乙醇含量测试仪已被广泛应用于交通执法。

(三)药物的皮肤和毛发排泄

经过皮肤和毛发排泄的药物量极微少,对于药物总体排泄的作用微不足道。但在法医学中,对于某些有毒物质如有毒金属的检测是有意义的,如微量的汞和砷在毛发中仍可检测到。

第二节　药物对肾脏的影响

很多药物主要通过肾脏消除,因而可引起肾脏相关的不良反应或造成肾损伤。药物的肾毒性主要与肾脏中的药物浓度及药物的作用时间有关,而过敏反应一般与药物剂量无关。

临床上大约有20%的急性肾衰竭伴肾小管致死性损伤是由有肾毒性的药物引起的。急性中毒性肾小管细胞损伤以细胞失去极化、内源性能量耗竭、钙离子超负荷、毒性蛋白水解酶释放、细胞支架重排、微绒毛刷状缘空泡化为特征,最终导致不可逆性的细胞死亡。药物特性也可预示肾功能受累的程度(表9-5)。

表9-5　药物特性预示肾功能受累的影响因素

药物特性	影响因素
治疗窗	药物治疗窗窄,肾脏药物蓄积易引起肾毒性
血浆蛋白结合率	高蛋白结合率(>90%)更易产生不良反应
肾排泄分数	如40%以上的原型药通过肾脏排泄,肾功能不全时更易引起蓄积
肾排泄代谢产物	若代谢产物有药理活性,则更易引起不良反应
表观分布容积	分布容积≤0.7L/kg,同时血浆蛋白结合率低,则通过透析可清除大部分药物;反之分布容积较大,则透析清除的药物量较少

一、非甾体抗炎药

非甾体抗炎药（NSAID）是临床引起急性肾损伤（acute kidney injury, AKI）的常见原因，这主要由它们的药理作用决定的。NSAID 抑制前列腺素（prostaglandin, PG）合成，而前列腺素 E_2（PGE_2）有强大的扩张肾脏血管的作用，当肾脏受到某些刺激而产生缩血管反应时，机体通过 PGE_2 的合成与释放保护肾功能。NSAID 抑制 PG 合成所需的环氧合酶（cyclooxygenase, COX）主要有 COX-1 和 COX-2 2 个同工酶，COX-2 主要参与机体的炎症反应和组织损伤，NSAID 对 COX-1 的非选择性抑制被认为是产生毒副作用的主要原因。NSAID 抑制 PGE_2 合成改变肾脏的血流动力学，使肾血流量和肾小球滤过率下降，引起急性缺血性肾损伤。一般在治疗剂量范围内，NSAID 对正常人肾脏的影响很小，刚开始用药时出现的急性肾损伤是可逆性的，停药可缓解。NSAID 还可通过抑制前列环素生成间接地抑制肾素（renin）和醛固酮（aldosterone）分泌，导致高钾血症，当肾小球滤过率下降时这种副作用更明显。值得注意的是，选择性 COX-2 抑制剂如塞来昔布（celecoxib）、罗非昔布（rofecoxib）并不能减少急性缺血性肾损伤的发生率。目前 NSAID 导致急性肾损伤在老年人、一般成人、孕妇、儿童、新生儿等各年龄段的人群中已均有报道，其中高龄、基础肾脏疾病、有效血容量不足、合并使用其他肾毒性药物等为高危因素，需要格外引起重视。

长期大剂量使用 NSAID 如阿司匹林、保泰松、安替比林、氨基比林、对乙酰氨基酚等还会导致慢性间质性肾炎、肾乳头坏死和慢性肾衰竭。NSAID 引起的肾病的临床表现一般为尿路感染、肾绞痛、少尿、蛋白尿、血尿和贫血等。另一种比较罕见的 NSAID 引起的肾脏毒副作用是过敏性间质性肾炎，临床表现为蛋白尿、水肿、低蛋白血症等。长期大量使用 NSAID 可能导致肾髓质缺血，进而引起肾乳头坏死，肾乳头坏死往往伴有低盐肾病，影响肾脏的正常排泄功能。

二、抗微生物药

抗微生物药种类繁多，也是导致肾损伤的主要药物类别之一。据统计，抗微生物药占我国导致药源性肾衰竭的药物的 60% 左右，主要为氨基糖苷类、头孢菌素类和四环素类抗微生物药等。

1. **氨基糖苷类** 链霉素、新霉素、多黏菌素 B、卡那霉素、阿米卡星、奈替米星会损伤近曲小管，表现为急性肾小管坏死、钠耗竭、肾肿胀等。约有 20% 的氨基糖苷类在使用几天后出现轻度肾损伤，表现为肾脏的浓缩能力下降、轻度蛋白尿、颗粒管型、透明管型等，继而导致肾小球滤过率下降。产生毒性的最主要的原因是氨基糖苷类药物在近曲小管蓄积，对小管细胞造成损害。早期的肾功能受损基本都是可逆性的，这与近曲小管的再生能力有关。氨基糖苷类的肾毒性与总用药剂量有关，长期使用易产生毒性。庆大霉素、妥布霉素、阿米卡星、奈替米星等的肾毒性显著，其中新霉素的毒性最大，应避免全身使用。而链霉素不在肾皮质内浓缩蓄积，肾毒性最小。其他药物如呋塞米、万古霉素、环孢素、顺铂（cisplatin）等也具有肾毒性，与氨基糖苷类联用会加重其肾毒性。肾毒性导致肾脏的排泄能力受损，减少氨基糖苷类的排泄，还会导致耳毒性。老年人、女性和肝脏疾病患者使用氨基糖苷类更易产生肾毒性。

2. **头孢菌素类** 头孢菌素类的肾毒性没有氨基糖苷类大，其中报道肾毒性最大的是头孢噻啶，有可能引起肾小管坏死。第二和第三代头孢菌素类头孢噻肟、头孢呋辛、头孢哌酮很少发生肾毒性。头孢曲松钠有一定的肾毒性,因其在人体内几乎不被代谢,约 60% 以原型药的形式经肾脏排泄。静脉给药特别是滴注速度过快时,头孢曲松钠更易在肾脏中蓄积,当浓度较高时会改变肾小球通透性或析出结晶损伤肾脏的毛细血管而出现血尿。也有罕见的过敏反应的报道,如头孢曲松钠进入人体后刺激细胞免疫系统产生抗体,与变应原接触后激发产生变态反应,从而导致间质性肾炎等病变。

3. 四环素类　肾功能不全患者应避免使用除多西环素和米诺环素外的四环素类,因为四环素类能抑制蛋白合成,增加血清中的尿素氮浓度,引起进行性肾功能损伤。大剂量使用四环素类可导致肾皮质斑块性坏死,同时亦可引发肝毒性。此外,四环素类储存不当会分解产生有毒物质,可以导致近曲小管损伤。四环素类与麻醉药甲氧氟烷合用可增加急性肾损伤的风险。

4. 其他抗微生物药　两性霉素 B 会造成肾功能损伤,有 80% 的深部真菌感染患者使用两性霉素 B 出现剂量依赖性氮血症,这一过程是可逆性的,但同时使用其他具有肾毒性的药物(如氨基糖苷类)会加重病情。大剂量使用甲氧西林可导致急性间质性肾炎。利福平过量会受累及肾小球,导致新月体性肾小球肾炎。磺胺类可在肾小管内结晶沉积,导致结晶尿、血尿。

三、中枢神经系统药

1. 抗癫痫药　托吡酯(topiramate)和唑尼沙胺(zonisamide)均有碳酸酐酶抑制活性,引起肾脏碳酸氢盐丢失,导致代谢性酸中毒,出现磷酸钙肾结石。卡马西平有引起低钠血症的副作用,可能是由于其使集合管对抗利尿激素的反应增加引起的,同时使用抗高血压药(尤其是利尿药)、高龄、有低钠血症病史等是主要危险因素。卡马西平还有引起急性肾小管间质性肾炎的罕见副作用。

2. 麻醉药　甲氧氟烷在肝脏和肾脏代谢生产无机氟化物,可引起多尿性肾功能不全。恩氟烷在肾脏通过代谢酶代谢产生氟离子,氟离子对肾脏有一定的毒性。

3. 锂盐　锂盐主要用于躁狂症的治疗,会导致肾功能不全,表现为血肌酐上升、口渴、多尿等。主要原因是锂盐通过肾脏排泄,可引起慢性肾小管萎缩、间质纤维化、肾病综合征等。长期使用锂盐会降低肾小球滤过率,引发肾衰竭。因此长期服用锂盐时,应监测患者的血锂离子浓度和肌酐清除率。

四、免疫抑制剂

免疫抑制剂环孢素最常见的不良反应是肾毒性,因其抑制肾脏的前列腺素合成,改变肾脏血管的血流动力学,持续增加肾血管的阻力,导致肾小球滤过率显著下降,引起血压升高。在肝移植患者术后早期使用环孢素引起急性肾衰竭的发生率在 30% 以上。钙调磷酸酶抑制剂他克莫司(tacrolimus)具有肾毒性,但毒性不如环孢素强,和其他有肾毒性的药物合用时需注意监测肾功能。

五、血管紧张素转换酶抑制剂

血管紧张素转换酶抑制剂(ACEI)可引起全身性低血压、心排血量降低,导致肾血流灌注不足,从而引发急性肾损伤。当肾血流灌注严重不足时,肾内产生的血管紧张素Ⅱ能收缩出球小动脉,前列腺素可扩张入球小动脉,从而维持肾小球滤过功能。而 ACEI 抑制肾内的血管紧张素Ⅱ生成,导致肾小球滤过率下降,引发急性肾衰竭。双侧肾动脉狭窄、心力衰竭、脱水、合用对比剂、合用 NSAID、高龄等是 ACEI 引起肾毒性的高风险因素。双侧肾动脉狭窄患者应避免使用依那普利(enalapril)。有 1%~2% 的患者使用卡托普利出现蛋白尿,其中 1/4 出现肾病综合征,蛋白尿的发生率较高,多尿、无尿及尿频等症状也偶有发现。

六、抗肿瘤药

抗肿瘤药如铂类化合物、环磷酰胺、培美曲塞等均具有肾毒性。肾毒性是顺铂最常见又严重的毒性反应,也是剂量限制性毒性,重复用药可加剧肾毒性。顺铂产生肾毒性的机制包括肾小管上皮细胞毒性、肾脏微血管系统的血管收缩及促炎症效应,主要表现为细胞空泡化、上皮脱落、管腔扩张、出现透明管型、血尿酸升高等。长期大剂量使用顺铂可导致药物在体内蓄积,对肾小管产生不可逆性的损伤,导致肾衰竭,甚至死亡。因此,在使用铂类抗肿瘤药时,应密切监测患者体内的药物浓度和肾功能变化。环磷酰胺会损伤泌尿系统,造成出血性膀胱炎。大剂量使用甲氨蝶呤可能导致肾功能损伤,出现血尿、蛋白尿、氮质血症、尿毒症等。

近年来,分子靶向抗癌研究取得较大进展,抗血管内皮生长因子(vascular endothelial growth factor, VEGF)单克隆抗体(monoclonal antibody)和 VEGF 受体抑制剂通过抗肿瘤血管生成而发挥药效,而此类药物亦干扰正常细胞的 VEGF 信号通路,VEGF 在足细胞维持肾小球滤过功能中发挥重要作用,当其信号通路被破坏后常导致高血压、蛋白尿、血栓性微血管病。

七、利尿药

甘露醇可引起高渗性肾病(又称甘露醇肾病),主要见于大剂量快速静脉滴注时。其机制尚未完全阐明,可能与甘露醇引起肾小管液渗透压上升过高、肾小管上皮细胞损伤有关,病理表现为肾小管上皮细胞肿胀、空泡形成。老年人服用保钾利尿药如阿米洛利(amiloride)时较易出现高钾血症和肾损伤。螺内酯可引起肾小球滤过率下降、有效血容量不足,导致暂时性血浆肌酐、尿素氮升高。螺内酯与 NSAID 尤其是吲哚美辛合用会降低利尿作用,增加肾毒性风险。使用噻嗪类利尿药的大多数不良反应与剂量和疗程有关,以水、电解质紊乱所致的副作用较为常见。噻嗪类利尿药可导致低钾血症,长期缺钾可损伤肾小管,严重失钾可引起肾小管上皮空泡化。过度脱水造成血容量和肾血流量减少亦可引起肾小球滤过率降低,加重肾脏损伤。吲达帕胺与碘对比剂合用可使发生急性肾衰竭的风险增加。

八、质子泵抑制剂

质子泵抑制剂(proton pump inhibitor, PPI)是目前治疗消化性溃疡效果最好的一类药物,在抗幽门螺杆菌治疗中是首选。目前已上市的 PPI 包括奥美拉唑、埃索美拉唑、兰索拉唑、泮托拉唑、雷贝拉唑等。以往认为 PPI 的常见不良反应多为头痛、腹痛、腹泻等轻微的症状,然而该类药物亦可引起肾损伤。10% 左右的药源性急性间质性肾炎与 PPI 的使用有关,而其中奥美拉唑最为常见,大部分患者表现出血肌酐升高、蛋白尿、血尿等症状。从患病人群来看,老年患者的发病率更高,长期用药可发展为慢性肾病。

九、对比剂

随着各种影像学检查技术在临床的广泛应用,使用对比剂造成的并发症及对比剂肾病(contrast induced nephropathy, CIN)日益增多。CIN 已成为院内获得性 AKI 的第三大病因,发病率仅次于肾灌注不足和肾毒性药物所致的肾病。临床导致 CIN 的高危因素包括年龄 >70 岁、慢性肾病(CKD)、不明原因肾衰竭、心力衰竭、心肌梗死、糖尿病、低血容量、贫血等。碘对比剂和非碘对比剂(特别是钆对比剂)均可引起 AKI,主要与对比剂的渗透压、黏度作用、分子毒性等多种因素有关。

十、中成药

中成药导致慢性肾损伤的风险常被人们忽视,中成药导致肾损伤的病例数呈逐年上升的趋势。导致肾损伤病例最多的是含有马兜铃酸(aristolochic acid)的药物,如关木通、马兜铃、青木香、寻骨风、广防己、朱砂莲、天仙藤等。短期大剂量服药可引起急性马兜铃酸肾病,长期使用亦可出现慢性肾损伤。此外,含有铅、汞、砷、蓖麻子、斑蝥、大黄、番泻叶等的中成药也有肾毒性。中成药引起的肾损伤通常表现为急性肾小管坏死,约 30% 表现为急性肾衰竭。临床上对中成药的不合理使用增加中成药导致肾损伤不良反应的发生率,临床医师在选用已知具有肾毒性的中成药时应进行充分的风险 - 效益分析,避免过量使用。

十一、其他药物

口服磷酸盐药物或使用含磷酸钠的灌肠剂可导致急性磷酸盐肾病,可引起罕见、严重的肾脏和心脏损害,甚至导致死亡。

第三节　肾脏疾病对临床药动学的影响

很多药物主要通过肾脏消除,或经过肝脏代谢后产生极性代谢产物经肾脏排出体外。因此当肾功能受到损伤时,药物及其代谢产物可能在肾脏产生蓄积,患者的血药浓度升高,需要调整给药剂量或频率,以调节血药浓度至安全有效的范围内。临床药物的理化性质和药理学特征也能预示肾脏疾病时其药动学性质的改变。

一、对药物吸收及生物利用度的影响

肾功能的改变一般不直接影响药物的吸收,但是有间接影响,例如大量脱水或电解质失衡会影响肌肉和肠腔对药物的吸收。严重的肾衰竭可导致尿毒症,尿毒症引起的胃炎可使消化道壁发生水肿,使药物的吸收减少。此外,肾功能不全导致肾脏对代谢废物的排泄功能下降,血液和胃中的氨浓度升高,结果导致胃内容物的 pH 升高,使弱酸性药物的解离度变大,影响口服药物从胃肠道的吸收,从而降低生物利用度。但是由于肾功能不全时消化道吸收障碍而导致首关代谢降低,也可使某些药物的生物利用度上升,如普萘洛尔(propranolol)、双氢可待因(dihydrocodeine)、右丙氧芬(dextropropoxyphene)等。慢性肾损伤患者单次口服普萘洛尔后的 AUC 和 C_{max} 明显高于健康受试者;肾损伤患者单次口服双氢可待

因的 AUC 比正常人高 70% 左右。

二、对药物分布的影响

血浆蛋白结合影响药物的分布。由于肾小球能滤过血浆中的游离药物,而不能滤过结合药物,所以药物的血浆蛋白结合率影响其在肾小球中的滤过。血浆蛋白浓度降低可增加高蛋白结合药物的肾小球滤过,加速药物的排泄。肾功能不全时血浆中的白蛋白含量降低,体内的芳香氨基酸类物质蓄积,芳香氨基酸类物质会抑制药物与血浆蛋白结合。另外,白蛋白的结构发生变化,与药物的亲和力下降,游离药物浓度增加,使得高血浆蛋白结合的药物如华法林(warfarin)、苯妥英钠、呋塞米、水杨酸等的肾小球滤过率增加、排泄增加。抗癫痫药苯妥英钠在健康人体内的血浆蛋白结合率约为 90%,而在 CKD 患者血浆中的血浆蛋白结合率随着疾病严重程度增加而降低。苯妥英钠的治疗窗较窄,游离药物浓度增加与其毒性密切相关,因此 CKD 患者体内的游离型苯妥英钠浓度增加可能造成危险。呋塞米的血浆蛋白结合率约 98%,约有 50% 的呋塞米经过肾脏排泄。肾病综合征时蛋白结合能力下降,肾脏对游离型呋塞米的清除减弱。某些弱碱性药物如普萘洛尔、奎尼丁、双嘧达莫、利多卡因等主要与 α_1- 酸性糖蛋白(α_1-acid glycoprotein, AGP)结合,在肾移植或慢性肾病患者体内的 α_1- 酸性糖蛋白增加,可能增加这些弱碱性药物的结合。

肾脏对体内酸碱平衡的改变亦可影响药物的分布,pH 的改变会影响解离型和非解离型药物的比例。例如水杨酸盐在低 pH 时非解离型增加,非解离型药物的极性较小,更易通过血脑屏障,造成中枢神经系统毒性。尿毒症患者使用水杨酸盐易引起中枢神经系统中毒。

三、对药物代谢的影响

临床药物主要通过肝脏的药物代谢酶代谢清除,肾脏也有代谢药物的功能。肾脏近曲小管表达细胞色素 P450 酶(CYP450),其活性约为肝脏 CYP450 活性的 20%。肾脏能够代谢蛋白,尤其是对胰岛素,大约 30% 的胰岛素在肾脏代谢。此外,肾脏近曲小管大量表达 II 相代谢酶,如葡糖醛酸转移酶和硫酸转移酶,使药物发生 II 相结合反应排出体外。例如静脉给药后,约有 20% 的呋塞米、50% 的吗啡在肾脏生成葡糖醛酸结合物。

肾功能不全时机体代谢药物的途径和速率可能发生改变。尿毒症时药物的还原和水解反应速率降低,氧化反应速率有增加或降低。例如尿毒症患者体内苯妥英钠的氧化代谢速率明显加快,正常剂量很难控制癫痫发作。尿毒症时,奎尼丁、磺胺异噁唑、异烟肼、普鲁卡因胺的乙酰化反应速率往往降低,氢化可的松的还原反应速率降低,可能导致上述药物蓄积而产生不良反应。

肾脏排泄很多药物经肝脏代谢产生的代谢产物,很多代谢产物具有药理活性,有的代谢产物的活性与母药相似,如依那普利;有的代谢产物的药理作用与母药不同,如哌替啶有中枢抑制和镇痛作用,而其代谢产物去甲哌替啶有中枢兴奋作用。因此,肾脏疾病时除要考虑母药的药理活性外,还需注意其代谢产物的作用。

四、对药物肾脏排泄的影响

药物从肾脏排泄一般有 2 种形式:一种是以原型药排泄,另一种是经代谢变成极性高、水溶性强的代谢产物后经肾脏排泄。一般来说,经肾脏排泄比例高的药物在肾功能不全时对药物的排泄影响较大,而经肾脏排泄比例低的药物其排泄的程度受影响较小。主要经肾脏排泄的药物在肾功能不全时原型药或其代谢产物在体内蓄积、消除半衰期延长、C_{max} 和 AUC 增大、药理作用增强,甚至引起毒性反应。肾功能不全时消除半衰期延长的部分药物见表 9-6。

表 9-6　部分药物肾功能不全时的消除半衰期变化

药物名称	消除半衰期 / 小时		药物名称	消除半衰期 / 小时	
	肾功能正常者	肾功能不全者		肾功能正常者	肾功能不全者
阿莫西林	1.0	13	氧氟沙星	5.5	33
氨苄西林	1.2	14	万古霉素	8.0	200
头孢噻吩	0.7	16	氟康唑	25.0	125
头孢氨苄	1.0	30	地高辛	30.0	85
头孢呋辛	1.6	14	依那普利	24.0	40
庆大霉素	2.7	42	卡托普利	1.9	25
卡那霉素	3.5	80	甲巯咪唑	6.0	9.0
奈替米星	2.7	40	阿替洛尔	6.0	15
红霉素	1.8	3.2	西咪替丁	2.0	5.0
四环素	6.0	65	呋塞米	1.0	7.6
环丙沙星	4.6	8.0	可乐定	6	40

(一)肾小球滤过

药物的肾小球滤过量取决于血浆药物浓度、药物的血浆蛋白结合率及肾小球滤过率。药物的滤过量与游离药物浓度呈线性关系。肾病综合征患者的血浆白蛋白含量低,结合药物的比例降低,游离药物浓度增加。肾小球滤过率下降对药物药动学的影响很大,代表药物包括地高辛、普鲁卡因胺、利尿药、磺胺类、氨基糖苷类抗生素等。而对于只经过肾小球滤过而清除的药物,其排泄受其他药物的影响较小。人体的药物滤过率可由式(9-5)计算得出,可根据药物肾清除率与药物滤过率的关系得出一般性结论:当肾清除率超过药物滤过率时,提示药物存在肾小管净分泌机制,而肾清除率小于药物滤过率时,则提示药物存在肾小管净重吸收。

$$药物的滤过率 = GFR \times f_u \times 血浆药物浓度 \qquad 式(9-5)$$

式中,f_u 为血浆中的游离药物分数。

(二)肾小管分泌

在肾脏近曲小管,某些有机酸或有机碱类药物通过主动分泌进入小管腔,多种转运体参与其中,如 P 糖蛋白主要介导两亲性阴离子的转运,MRP2 主要介导结合型代谢产物(谷胱甘肽结合物、葡糖醛酸结合物、硫酸结合物等)的主动分泌。在疾病状态下,随着肾功能损伤程度加重,可能导致肾脏中负责分泌有机阳离子和有机阴离子转运蛋白的表达和功能下降。丙磺舒、水杨酸盐、NSAID 等与氨甲蝶呤合用时抑制氨甲蝶呤的分泌,延长排泄时间,可能导致氨甲蝶呤中毒,严重的甚至导致死亡。H_2 受体拮抗剂西咪替丁、雷尼替丁等与普鲁卡因胺及其活性代谢产物 N- 乙酰普鲁卡因胺竞争分泌,可能导致普鲁卡因胺蓄积中毒。

（三）肾小管重吸收

部分药物在肾小管重吸收进入体循环,在这一过程中主要由尿液流速和尿液 pH 影响药物的转运。尿液流速快时,小管内的药物浓度迅速下降形成浓度梯度,药物的扩散速率加快,增加其肾清除率。而某些弱酸性或弱碱性药物的重吸收呈 pH 依赖性,非离子型药物更容易透过细胞膜进行转运,药物的 pK_a 和尿液 pH 共同决定药物在肾小管内的离子型和非离子型比例。当尿液 pH 较小时,弱酸性药物主要以极性较低的非离子型存在,易于重吸收进入体循环,故排泄减少。弱酸性药物过量或酸中毒时,通过碱化尿液可以增加弱酸性物质的排泄,起到解毒功效。

（四）其他相互影响

尿毒症时体内环境发生很大变化,影响很多药物的体内过程。如尿毒症增加机体对抗凝血药的敏感性,使钠、钾、氯离子代谢紊乱,地高辛的代谢和排泄异常。尿毒症引起的酸中毒也使得血脑屏障的通透性提高,药物更容易进入中枢神经系统,可能产生毒副作用。尿毒症时巴比妥类药物的原型药及其代谢产物蓄积增加,产生毒性的风险增大。

第四节 肾脏疾病对药物剂量选择的影响

肾功能不全时药物的肾脏排泄会受到影响。对于主要由肾脏排泄的药物,药物的消除半衰期延长,按常规剂量给药易导致药物在体内蓄积,进而产生不良反应和毒副作用。因此,在临床使用治疗窗窄、副作用大、主要经过肾脏排泄的药物时,需要结合患者的肾功能水平和药物特性来调整给药方案,以保证安全合理用药。

一、患者肾功能的评估

临床上一般将肌酐清除率(CCR)作为评估肾功能的指标,以判断药物经肾脏排泄的情况。可以直接法和间接法测定肌酐清除率。直接法的计算公式为:

$$CCR = \frac{U_{cr} \times V}{t \times C_{cr}} \qquad \text{式(9-6)}$$

式中, t 为尿液收集时间, V 为收集的尿量, C_{cr} 为血浆肌酐浓度, U_{cr} 为尿液肌酐浓度。

用直接法测定 CCR 比较精确,但准确收集患者的尿液费时费力,所以通常采取间接法测定 CCR。间接法需要用血浆肌酐浓度(C_{cr}, mg/dl)估算肌酐清除率:

$$CCR(\text{ml/min}) = \frac{(140 - \text{年龄}) \times \text{体重(kg)}}{72 \times C_{cr}(\text{mg/dl})} \qquad \text{式(9-7)}$$

上述公式适用于男性,计算女性的 CCR 需乘以 0.85。

如果血肌酐以 μmol/L 为单位,则:

$$CCR(\text{ml/min}) = \frac{(150 - \text{年龄}) \times \text{体重(kg)}}{C_{cr}(\text{μmol/L})} \qquad \text{式(9-8)}$$

计算对象为男性需乘以 1.1,女性需乘以 0.9。

虽然用血浆肌酐浓度推算肌酐清除率很方便,但其易受很多因素干扰。老年人、营养不良或肝病患者的肌肉组织含量下降,肌酐的生成降低,这些患者可使用直接法估算肌酐清除率。此外,一些药物如西咪替丁、羟苯磺酸钙会影响肾小管的肌酐分泌,对判断肌酐清除率造成影响。

二、维持剂量的调整

肾脏疾病时,调整给药方案需要考虑肾损害程度、原型药从肾排泄的比例、药物的治疗指数等。如果肾损伤严重,药物肾脏排泄的比例大或治疗指数低,则有必要调整给药剂量;如果药物从肾脏的排泄量低于给药剂量的 25%,且主要通过肝脏代谢消除,一般无须调整给药方案。若患者的肾功能为正常人的 70% 以上,一般也无须调整给药方案。医师可在临床治疗时根据患者的肾损伤程度调整给药剂量和给药频率。临床上需要长期服用的药物应达到并维持有效的稳态血药浓度(C_{ss}),以达到安全有效的治疗目标。由式(9-9)可见 C_{ss} 与给药速率(给药剂量与给药间隔的比值)成正比,与 Cl 成反比。

$$C_{ss}=\frac{F \times 给药剂量}{给药间隔 \times Cl} \qquad 式(9\text{-}9)$$

肾功能不全患者的 Cl 下降,为避免药物蓄积,常需要根据患者的肌酐清除率调节给药方案。可按如下公式计算剂量调整因子 θ:

$$\theta=f_e(K_f-1)+1 \qquad 式(9\text{-}10)$$

式中,f_e 为原型药经正常肾脏的排泄分数,K_f 为肾功能不全患者与正常人的肌酐清除率(100~120ml/min)的比值。

以剂量调整因子 θ 调整给药方案,通常有如下几种:

1. D 法   减少每次的给药剂量,给药间隔不变。

调整剂量 = 常规剂量 $\times \theta$

2. I 法   延长给药时间间隔,给药剂量不变。

调整给药间隔 = 常规给药间隔 $/\theta$

3. D&I 法   减少每次的给药剂量,同时延长给药间隔。

调整剂量 = 常规剂量 $\times \theta/q$;调整给药间隔 = 常规给药间隔 $/q$

q 为常规给药间隔与设定给药间隔的比值。

例如:某药的 f_e=0.9,常规用法为 200mg q.6h.,某患者的 CCR=17ml/min,求得 θ=0.25。3 种调整给药方案分别为 D 法,50mg q.6h.;I 法,200mg q.24h.;D&I 法设置给药间隔为 12 小时,200mg q.12h.。

3 种给药方案的总给药剂量相同,但药物在体内的过程不同,C_{max}、t_{max}、AUC 均不同,因此在选择给药方案时还需结合药物的药理特性进行评估。

需要指出的是,肾功能不全患者剂量调整的前提是假设肾功能的变化只影响药物的排泄常数,而不影响其他药动学参数,这种假设为肾功能不全患者提供一个方便计算的理想化给药调整方案。此外,不同药物的 f_e 值也只是平均值,即使肾功能正常者的 f_e 值也可能有所不同。因此,在临床实际运用中还可根据其他临床资料和血药浓度监测来指导制订个体化给药方案。

临床常用药物的 f_e 值见表 9-7。

表 9-7　临床常用药物的 f_e 值

药物	f_e	药物	f_e	药物	f_e
庆大霉素	>0.95	多黏菌素 B	0.85	硝酸异山梨酯	<0.05
链霉素	>0.95	呋喃妥因	0.4	硝酸甘油	<0.01
卡那霉素	0.95	甲硝唑	<0.25	硝苯地平	<0.05
青霉素	0.5	利福平	0.2	地尔硫䓬	<0.05
氨苄西林	0.9	异烟肼	0.2	可乐定	0.6
双氯西林	0.7	磺胺嘧啶	0.6	哌唑嗪	<0.05
头孢噻啶	0.85	磺胺异噁唑	0.3	甲基多巴	0.6
头孢噻吩	0.65	利多卡因	<0.05	硝普钠	<0.01
头孢氨苄	0.95	苯妥英钠	<0.05	卡托普利	0.4
头孢羟氨苄	0.9	普萘洛尔	<0.05	奎尼丁	0.2
四环素	0.6	阿替洛尔	0.85	普鲁卡因胺	0.6
土霉素	0.4	纳多洛尔	0.7	地高辛	0.7
多西环素	0.4	美托洛尔	0.1	氟胞嘧啶	>0.95
金霉素	0.2	吲哚洛尔	<0.05	金刚烷胺	0.9
氯霉素	0.05	醋丁洛尔	0.4	阿司匹林	0.25
红霉素	0.15	维拉帕米	<0.05	甲苯磺丁脲	0.85
万古霉素	>0.95	灰黄霉素	0.01	呋塞米	>0.95
林可霉素	0.15	两性霉素 B	<0.05		

三、肾功能不全时药物剂量的调整

（一）心血管药物

地高辛主要经过肾脏排泄,在肾功能正常的患者体内其血浆半衰期为 26~45 小时,而在无尿患者体内的半衰期长达 87~110 小时,当患者的肾功能下降时需要调整给药方案。普萘洛尔、阿普洛尔（alprenolol）、拉贝洛尔（labetalol）、美托洛尔（metoprolol）等 β 受体拮抗剂均为亲脂性药物,主要由肝脏代谢生成亲水性代谢产物并通过肾脏排出体外。普萘洛尔口服后生成有药理活性的 4- 羟基普萘洛尔,肾衰竭患者体内的普萘洛尔肾清除降低、血药浓度和生物利用度显著提高。而亲水性的 β 受体拮抗剂阿替洛尔（atenolol）、纳多洛尔（nadolol）等主要以原型药的形式经肾脏排泄,肾功能不全时阿替洛尔的半衰期延长,需降低给药剂量。抗心律失常药普鲁卡因胺（procainamide）及其活性代谢产物 N- 乙酰基普鲁卡因胺在肾功能不全患者体内会产生蓄积,其不良反应包括恶心、呕吐、传导阻滞、心律失常等,因此肾功能不全患者应减量,并监测血药浓度。而利多卡因（lidocaine）、胺碘酮（amiodarone）、妥卡胺（tocainide）等不需要调整剂量。

（二）降血糖药

口服降血糖药醋磺己脲（acetohexamide）在体内主要经过肝脏代谢生成有药理活性的代谢产物羟基环己脲,其原型和代谢物均由肾脏排泄,患者肾衰竭时会在体内蓄积 2 种化合物,故肾衰竭患者应避免使用醋磺己脲。而另一种磺酰脲类降血糖药甲苯磺丁脲（tolbutamide）主要以代谢产物的形式排泄，其代谢产物羟基甲苯磺丁脲没有降血糖活性，故肾功能不全患者不需调整剂量。二甲双胍是OCT2的底物，肾衰竭患者使用二甲双胍易引起乳酸酸中毒，故应避免使用。

（三）利尿药

在肾功能不全时应避免使用保钾利尿药如螺内酯（spirolactone）、氨苯蝶啶（triamterene）、阿米洛利，如果同时补钾或服用含有钾离子的药物可引起高钾血症。袢利尿药呋塞米、依他尼酸（etacrynic acid）、布美他尼（bumetanide）均为有机酸，通过肾小管的有机酸转运系统分泌到肾小管管腔内，该过程可被丙磺舒、吲哚美辛等有机酸竞争性抑制，可能导致其肾脏排泄下降、半衰期延长、AUC增加。正常受试者体内呋塞米的半衰期为30~120分钟，但终末期肾病患者体内的半衰期为9.7小时，在慢性肾小球肾炎患者体内的半衰期可达10小时以上，临床应用时应调整剂量。肾功能不全时大剂量使用呋塞米和布美他尼还会引起耳毒性，表现为一时性或永久性耳聋，临床使用应引起注意。严重肾衰竭患者使用噻嗪类利尿药一般是无效的，且易引起蓄积毒性，产生高尿酸血症、高钙血症等副作用。

（四）抗微生物药

1. **青霉素类** 青霉素类抗生素主要经肾脏排泄，治疗指数很大，即使在肾脏蓄积，其肾毒性也很低，但长期大剂量使用易引发凝血性疾病。甲氧西林（methicillin）等青霉素类可引起过敏性间质性肾炎。青霉素、氯唑西林、双氯西林、萘夫西林（nafcillin）在肾脏疾病时不需要调整剂量。

2. **头孢菌素类** 头孢菌素类主要通过肾脏排泄，一般来说肾毒性不常见，罕见的不良反应是过敏性间质性肾炎；而头孢曲松、头孢哌酮（cefoperazone）、头孢克肟、头孢泊肟主要经过胆汁排泄，一般不需要调整剂量。拉氧头孢（moxalactam）和头孢哌酮可损伤凝血酶原的合成而造成凝血功能障碍，当GFR<10ml/min时需降低剂量。在肝肾衰竭时，头孢噻肟（cefotaxime）应减少剂量。头孢曲松在体内几乎不被代谢，主要以原型的形式经胆汁排泄，因此一般不需调整剂量。

3. **氨基糖苷类** 绝大部分氨基糖苷类抗生素是阳离子型化合物，给药后体内代谢较少，大部分以原型药的形式通过肾脏排泄，可在肾小管上皮细胞蓄积，肾皮质中的药物浓度可达血浆中的10倍，进而引起上皮细胞变性、近曲小管坏死。肾功能不全时，庆大霉素、卡那霉素、链霉素、妥布霉素、奈替米星、阿米卡星等氨基糖苷类抗生素均需要调整剂量。药物转运体（如OTC）的摄取是氨基糖苷类抗生素引起肾毒性的重要原因。由于转运体的摄取能力具有饱和性，因此肾小管对于氨基糖苷类抗生素的摄取是有限度的。临床研究表明，每日给药1次所产生的肾毒性低于同样剂量分多次给药的方式；同时，氨基糖苷类抗生素的抗菌能力具有浓度依赖性，有明显的抗生素后效应（post antibiotic effect，PAE），药物与细菌短时间内接触后仍具有抑菌活性，并且可以降低细菌的药物抗性，单次给药的抗菌效果更好。因此，氨基糖苷类抗生素在临床多采取一日量1次给药的方式。

4. **其他抗菌药物** 红霉素、夫西地酸（fusidic acid）、林可霉素、克林霉素、利福平、异烟肼等主要经肝脏代谢而通过胆汁排泄；阿奇霉素在体内几乎不被代谢，主要以原型药的形式经胆汁排泄，因此肾脏疾病时不需要调整剂量。除多西环素（doxycycline）、米诺环素（minocycline）外，肾功能不全时四环素类会在肾脏蓄积引起毒性，故应避免使用四环素类抗生素；多西环素、米诺环素主要通过肝脏代谢消除，因此在肾功能不全时不需要调整剂量。万古霉素、多黏菌素易在肾脏内蓄积，造成肾毒性，肾功能不全时应选择其他治疗方案。呋喃妥因（macrodantin）的体内代谢产物可造成多发性神经炎，因此肾功能不全时应避免使用。

（五）中枢神经系统药物

巴比妥类药物是弱酸性化合物,中毒时碱化尿液可加速其排泄,同时应辅以肠道透析和多次口服药用炭解毒。肾功能不全患者使用吗啡、可待因等易导致呼吸抑制。肾衰竭会加强哌替啶的镇痛效果,引起兴奋,其代谢产物去甲哌替啶蓄积可导致惊厥,因此肾功能不全患者应谨慎使用阿片类镇痛药。

（六）抗肿瘤药

顺铂、卡铂、环磷酰胺、氟尿嘧啶(5-FU)、甲氨蝶呤、依托泊苷(etoposide)、羟基脲、硝基脲、博来霉素(bleomycin)、环磷酰胺等抗肿瘤药均经肾脏排泄,肾功能不全患者使用时应调整剂量,以减轻其骨髓抑制、消化道反应、神经毒性等毒副作用。此外,博来霉素在体内蓄积可引起肺纤维化。环磷酰胺可造成出血性膀胱炎。顺铂、环孢素、甲氨蝶呤、多柔比星(doxorubicin)、链脲菌素(streptozocin)、普卡霉素(mithramycin)等具有肾毒性。

（七）抗痛风药

抗痛风药别嘌醇(allopurinol)及其代谢产物羟嘌呤醇(oxypurinol)均具有降尿酸活性,两者主要通过肾脏排泄。不同的是别嘌醇的排泄很快,半衰期为 1.5 小时;而羟嘌呤醇的半衰期为 15~30 小时。在肾功能不全患者体内羟嘌呤醇的半衰期更长,易产生羟嘌呤醇蓄积,引发严重的中毒症状。促尿酸排泄药丙磺舒是典型的 OAT1 和 OAT3 抑制剂,因青霉素是 OAT3 的底物,主要通过肾小管分泌排泄,故丙磺舒与青霉素合用可导致青霉素的血浆半衰期显著延长、AUC 显著增加。

（八）胃肠道药物

组胺 H_2 受体拮抗剂西咪替丁能抑制基础胃酸和刺激引起的胃酸分泌,主要用于胃溃疡、十二指肠溃疡的治疗。因西咪替丁是多种肾脏转运体(OCT2、OAT3)的抑制剂,临床多种药物合用时易造成药物-药物相互作用,如西咪替丁造成摄取转运体 OCT2 的底物二甲双胍、雷尼替丁(ranitidine)、吲哚洛尔(pindolol)等的肾清除率增下降、AUC 和 C_{max} 增加。西咪替丁主要通过肾脏排泄,肾功能不全患者对其清除减慢,可导致血药浓度升高,因此更易发生毒性反应,出现眩晕、谵妄等症状。慢性肾衰竭患者合用西咪替丁与阿片类药物可能导致呼吸抑制、精神错乱和定向力障碍等,故应减少阿片类制剂的用量。

【案例】

患者基本情况:男,85 岁,诊断为慢性喘息性支气管炎。

用药方案;抗感染治疗方案。考虑患者高龄、并发症多,医师根据经验给予注射左氧氟沙星抗感染,初始给药剂量为静脉滴注 400mg q.d.,药师根据肌酐值 339μmol/L 计算肌酐清除率为 11ml/min,按照该药说明书中的规定,肌酐清除率为 10~19ml/min 时首剂应用剂量为 400mg,之后每 48 小时给药 200mg。该患者处方中,400mg q.d. 的剂量易造成药物在肾内蓄积,药师建议调整左氧氟沙星注射液的用量为 200mg 隔日 1 次,医师采纳意见,应用后患者的感染症状明显好转,肾脏指标未进一步变化。

治疗分析:喹诺酮类抗微生物药左氧氟沙星主要经肾脏排泄,药物在泌尿系统内的浓度较高,对肺部感染、泌尿系统感染均有较好的疗效。临床药师根据该患者的肌酐清除率所反映出的肾功能状况,依照规定减少剂量,可在治疗疾病的同时减少药物在体内蓄积。除此之外,亦可选用部分经胆汁排泄的第三代头孢菌素类如头孢哌酮、头孢曲松,减少肾脏负担。

思考题

1. 临床药物的排泄途径和过程有哪些？

2. 药物对肾脏的功能有何影响？

3. 肾脏疾病对临床药物的药动学有何影响？

4. 临床上肾功能不全患者的用药剂量调整需要从哪些方面考虑？

参考文献

［1］王广基. 药物代谢动力学. 北京：化学工业出版社，2005.

［2］WANG B，YOU G，MORRIS M. Drug transporters：molecular characterization and role in drug disposition. Hoboken：Wiley InterScience，2007.

［3］李家泰. 临床药理学. 3 版. 北京：人民卫生出版社，2008.

［4］NAIDOO S，MEYERS A M. Drugs and the kidney. South African medical Journal，2015，105（4）：2683.

［5］BARTOLI E. Adverse effects of drugs on the kidney. European Journal of Internal Medicine，2016，28：1-8.

［6］KEOGH J，HAGENBUCH B，RYNN C，et al. Membrane transporters：fundamentals，function and their role in ADME. The Royal Society of Chemistry，2016：1-56.

［7］HENDRAYANA T，WILMER A，KURTH V，et al. Anticancer dose adjustment for patients with renal and hepatic dysfunction：from scientific evidence to clinical application. Scientia Pharmaceutica，2017，85（1）：8.

［8］JAIN S，GRANDITS M，RICHTER L，et al. Structure based classification for bile salt export pump（BSEP）inhibitors using comparative structural modeling of human BSEP. Journal of Computer-aided Molecular Design，2017，31（6）：507-521.

［9］HORIE S，OYA M，NANGAKU M，et al. Guidelines for treatment of renal injury during cancer chemotherapy 2016. Clinical and Experimental Nephrology，2018，22（1）：210-244.

［10］FARDEL O，MOREAU A，LE VEE M，et al. Evaluation of Drug biliary excretion using sandwich-cultured human hepatocytes. European Journal of Drug Metabolism and Pharmacokinetics，2019，44（1）：13-30.

（杨宝学）

第十章 药物的转运及载体

第一节 药物的转运机制

药物在体内必须跨越多层生物膜,进行多次跨膜转运。生物膜是单层或多层细胞(如皮肤、胎盘等),由分布在两侧或嵌入膜内的蛋白质和液态的脂质双分子层组成膜孔及特殊的转运系统,它是细胞膜和细胞器膜(如线粒体膜、核膜、溶酶体膜等)的总称。由于生物膜具有脂质性的特点,大部分脂溶性大、极性小的物质较易通过,而极性大的物质则只有在分子量较小的情况下才能通过膜孔转运或需要特殊载体转运。药物转运蛋白在人体和动物体内的器官和组织屏障中广泛表达,它们在药物和外源性物质的吸收、分布、代谢和消除中起关键作用。

药物的转运机制主要有4种:直接通过脂质细胞膜;以被动扩散的方式通过细胞连接中的水性通道;具有适当特征的药物可以通过载体主动运输进出细胞;通透性非常低的药物也可能与细胞表面受体结合后被细胞膜吞噬释放到细胞内,或通过膜限制囊泡排出细胞进入细胞外空间。其中,前2种被动扩散在水性或脂质介质中较常见,但是主动转运在一些分子量太大而不易扩散的药物的跨膜过程中起重要作用。

一、水扩散

物质的水扩散发生在体内较大的水性隔室(间质空间、胞质溶胶等),可穿过上皮紧密连接和血管内皮的水性通道,在某些组织中允许通过分子量高达 20 000~30 000Da 的物质通过。

药物分子的水扩散通常由渗透药物的浓度梯度驱动,这是 Fick 定律描述的下坡运动,即在单位时间内通过垂直于扩散方向的单位截面积的扩散物质流量与该截面处的浓度梯度成正比,浓度梯度越大,扩散通量越大。绝大部分与大分子量血浆蛋白(例如白蛋白)结合的药物分子不能渗透通过血管的水性孔道。如果药物带电,其通过量也会受到电场的影响。

二、脂质扩散

机体内存在大量的脂质屏障,故脂质扩散是药物渗透的最重要的限制因素。脂质屏障分隔水性隔室,所以药物的脂水分配系数决定其分子在水性和脂质介质之间移动的容易程度。在弱酸和弱碱(获得或失去带电荷的质子,取决于 pH)的情况下,由于带电分子吸引水分子,所以药物从水性介质移动到脂质的能力随介质的 pH 而变化。Henderson-Hasselbalch 方程表示弱酸或弱碱情况下药物的脂溶性形式与水溶性形式的比例,该方程使用 pK_a 表示酸解离常数,$pK_a-pH=lg$ 未解离药物 / 解离药物或 $pK_a-pH=lg$ 解离药物 / 未解离药物,前者适用于弱酸性物质,后者适用于弱碱性物质。

三、载体转运

由于分子量过大或溶解度过低,许多对于细胞功能很重要的物质不能以被动扩散的方式通过细胞膜,例如肽、氨基酸和葡萄糖。机体内存在特殊载体,通过主动转运或促进扩散运输此类物质,并且与被动扩散不同,它具有选择性、可饱和性和可抑制性。许多药物类似于这种天然存在的肽、氨基酸或葡萄糖,它们可以使用这些载体穿过膜。

许多细胞还含有较少的选择性膜载体以专门用于排出外来物质。这种转运蛋白中的一个大家族特异性地结合腺苷三磷酸(adenosine triphosphate, ATP),称为 ABC(ATP-binding cassette)家族。该家族包括在脑、睾丸、其他组织及一些耐药性肿瘤细胞中发现的 P 糖蛋白(P-glycoprotein, P-gp)或多药耐药 1 型(multidrug resistance type 1, MDR1)转运蛋白。还包括与 ABC 家族类似的转运分子,即多药耐药蛋白(multidrug resistance protein, MRP)转运体,它在一些药物或药物代谢物排泄到尿液和胆汁的过程中,以及一些肿瘤对化学治疗药物的抗性中起重要作用。其他转运体家族可不结合 ATP 而使用离子梯度来驱动运输,如溶质载体(solute carrier, SLC)家族,在神经末梢膜的神经递质摄取起重要作用。

四、胞吞作用和胞吐作用

一些分子量很大或溶解度很低的药物只能通过胞吞作用进入细胞。物质与细胞表面受体结合,被细胞膜吞没形成囊泡进入细胞,然后通过囊泡膜的破坏将其释放到细胞质溶胶内。维生素 B_{12} 的运输即通过此过程完成,与结合蛋白(内在因子)结合穿过肠壁进入血液。铁也通过胞吞作用与蛋白质转铁蛋白一起被转运到合成血红蛋白的红细胞前体中。只有存在转运蛋白的特异性受体才能使该过程起作用。

反向过程(胞吐作用)负责在细胞中分泌许多物质。例如许多神经递质储存在神经末梢的膜结合囊泡中,以保护它们免受细胞质中的代谢破坏。适当激活神经末梢会导致储存囊泡与细胞膜融合,并将其内容物排出到细胞外空间。

第二节　药物的转运载体

一、概述

细胞膜上的膜转运蛋白参与细胞与细胞外环境之间的物质运输、能量传递、信息交流等重要的生理活动。转运体是药动学、安全性和有效性的重要决定因素。许多转运体已被克隆、鉴定并定位于人体组织和细胞膜结构域,肠、肝、肾上皮细胞和血脑屏障内皮细胞中表达的多种转运体在药物及其代谢产物的转运中均发挥重要作用,进而影响药物的组织分布、治疗效果及不良反应。通过调节转运体的活性可以解释部分临床相关药物相互作用。

借助基因敲除动物模型和人类功能缺失遗传变异的临床研究,转运体主要分为两大类转运体超家族,即 ABC(ATP-binding cassette,利用 ATP 水解供能驱动底物跨膜转运)转运体和 SLC(solute carrier,利用跨膜离子梯度提供的电化学势能驱动底物逆浓度梯度转运)转运体。

ABC 转运体超家族是体内最大的一类转运体超家族,这些转运体利用 ATP 的结合和水解来驱动从离子到大分子等多种底物的跨膜转运。ABC 转运蛋白既可以是将营养物质和其他分子带入细胞的摄入型转运体,也可以是将毒素、药物和脂质泵出细胞膜的外排型转运体。在真核生物和原核生物中都存在外排型转运体,而摄入型转运体目前发现只存在于原核生物中。在大肠埃希菌中,ABC 转运蛋白是最大的蛋白家族,包括约 80 个不同的系统,约占整个基因组的 5%;而在人类中则有约 50 个 ABC 转运蛋白。人类 ABC 转运蛋白的 7 个家族成员参与胆固醇和脂质转运、多药耐药、抗原提呈、线粒体铁稳态及 ATP 依赖性离子通道调控(如囊性纤维化跨膜传导调节蛋白和磺酰脲受体)。这些蛋白的基因突变与一系列疾病有关,如囊性纤维化、高胆固醇血症和糖尿病等。

SLC 转运体超家族介导细胞与外界或细胞内部各类溶质的跨膜运输。该家族成员众多,是人类基因组中除 G 蛋白耦联受体(G protein-coupled receptor, GPCR)超家族外的第二大类膜蛋白。截至目前,已被鉴定的人源 SLC 超家族蛋白超过 400 个,人类基因命名委员会(Human Gene Nomenclature Committee, HGNC)根据序列同源性将人源 SLC 超家族分为 52 个家族,家族成员间的序列同源性为 20%~25%。SLC 超家族成员广泛存在于原核和真核生物中,其功能极为多样,转运底物包括无机盐离子、维生素、糖类、氨基酸、神经递质、多肽及多肽类药物等众多离子和小分子。SLC 超家族对多种生命活动的正常进行至关重要,其基因多态性所致的功能缺陷、蛋白异常表达与各类疾病密切相关。

转运体根据转运方向的不同,又可以分为摄取转运体和外排转运体。摄取转运体可以将底物转运进入细胞,增加细胞内的底物浓度,包括有机阴离子转运多肽(organic anion transporting polypeptide, OATP, SLCO 家族)、有机阴离子转运体(organic anion transporter, OAT, SLC22A 家族)、有机阳离子转运体(organic cation transporter, OCT, SLC22A 家族)、小肽转运体(peptide transporter, PEPT, SLC15A 家族)等;外排转运体将底物泵出细胞,降低细胞内的底物浓度,包括 P 糖蛋白(P-glycoprotein, P-gp/MDR1, ABCB 家族)、多药耐药蛋白(multidrug resistance protein, MRP, ABCC 家族)、乳腺癌耐药蛋白(breast cancer resistance protein, BCRP, ABCG 家族)、胆汁酸转运体(bile salt export pump, BSEP, ABCB 家族)等。由此可见,摄取转运体多是 SLC 家族成员,而外排转运体则多是 ABC 家族成员,但也有例外,如多药和毒素外排转运体(multidrug and toxin extrusion transporter, MATE)就是 SLC 家族编码的外排转运体。同时,有些转运体具备摄取和外排的功能,如在小鼠中发现摄取转运体 OATP2 就是一个 GSH 敏感的双向转运体,然而双向转运的功能不是并行存在的。

转运体的底物谱非常广泛,不同转运体的底物及抑制剂往往会有所重叠,这也是造成药物相互作用的一个重要原因。

二、主要的药物转运体

SLC 超家族中的摄取转运体和 ABC 超家族中的 ATP 依赖性外排泵的表达和功能在不同程度上影响药物的处置、疗效和 / 或毒副作用。

1. P-gp   P 糖蛋白（P-glycoprotein，P-gp）是 *ABCB1*（ATP-binding cassette subfamily B member 1）基因的编码产物，又称为多药耐药蛋白 1（multidrug resistance protein 1，MDR1），其最早在肿瘤细胞中发现，可以导致肿瘤细胞对抗肿瘤药出现多药耐药现象。1976 年，Juliano R L 等在耐秋水仙碱的中国仓鼠细胞株中分离出一种分子量为 170kDa 的糖蛋白，并将它命名为 P-gp。10 年后，Chen C 等从多药耐药的肿瘤细胞中克隆出该蛋白的基因 ABCB1。后续很多研究发现多药耐药是肿瘤化疗失败的主要原因，也是肿瘤化疗急需解决的难题。现已明确多药耐药基因 1（*ABCB1*）表达产物 P-gp 的过度表达是肿瘤细胞产生多药耐药的重要原因。

P-gp 的功能可归纳为 3 个方面：①作为一种细胞膜 ATP 依赖性泵，可结合并以耗能的方式排出多种药物，降低细胞内的药物浓度而产生耐药性。当抗肿瘤药进入耐药细胞后，P-gp 即与抗肿瘤药结合，同时其 ATP 结合位点与 ATP 结合，水解 ATP 释放的能量主动地使药物从细胞内移至细胞外，导致细胞内的抗肿瘤药浓度太低，细胞致毒效应降低。P-gp 表达量的增加可导致体外 MDR 细胞系的耐药程度增强。②P-gp 可能是钙通道的一部分。钙调蛋白抑制剂及其他钙通道阻滞剂可与 P-gp 结合，提高细胞内的药物浓度，增加 MDR 细胞对抗肿瘤药的敏感性。③P-gp 被认为是自然或人工环境中细胞防御毒物的一道生理屏障。P-gp 主要位于细胞膜上，具有外排泵的功能，可向胞外排出食物中的天然毒物、内源性代谢产物和细胞毒性物质。人类正常组织如肝细胞、肠上皮细胞和肾小管上皮细胞等有较高水平的 P-gp 表达。在皮肤、皮下组织、心肌、骨骼肌、骨髓淋巴细胞、脾脏、胸腺和卵巢等组织中 P-gp 的表达水平低或不表达。P-gp 主要位于有分泌和排泄功能的上皮细胞膜上，对正常细胞的防御起重要作用，是血脑屏障、血 - 睾屏障和血液 - 胎盘屏障的重要组成部分。在生理状态下，P-gp 在细胞中参与转运的底物包括类固醇、激素及胆红素等。由于 P-gp 能将已进入细胞内的外源性物质从胞内泵出胞外，所以可以保护组织细胞免受外源性毒性物质侵害。

P-gp 是一个磷酸化和糖基化的跨膜外向转运蛋白，为 ATP 结合盒蛋白家族成员之一。其编码基因 *ABCB1* 基因位于 7 号染色体长臂 21 区（7q21），包含 28 个外显子，其中 26 个位于蛋白编码序列区，由 1 280 个氨基酸组成。ABCB1 由 2 个同源的对称结构部分组成，每个同源结构部分含有 6 条跨膜肽链和 1 个 ATP 结合区。ABCB1 的 6 条跨膜肽链均为疏水区，具有结合药物与转运药物的功能，其 ATP 结合区为亲水区，能与 ATP 结合并使之水解为 ADP、释放能量。在 2 个对称的同源部分间为细胞内的肽袢连接。目前发现人类的 *ABCB* 基因亚型有（*ABCB1~11*），其中 *ABCB1* 基因表达的 P-gp 主要与多药耐药有关，*ABCB2* 基因编码蛋白主要与物质转运如药物的代谢、消除和排泄有关。P-gp 与细胞内的药物浓度及耐药程度密切相关。当肿瘤细胞与抗肿瘤药接触时，脂溶性药物随浓度梯度进入细胞，P-gp 即与药物分子结合并连接 ATP 位点，形成 1 个磷酸化和糖基化 ATP 结合盒蛋白的药物大分子。当 ATP 水解时，释放的能量将已进入细胞内的药物从胞内泵出胞外，使肿瘤细胞内的药物浓度降低。

ABCB1 基因转录调控机制很复杂，多种转录因子和阻遏蛋白参与 *ABCB1* 的表达调控。上调 *ABCB1* 转录活性的因素有细胞外环境因素，包括低 pH、癌基因激活、HIV 感染、热休克、亚砷酸盐、细胞毒性物质、抗肿瘤药、紫外线及 γ 射线等。*ABCB1* 启动子区有一种高度保守的热休克元件序列结构，可与热休克蛋白结合，受到热休克刺激时 *ABCB1* mRNA 转录水平升高。在紫外线和热应激等物理因素的刺激下，诱导胰岛素受体和表皮生长因子受体发生非配体依赖性二聚体化与磷酸化，激活 *Ras* 通路。参与 *ABCB1* 调控的癌基因主要是与细胞增殖启动有关的部分基因，如 *Ras*、*Raf*、突变型 *p53* 等，它们通过

直接刺激 *ABCB1* 表达或失去抑制作用间接导致 *ABCB1* 表达,或几种癌基因联合发挥作用。研究人员研究发现,具有突变型 *p53* 的人肿瘤细胞大多数表现出多药耐药,突变型 *p53* 可以明显上调 *ABCB1* 启动子的活性,增加内源性 P-gp 的表达,野生型 *p53* 则有特异性抑制效应。抗凋亡基因 *HEL-2* 可在细胞周期的多个环节上阻断野生型 *p53* 诱导的凋亡和细胞周期停滞,在 *ABCB1* 表达增加的细胞系中过度表达。*ABCB1* 的表达活性还受到细胞因子如肿瘤坏死因子和干扰素等的调节。

转录后水平的调控主要涉及 ABCB1 分子连接区丝氨酸蛋白激酶 A(PKA)、蛋白激 C(PKC)的磷酸化作用。与 GTP 结合的 G 蛋白激活的 α 亚单位可以提高细胞内的环磷酸腺苷水平,激活 PKA。PKA 的催化亚单位主要通过磷酸化发挥作用诱导多药耐药。细胞外的信号物质通过 G 蛋白耦联受体促使亚单位活化激活磷脂酶 C,直接或间接激活 PKC,活化的 PKC 转位于细胞膜或细胞核中的磷酸化 P-gp。此外,胞膜上存在固有且具活性的 PKC,激活的 PKC 可使丝氨酸磷脂、磷脂酰肌醇激酶等磷酸化 P-gp。P-gp 磷酸化的速度越快、程度越高,向细胞膜外转运药物的能力也越强。

2. 多药耐药蛋白 2 人类 *ABCC2* 编码蛋白为 ATP 结合盒转运体 C2,又名多药耐药蛋白 2(multidrug resistance protein 2,MRP2)或小管多种有机阴离子转运体(canalicular multispecific organic anion transporter,cMOAT),该基因位于人体 10 号染色体长臂 24 区(10q24),共 32 个外显子。MRP2 蛋白为膜转运蛋白,由 1 545 个氨基酸组成,分子量为 190~200kDa,含有 3 个跨膜结构域和 2 个核苷酸结合结构域,主要在肝细胞的胆管侧和近端小肠上皮细胞及近端肾小管细胞膜顶端表达,在胆囊上皮细胞、胚胎及脑血屏障有较少表达,可介导多种有机阴离子的转运。与其他 ABCC 转运体一样,MRP2 也需要通过激活腺苷三磷酸酶、水解 ATP 获得能量,以主动转运的形式转运底物,依赖 GSH 转运非阴离子的底物。

MRP2 的主要功能有:①限制肠腔内的药物摄入肠细胞,减少药物的吸收;②限制药物进入脑、胚胎;③在肝细胞中将各类有机阴离子转运至胆汁,如结合胆红素、胆酸硫酸盐等;④将肾小管细胞、肠上皮细胞中的药物转运出细胞,加速药物的清除;⑤转运肿瘤化疗药物,在肿瘤治疗中形成耐药性。

ABCC2 的基因多态性与药物的处置或效应关系密切,在 ABCC2 中已发现 457 个单核苷酸多态性。*ABCC2* 基因突变可改变编码的蛋白,影响蛋白的表达和功能。研究表明,第 578 位的赖氨酸突变为丙氨酸可使 MRP2 的表达降低;第 324 和第 484 位的赖氨酸突变为丙氨酸,第 1 210 和第 1 257 位的精氨酸突变为丙氨酸可导致 MRP2 蛋白的转运能力降低;第 1 254 位的色氨酸替换为丙氨酸或半胱氨酸可降低对 E217βG 的转运,而替换为酪氨酸或苯丙氨酸则可影响氨甲蝶呤的转运。

3. 乳腺癌耐药蛋白 人类 *ABCG2* 基因编码蛋白为乳腺癌耐药蛋白(breast cancer resistance protein,BCRP),位于 4q22~23,编码 655 个氨基酸残基。*ABCG2* 全长 66kb,由 16 个外显子和 15 个内含子组成,外显子为 60~332bp 不等。ABCG2 只存在 1 个跨膜结构域和 1 个核苷酸结合结构域,是一个半 ABC 转运体。BCRP 能将药物从细胞内转运至细胞外,其高表达将影响化疗效果。BCRP 的底物主要有蒽环类、喜树碱类及其衍生物、沙星类抗菌药物、拉米夫定、甲氨蝶呤、柔红霉素、多柔比星、表柔比星、托泊替康、替尼泊苷、齐多夫定、雌二醇、米托蒽醌等,BCRP 不影响顺铂、紫杉醇、表鬼臼毒吡喃葡糖苷和长春新碱的作用;BCRP 的抑制剂主要有伊马替尼、吉非替尼、阿巴卡韦、哌唑嗪、替米沙坦、己烯雌酚、雌酮、新生霉素、烟曲霉 C、依克立达、异黄酮 A、芹菜苷、奈非那韦、二氢吡啶类等。

4. 有机阴离子转运多肽 1B1 有机阴离子转运多肽 1B1(OATP1B1)是 *SLCO1B1/SLC21A6* 基因编码蛋白,组织特异性地存在于肝脏。肝脏是内、外源性物质代谢、消除的重要器官,内、外源性物质必须首先由肝血窦进入肝细胞才能代谢和清除。因此，OATP1B1在介导内、外源性物质进入肝细胞的过程中具有重要作用。OATP1B1的肝组织表达和转运功能对胆红素相关疾病易感性、药物效应及副作用产生重要影响。

OATP1B1转运一系列化合物，例如甲状腺激素、胆汁酸、白三烯、前列腺素、胆红素及其葡糖醛酸结合物、甲氨蝶呤。此外，临床常用的调血脂类药物HMG-CoA还原酶抑制剂包括普伐他汀、匹伐他汀、瑞舒伐他汀和西伐他汀等也是OATP1B1的底物。

5. 有机阳离子转运体　包括OCT1、OCT2和OCT3。OCT1（编码基因 *SLC22A1*）、OCT2（编码基因 *SLC22A2*）和OCT3（编码基因 *SLC22A3*）的体内分布完全不同。OCT1主要存在于肝细胞基侧膜，与肝细胞对有机阳离子底物的摄取有关；其次在肠道上皮细胞也有分布。OCT2则主要位于近端肾小管细胞，与阳离子底物从血中摄取进入肾上皮细胞有关，是肾脏排泄毒物的主要转运体。OCT3的mRNA分布于全身多种组织和器官如大动脉、骨骼肌、前列腺、唾液腺、肾上腺和胎盘，其中胎盘的组织分布最高。OCT1、OCT2和OCT3参与转运大量结构不同的有机阳离子，其底物谱有很大程度的重叠性。目前发现由OCT转运的临床药物包括口服降血糖药（二甲双胍）、抗震颤麻痹药（金刚烷胺）、抗肿瘤药（奥沙利铂）和H_2受体激动剂（西咪替丁）。

ABC转运体在药物的吸收和处置中的临床应用价值见表10-1。

表10-1　ABC转运体在药物的吸收和处置中的临床应用价值

转运体	选择性底物	选择性抑制剂	富集组织/细胞	功能
MDR1/P-gp（ABCB1）	地高辛、洛哌丁胺、小檗碱、伊立替康、多柔比星、长春碱、紫杉醇、非索非那定	环孢素、奎尼丁、塔利喹达、维拉帕米	肠上皮细胞、肾近端小管、肝细胞、大脑微血管内皮细胞	● 在药物的吸收、处置和排泄中起作用 ● 在临床药物-药物相互作用中发挥作用
BCRP/MXR（ABCG2）	米托蒽醌、甲氨蝶呤、托泊替康、伊马替尼、伊立替康、他汀类药物、硫酸盐偶联物、卟啉		肠上皮细胞、肝细胞（管状）、肾近端小管、脑内皮细胞、胎盘、干细胞、乳腺（泌乳）	● 在药物的吸收、处置和排泄中起作用 ● 具有临床相关的基因多态性 ● 在临床药物-药物相互作用中发挥作用
BSEP/SPGP、cBAT、ABCB11（ABCB11）	牛磺胆酸、普伐他汀、胆汁酸	环孢素、利福平、格列本脲	肝细胞（微管）	● 对药物的排泄有作用 ● 具有临床相关的基因多态性 ● 在临床药物-药物相互作用中发挥作用
MRP2/ABCC2、cMOAT（ABCC2）	谷胱甘肽和葡糖苷偶联物、甲氨蝶呤、依托泊苷、米托蒽醌、缬沙坦、奥美沙坦、葡糖苷化SN-38	环孢素、德拉维定、依非韦伦、恩曲他滨	肝微管细胞、肾近端小管、肠腔细胞	● 在药物的吸收、处置和排泄中起作用 ● 具有临床相关的基因多态性 ● 在临床药物-药物相互作用中发挥作用
MRP3/ABCC3（ABCC3）	oestradiol-17β-葡糖苷酸、甲氨蝶呤、盐酸非索非那定、依非韦伦、地拉夫定、恩曲他滨	恩曲他滨、依非韦伦、地拉夫定	肝细胞（窦状隙面）、肠上皮细胞	● 在药物的处置中起作用

续表

转运体	选择性底物	选择性抑制剂	富集组织/细胞	功能
MRP4/ ABCC4 （ABCC4）	阿德福韦、替诺福韦、循环AMP、脱氢表雄酮硫酸盐、甲氨蝶呤、托泊替康、呋塞米、循环 GMP、胆汁酸加谷胱甘肽	塞来昔布、双氯芬酸	肾脏近曲小管、脉络膜丛、肝细胞（窦状隙面）、血小板	● 在药物的处置和排泄中起作用
MRP4/ ABCC4 （ABCC4）	磷脂酰胆碱、紫杉醇、地高辛、长春碱	维拉帕米、环孢素	肝微管细胞	● 在药物的处置中起作用 ● 在临床药物-药物相互作用中发挥作用

SLC 转运体在药物的吸收和处置中的临床应用价值见表 10-2。

表 10-2　SLC 转运体在药物的吸收和处置中的临床应用价值

转运体	选择性底物	选择性抑制剂	富集组织/细胞	功能
OATP1B1/ OATP-C、 OATP2、 LST-1 （SLCO1B1）	溴磺酞、雌二醇 3-硫酸钠盐、他汀类、瑞格列奈、缬沙坦、奥美沙坦、葡糖醛酸胆红素、胆红素、胆汁酸	沙奎那韦、利托那韦、洛匹那韦、利福平、环孢素	肝细胞（窦状隙面）	● 在药物的处置和排泄中起作用 ● 具有临床相关的基因多态性 ● 在临床药物-药物相互作用中发挥作用
OATP1B3/ OATP8 （SLCO1B3）	溴磺酞、缩胆囊素八肽、他汀类、地高辛、非索非那定、替米沙坦、缬沙坦、奥美沙坦、oestradiol-17β-glucuronide、胆汁酸	利福平、环孢素、利托那韦、洛匹那韦	肝细胞（窦状隙面）	● 在药物的处置和排泄中起作用
OAT1 （SLC22A6）	对氨基马尿酸盐、阿德福韦、西多福韦、齐多夫定、拉米夫定、扎西他滨、阿昔洛韦、替诺福韦、环丙沙星、甲氨蝶呤	丙磺舒、新生霉素	肾近曲小管、胎盘	● 在药物的处置和排泄中起作用 ● 在临床药物-药物相互作用中发挥作用
OAT3 （SLC22A8）	雌二醇 3-硫酸钠盐、非甾体抗炎药、头孢克洛、头孢唑肟、呋塞米、布美他尼	丙磺舒、新生霉素	肾近曲小管、脉络丛、血脑屏障	● 在药物的处置和排泄中起作用 ● 在临床药物-药物相互作用中发挥作用
OCT2 （SLC22A2）	N-methylpyridinium、四乙胺、二甲双胍、吲哚洛尔、普鲁卡因胺、雷尼替丁、金刚烷胺、阿米洛利、奥沙利铂、varenicline	西咪替丁、吡西卡尼、西替利嗪、睾酮、奎尼丁	肾近曲小管、神经元	● 在药物的处置和排泄中起作用 ● 具有临床相关的基因多态性 ● 在临床药物-药物相互作用中发挥作用

续表

转运体	选择性底物	选择性抑制剂	富集组织/细胞	功能
OATP1A2/ OATP-A （SLCO1A2）	雌二醇 3-硫酸钠盐、硫酸脱氢表雄酮、非索非那定、胆盐、甲氨蝶呤、溴磺酞、乌巴因、地高辛、左氧氟沙星、他汀类	沙奎那韦、利托那韦、洛匹那韦、利福平、柚苷	脑毛细血管内皮细胞、胆管细胞、肾远端	● 在药物的处置和排泄中起作用
OATP2B1/ OATP-B （SLCO2B1）	硫酸雌酮、溴磺酞、牛磺酸盐、他汀类、非索非那定、格列本脲、牛磺酸盐	利福平、环孢素	肝细胞（窦状隙面）、内皮细胞	● 在药物的处置和排泄中起作用 ● 在临床药物-药物相互作用中发挥作用
OCT1 （SLC22A1）	四乙胺、*N*-methylpyridinium、二甲双胍、奥沙利铂	奎宁、奎尼丁、丙吡胺	肝细胞（窦状隙面）、肠上皮细胞	● 在药物的处置和排泄中起作用 ● 具有临床相关的基因多态性 ● 在临床药物-药物相互作用中发挥作用
PEPT1 （SLC15A1）	甘氨酸、肌氨酸、头孢氨苄、贝司他汀、伐昔洛韦、依那普利、氨基乙酰丙酸、卡托普利、二肽、三肽	糖基脯氨酸	肠上皮细胞、肾近端小管	● 在药物的吸收、处置和排泄中起作用 ● 在临床药物-药物相互作用中发挥作用
PEPT2 （SLC15A2）	甘氨酸、肌氨酸、头孢氨苄、贝司他汀、伐昔洛韦、依那普利、氨基乙酰丙酸、卡托普利、二肽、三肽	佐芬普利、福辛普利	肾近端小管、脉络丛、肺	● 在药物的排泄中起作用
MATE1 （SLC47A1）	二甲双胍、*N*-methylpyridini-um、四乙胺	奎尼丁、西咪替丁、普鲁卡因胺	肾近曲小管、肝（小管膜）、骨骼肌	● 在药物的处置和排泄中起作用 ● 在临床药物-药物相互作用中发挥作用
MATE2-K （SLC47A2）	二甲双胍、*N*-methylpyridini-um、四乙胺	西咪替丁、奎尼丁、普拉克索	肾近曲小管	在药物的处置和排泄中发挥作用

转运体对药物相互作用的影响见表 10-3。

表 10-3　转运体对药物相互作用的影响

可能的转运体	作用药物	被作用的药物	被作用药物的 PK 变化
有机阴离子转运多肽	环孢素	普伐他汀	AUC ↑ 890% 和 C_{max} ↑ 678%
	环孢素	瑞舒伐他汀	AUC ↑ 610%
	环孢素	匹伐他汀	AUC ↑ 360% 和 C_{max} ↑ 560%
	利福平（单剂量）	格列本脲	AUC ↑ 125%
	利福平（单剂量）	波生坦	C_{trough} ↑ 500%
	利托那韦/洛匹那韦	波生坦	第 4 天：C_{trough} ↑ 700% 第 10 天：C_{trough} ↑ 400%
	利托那韦/洛匹那韦	瑞舒伐他汀	AUC ↑ 107% 和 C_{max} ↑ 365%

续表

可能的转运体	作用药物	被作用的药物	被作用药物的PK变化
有机阴离子转运蛋白	丙磺舒	西多福韦	Cl_r ↓ 32%
	丙磺舒	呋塞米	Cl_r ↓ 66%
	丙磺舒	阿昔洛韦	Cl_r ↓ 32% 和 AUC ↑ 40%
有机阳离子转运体	西咪替丁	二甲双胍	AUC ↑ 50% 和 Cl_r ↓ 27%
	西咪替丁	吲哚洛尔	Cl_r ↓ ~34%
	西咪替丁	伐伦克林	AUC ↑ 29%
	西咪替丁	吡西卡尼	AUC ↑ 33% 和 Cl_r ↓ 28%
	西替利嗪	吡西卡尼	Cl_r ↓ 41%
	西咪替丁	多非利特	Cl_r ↓ 33%
P-gp	奎尼丁	地高辛	Cl_r ↓ 34%~48%
	利托那韦	地高辛	AUC ↑ 86%
	决奈达隆	地高辛	AUC ↑ 157% 和 C_{max} ↑ 75%
	雷诺嗪	地高辛	AUC ↑ 60% 和 C_{max} ↑ 46%
乳腺癌抑制蛋白	GF120918	拓扑替康	AUC ↑ 143%

第三节　药物的转运与多药耐药

药物治疗目前仍是抗癌治疗的重要手段之一,然而单一用药会在约75%的肿瘤患者中产生耐药性,并对其他结构和靶点不同的多种化疗药物产生交叉耐药性,即肿瘤的多药耐药(multidrug resistance, MDR)。MDR是一种临床常见现象,它是肿瘤细胞免受化疗药物攻击的重要防御机制,也是导致化疗失败的主要原因之一。肿瘤多药耐药的分子机制包括化疗开始之前就存在的天然耐药和化疗开始之后药物诱导产生的获得性耐药,导致药物摄入的减低、药物外排的增加、DNA修复、凋亡抑制、细胞周期的变化、代谢行为的改变等。转运体与肿瘤的多药耐药关系密切,其中最常见的机制是ABC转运体介导的药物外排增加。ABC转运体在肿瘤细胞中的表达增加,使药物外排加快,细胞内蓄积的药物量减少,最终引起抗癌多药耐药。因此,针对药物转运体表达情况制订合理的联合用药方案是抗癌治疗和避免多药耐药的有效措施。

在肿瘤细胞中,P-gp、MRP1和BCRP这3个转运体通常表达升高。研究表明,P-gp在肝癌、肠癌、肾癌、肾上腺皮质癌中的表达都明显升高,并且蒽环类、长春花生物碱类、表鬼臼毒素、紫杉烷类等化疗药物均为P-gp的底物,因此P-gp在肿瘤组织中表达升高是以上药物发生多药耐药的主要原因之一。此外,在急性髓细胞性白血病中也发现P-gp表达升高导致多药耐药的证据,约1/3的急性髓细胞性白血病耐药患者都有P-gp表达升高,在复发的患者中该比例高达50%。P-gp在正常人乳腺、卵巢、胸腺中几乎不表达,但在乳腺癌、卵巢癌和非小细胞肺癌患者中都检测到P-gp的异常表达。高表达P-gp的患者减少抗肿瘤药如多柔比星在肿瘤组织中的蓄积,使患者初治后总缓解率降低,使癌症患者的药物应答变差和生存期缩短,可以作为肿瘤患者预后差的指标之一。

然而并非所有 MDR 均由 P-gp 引起。另有一些研究发现 P-gp 的表达量与 MDR 之间不存在关联,随后人们发现 MRP1 介导的 MDR。MRP1 是 MRP 家族中发现的第一个与 MDR 有关的蛋白,它表达于结肠、红细胞、骨髓、肾脏、肾上腺、膀胱、脉络丛、肺、脾、胃、睾丸、胎盘、辅助 T 细胞和肌肉等细胞中,在乳腺癌、前列腺癌、黑色素瘤、肺癌、卵巢癌、胃肠癌和白血病中都发现 MRP1 的高表达。类似于 P-gp 的作用,多种抗肿瘤药(如表鬼白毒素、氨茴环霉素、喜树碱、长春花生物碱类等)均可由 MRP1 转运泵出并导致抗癌治疗的多药耐药,因而 MRP1 也为肿瘤的个体化治疗提供新的靶点。

随后人们还在乳腺癌细胞 MCF-7 中观察到与 P-gp、MRP1 类似的 MDR 现象,并从肿瘤组织中分离得到高表达的 BCRP 蛋白。它主要表达在肝脏、胎盘、小肠、前列腺、脑和卵巢中,在非小细胞肺癌、乳腺癌、胃癌、骨髓瘤、纤维肉瘤和胶质母细胞瘤中呈高表达。BCRP 是经典的米托蒽醌耐药蛋白,此外 BCRP 还介导喜树碱类、伊立替康及其代谢产物 SN-38 的多药耐药,其突变体 R482T 和 R482G 型 BCRP 对蒽环类药物及叶酸拮抗剂表现出比野生型更强的 MDR。另外在肿瘤干细胞中也有 BCRP 的表达,研究人员发现二甲双胍可降低乳腺癌耐药细胞(自身高表达 BCRP)中 BCRP(耐药蛋白)的表达,且不依赖于 AMPK,与多柔比星合用较单用多柔比星杀死更多的肿瘤干细胞、并且在荷瘤实验中能减小肿瘤的体积,降低复发率。

化疗多药耐药不仅与外排转运体表达升高相关,也可能与肿瘤细胞中药物摄取转运体的表达下降有关。研究发现铂类药物原发耐药与 OCT2 介导的肾细胞癌关系密切。肾细胞癌在我国泌尿生殖系统肿瘤中高居第 2 位,早、中期肾细胞癌的首选方案是手术治疗,但由于肾细胞癌对大部分化疗药物耐药,晚期转移性肾癌的治疗没有好的办法。浙江大学曾苏教授团队从"提高摄取型药物转运体的活性,增加癌细胞中化疗药物的浓度进而逆转耐药并提高疗效"的思路出发,首次发现肾细胞癌中药物摄取型转运体 OCT2 的表达显著下降,且 DNA 甲基化的作用对于 OCT2 表达降低起决定性作用。DNA 甲基化抑制 MYC 蛋白与 E-box 位点结合,从而阻止 MLL1 写入组蛋白 H3K4 三甲基化,导致组蛋白甲基化水平降低,从而有效抑制 OCT2 基因转录。根据该机制,采用 DNA 甲基转移酶抑制剂地西他滨与 OCT2 底物类抗肿瘤药奥沙利铂的序贯联合用药方案对治疗有效。荷瘤小鼠给予地西他滨后肾癌组织中 OCT2 的表达水平明显升高,致使奥沙利铂在肾癌组织中大量蓄积,从而发挥显著的抑瘤作用。此外,他们还发现多药及毒性化合物外排转运蛋白 2K(MATE-2K)在肾细胞癌中的表达也显著降低,但是地西他滨不能诱导其表达增加,这使得进入肾癌细胞的奥沙利铂不易被其排出体外;而在正常肾细胞中由于 OCT2 和 MATE-2K 的表达都较高,进入肾癌细胞的奥沙利铂可以被 MATE-2K 外排至尿中而不易在正常肾组织中蓄积,使得奥沙利铂对正常肾组织的毒性较低。

以往通过加大抗肿瘤药的剂量以希望克服多药耐药引起的肿瘤内药物蓄积不足,从而提高疗效。这样增加的药物剂量会导致很强的副作用,且不能持续改善多药耐药,因此不适于临床推广应用。此后针对多药耐药形成分子机制的用药方案成为治疗肿瘤的首选,如选择非 ABC 转运体底物、能抑制转运体的抗肿瘤药、将化疗药物与 ABC 转运体抑制剂合用、通过 siRNA 等技术抑制 ABC 转运体表达等新疗法。

在肿瘤治疗中,2 种或多种药物合用极为普遍。维拉帕米和环孢素经常作为 P-gp 的抑制剂与抗肿瘤药合用,它们能直接与 P-gp 的底物竞争结合位点,从而抑制 P-gp 对抗肿瘤药的外排。硝苯地平、尼卡地平等药物也能逆转 P-gp 导致的多药耐药。但是这些药物的使用往往需要较大的剂量才能抑制 P-gp,因此产生很强的不良反应。基于这种情况,人们开始研发毒性更小、疗效更强的第二代 ABC 转运体抑制剂,如伐司扑达。但是尽管它们对肿瘤的治疗有所改善,还是导致了较强的副作用,而且可能导致预期之外的药物相互作用。研究者接着开发了第三代抑制剂,如 LY335979 和 XR9576,但是在临床研究中发现仍然存在化疗毒性。前 3 代 ABC 转运体抑制剂都有各种缺点,且由于这些转运体在机体的多种组织细胞中均有表达,因此靶向性较差,并且容易对大脑和肾脏等其他组织造成非特异性毒性。现在人们致力于开发新的化疗增敏剂,如小分子抑制剂、表观遗传调节制剂、天然化合物、siRNA 等,它们有望大大提高化疗安全性。

酪氨酸激酶抑制剂(tyrosine kinase inhibitor, TKI)是近年来抗癌研究的热点,大多数 TKI 都是 P-gp 和 BCRP 的共同抑制剂,如尼罗替尼,它是一个 BCR-ABL 的酪氨酸激酶抑制剂,与化疗药物合用能够逆转转运体介导的多药耐药并增强疗效。研究发现,尼罗替尼与紫杉醇或多柔比星合用可减小肿瘤的体积,常被用于治疗慢性粒细胞白血病。其他 TKI 还有 VEGFR 抑制剂、EGFR 抑制剂。天然产物如香豆素、萜类、类黄酮、生物碱等因其能逆转多药耐药,而且具有毒性小和成本低等优点,也成为当今肿瘤治疗研究的热点。姜黄素已被证实能抑制 MRP 表达,增加 PhIP 诱导的细胞凋亡,抑制肿瘤形成,并能提高肿瘤对 BCRP 的底物拓扑替康、米托蒽醌、多柔比星等的化疗敏感性。RNA 干扰技术包括 siRNA 和 shRNA 2 种,可以特异性地抑制某个转运体基因的表达,从而逆转多药耐药。如 Milane 等在肿瘤细胞中加入 P-gp 的 shRNA 并合用长春新碱,与对照组相比能较大程度地抑制肿瘤的生长速度。目前研究者还在开发更加稳定、高效的 RNA 干扰技术,希望更好地应用于临床治疗。表观遗传学对于调节基因表达作用极为重要,恶性肿瘤中许多基因表达的变化与表观遗传修饰的改变关系密切,因此应用表观遗传学手段来治疗肿瘤成为可能,如 HDAC 抑制剂曲古抑菌素 A 可以抑制 MRP2 表达从而逆转多药耐药。

纳米技术的迅速发展和应用为提高抗癌治疗的靶向性提供新手段,纳米粒搭载抗肿瘤药的方式为药物的传递提供新方向。纳米粒的体积小、表面积大,可以增加抗肿瘤药的溶解度和稳定性,降低对正常细胞的毒性,并且在肿瘤细胞中增加渗透性和滞留时间,使药物暴露时间延长。纳米技术的优势在于既可以搭载抗肿瘤药,也可以同时搭载其他药物如多药耐药蛋白的抑制剂,增强靶向性并大大降低副作用。用于克服多药耐药的代表性纳米制剂除传统类的外,还有基于 siRNA 的纳米制剂等。

转运体在药物体内初治及肿瘤多药耐药的发生中均发挥重大作用,因此在药物治疗时须考虑转运体的影响,制订合理的用药方案和避免产生药物毒性,提高药物疗效。阐明转运体的功能和调节机制可为新型药物的研发提供新的思路。

思考题　　　1. 主要的药物转运机制有哪些?

2. 人类的跨膜转运体主要分为哪两大类? 各有什么特点?

3. P 糖蛋白的功能可归纳为哪 3 个方面?

参考文献

［1］ZHANG W, ZHOU H H, LIU Z Q, et al. Pharmacogenomics in China // PADMANABHAN S, CHANG D K, JAMIESON N B. Handbook of pharmacogenomics and stratified medicine . London：Elsevier/Academic Press，2014.

［2］周宏灏，张伟.新编遗传药理学.北京：人民军医出版社，2011.

［3］周宏灏，张伟.遗传药理学.2版.北京：科学出版社，2013.

［4］International Transporter Consortium. Membrane transporters in drug development. Nature reviews drug discovery，2010，9（3）：215-236.

［5］NIGAM S K. What do drug transporters really do? Nature reviews drug discovery，2015，14（1）：29-44.

（张　伟）

第三篇　临床药效学

第十一章　临床药效学的基本原理

临床药效学（clinical pharmacodynamics）是研究药物对机体的作用、作用机制及作用"量"的规律，阐明药物防治疾病的机制的科学，是临床药理学的重要组成部分。

临床药效学的主要研究内容包括药物与机体作用靶位之间的相互作用引起的机体的生物化学、生理学和形态学变化，药物的作用过程和分子机制。具体包括：①检测药物对生理功能的改变，如新药对中枢神经系统产生兴奋还是抑制作用；对心肌收缩力或胃肠道运动是加强还是减弱；对血管或支气管是扩张还是收缩等。②测定药物对生化指标的影响，如血糖、电解质；生理活性物质，如血管紧张素、前列腺素、环磷酸腺苷浓度的改变等。③检测药物引起的组织形态学变化，如血细胞大小、甲状腺大小、肾上腺皮质萎缩等。

临床药效学的研究目的：一是确定药物的治疗作用，二是确定药物的一般药理作用，为临床合理用药、避免药品不良反应和新药临床试验提供可靠依据。

第一节　临床药效学概述

一、药物的基本作用

1. **药物作用与药物效应**　药物作用（drug action）是指药物对机体的原发作用。药物效应（drug effect）是指药物作用引起的机体功能和形态变化。两者具有因果关系，两者间发生的过程统称为作用机制（action mechanism）。增强机体原有功能的药物效应称为兴奋（excitation）；减弱机体原有功能的药物效应称为抑制（inhibition）。对于大多数药物而言，其兴奋或抑制的药物效应比较稳定，另有少数药物在使机体极度兴奋之后出现功能衰竭而转为抑制。

2. **药物作用的选择性**　药物对机体的作用具有选择性（selectivity）。有的药物只作用于一种组织器官，影响一种功能；有的则可作用于多种组织器官，影响多种功能。前者的选择性高，后者的选择性低。这一性质是指导临床用药和制定治疗剂量的依据。药物作用的选择性有时与用药剂量有关，如应用15~30mg苯巴比妥可呈现镇静作用，60~100mg时呈现催眠作用，更大剂量时则可抑制呼吸。应注意的是，药物作用的特异性与药物效应的选择性并不一定平行。例如阿托品特异性地拮抗M胆碱受体，但由于该受体存在于多种组织中,使其药理效应的选择性并不高,对心脏、血管、平滑肌、腺体及中枢神经功能都有影响。作用特异性强及效应选择性高的药物应用时针对性较好;反之,效应广泛的药物副作用较多。但广谱药物在多种病因或诊断未明时也有其方便之处,例如广谱抗生素、广谱抗心律失常药等。

3. 药物作用方式 ①局部作用和吸收作用:局部作用(local action)指在给药部位发生作用,几无药物吸收,如乙醇、碘酒对皮肤黏膜表面的消毒作用;吸收作用又称全身作用(general action),指药物经吸收入血,分布到机体有关部位后再发挥作用。②直接作用和间接作用:直接作用指药物与器官组织直接接触后所产生的效应;间接作用又称继发作用(secondary action),指由药物的某一作用而引起的另一作用,常常通过神经反射或体液调节引起。如洋地黄的直接作用是兴奋心肌、加强心肌收缩力、改善心力衰竭症状,而随之产生的利尿、消肿等则属间接作用。

二、药物作用的双重性

药理效应与治疗效果(简称疗效,therapeutic effect)两者并非同义词,例如具有扩张冠状动脉效应的药物不一定都是治疗冠心病的药物,治疗冠心病的药物也不一定都会取得缓解心绞痛的临床疗效,有时还会产生不良反应(adverse reaction),这就是药物效应的双重性,即药物既能治病,也能致病。

1. 药物的治疗作用 指患者用药后所引起的符合用药目的的作用,有利于改善患者的生理、生化功能或病理过程,使机体恢复正常。根据药物所达到的治疗效果,分为对因治疗、对症治疗和补充治疗或替代治疗。

(1)对因治疗(etiological treatment):用药目的在于消除原发致病因子,彻底治愈疾病称为对因治疗,或称治本。例如抗菌药物清除体内的致病菌。

(2)对症治疗(symptomatic treatment):用药目的在于改善症状称为对症治疗,或称治标。对症治疗未能根除病因,但在诊断或病因未明时,对暂时无法根治的疾病却是必不可少的。在某些重危急症如休克、惊厥、心力衰竭、高热、剧痛时,对症治疗可能比对因治疗更为迫切。

(3)补充治疗(supplement therapy):用药目的在于补充营养物质或内源性活性物质不足,可部分起到对因治疗的作用,急则治其表,缓则治其本,但需注意病因;或者作为替代治疗(replacement therapy),如肾衰竭患者的透析治疗。

2. 不良反应 凡是不符合用药目的并给患者带来不适或痛苦的反应统称为药品不良反应。多数不良反应是药物固有效应的延伸,在一般情况下是可以预知的,但不一定可以避免。少数较严重的不良反应较难恢复,称为药源性疾病(drug induced disease),例如庆大霉素引起的神经性耳聋。根据治疗目的、用药剂量大小或不良反应严重程度,药品不良反应可分为副作用(side effect)、毒性反应(toxic reaction)、后遗效应(residual effect)、撤药反应(withdrawal reaction)、继发反应(secondary effect)、变态反应(allergic reaction)、特异质反应(idiosyncratic reaction)、药物耐受性(drug tolerance)和药物依赖性(drug dependence)。根据药品不良反应与正常药理作用有无关联分为 A 型和 B 型两类。A 型又称剂量相关的不良反应,如副作用、毒性反应、撤药反应、继发反应等。B 型又称剂量不相关的不良反应,一般是与药理作用无关的异常反应,如药物变态反应和特异质反应等。1998 年以后,WHO 又细分了药品不良反应,除 A 型、B 型外,又增加 C 型(迟发型不良反应)、D 型(时间不良反应)、E 型(停药型不良反应)和 F 型(治疗意外失败型)等。

三、药物作用机制

药物作用机制是指药物与靶点的原发作用,是研究药物为什么发挥作用和如何发挥作用。药物发挥作用都是通过干扰和参与机体内在的各种生理或生化过程,作用方式各异。药物作用机制可分为非特异性作用机制和特异性作用机制。

(一)非特异性作用机制

一部分药物可通过改变细胞周围的理化性质而发挥非特异性作用,如改变 pH(抗酸药)、改变渗透压(甘露醇)、脂溶作用(全身麻醉药)、络合作用(重金属离子中毒的解毒剂二巯丙醇)等。

(二)特异性作用机制

大多数药物是通过不同的机制参与或干扰靶器官(细胞)的特定生物化学过程而发挥特异性作用的。药物作用的靶点涉及受体、自体活性物质、酶、离子通道、基因、代谢、免疫等。

1. **作用于受体**　多数药物通过作用于受体发挥作用,药物与受体的相互作用和相互作用后的信号转导过程是药物作用机制的中心内容。根据与受体的作用方式不同,药物分为受体激动剂(receptor agonist)和受体拮抗剂(receptor antagonist)。

2. **影响酶的活性**　酶是细胞生命活动的重要物质,也是药物作用的主要靶点。酶的种类很多,在体内的分布极广。有些药物能抑制酶的活性,如新斯的明竞争性地抑制胆碱酯酶、奥美拉唑不可逆性地抑制胃黏膜的 H^+,K^+-ATP 酶。尿激酶可激活血浆纤溶酶原、苯巴比妥诱导肝微粒体酶,并且有些药物本身就是酶,如胃蛋白酶。

3. **影响离子通道**　细胞膜上的离子通道控制 Na^+、Ca^{2+}、K^+、Cl^- 等离子的跨膜转运,药物可直接作用于离子通道,影响离子转运从而调节细胞功能。

4. **影响核酸代谢**　核酸(DNA 和 RNA)是控制蛋白质合成及细胞分裂的生命物质。许多抗肿瘤药是通过干扰癌细胞 DNA 或 RNA 的代谢过程而发挥疗效。许多抗生素(包括喹诺酮类)作用于细菌核酸代谢而发挥抑菌或杀菌效应。

5. **影响生理物质转运**　很多无机离子、代谢物、神经递质、激素在体内的主动转运需要载体参与,干扰这一环节可以产生明显的药理效应。例如利尿药抑制肾小管的 Na^+-K^+、Na^+-H^+ 交换而发挥排钠利尿作用。

6. **影响免疫功能**　除免疫血清及疫苗外,免疫增强剂(如左旋咪唑)及免疫抑制剂(如环孢素)通过影响免疫功能而发挥疗效。某些免疫成分也可直接入药。

7. **参与或干扰细胞代谢**　有些药物通过补充生命代谢物质以治疗相应的缺乏症,如铁剂补血、胰岛素治疗糖尿病等。有些药物的化学结构与正常代谢物非常相似,掺入代谢过程却往往不能引起正常代谢的生理效果,导致抑制或阻断代谢的后果,称为伪品掺入(counterfeit incorporation),也称抗代谢药物(antimetabolite)。例如氟尿嘧啶的结构与尿嘧啶相似,掺入癌细胞 DNA 及 RNA 中干扰蛋白合成而发挥抗癌作用。

四、影响药物作用的因素

药物作用是药物与机体相互作用过程的综合表现,许多因素都可干扰或影响这个过程。临床应用药物时,除应了解各种药物作用、用途外,还有必要了解影响药物作用的一些因素,以便更好地掌握药物作用的规律,充分发挥药物的治疗作用,避免引起严重不良反应。

（一）药物方面

1. **药物剂量** 剂量可以决定药物和机体组织相互作用的浓度。在一定范围内,药物剂量愈大,发挥作用愈强。同一药物在不同剂量或浓度时其作用强度不一样。

2. **药物剂型** 药物剂型可影响药物的吸收和消除,进而影响药效。通常注射剂起效快且疗效显著。此外,有些采用特殊的制备工艺和原辅料制成的制剂也对药物疗效产生明显影响。例如不同药厂生产的相同剂量的地高辛片,服用后其血药浓度可相差7倍。

3. **给药途径** 有些药物在体内有较强的首关代谢,口服给药时疗效很差,甚至无效,如硝酸甘油、异丙肾上腺素等。对于这类药物应考虑采用其他途径给药,如硝酸甘油采用舌下含服。甘露醇口服可起到清理人体肠道的作用,静脉注射可治疗各种原因引起的脑水肿、降低颅内压、防止脑疝。

4. **用药时间和次数** 多数药物应在餐前半小时服用,有利于发挥作用。常用的口服抗生素如青霉素、头孢菌素类等均宜餐前服药,餐后服用则吸收减少;但有些药物如地高辛,维生素 B_2 宜餐后服用,可缓慢通过消化道从而增加吸收。

5. **制药因素**

（1）工艺因素:药物的质量与制药工艺密切相关,尤其提取和纯化等制药工艺不稳定,使得每批药物的有效成分含量相差较大,所产生的药理作用也就不同。故不同厂家不同批次的药物的药理作用均有可能不同。

（2）制药纯度:与制药工艺有直接关系,工艺影响药物杂质的含量。杂质或不纯物如不能除净,可能会影响药物本身的作用,大分子杂质还可能导致过敏反应等,如链霉素的急性毒性与其杂质含量超标有关。

6. **联合用药** 临床常联合应用2种或2种以上的药物,利用药物间的协同作用以增加疗效或利用拮抗作用以减少不良反应。不恰当的联合用药往往由于药物间相互作用而使疗效降低或出现意外的毒性反应。合并用药作用增加称为协同作用（synergism）,如阿托品和碘解磷定联合用于有机磷酸酯类中毒的急救。合并用药效应减弱称为拮抗作用（antagonism）。抗凝血药华法林和抗血小板药阿司匹林合用可能导致出血反应。另外在静脉滴注药物时尤应注意配伍禁忌。

（二）机体方面

1. **年龄因素** 不同年龄的患者对药物作用的反应可能有较大的差异。因为在机体生长发育及衰老等过程的不同阶段,各项生理功能和对药物的处置能力都可能有所不同,从而影响药物作用,主要表现在老年人和儿童。

老年人由于主要器官功能减退,特别是肝肾功能下降,对药物的代谢和排泄均明显减少;血中的蛋白含量明显减少,某些药物的血浆蛋白结合率降低、游离药物浓度增加而增加不良反应,如服用抗凝血药易致自发性出血;另外,老年人对药物的敏感性发生改变,如老年人对多种中枢神经抑制剂的反应增强或出现特异性反应,如使用阿托品易出现兴奋,甚至产生精神失常。

儿童期包括新生儿、婴儿、幼儿、学龄前儿童及学龄儿童等,共同特点在于解剖、生理、病理等方面都与成人有所不同;而且正处于生长发育阶段,多种功能参数存在年龄依赖性的发展变化。故儿童的不同阶段对药物的反应也有所不同。如 8 岁以前的儿童因处于生长发育期,骨骼、牙齿生长易受四环素类药物影响,导致牙釉质变黄,出现儿童四环素牙。

2. **性别因素**　女性因生理上的特点,用药时要有所注意。月经期用抗凝血药易引起月经过多,妊娠期使用作用强烈的泻药易引起早产或流产。有些药物如阿托品临产时应用可能因半衰期长,在母体内未完全消除而进入新生儿体内发生不良反应,故临产期应慎用或少用。女性长期应用性激素类药物也可造成内分泌紊乱等不良反应。现已证明,某些口服避孕药有酶抑制作用或诱导作用,可以影响口服避孕药、地西泮、泼尼松龙、氨茶碱、丙米嗪等药物的代谢清除过程。特别是妊娠期和哺乳期要考虑药物对母体或胎(婴)儿的影响,谨防药物致畸。

3. **疾病因素**

(1)疾病对药物吸收的影响:①延缓药物的吸收,如帕金森病、胃溃疡、偏头痛、抑郁症、创伤或手术后胃排空时间往往延长,因而延缓口服药物的吸收。②加快药物的吸收,如甲状腺功能亢进、焦虑及疱疹性皮炎时胃排空时间缩短,但同时伴有肠蠕动加速,可加快口服药物的吸收。③能影响肠黏膜功能的某些疾病也能影响药物的吸收。④心功能不全或休克等疾病时血液循环不畅,口服与肌内注射或皮下注射药物的吸收会减慢,从而减低药物疗效。但经过治疗后一旦纠正了血液循环障碍,则蓄积在给药部位的药物又会大量吸收,有时可能发生中毒反应。

(2)疾病对药物分布的影响:①低白蛋白血症,各种原因引起的低白蛋白血症使血中的游离药物增多,能影响药物的分布和作用强度。②肾结合抑制因子,慢性肾衰竭时能产生"结合抑制因子",能减少药物与血浆蛋白结合,产生类似于低白蛋白血症的影响,该情况下均应适当减少药物用量。③血浆或体液 pH 的改变,可能影响药物的解离度,从而影响药物的分布。④炎症,中枢神经系统有炎症时常减弱血脑屏障功能,这对促进抗感染药物进入中枢可能有利,但也可能增强某些药物的中枢毒性。

(3)疾病对药物转化的影响:①肝实质细胞受损的疾病可致某些肝药酶减少,主要由肝灭活的药物作用会加强;肝病时常有血浆蛋白减少,更加重了这一影响。因此,慢性肝病及肝硬化患者应必须减量慎用,甚至禁用主要由肝灭活的药物。②肺部急性疾患所致的低氧血症能减弱肝药酶的氧化代谢功能。③休克和心力衰竭时肝血流量减少或减慢,也能减弱肝对药物的灭活,这类患者应用肝灭活的药物时也需酌减用量。④一些慢性疾病如哮喘等所致的慢性低氧血症可以代偿性地增强肝药酶的活性,所产生的影响与上述相反。⑤有些药物必须先经肝药酶催化的反应转变为活性型才能发挥作用,例如可的松和泼尼松均须先经肝脏代谢将 3- 位酮基转化为羟基,即转化为氢化可的松和泼尼松龙后才能发挥作用,在肝药酶功能不佳时可的松和泼尼松的作用会减弱。

(4)疾病对药物排泄的影响:肾脏是药物的主要排出途径,肾脏疾病时可影响药物的排泄,常见因素有①肾血流量不足,能使肾血流量减少或损伤肾小球功能的疾病可使药物的滤过减少,也能影响肾小管的重吸收和主动排泄功能。②肾功能不全,在肾脏疾病伴有肾功能不全时往往有内源性有机酸类物质蓄积,能干扰弱酸类药物的肾小管排泄,此时主要经肾消除的药物如氨基糖苷类、头孢唑林等的半衰期延长,必须减量应用,肾脏疾病病情严重时应禁用此类药物。③酸碱平衡失调,此时导致原尿 pH 的改变,会影响某些药物的肾小管重吸收,从而使这些药物的排出增多或减少。④严重的肾脏疾病,如肾病综合征时肾小球膜受损,结合药物可通过;而由此引起低蛋白血症时游离药物的比例增多,能使药物的滤过排泄增多,在用药时应多加考虑。

有些药物经胆道排泄,肝脏功能可影响其排泄多少。肝血流量减少是影响药物排泄的主要因素,常见于肝功能不良、心力衰竭或休克状态时,均可使肝血流量减少。肝缺氧症可见于肺疾病(如肺源性心脏病)所致的肝脏缺氧而减少药物的胆汁排泄。药物的肝肾排泄有相互代偿的现象,即肝肾排泄代偿,例如肾功能不良患者应用头孢乙腈(cefacetrile)时胆汁排泄量较肾功能正常者多;呋塞米主要由肾脏排泄,而肾功能不良时则胆汁排泄增多。因此,当患者的肝肾功能均不正常时应适当减少有关药物的剂量。

4. 营养因素

(1)轻度营养不良:因血浆蛋白含量低,会影响药物的分布和与血浆蛋白的结合量,可使药物的血药浓度及血中的游离药物浓度升高。

(2)严重营养不良:因体重轻,脂肪组织少,药酶含量也少,肝脏代谢药物的功能欠佳,药物灭活慢,故显示更强的作用。又因全身状况不佳,应激功能、免疫功能、代偿调节功能均可降低,又可能影响药物疗效的发挥,而不良反应则较多。因此,对营养不良患者用药时,除应考虑剂量适当外,还应注意补充营养,改善全身状况,以求提高疗效。

5. 精神因素   精神因素对某些药物的作用也可产生一定影响,如安慰剂有时也能产生疗效,其机制未阐明。患者对医护人员的信任和本人的乐观情绪可对疗效产生良好的正面影响。医护人员应该重视这一因素的影响,恰当地发挥其积极作用。但另一方面,在评价药物疗效时,则应尽量排除精神因素的干扰。例如设置对照组用单盲法或双盲法等,以便得出确切的结论。

6. 遗传因素   少数患者对某些药物出现极敏感或极不敏感的现象,称为个体差异(individual variation)。这种机体对药物反应的个体差异可由遗传因素导致的个体药动学或药效学差异来解释。

(1)药效学方面的影响:多见于受体部位异常、组织细胞代谢障碍等因素。如对华法林耐受者由体内维生素 K 环氧化还原酶的受体与华法林的亲和力降低,使临床用药的药效下降。

(2)药动学方面的影响:由于体内肝 N- 乙酰转移酶的差异,可分为快乙酰化型和慢乙酰化型。有些药物如异烟肼、磺胺嘧啶、普鲁卡因胺等的代谢率会因人而异,因此在获得相同的药效时必须调整用药剂量。

此外,一些个体因遗传因素(先天不足)造成体内的某些酶缺乏,也可致不良反应发生,如葡萄糖 -6- 磷酸脱氢酶缺乏者应用抗疟药伯氨喹、磺胺类等可引起溶血性贫血或变性血红蛋白症;遗传性假性胆碱酯酶缺陷者使用琥珀胆碱后骨骼肌松弛作用可延长至几小时,甚至出现部分或完全呼吸暂停。

(三)其他方面

1. 药物耐受性   有些药物在连续用药后能使机体产生耐受,药效逐渐减弱,需要增加药物剂量才能显效,称为耐受性(tolerance)。其机制有多种:①诱导药酶而加速药物的灭活和消除;②受体的向下调节而减小药物作用;③机体调节机制发生适应性变化。主要包括快速耐受性、缓慢耐受性、交叉耐受性等。

2. 耐药性   指病原菌或肿瘤细胞对化疗药物产生耐受,使药物疗效降低,甚至消失,称为耐药性(resistance)或抗药性。

3. 药物依赖性   作用于中枢神经系统的药物连续应用后可使人体产生药物依赖性(drug dependence),如阿片类药物、可卡因、大麻及某些精神药品。药物依赖性分为 2 种类型:①生理依赖性,又称为成瘾性（addiction），不仅有强迫性地要求继续用药，以满足其特殊的欣快效应的行为；而且在停止用药时会出现特有的戒断综合征，使用药者极感痛苦，甚至危及生命。②精神依赖性，指用药者有强烈的连续用药欲望和强迫性的用药行为，但停止用药时一般没有戒断综合征。药物依赖性是药物滥用（drug abuse）的重要原因。

4. 吸烟、嗜酒与环境污染因素

（1）吸烟：长期吸烟能诱导药物代谢酶，加速药物的代谢与消除。因此，吸烟者对药物有较高的耐受能力。所以，在新药临床试验或药动学研究时须挑选不吸烟者为受试者。

（2）饮酒：饮酒者用药时须考虑乙醇本身的药理作用和乙醇对药动学的影响，例如中枢抑制、血管舒张等作用；高浓度（大量饮酒）时还可使血钾、血糖降低，在应用相关药物时须注意。乙醇还可因影响药酶（急性大量饮酒时抑制，慢性嗜酒者诱导）而干扰药物作用。

（3）环境污染：污染的空气中含有铅微粒、有机溶剂等物质，能影响药物作用，不过与接触的时间、剂量及方式等有关。

五、临床药效学的疗效评价与安全性评价

（一）临床药效学的疗效评价方法

临床使用的药物对机体所产生的作用均属于临床药效学范畴。临床药效学的研究对象是使用药物的患者，药物临床评价的重要性远胜于临床前的实验研究，因为药物的最基本的有效性和安全性最终都需要靠临床评价来检验。一方面，药物疗效可能因实验动物的不同而有所差异，更可能在动物和人体中的疗效反应也有所不同；另一方面，在动物和人体的不良反应亦可能有所不同。Zbinden 等将药物的副作用分成十六大类，一般动物毒性实验可发现 5 类不良反应，扩大考察指标的毒性实验可发现 9 类不良反应，而小样本的人体耐受性试验仅出现 3 类不良反应，较大范围的人体疗效试验可出现 6 类不良反应，大范围的人体临床试验时可出现 11 类不良反应，而到药品上市后则几乎全部不良反应都会陆续出现。说明动物实验只能发现 1/3~2/3 的药品不良反应，而且诸如恶心、上腹不适、头昏、头痛、疲乏、皮疹、忧郁、耳鸣等人体常见不良反应根本不可能在动物实验中发现。因此，动物实验和体外实验不能代替临床试验，必须通过严密的科学设计和严谨的临床研究，才能对药物的有效性和安全性得出可靠的结论。

药物的临床药效学疗效评价办法大致可归纳为以下 3 类：

1. 生理学方法　通过测定血压、心率、心脏收缩力、肺通气、体温等生理学效应指标可以评价某些药物的疗效，由于非创伤性方法的开发和使用，在健康志愿者和患者中极大地改善了评价药物作用和疗效的顺从性和准确性。

2. 生物化学方法　近年来，随着生物化学研究的深入，生物化学方法已越来越多地取代生理学方法，成为评价药物疗效的一种非常重要的方法。例如通过测定血浆中的去甲肾上腺素或其在尿中代谢后的水平，可以评价药物对交感神经系统的抑制作用；测定血浆中的血管紧张素 I 和 II 水平，可以评价血管紧张素转换酶抑制剂的作用效果。生物化学方法在用于防治机体组织坏死的药物，以及评价药物引起的器官损害时最有应用价值。但是，生物化学方法也存在一定的缺陷，例如难以确定药物对某一具体器官或系统的作用。

3. 心理学方法　这类方法主要用于评价抗焦虑药、抗抑郁药、抗精神分裂症药的疗效，评价药物产生的主观症状和不良反应情况。在评价动物和人的精神、行为变化时，要求有所不同。在动物中难以发现药物引起的轻微精神行为改变，而在人则可以用问卷形式和视觉面线法对各种精神行为改变或主观感觉进行评分。

（二）临床药效学的药物安全性评价指标

药物的安全性与药物剂量（或浓度）有关。药物安全性评价指标主要有：

1. **治疗指数**　$TI=LD_{50}/ED_{50}$。当药物的量效曲线与其剂量-毒性曲线不平行，则 TI 值不能完全反映药物的安全性。此时，需要采用安全范围来表示。

2. **安全范围**　指 $ED_{95}\sim LD_5$ 之间的距离，其值越大越安全。

3. **安全指数**　为 LD_5/ED_{95} 的比值。

4. **安全界限**　为（LD_1-ED_{99}）$/ED_{99}$ 的比值。

六、药物治疗方案与临床疗效

1. **给药剂量**　给药剂量是决定药物治疗是否有效、是否会产生毒性的重要因素。药物治疗的预期目标是最大限度地发挥其有益的效应，并将不良反应风险降至最低。上市前的药物临床对照试验资料或上市后使用过程中的经验资料可以确定剂量（或血药浓度）与药物疗效或毒性的关系，为开始药物治疗时制订给药方案提供有用的参考。在确定剂量时，需要考虑如下问题：

（1）评价的靶效应：在开始药物治疗时，需要明确药物治疗的靶效应。对于某些药物，开始可能难以客观地测量、评价预期的效应，用药数周或数月后才会显效，如用于治疗癌症和精神疾病的药物。有时，一种药物用于治疗某种症状如疼痛或心动过速，在此情况下只有通过患者主诉才会了解所选的剂量是否有效；而在其他情况下，如抗凝或治疗高血压时，预期的效应则很容易测量及评价。

（2）选择起始剂量：选择起始剂量时要考虑药物预期不良反应的问题。如果药物的副作用轻微，可以考虑使用可能产生疗效的较大剂量，在出现副作用时减量。如果药物预期的毒性大、严重甚至威胁生命，就不能用这种方法用药。在此情况下比较适宜的方法是使用能够产生预期效应的最小剂量开始治疗。如果药物剂量与效应之间的关系不明确，上述方法则不适用。

（3）剂量调整：如果使用药物的某一剂量未能产生预期的效应，只有在不存在毒性和出现严重毒性的可能性较小的情况下才能考虑增加剂量。例如少数癫痫患者需要将苯妥英钠的血浆浓度提高到 $20\mu g/ml$ 以上才能控制癫痫发作。如果能够耐受，可以使用能够产生治疗效应的较大剂量。相反，使用氟卡尼的临床经验提示，当血药浓度 $>1\,000\mu g/ml$ 或剂量 $>400mg/d$ 时可能增加突发性死亡的风险。因此，即使患者能够耐受较大剂量，剂量增加超过限量也是不合适的。

（4）导致药物治疗失败的其他因素：还应该考虑可能导致药物治疗失败的其他问题，如药物相互作用和不依从性。在此情况下，最好能测定血浆药物浓度。在高血压、癫痫和器官移植术后等长期治疗过程中，不依从性是一个特别常见的问题，发生率通常在 25% 以上。多药方案及每天多次给药尤其容易导致不依从性问题。

（5）治疗药物监测：通过生理学指标或测定血药浓度监测治疗反应时，需要了解血药浓度和预期效应之间的关系。例如在使用索他洛尔（sotalol）或多非利特（dofetilide）治疗期间，可以通过测定 Q-T 间期调整剂量，避免 Q-T 间期明显延长，以防出现严重的心律失常。对此，评价预期最大峰浓度和效应时（稳态时给药后 1~2 小时），心电图监测是非常适合的。维持氨基糖苷类抗生素的血药浓度会有肾毒性风险，所以应该基于给药前测得的浓度调整剂量。另外，调整剂量使峰浓度高于最小抗菌浓度才能保证氨基糖苷类药物的疗效。对于其他药物（如抗惊厥药、抗心律失常药），在达到稳态后，应在给药前即刻测定最低稳态浓度，以保证持久的治疗效应。

（6）不同剂量的不同效应：某些药物在使用不同剂量时，其作用或疗效不同。如阿司匹林用于预防心肌梗死时，一般使用小剂量（40~300mg/d），但用于解热镇痛则需使用中等剂量（0.3~0.6g/ 次，3 次 /d），用于治疗骨关节炎则需要较高剂量（1g/ 次，3 次 /d）。对于这样的药物，应根据治疗的适应证确定给药剂量。

2. **给药间隔**　在每日总剂量不变的情况下，如果每次给药剂量的时间分布不同，疗效亦有不同。如抗菌药物分为时间依赖性和浓度依赖性 2 类。对于时间依赖性抗菌药物（如 β- 内酰胺类），其疗效与血浆游离药物高于感染细菌 MIC 的浓度维持时间相关，血浆浓度高于 MIC 的时间必须维持给药间隔的 40%~50%。有效药物浓度维持时间太短，可能会导致出现耐药和治疗失败。因此，这类药物最好选用高效、长效者。短效药物需要每日多次给药；或通过持续静脉滴注，使高于 MIC 的药物浓度维持时间维持在整个给药间隔的 40%~50%，这对于保证治疗成功是非常关键的。用呋塞米治疗充血性心力衰竭，每日剂量需要 40mg，如果按每次 20mg，每日 2 次的给药方案与每次 40mg，每日 1 次的给药方案相比，前者增加 Na^+、Cl^- 排泄的作用会更明显。

3. **用药疗程**　许多药物需要用药达到一定时间（疗程）才能奏效或维持疗效。例如器官移植术后巨细胞病毒（CMV）感染是一种常见的并发症，使用更昔洛韦进行抗病毒治疗，按每次 500mg，每日 2 次静脉输注给药，至少连续用药 2 周方可奏效，而彻底清除病毒可能需要用药更长的时间。但有些药物随着用药疗程延长，由于产生耐受性或耐药性，其疗效反而降低。例如使用全反式维 A 酸治疗急性早幼粒细胞白血病，可使 90% 以上的患者病情得到缓解，但在持续用药过程中部分患者会出现耐药导致病情复发。

4. **时辰给药**　也称为时辰药理学（chronopharmacology），研究药物的药动学和药效学随时间发生的节律性变化。时辰药动学研究表明，机体在不同时辰处理药物的能力有所不同。如口服吲哚美辛的患者，在上午 7 时服药后的血药浓度峰值比夜间 24 时服药后的平均血药浓度峰值高 20%，达峰时间也明显加快；晚上 19 时服药，血药浓度峰值则低 20%。2 价铁剂则与此相反，19 时服药较 7 时服药的吸收率高 1 倍。此外，机体对药物的敏感性也有时辰节律。例如糖皮质激素在上午 8 时服药，可以减轻对下丘脑 - 腺垂体 - 肾上腺皮质系统的反馈抑制，减少不良反应。解热药在发热峰前或峰后用药，疗效相差很大。依据药物作用的时辰节律确定给药方案，可以提高药物疗效和减轻不良反应。

5. **首次剂量**　使用磺胺类抗菌药物时常以半衰期为给药间隔，为了迅速产生药效并能维持有效浓度，通常按"首剂加倍"法给予负荷剂量（loading dose）。如果给药间隔小于半衰期，则可用"首期倍量"法（第 1 个半衰期内每次用量加倍），也能较快地达到并维持有效浓度。此外，抗高血压药哌唑嗪在首次给药时不良反应发生率高，只要将首次用量减半，就能使不良反应显著减少。这种"首剂减半"的新方案不仅挽救了一个有价值的抗高血压药，而且对影响机体平衡的某些药物的应用也有参考价值。

6. **给药途径**　不同途径给药时，药物的吸收程度与速率不同，血药浓度不同，作用也不同。例如硝苯地平舌下给药时起效迅速，可用于急性降血压；硫酸镁口服吸收甚少，只产生导泻作用，而注射给药可发挥抗惊厥作用。药物经口服给药时要经过肝脏首关代谢，而舌下给药时则不受此影响。如硝酸甘油片在舌下用药时,由于绕过胃肠及肝脏对药物的首关代谢,由舌静脉直接进入全身血液循环,可在1~2分钟内产生强大的抗心绞痛作用。近年发现硝酸甘油 6.5~20mg 口服给药也可产生药效,起效较慢,但可维持 3~5 小时。其他硝酸酯类药物的作用也与此大致相同,这说明过去区分为长效与短效的抗心绞痛药可能实质上是舌下用药与口服用药的差别。

七、药物治疗中的药效学原则

1. **临床药效的延迟** 药物到达分子作用部位后将改变靶分子的功能,产生药物效应。对于用于急症治疗的药物,期望药物能够尽快与靶分子相互作用,产生疗效。例如在血管内血栓形成、休克、高血压危象、癫痫持续状态或心律失常时,药物治疗起效越快越好。但是对于有些病症的治疗并非都很紧急,事实上,药物与其药理作用靶部位相互作用到产生临床效应往往延迟。导致这种效应延迟的药动学机制主要包括药物摄取进入外周室,或有活性代谢物的产生和蓄积。常见的药效学机制可能是药物从产生初始分子效应,到组织、器官反应,最后综合形成临床效应需要有一个时间过程。例如使用质子泵抑制剂或组胺 H_2 受体拮抗剂可以迅速升高胃内 pH,但溃疡的愈合则发生较晚;癌症化疗也不可避免地产生延迟的治疗效应,通常要到血浆或组织中检测出药物后很久才出现疗效。药物分子作用转变为临床效应是很复杂的,而且依赖于所治疗的病理状态的具体情况。其复杂性使得药效学相比药动学更难以预测和控制,通常阐明的是临床总体效应特点。

2. **与患者疾病状态的关系** 药物产生治疗效应是假定药物改变疾病的基本病理生理学特征,从而对患某种疾病的患者产生作用,对不受此疾病影响的其他人可能不产生作用或有不同的作用(如镇痛药、平喘药等)。另外,并发的疾病会使得药物治疗反应,尤其是对不良反应的解释复杂化。例如患有慢性肺病的患者使用胺碘酮治疗时发生呼吸困难加剧,可能是由于药物及原有疾病或并发的心、肺问题所致。所以,慢性肺病的存在及对呼吸困难加剧症状的解释是在选择抗心律失常药治疗时应该考虑的一个因素。同样,使用大剂量的抗惊厥药(如苯妥英)会导致神经症状,可能会与原来的神经疾病相混淆。

3. **与机体内环境的关系** 药物与某特殊受体相互作用产生效应,并不意味着药物效应随时间保持不变,即使是在药物及其代谢物浓度保持稳定不变的情况下也是如此。药物与受体的相互作用发生在一个复杂的生物学环境中,这种环境本身会发生变化,进而调节药物效应。例如药物阻滞离子通道是产生抗惊厥和抗心律失常的重要效应,该效应通常受膜电位调节,离子通道本身也会受诸如细胞外钾浓度或缺血的影响。因此,这些药物的效应会随细胞外部环境的变化而有所不同。受体也可能受疾病或药物本身的影响而发生向上或向下调节,例如 β 受体拮抗剂在长期治疗时会向上调节 β 受体的密度,尽管这一效应通常并不导致对药物治疗效应的耐受,但在突然停药的情况下会产生严重的 β 受体激动介导的效应(如高血压或心动过速)。

第二节 临床用药与受体理论

早在 1878 年 Langley 即提出有关受体的假说,用以解释药物作用的特异性及其机制。目前,受体学说已被公认是阐明生命现象和药物作用机制的基本理论,对指导临床合理用药和发展新药都有重要的实际意义。

一、受体的基本概念

受体（receptor）是一类存在于细胞膜、细胞质或细胞核内的功能蛋白质，具有识别和结合特异性细胞外化学物质（配体，ligand）、介导细胞信号转导并产生生物学效应的特性。受体按其分子结构和功能不同，可分为离子通道型受体、G蛋白耦联受体、酶活性受体及核内受体。

受体对相应的配体有极高的识别能力，受体均有相应的内源性配体，如神经递质、激素、自体活性物质等。药物作为配体，只能与其相应的受体结合，这是药物作用特异性的根本原因。受体与配体之间多以氢键、离子键、范德瓦耳斯力等相互作用，其结合是可逆性的，因此多数药物的作用也是可逆性的。只有少数药物以共价键与其受体牢固结合，这类药物的作用是难逆性的。受体具有如下特性：

1. **灵敏度（sensitivity）** 受体只需与很低浓度的配体结合就能产生显著的效应。

2. **特异性（specificity）** 引起某一类型受体兴奋反应的配体的化学结构非常相似，不同光学异构体的反应可以完全不同。

3. **饱和性（saturability）** 受体数目是一定的，因此作用于同一受体的配体之间存在竞争现象。

4. **可逆性（reversibility）** 配体与受体结合形成的复合物可以解离，解离后可得到原来的配体而非代谢产物。

5. **多样性（multiple-variation）** 同一受体可广泛分布到不同的细胞而产生不同的效应，受体多样性是受体亚型分类的基础。受体受到生理、病理等因素调节，经常处于动态变化中。

二、受体与药物的相互作用

药物与受体的相互作用起始于药物与受体结合，进而改变受体的蛋白构型，引发一系列细胞内变化，完成信号向下游转导的过程，最终产生药理效应。已有的受体与药物相互作用的学说如修正后的占领学说、速率学说、二态模型、三态模型等可以部分解决理论和参数计算问题，但尚需要进一步探讨。目前，最常用于受体与药物相互作用的评价指标是亲和力和内在活力。亲和力（affinity）是指药物与受体的结合能力。内在活性（intrinsic activity）是指配体与受体结合成复合物后激发生理效应的能力。

1. **占领学说（occupation theory）** 认为受体只有与药物结合才能被激活并产生效应，而效应的强度与被占领的受体数量成正比，全部受体被占领时出现最大效应。

修正后的占领学说认为药物与受体结合不仅需要亲和力，而且还需要有内在活性才能激动受体而产生效应。药物只占领小部分受体即可产生最大效应，未经占领的受体称为储备受体（spare receptor）。因此，当不可逆性结合或其他原因而丧失一部分受体时，并不会立即影响最大效应。进一步研究发现，内在活性不同的同类药物产生同等强度的效应时所占领的受体数目并不相等。激动剂占领的受体必须达到一定的阈值后才开始出现效应。当达到阈值后被占领的受体数目增多时，激动效应随之增强。阈值以下被占领的受体称为沉默受体（silent receptor）。

2. **速率学说** 该学说认为影响药物作用的最重要的因素是药物分子与受体结合或分离的速率，即药物分子与受体碰撞的频率。速率理论的理论基础是对于药物的研究发现，拮抗剂通常比激动剂起效速率慢，且其效能与其失效速度成反比。速率理论还可以比较容易解释实验中观察到的所谓的"消退（fade）"现象，即激动剂的效应通常在达到最大之后会迅速下降，随之是较长时间的稳定状态。因此速率学说认为，药物产生效应不是由激动剂占据受体决定的，而是由药物与受体结合与解离的速率决定的。

3. **二态模型和三态模型学说**   此学说认为受体的构象分活化状态（R*）和失活状态（R）。R*与R处于动态平衡，可相互转变。在无药物作用时，受体系统无自发激活；加入药物时，则药物与R*和R两态受体都可结合，其选择性取决于亲和力。激动剂与R*状态的受体的亲和力大，结合后可产生效应；而拮抗剂与R状态的受体的亲和力大，结合后不产生效应。当激动剂与拮抗剂同时存在时，两者竞争受体，其效应取决于R*-激动剂复合物与R-拮抗剂复合物的比例，如后者较多时，则激动剂的作用被减弱或拮抗。部分激动剂对R*与R均有不同程度的亲和力，因此它既可引发较弱的效应，也可拮抗激动剂的部分效应。

1980年，DeLean首次提出受体的三体复合物模型。在该模型中，受体系统的成分包括受体、药物及与膜结合的蛋白耦合物3个成分。对于包含7次跨膜区的受体而言，耦合物就是G蛋白。该模型认为，组织反应是通过活化态受体激动G蛋白而产生的，三者可以分别形成复合体后产生相互作用：药物-受体，受体-G蛋白，药物-受体-G蛋白。1993年，Samama等正式对简单三体复合物模型进行正式修正，以便更好地解释一些实验结果，提出扩展后的三体复合物模型。该模型实际上是将二态模型与简单三体复合物模型进行融合，认为受体也可以自发活化，并能够激动G蛋白。该模型假设受体可以自发转化为活化状态或失活状态；配体（药物或内源性配体）可以与这2种状态结合；不管活化态受体是否与配体处于结合状态，G蛋白永远与活化态受体相互作用。

尽管扩展三体复合物模型可以解释许多受体药理学的问题，但是从热能动力学的观点来看，它是不完整的。生物体系统的各反应元件之间必然存在一条共同的热力学能量通路，简单说就是各个元件互相之间必然存在某种相互作用，尽管在某个特定的平衡状态这些相互作用不一定都互相发生。

迄今为止，受体学说都是以实验研究为基础提出并完善的，各种学说从不同角度阐明药物与受体之间相互作用的规律，分别适用于某种相互作用形式。因此，在理解药物作用机制时应尊重客观的实验依据及充分考虑各种假说存在的可能性。同时也应该意识到，科学的发展是无止境的，随着研究的进一步深入，会有更多的现象无法在现有的受体理论框架内得到解释，受体理论也仍会在将来不断得到修正。正是在这种否定—肯定—再否定的螺旋式上升过程中，人们对于自然和真理的认识也越来越深入。

三、受体的类型

根据受体蛋白结构、信号转导过程、效应性质、受体位置等特点，受体大致可分为以下4种类型：

1. **离子通道型受体**   又称直接配体门控通道型受体，它们存在于快反应细胞的细胞膜上，是由单一肽链反复4次穿透细胞膜形成1个亚单位，并由4~5个亚单位组成穿透细胞膜的离子通道。受体激动时离子通道开放使细胞膜去极化或超极化，引起兴奋或抑制效应。最早发现的N型乙酰胆碱受体就是由α×2、β、γ、δ 5个亚单位组成的钠通道，在α亚单位上各有1个乙酰胆碱结合位点。与乙酰胆碱结合后，钠通道开放，胞外的钠离子内流，细胞膜去极化，肌肉收缩。这一过程在若干毫秒内完成（钠通道开放时间仅1毫秒）。脑中的γ-氨基丁酸（GABA）受体情况类似，其他如甘氨酸受体、谷氨酸受体、天冬氨酸受体都属于这一类型。

2. G蛋白耦联受体　该类型的受体最多,数十种神经递质及激素的受体需要G蛋白介导其细胞作用,例如肾上腺素、多巴胺、5-羟色胺、M型乙酰胆碱、阿片类、嘌呤类、前列腺素及一些多肽激素等的受体。这些受体的结构非常相似,都为单一肽链形成7个α-螺旋来回穿透细胞膜,N端在细胞外,C端在细胞内,这2段肽链的氨基酸组成在各种受体中差异很大,与其识别配体及转导信号各不相同有关。胞内部分有G蛋白结合区。G蛋白(G-protein)是鸟苷酸结合调节蛋白(guanine nucleotide-binding regulatory protein)的简称,存在于细胞膜内侧,由3个亚单位组成。G蛋白家族包含多个功能不同的亚家族(表11-1),每个亚家族通过独特的效应元件介导特定的效应,最常见的有兴奋性G蛋白(Gs),霍乱弧菌毒素能使之活化,激活腺苷酸环化酶(AC);抑制性G蛋白(Gi),抑制AC,百日咳杆菌素可抑制Gi;Gq蛋白,激活磷脂酶C(PLC)。另外,G蛋白还介导心钠素及NO对鸟苷酸环化酶(GC)的激活作用。此外,G蛋白对磷脂酶A_2及Ca^{2+}、K^+通道等有重要的调节作用。研究发现,一个受体可激活多个G蛋白,一个G蛋白可以转导多个信号给效应机制,调节许多细胞功能。

表11-1　主要的G蛋白亚家族

G蛋白	受体举例	效应元件及作用
Gs(兴奋性G蛋白)	β受体、5-HT受体	激活AC
Gi(抑制性G蛋白)	α受体 白三烯受体	抑制AC 心肌K^+通道开放
Gq	缓激肽B_1受体	激活磷脂酶C
Go	N型Ca^{2+}通道	抑制Ca^{2+}通道
Gt	光子	激活磷酸二酯酶
小G蛋白	某些酪氨酸激酶受体	激活Rho、Ras、Rab

3. 具有酪氨酸激酶活性的受体　这一类细胞膜上的受体由三部分组成,细胞外有一段与配体结合区,中段穿透细胞膜,胞内区段有酪氨酸激酶活性,能促其本身酪氨酸残基的自身磷酸化而增强此酶活性,再作用于细胞内的其他底物,促进其酪氨酸磷酸化,激活胞内的蛋白激酶,增加DNA及RNA合成,加速蛋白合成,从而产生细胞生长分化等效应。胰岛素(insulin)、胰岛素样生长因子(insulin-like growth factor)、上皮生长因子(epithelial growth factor)、血小板生长因子(platelet-derived growth factor)及某些淋巴因子(lymphokine)的受体均属于这一类型。

4. 细胞内受体　脂溶性高的配体可穿过细胞膜进入细胞内,作用于细胞内受体。类固醇激素(糖皮质激素、盐皮质激素、性类固醇激素、维生素D等)受体、甲状腺激素受体等存在于细胞质内,与相应的配体结合后暴露出与DNA结合的区段,进入细胞核能识别特异性DNA碱基区段并与之结合促进其转录及后续的某种活性蛋白增生。甲状腺素受体存在于细胞核内,功能大致相同。这2种受体触发的细胞效应很慢,通常需要若干小时。

四、作用于受体的药物类型

根据药物与受体结合后所产生的效应不同,将作用于受体的药物分为激动剂和拮抗剂。

1. 激动剂(agonist)　激动剂是既有亲和力又有内在活性的药物,能与受体结合并激动受体而产生效应。依其内在活性大小又可分为完全激动剂（full agonist）、部分激动剂（partial agonist）和反向激动剂（inverse agonist）。完全激动剂具有较强的亲和力和较强的内在活性（$\alpha=1$）；部分激动剂有较强的亲和力，但内在活性不强（$\alpha<1$），与激动剂并用还可拮抗激动剂的部分效应；反向激动剂与激动剂结合到相同的受体上，发挥逆转受体固有活性的作用，显示与激动剂相反的药理学作用。

2. 拮抗剂（antagonist）　拮抗剂是能与受体结合，具有较强的亲和力而无内在活性（$\alpha=0$）的药物。根据拮抗剂与受体结合是否具有可逆性而将其分为竞争性拮抗剂（competitive antagonist）和非竞争性拮抗剂（noncompetitive antagonist）。竞争性拮抗剂能与激动剂竞争相同的受体，其结合是可逆性的。通过增加激动剂的剂量与拮抗剂竞争结合部位，可使量效曲线平行右移，但最大效能不变。可用拮抗参数（pA_2）表示竞争性拮抗剂的作用强度，其含义为当激动剂与拮抗剂合用时，若 2 倍浓度的激动剂所产生的效应恰好等于未加入拮抗剂时激动剂所引起的效应，则所加入拮抗剂的摩尔浓度的负对数值为 pA_2。pA_2 越大，拮抗作用越强。pA_2 还可用以判断激动剂的性质，如 2 种激动剂被同一拮抗剂拮抗，且两者的 pA_2 相近，则说明这 2 种激动剂作用于同一受体。非竞争性拮抗剂结合到受体上与激动剂的结合位点不同，与激动剂并用时可使亲和力与活性均降低，即不仅使激动剂的量效曲线右移，而且也降低其最大效能。与受体结合非常牢固，产生不可逆性结合的药物也能产生类似的效应。

五、细胞内信号转导

凡由细胞分泌的调节靶细胞生命活动的化学物质统称为第一信使（first messenger），又称为细胞间信息物质。目前已知的第一信使的化学本质为蛋白质和多肽类（如生长因子、细胞因子、胰岛素等）、氨基酸及其衍生物（如甘氨酸、甲状腺素、肾上腺素等）、类固醇激素（如糖皮质激素、性激素等）、脂肪酸衍生物（如前列腺素）和气体（如 NO、CO）等。大多数第一信使不能进入细胞内，而是与靶细胞膜表面的特异性受体结合，激活受体而引起细胞某些生物学特性的改变，如膜对某些离子的通透性及膜上某些酶活性的改变，从而调节细胞功能。

能将细胞表面受体接收的细胞外信号转换为细胞内信号的物质称为第二信使（second messenger）。第二信使为第一信使作用于靶细胞后在细胞质内产生的信息分子，第二信使将获得的信息增强、分化、整合并传递给效应器才能发挥特定的生理功能或药理效应。已知的第二信使种类很少，但却能传递多种细胞外的不同信息，调节大量不同的生理生化过程，这说明细胞内的信号通路具有明显的通用性。第二信使主要包括环磷酸腺苷（cAMP）、环磷酸鸟苷（cGMP）、甘油二酯（DG）、三磷酸肌醇（IP_3）、钙离子（Ca^{2+}）、甘碳烯酸类、一氧化氮（NO，同时具有第一信使和第二信使的特征）等。

第二信使在激活特定的蛋白激酶的同时，也能激活一类特定的核蛋白质。被磷酸化的核蛋白识别靶基因上的特定调节序列并与之结合，引起基因转录的变化。这类核蛋白是在细胞质内合成后进入细胞核内的，发挥信使的作用，为传递生命信息的第三信使。

六、受体特异性的相对性

正如各种酶与其底物之间的反应的特异性并不是特别严格一样，受体和其配体的结构互补性关系也并不十分严格。很多受体有不同的亚型（如肾上腺素受体有 α 和 β 2 种亚型），除去有针对该受体各亚型的选择性激动剂和 / 或拮抗剂之外，也有一些能同时作用于该受体各亚型的无选择性的药物。有时同一药物能与几种不同的受体结合而引起效应,而有时同一受体可以与几种不同的药物结合,这些都表明受体特异性是相对的。

受体特异性的相对性使得许多药物除有治疗所需的作用外,同时可能出现不良反应甚至毒性。为了防止或减轻临床用药时的副作用,除开发作用选择性更强的药物外,可以在副作用的机制水平或症状水平采用有针对性的联合用药,或者更加准确地选择用药剂量。

七、受体的调节

受体的调节是维持机体内环境稳定的一个重要因素,其数目、亲和力及效应力经常受到各种生理及药理因素的影响。连续用药后,受体可能的调节方式有脱敏和增敏2种类型。受体脱敏(receptor desensitization)是指在长期使用一种激动剂后,组织或细胞对激动剂的敏感性和反应性下降的现象。如连续应用β肾上腺素受体激动剂治疗哮喘时,其扩张支气管的作用减弱。脱敏现象被视为机体进行自我保护的一种负反馈措施,其机制尚未完全阐明。受体增敏(receptor hypersensitization)是与受体脱敏相反的一种现象,可因受体激动剂水平降低或长期应用拮抗剂而造成。

1. **向下调节和向上调节**　若受体脱敏和增敏只涉及受体密度的变化,则分别称为下调(down-regulation)和上调(up-regulation)。通常,受体激动剂的浓度增高时受体下调,反之则上调。临床所见的长期应用β受体拮抗剂普萘洛尔,突然停药时出现的反跳现象就是受体上调的例证。

2. **同种调节和异种调节**　根据被调节的受体种类是否相同,受体调节可分为同种调节(homospecific regulation)和异种调节(heterospecific regulation)。配体作用于特异性受体,使自身的受体发生变化称为同种调节。如激动剂作用于烟碱型胆碱受体(N受体)后的若干秒内发生脱敏现象属于同种调节。配体作用于特异性受体,对另一种受体产生的调节作用称为异种调节。如糖皮质激素作用于糖皮质激素受体后调节β受体数目属于异种调节。

临床用药过程中患者病情千差万别,同时应用的其他药物也各不相同,足以引起受体调节变化的因素不在少数。在实际用药过程中必须注意观察和考虑,随时进行用药调整从而达到最佳治疗效果。

八、受体学说与临床用药

药物与受体的相互作用对指导临床合理用药有重要意义。

1. **受体的调节变化对药效学的影响**　当受体激动剂应用剂量过大或应用时间过久时会引起受体下调和脱敏,这是耐受性(tolerance)和抵抗性(resistance)的原因之一。与此相反,受体拮抗剂长期应用则会引起受体上调和增敏,一旦停用该拮抗剂则低浓度的激动剂即可产生过强的反应(反跳现象)。临床应用此类药物时应密切观察和监护,根据受体调节变化的可能性来考虑用药剂量的调整,考虑是否采取递减剂量、逐步停药、配伍或改用其他药物等问题。

2. **内源性配体对药效学的影响**　经过锻炼的运动员的心率较慢,表明其内源性配体乙酰胆碱的作用较强,故阿托品类药物对运动员心率的影响远比对缺少体育锻炼、心率较快的人心率的影响大。普萘洛尔对内源性儿茶酚胺高的患者减慢心率的作用较显著,而体内的儿茶酚胺浓度不高时作用即不明显。对部分激动剂,这方面的效应更值得重视。例如肌丙抗增压素(saralasin)有微弱的血管紧张素Ⅱ(AngⅡ)受体激动作用,但又能竞争性地拮抗AngⅡ的作用。此药对高肾素型原发性高血压有效,而对肾素水平不高的原发性高血压无效,对低肾素型者甚至有升压现象。

在应用涉及内源性配体的受体拮抗剂时,必须考虑内源性配体的浓度。在确认内源性配体的浓度过高时可适当加大拮抗剂的用量,而在病情好转、内源性配体的浓度有所减低后,拮抗剂的剂量也应随之减少。而在应用拟似内源性配体作用的受体激动剂时,应注意药物除作用于突触后膜受体而发挥作用外,又可同时作用于突触前膜受体而减少内源性配体的释放。这种负反馈调节在连续用药时可能导致药物疗效的降低。例如应用左旋多巴治疗帕金森病时,由于其可抑制多巴胺能神经减少内源性多巴胺的释放,故用药一段时间后药物疗效反而降低。

3. **协同作用和拮抗作用概念的新发展**　传统认为,有同类作用的 2 种药物合用,其作用相加或相互增强称为协同作用。但自发现部分激动剂之后,协同作用的概念有了新发展:如果 2 种药物作用于同一受体,而两者的作用强度相差较多,则此两药以常用量合并应用时,不仅不能发挥协同作用,相反作用弱的药物可能拮抗或减弱强效药物的作用。也就是说,作用相同的药物也可以产生拮抗作用。受体的异种调节现象也使协同、拮抗的概念有了新的内容。例如离体实验已证明 M 胆碱受体激动剂可以增加 α 受体与其配体的亲和力,提示 2 种作用不同的药物也有可能产生协同作用。这些概念的新发展对于临床合理用药有一定的指导意义,联合用药时需注意避免因药物协同或拮抗导致不良后果。

4. **患者整体功能状态的重要性**　药物作用的初始作用部位为受体,但受体仅仅是信号转导的第一站,药物效应是受体后机制的一连串生化过程,最终导致效应器官的功能变化。此种原发效应的表现还受到整体生理调节功能的制约,有时还会通过生理调节机制而产生间接作用。因此,在用药时不能只考虑该药物的受体水平问题,还应该重视受体后水平有关环节及能够影响药物作用的一切可能因素,并设法加以控制,才能得到良好的疗效。

思考题
　　1. 根据药物的选择性和两重性特点辩证分析药物疗效和不良反应。
　　2. 试述受体调节的种类及其对药效学及临床用药的影响。
　　3. 举例分析影响药物的作用的因素。

参考文献

［1］李俊.临床药理学.6 版.北京:人民卫生出版社,2018.

［2］李俊.临床药理学.5 版.北京:人民卫生出版社,2013.

［3］BROWN M, SHARMA P, MIR F, et al. Clinical pharmacology. 12th ed. Maryland Heights:Elsevier Inc., 2018.

［4］FOREMAN J C, JOHANSEN T, GIBB A J. Textbook of receptor pharmacology. Boca Raton:CRC Press, 2010.

［5］RITTER J, LEWIS L, MANT T, et al. A textbook of clinical pharmacology and therapeutics. Boca Raton:CRC Press, 2008.

（郭秀丽）

第十二章　药物的量效关系

药物的药理效应与其临床疗效是互有联系的 2 个不同的概念,药理效应是药物临床疗效的基础。药物通过与相应的靶点结合,影响机体组织器官的功能,产生相应的药理效应,由此作用于疾病状态下机体的病理生理过程。如果药理效应能够使机体失衡的功能恢复正常,便可产生药物的临床疗效。一般认为,有强心或降血压效应的药物必然可用于治疗心力衰竭或高血压,其实不然。肾上腺素虽然有显著的增强心肌收缩力的效应,但不宜用于治疗心力衰竭;有些快速降血压的药物并不用于治疗原发性高血压。了解药物效应与临床疗效的特点与规律是临床药理学的基础内容。

临床药物的量效关系是临床药理学的重要规律之一。药物对机体产生效应的强弱与所给的剂量大小有关,在一定的剂量范围内,随着剂量提高,药物效应也相应增强,药物剂量与效应的关系即药物的量效关系(dose-effect relationship)。由于药物效应的特征,可以从定量与定性 2 个方面进行描述,因此可以将药物效应人为地分为量反应效应与质反应效应 2 种类型。量反应(graded response)效应指随着药物剂量或浓度增减,机体或靶器官的功能水平随之发生相应的强弱变化,这种变化可以用连续的数值来记录。例如药物对呼吸、心率、血压、血糖的影响等均为量反应效应。质反应(quantal response)效应是指预先将药物效应设定一个人为的定性观察标准,例如睡眠、中毒、死亡等,如果药物的一定剂量能够使一个个体(或生物单位,如离体器官或组织)达到观察标准即为“全”或“阳性”,否则为“无”或“阴性”,因此质反应也称全或无反应(all-or-none response)。其效应强弱可以通过记录某一剂量药物对一组个体产生阳性反应的累加阳性率来反映。

若以效应强弱为纵坐标、药物剂量或浓度为横坐标,可绘制出反映药物剂量 - 效应关系的曲线,简称量效曲线(dose-effect curve)。应当指出,多数药物的量效曲线并非呈简单的直线关系。

药物的量效关系是药效学的重要规律,如果药物效应与剂量之间存在量效依赖性,这是确定效应来自药物的最好证据。因此观察药物效应,证实药物的量效关系是开发新药的基础性工作。分析药物的量效关系特征是临床药理学的重要任务,药物的量效关系规律也是指导临床合理用药的重要依据。

第一节　量反应型量效关系

量反应型量效关系反映药物的不同剂量或浓度与量反应效应强弱的关系,药物效应的产生往往是药物与靶点或受体结合的结果。因此,量反应型量效关系本质上反映药物与受体结合并产生生物效应的基本特征。对单一个体（或生物单位）给予不同剂量的药物即可观察到量反应型量效关系。受体水平上的放射性配基结合实验和组织水平上的肌肉收缩实验都是较典型的量反应型量效关系，但在整体水平上由于干扰因素较多，量效关系往往存在一定的畸变。

一、量反应型量效关系曲线

以药物剂量（整体给药）或浓度（离体给药）为横坐标，以效应值或效应百分比为纵坐标作图，可以获得形如直方双曲线（rectangular hyperbola）的量效关系曲线；如果将药物剂量或浓度转化为对数值作图，则呈典型的对称 S 形量效关系曲线，如果再将效应转化为 logit 单位则呈直线型（图 12-1）。从图 12-1 中可以看出，当药物剂量增加到阈剂量（最小有效量）时开始出现效应，随着剂量增加效应缓慢升

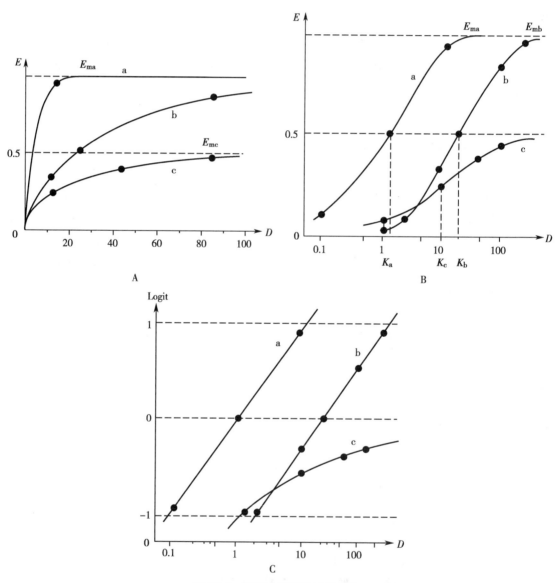

图 12-1 量反应型量效关系曲线

E 为效应，D 为剂量；a，b 为完全激动剂，c 为部分激动剂；E_{ma}，E_{mb}，E_{mc} 分别为 a，b，c 药物的 E_{max}；K_a，K_b，K_c 分别为 a，b，c 药物引起 $0.5E_{max}$ 的剂量。A. 双曲线型：D 为算术刻度；B. S 曲线型：D 为对数刻度，S 曲线型方便比较 a，b，c 药物的效价 K 与效能 E_{max}；C. 直线型（Hill 法）：D 为对数刻度，Logit 为效应率转化的 logit 单位，a，b 为平行直线，c 发生畸变，不为直线。

高（即 S 形曲线的起始段）；剂量进一步提高，出现效应的迅速提高（即 S 形曲线的中段）；剂量继续增加，药物效应的提高又变得缓慢（即 S 形曲线的末段），直到出现最大效应（E_m），此时再提高剂量，效应也无法相应提高。从量反应型量效曲线上可以衍生出一系列概念，在药理学上具有重要意义。

1. **斜率（slope）** 量效曲线在效应量的 16%~84% 区段大致呈直线，该段直线与横坐标夹角的正切值称为量效曲线的斜率。斜率大的药物当用药量微小变化时即可引起效应的明显改变。

2. **最小有效量（minimal effective dose）或最小有效浓度（minimal effective concentration）** 是指引起效应的最小药量或最低药物浓度，亦称阈剂量或阈浓度。

3. **最大效应（maximal effect, E_m）或效能（efficacy）** 在一定范围内增加药物剂量或浓度，效应强度随之增加，但当效应增强到最大时，继续增加剂量或浓度，效应不再增强，这一药理效应的极限称为最大效应，它反映药物占领受体产生效应的能力，因此也称之为效能（efficacy），是药效学的重要参数。低效能药物无论用多大剂量也不能产生足量高效能药物所产生的效应。

4. **效价强度（potency）** 是指作用性质相同的药物之间等效剂量例如达到 $0.5E_{max}$ 的剂量比较，达到等效时所用药量较小者效价强度高，而所用药量大者效价强度低。效价强度高的药物其量效关系曲线在坐标图中靠左，反之效价强度低的药物其量效关系曲线则靠右。效能和效价强度反映药物的不同性质，两者具有不同的临床意义，常用于评价同类药物中不同品种的作用特点。

5. **个体差异（individual variability）** 药理效应的个体差异普遍存在。量反应型量效曲线通常用多次实验测得的数据计算其平均值和标准差来作图。

二、量反应型量效关系的主要参数

量反应型量效曲线可以用以下参数来定量描述。

（一）半结合浓度与亲和力指数

1. **半结合浓度（median binding concentration, BC_{50}）** 是指药物与 50% 的受体结合所需的浓度，在数值上等于药物与受体结合平衡时的解离常数 K_D。BC_{50} 是衡量药物与受体亲和力（affinity）的定量参数之一，与亲和力成反比，即 BC_{50} 越小，表示药物与受体的结合越容易，即亲和力越高。

2. **亲和力指数（pD_2）** 通过对 BC_{50} 取负对数，将 BC_{50} 转化为亲和力指数（pD_2, $pD_2=-\log BC_{50}$），用亲和力指数（pD_2）衡量药物与受体的亲和力，则 pD_2 与亲和力成正比，即 pD_2 越大，药物与受体的亲和力越高。

（二）半数效应浓度与效价强度

1. **半数效应浓度（median effective concentration, EC_{50}）** 是指药物与受体结合能产生 50% 的最大效应（$0.5E_m$）的药物浓度。EC_{50} 处于 S 曲线斜率最大处，此处的剂量稍有变化，效应就会出现很大的变动，因此敏感度高、重复稳定性好。EC_{50} 是衡量药物效价强度的定量参数，EC_{50} 与效价强度成反比，EC_{50} 越小则效价强度越高，反之 EC_{50} 越大则效价强度越低。

2. **效价强度与亲和力的关系** 根据药物与受体的占领学说的假设，药物对受体的占领比与效应比相等（即 $DR/R_T=E/E_m$），则 $BC_{50}=EC_{50}$，此时 EC_{50} 与 BC_{50} 一样也可以反映药物与受体的亲和力。EC_{50} 与受体的亲和力成反比，也与效价强度成反比，表明效价强度与亲和力成正比关系。如果药物作用的受体存在大量储备受体，此时 $EC_{50} \neq BC_{50}$，用 BC_{50} 或 pD_2 就能更准确地反映药物与受体的亲和力。

（三）最大效应与内在活性

在作用于同一受体的药物中最大效应（E_m）最大者是该受体的完全激动剂，同类药物的 E_m 与其完全激动剂的最大效应（E_{max}）之比定义为内在活性（intrinsic activity，α）。

由于 E_m 或 α 的不同，可将作用于受体的药物分为受体的完全激动剂、部分激动剂和拮抗剂。$E_m \approx E_{max}$ 或 $\alpha \approx 1$ 者为受体的完全激动剂；$E_m < E_{max}$，且 α 在 0.2~0.8 者为部分激动剂，在临床上属于具有内在活性的拮抗剂；$E_m = 0$，$\alpha = 0$ 者为竞争性拮抗剂，此类药物与受体结合不会产生受体激动的效应，因此绘不出受体激动的量效曲线，但不等于拮抗剂就没有药理效应。拮抗剂的药理效应是由拮抗受体与内源性配体结合，抑制内源性配体的效应产生的。例如普萘洛尔是肾上腺素 β 受体的竞争性拮抗剂，即 $E_m = 0$ 且 $\alpha = 0$，尽管不能产生激动 β 受体的效应，但是它拮抗内源性肾上腺素激动 β 受体的效应，因此在临床上产生抗肾上腺素的药理效应。同样的道理，因为部分激动剂的内在活性低，用药后在体内可竞争性地抑制内源性完全激动剂的效应，因此在临床上部分激动剂具有拮抗剂的属性，属于具有内在活性的拮抗剂。

在临床上，一般不提倡将作用于同一受体的药物联合应用。其主要原因是作用于同一受体的两药，如果两者的内在活性相同，将其联合应用则不可能产生协同或相加的效果；如果两者的内在活性不相同，将其联合应用，则内在活性低的药物可能对内在活性高的药物产生拮抗作用。

（四）Hill 系数与剂量跨度比

1. **Hill 系数（H）**　H 是量效关系曲线经 Hill 法直线化后的曲线的斜率，也可反映 S 形量效曲线的倾斜程度。H 值还反映药物分子与受体分子的"结合当量"，H 值表示有 H 个药物分子与 1 个受体分子结合。但在整体或器官水平的研究中，Hill 系数易受实验方法、实验指标及机体反馈的影响，常无法准确反映结合当量。

2. **剂量跨度比（r）**　r 是达到 80% 的最大效应的浓度（EC_{80}）与半数效应浓度（EC_{50}）之比，与药物常用量的高 / 低剂量之比相近。

H 与 r 有关，H 较小而 r 较大者的药效随剂量而渐变，H 较大而 r 较小者的有效剂量范围窄，剂量稍有变化，药效就常突然增减，剂量较难掌握。

三、量反应型量效关系主要参数的计算

由于量效关系曲线的非线性特征，不便进行分析计算。为了计算有关药效学参数，可将量效关系曲线转化为直线，利用直线方程，求出 EC_{50}、E_m、H 等药效学参数。比较好的转化方法有 Scatchard 法及 Hill 法。由于计算软件的发展，还可通过量效关系曲线拟合求得参数，而且更为准确。

（一）Scatchard 法

本法可算出 EC_{50}（或 K_D）、E_m 和 α。

根据药动学公式：

$$E = D^H \times E_m / [D^H + (EC_{50})^H] \qquad\qquad 式（12-1）$$

令 $H = 1$，经代数运算可得：

$$E/D = E_m / EC_{50} - (1/EC_{50}) \times E \qquad\qquad 式（12-2）$$

以实测的效应（E）为 x，以效应与剂量之比（E/D）为 y 作图，可将量反应型量效关系曲线直线化，

通过线性回归可得到式（12-2）直线方程的斜率 b 和截距 a。将式（12-2）与直线方程通式 $y=a+bx$ 相比较，可得：

$$b=-1/EC_{50}, a=E_m/EC_{50} \qquad 式（12-3）$$

将 $EC_{50}=-1/b$ 代入式（12-3），则 $a=E_m\times(-b)$，由此可得到 EC_{50} 和 E_m 的计算公式：$EC_{50}=-1/b$，$E_m=-a/b$。

如已知完全激动剂的最大效应（E_{max}），由 $\alpha=E_m/E_{max}$ 则可算出该药的内在活性 α。本法适用于组织水平的量效关系分析。

（二）Hill 法

本法适用于已知 E_m，计算 H 及 EC_{50} 或 K_D。

设药物的受体结合百分率（F_B）或效应百分率（f_E），$f_B=f_E=E/E_m$，根据式（12-1）得：

$f_E=[E/E_m]=D^H/[D^H+(EC_{50})^H]$，移项整理得：

$f_E/(1-f_E)=D^H/(EC_{50})^H$，将等式两边取对数：

$$\log[f_E/(1-f_E)]=H\times\log D+H\times(-\log EC_{50}) \qquad 式（12-4）$$

以实测的效应（E）与已知的最大效应（E_m）计算 $f_E=E/E_m$，再计算 $\log[f_E/(1-f_E)]$，以 $\log D$ 为 x、$\log[f_E/(1-f_E)]$ 为 y 作图，可将量反应型量效关系曲线直线化，通过线性回归可得到式（12-4）直线方程的斜率 b 和截距 a。将式（12-4）与直线方程通式 $y=a+bx$ 相比较，可得 $b=H$、$a=H\times(-\log EC_{50})$，则计算 H 和 EC_{50} 的公式：$H=b$，$EC_{50}=\log^{-1}(-a/b)$。

由 f_E 或 f_E 转化为 $\log[f_E/(1-f_E)]$ 的过程称为 Logit 转换（对数值单位转换），是量反应型量效关系曲线直线化的合理转换。

四、量反应型量效关系的临床意义

临床药理学中要研究或评价某一新药的药临床疗效，离不开量效关系的分析。要想肯定新药物的某一药理效应，仅仅回答用药组确实有效是不够的，还要回答药物产生疗效与剂量是否存在明显的量效关系，最好还要描述该药物的量效关系有何特点及其主要药效学参数是多少。能够从量效关系上证明药物效应具有剂量依赖性是确定效应来自药物的依据之一。定量描述药物的药效学参数有利于分析药物的靶点，并指导临床合理用药。

1. **效价及效价比** 效价（potency）又称效价单位，它表示该药达到一定效应所需的剂量。例如，在生物检定中供试品的效价经测定为 15U/mg，就表示每 1mg 供试品的药效与 15U 标准品相同，也即该药达到 15U 标准品的效应所需的剂量为 1mg。效价测定是保证临床用药的等效性的重要措施之一。

效价比是同类药物的效价之比，用两药的等效量之比来反映。通常以标准品的效价比为 1，如新药产生同等效应的剂量（如 EC_{50}、IC_{50} 等）比标准品低 1 倍，则表示新药的作用更强，其效价比为 2。应当指出，效价比在两药的量效曲线基本平行时才能计算，这时无论效应高低，两药的等效量之比是恒定的常数。如两药的量效曲线不平行，则不同强度的等效量之比各不相同，这时不可计算效价比。

效价及效价比的高低仅是等效量的不同,并不能反映临床疗效的高低。例如,文献报道"某新药的效价比老药高 100 倍",其实两药的临床疗效可能是差不多的,仅仅是新药 0.5mg 的作用与老药 50mg 相当而已。

2. **效能** 效能(efficacy)是药物在足量时所能产生的最大效应,相当于 E_m,与内在活性关联,其临床意义比较重要。高效能药物如哌替啶、呋塞米等所产生的效能是低效能药物如吲哚美辛、氢氯噻嗪无论多大剂量也无法产生的。在临床上高效能药物与低效能药物的适用范围、适应证也往往不同。

3. **药效的渐变与骤变** 药效的渐变指随着剂量加大,药物效应的升高比较缓慢,其量效关系曲线比较平缓;药效的骤变指随着剂量加大,药物效应的升高比较迅速,其量效关系曲线比较陡峭。药效的渐变和骤变与量效曲线的斜率、剂量跨度比(r)及 Hill 系数有关。渐变者斜率较小、剂量跨度比(r)大、Hill 系数小,易于作出量效曲线。骤变者剂量跨度比小、Hill 系数大,剂量略有增减,药效就会突然出现或消失。这类药物的剂量效应难掌握,例如全身麻醉药、肌松药等。

4. **利用效价与亲和力的相关性判断药物的作用靶点** 如果药物的某一效应来自药物与受体或酶的结合,那么对于作用于该靶点的一系列药物而言,反映效价强度的 EC_{50} 与反映对受体亲和力的 BC_{50} 或对酶的 IC_{50} 之间必然存在相关性。换言之,如果系列同类药物的 ED_{50} 与某靶点的 BC_{50} 或 IC_{50} 存在相关性,则表明该类药物的这一效应源自对该靶点的作用。例如氨茶碱及其衍生物有松弛支气管平滑肌的效应,可用于治疗支气管哮喘,这类药物既是腺嘌呤核苷酸 A_1 受体的拮抗剂,又是磷酸二酯酶(phosphodiesterase 2,PDE_2)的抑制剂。为了判断氨茶碱类药物通过哪个靶点产生松弛支气管平滑肌的效应,测定了一系列氨茶碱衍生物对支气管平滑肌松弛的 EC_{50} 及对腺嘌呤核苷酸 A_1 受体和对 PDE_2 的 IC_{50},并将对支气管平滑肌松弛的 EC_{50} 分别与对腺嘌呤核苷酸 A_1 受体的 IC_{50} 及对 PDE_2 的 IC_{50} 进行相关性分析,发现松弛平滑肌的 EC_{50} 与对 PDE_2 的 IC_{50} 之间存在相关性,而与对腺嘌呤核苷酸 A_1 受体的 IC_{50} 没有相关性,由此可以推断,氨茶碱类药物松弛支气管平滑肌作用的主要靶点可能是 PDE_2。

第二节 质反应型量效关系

质反应型量效关系是将药物剂量与该剂量在总体中产生质反应效应的频率联系起来,反映在一个总体中药物的不同剂量产生质反应效应的概率不同,随着剂量提高,产生质反应效应的个体累加数随之增加,体现出剂量与效应的关系。由于药物的质反应效应对于单一个体而言只能观察到全或无的效应,因此质反应型量效关系必须在一个同质的群体中进行观察。

一、质反应型量效曲线

为了测定药物的不同剂量在群体中产生阳性反应的频率,要对这个群体中的每个个体给予逐步加大的剂量,测定能产生某质反应效应的最小有效剂量即阈剂量,不同个体的阈剂量不同。以阈剂量的对数值为横坐标、各个阈剂量下产生阳性反应的频率为纵坐标绘制频率分布直方图,即为质反应型量效关系的频数分布曲线,是一条钟形正态分布曲线(图 12-2A)。它反映某药物产生某质反应效应的敏感性在一个群体中呈正态分布,在很低或很高剂量才出现阳性反应的个体数量均较少,而阈剂量位于剂量范围的中间点对应的发生频率最高。

如果将纵坐标改为每个剂量对应的累计阳性反应百分率,则得到典型的对称 S 形量效关系曲线,最小效应的阳性率为 0,最大效应的阳性率为 100%。S 形曲线是对称的,其中心点的阳性率为 50%(图 12-2A)。

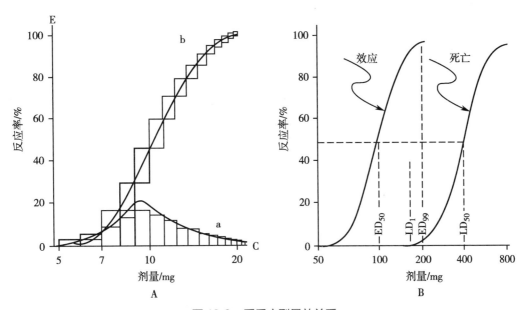

图 12-2　质反应型量效关系

A. 质反应型量效关系:a 以剂量的对数值为横坐标、各剂量下产生阳性反应频率为纵坐标绘制的频数分布曲线;b 以剂量的对数值为横坐标、各剂量对应的累计阳性反应百分率为纵坐标绘制的 S 型质反应量效关系曲线。B. 药物效应和死亡的质反应量效关系曲线:横坐标为对数刻度。

在实验中通过逐渐增加每个个体的用药剂量来确定个体产生质反应效应的阈剂量,通常是很不方便的。因此,在绝大多数研究中常将动物分为不同的剂量组,每组动物给予不同剂量的药物,记录各个剂量组产生的阳性反应百分率,即代表该剂量组的累计阳性反应百分率,由此可绘制出质反应型量效关系的 S 形曲线。

同一药物随着剂量增加,可以表现出不同性质的质反应效应。在治疗剂量范围内可以观察到该药物的质反应药理效应,高于最小中毒量则可以观察到中毒、甚至死亡的质反应效应。换言之,同一药物在不同的剂量范围可以观察到效应、中毒、死亡等不同性质的质反应效应,可以绘制出效应、中毒、死亡等不同性质的质反应型量效关系曲线(图 12-2B)。

质反应型量效关系曲线可以用来评价药物的安全性。对于同一药物,其药理效应的质反应型量效关系曲线与中毒或死亡的质反应型量效关系曲线之间的距离大小与该药物的安全性有关,两者之间的距离越大则安全性越高。

质反应型量效关系与统计学中的随机现象有密切关系,已知能使 50% 的动物产生"阳性反应"的剂量用于某一动物并不能预言其是否产生"阳性反应",只能说产生"阳性反应"的概率为 50%。当剂量增大时,质反应效应的概率(阳性率)也随着增加。

质反应型量效关系可直接用 S 形曲线分析,也可用 Probit 转化为直线分析。由于几乎所有药物的阳性率都能达到 100%,故直线分析更为常用。

二、半数有效量(ED_{50})与半数致死量(LD_{50})

能使 50% 的个体产生阳性药理效应的剂量称为半数有效量(median effective dose,ED_{50})。如以死亡为阳性标准时,则使 50% 的动物死亡的剂量称为半数致死量(median lethal dose,LD_{50}),这是反映药物毒性的一个重要的定量参数。

半数致死量(LD_{50})在数值上与平均最小致死量相近。因为每个动物可测到一个最小致死量,其分布一般是正态的;如取平均最小致死量用于一群动物,则耐受性小的动物(致死量小于平均量者)必将死亡,而耐受性大的动物则可存活,根据正态分布与平均值的关系,这两部分应各占一半。因此,最小致死量的平均值在数值上与 LD_{50} 基本相同。LD_{50} 的测定比最小致死量简便得多,其应用也更广泛。

ED_{50} 及 LD_{50} 的算法很多,其中以 Bliss 提出的 Finney 发展的"概率单位加权回归法"最为精确,虽计算繁复,但可用计算机运算。

三、质反应型量效关系的临床意义

在药物筛选时,常比较药物对动物的有效量及致死量,以进行药物安全性的量化判断。目前较常用的安全性指标有以下几种:

1. **治疗指数**(therapeutic index,TI) 在动物实验中,以药物质反应效应的半数有效量(ED_{50})比该药引起死亡的半数致死量(LD_{50})反映药物的安全性与有效性。TI 值越高即产生药效的质反应型量效关系曲线与引起死亡的质反应型量效关系曲线离得越远,药物越安全有效。

2. **安全指数**(safety index,SI) 由于量效关系曲线的斜率不同,有时 TI 相同的 2 个药物并不意味着其安全性相等。SI 描述了引起 95% 的动物有效的剂量与引起 5% 的动物死亡的剂量之间的距离,即 $SI=LD_5/ED_{95}$。

3. **可靠安全指数**(certain safety factor,CSF) 描述引起 99% 的动物有效的剂量与引起 1% 动物死亡的剂量之间的距离,即 $CSF=LD_1/ED_{99}$。

以上这些由质反应型量效关系衍生的药物安全性指标都是由动物实验测定得出的数据,一般认为对于新临床前研究具有筛选价值,对于预测药物的临床安全性只有参考价值。

4. **治疗窗** 在临床上药物的治疗窗(therapeutic window)为临床用药监护提供重要依据。治疗窗指患者血浆药物安全有效的浓度范围,通常该范围高、低限的比值为 2~3,如果 >5 则该药比较安全。同一药物在治疗要求不同时,该比值也不同。

四、2 种 S 形量效曲线的比较

质反应型及量反应型量效曲线从表面看似乎是相同的 S 形曲线,其实两者在本质上大有区别,不应相混淆,两者的主要区别详见表 12-1。

表 12-1 2 种 S 形量效曲线的比较

	量反应型 S 形曲线	质反应型 S 形曲线
曲线的理论性质	与受体动力学有关	与随机过程正态分布有关
曲线的数学性质	双曲线的 x 轴对数转化	正态累积曲线
曲线直线化方法	Logit（对数单位）	Probit（概率单位）
主要药效学参数	K_D（解离常数） EC_{50}（半数效应浓度） pD_2（亲和力指数） α（内在活性） H（Hill 系数）	ED_{50}（半数有效量） LD_{50}（半数致死量） L_{95}（95% 置信限）
统计分析	t 检验、F 检验或变异数分析（ANOVA，方差分析），必要时应采用非参数统计、角度资料统计及时间资料统计	χ^2 检验或等级序值法检验

第三节　药效学模型

药效学模型分为 2 种情况，即稳态药效学模型和非稳态药效学模型。①稳态药效学模型：在药动学稳态条件下，最常用的药效学模型有固定效应模型、线性模型、对数线性模型、最大效应模型、Sigmoid 最大效应模型。这几个相对简单的药效学模型用来描述在稳态情况下的药物浓度和效应之间的关系。②非稳态药效学模型：在非稳态情况下，血浆与效应部位的药物浓度的平衡不一定存在，且药物与作用位点（如受体）作用产生效应也需要时间，故血浆浓度和效应 - 时间过程发生分离。为了呈现非稳态条件下的药物作用时间过程的特性，需将药动学和药效学结合，首先用药动学来研究药物剂量 - 血药浓度与时间的关系即 $C\text{-}T$ 关系，其次用药效学来研究血药浓度 - 效应关系即 $C\text{-}E$ 关系，进一步将两者结合，通过 PK/PD 联合模型来建立剂量或浓度与反应时间的联系，描述某一剂量药物的效应 - 时间过程，即 $E\text{-}T$ 关系。

一、稳态药效学模型

在整体情况下，直接测定受体部位的药物浓度难度很大，但由于血中药物浓度和受体部位的药物浓度有一定相关性，故通常常用血药浓度和效应建立关系。在稳态情况下，血液中的药物浓度与作用部位的浓度达平衡状态，因此可以在不同水平稳态条件下测得稳态浓度和当时的效应，应用合适的药效学模型以揭示浓度 - 效应规律。在药动学稳态条件下，最常用的药效学模型有：

1. **固定效应模型**（fixed effect model）　也称定量效应模型，是基于 Logistic 回归分析的统计方法，将某一药物浓度和固定效应联系起来。最简单的固定效应模型是阈值效应模型，当达到或超过阈浓度（$C_{threshold}$）时就产生固定效应（E_{fixed}）。例如用庆大霉素治疗时，谷浓度 >4μg/ml 超过 10 天就可能发生耳聋。

如果 $C \geq C_{threshold}$，则 $E = E_{fixed}$。

式中，E 为可测量的效应，而 C 为可检测的药物浓度。因为阈浓度在患者中的变异较大，一定浓度出现效应的概率为人群阈浓度分布函数。例如地高辛的血浆浓度在 2.0ng/ml 时，患者有 50% 的概率可能出现地高辛中毒；血浆浓度在 4.1ng/ml 时，就有 90% 的概率可能出现地高辛中毒。

2. **线性模型**（linear model） 假定药物浓度和药物效应存在直接比例关系。

$$E=m \times C+E_0$$

式中，E 为效应，m 为 E 对 C 作直线的斜率，C 为药物浓度，E_0 代表未用药物时的基线效应。线性模型虽然具有直观性，但很少使用。

3. **对数线性模型**（log-linear model） 对数线性模型比线性模型应用广泛。

$$E=m \times \log C+b$$

式中，m、b 分别为 E 对 C 作半对数直线的斜率、截距。虽然 b 的单位是效应单位，但它是一经验常数，不具有真正的生理意义，更不是效应的基线值。对数线性模型在很多情况下应用，是最大效应模型的特例。最大效应模型在 20%~80% 范围内，E 与 C 的对数存在直线关系。

4. **最大效应模型**（E_{max}-model）

$$E = \frac{E_{max} \times C}{E_{50}+C}$$

式中，E_{max} 为可能的最大效应，E_{50} 为引起 50% 的最大效应的药物浓度。

最大效应模型描述的是很大浓度范围内的浓度 - 效应关系，为从未用药物时效应为 0 到药物浓度远超过 E_{50}（$C >> E_{50}$）时的最大效应。如果有基线效应（E_0）存在，公式可用下式表示：

$$E = E_0 + \frac{E_{max} \times C}{E_{50}+C}$$

最大效应模型中的药物抑制效应可由下式表示：

$$E = E_0 - \frac{E_{max} \times C}{E_{50}+C}$$

式中，E_0 为基线效应。假如最大效应 E_{max} 为基线效应 E_0 的完全抑制，上式可简化为：

$$E = E_0 \left(1 - \frac{C}{E_{50}+C}\right)$$

5. **Sigmoid 最大效应模型**（Sigmoid E_{max}-model） 为最大效应模型的扩展，是目前应用最广的模型。效应和浓度之间的表达式为：

$$E = \frac{E_{max} \times c^n}{E_{50}^n+c^n}$$

理论上，这种关系可能是由最大效应模型派生而来的，用来描述 n 个药物分子与 1 个反应部位之间的相互作用。然而，在大多数情况下，n 没有分子基础，仅仅是用作形状因子，以便数值拟合得更好。n 越大，效应 - 浓度半对数图的线性部分越陡，因此 n 也称斜率因子。最大效应模型可看作 Sigmoid 最大效应模型 $n=1$ 的特例。

二、非稳态药效学模型

在非稳态情况下，血浆与效应部位的药物浓度的平衡不一定存在，且药物与作用位点（如受体）作用产生效应也需要时间,故血浆浓度和效应-时间过程发生分离。在此情况下,以效应对浓度作图,并不能得 S 形曲线而得一所谓的"滞后环"。这是由于观察到的血浆浓度并不是作用部位的浓度,两者存在一定滞后。为了解释药物浓度与效应之间的分离问题,提出使用假想的效应室建立药动学/药效学联合模型(PK/PD modeling),即在传统的药动学房室模型的基础上附加一效应室(effect compartment),通过效应强度与效应室的药物浓度之间作图,解决血浆浓度和药物效应之间的分离或滞后环,也就是说药物效应的滞后是由于药物分布到效应室的滞后而引起的。

药动学研究体液中药物浓度(C)的时间(T)过程,即 C-T 关系;药效学研究药物浓度与药理作用强度(E)的关系,即 C-E 关系;PK/PD 联合模型将两者结合,建立剂量、浓度与反应之间的联系,描述和预测某一剂量药物的效应-时间过程,即 E-T 关系。PK/PD 联合模型通常用以下 4 种方式将 PK 和 PD 模型通过时间连接起来。

(一)直接联系模型与间接联系模型

血浆和作用位点之间的药物浓度不是直接联系就是间接联系。由于在非稳态条件下,血浆和作用位点之间药物浓度平衡不停地调整,因为这种再平衡涉及药物分布等过程需要消耗时间,作用位点的药物浓度可能滞后于血浆药物浓度,它们之间会出现逆时针向环。

1. 直接联系模型(direct link model)　直接联系指非稳态状况下血浆和作用部位的药物浓度之间的平衡很快发生,它们之间的药物浓度在任何时候都成比例,因此药物浓度达峰时间也是药物效应达峰时间。在这种情况下血浆药浓与药物效应没有滞后环,并可用血浆浓度与稳态状况下的药效学模型结合起来分析,例如用尼索地平(nisoldipine)的血浆药物浓度直接与血压降低的最大效应模型来描述效应-时间过程。假如药物的药动学特性具有多房室模型,效应不仅可与中央室的药物浓度相联系,也可与周边室的药物浓度相联系。

2. 间接联系模型(indirect link model)　间接联系适用于浓度-时间过程和效应-时间过程出现分离,效应对药物浓度的曲线出现逆时针向环,很可能与药物的分布滞后有关。

该模型的基本思路是利用假想的效应室作为药动学的另一房室,其中的药物浓度代表产生药物效应的浓度,进入效应室的药物很少,不影响原来的药动学参数分析,其药物的消除由一级速率常数 k_{e0} 决定,表示药物由效应室消除。

$$\mathrm{d}A_e/\mathrm{d}t = k_{1e}A_1 - k_{e0}A_e$$

式中,A_e 为效应的室药量,A_1 为中央室的药量。以 PK 模型估算出药动学参数,利用 PK/PD 联合模型估算 k_{e0} 和 PD 参数。

静脉注射一室模型的效应部位浓度的时间过程如下:

$$A_e = \left[k_{1e}X_0/(k_{e0}-k) \right] \left[e^{-k_e t} - e^{-k_e t} \right]$$

式中,k_{1e} 为药物从中央室到效应室的平衡速率常数,k_{e0} 为效应室的消除速率常数,k_e 为药物的一级消除速率常数。

(二)直接反应模型与间接反应模型

直接反应模型指药物与作用位点结合直接发生药效学的变化;间接反应模型指药物与作用位点结合后,还通过中间的生理调节因子控制药物效应。

1. 直接反应模型(direct response model)　直接反应模型是在作用部位的药物浓度和

药物效应之间直接相关,没有时间耽搁,即使有中间反应过程,作用部位的药物浓度与可观察的效应发生很快,而不影响它们之间的相关性。例如尼索地平(nisoldipine)的抗血压效应、甲基泼尼松对血糖的影响、非诺特罗(fenoterol)对心、肺功能的影响等直接联系模型都是与直接反应模型相连接的。

2. 间接反应模型(indirect response model) 间接反应模型是指药物通过影响机体的某一中间生理过程产生可观察的效应,因此间接反应也与血浆药物浓度与药物效应之间的滞后有关。如果药物作用机制已经清楚,药动学和药效学之间的联系可以分解为具有生理学意义的各个部分。

(三)软联系模型与硬联系模型

在 PK/PD 联合模型中,无论是直接反应模型还是间接反应模型,药动学和药效学数据之间的联系可通过 2 个不同的过程(软联系和硬联系)建立。

1. 软联系模型(soft link model) 在软联系模型中,以假想的效应室为基础,拟合药动学和药效学两组数据,使两部分数据吻合。测量的药动学和药效学数据都用来确定它们之间的联系,所用的信息是双向的。这种联系起缓冲作用,并可解释药动学和药效学之间的分离现象。

2. 硬联系模型(hard-link model) 在硬联系模型中,借助药动学数据和体外药效学数据将 PK 和 PD 联系起来。为了预测药效学资料,进行关于受体、酶、离子通道的亲和力的体外研究,使之与药动学数据结合起来,导致单向信息流,附加一个体外实验信息决定药动学和药效学之间的联系。

(四)时间恒定模型与时间变化模型

1. 时间恒定模型 前面的 PK/PD 联合模型都假定测量的药物浓度随时间变化,药效学参数如 E_{max}、E_{50} 等随时间变化保持恒定,因此这些模型被划分在时间恒定模型之中。

2. 时间变化模型 某些药效学参数随时间变化而变化,因此效应室的药物浓度和效应也发生变化。随时间变化的药效学需要用耐受模型或敏感模型来描述。

(1)耐受模型:与代谢或药动学的耐受相反,功能性或药效学性的耐受尽管效应部位的药物浓度恒定,但药物效应却下降,效应对浓度作图会出现一滞后环。在最大效应模型中,假如受体下调,最大效应会随时间而减低;假如受体脱敏,E_{50} 会随时间而增大。另外,功能性耐受还可以由拮抗性的活性代谢产物蓄积或负反馈机制等形成。

(2)敏感模型:与耐受模型相反,对于敏感模型,尽管效应部位的药物浓度是恒定的,但是药物效应却随时间而增加,效应对浓度作图会出现一逆钟向环。这种逆钟向环不是效应错位,而是由于生物反应机制产生的效应。

思考题　　1. 请思考药理效应与临床疗效的关系,具有肯定药理效应的药物是否一定会产生相应的临床疗效?

2. 请思考药物的量反应型量效关系与质反应型量效关系的异同点。

3. 如何观察药物的量反应型量效关系与质反应型量效关系?

4. 请思考最大效应与内在活性、效价强度与亲和力的关系。

参考文献

［1］李家泰. 临床药理学. 3 版. 北京：人民卫生出版社，2008.

［2］亚瑟·J. 阿特金森，达雷尔·R. 阿伯内西，查尔斯·E. 丹尼尔斯，等. 临床药理学原理. 2 版. 魏伟，等译. 北京：科学出版社，2008.

［3］谢海棠，黄晓晖，史军. 定量药理与新药评价. 北京：人民军医出版社，2011.

［4］张敏，方平飞. 药动学 - 药效学模型在临床合理用药的应用价值分析. 中国医院药学杂志，2017，37（09）：881-884，818.

［5］EIGENMANN M J，FRANCES N，LAVE T，et al. PKPD modeling of acquired resistance to anti-cancer drug treatment. Journal of pharmacokinetics and pharmacodynamics，2017，44（10）：617-630.

［6］YAMAZAKI S. Translational pharmacokinetic-pharmacodynamic modeling from nonclinical to clinical development：a case study of anticancer drug，crizotinib. The AAPS journal，2013，15（2）：354-366.

（许建华）

第十三章　药物的时效关系

第一节　药物的延迟药理学效应

众所周知,药物的临床疗效是药物暴露的结果,而药物暴露的水平不仅取决于暴露的强度,也取决于暴露的经时过程。药动学与药效学理论分别提供分析药物在体内的剂量(浓度)-时间关系及药物剂量(浓度)-效应关系的原理和方法。但这仍不足以全面地阐释药物的效应-时间关系,即药物效应的经时变化过程。

所谓药效的经时变化过程,就是用药后药物效应经历的一个从无到有、由小到大,继而衰减降低,最终消除的变化过程。显然,研究药物效应随浓度和时间变化的动力学过程无疑更有临床实际意义。但大多数药物的药效经时变化与其药动学研究指标——血浆药物浓度的经时变化过程相比,常常呈滞后(hysteresis)现象。滞后是指药理效应与血药浓度时间变化的不同步,当血药浓度上升时,效应却在下降,即所谓延迟药理学效应。这种延迟可能会掩盖血药浓度与效应之间的关系,所以单纯依据血药浓度的动力学过程有时难以精准地预测药物效应的经时过程。

产生延迟药理学效应的原因,首先可能是绝大多数药物的作用部位并不在血浆中,而在血管外。药物从血管内向血管外转运、直至作用部位的分布过程造成了这种药物浓度-效应的延迟关系。其次,药物的作用并不完全等同于药物的生理学效应及治疗反应。例如平喘药沙丁胺醇的药理学作用是激动β_2受体,从而产生扩张支气管平滑肌的生理效应,进而达到缓解哮喘的治疗效应。这一过程必然受到机体多种生理生化因素的影响,制约药物的治疗效应,使药效学过程变得极为复杂。

为了更客观、全面地分析和阐释药物的时效关系,近年相继提出2个新的观点,即"生物时相"观点和"生理学转换"观点。前者认为药物效应是药物作用的直接后果,效应滞后于血药浓度的基本原因在于药物由血浆到达作用部位的"生物效应室"需耗费一定时间,从而导致效应出现滞后现象;后者则认为药物通过影响内源性物质的合成或降解而产生效应。正是这些生理介质转换过程决定药物效应的经时过程。转换时间短,效应随血药浓度变化就快。如血压可以反映外周阻力及心排血量在数分钟内随抗高血压药浓度变化的情况,而华法林用药1~2日后才能产生凝血酶原复合物活性最大值。有时转换时间很长,短时间用药无法观察到效应。如阿仑膦酸盐用药数月后才能观察到骨密度的改变。这2种新观点分别较好地解答了药效滞后现象的部分原因,为临床药物的时效研究开拓新的思路和途径。

一、药物浓度 - 效应延迟

人们很早就已注意到,在很多情况下药物效应与血药浓度并不同步,而呈滞后现象,即表现为延迟药理学效应。若按照时间顺序建立其血药浓度数据和效应观测数据的关系,则可明显观察到药物浓度 - 效应延迟现象。例如,有研究人员证实,静脉注射地高辛后,在用药最初的 4 小时内血浆药物浓度持续降低,但药物对心脏作用的效应指标(左心室射血时间)却持续增高。他们对该现象的解释是,由于地高辛由血液分布到心肌组织并与靶受体结合相对较慢,从而使效应滞后于血药浓度。只有当药物在血浆 / 心肌组织中的分布达到平衡之后,即在用药后 6 小时左右,效应才与浓度呈同步相关性。

药物浓度 - 效应延迟现象亦常见于口服用药过程。例如萘普生口服用药后,游离血药浓度先升后降,而药物效应指标(平均疼痛缓解指数)与血药浓度变化并不同步,明显滞后于浓度。在药物的吸收相,镇痛效应缓慢上升,但滞后于血药浓度的上升速率;其后血药浓度下降,而效应仍持续上升,直至用药 5 小时后效应才逐渐与浓度同步(图 13-1A)。若将效应标到相应浓度的位置,可得到一个显著的逆时针滞后环(图 13-1B)。

进一步研究表明,许多药物的浓度 - 效应均呈滞后环。若药物作用为兴奋作用,即效应随浓度增加而增大时,滞后环呈逆时针方向;若药物作用为抑制作用,即效应随浓度增加而降低时,滞后环则为顺时针方向。

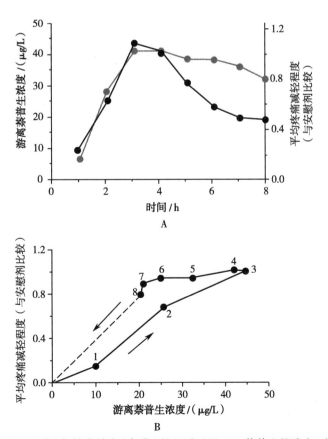

A:萘普生的血药浓度(黑线)与镇痛效应(灰线)的经时过程;B:萘普生的浓度 - 效应逆时针滞后环。

图 13-1 口服萘普生后血浆药物浓度 - 效应延迟现象

二、药物浓度 - 效应延迟的原因

可能引起药物浓度 - 效应延迟的因素有很多,既有药动学原因,也有药效学原因,尤以后者更为常见,也更为重要。

(一)药动学原因

已知多数药物的作用是在机体组织中进行的,因而药物的体内过程,尤其药物由血液向组织分布过程的延迟可以成为引起药物浓度 - 效应滞后的原因。药物的分布动力学主要取决于组织灌注量、膜通透性及组织对药物的亲和力等因素。一些脂溶性高的小分子药物可以在血流丰富的高灌注组织中迅速达到血液 / 组织分布平衡;反之,若药物的脂溶性低、分子量较大,或组织灌注低、对药物的亲和力小,达到平衡耗时较长,就会引起药物浓度 - 效应延迟。

(二)药效学原因

通常,引起药物浓度 - 效应延迟的原因多为药效学因素。这在很大程度上取决于药物所影响的系统的生理动力学,也取决于所观测的效应与药物作用的关系。一般而言,观测效应与药物作用的关系越密切,效应随血药浓度的变化就越迅速。现对常见的 3 种情况分别讨论如下。

如图 13-2 所示,药物与 A 室中的活性部位结合,且与机体其他部位相互联系。观测效应可直接与 A 室活性部位的药物相关,或与下游的 B 室或 C 室有关,并随初始作用发生变化。

假定观测效应与药物作用在同一部位,如图 13-2 都在 A 室中,则观测效应能反映即刻的药物作用,两者之间存在对应关系,此时可以不必考虑时间滞后。这种情况可见于胆碱酯酶抑制剂,此类药物通过抑制乙酰胆碱水解而提高突触介质水平。由于胆碱酯酶在体内广泛存在并能迅速达到平衡,所以在治疗中可以通过调整药物浓度来调控抑制作用的程度。但如果药物与靶位点结合紧密,所形成的复合物不易解离,则药物效应的衰减就会明显滞后于药物浓度。对此,将在下一节详尽讨论。

假若观测效应在药物作用部位(A 室)下游的 B 室或 C 室,则该效应只是间接反映药物在 A 室的初始作用。显然,后续步骤同样会对效应产生影响,且与药物本身无关。一般而言,观测效应所在的房室距离 A 室越远,效应就会越滞后,达峰时间也就越长(图 13-3)。

显然,要分析效应延迟,首先需要弄清楚血药浓度是否真实反映作用部位 A 室的药物浓度。其次必须判断观测效应所在的房室与 A 室的关系。如果观测效应后移,例如从 B 室推移到 C 室,会使延迟更加明显。但是药物在初始作用之后所发生的随后事件,有时对延迟现象的影响也会很大。如果药效学系统运行很迅速,使得效应与浓度的变化基本同步,只能在用药后短时间内观察到效应延迟,可称为药动学速率限制效应(pharmacokinetic rate-limited response)。苯二氮䓬类药

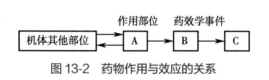

图 13-2   药物作用与效应的关系

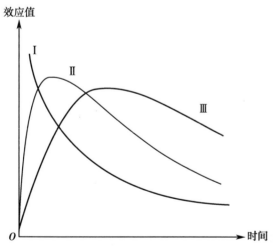

I:观测效应在作用部位 A 室;II、III:观测效应在作用部位下游的 B 室或 C 室。

图 13-3   单剂量静脉用药后观测效应的经时变化

物的中枢镇静作用即属于此类情况。在同类药物中,产生效应的时间过程虽有明显差别,但主要取决于药物的 $t_{1/2}$ 等药动学特征。相对而言,许多药物的延迟属于药效学速率限制效应(pharmacodynamic rate-limited response)。即此类延迟现象应当归因于机体内源性物质或系统的转换。对此,将在下一节中详尽讨论。

三、生物时相与药物浓度 - 效应延迟

为分析药物效应延迟的内在原因,进一步阐释药物浓度 - 效应之间的经时过程,Segre 首先提出"生物时相房室"的概念,较好地解释了去甲肾上腺素的升压效应明显滞后于血药浓度的现象。其后,Hull 等及 Sheiner 等分别将"生物时相房室"引入药动学及药效学模型,将其作为"效应室"(effect compartment)将血药浓度与效应联系起来(图 13-4)。用这种方法分析那些血药浓度向活性部位分布缓慢、效应产生滞后的药物(如神经肌肉阻滞剂等的血药浓度 - 效应延迟现象)取得了理想的效果。

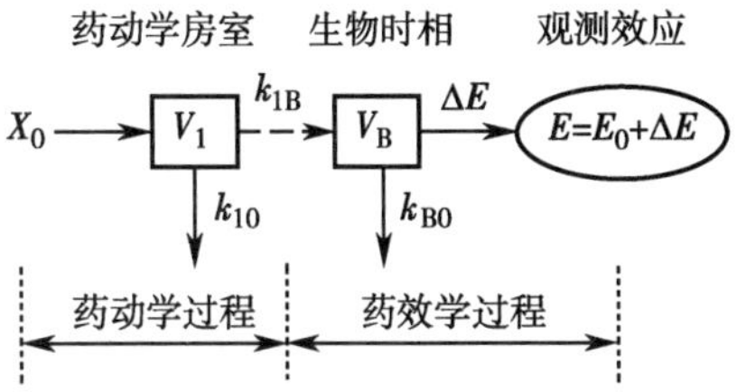

药物呈单室药动学特征,给予 X_0 剂量后,一级消除速率常数为 k_{10}。血药浓度与生物时相相关联,但两室间无大量药物转移,故 k_{1B} 非独立的参数,以虚线表示。生物时相的药物浓度变化与观测效应(E)之间的过程由 ΔE 转导。效应的基础值为 E_0,E 的经时过程由 k_{B0} 决定。

图 13-4 具有生物时相的药动学 / 药效学模型

根据模型,药动学房室(V_1)中药量(X_1)的经时变化为:

$$dX_1/dt = -k_{10}X_1 \qquad \text{式(13-1)}$$

而药物在生物时相的经时变化可用下式表达:

$$dX_B/dt = k_{1B}X_1 - k_{B0}X_B \qquad \text{式(13-2)}$$

因为在一般情况下 $k_{10} \neq k_{B0}$,经过拉普拉斯变换,即可得到描述生物时相药量(X_B)经时变化的表达式:

$$X_B = \frac{X_0 k_{1B}}{(k_{B0}-k_{10})}(e^{-k_{10}t}-e^{-k_{B0}t}) \qquad \text{式(13-3)}$$

当达到平衡状态时,设定 $k_{1B}X_1 = k_{B0}X_B$,则此时 $k_{1B} = k_{B0}$,故生物时相的药物浓度(C_B)可用下式描述:

$$C_B = \frac{X_0 k_{B0}}{V_1(k_{B0}-k_{10})}(e^{-k_{10}t}-e^{-k_{B0}t}) \qquad \text{式(13-4)}$$

假定进出作用部位的药物均为一级动力学,不涉及主动转运系统,且药物效应仅取决于该部位的游离药物浓度,则在达到稳态水平时,血药浓度与效应部位的药物浓度呈正相关。在这种情况下,即可应用评估生物时相的药物浓度参数如 EC_{50} 等来预测血药浓度可能产生的药物效应。

生物时相的概念用于分析药物浓度 - 效应延迟现象,既有一定的生理学依据,又具较好的可操作性,因而得到广泛重视和应用。但应指出,由于被观测的药物效应可以通过各种方法测量获取,效应可能是直接的,也可能是间接的,甚至是多个效应的综合表现。因此,在分析结果时应十分慎重。现以解热镇痛药布洛芬为例予以说明。

如图 13-5 所示,儿童口服单剂量(6mg/kg)布洛芬后,药物效应(体温平均下降值)与浓度呈明显的滞后。给药初期,药物浓度很高而药效很弱。当浓度降至 15mg/kg 时,效应达到峰值。对此现象不难

理解。布洛芬通过影响脑部的体温调节系统产生解热作用,药物虽可以在短时间内进入脑部并达到最大效应,但机体的体温及热量变化是机体产热率和失热率的差值。所以即使机体产热已不断减少,但体内热量散失及体温改变仍需一定时间才能表现出来,因此体温降低应在药物效应峰值之后才会表现出来。

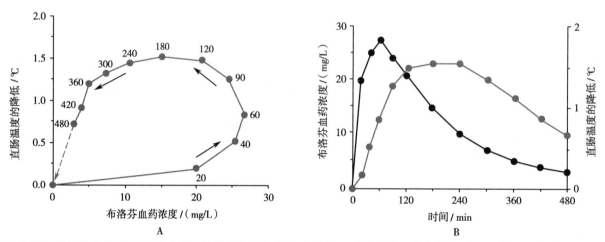

A:血药浓度与效应的滞后环(各点所标的数据为取样时间,分钟);B:布洛芬的血药浓度(黑线)及体温下降值(灰线)。

图 13-5　布洛芬口服的药物效应 - 浓度时程变化

四、生物时相在药效学模型中的应用

前文介绍了若干常用的药效学模型。在这些经典的药效学模型中引入生物时相的概念,可以更好地描述药物浓度 - 效应的经时变化过程。

(一)线性模型

若药物效应的改变(ΔE)直接与生物时相的药物浓度(C_B)呈线性关系,则生物时相的药物浓度与 ΔE 有以下关系:

$$\Delta E = \beta C_B \qquad\qquad 式(13-5)$$

所以,生物时相的药物浓度 C_B 与效应 E 可用下式表达:

$$E = E_0 + \beta C_B \qquad\qquad 式(13-6)$$

式中,E_0 为观测效应的基础值;β 为常数,它决定效应在 E_0 基础上的增或减的变化。应用线性模型,已成功地分析了奎尼丁的药物浓度与观测效应(Q-T 间期改变)的时程关系。该模型也被用于阐释 N- 乙酰胆碱类药物的浓度与降血压及交感神经阻滞效应的时程关系,并间接证实该药的降血压效应是其阻滞交感神经的作用所致的。

但应当指出,线性模型仅在药物浓度或效应很有限的范围内才适用,因为药物浓度与效应呈线性关系的范围通常较为狭窄。

(二)E_{max} 模型

通常,药物浓度和效应之间呈双曲线型关系,即在未用药时没有效应;用药后,随着药物浓度增加,效应相应增大;当浓度超过 EC_{50} 时,效应增大幅度渐次降低,直至稳定在最大效应(E_{max})。因此,E_{max} 模

型的应用更为广泛。

将生物时相的概念引入 E_{max} 模型后,生物时相的药物浓度 C_B 与 ΔE 具以下关系:

$$\Delta E = \frac{E_{max}}{(EC_{50}+C_B)}$$ 式(13-7)

从生理学角度来讲,E_{max} 模型在一定程度上是成立的。在应用该模型时,虽然有时 E_{max} 可提示干预何种受体或酶的活性,EC_{50} 值也往往与药物亲和力极为相似,但在多数情况下却无法确定 E_{max} 及 EC_{50} 值的生理学意义,研究结果只是对实际生理状况的简化处理而已。

同时还应指出,在选用上述 2 种模型时,通常应依据所得到的数据特征而不是单靠理论判断。因此,获得一定数量的有效数据至关重要。例如研究人员在分析 N- 乙酰普鲁卡因胺延长 Q-T 间期的结果时,对 4 例患者的数据拟合,用线性模型较好;但当分析例数增至 6 例时,用 E_{max} 模型拟合更为理想。

(三)S 形 E_{max} 模型

对某些药物,例如分析 α- 筒箭毒碱的生物时相浓度与其骨骼肌松弛效应的时程关系时,应用 S 形 E_{max} 模型可以得到更佳的拟合。此时,生物时相的药物浓度 C_B 与 ΔE 具有如下关系:

$$\Delta E = \frac{E_{max}}{(EC_{50}^n+C_B^n)}C_B^n$$ 式(13-8)

式中,ΔE 的范围从肌肉功能正常到肌肉完全麻痹($E_{max}=1$);n 为 Hill 系数,它使药物浓度和效应关系呈 S 形曲线且决定曲线的斜率。当 $n=1$ 时,式(13-8)即为式(13-7)。所以,最大效应模型是 S 形 E_{max} 模型的特例。

Wagner 首先提出应用该模型分析药物浓度与药理效应之间的关系。由于很多药物的浓度 - 效应关系呈 S 形,所以本模型的应用较多,拟合效果也较为理想。

五、生物时相的药物浓度与效应关系的改变

前文所讨论的内容都基于一个前提,即生物时相的药物浓度与效应之间的关系是固定的,不会随时间发生变化。但实际情况并非完全如此,在特定条件下有些药物的浓度 - 效应关系会发生改变,从而导致药物出现药理学耐受性或药理学致敏性。

(一)药理学耐受性

生物时相的药物浓度 - 效应关系的改变可以表现为药物出现药理学耐受性,即生物时相的药物浓度保持不变,药效强度仍逐渐降低。可卡因的心血管效应及欣快效应就存在这种耐受性。可卡因以适当剂量静脉注射,继以指数衰减速率静脉滴注用药,使可卡因在血浆中及生物时相的药物浓度相对稳定。结果发现,可卡因用药后心率先快后慢,经过约 31 分钟的 $t_{1/2}$ 后,增快的心率便从峰值降至仅相当于峰值 1/3 的平台期;血压的变化与心率相似,也是先升后降。可卡因导致的欣快症状也有类似情况,但下降到基线所需的时间约为 66 分钟。

关于药理学耐受性的形成机制,目前虽尚未完全阐明,但一般认为这是由于药物生成代谢产物,而后者可能对药物活性具有拮抗作用,从而导致前体药物的效应受到影响所致。

(二)药理学致敏性

生物时相的药物浓度与效应关系的改变还能表现为药物出现药理学致敏性,即维持生物时相的药

物浓度不变,药物反应强度仍持续增高。常见案例有长时间服用 β 受体拮抗剂突然停药时患者会出现症状"反跳"。这是由于长期使用 β 受体拮抗剂使 β 受体数目"上调",突然停药后上调受体减少的时间滞后于药物的清除,因而导致机体对正常水平的儿茶酚胺产生剧烈反应。

第二节　药物的生理动力学与时间过程

已知许多药物是通过影响机体正常的内源性物质或介质发挥作用的。例如口服抗凝血药通过抑制某些凝血因子的合成而起作用;调血脂药通过抑制胆固醇等物质的摄入而起作用;促尿酸排泄药通过增加肾清除率降低尿酸水平等。在这些情况下,观测效应往往并不能直接反映药物的真实效果。因为观测效应仅与内源性物质的浓度有关,而药物的直接作用是增大或降低内源性物质的生成或消除速率。实际上,许多药物效应 - 浓度延迟现象正是由于内源性物质或介质转换引起的,尤其那些滞后时间较长的案例,更是如此。

为了深入阐释药物浓度 - 效应的经时过程,尤其是当药物作用涉及内源性生理介质或需要通过分析生理介质浓度来评估机体功能时,就必须了解介质的生理动力学,以阐明介质转换过程及其与药物效应的关系。

一、药物反应中的转换概念

机体许多成分的量虽在一定时间内相对恒定,但也并不是静止不变的。实际上它们经常被替换或处于快速合成的过程之中,称为转换(turnover)。机体的各种组分如血浆蛋白、激素、酶、电解质、水分等物质都存在转换过程。

转换现象表明,机体内源性物质乃至机体本身均处于动态平衡之中,即生成速率与消除速率相等。该速率称为转换速率(turnover rate, R_t),但转换速率尚不能充分反映转换过程的快慢。因此,有必要将转换速率与物质或介质的存在量相联系,称为池容量(pool size, A_{ss})。

转换速率 R_t 与池容量 A_{ss} 之比为转换速率分数(fractional turnover rate, K_t),即:

$$K_t = R_t / A_{ss} \qquad\qquad 式(13-9)$$

另一个评估转换的参数为转换时间(turnover time, T_t)。T_t 是指摄入容量池物质总量所需的时间。由于新进入池中的物质会不断被池中原有的物质所混合,要完全更新容量池所有物质需无限长时间。所以,转换时间的确切定义是指摄入与原池中等量物质所需的时间,即:

$$T_t = A_{ss} / R_t \qquad\qquad 式(13-10)$$

因此,转换时间与转换速率两者之间的关系为:

$$T_t = 1/K_t \qquad\qquad 式(13-11)$$

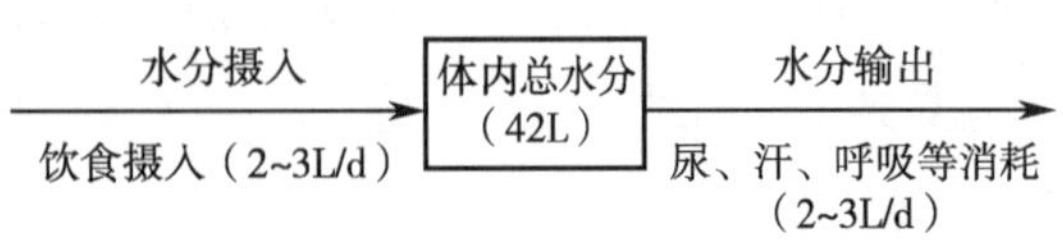

本文所述的摄入是指容量池中合成的或由其他部位转运来的物质,或这 2 种方式兼有。现以体内总水分为例,予以说明(图 13-6)。

图 13-6　体内总水分转换示意图

根据图 13-6 中的数据,由上述公式即可求算出体内水分的转换值为转换速率 =2.5L/d、转换速率分数 =6%/d、转换时间 =16.8 日。

应当指出,物质的摄入和输出可能涉及多个途径。如体内水分可通过饮水、进食等途径摄入,而输出则可通过排便、出汗、呼吸等途径。许多体内物质的容量池可以通过反馈机制调节,保持恒定,以维持内环境稳定。例如体内水分需保持恒定。在干旱的环境下水分丧失增加,摄水也要相应增多,以补充额外的损失。若在极端的条件下无法及时得到补充,会出现转换速率分数增大,转换时间延长以补偿,但池容量可保持基本不变。

但体内也有些成分在转换速率改变时池容量也会发生变化,而转换速率分数和转换时间不变,从而导致物质浓度发生变化。例如体内的胆固醇是由机体合成及由食物中摄取的,调血脂药有些可以降低胆固醇合成,如辛伐他汀;有的则可减少胆固醇摄取,如依折麦布。在这些案例中,物质的转换速率和池容量都会发生变化。

药物可以通过加快或减慢物质的合成或降解速率而改变物质的水平。现以华法林抑制体内的凝血酶原复合物合成为例予以说明。通常,体内各凝血因子的含量相对恒定,等于其合成速率与降解速率之差。当系统处于稳定状态时,合成速率与降解速率相等。华法林用药后使合成过程受到抑制,而对降解过程的影响不大。此时,凝血因子含量下降,而且下降速率取决于合成受阻程度及降解速率。实验表明,华法林用药后,初始可以使合成几乎完全被阻断。其后,在 48 小时内凝血酶原复合物的活性呈指数下降。随着华法林的血浆(肝脏)浓度下降,对合成的抑制作用减弱,凝血酶原复合物浓度回升,最终恢复正常水平。实验还表明,即使将华法林的剂量增大 1 倍,也并不会影响凝血酶原复合物的降解速率(图 13-7)。

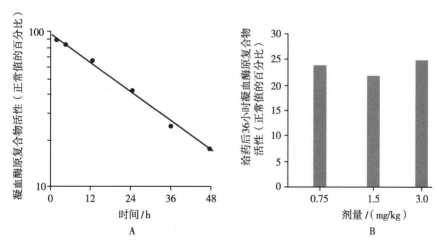

A:华法林(1.5mg/kg)口服用药后 48 小时内凝血酶原复合物活性的变化;B:华法林以不同剂量给药对凝血酶原复合物降解的影响。

图 13-7　口服华法林对凝血酶原复合物的影响

二、生理学转换过程对药物效应的影响

通常,多数药物介导的效应是通过影响介质的生成或消除来间接介导这些效应的。生理介质转换的经时过程即介质的生理动力学,往往会成为药物效应的限速步骤。因此,深入分析介质转换的生理动力学有助于阐释药物浓度 - 效应延迟的原因。

如图 13-8 所示,假定药物的观测效应由内源性物质介导,药物通过干预介质的生成或清除来介导效应。该模型可以解释药物起效不但滞后于血药浓度,甚至可能会滞后于药物到达其药理作用位点所需要的时间。

若介质(M)产生率(P)为零级速率过程,介质消除为一级速率过程,则介质质量平衡式为:

$$dM/dt=P-k_eM \tag{13-12}$$

式中,k_e 为介质的一级消除速率常数,它决定达到药物最初效果的速率。药物通过改变 P 或 k_e 的初始值而发挥作用。

在此,我们仍以口服抗凝血药华法林为例进行说明。临床上常通过测定血浆活性凝血酶原复合物的凝血时间延长监测华法林的药理效应。已知该复合物是由凝血因子Ⅱ、Ⅶ、Ⅸ和Ⅹ组成的,并可不断地合成和降解。华法林口服用药后,血药浓度 - 效应曲线呈显著的滞后现象。一般需要在血药浓度达到峰值的 1~2 日后,药物效应才能达到最高值。已知华法林是通过抑制肝脏凝血酶原复合物的合成发挥作用的。它属于亲脂性的小分子化合物,可以迅速进入血流丰富的肝脏组织而很快产生作用,使凝血酶原复合物的活性下降。但实际上这个过程极为缓慢,这与其降解速率有关。由于复合物的半衰期为 1~2 日,所以需数天时间凝血酶原才会明显降低(图 13-9)。其后,随着药物浓度不断降低,复合物合成受抑制程度逐渐减弱,凝血酶原复合物的活性持续升高并逐渐恢复正常。恢复过程虽受多种因素影响,但主要取决于复合物的半衰期。

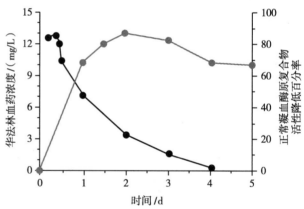

黑线:华法林的血药浓度;灰线:血浆凝血酶原复合物的活性降低。

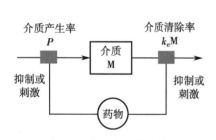

图 13-8　生理介质转换模型　　　　图 13-9　华法林的血药浓度 - 效应经时过程

一般来讲,决定观测效应恢复至正常水平所需时间的原因可能是药动学因素,也可能是药效学因素,这取决于两者的速率,速率较慢者通常就成了过程的限速因素。这可通过另外 2 个口服抗凝血药醋硝香豆素及苯丙香豆素得以证实(图 13-10)。此两药的作用机制与华法林相同,但药动学有较大的差异,其中醋硝香豆素的 $t_{1/2}$ 仅 15 小时。当药物产生最大效应时(24 小时),药物基本已被消除。在此后的 3 日内,凝血因子活性恢复至正常水平的过程是由所观测的凝血因子的恢复所决定的。相反,苯丙香豆素的 $t_{1/2}$ 长达 6 日。虽然两药产生最大效应所需的时间相近,都是由活性凝血因子的分解速率常数决定的,但苯丙香豆素要恢复到正常水平却缓慢得多,约需 2 周。因此,药物活性恢复过程的限速因素是药动学原因。

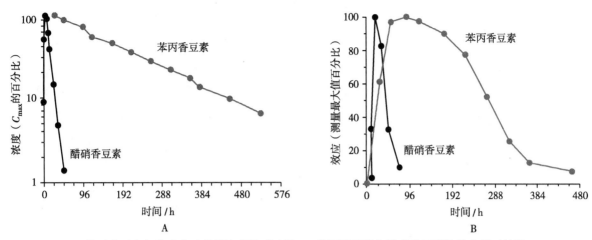

A：苯丙香豆素和醋硝香豆素的浓度经时过程；B：苯丙香豆素和醋硝香豆素的效应经时过程。

图13-10　苯丙香豆素及醋硝香豆素的血药浓度 - 效应经时过程

除华法林外，还有许多常用药物的效应都涉及生理介质转换过程，并因此导致药物浓度 - 效应经时变化发生延迟。这些药物包括 β 受体拮抗剂、支气管扩张药、利尿药、糖皮质激素、非甾体抗炎药及干扰素等。在分析此类效应时，可以在式（13-12）中加入一个扰动函数（f_e），通过 f_e 将华法林对凝血因子合成的抑制程度 P 与血药浓度联系起来。

$$dM/dt = P \cdot f_e - k_e M \qquad\qquad 式（13-13）$$

事实上，任何一个用于描述药物效应的药效学模型均可被视为扰动函数。至于选用何种模型，则应根据药物作用机制及所获得的数据具体分析。以选用 E_{max} 模型为例，若药物对生理介质的产生或消除具有抑制作用，则扰动函数如下：

$$f_e = 1 - \frac{E_{max} C_B}{EC_{50} + C_B} \qquad\qquad 式（13-14）$$

若药物具有刺激作用时，扰动函数则为：

$$f_e = 1 + \frac{E_{max} C_B}{EC_{50} + C_B} \qquad\qquad 式（13-15）$$

第三节　药物疗效的时间依赖性

一、药物效应的起效时间

用药之后，尽管不同药物的效应会有千差万别，并会随时间推移和浓度变化而不断改变。但只要药物浓度在作用部位达到某一临界值，效应超出其阈值，即可认为药物开始起效。药物起效时间受多种药动学、药效学因素的影响，但主要是由各药物自身的剂量 - 浓度 - 效应关系的特征决定的。

药物起效之后，效应会由小到大、由弱到强，直至达到其最大效应（E_{max}）。但对多数药物而言，效应增加并不是一个直线上升的过程，而呈 S 形曲线。图13-11 给出典型的血药浓度 - 效应强度的经时

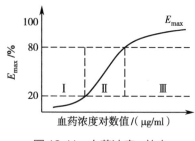

图 13-11　血药浓度 - 效应
强度经时变化过程

变化曲线。为了方便分析,可以将曲线划分为 3 个区段。在区段 I（达到 20% E_{max} 之前）范围内,效应增大相对缓慢,效应强度与血药浓度成正比;在区段 II（20%~80% E_{max}）范围内,效应增大对浓度变化较敏感,效应强度与浓度的对数成正比;在区段 III（达到 80% E_{max} 之后）范围内,效应增大对浓度变化不敏感,效应强度增加缓慢,直至趋近于 E_{max}。由此可见,虽然增大用药剂量可以缩短药物起效时间,但因存在诸多潜在风险,临床上并不多用,也不提倡。

二、药物效应的持续时间

对于那些效应与作用位于同一部位,且药动学为效应的限速因素的药物,由于药物暴露 - 效应关系密切,不存在延迟现象,所以只要作用部位的药物浓度超过最小有效浓度（C_{min}）,药物效应就会持续呈现。从药物起效开始到浓度下降至 C_{min} 所需要的时间即为效应持续时间（t_D）。对于呈一室模型的药物,静脉用药后其 C_{min} 及 t_D 可以下公式求算:

$$C_{min} = \frac{X_0}{V_1}e^{-k_e t_D}$$ 式（13-16）

式中,X_0 为给药剂量,V_1 为分布容积,k_e 为一级消除速率常数。则 t_D 为:

$$t_D = \frac{1}{k_e}\ln\left(\frac{X_0}{C_{min}V_1}\right)$$ 式（13-17）

由式（13-17）可知,若剂量增大 1 倍为 $2X_0$,经过 1 个 $t_{1/2}$ 后,药量降一半为 X_0,其后作用持续时间为 t_D,所以药物作用的总持续时间为 $t_{1/2}+t_D$。可见,药物剂量加倍,作用持续时间并不会加倍而是仅增加 1 个 $t_{1/2}$。如肌松药琥珀胆碱以 0.5mg/kg 静脉注射,t_D 为 6 分钟;剂量加倍至 1mg/kg 时,t_D 为 10 分钟。所增加的 4 分钟恰是琥珀胆碱的 $t_{1/2}$。

通过增大剂量试图延长药物效应时间的方法同样是不可取的,因为这样做可能会有很大的风险。尤其是对于那些半衰期短、治疗窗窄的药物,更是如此。

三、药物效应衰减的经时过程

停药之后,药物效应必然会随药物的消除逐渐衰减。对于快反应系统,由于药物能够迅速地分布到靶部位并引起内源性物质快速转换,效应衰减过程的限速步骤多为药动学因素。此类药物在消除相的效应随浓度下降而衰减。对于慢反应系统,由于效应系统本身响应迟缓,限速步骤为药效学因素,效应衰减滞后于浓度下降。但应指出,即使在慢反应系统中,如果药动学过程远慢于药效学过程,则其限速步骤仍为药动学因素。

（一）药动学限速性效应衰减

若药物效应系统响应迅速,浓度 - 效应关系密切,则效应的衰减过程及持续时间取决于药物从作用部位的消除速率及清除量。但是,同一药物的消除速率并非固定不变,而是会随着衰减在浓度 - 效应曲线中所处的位置不同而有显著性差异（图 13-11）。与效应上升阶段相反,效应衰减开始于区段 III 的 E_{max} 水平。在该区段内,尽管药物浓度下降很快,但效应衰减缓慢。待效应降至 80% E_{max} 以下的区段 II 范围

后,效应衰减随时间呈线性迅速下降,并有以下关系:

$$E=a+b\ln C \qquad 式(13\text{-}18)$$

式中,a 为截距,b 为斜率。在该区段中,效应衰减的速率取决于曲线的斜率 b 及药物的半衰期。最后,当药物效应强度降至 $20\% E_{max}$ 以下的区段Ⅰ时,效应衰减与浓度降低同步进行,随浓度降低而衰减。

神经肌肉阻滞剂琥珀胆碱效应衰减的经时过程即属于这类衰减模式。如图 13-12 所示,本品以 0.5mg/kg 静脉用药后,肌松作用的起效时间约存在 1 分钟的延迟,这可能是由于药物从注射部位到达神经肌肉接头处需耗费一定时间所致。一旦作用部位达到预期的最高浓度,即迅速产生最大效应并维持约 2 分钟。其后,药物很快被水解,效应随之迅速降低。在效应衰减期的区段Ⅱ,即在 $20\%\sim80\% E_{max}$ 范围内,效应以 22%/min 的速率迅速下降。由于本品的 $t_{1/2}$ 很短(约 3.5 分钟),且浓度-效应曲线的斜率 b 较为陡峻,所以效应随浓度变化很快。停药后,患者在短时间内即可恢复正常。正是这一特点奠定了本品在麻醉中的地位。

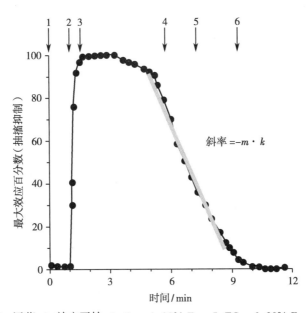

1:用药;2:效应开始;3:E_{max};4:$80\% E_{max}$;5:EC_{50};6:$20\% E_{max}$。

图 13-12　琥珀胆碱(0.5mg/kg i. v.)效应衰减(抽搐抑制)的经时变化

(二)药效学限速性效应衰减

在很多情况下,药物效应的衰减会滞后于药物浓度的降低,是由于药效学限速过程引起的。如若药物与靶受体或酶的结合时间短暂,而重新合成则需要较长时间,就会出现这种情况。例如阿司匹林的抗血栓作用即为药效学限速性效应衰减。阿司匹林的半衰期很短,约 15 分钟,用药后 2 小时就几乎完全被水解消除,而其代谢物水杨酸并无抗血栓活性,但阿司匹林的抗血小板活性却能维持数天。这是因为阿司匹林通过乙酰化前列腺素环氧合酶,迅速且不可逆性地抑制血小板凝集,抑制血栓素 B_2 合成,从而阻抑血栓素 B_2 促进血小板黏附的凝血作用。由于血小板细胞的转换速率缓慢,即使阿司匹林已被消除,血栓素 B_2 合成及血小板黏附活性尚需相当长的时间才能恢复正常水平。所以,阿司匹林的抗血栓效应衰减十分缓慢,较血药浓度降低滞后近 100 倍。故药物活性可以维持数天之久。

类似情况亦可见于质子泵抑制剂奥美拉唑。本品口服吸收迅速,1 小时内即可达到血药浓度峰值。

其半衰期很短（<1 小时），代谢物无抗酸活性。奥美拉唑用药后可使胃酸迅速降低，且需数天才能恢复到正常水平。现已证实，本品可以与胃壁细胞质子泵受体以共价键结合，使泵失活。由于结合物解离缓慢，而新受体生成需要一定时间，所以即使体内已无法检测出奥美拉唑时，其效应仍能维持较长时间。

药效学限速性效应衰减模式不仅会影响药物效应衰减过程，也可能影响药品不良反应的经时过程。例如抗肿瘤药紫杉醇的常见不良反应为白细胞减少，单剂量给药后，紫杉醇在 2 日内即可完全消除，但其所造成的白细胞减少却需在 3 周后才能恢复正常水平。这是因为成熟的白细胞在生长期，尤其是分裂期容易被紫杉醇破坏，需要较长时间才能生成足够的白细胞，使其数量达到正常水平。

四、累积药物效应与治疗风险 / 生存比

前面我们主要探讨了药物效应的经时过程，这些分析对于阐释药物效应的时间机制及影响因素无疑有极大的助益。但这种分析有时存在一定的局限性，难以全面反映药物的真实临床疗效，也无法提供临床用药指导的相关信息。因为在很多情况下，药物作用并不完全等同于它所能产生的临床治疗效果；而且被选择用于观测的效应指标也往往只能反映药物疗效的某一个侧面，而非全部。

药物疗效是指药物的治疗作用所产生的临床终端效果。对疗效的评价，除需对该药物已被公认的、统一的效应指标进行评估外，尚应对患者的累积药物效应、治疗风险 / 生存比等进行全面评估。

（一）累积药物效应

到目前为止，我们的讨论主要涉及单剂量用药后药物效应的经时变化。但在临床药物治疗中，通常必须重复多次用药方能奏效，药物产生的效应必然与此前用药剂量的累积效应有关。

在有些情况下，同样的药物剂量单次用药与分次用药所产生的效应会有很大差异。例如速效利尿药呋塞米具很强的排 Na^+ 利尿作用，本品给予接近最大排 Na^+ 效应（180mmol/L）的剂量 120mg 后，血药浓度约为 6mg/L，远高于 EC_{50}（1.5mg/L）水平，排 Na^+ 效应接近 E_{max}（图 13-13）。若将 120mg 的剂量等分成 3 份，于 12 小时内分 3 次服用，每次用药后的血药浓度虽仅为单次给药时的 1/3，但排 Na^+ 效果却相近。结果显示，单次给药的总排 Na^+ 量为 400mmol，而分次用药的总排 Na^+ 量为 600mmol。出现这种现象的原因是单次给药的效应被限制在 E_{max} 水平。尽管 2 种给药方案的总剂量及 AUC 相等，但显然分次给药的效果更好。

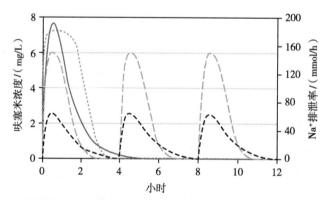

图 13-13 呋塞米的血药浓度 - 排 Na$^+$ 效应 - 时间关系

如果药物效应是可逆性的,就有可能出现临床反应与累积药物效应相关的情况,并可能发生用药方案依赖性。理论上,这种情况应当常见。但由于药物临床反应差异大,且有众多干扰因素,使之被掩盖,难以观察识别。相反,若药物效应是不可逆性的,治疗的临床效果虽也与累积药物效应相关,但不会观察到用药方案依赖性。

(二)治疗风险 / 生存的经时变化

对于许多药物的临床反应,可以用事件加以描述。在这里,"事件"可以是指一次脑卒中、心肌梗死、症状发作等,也可以是指死亡。一个事件发生与否及发生的时间可以用生存函数模型表述。"生存"一词虽常与死亡事件相关,但在此处被广义地用于表示所关注的事件不发生的可能性。

治疗风险 / 生存评估方法可用于描述药物的药动学 / 药效学作用与事件的风险及发生之间的关系。假设在时间 t_i 之后的 t_j 时间点观察患者某一事件发生与否,则事件的瞬间风险 $h(t)$ 应为时间、剂量等因素 X 的函数。

$$h(t)=f(B, X)　　　　式(13-19)$$

式中,B 为系列参数。随时间变化的某些潜在协变量使事件的发生呈多种变数,如脑卒中事件中的血压水平、心肌梗死事件中的血脂浓度等。这些事件发生的概率不仅与风险大小有关,也与患者暴露于危险因素的时间有关。当危险因素为持续性时,累积风险和事件发生的可能性相关。所以,从时间 0 到 t 的持续风险 $H(t)$ 为:

$$H(t)=\int_0^t h(t)=\beta_0 t　　　　式(13-20)$$

式中,β_0 为事件的即时风险。则从时间 0 到 t 的生存率 P_{sur} 为:

$$P_{sur}(t)=\exp[-H(t)]　　　　式(13-21)$$

而事件在时间 t_{i-1} 到 t_i 间隔之间发生的概率 P_{drop} 为:

$$P_{drop}(t_i-t_{i-1})=1-\exp[-H(t_i)-H(t_{i-1})]　　　　式(13-22)$$

应用风险函数描述事件发生风险的经时变化,可以综合分析药物的药动学、药物效应及其他危险因素对药物临床效果的影响,从而为临床用药提供更准确、更全面的信息。

思考题　　1. 可能引起药物浓度 - 效应延迟的因素有哪些?试举例说明。

2. 何谓"药动学限速性效应衰减""药效学限速性效应衰减"?试各举一例说明。

3. 简述经典的药效学模型结合生物时相的概念、用以描述药物浓度 - 效应的经时变化过程的几种主要模型及其特点和适用范围。

参考文献

[1] MALCOLM ROWLAND, THOMAS N. TOZER. 临床药代动力学与药效动力学. 4 版. 陈东生, 黄璞, 主译. 北京:人民卫生出版社, 2012.

[2] 亚瑟·J. 阿特金森, 达雷尔·R. 阿伯内西, 查尔斯·E. 丹尼尔斯, 等. 临床药理学原理. 2 版. 魏伟, 等译. 北京:科学出版社, 2008.

［3］李俊. 临床药理学. 6 版. 北京: 人民卫生出版社, 2018.

［4］KELLEY M T, WALSON P D, EDGE J H, et al. Pharmacokinetics and pharmacodynamics of ibuprofen isomers and acetaminophen in febrile children. Clinical pharmacology & therapeutics, 1992, 52（2）: 181-189.

［5］NAGASHIMA R, O'REILLY R A, LEVY G. Kinetics of pharmacologic effects in man: the anticoagulant action of warfarin. Clinical pharmacology & therapeutics, 1968, 10（1）: 22-35.

［6］JÄHNCHEN E, MEINERTZ T, GILFRICH H J, et al. The enantiomers of phenprocoumon: Pharmacodynamic and pharmacokinetic studies. Clinical pharmacology & therapeutics, 1976, 20（3）: 342-349.

（**吕雄文**）

第十四章　药物的生物标志

第一节　药物的生物标志概述

生物标志(biomarker)是近年来随着免疫学和分子生物学技术发展而提出的一类与细胞生长增殖有关的标志物。生物标志是生物学介质中可以检测到的细胞、生物化学或分子改变,测定这些信号指标可表征生物样品中结构和功能的异常变化。生物学介质包括各种体液(如血液、尿液)、粪便、组织、细胞、头发、呼气等。从功能上来讲,生物标志可分为接触(暴露)生物标志(biomarker of exposure)、效应生物标志(biomarker of effect)和易感性生物标志(biomarker of susceptibility)。

生物标志是一种可以客观地测量和评价正常的生物学过程、致病过程,或对治疗干预的药理学反应的指标。生物标志可以是一种生理、病理、解剖特征,或者是与正常或异常的生物学功能或过程相关的某一方面的测量。典型的生物标志是通过实验(如血脂中的低密度脂蛋白等)或仪器(如血压计)测量取得的。多数生物标志一般不作为药物临床试验的主要疗效指标,但生物标志可以用于治疗前临床试验纳入患者的选择指标,治疗后生物标志的变化有时可预测或确定试验药物相关的安全问题或揭示药理作用特点。生物标志可以帮助减少药物开发中的不确定性,提供预测药物性能的可量化的评价,有时还可以对药物剂量选择提供指导;但有时生物标志可以预测疾病的转归和药物的最终获益,此时生物标志可以作为药物临床试验中的替代指标来评价药物的有效性。

第二节　生物标志的鉴别与评价

长期以来人们致力于生物标志(biomarker)的研究,它是转化医学和个体化用药的核心内容之一,尤其对一些慢性、严重疾病如癌症、代谢性疾病、心脑血管疾病、遗传病、自身免疫病、病毒感染等方面的生物标志研究更有实际意义,目前虽取得明显进展,但与解决临床实际问题的差距仍较大。有效生物标志研究的目的是能够早期诊断、早期治疗,做到科学合理、安全有效用药。研究涉及生物标志的多个方面,如诊断性生物标志、预后性生物标志、疗效性生物标志、不良反应预测性生物标志、研究性生物标志等,尤其是生物标志与临床实际结果之间的相关性研究意义重大,日趋活跃。

一、生物标志的鉴别

1. 所选择的生物标志必须具有一定的特异性。

2. 所选择的生物标志必须具有足够的灵敏度,即所选的标志物水平与外接触水平(exposure level)疾病修饰治疗要有剂量-反应关系,在无害效应接触水平下仍能维持这种关系。

3. 所选择的生物标志分析的重复性及个体差异都在可接受的范围内。

4. 所选择的生物标志要有足够的稳定性,便于样品的运送、保存、分析。

二、生物标志的评价

在一种新的标志物被用于临床实践前需要对其进行验证。在验证研究中,使用高质量的病例样本进行前瞻性研究设计很重要。另外,为将研究终点引入生物标志验证前的特异性、敏感性和预测价值评估,还需要有充足的样本量。其中,接受术后辅助化疗者可能成为生物标志验证中的最佳受试者,这是因为可从这些患者中收集到大量肿瘤样本。

生物标志的使用可以以一种重要的方式帮助临床研究者。生物标志作为纳入标准,可以用来找出危险人群,得到一个具有较高发生率的人群,从而可以减少受试者数目和缩短试验时间,进而确定疗效。当生物标志反映预期干预的生物学基础时,这个策略是最有价值的。例如终末期肾病、晚期心力衰竭或高钙评分均与升高的心血管事件有关。然而,如果干预措施没有对病因相关的生物标志进行干预,那么在高发生率人群使用这种生物标志也可能是徒劳的。剂量使用不当通常会影响临床试验。

在Ⅰ期或Ⅱ期临床研究中,使用恰当选择的生物标志可以预示在临床终点试验中正确剂量的合理选择。以肿瘤的生物标志为例,可被分为以下3组(表14-1)。

表 14-1　肿瘤的生物标志分类

种类	用途
已知有效的生物标志	已基本上被科学组织接受用于预测临床转归:HER2(曲妥珠单抗),EGFR突变(EGFR-TKI),EGFR、KRA5突变(西妥昔单抗),BRCA1/2突变,缺失(PARP抑制剂),EMI4-ALK(ALK抑制剂),Mamma Print,Oncotype(化疗)
可能有效的生物标志	可能有预测价值,但尚未重复或得到广泛接受:UGT1A1/28/6(伊立替康),胞苷脱氨酶(吉西他滨)
探索性生物标志	得到初始鉴定数据支持:基因组学或蛋白质组学预测因子(单一基因:ERCC1、RRM1、MSH2、TS;详尽分析:基因/蛋白质标志)

第三节　生物标志的应用

对于疾病研究,生物标志一般是指可供客观测定和评价的一个普通生理或病理或治疗过程中的某种特征性的生化指标,通过对它的测定可以获知机体当前所处的生物学过程中的进程。检查一种疾病特异性的生物标志对于疾病的鉴定、早期诊断及预防、治疗过程中的监控可能起到帮助作用,寻找和发现有价值的生物标志已经成为目前临床研究的一个热点。1994 年提出蛋白质组学（proteomic）的概念，随后发展的定量蛋白质组学（quantitative proteomic）便是检测正常与疾病状态下组织表达的全部蛋白质在量上的差别，其中蛋白质定量技术也成为发现生物标志的重要途径。

一、肿瘤的生物标志

肿瘤的早期发现和诊断对肿瘤的预防和治疗至关重要。目前图像诊断（包括 CT、磁共振）、化学诊断（血清学和免疫学）及细胞学与组织学诊断是肿瘤诊断的三大支柱，而后两者均以肿瘤的生物标志为主要或辅助观察指标。现已发现有肿瘤抗原、激素、受体、酶与同工酶、癌基因与抗癌基因及其产物等 100 余种肿瘤标志，目前临床常用的肿瘤标志有 20 多种。肿瘤标志（tumour marker）在诊断肿瘤、检测肿瘤复发与转移、判断疗效和预后及人群普查等方面都有较高的实用价值，而且在肿瘤的发生和发展机制研究中也具有重要作用。肿瘤标志除用于肿瘤的诊断外，也可以其为靶标，进行肿瘤的靶向治疗及免疫治疗。

自 1848 年 Henry Bence Jones 发现本周（Bence-Jones）蛋白可作为诊断多发性骨髓瘤的指标以来，在以后的一段较长的时期内由于没有理想的测定方法，对肿瘤标志的研究和应用进展不太。直到 20 世纪 60—80 年代由于免疫学、生物化学、分子生物学及其相应技术，特别是单克隆抗体技术的发展，促使肿瘤生物标志的研究和应用进入一个崭新的时代，发现了许多肿瘤标志。肿瘤标志的发展可分为 3 个阶段：第一阶段为 1963 年 Abelve 发现甲胎蛋白（α-fetoprotein，AFP）可用于肝细胞癌的诊断，其后 Gold 和 Freedman 从结肠癌组织中发现癌胚抗原（carcinoembryonic antigen，CEA）。自此以后，肿瘤抗原在肿瘤的诊断中开始引人注目。第二阶段为 1975 年以后由于单克隆抗体的应用，特别是一些与肿瘤有关的糖链抗原，又出现一批可用于临床诊断的标志物，如 CA 系列的单抗、CA19、CA125 等。第三阶段为 1980 年 Cooper Weinbery 和 Bishop 发现癌基因，这将肿瘤标志研究提高到基因水平。肿瘤标志是 1978 年 Herberman 在美国 NCI 召开的人类免疫及肿瘤免疫诊断会上提出的，次年在英国第七届肿瘤发生生物学和医学会议上被大家确认，并公开开始引用，已成为肿瘤学中的一个重要的新学科、新领域。

目前我国肿瘤标志研究和应用现状如下：

（一）肝癌的肿瘤标志

在我国，AFP 和 CEA 测定已广泛应用于临床。由于我国的肝癌发病率较高，对于 AFP 的研究和临床应用及肝癌普查起步较早，一直保持世界领先水平。近年来，我国学者进一步研究 AFP 异质体与肝癌发生的关系，发现其对肝癌的早期诊断、鉴别诊断、病情监测和高危人群普查均有较高的应用价值，如 AFP、AFP 异质体检查与 B 超检查结合，可使小肝癌的诊断率提高到 97.5%。此外，对肝癌的酶学标志进行深入研究的结果表明，γ- 谷氨酰转移酶（γ-GT）、谷胱甘肽硫转移酶（GST）和脱 -γ- 羟基凝血酶原（DCP）等有较好的诊断价值，其中以 γ-GT 和 GST 的敏感性和特异性最佳，对于小肝癌及 AFP 阴性肝癌的诊断有重要意义。我国学者还研究了血清肝癌特异性蛋白和 α-L- 岩藻糖苷酶与肝癌的关系，发现这些标志物对肝癌有一定的诊断价值，并已从实验研究进入临床应用阶段。

（二）肺癌的肿瘤标志

近年来，肺癌的发病率和死亡率在不断增长，为了提高诊治水平，人们希望找到一种可靠的肺癌标志物。神经元特异性烯醇化酶（NSE）是目前公认的特异性较强的小细胞肺癌标志物，国内已纯化得到

NSE 的纯品,制备出相应的单克隆抗体,建立了测定血清 NSE 含量的 BA-ELISA 法,并应用于临床。但对非小细胞肺癌还未发现有较理想的标志物。近年来,我们研究了谷胱甘肽硫转移酶 - π（GST-π），GST-π 在鳞癌和腺癌中的表达阳性率分别为 94% 和 70.5%，但在小细胞肺癌中的表达很低。因此，GST-π 和 NSE 可作为不同病理类型肺癌鉴别诊断的重要检测指标。

（三）消化道癌的肿瘤标志

目前应用抗胃癌的单克隆抗体（Mc）测定胃癌患者血清中的相关抗原特异性免疫复合物（IC）取得较好的结果，已用于胃癌和食管癌的血清学诊断。还选择了糖蛋白或糖脂类型抗原 5 种不同抗原决定簇的抗消化道癌的单克隆抗体，用免疫印迹法对胃良性疾病（胃炎）和胃癌患者的胃液、粪便和血清中的相关抗原进行测定，发现胃癌患者的血清抗原检测阳性率最高。国内也对 GST 在消化道肿瘤中的表达进行研究，一般认为由于血小板和红细胞也释放 GST-π，从而影响血清中的 GST-π 水平测定。应用改进的放射免疫测定血清中的 GST-π 含量，其灵敏度、特异性和诊断符合率分别为 73%、88% 和 79%。此外，近年来我国学者将从国外引进的 CA50、CA242 等糖类抗原肿瘤标志用于检测胰腺癌、胆囊癌有很高的阳性率，对结直肠癌、肝癌等也有较满意的诊断效果。

（四）放射免疫显像

用放射性同位素标记肿瘤特异性抗体进行放射免疫显像，为肿瘤的诊断和治疗开辟新途径，尤其是在外科手术中可以应用这些放射性肿瘤标志抗体确定肿瘤的部位，便于手术治疗。目前放射免疫显像在人卵巢癌、子宫内膜癌、结肠癌和乳腺癌等临床应用方面均有明显进展。在导向治疗中，国内有学者报道以 I- 抗人铁蛋白抗体经肝动脉导管治疗 41 例不能切除的肝癌，13 例癌肿显著缩小并获得手术切除。还有学者以抗肿瘤药氟尿嘧啶等与抗 AFP-IgG 联合治疗 21 例肝癌，病灶缩小者占 28.5%，AFP 下降者占 52%。用肿瘤标志的抗体进行放射免疫显像和导向治疗已显示出诱人的前景。

（五）肿瘤标志基础研究

目前着重于用分子生物学、基因工程和生物化学等技术研究肿瘤标志与癌变的关系，尤其是癌前标志的研究。由于单克隆抗体技术的发展，可用单抗确定各种糖链抗原（包括糖蛋白和糖脂类抗原），因其能特异性地识别一个表位，所以特异性高，对癌前病变研究具有重要意义。此外，糖链抗原与细胞识别集中系统及细胞信号转导系统有关，因此在癌变的发生和发展过程中起重要作用。有些糖链抗原中的糖链是一些黏附分子的配基，与肿瘤转移密切相关，可作为肿瘤转移的标志物。由于癌是基因性疾病，癌基因与抗癌基因突变及调控失常均可促使癌变，各种致癌因素可诱发癌基因激活和抗癌基因失活及其基因产物表达异常，并参与癌变的全过程，因此癌基因和抗癌基因与癌变的关系已成为肿瘤研究的热点之一。目前国内还对癌基因和抗癌基因及其产物（如 ras 基因及其产物、p53 基因与 p53 蛋白）在结直肠癌、肺癌、乳腺癌中的表达进行研究，显示出它们在临床诊断和癌变研究中有一定的意义。此外，对微卫星不稳定状态、基因错配、细胞凋亡等与肿瘤发生的关系也进行了研究，为肿瘤的早期发现和早期诊断打下基础。对于与肿瘤转移有关的标志物，如卵黏蛋白（MUCI）、组织多肽抗原（TPA）、基质金属蛋白酶（MMP）及其抑制剂（TIMP）、肿瘤转移基因 nm23 及其蛋白产物及肿瘤耐药的有关标志物如 MDR1、MRP、LRP 及 GST-π 等也进行了研究并开始应用于临床。综上所述，目前国内的肿瘤标志研究范围从各种常见癌扩展到多种软组织肉瘤、癌前病变；从单纯着眼于癌细胞扩展到间质血管组织与癌组织发生的关系；从肿瘤抗原扩展到各种激素、细胞因子与癌发生和发展的自分泌、旁分泌作用；再有，肿瘤标志开始应用于肿瘤免疫治疗的研究,特别是以诱发细胞免疫的特异性抗原为疫苗进行肿瘤特异性主动免疫及以肿瘤标志为靶标的导向治疗均取得明显进展。在肿瘤标志测定技术方面也有新发展,应用分子杂交、原位杂交及 PCR 技术检测癌基因、抗癌基因及肿瘤相关抗原的基因异常表达,使肿瘤标志测定从分子水平发展到基因水平。此外,免疫、生化所测定的样品也从血液标本扩展到粪便标本等。

二、血液病的生物标志

血液病是危害人类身心健康的重大疾病。近年来,由于对血液病的生物学特性认识的进步、新药物的应用及支持治疗的加强,血液病的治疗疗效有了较大提高。但血液病的诊疗仍具有治疗策略选择多、治疗周期长和合并症多、风险大等特点。因此,加强对血液病治疗有指导意义的生物标志研发、建立血液病治疗的预警预测体系对于指导血液病的合理治疗、提高治疗的安全性和有效性具有重要意义。

(一)对治疗有指导意义的生物标志建立

规范化治疗的推广能从整体上迅速提高疾病的治疗水平,而规范化治疗应建立在对治疗有指导意义的生物标志基础上,而非仅仅停留在经验层面。精确的诊断分层和危险度评估、基于循证医学和临床试验进展的优化治疗策略选择、及时的疗效监测和治疗方案调整可以构成一个完善的诊疗体系,只有如此,规范化治疗的推广才能具有可操作性。以急性早幼粒细胞白血病(APL)为例,我们知道其诊断基础是形态学,通过细胞形态可以诊断为急性髓细胞性白血病(AML)-M3;但只有结合染色体/荧光原位杂交(FISH)分析 t(15;17)异位、PCR 检测 PML/RAR 仪融合基因等生物标志,才能诊断为 APL 并进行靶向治疗。在诱导化疗时代,APL 是最为凶险的一种白血病,其容易并发弥散性血管内凝血(DIC)等凝血系统异常,早期病死率高达 30%,初次治疗完全缓解(CR)率不足 70%;而随着全反式维 A 酸和砷剂等靶向药物的应用,APL 的完全缓解率可在 90%~100%,早期病死率降低为 5%~10%。结合实时定量 PCR 监测疗效和规范的巩固治疗,APL 患者的 5 年无病生存率由原来的 35%~45% 上升为 80%~90%,成为第 1 个通过非移植手段可治愈的白血病;而且由于良好的生物标志和靶向治疗体系的建立和推广应用,全国省级乃至市级医院的 APL 有效诊疗率均可超过 80%。除 APL 外,生物标志对规范其他 AML 的诊疗也具有重要意义,通过形态学(M)、免疫学(I)、细胞遗传学(C)、分子遗传学(M)检查构成的 MICM 体系进行诊断分层,不仅可用以估计患者的治疗预后,更重要的是使低危患者选择风险低而不降低效果的治疗方式,如对于存在 NPM1 突变的正常染色体核型低危组患者,应采用高剂量阿糖胞苷巩固化疗或自体造血干细胞移植(auto-HSCT);也能使高危患者尽快选择疗效好但具有一定风险的治疗方式,如存在 FLT3-ITD 基因突变的高危组患者尽早进行异基因造血干细胞移植(allo-HSCT),而不因等待而丧失治疗机会,从而更好地提高患者的总生存率。

(二)对治疗有指导意义的生物标志研发

在规范诊断和优化策略选择指导下的个体化治疗才是提高疗效的关键,个体化治疗的实现则有赖于生物标志的研发与应用。以慢性粒细胞白血病(CML)为例,通过生物标志可以将 CML 的分子靶向药物治疗效果分为完全血液学反应、主要细胞遗传学反应、部分细胞遗传学反应、完全细胞遗传学反应、主要分子生物学反应、完全细胞生物学反应 6 个层次,其中 Q-PCR 和 FISH 探针检测 BCR/ABL 融合基因以其高灵敏度和快速检测成为分层的主要手段。通过持续的定时评估,如果在预计的服药时间未达到治疗效果或进一步恶化,则通过点突变检测和基因测序等技术进一步分析耐药的原因,并及时给予第二代酪氨酸激酶分子靶向药物等有针对性地分层治疗。而如果 CML 由慢性期进入加速期,研究表明 allo-HSCT 优于分子靶向药物,应作为首选。

与成人相比,儿童白血病的治疗方案更重视生物标志,特别是微小残留病灶(MRD)的动态监测和治疗调整。以儿童急性淋巴细胞白血病(ALL)为例,常在初次诱导后的第 15 和第 42 天检测骨髓中的 MRD 水平用以指导治疗。第 15 天 MRD<0.01% 的患者接受再诱导的强度稍低;MRD>1% 需要接受新一轮强化诱导缓解治疗;如果标危 ALL 患者在第 42 天 MRD>1% 则适合在首次缓解后进行 HSCT 治疗。通过完善的动态监测体系和及时的治疗策略调整,2~10 岁的儿童 ALL 获得 90% 的长期生存率。临床试验中 15~19 岁的青少年 ALL 患者采用儿童治疗方案的 7 年总生存率达到 67%,而同期的成人方案组仅为 46%,从侧面进一步证明动态监测的优越性。

三、阿尔茨海默病的生物标志

阿尔茨海默病(Alzheimer's disease, AD,又称老年性痴呆)是中枢神经系统常见的一种进行性神经退行性疾病,其临床症状主要表现为进行性记忆力减退、认知功能下降、精神行为异常等,最终带来极高的致死率和致残率。虽然距 1907 年首次描述 AD 至今已有 100 多年的时间,而且近年来对 AD 的复杂的发病机制已经有了深入了解,但其确切的病因和发病机制目前仍不清楚,一般认为 AD 为多因子影响的综合病症,患者的年龄和家族史为最大的致病危险因素。AD 起病隐匿、进展缓慢,病理上以细胞外的老年斑(senile plaque, SP)和细胞内的神经原纤维缠结(neurofibrillary tangle, NTF)为主要特征。现在研究认为,AD 的发病进程经历症状前 AD、轻度认知功能障碍(mild cognitive impairment, MCI)而逐步发展为 AD。鉴于 AD 的病理的复杂性,目前尚无明确、特异性、可靠的实验室诊断方法,难以进行早期临床诊断,同时也影响 AD 的治疗研究。在 AD 患者出现痴呆之前作出准确诊断并进行治疗是目前面临的主要挑战,所以研究重点是 AD 早期(MCI 阶段)或极早期(症状前 AD)的诊断和治疗。建立 AD 的早期诊断方法具有极其重要的医学和伦理学价值,同时 AD 的早期诊断方法有助于监测药物治疗效果。因此,寻找和发展灵敏度高、特异性强的 AD 生物标志及早期临床诊断方法迫在眉睫。

（一）脑脊液中的生物标志

脑脊液(cerebrospinal fluid, CSF)直接与脑细胞间隙相连,因此脑细胞的生化变化可通过对脑脊液的分析直接反映出来,是最理想的检测标本。脑脊液中与 SP 和 NTF 密切相关的生物标志主要是 Aβ40、Aβ42、t-tau(total tau)、p-tau(phospho-tau)等,已经有很多文献证实它们具有很高的临床应用价值。

1. **脑脊液中的 Aβ40 和 Aβ42 水平**　β 淀粉样蛋白(Aβ)是淀粉样前体蛋白(APP)经蛋白酶水解后产生的物质,是形成 SP 的主要蛋白,主要有 2 种形式,一种是由 40 个氨基酸残基组成的蛋白片段,称为 Aβ40;另一种是由 42~43 个氨基酸残基组成的蛋白片段,称为 Aβ42。研究发现,Aβ42 相对于 Aβ40 具有更强的聚集能力及更易形成 SP。目前已有大量研究报道相似的结论,例如对早期 AD 患者脑脊液中的 Aβ42、MCI 患者脑脊液中的 Aβ42 进行定量检测,结果均表明脑脊液中的 Aβ42 定量检测有助于 AD 的早期诊断。研究证实脑脊液中的 Aβ42 能够预测老年妇女的认知能力下降程度。多数实验结果显示,AD 患者脑脊液中的 Aβ42 浓度相对于对照组降低 50% 左右,并且区分 AD 患者与对照组的特异性为 42%~88%、灵敏度为 72%~100%。脑脊液中的 Aβ42 水平降低的原因目前还不十分清楚,但可能与 Aβ42 的可溶性强，易于聚集成 SP 沉积于脑内有关。对包括 AD、克-雅病、路易体痴呆、额颞叶痴呆及正常压力脑积水在内的 106 名患者及其正常对照组脑脊液中的 t-tau 蛋白和 Aβ40、Aβ42 进行定量分析，结果发现 Aβ42 水平在所有痴呆类型中都降低。这就表明，虽然脑脊液中的 Aβ42 可以区分 AD 患者与其对照组，然而 Aβ42 水平降低并不能辨别 AD 患者和其他脑内具有 Aβ 沉积的疾病。在 Aβ40、Aβ42 2 项指标的联合诊断方面也有一定的进展。AD 患者脑脊液中的 Aβ40/Aβ42 比值较对照组明显升高，这 2 项指标的联合应用对 AD 的早期诊断更有意义。经过研究也有类似的结论，认为检测 Aβ42/Aβ40 比值比检测原始浓度更具临床价值，并且更进一步证实 Aβ42/Aβ40 比值在预测 MCI 发展为 AD 方面比 Aβ42 更加有效。近来有研究对脑脊液中的 5 种 Aβ 水平（Aβ37、Aβ38、Aβ39、Aβ40 和 Aβ42）进行检测报道，对 MCI 患者及其对照组脑脊液中的 Aβ 水平进行为期 4~6 年的跟踪研究，结果发现脑脊液中的 Aβ 水平预测 MCI 患者发展为 AD 患者的灵敏度为 91%、特异性为 64%，并且随着跟踪研究时间延长，特异性可增加到 94%。这些实验结果与早期研究认为可溶性 Aβ 比老年斑或不溶性 Aβ 更有意义是一致的。

2. 脑脊液中的 t-tau 和 p-tau 水平　tau 蛋白稳定神经元细胞，起到骨架的作用。若 tau 蛋白被异常磷酸化或糖基化，则极易形成双螺旋纤维丝，进而形成 NTF，其为 AD 的主要病理特征之一。对于脑脊液中 tau 蛋白升高的报道最早见于 1993 年，AD 患者脑脊液中的 t-tau 平均比对照组高 2~3 倍。虽然在发病早期就存在 t-tau 升高，但 t-tau 升高水平与疾病进程无关，单独使用 t-tau 检测作为诊断标准缺乏足够的特异性。对包括 AD、克-雅病、路易体痴呆、额颞叶痴呆及正常压力脑积水在内的 106 名患者及其正常对照组脑脊液中的 t-tau 蛋白进行定量分析，结果发现除正常压力脑积水外，t-tau 蛋白在所有患者中都反常地增高，因此其不能作为区分患者痴呆类型的标志物。p-tau 是形成 NTF 的主要物质，已有 ELISA 方法可以对 5 个磷酸化位点进行检测。有研究发现，脑脊液中的 p-tau231 鉴别 AD 和其他神经系统疾病的灵敏度为 85%、特异性为 97%。通过对 p-tau199 和 p-tau181 的检测也可以得到类似的实验结果。对 AD 和血管性痴呆患者脑脊液中的 t-tau、p-tau199 和 p-tau181 水平进行研究，结果显示这 3 种标志物在 AD 患者中明显高于血管性痴呆及健康对照组，但在区分 AD 患者和血管性痴呆方面，t-tau、p-tau199 的特异性则比 p-tau181 更强。对家族性 AD 及其对照组脑脊液中的 t-tau、p-tau181 水平进行比较，研究结果表明两者水平升高是症状前 AD 的灵敏指标。有研究证实，p-tau 可鉴定 MCI 患者中潜在的 AD 患者。对于非特异性脑损伤如急性脑卒中，p-tau 含量不会如 t-tau 一般升高，这更说明 p-tau 对 NTF 形成的特异性，作为 AD 和其他疾病的鉴别诊断，p-tau 有更高的灵敏度和特异性。

3. 脑脊液中的 Aβ42 和 tau 联合分析　联合分析脑脊液中的 Aβ42 降低及 tau 升高 2 种指标能够显著提高 AD 诊断的特异性。实验结果证实，Aβ42 水平降低、Aβ42 和 tau 蛋白联合检测能够预测健康人群中的认知功能下降。对经尸检确诊的痴呆患者及其对照组脑脊液样本中的 Aβ42、t-tau、p-tau（181P）水平进行检测。实验结果表明，应用 Aβ42、t-tau 模型区分 AD 患者和其他痴呆及对照组的灵敏度为 90%、特异性为 89%；应用 p-tau（181P）和 Aβ42 模型区分 AD 患者和其他痴呆的灵敏度为 80%、特异性为 93%。近来有研究报道，Aβ42 和 t-tau 联合检测在区分 AD 患者方面的灵敏度可以达到 85.29%，在区分对照组方面的特异性可以达到 96.77%。为了比较不同年龄的 AD 患者及其对照组脑脊液中的 Aβ42、t-tau 和 p-tau181 水平，AD 组和对照组均分为年轻组（1~8 年）的纵向研究。研究结果表明，在 AD 极早期，同样存在与后期相同的脑脊液生物标志改变特征；脑脊液中的 Aβ42 水平结合神经影像学可以增加临床诊断的可信度;脑脊液中的 tau/Aβ42 比值在预测 AD 方面显示出可喜的前景。对正常压力脑水肿(iNPH)患者、AD 患者及对照组脑脊液中的 t-tau、p-tau(181P)及 Aβ42 进行检测。实验结果发现,t-tau 在 iNPH 患者中显著增高,在 AD 患者中明显增高,而 Aβ42 在两者中都降低;p-tau(181P)在 AD 患者中显著增高,但在 iNPH 患者中则无明显变化,故而认为 p-tau(181P)单独或与 t-tau 结合在区分 AD 患者和 iNPH 患者方面具有重要作用。检测脑脊液中的 Aβ42、tau、p-tau(181P),并用磁共振技术分析相应样本的内侧颞叶,以比较两者在 AD 诊断上的一致性。结果发现,脑脊液标志物和磁共振成像在诊断方面没有相关性,但均有助于 AD 的诊断。在缺乏内侧颞叶数据的情况下,脑脊液生物标志分析是最灵敏的方法,尤其是在早发型 AD 患者的诊断方面。为了解以脑脊液中的生物标志监测 AD 治疗药物临床试验疗效的可行性,进行经乙酰胆碱酯酶抑制剂治疗 6 个月期间 AD 患者脑脊液中的 Aβ42、t-tau、p-tau(181P)水平的稳定性研究,6 个月内患者脑脊液中的标志物浓度非常稳定,显示这些生物标志可用以监测诸如分泌酶抑制剂、Aβ 免疫治疗和 tau 磷酸化抑制剂等药物的治疗效果。

（二）血浆中的生物标志

相对于脑脊液,研究血液中的 AD 生物标志的文献近年来明显增多,主要集中在血浆、血清和循环细胞中的生物标志研究方面。

1. 血浆中的 Aβ40 和 Aβ42 水平　尽管 Aβ 水平在血浆中的浓度约为在脑脊液中的 1%,但仍然可以借助 ELISA 方法对其进行分析。分析 78 例 AD 患者和 61 例对照者血浆中的 Aβ40,发现 AD 患者组的 Aβ40 水平显著高于对照组,证实在晚发 AD 家系中同样存在与早发 AD 家系中相似的因常染色体突变引起的血浆中的 Aβ 水平升高。然而大多数研究表明,AD 患者组和对照组的血浆 Aβ40 或 Aβ42 水平并无显著性差异,不具备早期诊断 AD 的价值。有研究发现,血浆中的 Aβ 水平受年龄及外周和中枢神经系统血管危险因素的影响,一项横向分析(cross-sectional analysis)表明,在扣除上述影响因素后,血浆中的 Aβ40、Aβ42 难以预测正常人群的 AD 发病风险,与 AD 之间仅具有弱相关,因此血浆中的 Aβ 水平不能作为有效的 AD 生化标记。然而纵向研究发现,血浆中的 Aβ42 水平升高可作为 AD 患病的危险因子。有研究证实,Aβ42 水平在家族性 AD 患者的血浆中升高,随着疾病进程出现降低现象,因此 Aβ42 水平的变化要早于临床症状的发生。血浆中的 Aβ40、Aβ42 及 C 反应蛋白水平与 AD 患者的认知功能下降程度有关。对女性 AD 患者血浆中的 Aβ 和细胞因子水平进行研究,结果发现随着疾病的发展进程,患者血浆中的 Aβ42 水平呈现降低趋势,Aβ42 水平与细胞因子之间无相关性。研究高发 AD 的老年男性血浆中的 Aβ40、Aβ42 水平,结果表明 Aβ40 的降低与发病风险相关,Aβ42 水平与 AD 发病风险则无明显的相关性。有研究认为,Aβ42 水平升高大大增加发生 AD 的风险,很有可能导致 AD 的发生。某些形式 Aβ 水平的降低可能反映 Aβ 在脑内区室化分布的结果。然而另一项研究表明,应用血浆中的 Aβ 水平作为 AD 的生物标志是不可行的,这大概是由于 Aβ 与血浆中的膜蛋白或其他物质结合而致。这些颇有争议的研究结果预示血浆中的 Aβ 水平是否具有临床价值还有待进一步研究。

2. 血小板中的 APP 异构体比值　大量研究表明,APP 异构体蛋白在 AD 的发病过程中起重要作用,其降解产生的 Aβ 聚合体可以损伤突触和神经元。在外周细胞中,血小板由于其表达 APP 异构体的浓度与脑细胞相当,从而受到广泛关注。研究发现,血小板中 APP 异构体蛋白的代谢变化与 AD 相关。在血小板中,完整的 APP 将被加工成分子量分别为 130、110 和 106kDa 的 3 种异构体,高分子量(130kDa)和低分子量(110 和 106kDa 之和)的比例称为 APP 异构体比值,在 AD 患者中此比值下降且与疾病严重程度相关,敏感性和特异性在 80%~95%,是评价疾病进程和治疗效果的理想标志物。虽然 APP 异构体比值被认为是理想的生物标志,但其测定方法由于技术上的局限性及不适于高通量检测,与血浆中的 Aβ 水平研究相比,该研究较少受人青睐。

四、心血管疾病的生物标志

"生物标志"一词在心血管疾病中被普遍提及,实验室研究人员通常致力于研究在基础科学研究时已经产生兴趣的一个特定的分子。基于此,科学家通常希望测试这个感兴趣的分子是否与一种条件、预后或结果相关。

胆固醇就是这样的一个例子,在 20 世纪初的动物研究中被发现,在 20 世纪后半叶,多项研究证实血清胆固醇是动脉粥样硬化的相关危险因素。

组学技术的出现开辟了生物标志研究的新纪元,标志着生物标志研究"公正"方法的出现。基因组学、蛋白质组学、代谢组学、脂质组学在这一领域都开启了新的前景。然而,新的生物学路径和潜在治疗靶点的提出都需要相当严格的解释和验证。就这一点而言,单核苷酸多态性分析的研究很少,现今的研究方法如全基因组扫描已经取得一些新的病理生理学的见解。单基因性状也可以确定新的生物标志或治疗靶点。如人类枯草溶菌素转化酶 9 (PCSK9) 为一个通用的治疗靶点,来源于对常染色体显性遗传性高胆固醇血症基因变异的分析。孟德尔随机化策略在确定生物标志是否参与疾病的发病机制中被证明是有用的。

生物标志可以帮助医师将个体分为"有疾病"或"无疾病"者,解决诊断难题。使用生物标志来区别疾病和无病需要验证和细化。检测高敏肌钙蛋白水平以区分需要住院治疗与不需要住院观察的急性冠脉综合征患者就是一个例子。

使用生物标志作为连续变量来判定疾病或预后的风险需要慎重考虑。心血管领域的各种风险评分存在相当大的争议,有些风险评分使用任意加权分配(例如血栓风险 CHADS2 评分)的生物标志,有些使用基于计算机算法的连续变量和部分加权评分(如女性雷诺兹风险评分)。统计学检验可以用来确定各种生物标志或风险评分的区分、校正能力,并在临床实践中证明是有用的。

如在临床试验中一样,在临床实践中生物标志可以帮助制定干预措施。例如高血压或糖尿病的治疗取决于药物到达如收缩压、血糖或糖化血红蛋白等生物标志的特定节点。但是不同的指南规定的节点差别可能非常大,一些节点存在争议,生物标志可以指导治疗的观念对现代临床实践有很大的支配作用。然而,大规模临床试验已经证实这些临床节点很少有用。在 JUPITER 研究中,在高敏 C 反应蛋白反映的炎症程度的基础上给予他汀类治疗,不仅可以治疗具有心血管事件高风险的一级预防人群,而且可以鉴别哪些患者在他汀类治疗中获益。临床上广泛采用的生物标志应等待验证其效能后再用于治疗,以改善患者结局。特别是影像学标志,如冠状动脉钙化评分确实能判断心血管风险,但用于指导治疗尚缺乏临床试验支持。当考虑变量的风险评分时,选择报道病理生理机制正交方面的生物标志是有意义的。例如脂质风险标志物如低密度脂蛋白、心肌应力标志物如心房钠尿肽、心肌损伤标志物如肌钙蛋白、炎症标志物如 hsCRP、糖尿病标志物如糖化血红蛋白,每种都在不同的生物路径中被报道。对存在于共同通路中的生物标志(如 LDL 胆固醇、载脂蛋白 B 及非 HDL 胆固醇)的危险信息评估可能会少于反映独立的、正交致病途径的生物标志。

生物标志也可以影响决策制定。例如 FDA 根据药物对生物标志（如低密度脂蛋白胆固醇、糖化血红蛋白或收缩压）的作用批准药物上市。PCSK9 抑制剂在大规模临床研究结果完成前被批准上市，是一个基于生物标志变化进行决策调节的好的例子。然而，相反的例子提高生物标志作为替代终点的监管限制。大规模的临床试验也并不总是能够证实对生物标志的作用（如糖化血红蛋白降低或高密度脂蛋白水平升高）与提高临床结局有关。FDA 最新指南要求在生物标志的影响之外评估心血管的安全性，尤其是在糖尿病治疗领域。管理机构已经制定了鉴定生物标志的标准，对注册新的治疗方法的生物标志有不同程度的准则。

五、药物性肝损伤的生物标志

药物性肝损伤（DILI）发生在小部分使用中草药、化学药物、膳食补充剂、保健品等的人群中，相对于其他原因的肝损伤，DILI 的发病比较罕见。几项前瞻性研究估计 DILI 的年发病率为 12/10 万 ~19/10 万。而回顾性研究的发病率更低，为（2~3）/10 万。绝大多数 DILI 停用致病药物后可完全恢复，但是仍有部分重症患者需要住院治疗，甚至出现肝衰竭、死亡或者需要进行肝移植。据估计，DILI 大约占所有急性肝炎病例的 10%、所有住院病例的 5%，以及所有急性肝衰竭发病率的 50%；而且有 10%~20% 的 DILI 患者进展为慢性，所以 DILI 的早期诊断、评估药物的肝毒性及患者的 DILI 风险尤为重要。根据其发病机制可以分为以对乙酰氨基酚（APAP）为代表的固有型 DILI，服用 APAP 单次剂量超过 7.5g，特别是摄入后 4 及 8 小时的血药浓度分别超过为 200 或 100μg/L 时，患者会出现急性肝损伤。在 2 周的时间内以 4g/d 的剂量摄入 APAP 可导致 1/3 以上的患者的 GPT 超过正常值上限。这种肝损伤具有剂量依赖性、可预测、在临床前模型中重现的特点，因此可通过避免使用或降低用药剂量预防 DILI 的发生。相对地，特异质型 DILI 的发病时间可变（数周至数月），缺乏明确的剂量依赖性，且因其高发病率、高病死率、不可预测性、频繁的住院治疗及肝移植率高而成为一项重大的临床挑战。

DILI 的临床表现差异很大，损伤程度从无症状的肝功能异常到暴发性肝衰竭不等。无论临床还是组织学都不具备明确诊断 DILI 的作用，仍然需要通过排除法来诊断。目前，血清 GPT、GOT、ALP 和 TBIL 是检测肝损伤的最常见的血清生物标志。然而，这些指标并不是肝损伤的特异性指标，在心肌损伤、骨骼肌疾病、甲状腺功能亢进等情况下也可见升高。另外，确定可疑药物与肝损伤之间的因果关系也是 DILI 诊断的困难之一，目前存在 3 种主要的评估方法，其中金标准是再激发试验，但由于存在危险性，临床上并不常用。因果关系评估方法（RUCAM）的使用最广泛，其敏感度为 86%、特异度为 89%、阳性和阴性预测值分别为 93% 和 78%。但由于 RUCAM 量表是半定量估计，可信度和重复性差，也不能作为诊断 DILI 的唯一工具。随着基因组学、体外模型等在早期识别 DILI 及判断预后方面有新的进展，一些新型的生物标志在敏感度、特异度和预测性方面优于当前的标准标志物。下面将从蛋白质组学、基因组学和代谢组学 3 个方面介绍。

（一）蛋白质组学

1. 血红素加氧酶 1（HMOX1）　HMOX1 是胆红素代谢过程中的限速酶，在血管细胞中发挥细胞保护、抗氧化、抗凋亡、抗炎和可能的免疫调节作用，也可以在内皮细胞和巨噬细胞中发挥抗氧化作用。研究表明，HMOX1 通过减少肝细胞死亡来改善乙醇诱导的小鼠慢性肝损伤。因此认为，HMOX1 可能是肝损伤的潜在标志物，但由于与多种组织相关，特异度不高。高速泳动族蛋白 B1（HMGB1）是由坏死细胞释放的染色质结合蛋白,它能介导 Toll 样受体和晚期糖基化终产物受体产生炎症反应。高乙酰化 HMGB1 从免疫细胞释放并充当免疫激活的标志物。与 miR-122、角蛋白 18 一起在 GPT 没有升高前预测肝损伤的发生,是肝细胞坏死的早期血清指标。细胞角蛋白 18 是角蛋白家族成员,在细胞结构和功能完整性上起重要作用。细胞凋亡时全长角蛋白 18 经胱天蛋白酶介导形成半胱天冬酶切割片段(ccK18),能够反映细胞凋亡的比例。有实验数据表明,死亡或需要肝移植的患者的 AI 偏低,认为 AI 可能有助于预测肝组织中的细胞凋亡与坏死程度。

2. 谷氨酸脱氢酶(GLDH)　GLDH 是在肝脏中高度表达的线粒体酶。循环 GLDH 升高表明线粒体功能障碍和随后在肝细胞坏死期间发生的线粒体膜完整性丧失。与 miR-122 一样,GLDH 也具有高度的肝脏特异性,并且不会因肌肉损伤而发生改变。有学者对健康志愿者注射肝素后出现无症状 GPT 升高及血清 GLDH 升高,证明 GLDH 与 GPT 之间的相关性。通过分析健康对照组、服用潜在肝毒性药物但无不良反应组及 DILI 组患者血清及血浆中的 miR-122、角蛋白 18、GLDH 等 14 种新型生物标志的个体变异性及性能特点,发现 GLDH 与 GPT 的关联更为密切。GLDH 具有个体之间变异率较低、稳定性高的特点,在 DILI 的诊断中比 miR-122 更有价值。

3. 巨噬细胞集落刺激因子受体 1(MCSFR1)　MCSFR1 是另一种炎症标志物,与集落刺激因子受体一起在 DILI 期间从活化的巨噬细胞中脱落,是目前研究数据中最有希望的判断预后的新型生物标志。尽管 APAP 诱导的肝损伤中 GPT 水平显著升高,但与 APAP 诱导的 DILI 相比,氟吡汀诱导的 DILI 患者的 MCSFR 水平显著升高。同时研究表明,MCSFR 与骨桥蛋白、角蛋白一起作为死亡/移植的预测因子的价值较高。

（二）基因组学

miR-122 是一种肝细胞特异性 miRNA,是肝细胞损伤的早期标志物,可能在 GPT 升高之前出现。研究表明,miR-122 肝组织中的表达丰富,在用药早期 GPT 和肝脏明显的组织学变化之前就可以检测到,并且呈现剂量依赖性。另外有研究在富含外泌体和富含蛋白质的血清中均发现 miR-122 水平增加,当离体评估时,发现外泌体中的 miR-122 比非囊泡中的血浆 miRNA 更稳定,表明外泌体 miR-122 可以成为用于检测 DILI 的更好、更稳定的生物标志。而外泌体不仅含有 miRNA,还包括蛋白质、脂质和其他核酸(mRNA),使得外泌体也作为一种潜在的生物标志备受关注。另外更有研究通过体外 HepaRG 细胞评价模型对多个基因表达进行综合评分,发现 IL-1β、IL-8 和 S100A9 共同评估和预测 DILI 具有很高的准确度和特异度。但这种评分系统常在体外用于筛选 DILI 药物,作为生物标志还需进一步评价。

（三）代谢组学

代谢组学被认为是一种很有前途的技术,作为发现潜在生物标志的方法已成功应用于鉴定许多类型的肝病,包括非酒精性脂肪性肝病、纤维化、肝硬化、肝细胞癌和胆管癌等。然而,在肝毒性领域,迄今进行的代谢组学研究主要限于动物或体外模型中的内在 DILI。有学者对半乳糖胺处理的大鼠血清进行超高效液相色谱 - 飞行时间串联质谱分析发现,与对照组大鼠相比,几种代谢物如葡萄糖、氨基酸和膜脂质存在差异,其中一些与 DILI 的程度相关。其他学者的研究证实了这一点,同时还发现胆汁酸增高,可能成为比传统生物标志更为稳定和可靠的标志物。除这些新型生物标志用于早期诊断肝损伤和判断预后外,一些体外方法在判断药物的肝毒性及从多种混杂药物中找出可疑药物方面有很重要的作用。对 DILI 且存在再次用药的患者进行前瞻性研究,提取他们的 MH 细胞,与他们各自使用的可疑药物共同培养,然后通过测量乳酸脱氢酶的释放判断毒性。结果发现 MH 实验可识别诱导肝损伤的药物,其敏感度为 92.3%、特异度为 100%,有望成为临床前判断药物肝毒性的潜在方法。全基因组关联分析(GWAS)的结果可以避免在 HLA 风险高的易感患者中使用可能有害的药物。如在 *HLA-B*1502* 阳性患者中避免使用卡马西平治疗减少严重的皮肤超敏反应,如史 - 约综合征和中毒性表皮坏死松解症的发生等。

思考题

1. 生物标志应该具备哪些特点才能进行鉴别?
2. 目前临床上哪些药物与生物标志密切相关?请举例说明。
3. 已基本上被科学组织接受用于预测临床转归的生物标志有哪些?
4. 阿尔茨海默病患者的脑脊液中有临床意义的生物标志有哪些?

参考文献

[1] VERPILLOT R, OTTO M, KLAFKI H, et al. Simultaneous analysis by capillary electrophoresis of five amyloid peptides as potential biomarkers of Alzheimer's disease. Journal of chromatography A, 2008, 1214(1-2): 157-164.

[2] ZIEGLER A, KOCH A, KROCKENBERGER K, et al. Personalized medicine using DNA biomarkers: a review. Human genetics, 2012, 131(10): 1627-1638.

[3] JIANG Q, XU L P, HUANG X J, et al. Imatinib mesylate versus allogeneic hematopoietic stem cell transplantation for patients with chronic myelogenous leukemia in accelerated phase. Blood, 2011, 117: 3032-3040.

[4] HARDMAN J G, LIMBIRD L E. Goodman & Gilman's the pharmacological basis of therapeutics. 12th ed. New York: McGraw-Hill, 2011.

[5] BERTRAM G, KATZUN G. Basic & clinical pharmacology. 11th ed. New York: McGraw-Hill, 2009.

（董　志）

第十五章　治疗药物监测

治疗药物监测是运用灵敏快捷的现代分析手段检测给药后药物在血液或其他体液中的浓度,以药动学原理分析相应的参数与疗效和不良反应的关系,用以评价和优化给药方案。治疗药物监测有助于有针对性地个体化给药,以最大限度地提高疗效、减少不良反应、提高用药的有效性和安全性。

第一节　治疗药物监测概述

一、简介

治疗药物监测(therapeutic drug monitoring, TDM)是在给予一定剂量的药物后,应用快捷灵敏的分析技术,测定特定时间点血液或其他体液中的药物浓度,并在药动学原理指导下分析药物浓度与疗效及毒性之间的关系,据此设计或调整给药方案,实现个体化治疗。TDM 需要依据临床药理学、生物药剂学及药物治疗学理论,结合药物分析及分子生物学技术,并运用流行病学方法归纳总结。因此,TDM 是多学科交融进行药物治疗个体化研究和应用的一门药学临床学科。

TDM 是近代药物治疗学划时代的重大进展之一。在医学服务于人类健康的漫长历史过程中,临床医师在制订给药方案时,通常是参照药品说明书推荐的平均剂量、文献报道及个人治疗经验。而判断治疗方案是否合理,也往往仅根据药效学指标比如给药后何时起效、何时达最大疗效、疗效持续时间及不良反应的发生和程度等。然而由于临床存在疾病状况和患者个体(包括年龄、性别、遗传学、身体状况及病史等)、药物剂型、生物利用度及合并用药的差异等,医师仅仅凭经验判断治疗方案是否合理常有偏差。一方面达到同样的疗效所需要的药物剂量在患者个体间存在明显的差异;另一方面同样的给药方案对于不同的患者可能获得不同的疗效,一些患者得到有效治疗,另一些患者则未能达到预期的疗效,有些患者甚至出现毒性反应。鉴于此,TDM 这种用药动学方法对治疗方案及药效学进行综合评价的重要手段应运而生,并逐渐成为个体化用药的重要依据。

TDM 的理念在 20 世纪七八十年代被提出,此前曾经历艰难的探索和发展过程。在 20 世纪 50 年代,药物监测往往仅限于临床毒物分析;60 年代,随着临床药动学概念的提出,人们开始注意到血药浓度与临床疗效密切相关;到 70 年代中后期,随着药动学等学科的建立和发展,血药浓度监测逐渐在欧美国家的临床中得到重视和应用；80 年代，"治疗药物监测（TDM）"逐渐成为约定俗成的专有名词。40 余年来，随着临床药理学和多种先进技术的发展，TDM 工作已逐渐渗入临床各个专业，成为提高医疗服务质量、将科研与临床相结合的有效途径。大量临床案例和研究证明，TDM 有助于给药个体化、提高疗效和防范药物严重毒性反应、缩短患者住院时间，以及判断患者的用药依从性。例如有报道称，在开展 TDM 以前，老年心力衰竭患者使用地高辛的中毒发生率达 44%，经 TDM 及调整给药方案后中毒发生率已控制在 5% 以下；通过 TDM 和个体化给药方案调整，已使癫痫发作的控制率从 47% 提高到 74% 以上。

　　TDM 工作目前在发达国家的医院已广为开展，并拥有相应的国际学术机构和相应的出版物。我国在 20 世纪 70 年代末开始出现临床药学研究工作，自 80 年代初以来，随着器官移植术的开展和术后免疫抑制剂的应用、对相关药物血药浓度监测的需求，带动了我国 TDM 工作的逐步发展。近年来经过临床药理学家和临床医师的不懈努力，TDM 理念已得到广泛认同和重视，并逐渐发展和深入。国内临床工作者和临床药理学家的相关研究成果不断在国内外报道和出版、2011 年中国药理学会治疗药物监测研究专业委员会的成立对加强 TDM 研究的国际间交流与合作、推动国内各级医院有效开展 TDM、制定针对我国人群的特殊药物临床用药指南等方面作出积极的贡献，对增加药物治疗效果、防止或减轻药品不良反应起到不可忽视的作用。目前 TDM 工作已进入深化阶段，医院分级管理规定三级医院要求开展血药浓度监测工作。随着各级治疗药物监测机构的纷纷建立和相关工作的开展，TDM 已逐渐成为指导和保障临床合理用药、个体化用药的重要手段。

　　TDM 的实施需要多学科协作。临床药理学、生物药剂学和药物治疗学知识有助于研究和揭示患者的个体化特征及用药方案；药物分析和分子生物学分析技术可用于检测体内的药物、效应物及代谢物；药物流行病学方法则有助于揭示群体治疗效应规律、评价和解释药物群体治疗结果。TDM 正是通过多学科交叉工作，最终实现对患者安全有效的个体化药物治疗。

二、血药浓度与药理效应

（一）血药浓度与药效的关系

　　药物进入人体后，经历吸收、分布、代谢和排泄过程，使血药浓度的改变成为一个剂量依赖性及时间依赖性的动态过程。药物由血液运送至其作用部位（靶标或受体部位），并与靶标形成可逆性结合，继而产生药理作用。对大多数药物而言，药物疗效高低及维持时间长短取决于药物在靶标或受体部位的活性药物浓度高低。然而，直接测定靶器官及受体部位的药物浓度在技术上有难度，不易做到。

　　进入人体血液中的药物有结合药物和游离药物 2 种形式，只有游离药物可以通过跨膜转运进入细胞外液和细胞内。血液中的药物浓度与细胞外液及细胞内的药物浓度形成动态平衡，也与靶标部位的药物浓度维持动态平衡，此平衡遵守质量作用定律。因此，在大多数情况下，测定血液中的药物浓度尤其是血浆药物浓度（血药浓度）可间接反映药物在靶标部位的浓度。

　　大量临床药理学研究结果表明，对大多数药物而言，血药浓度与药效学密切相关，血药浓度与疗效的相关性甚至远远高于药物剂量与疗效的相关性。尽管在不同个体间的用药剂量可能存在很大差异，但产生相同药理作用时的血药浓度却极为相近。血药浓度与药理效应的对应关系甚至不受动物种属的影响,如保泰松的抗炎有效剂量在兔和人类中分别为 300 和 10mg/kg,相差达几十倍,但有效血药浓度却都在 10~20μg/ml。可见,血药浓度可以间接反映药物靶标或受体部位的药物浓度,两者具有良好的相关性,因此将血药浓度作为一个指标来指导临床用药具有重要意义。

有必要指出的是,虽然大多数治疗药物的药效学与血药浓度相关,但有些药物的血药浓度变化与药效关系不密切。常见于一些有滞后作用的药物(hit and run drug),如单胺氧化酶抑制剂、阿司匹林(抑制血小板作用)、某些抗胆碱酯酶药及某些抗肿瘤药等,由于药物不可逆性地破坏或灭活靶组织内的受体或酶,在血药浓度降至阈浓度以下后药效仍然维持数日甚至数周。

(二)影响血药浓度的因素

血药浓度由人体对药物的吸收、分布、代谢和排泄决定,受到多种因素影响(图 15-1)。影响血药浓度的常见因素如下:

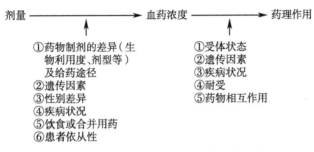

图 15-1 影响血药浓度与药理作用的因素

1. 药物因素 药物剂型与给药途径不同、药物进入体内后释放的快慢、生物利用度的差异会直接影响药物的释放和跨膜转运,从而影响血药浓度。

2. 患者因素

(1)遗传因素:肝药酶参与药物的代谢,肝药酶的基因多态性可以导致不同患者用药后的血药浓度差异。如一项对细胞色素 P450 酶 2C9 参与代谢华法林的研究发现,欧罗巴人的快代谢型和慢代谢型分别占 58% 和 4%,是造成血药浓度差异的重要原因之一。

(2)性别差异:两性的生物学差异(如体重、体脂含量、胃排空时间和药酶活性等)会影响药物的体内过程和血药浓度,进而影响临床疗效和不良反应。如有研究通过 Bayesian 统计发现,由于两性的药酶代谢药物的速率存在差异,女性的药品不良反应严重性(如尖端扭转型室性心动过速等)高于男性。

(3)摄食与合并用药:摄食影响胃排空时间,影响口服药物的吸收;西柚汁、橙汁和一些传统药物可通过影响肠道 P 糖蛋白和肝药酶的活性,从而影响血药浓度;饮酒、吸烟或合并用药也会影响药物的体内过程,对药动学过程产生相互作用。

(4)疾病影响:许多疾病会影响药物的吸收、分布、代谢和排泄,导致血药浓度发生变化。如肝脏疾病可能影响药酶的活性,干扰药物的代谢;肾脏疾病影响药物的清除;甲状腺功能障碍可使地高辛、苯妥英钠等药物的代谢减慢,血药浓度升高。

(5)患者的依从性:用药依从性低可严重影响血药浓度,最终导致临床治疗失败或发生严重不良反应。如有针对服用抗艾滋病药的研究表明,当患者的依从性为 80%~94.9% 时,61% 出现治疗失败;

如果用药依从性低于80%,则治疗失败的比例上升至80%。

由于存在影响血药浓度的诸多因素,对不同的患者施以同样的剂量可能血药浓度有明显不同,继而影响临床疗效和药品不良反应。如有研究发现,42例癫痫患者服用苯妥英钠,剂量均为300mg/d时血清苯妥英钠浓度相差很大;在有效范围内(10~20μg/ml)的仅11例(26.2%),低于10μg/ml的23例(54.8%),高于20μg/ml的8例(19.0%),其中有3例超过30μg/ml。欧洲的新近一项研究发现,在112名使用万古霉素治疗脓毒血症的新生儿中,有大约58%的患儿稳态血药浓度的谷值不同程度地低于最小有效浓度,而血药浓度水平不达标是造成治疗失败的重要原因之一。因此,在必要时需要通过临床治疗药物监测指导个体化用药方案的调整。

三、需要监测的药物

(一)决定是否进行TDM的原则

TDM是保障临床个体化、合理用药的手段,在有以下临床指征时有必要进行TDM。

1. 患者已使用适合其病症的最佳药物,但治疗无效或出现中毒反应。

2. 短期内药效不易判断。

3. 血药浓度与药效及毒性反应相关。

4. 药动学参数因患者内在的变异或其他因素干扰而不可预测。

5. 血药浓度测定结果可显著改变临床决策。

6. 患者在治疗期间可受益于TDM。

(二)需进行临床监测的药物

1. 治疗指数较小、有效血药浓度范围窄的药物。此类药物(例如强心苷类)产生预期有效治疗浓度的药物剂量与中毒剂量接近。TDM有助于合理设计和调整给药方案,保障治疗安全有效。

2. 用药剂量不足或过量都会造成严重临床后果的药物。如接受器官移植后使用免疫抑制剂。

3. 给药剂量与血药浓度或临床疗效的关系不稳定,或血药浓度的个体差异大。如三环类抗抑郁药。

4. 单凭临床指征难以判断治疗效应与毒性效应。如普鲁卡因胺治疗心律失常时,用药量不足或过量均会引起心律失常;苯妥英钠中毒引起的抽搐与癫痫发作不易相区别。

5. 具有非线性动力学特性,尤其是非线性动力学过程发生在有效血药浓度范围内或小于最低有效血药浓度时。如苯妥英钠、茶碱、阿司匹林等。

6. 肝肾功能不全或衰竭患者使用主要经肝代谢消除(如利多卡因、茶碱等)或肾排泄消除(如氨基糖苷类抗生素、万古霉素等)的药物时,以及胃肠道功能不良的患者口服某些药物时。

7. 长期用药的患者用药依从性下降、某些药物长期使用后产生耐药性、诱导(或抑制)肝药酶的活性而引起药效降低(或升高),以及原因不明的药效变化。

目前在临床上需要进行TDM的药物见表15-1。

临床上新药层出不穷,需要TDM的药物数量也随之增加和变化。如一些新型抗癫痫药、新型抗肿瘤药、抗艾滋病药,甚至一些毒副作用较大的中药(如乌头、雄黄等)也逐渐进入需要进行TDM的药物行列。

表 15-1 临床上常需进行 TDM 的药物

分类	药物
强心苷类	洋地黄毒苷、地高辛
抗心律失常药	普鲁卡因胺、丙吡胺、利多卡因、奎尼丁、胺碘酮
抗癫痫药	苯妥英钠、苯巴比妥、丙戊酸钠、乙琥胺、卡马西平
三环类抗抑郁药	阿米替林、去甲替林、丙米嗪、地昔帕明
抗躁狂药	锂盐
平喘药	茶碱、咖啡因
氨基糖苷类	庆大霉素、妥布霉素、卡那霉素
其他抗生素	氯霉素、万古霉素
抗肿瘤药	甲氨蝶呤、顺铂
免疫抑制剂	环孢素、他罗利姆、他克莫司
抗风湿药	水杨酸

需要指出的是,尽管 TDM 的实施对合理用药十分必要,但需要进行 TDM 的药物仅占很小的比例,而这些药物也并非在任何情况下都需要进行 TDM。当药物本身具有客观而简便的效应指标时,就不必进行血药浓度监测。例如血压值变化是评价抗高血压药疗效高低的客观指标,观察血压下降的程度,即可知抗高血压药是否有效及剂量是否合适。同理,降血糖药、利尿药、抗凝血药等一般也不需测定其血药浓度,因为一个良好的临床指标总是优于血药浓度监测。

第二节 治疗药物监测方法

(一)监测流程

TDM 是个体化给药的基础。根据临床指征确定某患者需要进行 TDM 后,需要按照以下流程进行:

1. **申请** 应填写申请表,其内容除说明要测定的药物外,还应详细填写有关患者的情况及用药情况(表 15-2),以供分析结果时参考。

2. **取样** 如前所述,大多数药物的血药浓度与药效相关,一般多采用血浆或血清样品进行药物浓度检测;特殊情况下亦可测定全血、尿液或脑脊液等其他体液样品;由于唾液中不含血浆蛋白,可以反映游离药物浓度,对于一些在唾液和血清中的水平具有良好相关性的药物如苯妥英钠、卡马西平等抗癫痫药可以检测唾液中的药物浓度;而泪液中的丙戊酸钠浓度与血清游离药物浓度的相关性良好,可以用采集泪液替代血清。另外,近年也有不少研究用干血斑(dried blood spot)进行微量样品检测。

3. **测定** 测定方法的选择必须注意精密度、灵敏度、专属性、价格、测定标本所需的时间等。精密度包括同一标本多次测定时的误差及不同标本间测定的误差,变异系数不超过 10% 认为可行;灵敏度以能检出血液中的药物浓度的低限为原则;专属性是为了防止标本中的杂质影响结果。应经常对所用的方法予以评价和更新。

4. **数据处理** 对检测数据进行模型拟合、药动学参数的求算及合理用药方案的设计。

5. 解释结果　根据患者的性别、年龄、体重、疾病状况、病理生理及合并用药等情况综合判断,对检测结果作出合理解释。

(二)取样时间

药物浓度在体内的变化是一个动态过程,应当根据不同药物的药动学参数和临床实际需要选择取样时间。

1. 单剂量给药时,根据药动学特点,选择血药浓度达平稳状态时取血。如口服地高辛 1~2 小时内达到峰浓度,6~8 小时后血药浓度平稳,此时地高辛向组织中的分布基本完全。因此,地高辛首次给药后的取样时间应在给药后 6 小时,此时获得的数据可用于估算分布容积。

2. 多剂量给药时,通常在血药浓度达到稳态后采血,以考察与目标浓度的符合程度。通常采用的是偏谷浓度,即下一次给药前采取血样所测定的浓度。由于血药浓度在下一剂给予后的小段时间内继续下降,所测的浓度接近谷浓度($C_{ss, min}$),故有人建议称此为偏谷浓度。地高辛的半衰期较长(约 36 小时),其血药浓度至少需要经过 1 周才能达稳态,若想根据较准确的清除率来计算维持剂量,则采样测定应选择在开始给药的 1 周后进行。万古霉素的消除半衰期大约为 6 小时(4~11 小时),采血时间应为第 1 次给药的 48 小时后。

3. 怀疑用药剂量偏高,应在稳态峰浓度时采血;怀疑用药剂量不足,应在稳态谷浓度或偏谷浓度时采血。

4. 对缓释制剂或半衰期特长的药物,在 2 次给药之间的任何时间点采血对结果均无明显影响。

5. 如果怀疑患者出现中毒反应或者在急救时,可以根据需要随时采血。

(三)检测对象

1. 原型药物浓度　样本中的原型药物浓度测定最为常用。血清与血浆是最常用的体液标本,两者的区别仅是后者含有纤维蛋白原,因此对于大多数药物的测定两者是一致的。有些药物可能浓集于红细胞中,全血中的浓度能更好地对应药效,因而需监测全血中的浓度,如环孢素。

2. 游离药物浓度　游离药物指未与血浆蛋白结合的药物,只有游离药物才能透过细胞膜抵达靶标部位产生药效。在某些情况下,与总药物浓度相比,游离药物浓度与临床疗效和不良反应的相关性更高。血浆蛋白结合率高的药物在机体因疾病等原因导致血浆蛋白总量发生改变时,其游离药物量会因血浆蛋白结合率的改变而变化,从而影响疗效和不良反应。例如苯妥英的血浆蛋白结合率为 90% 以上,蛋白尿患者的白蛋白浓度低、结合率降低。此时,尽管血药总浓度并未有大的变化,但游离药物比例却大大增加,易发生毒性反应,因此测定游离药物浓度更有指导意义。而某些本身血浆蛋白结合率较低的药物在特殊情况下游离药物浓度也会受到影响,如地高辛,尽管其血浆蛋白结合率仅约 25%,但当地高辛过量中毒或使用地高辛特异性抗体 Fab 片段治疗时也有必要检测游离药物浓度。目前常用的游离药物浓度测定方法包括平衡透析法、亲和层析色谱法、凝胶过滤法、超滤离心法等。由于唾液中的蛋白含量低,也可用唾液代替血液样本测定游离药物浓度。

3. 活性代谢物浓度　如果药物的活性代谢物浓度较低或药理效应不明显,可不必检测。当活性代谢物浓度较高、活性较强或肾功能障碍时,对活性代谢物的存在应给予足够的重视,必要时应测定活性代谢物浓度。如扑米酮在体内很快转化为苯巴比妥与苯乙基二酰胺,因而临床测定苯巴比妥的浓度更有意义。再如普鲁卡因胺在体内迅速转化为 N-乙酰普鲁卡因胺(NAPA),后者有原型药 50% 的抗心律失常作用。需要监测活性代谢物的其他例子还有胺碘酮及 *N*- 去胺碘呋酮、奎尼丁及 3- 羟基奎尼丁、普萘洛尔及 4- 羟基普萘洛尔等。

4. **对映体浓度** 药物对映体是指分子结构互为实物与镜像而不可重叠的一对异构体,两者在普通条件下的理化性质和旋光性相同,但是旋光方向不同,药动学和药效学特性也往往不同。见于:①药物的药理作用仅由或主要由 1 个对映体产生,如萘普生的主要药效由 *S*- 萘普生产生(作用比 *R*- 萘普生强 35 倍);②2 个对映体具有性质完全相反的药理作用,如扎考必利(zacopride),*R*-(−)为 5-HT$_3$ 受体拮抗剂,*S*-(+)为 5-HT$_3$ 受体激动剂;③对映体之一有毒性或具有严重的副作用,如氯胺酮的副作用主要由 *R*- 对映体产生;④一种药理作用具有高度的选择性,另一些作用的立体选择性很低或无立体选择性,如 *S*-(−)普萘洛尔的 β 受体拮抗活性比 *R*-(+)强 100 倍。可见对某些药物监测对映体浓度更有意义。

5. **遗传药理学检测** 严格说这一检测的对象并非药物本身或相关效应物浓度,而是使用分子生物学手段检测用药者的基因多态性,以分析参与药物代谢和药物作用的基因组型和表型特征,从而合理解释患者用药量和对药物反应的个体差异。药物基因组学直接影响患者的病理病程和治疗学,按照患者的遗传药理学检测结果设计与修正治疗方案也是个体化用药的重要环节之一。有学者认为在使用一些代谢酶表型差异或基因型差异较大的药物前先行遗传药理学检测,更有利于有针对性地个体化用药。相关内容请参看本书的有关章节。

(四)血药浓度测定的常用方法

治疗药物监测要求尽可能方便、灵敏、快捷和精确。此外,针对不同的药物和样品,在选择和确定检测法时还需考虑检测法的重现性和经济成本。随着新型检测仪器和技术手段的不断引入和应用,不少药物的检测已逐渐拥有相对成熟的流程和商品化的试剂盒。

1. **免疫法** 包括放射免疫测定(RIA)、酶免疫测定(EIA)、荧光免疫分析(FIA)、游离基免疫法(FRAT)和荧光偏振免疫分析(FPIA)等。免疫法一般都采用竞争性免疫分析,即用标记药物与样品中的待测药物竞争,形成的标记抗原 - 抗体复合物量与样品中的待测药物量呈负相关。这一关系成为定量测定血药浓度的基础。免疫法通常多使用商品化的试剂盒,具有灵敏度高、可进行纳克(ng)甚至匹克(pg)水平的检测、所需的样品量少、样品不需预处理、操作方便等优点,因此成为治疗药物监测最常用的手段。免疫法的缺点:①仅限于检测具有完全抗原或半抗原性质的药物;②难以区分具有同样抗原决定簇的药物原型与代谢产物;③某些内源性物质(如胆红素)可能对检测结果产生干扰;④放射免疫测定具有放射性污染;⑤酶免疫测定为了保持酶的活性,对试剂和样品的保存条件要求较高等。

2. **色谱法** 色谱法利用物质在固定相和流动相中具有不同的溶解度和吸收度来分离物质,包括高效液相色谱法(HPLC)、薄层色谱法(TLC)、气相色谱法(GC)等。色谱法的共同特点是分离度好、灵敏度高、专属性强,可以同时测定几种药物等;缺点是样品处理较为复杂、耗时较长,当临床急需结果时不适用。其中,高效液相色谱法灵活实用、分离效能和专属性均较高,适用于大多数药物的定量检测,在血药浓度测定中的应用最为广泛;气相色谱法的取样量小、灵敏度高、可同时分析数种药物和代谢产物,但样品前处理复杂,且不适合分析不耐高温的药物。

3. **质谱法** 质谱法根据化合物的质量大小对带电粒子进行分析。质谱被视为化合物的分子指纹图谱,既可检测小分子化合物,也可检测蛋白质、核酸等生物大分子,具有特异性高、灵敏度强的优势。为了扩大药物检测范围和进一步提高检测的灵敏度,可采用气质联用(GC/MS)和液质联用(LC/MS)方法,利用色谱分离能力强而质谱技术灵敏度高、可以确定分子结构的特点,对分析药物中各组分的分子结构和分量,尤其是对药物代谢物的分析具有很强的优势。

4. **毛细管电泳法** 该法的特点是高效分离、自动化、操作简单、所需的样品量少、精确度高、分析速度快、所用的材料成本低廉。该法可同时检测生物样品中的多种药物和代谢物浓度,还可用于手性药物的血药浓度监测。

5. **光谱法** 由于不同的化学物质和电磁辐射以特定的形式相互作用,不同浓度的样品(溶质)在特定的溶剂内、特定的波长光谱和光路长度下吸收量不同,据此可对化学制剂的电磁吸收、散射或发射进行测定,是较为经典的检测手段。①可见分光光度法、紫外分光光度法和荧光分光光度法:该法通常设备普及、操作简单、费用低廉、易于推广,可用于自然发光药物的微量检测;缺点是灵敏度低、专一性差、容易受到血液等生物体液中的其他组分的干扰。目前仅用于测定灵敏度要求不高(如给药剂量较大、血药浓度较高)的药物。②火焰发射光谱法和原子吸收光谱法:特异性和灵敏度均较高,但仅用于微量金属离子如锂盐和铂化合物的检测。

在治疗药物监测的实际应用中,还常常将多种手段结合以提高检测的灵敏度和精确度。除上面提到的气质联用、液质联用外,还可将色谱或免疫亲和分离手段与另一种光谱测定技术结合(如将 HPLC 与紫外光谱或荧光光谱结合测核苷类药物、HPLC 与免疫亲和分离手段或荧光偏振法等结合检测环孢素等),使药物监测的应用范围和灵敏度均得到提升。

(五)药物监测结果的解释

首先应明确药物治疗浓度范围、潜在中毒浓度范围、药动学参数、影响药动学和药效学的病理生理因素及测定结果的准确性等,然后根据以下信息进行分析。

1. 了解患者的病情和详细用药情况(表 15-2),这是对血药浓度合理解释及参数利用的前提和基础,着重了解患者的病理生理状态、准确的用药方法和用药时间、可能发生药物相互作用的其他药物等,最好建立患者药历。

表 15-2 患者与检测样品信息表

患者信息	药物治疗信息	标本及检测信息
姓名、住院号/就诊号、身高、体重、性别(女性是否妊娠)、种族等	给药方案(包括合并用药等)、用药时间、末次用药时间	标本类别(血清、血浆、尿液、唾液等)、标本数量、药物浓度监测类型(总浓度、游离药物浓度等)、药动学参数

2. 根据患者当前的血药浓度提供的信息,解释血药浓度与药物作用、毒性之间的关系,解释患者的肝肾等脏器功能对药动学的影响,利用血药浓度和药动学参数设计个体化给药方案。

第三节 治疗药物监测的应用

治疗药物监测在对体内药物浓度与疗效的关系进行分析和解释的基础上,可以为有针对性地对患者进行个体化用药提供依据;药物监测所获得的数据信息还可以丰富群体药动学数据库,有助于更合理科学地指导临床用药。

一、指导给药个体化

药物剂量和所产生的药理效应存在很大的个体差异,因此,理想的给药方案应当是根据每个患者的具体情况量身定制的。借助 TDM 手段,通过测定体液中的药物浓度,计算出各种药动学参数;甚至需要借助分子生物学手段分析患者参与药物代谢和药物效应的基因表型特点,以设计出针对患者个人的给药方案,这种方式称为给药个体化(individualization of drug therapy)或个性化治疗(personalized medicine)。给药个体化除需针对不同的患者选择正确的药物外,还需确定:①给药剂量和剂型;②给药间隔、给药时间和疗程;③预期达到的血药浓度;④药物过量中毒的救治方法等。

(一)个体化给药方案的设计

1. **明确药物的有效血药浓度范围** 有效血药浓度范围又称治疗窗(therapeutic window),通常是指最小有效浓度(MEC)与最小中毒浓度(MTC)之间的范围,应以此作为个体化给药的目标值和调整血药浓度、设计给药方案的基本依据,以期达到最佳疗效和避免毒副作用。

表 15-3 列出部分药物的临床治疗谷浓度参考范围,一般认为血药浓度只有达到相应的谷浓度范围(接近最小有效浓度)才能发挥疗效,但这一浓度范围的具体指标可因患者人群、疾病状态和其他影响因素的不同而异。对于一些治疗窗窄的药物,还需确定药物的治疗峰浓度范围,以保障用药安全。

表 15-3 部分药物的稳态谷浓度参考范围

药物	标本要求	治疗谷浓度范围
卡马西平	血清	4~12μg/ml
氯硝西泮	血清或血浆	10~50μg/ml
乙琥胺	血清或血浆	40~75μg/ml
苯巴比妥	血清或血浆	15~40μg/ml
胺碘酮	血清或血浆	1.0~2.5μg/ml
地高辛	血清或血浆	0.8~2.0ng/ml
美西律	血清或血浆	0.5~2.0μg/ml
普萘洛尔	血清	50~100ng/ml
茶碱	血清或血浆	10~20μg/ml
咖啡因	血清或血浆	5~15μg/ml
阿米替林	血清或血浆	120~250μg/ml
氟西汀	血清	300~1 000ng/ml
锂盐	血清	0.8~1.2Eq/L
阿米卡星	血清或血浆	<5μg/ml
万古霉素	血清或血浆	10~15μg/ml
环孢素	全血	100~400ng/ml

必须指出,有效血药浓度范围是一个建立在大量临床观察基础之上的统计学结论,是对大部分人有效且能很好耐受的范围,但并不一定适用于每个人和每个具体情况。事实上,不存在一个对所有人均有效而无毒副作用的浓度范围。在有效血药浓度范围内,少数患者可能无效,另有一些人则可能出现较严重的毒副作用。例如同样给予苯妥英钠 300mg/d,对一部分患者尚不能预防癫痫发作,而另一部分患者却已引起中枢神经系统的毒性反应。有效血药浓度的范围也会受到质疑,如按照国际标准,万古霉素的稳态血药浓度谷值范围推荐为 15~20mg/L。但我国新近一项对 510 例患者临床治疗的多中心研究发现,万古霉素临床稳态血药浓度的平均谷浓度在(10.54±8.08)mg/L(成人)和(6.74±8.93)mg/L(儿童)可使成人患者和儿童患者的感染根治率分别达到 86.22% 和 96%,该研究认为将稳态血药浓度谷值提高到 15~20mg/L 并不能明显提高疗效,却有可能增加用药者肾损害的程度。

2. **掌握患者的个体化资料**　同样的治疗方案对不同的患者可能产生截然不同的药动学和药效学差异,这与不同患者的生理病理状态、用药情况,以及参与药动学和药效学的基因组特点等密切相关。以下是个体化给药必须明确的影响因素:

(1)年龄、体重和身高:药物在人体内的药动学性质与年龄有关。一些重要的参数如分布容积(V_d)、半衰期($t_{1/2}$),甚至血药浓度有效范围等表现出年龄相关性。体重和身高与计算药物剂量、分布容积、清除率等参数有关。

(2)合并用药:许多药物具有肝药酶诱导或抑制作用,合并使用时可显著改变其他药物的药动学性质,致使血药浓度变化"异常"。此外,还应避免有些合并用药对分析方法的干扰。患者的一些嗜好如吸烟、饮酒甚至饮食等亦可能与药物发生相互作用。

(3)用药剂量、服药时间和采血时间:需要根据这些数据计算参数、调整给药方案。不同的给药途径、药物剂型、生产厂家、批号等均可能影响药效学和药动学。

(4)病史、用药史、肝肾功能和血浆蛋白含量等:这些均可影响血药浓度。尤其当肝肾功能损伤时,药物从体内的消除减慢,导致血药浓度升高。当胃肠道疾病或受到外源性损伤(如放射性治疗)时,影响口服药物的吸收,血药浓度下降。尤其是病情危重时,脏器功能在短时间内变化较大,使得药物的药动学性质处于不断变化的状态,必须慎重作出解释。

(5)患者的依从性:患者的依从性(compliance)是一个临床上不容忽视的问题。部分患者由于不按医嘱服药,从而导致治疗失败。

(6)参与药动学和药效学的基因组蛋白质组学特点:对部分特殊患者,还需对其进行分析,以利于有针对性地制订安全有效的给药方案。

(二)给药个体化的步骤

给药个体化首先是设计个体化给药方案,在选定最佳药物之后确定药物的剂型、给药途径、剂量、给药间隔及给药时间、疗程等,然后根据患者的药效学与药动学指标调整给药方案,即对用药剂量和给药间隔进行调整。在给药个体化的实施过程中,必须明确目标血药浓度范围及有关药动学参数的意义,按所期望的治疗浓度(单次给药)或多次给药后的稳态血药浓度(C_{ss})、$C_{ss, max}$ 及 $C_{ss, min}$ 拟定给药剂量和给药间隔(τ)。给药后,根据临床观察并按需要监测血药浓度,再根据患者的药动学参数对剂量和给药间隔进一步调整,使之最终适合于所期望的治疗浓度范围。

给药个体化的一般步骤:①根据诊断结果及患者的身体状况等具体因素选择认为恰当的药物及给药途径;②拟定初始给药方案(包括给药剂量和间隔等);③给药;④随时观察患者按初始方案用药的临床效果,必要时按一定的时间间隔测定血药浓度;⑤根据血药浓度-时间曲线的数据,求出患者个体化的药动学参数,以此参数和临床结果为依据,结合临床经验和文献资料对初始给药方案进行修订、调整;⑥按调整后的方案给药,必要时重复进行步骤④和⑤,即反复调整给药方案,直至获得满意的效果。

上述过程可简述为治疗决策—处方及初始剂量设计—调剂、投药—观察—抽血—血药浓度监测—药动学处理—按患者的个体化特点调整给药方案。

大量临床研究表明,TDM有助于指导和规范临床个体化药物治疗。如欧洲一项对112名接受万古霉素治疗脓毒血症新生儿的研究表明,在血药浓度达稳态后的谷浓度($C_{ss,min}$)差异很大,其中约47%的患儿谷浓度低于推荐值,约22%的患儿血药浓度谷值高于预期。在对原血药浓度偏低的患儿调整剂量后再次监测血药浓度,仍有约40%的患儿血药浓度谷值低于推荐的预期最小有效浓度。由于万古霉素的治疗窗窄,临床用药十分谨慎,但血药浓度偏低是临床治疗失败的重要原因。因此,对这一类抗生素在救治严重感染和危重病例时,用TDM协助指导临床个体化用药十分必要。

(三)根据血药浓度制订与调整给药方案

1. 初始给药方案的设计

(1)负荷剂量和维持剂量:反复用药时,在体内的药物蓄积达到稳态浓度后摄入量等于消除量,此时摄入量即为维持剂量(D_M)。若要迅速达到治疗有效浓度,必须增加初始用药剂量即负荷剂量(D_L),负荷剂量为维持剂量与给药间隔末的体内残留量之和,因而在确定D_M的情况下,D_L可以下式表示:

$$D_L = D_M \cdot 1/1 - e^{-K\tau} \qquad \text{式(15-1)}$$

给药方案可设计成维持血药浓度在治疗窗范围内,这一范围可定义为下限($C_{ss,min}$)、上限($C_{ss,max}$)。则最大给药间隔(τ_{max})和最大维持剂量($D_{M,max}$)的关系为:

$$C_{ss,min} = C_{ss,max} \cdot e^{-K\tau max} \qquad \text{式(15-2)}$$

即:

$$\tau_{max} = \ln(C_{ss,max}/C_{ss,min})/K = 1.44 \cdot t_{1/2} \cdot \ln(C_{ss,max}/C_{ss,min}) \qquad \text{式(15-3)}$$

得到最大维持剂量为:

$$D_{M,max} = V/F(C_{ss,max} - C_{ss,min}) \qquad \text{式(15-4)}$$

为了便于临床用药,须按需要选择合适的给药频率,即确定给药间隔τ,可按下式调整维持剂量:

$$D_M = (D_{M,max}/\tau_{max}) \cdot \tau \qquad \text{式(15-5)}$$

(2)给药间隔:确定给药间隔时间的主要依据是药物的半衰期,并取易于控制的时间,如每4、6、8、12或24小时给药1次。需根据有效血药浓度范围调节相应的维持剂量。

1)半衰期短($t_{1/2} < 6$小时)的药物:要维持有效血药浓度水平,对于治疗指数低的药物如肝素等,为减少血药浓度波动,最好静脉滴注;而对于治疗指数高的药物如青霉素,为了给药方便,可采用大剂量长间隔方法,初始剂量等于维持剂量。

2）半衰期中等（$t_{1/2}$ 在 6~24 小时）的药物：主要考虑治疗指数和给药是否方便。治疗指数高的药物，给药间隔通常与半衰期相当，负荷剂量大约为维持剂量的 2 倍；治疗指数低的药物，则要求加大给药频率并减少维持剂量，以减少给药间隔期间的血药浓度波动。

3）半衰期长（$t_{1/2}>24$ 小时）的药物：一般每天给药 1 次，给药间隔小于 $t_{1/2}$，初始剂量高于维持剂量的 2 倍。

2. 利用血药浓度调整给药方案

（1）稳态一点法：对于多次用药，当血药浓度达到稳态水平时采血测定血药浓度，若此浓度与目标浓度相差较大，可根据下式对原有的给药方案进行调整。

$$D' = D \times C'/C \qquad \text{式（15-6）}$$

式中，D' 为校正剂量，D 为原剂量，C' 为目标浓度，C 为测得的浓度。

注意：①使用该公式的条件：血药浓度与剂量呈线性关系；②采血必须在血药浓度达到稳态后进行，通常在下一次给药前采血，所测得的浓度即为偏谷浓度。

例1：某哮喘患者口服茶碱，每 8 小时 1 次，每次 100mg，2 天后测得偏谷浓度为 4μg/ml，试调整至合适的剂量。

解：茶碱的 $t_{1/2}$ 为 7.7 小时，因此 2 天后已达稳态浓度。

茶碱的最低有效浓度一般为 7μg/ml，因此设 $C'=8$μg/ml，原剂量 $D=100 \times 3$，测得浓度 $C=4$μg/ml，则 $D'=100 \times 3 \times 8/4=600$mg。

若按每天 3 次给药，则该患者可改为每 8 小时服药 1 次，每次 200mg。

此方法简便易行，缺点是对于半衰期长的药物需耗费较长的时间。

（2）重复一点法（repeated one-point method）：先后给予患者 2 次试验剂量，每次给药后采血 1 次，采血时间须在消除相的同一时间；准确测定 2 次血样的浓度，即可求算出与给药方案相关的 2 个重要参数，即消除速率常数（K）和表观分布容积（V_d）。K 和 V_d 按下式求算。

$$K=\ln\left[C_1/(C_2-C_1)\right]/\tau \qquad \text{式（15-7）}$$

$$V_d=D \cdot \mathrm{e}^{-K\tau}/C_1 \qquad \text{式（15-8）}$$

式中，C_1 和 C_2 分别为第 1 和第 2 次所测的血药浓度，D 为试验剂量，τ 为给药间隔时间。

例2：给一患者静脉注射某药物试验剂量 100mg，6 小时后采血，然后立即给予第 2 次剂量 100mg。同样，在第 2 次给药后 6 小时采集第 2 个血样。测得 C_1 和 C_2 分别为 1.65 和 2.50μg/ml，求 K 和 V_d。

解：$C_1=1.65$μg/ml，$C_2=2.50$μg/ml，$\tau=6$ 小时

$$K=\ln\left[C_1/(C_2-C_1)\right]/\tau=\ln\left[1.65/(2.50-1.65)\right]/6=0.111/\mathrm{h}$$

$$V_d=D \cdot \mathrm{e}^{-K\tau}/C_1=100\mathrm{e}^{-0.111 \times 6}/1.65=31.14\mathrm{L}$$

即求得该患者的 K 和 V_d 分别为 0.111/h 及 31.14L。

此法适用于一些药动学参数与正常值或群体参数偏离较大的患者。需要注意：①该方法只适合于第 1 和第 2 次给予试验剂量，而不能在血药浓度达稳态时使用；②血管外给药时应注意在消除相时采血；③血样测定务求准确，否则计算的参数误差较大；④由于本方法的计算中引入消除速率常数（K）和表观分布容积（V_d）2 个药动学参数，当患者有肥胖、水肿、心肌梗死、肝肾功能不全和低蛋白血症等时

V_d 可有较大变化,而肝肾功能不全时还会引起 K 的变化,这些都会影响计算结果。

（3）Bayesian 反馈法:Bayesian 反馈法是以群体药动学参数为基础,将患者的 1~2 点血药浓度信息与已知的群体药动学参数信息结合,估算出个体药动学参数。此法的优点是取血点少、获得的个体药动学参数的准确性高;由于可同时考虑心、肝、肾功能的影响,对于药动学参数偏离群体值的个体如老年人、婴幼儿、孕妇、心力衰竭或肝肾功能不全患者尤为适用。具体步骤如下:

1）根据大量患者的 1~4 点血药浓度数据建立群体数据库,此数据库应有代表性,如包括各种年龄、体重及心、肾、肝功能;另外数据库应包括各个时段如吸收相、分布相、消除相的数据,尽量囊括各时相的信息。

2）使用群体药动学计算机程序,如非线性混合效应模型(nonlinear mixed effect model, NONMEM) 估算出群体药动学参数。

3）取患者的 1~2 个血药浓度点,将相应的血药浓度和时间输入 Bayesian 反馈程序,即可得到该个体患者的准确的药动学参数。

4）应用该个体药动学参数重新调整给药剂量,如此反复,直到达到最佳剂量。

3. **肾衰竭时的给药方案**　肌酐清除率是评价肾功能的常用指标。肌酐清除率可由血清肌酐值求得。

$$Cl_{Cr,m}=(140A) \times BW (kg)/72 \times Cr_S \qquad 式（15-9）$$

$$Cl_{Cr,f}=Cl_{Cr,m} \times 0.9 \qquad 式（15-10）$$

式中, $Cl_{Cr,m}$ 和 $Cl_{Cr,f}$ 分别为男性和女性的肌酐清除率, A 为年龄, BW 为体重（kg）, Cr_S 为血清肌酐值。

对于一些以肾排泄为主的药物如地高辛,当肾功能严重受损时,其消除能力明显降低、消除半衰期显著延长,应根据肾功能校正参数调整剂量,避免毒性反应。

肾衰竭时的消除速率常数 K 可按下式校正:

$$K'=K[(Cl'_{Cr}/Cl_{Cr}-1) \times f_u] \qquad 式（15-11）$$

式中, K' 和 K 分别为肾衰竭和正常情况下的药物消除速率常数, Cl'_{Cr} 和 Cl_{Cr} 分别为肾衰竭和正常情况下的肌酐清除率, f_u 为药物由尿中排泄的分数。

另外,还可以前面已经介绍过的重复一点法求 K'。用此法无须测定患者的 Cl_{Cr},就可以较精确地估算患者的 K'。

当获得肾衰竭患者的 K' 后,可根据稳态一点法调整给药方案。即给予患者一个初始剂量 D_0,在消除相的某时刻 t_x 测定血药浓度 C_x,则可求得此时的最低稳态浓度（ $C_{ss,min,x}$ ）为:

$$C_{ss,min,x}=C_x e^{-K'\tau}/e-K't_x/1-e^{-K'\tau} \qquad 式（15-12）$$

进一步根据需达到的 $C_{ss,min}$ 调整剂量 D_M:

$$D_M=C_{ss,min}D_0/C_{ss,min,x} \qquad 式（15-13）$$

对于肾衰竭后长期接受肾透析的患者,由于透析会改变血流动力学,势必影响药物的分布、转运和清除,从而改变某些药物的血药浓度,尤其是游离药物浓度。而一些血浆蛋白结合率较高的药物如苯妥英、环孢素等,血药浓度则大多不受影响。因此,对于肾透析患者,更需借助 TDM 来指导个体化用药。

4. 肝功能低下时的给药方案　肝脏是药物代谢的重要场所,肝功能受损势必影响药物的代谢和消除。在中至重度肝功能损害时,不仅经肝脏代谢的药物受影响,由于肾血流量下降,还会导致肾小球滤过率和清除率下降(肝肾综合征),从而干扰药物的消除,使血药浓度不同程度地升高,容易因药物蓄积而中毒。因此,临床用药大多需要减量,并需要借助治疗药物监测,正确估算和掌握患者用药与血药浓度的关系,指导个体化用药,防范毒性反应。除前文提到的需要监测的药物外,一些常规只需根据临床疗效就可判断用药方案是否恰当的药物也需要进行 TDM。这些药物包括吗啡类镇痛药、抗高血压药(如二氢吡啶类钙通道阻滞剂、血管紧张素转换酶抑制剂和血管紧张素受体拮抗剂等),以及组胺 H_2 受体拮抗剂奥美拉唑等。

二、丰富群体药动学数据库

群体药动学(population pharmacokinetics,PPK)是将药动学基本原理与统计学方法相结合,研究药物体内过程的群体规律、药动学参数及其影响因素的群体统计学分布规律,以科学有效地分析较零散的临床患者,定量考察、建立和分析群体中药物浓度的决定因素、药物体内过程的群体平均动力学、个体间差异和残差(包括体内差异、模型误设和测量误差)等,最终获得较理想的个体药动学参数(详见本书第五章)。临床治疗药物监测的数据既可用于个体药动学的分析,指导药物的个体化治疗,又可丰富群体药动学数据库,进一步完善药物监测的实施依据。

1. 辅助 TDM 的数据处理　由于群体药动学不仅收集大量的用药患者的血药浓度数据,同时也收集患者的各种相关信息,使得定量分析药动学参数及其影响因素更为简便科学。NONMEM 法已用于多种治疗药物监测并估算其群体参数值,如苯妥英钠、茶碱、地高辛、利多卡因、华法林、环孢素、氨基糖苷类抗生素等。

例如有研究人员收集 1 033 对给药速率和平均稳态数据,对 134 例成年肾移植患者的环孢素的PPK 参数所做的 NONMEM 法分析结果表明,环孢素的消除特点符合米氏动力学模型,而且肾移植后的前 4 个月中 K_m 值逐渐增加,V_{max} 则不变,显示有较大的个体间变异。这些重要的群体参数已用于口服环孢素的剂量调整,从而指导临床合理用药。

表 5-2 列出 74 名服用地高辛的患者(男 40 名,女 34 名)的血药浓度实测值和 NONMEM 法计算的推定值。可见后者与前者极为相近,说明 NONMEM 法用于治疗药物监测的可信度。

2. 优化个体化给药方案　目前多采用 Bayesian 反馈法。如前文所述,在 NONMEM 数据库的基础上,根据 NONMEM 法估算的 PPK 参数及新病例的临床常规数据如身高、体重、肾功能等初步设计个体化给药方案,并预测可能达到的血药浓度;再根据实测血药浓度,对比修正个体药动学参数;通过反馈修正,可快速、准确地获得个体药动学参数,并据此制订合理的个体化给药方案。尤其对老年人、新生儿、儿童、孕妇和危重病情等特殊患者的给药个体化,群体药动学方法较常规剂量法和经验法更有针对性、更精确。

例如一项对采用咖啡因治疗早产儿呼吸窘迫的 NONMEN 分析研究表明,胃肠道给予咖啡因按一级动力学吸收,在患儿体内的分布符合一室模型;个体间药动学参数的差异受到母亲妊娠周数、患儿出生体重及出生后天数的影响(表 15-4)。据此可有针对性地选择恰当的剂量,指导个体化给药。

表 15-4 NONMEM 法分析咖啡因在早产儿中的群体药动学参数（平均值）

研究组	患儿数	出生后日龄	母亲妊娠周数	Cl/[ml/(min·kg)]	V_d/(ml/kg)	$t_{1/2}$/h
1	110	12	27.5	0.116	851	101
2	89	4	28.2	0.081 7	970	144
3	13	6.5	30.6	0.142	780	65
4	60	23	31	0.132	820	—

【案例】

患者基本情况：女，32 岁，罹患肾上腺皮质癌。

用药方案：使用米托坦（mitotane）治疗。

治疗分析：米托坦能选择性地使肾上腺束状带和网状带细胞萎缩、坏死，但不影响球状带功能，可有效治疗肾上腺皮质癌、肾上腺皮质增生及肿瘤所致的皮质醇增多症。资料显示，米托坦的安全范围窄（14~20mg/L）、治疗指数低、给药剂量与血药浓度的相关性差，需要个体化用药。此药也被列入需要进行 TDM 的药物行列。由于米托坦的分布容积大、消除半衰期长（18~159 天），不仅难以确定 TDM 的采样时间，而且难以通过一两次采血对单个患者的药动学参数进行准确评估。因此，借助群体药动学数据库将有助于给药方案的制订和 TDM 采样时间的确定。

一项针对米托坦的 NONMEM 群体药动学研究综合了 76 位使用米托坦的患者的 1 137 份样品的监测资料显示，由于药物的半衰期长，小剂量给药达到有效血药浓度（>14mg/L）所需的时间较久（往往需要30~60 天），大剂量给药可以加速达到有效浓度，但也增加发生毒副作用的风险。而且由于米托坦是肝药酶 CYP3A4 的强诱导剂，其对 CYP3A4 的自身诱导作用因人而异，造成临床疗效和毒副作用的个体差异。

根据群体药动学数据分析，该研究建议如果患者能够耐受，可以采用大剂量给药以尽快达到有效血药浓度；在第 1 次给药后的第 16 天是采血进行治疗药物监测的恰当时机。对需长期用药者需要监测肝药酶的活性。

随着 TDM 工作的推广和深入，近年来，国内外相继出现 TDM 的网络服务。一方面，使用者可以在提供患者的临床信息、按照标准化收集和检测的生物数据后，利用网站提供的群体药动学数据进行比对和计算，并获得个体药动学参数，指导对个体药物治疗方案的调整；另一方面，个体数据的不断输入也丰富了群体药动学数据库。

思考题

1. 什么是 TDM？TDM 的意义是什么？临床 TDM 的指征有哪些？

2. 给药个体化的意义是什么？如何做到给药个体化？

3. 如何根据血药浓度调整给药方案？

参考文献

［1］AMITAVA DASGUPTA. Therapeutic drug monitoring, newer drugs and biomarkers. Maryland Heights：Elsevier Inc., 2012.

［2］李俊 . 临床药理学 . 6 版 . 北京：人民卫生出版社，2018.

［3］亚瑟·J. 阿特金森，达雷尔·R. 阿伯内西，查尔斯·E. 丹尼尔斯，等 . 临床药理学原理 . 2 版 . 魏伟，等译 . 北京：科学

出版社, 2008.

［4］LIANG X, FAN Y, YANG M, et al. A prospective multicenter clinical observational study on vancomycin efficiency and safety with therapeutic drug monitoring. Clinical infectious diseases, 2018, 67 (Suppl 2): S249-S255.

［5］VAN DONGE T, BIELICKI J A, DEN ANKER J, et al. Key components for antibiotic dose optimization of sepsis in neonates and infants. Frontiers in pediatrics, 2018, 6: 325.

［6］ARSHAD U, TAUBERT M, KURLBAUM M, et al. Enzyme autoinduction by mitotane supported by population pharmacokinetic modelling in a large cohort of adrenocortical carcinoma patients. European journal of endocrinology, 2018, 179 (5): 287-297.

（**李庆平**）

第四篇　药物临床应用的优化

第十六章　药物的时辰差异

第一节　时辰药理学概述

时辰药理学(chronopharmacology)又称时间药理学。生物的生命活动受昼夜节律的影响,机体的许多生理功能都存在明显的昼夜节律(circadian rhythm),人体组织的节律性所引起的药物在体内浓度的变化与药物的治疗效果存在密切关系。早在19世纪,科学家就已经发现药物的服药时间影响其治疗作用,而不同类型药物的最佳给药时间也各不相同。近20多年来很多科学研究证明,人体的许多生理功能如心排血量、胃酸分泌、血浆蛋白量、肝药酶的活性、尿和胆汁排泄等均存在明显的昼夜节律,因而不同时间服药可能产生不同的吸收、分布、代谢和排泄过程,导致许多药物的1种或多种药动学参数发生变化。

因此,选择合适的用药时间可实现以最小剂量达到最佳疗效和最小毒性的治疗效果,改善患者的生命质量。研究时辰药理学可以帮助人们直观地了解人体的昼夜节律,更精确地认识药物的体内药动学过程,指导患者临床用药,更好地发挥药物疗效,减少不良反应的发生。

时辰药理学可进一步分为时辰治疗学(chronotherapy)和时辰毒理学(chronotoxicology)。时辰治疗学是时辰药理学的应用,目的在于根据人体的昼夜节律选择用药时间,提高药物的有效性和耐受性,包括时辰药动学(chronopharmacokinetics)和时辰药效学(chronopharmacokinetics)。时辰毒理学研究昼夜节律与药品不良反应及患者耐受性的关系,如用药时机不当,患者会造成不良反应甚至毒性反应,严重可导致患者停药,从而达不到治疗效果。

第二节　时辰药动学

时辰药动学是研究机体的生物节律对药物吸收、分布、代谢和排泄的影响。其中节律性变化最主要的是昼夜节律,其次为月节律和年节律。考虑昼夜节律对药物药动学(pharmacokinetics, PK)的影响有助于选择最佳用药时间,实现个体化用药。

时辰药动学研究的主要PK参数包括药物峰浓度(peak concentration, C_{max})、达峰时间(peak time, t_{max})、半衰期(half life, $t_{1/2}$)、消除速率常数(elimination rate constant, λ_z)、吸收速率常数(absorption rate constant, K_a)、表观分布容积(apparent volume of distribution, V_d)、血药浓度 - 时间曲线下面积(area under the curve, AUC)和生物利用度(bioavailability)等。

在临床常用药物中，许多药物的药动学过程都具有时间节律，但由于时辰药动学的机制尚未完全明了、进行时辰药动学研究的药物尚不全面等原因，难以从中归纳出各类药物用药时间节律的整体规律，时辰药动学还有待进一步深入研究。

一、机体节律性对药物吸收的影响

口服药物的吸收受药物的理化性质（脂溶性与解离度）、胃肠道的生物膜面积与结构、胃排空速度、pH 及胃肠血流量的影响。胃酸分泌、胃液 pH、胃肠蠕动强度、胃排空时间及胃肠血流量等因素均存在昼夜节律，以上因素均会导致药物吸收的时间差异。多数脂溶性药物一般清晨吸收比傍晚更佳，早晨服用的 C_{max} 要比晚上服用的高，t_{max} 与晚上相比有所缩短，为保持疗效，晚上可酌情加量。水溶性药物的吸收受胃肠 pH 的影响较大，而人体的胃酸分泌受到进食和昼夜节律的影响，上午 10:00 开始胃酸分泌增加，晚上 10:00 达到高峰，餐后分泌也会有所增加。同时日间胃肠道的排空及蠕动频率较高，同时胃肠道的血流量亦会在白天出现明显增加，这些因素都促进药物的吸收。

研究表明，人体对多种脂溶性药物的吸收在清晨较快，在傍晚较慢。三环类抗抑郁药阿米替林（ amitriptyline ）50mg 1 次口服时，09:00 和 21:00 给药的药动学参数对比研究显示吸收相的血药浓度 09:00 比 21:00 高，但 AUC 和 $t_{1/2}$ 在 2 种给药时间没有差异；其引起的镇静作用和唾液分泌量减少等末梢抗胆碱作用于 09:00 给药时较强，与其血药浓度的差异相对应。由于阿米替林的首关代谢不明显，可认为吸收相血中的浓度主要反映口服给药时消化道的吸收速率。三环类抗抑郁药的 $t_{1/2}$ 比较长，可推荐一日 1 次睡前服药的方法。应用此给药方案的镇静作用和抗胆碱副作用轻，患者易于接受，比常用的一日 3 次的给药方案更合理。某些心血管药物如普萘洛尔（ propranolol ）、速释型单硝酸异山梨酯（ isosorbide mononitrate ）和速释型硝苯地平（ nifedipine ）的血药峰浓度与血压、心率的峰效应不相吻合，表明这些药物的时辰药动学变化不是药物效应昼夜节律变化的主要原因。

除口服外，其他给药途径如肌内注射、透皮给药、眼部外用药的吸收也受机体自身昼夜节律的影响。

二、机体节律性对药物分布的影响

药物的分布受多种因素影响，主要由血浆与组织蛋白结合率及药物穿过细胞膜的分配系数决定。药物进入血液循环后，部分与血浆蛋白结合形成复合物而暂时失去活性，只有当药物与血浆蛋白解离成为游离药物后才能发挥药理作用。影响药物与血浆蛋白结合的因素有温度、血液 pH、药物的理化性质及血浆蛋白浓度等。

其中血浆蛋白浓度具有昼夜节律，健康成人的血浆蛋白水平峰值在 16:00、谷值在 04:00，血浆蛋白结合率呈现下午高、夜间低的规律。老年人的血浆蛋白峰值在 08:00、谷值仍在 04:00，血浆蛋白结合率则为上午高、夜间低。因而一般情况下血浆药物游离浓度呈现白天低、夜间高的趋势。对于血浆蛋白结合率高（>85%）、表观分布容积较小且治疗窗窄的药物，其血浆蛋白结合率的昼夜节律变化将影响治疗效果，具有显著的临床意义。如华法林在晚上服用剂量不当可造成明显的不良反应，应予以关注。

健康人口服地西泮（ diazepam ）的药动学因早、晚给药时间不同而异，09:00 给药较 21:00 给药的

C_{max} 明显高且 t_{max} 明显短,但 $t_{1/2}$ 及 $AUC_{0-\infty}$ 则无差别;而空腹口服给药,因给药时间不同造成的药动学差别并未消失。有研究显示,静脉注射 5mg 地西泮,09:00 静脉注射后 4 小时血中的总地西泮浓度显著高于 21:00 给药组,同比其血浆蛋白结合率也是 09:00 给药组高,表明 C_{max} 的变化与其血浆蛋白结合率的变化有关,即与血浆中蛋白含量的昼夜节律相关。

静脉注射地西泮 4 小时后,其主要代谢产物去甲地西泮的血中浓度很低而可忽略不计,但此时其血浆蛋白结合率高达约 99%,稍有变化都会明显影响其体内分布,从而影响药效。据此可以认为,地西泮早晨给药的中枢神经镇静作用强不是由于中枢神经对其反应有昼夜节律,解释为其药动学早、晚有差异更为合理。

三、机体节律性对药物代谢的影响

大多数药物主要通过肝脏代谢,药物的肝清除率主要与肝血流量和肝药酶活性有关。

研究显示肝血流量变化存在明显的昼夜节律,其流量的峰值为早晨 08:00,下午 14:00 最低。肝血流量大致药物口服后的代谢较快。

消除速率较低的药物其代谢则主要依赖于肝药酶活性。动物研究显示,肝代谢酶的活性亦存在昼夜节律变化。鼠研究实验发现,鼠肝药酶 CYP450 总量、细胞色素 P450 还原酶和二甲基亚硝胺脱甲基酶的活性在 21:00—00:00 最高、06:00 最低;鼠肝中的环己巴比妥氧化酶的活性在 22:00 最高而诱导鼠睡眠时间最短、14:00 最低而诱导鼠睡眠时间最长。酶活性的昼夜节律变化多与肾上腺皮质激素的昼夜节律变化相关。如切除动物的肾上腺或给予外源性皮质激素,使体内的皮质激素水平维持恒定,上述节律消失。此外,药物在肝脏的羟化反应也存在昼夜节律变化。

四、机体节律性对药物排泄的影响

许多药物及其代谢物都由肾脏排泄,肾排泄率因受到肾血流量、肾小球滤过率和尿液 pH 的节律性变化影响而有明显的昼夜节律。如肾脏的排泄功能与机体的活动明显相关,肾血流量和肾小球滤过率均在人体活动期处于较高的水平,因此人在白天的肾排泄率较高;而啮齿动物由于主要在夜间活动,因此夜间的肾排泄率较高。

药物的理化性质也影响肾脏排泄。其中亲水性药物主要以原型经肾脏排泄,因此亲水性药物的肾排泄率在动物的活动期较高。肾排泄在一定程度上也依赖于药物的离子化程度,药物的离子化程度与尿液 pH 有关,因此尿液 pH 的节律性变化也会对药物的排泄产生影响。夜间或早晨尿液 pH 低、白天尿液 pH 高,对酸性药物如水杨酸、阿司匹林等傍晚给药较早晨给药排泄快,对碱性药物如苯丙胺等白天的尿排泄率低。

第三节 时辰药效学

时辰药效学是研究机体的生物节律、机体对药物的敏感性所引起的药效学差异,有助于选择最佳用药时间,以获取最佳疗效和降低毒性反应的发生。

药物疗效、不良反应不仅取决于药物的理化性质、剂量及药动学,也取决于机体的功能状态和靶器官对药物的反应。许多人体靶组织、靶器官对药物的反应都具有生物节律依赖性,在细胞和亚细胞水平上,生物节律导致多数药物的治疗效果因用药时间的不同而异,这一现象与药物的药动学并不相关。

一、药物效应的昼夜节律

传统的量效观点认为,药物强度在一定范围内与剂量大小成正比关系,但时辰药理学证明,相同剂量下的药物疗效强度存在昼夜节律,如洋地黄夜间给药,机体敏感性较白天给药要高约 40 倍。8 例志愿者口服 β 受体拮抗剂普萘洛尔(propranolol)80mg,测定其短时间内的持续脉搏减少数及血压下降值,14:00 用药时作用最明显,血药浓度测定结果表明 14:00 用药时的 C_{max} 与 AUC 值最高、凌晨 02:00 时最低。

调血脂药 HMG-CoA 还原酶抑制剂在抑制肝脏合成胆固醇限速酶活性的同时使血清胆固醇降低,肝脏的低密度脂蛋白受体(LDL- 受体)活性亢进,促进 LDL- 胆固醇代谢,使血清 LDL 大量被摄入肝脏而使血清胆固醇降低。胆固醇的合成受机体节律性影响,夜间合成增加,因此一天 1 次给药的早、晚双盲法比较研究显示晚间给药降低血清胆固醇的作用强,因此推荐晚餐后服药。

支气管哮喘患者多半是黎明前加重的夜间发作型,由于黎明前(早晨 04:00 左右)血中的肾上腺素和 cAMP 浓度低下,而组胺浓度增高,故此时呼吸功能下降。因此,改良茶碱的传统剂型,使用一天给药 1 次的缓释制剂,晚餐后给药,可使血药浓度从夜间到黎明保持在一定的浓度水平。研究显示,患者口服茶碱,夜晚 20:00 以 800mg 服药 1 次比 370mg 一天服药 2 次抑制呼吸道抵抗的效果更明显。具有不同程度的昼夜节律差异的各类药物见表 16-1。

表 16-1　药效具有昼夜节律差异的药物

中枢神经系统药物	麻醉药及镇痛药	传出神经系统药物	化疗药物	激素类药物	其他药物
戊巴比妥	利多卡因	普萘洛尔	环磷酰胺	地塞米松	乙醇
环己巴比妥	吗啡	阿托品	氟尿嘧啶	甲泼尼龙	组胺
苯巴比妥	阿扑吗啡	东莨菪碱	阿糖胞苷	ACTH	吲哚美辛
氯丙嗪	甲哌卡因	乙酰胆碱		胰岛素	
氟哌啶醇	氯胺酮	新斯的明		泼尼松	
苯丙胺		肾上腺素			

二、药物毒性的昼夜节律

许多常用药物的毒性都有昼夜节律。小鼠皮下注射相同剂量的尼可刹米(nikethamide),LD_{50} 因给药时间不同而变化:14:00 给药组的死亡率为 67%,02:00 给药组的死亡率仅为 33%,相差 2 倍之多。氨茶碱以 LD_{50} 剂量 125mg/kg 给小鼠注射,12:00 给药组的死亡率为 63%,16:00 给药组的死亡率为 75%,而 00:00 及 04:00 给药组的死亡率仅为 10%,相差 7 倍之多。药物毒性的昼夜节律差异不仅表现在急性毒性,药物的亚急性及慢性毒性也存在差异。

第四节　时辰药理学的临床应用

临床传统的用药方案一般是将全天的剂量等量分成几次服用。但通过对时辰药理学的研究，特别是对时辰药动学、时辰药效学深入了解后，即可根据药物疗效及其代谢的时间节律来选择最佳用药时间。近年来在许多疾病的治疗中已取得良好的效果，在实际药物治疗中应用时辰药理学理论以提高疗效、减少药品不良反应的治疗方法称为时辰治疗学（chronotherapy）。

一、内分泌代谢疾病

（一）肾上腺皮质激素分泌的昼夜节律

人体内的肾上腺皮质激素分泌具有昼夜节律，其分泌高峰在早晨07:00—08:00，最低值出现在凌晨00:00—01:00，应用糖皮质激素类药物时要遵循体内的正常分泌节律，避免抑制下丘脑 - 垂体 - 肾上腺皮质轴引起内分泌紊乱甚至皮质萎缩等不良后果。如果在远离峰值的夜间给药，则会严重抑制促皮质激素释放，导致其次日仍处于较低的水平。对于需要长期使用地塞米松等糖皮质激素的患者，每日07:00—08:00给药1次或隔日给药1次可以达到最佳治疗效果，同时减轻对机体的副作用，如需停药应缓慢减量避免出现肾上腺皮质功能减退症状。健康受试者给予 8mg/d 曲安奈德（triamcinolone），观察血浆及尿中的 17- 羟皮质类固醇（17-OHCS）的昼夜节律变化。其中一组在 08:00 一次性给予全天剂量 8mg，另一组分别于 08:00、13:00、18:00 和 24:00 各给予 2mg/ 次，连用 8 天。结果表明，一次性给药组对 17-OHCS 的浓度无明显影响，多次用药组则明显干扰 17-OHCS 的昼夜节律。此后，研究者对健康受试者和患者进行各种皮质激素使用的研究（地塞米松、甲泼尼龙、皮质醇、泼尼松、氟化泼尼松龙）均证明将全天剂量在皮质激素分泌峰值左右一次性给药，对下丘脑 - 垂体 - 肾上腺皮质轴抑制的副作用低于等量多次用药，故目前临床上对于需要长期使用糖皮质激素的患者多采用早晨顿服的给药方案。

（二）血糖的昼夜节律与胰岛素的时辰治疗学

对胰岛素的时辰治疗学已进行了较多研究。糖尿病患者的空腹血糖、尿糖都有昼夜节律（非糖尿病患者无此节律），在早晨有一峰值。胰岛素的降血糖作用无论对正常人或糖尿病患者都有昼夜节律，即上午（峰值时为 10:00）的作用较下午强。尽管如此，糖尿病患者早晨需要的胰岛素量仍高于下午，因糖尿病患者的致糖尿病因子的昼夜节律在早晨也有一峰值，而且其作用增强程度较胰岛素更大。

人体在进食后 1 小时左右体内的血糖浓度可达高峰，3 小时后血糖浓度逐渐趋于平稳。故口服降血糖药常于餐前和餐后 0.5 小时服用，如患者的餐前血糖高，那么用药和用餐时间间隔应相对延长；若餐前血糖低（不至于低血糖），用药后则应尽快用餐。

根据降血糖药达到血药浓度峰值的时间及作用方式不同，应选择不同的给药方案。双胍类药物可刺激外周组织，使外周组织充分利用胰岛素，达到降低血糖水平的效果，因而双胍类降血糖药适宜餐后服用；阿卡波糖为 α- 葡糖苷酶抑制剂，可延缓碳水化合物水解为单糖，从而延缓葡萄糖的吸收，因而阿卡波糖应在即刻进餐前服用。

糖尿病患者的尿钾排泄较多,其昼夜节律峰值的出现较正常人约延迟 2 小时,并发视网膜病变的患者再延迟 2 小时。用胰岛素"控制住"血糖 4~5 天后,此昼夜节律方能恢复正常。因此有人主张用胰岛素"控制住"血糖后继续用药观察,以"节律正常"(euchronism)作为"控制住"血糖的指标。国外近年已研制成可植入体内的胰岛素自控给药装置,可按血糖浓度的昼夜节律定量给药。另外对病情复杂的难治性糖尿病患者,其 24 小时内的血糖浓度变化很大,因此胰岛素泵则可根据此类患者的血糖变化情况,按预定的程序在不同的时间内增加或减少胰岛素自药泵的释放量,可维持血糖水平的相对稳定。

二、心血管系统疾病

一般人群中,高血压发作、心律失常、心肌梗死多发生于早晨,但目前仍然不明这种昼夜节律改变机制。有文献报道采用模型方法研究钙离子、钾离子及钠离子的昼夜节律对心电图的影响,显示钾离子的日间变异对心电图 Q-T 间期的影响最为显著,因此推荐将钾离子作为心血管系统疾病的生物标志。

早已证明原发性高血压的药物治疗按时间节律给药,人的血压有昼夜波动,血压曲线呈"双峰一谷"的趋势,08：00—09：00 为主峰,17：00—18：00 为次峰,02：00—03：00 为低谷。药物的降血压作用一般在服药 0.5 小时后出现,2~3 小时达到高峰。因此对于半衰期较短,一天需服用多次的药物如卡托普利、尼群地平等宜在 2 个血压峰值前 2 小时用药,以产生明显的降血压效果。

正常生理状况下,血压波动并不会对人体有异常影响。而对于原发性高血压患者,血压波动表现得较为明显和异常,即患者晨起,由睡眠状态进入清醒状态时出现血压水平急速升高,甚至可达到一天的血压最高值,这种现象称为晨峰现象。研究证实,晨峰现象中血压大幅波动可加剧患者的心、脑、肾等靶器官损害,引起心脑血管不良事件,故有效控制晨峰现象具有极其重要的临床意义。

β 受体拮抗剂用于治疗原发性高血压、冠状血管缺血性疾病和心律失常等心血管疾病。多项研究证实,β 受体拮抗剂对白昼血压和心率的作用均较夜间明显,但对凌晨血压升高、心率加快症状的作用欠佳,因此此类药物对防止卒中、栓塞的作用并不理想。例如早晨 08：00—14：00 给予普萘洛尔的峰浓度较高,但凌晨 02：00 用药对于心率的改变则不明显。

钙通道阻滞剂通常用于治疗冠心病、心肌梗死、脑血管疾病及高血压。此类药物与 β 受体拮抗剂类似,白天的降血压作用大于夜间。维拉帕米和地尔硫草的心脏活性更为显著,二氢吡啶类钙通道阻滞剂如硝苯地平的血管活性更强。因此,各种常用的抗高血压药具有昼夜用药的时间差异。抗高血压药的时辰药效学对临床合理用药具有重要作用。

心绞痛的时辰药效学研究同样证明心绞痛的发作也具有昼夜节律,各类抗心绞痛药的疗效也有昼夜节律差异。已证实硝酸甘油(nitroglycerin)在早晨 06：00 给药可有效预防患者的运动性心绞痛发作及心电图异常,但 15：00 给药的效果却很差,因此硝酸甘油扩张冠状动脉的作用在早上强而下午弱。

在治疗心血管疾病患者时,传统的维持血药浓度不变的观念并非绝对正确,对于许多心血管药物的疗效、毒副作用除与其药动学有关外,更与机体反应的昼夜节律密切相关。

胆固醇合成高峰出现在夜间,因此通常认为晚上给药应比日间给药能够更有效地控制血中的胆固醇含量、降低血脂,用药时应结合药物的半衰期综合考虑。常用的辛伐他汀、普伐他汀等短效他汀类调血脂药通过抑制羟甲基戊二酰辅酶 A 还原酶抑制剂阻碍肝脏合成胆固醇,在睡前给药能够达到较佳的效果。但目前也有一些研究结果表明,早晨服用辛伐他汀具有更强的降低甘油三酯(TG)和降低甘油三酯/高密度脂蛋白-胆固醇(TG/HDL-C)比值的作用,且抗炎作用与晚间相同,但此结果仍需加大样本量进行临床验证。瑞舒伐他汀、阿托伐他汀等长效药物由于半衰期较长,药物的释放比较缓慢,不必一定在晚间服药。另外,研究发现他汀类药物等对糖代谢有一定影响,可致血糖波动,所以应密切监测使用他汀类的糖尿病患者的血糖状况,如出现血糖控制恶化,应立即就诊。

三、哮喘

(一)哮喘发作的昼夜节律

Prevost 等于 1980 年在一项专门的研究中证实哮喘、支气管炎和肺气肿患者的呼吸困难症状在23:00—05:00最严重,发作也多见于凌晨。其原因有多个方面:①夜间过敏性患者的呼吸道对抗原的敏感性增高;②夜间组胺和乙酰胆碱等具有收缩支气管平滑肌功能的活性成分的含量较高,呼吸道对乙酰胆碱和组胺的敏感性增高,气道阻力增加;③夜间血中的糖皮质激素和肾上腺素水平降低;④夜间呼吸道交感神经张力下降等。

(二)哮喘的治疗时间

1. **肾上腺素(epinephrine)** 在一天的不同时间给予肾上腺素 $10\mu g/(kg \cdot min)$,用药 15 分钟后,作用最强的时间为 04:00 和 09:00、最弱的时间为 16:00 和 20:00,两者的药效相差近 3 倍,但吸入用药的效果昼夜差异则不大。

2. **异丙肾上腺素(isoprenaline)** 健康儿童以本品 2mg 吸入,证实药物作用大小仍有时间依赖性。16:00 给药对肺阻力的降低作用极差,但 07:00 给药的疗效最好($P<0.05$)。药物对肺顺应性的增加作用在 22:30 用药组疗效有显著性差异($P<0.05$),其他时间用药疗效均不显著。

3. **肾上腺糖皮质激素类药物** 糖皮质激素可分为吸入、口服和静脉用药。吸入制剂主要包括丙酸倍氯米松(beclometasone dipropionate,BDP)、布地奈德(budesonide,BUD)及丙酸氟替卡松(fluticasone propionate,FP)。BDP 含有亲脂性基团,易于与肝微粒体 P450 酶结合进而被代谢,具有较高的清除率,比口服糖皮质激素高 3~5 倍,因而全身不良反应小。哮喘患者可于 08:00 给药 1 次和晚上睡前给药 1 次,可使一天内的气道炎症得到较好的控制。

病情较重或皮质激素吸入治疗无效的患者应尽早口服皮质激素。泼尼松(prednisone)或泼尼松龙(prednisolone)可采用每日清晨 1 次服用或隔日清晨 1 次服用的方式用药,以减少对垂体-肾上腺轴的抑制作用。哮喘发作严重时应尽早静脉滴注氢化可的松(hydrocortisone)或甲泼尼龙(methylprednisolone),病情控制后可改为口服用药。

4. **氨茶碱(aminophylline)** 25 例儿童哮喘患者给予氨茶碱缓释制剂,08:00 给药者的血药浓度明显高于 00:00 给药组,在服药 4 小时后的达峰浓度人数分别占 84% 和 4%;而达血药浓度谷值时间,上午用药组用药 8 小时后仅 49% 的患者达谷值,晚上用药组在 4 小时后即有 90% 的患者达谷值。多项类似研究的结果相似,可见昼夜用药时间不同可显著影响氨茶碱缓释制剂的疗效。

四、消化系统疾病

胃酸分泌量也有一定的时间规律,上午胃酸分泌量无明显变化,中午至 20:00 胃酸分泌量缓慢增加；20：00—22：00胃酸分泌量呈直线上升并在22：00达到峰值。根据胃酸分泌规律，晚上胃溃疡程度高于白天。一般情况下，在餐后服用抗消化道溃疡药的临床效果要优于在餐前服用。

质子泵抑制剂（proton pump inhibitor，PPI）是目前临床上最常用的抑制胃酸分泌作用最强的药物，其通过不可逆性地抑制胃壁细胞上活化的质子泵而抑制胃酸分泌。由于质子泵的循环再生主要在夜间完成，其激活亦受进食的影响，因此早餐前服用PPI约有75%的质子泵因处于激活状态而被抑制，从而有效减少全天的胃酸分泌。但目前的临床研究也发现部分患者存在"夜间酸突破的现象（nocturnal acid breakthrough，NAB）"，即在应用PPI的情况下，夜间22：00至次日08：00胃内pH<4的时间持续超过60分钟，其原因可能是在睡眠时人体的迷走神经兴奋、胃酸分泌增多，而质子泵处于更新阶段，同时由于缺少食物的刺激，处于活化状态的质子泵相对减少，导致PPI的作用减弱。由于夜间组胺对胃酸基础分泌的作用较强，因此H_2受体拮抗剂对于夜间胃酸分泌高峰的抑制作用更好，睡前加用H_2受体拮抗剂能较好地控制NAB的发生。选择黏膜保护药物进行治疗，能够有效避免有害因子对患者的胃黏膜造成损伤，通常选择半空腹状态用药，选择此种药物治疗时禁止选择抗酸药同时治疗。

五、肿瘤

通常情况下，临床上在日间应用化疗药物的静脉注射制剂，口服药物选择早晨服药，一日1次，不考虑用药时间的合理性。而人体是具有生物节律的，健康人体和恶性肿瘤人体的昼夜节律也不尽相同。应根据啮齿动物和人体内的研究，使用药时间更加合理化，优化治疗效果，降低毒性。

对12种以上的肿瘤模型鼠的研究发现，缓慢生长和分化良好的肿瘤一般仍维持近似24小时的昼夜节律，但振幅和时相有所改变；而处于快速增殖或病情进展迅速的肿瘤则表现为以12小时甚至8小时为周期的超昼夜节律。由于恶性肿瘤患者昼夜节律的特殊性，因此根据肿瘤的昼夜节律特点调整用药可极大提高抗肿瘤药的疗效及显著降低其毒副作用。目前实验动物研究发现约30种以上的药物通过时辰药理学调整用药后，药物的毒副作用可降低50%以上。

目前研究发现具有时辰药理学用药特点的抗代谢类抗肿瘤药有氟尿嘧啶（fluorouracil）、甲氨蝶呤（methotrexate）、氟脱氧尿苷（fluorodeoxyuridine）、阿糖胞苷（arabinosylcytosine）、巯嘌呤（mercaptopurine）等，针对上述药物的耐受性特点，在傍晚或夜间睡眠期最佳。应用氟尿嘧啶治疗胃癌患者的研究发现，其血药浓度在个体间及个体内的波动均很大，用不恒定的速率持续输注并将其流速峰值定在04：00时可耐受较高的剂量而产生的毒性较低。动物体内研究发现，在大鼠和小鼠体内氟尿嘧啶产生的细胞毒性物质的合成代谢酶在夜间活性最高，此时氟尿嘧啶对正常组织的毒性最高。而氟尿嘧啶靶标酶在健康受试者口腔黏膜细胞的活性在凌晨00：00—04：00处于谷值，因此氟尿嘧啶分子靶标在凌晨活性最低，对口腔黏膜的毒性也更低。甲氨蝶呤（amethopterin）在06：00给药的毒性最大，24：00给药的毒性最小，同时24：00时给药的效应也最小，这可能与甲氨蝶呤的C_{max}、$t_{1/2}$和AUC的昼夜节律有关，因此以选择12：00—20：00给药为宜。此外，给予大鼠静脉注射阿糖胞苷的研究发现，相同剂量的阿糖胞苷在睡眠时相给药的毒性最小，而在活动中期给药的毒性最大。

抗生素类抗肿瘤药多柔比星（adriamycin）、柔红霉素（rubomycin）、博来霉素（bleomycin）等也具有时辰药理学用药特点。多柔比星一般在早晨给药的毒性较低而疗效更高，但对艾氏腹水瘤小鼠的研究发现，19：00 时给药小鼠的存活时间长且毒性小。柔红霉素对小鼠的毒性具有显著的昼夜节律，且药物剂量不同会引起毒性的昼夜节律位相改变。博来霉素的 AUC 和 $t_{1/2}$ 在 06：00 给药最高。

植物药类抗肿瘤药长春瑞滨（vinorelbine）、依托泊苷（etoposide）、多西他赛（docetaxel）、三尖杉酯碱（harringtonine）等，以及其他类型的抗肿瘤药顺铂（cisplatin）、卡铂（carboplatin）、草酸铂（oxaliplatin）均存在时辰药理学特性。例如顺铂在下午 16：00 的血浆蛋白结合率最高，因此 16：00—20：00 给药的疗效更佳、耐受性更好。

因此，铂类制剂和氟尿嘧啶联合应用时，下午 16：00 给予铂制剂，凌晨 04：00 使用氟尿嘧啶，可以使疗效提高 50%、不良反应降低 50%。

在时辰药理学的基础上，可以根据正常组织、肿瘤组织及药物代谢的生物节律，选择肿瘤组织对药物最敏感或对机体毒性最低的时间将化疗药物输入人体，以提高化疗药物的剂量而使其剂量依赖性效力增加。目前临床上使用一种多通道编程输液泵（Melodie 泵）在计算机控制下以正弦曲线形式给药，可严格控制药物的达峰浓度时间，可实现对癌细胞的精确打击，从而大大提高治疗效果并减少毒副作用。这种具有时辰特征的给药方式给半衰期短且需要长时间输注的药物带来便捷。

六、过敏与免疫系统疾病

过敏性疾病如荨麻疹存在昼夜节律。研究发现慢性荨麻疹的发作高峰在夜间 22：00 左右，针对此昼夜节律，结合抗组胺药的药动学特点，可在发作前 30~60 分钟服药。对于入睡后发作的患者，为避免因起床服药而影响睡眠，则可在睡前服药。因此大多数患者仅需每日 1 次服用第一代 H_1 受体拮抗剂如苯海拉明，即能有效控制荨麻疹发作，并且夜间服药可使药品不良反应明显减少。

昼夜节律与免疫系统关系密切，多种免疫过程如免疫细胞募集、促炎性细胞因子水平均受昼夜节律控制。已有报道在类风湿关节炎和骨关节炎中疾病症状强度的日间变异。抗炎治疗是治疗风湿病的主要方式，药物的药动学及患者的耐受性均受到昼夜节律的影响。例如非甾体抗炎药吲哚美辛和酮洛芬在夜间用药时的 C_{max} 和毒性最低，健康人和骨关节炎患者均如此。

类风湿关节炎患者在早晨症状较重，与系统中较高的促炎性细胞因子水平相关。由此开发了泼尼松缓控释制剂，睡前服药，夜间起效，患者的疗效与耐受性均有所提高。

七、疼痛与麻醉

时辰药理学研究证明，多数镇痛药的药动学、药效学及毒性均有时间节律。

吗啡的镇痛效应强度具有给药时间依赖性。小鼠腹腔注射吗啡 0.5mg/kg 后，吗啡的镇痛效应在 02：00 最差、14：00 最强，提示吗啡的镇痛效应在小鼠休息期强于活动期；小鼠腹腔注射吗啡 100mg/kg 后，血清中的谷草转氨酶和谷丙转氨酶水平在 02：00 和 14：00 均增加、还原型谷胱甘肽水平在 02：00 显著降低，提示吗啡对小鼠的肝损害在小鼠活动期较大。

思考题

1. 药物进入体内后分几个过程？简述这些过程与药物作用开始的速度、作用强度及持续时间有何关系。

2. 试述机体昼夜节律对药物分布、蛋白结合的影响，并举例说明。

3. 根据时辰药理学的观点,糖皮质激素在治疗某些慢性疾病时宜选用哪种给药方法?

4. 时辰药理学在抗癌用药中有哪些体现? 请举例说明。

5. 时辰药理学在哮喘治疗用药中有哪些体现? 请举例说明。

参考文献

[1] 魏群利,吴云明. 时辰药理学与时辰治疗学. 北京:人民军医出版社,2011.

[2] 李俊. 临床药理学. 5版. 北京:人民卫生出版社,2013.

[3] 房静,张媛,侯芳菲,等. 时辰药理学研究进展. 天津药学,2018,30(03):70-74,78.

[4] KAUR G, PHILLIPS C, WONG K, et al. Timing is important in medication administration:a timely review of chronotherapy research. International journal of clinical pharmacy,2013,35(3):344-358.

[5] BALLESTA A, INNOMINATO P F, DALLMANN R, et al. Systems chronotherapeutics. Pharmacological reviews,2017,69(2):161-199.

(张 菁)

第十七章　药物的遗传差异

第一节　遗传药理学概述

一、遗传药理学的起源与发展

"遗传药理学"这一名词由德国药理学家 Friedrich Vogel 于 1959 年提出。1957 年,著名的美国药理学家 Arno Motulsky 曾在一篇文章中写到"药物反应性可能是遗传和环境在特定疾病状态下交互作用的结果",遗传药理学随后即被定义为一门研究遗传因素对药物反应的个体差异的影响的学科。1997 年 Marshall 首次提出"药物基因组学",1998 年他报道了人类对外源性化学物质的反应具有多样性。"药物基因组学"的提出意味着科学家可以运用全基因组的知识和技术,对影响药物反应的多个基因及其网络而不仅是单个基因进行相关研究。无论是"遗传药理学"还是"药物基因组学"的研究目的都是改变"反复试错"的药物治疗现状,精准指导患者用药,以期达到使疗效最大化而毒副作用最小化。

第一个关于遗传药理学研究的经典案例是古希腊哲学家毕达哥拉斯描述的"蚕豆病",在特定的地中海人群吃蚕豆后出现以黄疸为主要表现的临床症状,经证实是由于葡萄糖 -6- 磷酸脱氢酶(glucose-6-phosphate dehydrogenase, G-6-PD)缺陷导致红细胞性溶血。在世界范围内有 6 亿人群存在 G-6-PD 酶活性缺陷,受影响的范围非常广泛。G-6-PD 酶的遗传变异高达 140 多种,大部分突变较为罕见且临床影响差异明显,FDA 已在药品说明书中警示这些变异造成的酶活性缺陷对一些上市药物(如排尿酸药拉布立酶等)的重要影响,其中抗疟疾的联合制剂氯丙胍 - 氨苯砜由于导致非洲的 G-6-PD 缺陷患者严重溶血而被撤市。20 世纪 50—80 年代间的研究主要围绕药物代谢酶表型活性进行,借助探针药物的代谢率判断某种药物代谢酶的活性改变,如咖啡因及 2 种代谢产物表征Ⅱ相酶 N- 乙酰化代谢快慢、异喹胍羟基化代谢常用于评价 CYP2D6 酶的活性。探针药物评价代谢表型目前仍是药物代谢酶活性的重要研究工具,如将无相互作用的若干探针药物同时使用,可研究多种药物代谢酶在体内的活性表型和基因型之间的关联。利用多种探针药物同时表征代谢酶活性的优点是可判断和排除未知的重要基因多态性对酶活性的干扰或环境因素(如合并用药)造成的酶活性改变;缺点是检测过程较复杂、费用较高、通量较低及探针特异性有待提高等。

近 60 年的研究已证实,对药物反应有决定性作用的蛋白大多具有显著的功能多态性(发生率≥1%的常见遗传性状变异）。药物反应遗传变异的相关研究进展十分迅速,如人体和实验动物的单核苷酸多态性(single nucleotide polymorphism,SNP)被证明在很多情况下可导致药物代谢相关蛋白功能损害或完全丧失(少数情况下也可能通过不同的机制引起功能增强)进而引起药物反应性状的变异。一些决定药物反应变异的相关基因可与某些疾病的病理生理有关;反之,某些疾病的发生与发展也可能由多基因决定(如动脉粥样硬化、某些癌症、神经退行性疾病),阐明这些疾病相关的病因学突变也有助于挖掘重要的疾病治疗靶点,为有效的药物研发提供启迪。

分子生物学技术的快速发展使遗传药理学由宏观的表型观察直接进入微观的致病或致效应基因核苷酸替换和单碱基变异研究。具有代表性的是针对异喹胍羟化酶或CYP2D6基因多态性的研究,超过80个CYP2D6基因变异被报道,其中部分变异可导致CYP2D6的活性降低甚至缺失,形成弱代谢型(poor metabolizer,PM),在亚洲人群中较为常见;另外一部分可导致该基因扩增为3~13个拷贝的野生型基因,从而形成以酶活性大大增高为特征的超快代谢型(ultrarapid metabolizer,UM),以非洲埃塞俄比亚人群最为常见。CYP2D6代谢大约25%的临床常用药物,其慢代谢型者面临相关药品不良反应增加(如美托洛尔引起的心动过缓)或治疗失败(如可待因的镇痛效果不佳、他莫昔芬引起的肿瘤耐药)的风险。CYP2D6基因多态性引起药物反应改变的案例屡见报道,其基因型对于选择性5-羟色胺再摄取抑制剂和抗精神病药的关键作用被系统综述,但以CYP2D6基因检测结果为依据直接指导临床用药的例子仍然较少,需要更多的前瞻性研究去证实。

随着2003年人类基因组计划的完成,遗传药理学进入药物基因组学研究阶段,研究者可使用新一代的基因分型和测序技术对人类全基因组进行高通量检测,大量遗传信息的解析和医学大数据的应用使药物基因组学研究得到进一步的加速和深入。药物基因组学是遗传药理学研究范畴的扩充,也是针对人类DNA序列及其变异开发和应用药物。一项基于患者遗传背景的何首乌肝损伤易感人群生物标志的系统性研究从遗传药理学与药物基因组学方法入手,通过对11例典型肝损伤病例进行HLA区域捕获测序和分型,最终从27个基因座位中筛选出124个等位基因,与中国人骨髓库发布的基因频率比较后发现 *HLA-B*35:01* 等位基因与何首乌肝损伤存在显著相关,在临床上首次发现并确证基于人类白细胞抗原的何首乌肝损害的特异性生物标志,为中药肝损伤的致毒机制提供全新的药物基因组学研究角度。

传统的遗传药理学研究主要针对影响药物反应或代谢的候选基因序列变异,而药物基因组学则强调所有基因,即整个基因组在药物反应和代谢中的作用。许多候选基因对药物反应和毒性均有作用,所以快速和有针对性地从整个基因组中寻找表型相关变异的基因组学技术将有助于特异性靶点的筛选,衍生出药物基因组学这门新的学科,在具有某些特征的个体中挖掘影响药物反应的基因变异。同时,药物基因组学研究还能识别疾病易感基因,启迪药物开发的新靶点、药物治疗的个体化和疾病预治的新思路。

近10年来测序技术的飞速发展使得专业的检测机构可实现低成本快速完成全基因组芯片检测和全基因组测序,这极大地提升了研究成果转化应用的效率。传统的遗传药理学研究主要针对可遗传的基因组DNA变异,而近年来的药物基因组学还可研究体细胞DNA变异对治疗效果的影响,另外有研究表明病原微生物DNA变异也可影响抗生素对机体的作用。可见遗传因素并非影响药物反应的唯一因素,将遗传、临床信息和环境因素(如疾病亚型、合并用药等)综合起来评价药物安全性和个体化用药至关重要。研究者可运用药物基因组学研究手段将遗传信息和环境因素联合起来建立模型，预测药物在个体患者或特定人群中的安全性、毒性和效应，其中比较经典的研究案例是香豆素类口服抗凝血药华法林的相关探索。华法林是心脏瓣膜置换术患者首选的抗凝血药，临床上许多合并用药情况会改变华法林的药动学或药效学；此外，患者的临床特征、生活习惯和合并疾病也会影响华法林的剂量，许多研究者都在寻找可以准确预测华法林剂量的预测模型，使预测的剂量和实际的维持剂量相近，减少患者手术出血风险，同时使患者快速达到抗凝疗效。基于 *VKORC1* 和 *CYP2C9* 基因变异和临床因素的 IWPC 模型是目前国际上认可度最高的剂量预测模型，可以解释 40%~50% 的欧洲人、30% 左右的非洲裔美国人和亚洲人的华法林剂量个体间差异。一项基于 43 个华法林相关基因功能区域捕获测序的研究建立新的预测模型，将 *STX1B*、*DNMT3A* 和 *CYP1A1* 的遗传变异与华法林的维持剂量联系起来，可解释 2.2% 的华法林剂量差异，如整合瓣膜置换术前的临床指标可显著提高改良华法林剂量模型的解释和预测准确性。此类基于药物基因组学并综合患者一般和临床指标的预测模型的建立为华法林剂量的调整提供科学依据。

迄今为止，最具有显著临床意义的生殖系基因有 20 余个，药品说明书中带遗传药理学或药物基因组学标签的药物约占 15%，其中生殖系药物的相关基因检测具有临床可行性者约占 7%，在临床药物基因组学实施联盟（CPIC）指南中属于要求（A 类）和推荐（B 类）进行基因检测，以指导相关药物处方调整的约占美国全部处方量的 18%。目前，对于具有临床价值的药物相关基因而言，基因检测能有效促进药物安全性或有效性。

遗传药理学和药物基因组学发展简史见表 17-1。

表 17-1　遗传药理学和药物基因组学发展简史

年份	人物	里程碑
510 B. C.	Pythagoras	认识到摄取蚕豆的风险，后来被认为是由于 G-6-PD 缺乏
1866	Mendel	建立遗传规则
1906	Garrod	发表 "先天性代谢错误"
1932	Snyder	苯基硫脲作为常染色体隐性性状的表征
1956	Carson 等	发现葡萄糖 -6- 磷酸脱氢酶缺乏症
1957	Motulsky	进一步完善遗传代谢缺陷可以解释药物反应的个体差异的概念
1957	Kalow 和 Genest	表征血清胆碱酯酶缺乏症
1957	Vogel	创立遗传药理学
1960	Price Evans	表征乙酰化的基因多态性
1962	Kalow	出版 "遗传药理学：遗传与药物反应"
1977/1979	Mahgoub 和 Eichelbaum 等	发现异喹胍羟化酶 - 天冬氨酸氧化酶的多态性
1988	Gonzalez 等	表征异喹胍羟化酶（后来称为 CYP2D6）的遗传缺陷
1988—2000	Zhou 等	药物反应的种族差异；鉴定各种Ⅰ相、Ⅱ相药物代谢酶和药物转运蛋白的特异性的多态性
2000	公共组织 - 个人的合作	完成人类基因组初稿
2000	国际合作	完成含有 142 万个单核苷酸多态性的人类基因组序列变异图谱

二、遗传药理学的目的、任务与研究内容

遗传药理学的广义定义是研究由遗传变异引起的生命物种因对外源性物质的异常反应的学科，狭义定义为研究遗传变异对药物反应的个体差异的影响的学科。现代研究证明，遗传背景能显著影响某些人群的药物严重毒副作用或治疗效果，遗传基因变异引起的药物反应差异可导致患者的医疗负担增加和疾病转归不良。所以，遗传药理学旨在阐明遗传因素在临床用药中的常见现象——药物反应的个体差异（治疗效应和不良反应）中的作用，着重运用基因组序列变异的信息来解释药物反应的个体差异的发生机制，利用现代科技手段预测用药结果，为患者提供更为安全、有效和经济的用药方案。这里所指的药物包括小分子化合物，还包括肽类和寡核苷酸类在内的大分子物质；药物效应相关基因主要包括药物代谢酶、转运体和作用靶点等，这些基因的多态性是遗传药理学的主要研究内容。具体包括以下内容：

1. 研究已知候选基因变异在机体药物代谢和反应差异中的作用及机制。

2. 从药物反应的表型差异入手，通过高通量测序技术筛选决定药物反应差异的未知变异，并阐明其作用机制。

3. 阐明人类基因组计划发现的与药物作用有关的单核苷酸多态性及其对药物反应的影响。

4. 阐明基因组中影响药物效应的相关蛋白的编码基因及其功能。

5. 利用系谱连锁分析、同胞配对研究、相关等位基因研究、相关全基因组研究、人群流行病学调查等方法，对家系、患者、特征人群进行遗传学和分子生物学方面的研究，发现和阐明与药物反应变异相关的候选基因。

6. 阐明药物反应蛋白和相关基因在疾病发生方面的作用。

7. 阐明影响药物作用的遗传和环境因素的交互作用及其机制。

三、人类基因多态性

人的基因位于来自父母的 2 条染色体上，因此每个基因都成对出现，称为等位基因。如果 1 对等位基因均未发生碱基突变或缺失，则个体即为这一基因的野生型纯合子，定名为 *1/*1；如果个体有 1 个等位基因发生突变或缺失，则为这一基因的杂合子，通常用 *1/*2、*1/*3…*1/*n 表示；若 2 个等位基因均发生突变，则为这一基因突变等位基因的纯合子，以所具有的 2 个突变等位基因如 *2/*2 或 *2/*3 等表示。基因型是生物机体的遗传结构，是基因的总体；表型是在环境影响下机体的基因型所产生的物理表现和可见性状，具有外在或适合定量的生物学指标。就某种表型而言，基因型是形成这种表型性状的遗传结构基础，表型反映个体之间的遗传药理学差异的最终结果，而基因型则是反映差异的根本原因。基因型和表型的关系是基因型决定表型。一般而言，具有 2 个野生型等位基因的个体所编码的蛋白质功能是正常的，具有 2 个突变等位基因的个体所编码的蛋白功能是异常的，而具有 1 个突变等位基因的个体所编码的蛋白功能可能居于两者之间。

遗传药理学多态性是一种符合孟德尔遗传规律的或单基因的遗传性状，由同一人群中的同一基因位点上的多个等位基因的存在引起药物和机体的相互作用出现多种表型，这些等位基因中的任何 1 对等位基因决定的表型的发生频率高于 1%，如发生频率低于 1% 则为罕见性状，由自发性突变引起。将

发生频率定为高于1%才能称为常见型或多态性是人为设定的。然而,药物代谢或反应相关蛋白的基因型并不一定与临床表型绝对相关,因为许多DNA变异为无效多态性,它们在人群中不产生"药理学"相关的表型差异。如果突变等位基因在人群中的频率为1%(DNA多态性),但仅在纯合子个体中引起不同的药物反应,而这种纯合子表型出现的频率即为1%乘以1%等于1/10 000,远远小于人为定义的发生率高于1%的表型多态性,因此不符合"临床"基因多态性。所以,遗传药理学多态性的定义应当包括基因型和表型频率。

药物代谢或药物效应相关蛋白的基因多态性非常普遍,是遗传药理学领域的重要研究内容,人类基因组计划的实施使基因多态性的检测过程发生根本性变化。前基因组时代(1950—2000)的多态性研究是从临床实践中发现药物反应或代谢异常的个体开始的,然后通过家系研究肯定其表型确实由遗传突变所致而确立表型多态性,再通过不同表型人群中的分析和比较发现其基因变异确立基因多态性;后基因组时代则更多的是先明确候选基因(候选药物代谢、转运和作用相关靶点)的基因多态性,然后通过大样本人群研究阐明基因多态性和药物效应的关系。

四、药物反应的种族和个体差异

(一)遗传药理学的种族因素

种族因素是与种族或以共同特征和习惯而聚集的大规模人群相关的因素。因其文化和遗传学的含义,种族性比人种有更广泛的意义。种族因素可分为内在因素和外在因素,与一个人群的遗传和病理生理特征(内源性)及精神文化和环境(外源性)特征有关。

1. **内源性种族因素**　指与种族自身固有特征相关的因素,包括基因多态性、年龄、性别、身高、体重和器官功能等。其中与药物作用相关的基因多态性的分布频率决定一个种族对药物反应的特征。

2. **外源性种族因素**　与所处的环境和精神文化有关的因素,如医疗方式、饮食、烟草、污染、光照、社会经济文化状态和对医师处方的依从性,不同地区对药物临床试验的设计和执行情况也是与药物反应相关的重要的外源性种族因素。

(二)药物反应的种族差异

药物反应在不同种族的患者中较为广泛地表现出药物代谢和药物效应的差异,所以在不同种族患者的药物选择和用药剂量上存在差别。例如静脉注射普萘洛尔后,白色人种的运动心率变慢比黑色人种明显,但普萘洛尔的药动学参数在2个种族之间并无显著性差异;以大剂量阿托品与普萘洛尔合用阻断自主神经对心脏的支配后,普萘洛尔引起的心率变慢在这2个人种中的反应不再有差异,所以普萘洛尔产生的不同效应可能是机体对药物的敏感性不同所致,白色人种高血压患者对β受体拮抗剂的反应较黑色人种敏感可能与肾素水平不同相关。周宏灏等(1989)以普萘洛尔、阿托品和吗啡为模型药物,综合运用药动学/药效学方法,在国际上率先证实白色人种与华人之间存在显著的药物反应的种族差异,建立了有中国国家和民族特色的药物基因组学理论体系,其团队引领了国内以药物基因组学为理论基础的个体化药物治疗,在药物反应相关基因多态性对心血管疾病、神经精神疾病和糖尿病等重大疾病治疗药物的药动学和药效学的影响方面进行持续研究,并对相关成果进行转化,开发了我国首张个体化药物治疗基因检测芯片,推动了我国个体化医学的国家管理,将个体化医学的推广、教育与培训普及全国。

不同种族之间的遗传变异通常与多态性状的分布差异相关，即不同种族的药物代谢酶、转运体和受体（药物靶点）基因多态性的分布频率不同，即自身的遗传特征决定对药物的反应。例如由于编码某个药物代谢酶的基因发生变异而缺乏这种酶的活性，导致其代谢的底物原型药产生很高的体内药物浓度；同时由于基因变异的频率在不同的种族中各异，就会导致不同的种族中缺乏此种酶活性的个体比例数不同，底物在各种族人群体内的平均浓度就不同，进而导致药物效应和毒性反应的种族差异。

（三）药物反应种族差异的产生原因

1. **药物处置方面的种族差异**　一般而言，药动学的种族差异主要与内在的种族因素有关。例如抗结核药异烟肼在人体内经乙酰化后排入尿中，这一乙酰化作用在人群中有快、慢之分，白色人种的慢代谢型者占 50%，而黄色人种只占 10%。类似的代谢差别在磺胺二甲嘧啶、肼屈嗪、普鲁卡因胺和苯乙肼也可以见到。引起药物代谢种族差异的原因：①种族间多态性状分布的差异，如 CYP2D6 的 PM 在白色人种中为 7%、尼日利亚黑色人种中为 8%、中国人中为 0.7%、日本人中为 0.5%；②编码具异常活性的酶蛋白的突变在不同种族人群中的频率不同；③在同一表型内不同种族的代谢能力（酶活性）不同；④药物代谢酶底物特异性的种族差异。种族因素对药物药动学的影响可存在于药物吸收、分布、代谢和清除的每个过程。

（1）种族因素对药物吸收的影响：大多数药物的吸收是被动吸收，一般而言被动吸收引起的种族差异比较小，经主动转运吸收的药物可能存在种族差异。同时一些外在因素如环境或者饮食结构也可以导致吸收受其影响的药物具有种族差异。首关代谢是影响药物吸收的重要因素，多数有种族差异的药物都存在首关代谢，所以首关代谢状况不同可能也是引起种族之间药动学差异的重要原因之一。

（2）种族因素对药物分布的影响：血浆蛋白结合率是药物分布的重要决定因素之一，主要的药物结合蛋白有白蛋白和 α_1- 酸性糖蛋白（α_1-GP）。α_1-GP 的含量较低，但与大多数药物的亲和力较高。有研究报道，在中国人和欧罗巴人群中，结合于白蛋白的药物其分布一般没有种族差异，而结合于 α_1-GP 的药物一般有种族差异。血浆蛋白结合率的差异可进一步影响其他药动学参数（如表观分布容积和清除率）。如高血浆蛋白结合率的药物只要在不同种族人群的结合率略有差别，即会造成以上 PK/PD 参数的显著不同。这提示我们在评价一些具有高血浆蛋白结合率的药物在种族之间的药动学差异时，应当关注血浆蛋白结合率这个参数。

（3）种族因素对肝药酶代谢的影响：肝脏药物代谢酶引起的药物种族差异一直被认为是普遍存在的，也是分析评价药动学种族差异的最主要考虑的因素。代谢酶不同及其基因多态性是造成药物代谢种族差异的重要原因。

经 CYP2C9、2C19、2D6、1A2、2A6 和 N- 乙酰转移酶等代谢的药物具有种族差异的可能性较大，因此在评价药物代谢方面的种族差异时应当重点关注经这些酶代谢的药物。值得指出的是，实际上大多数药物往往由多种肝药酶来代谢，单一酶的作用往往有限，只评价其中某一种酶的作用来预测该药的种族差异明显是不够全面的，而对多个酶代谢的预测往往又不能得到全面和客观的结论，这给实际评价工作带来很大的困难。基于肝药酶代谢的复杂性及目前的研究文献和数据库的不完善，有待进一步研究。

（4）种族差异对药物清除的影响：经胆汁和粪便清除的药物有很多经肝脏代谢，药物在胆汁分泌后再经粪便清除，目前尚未发现经这类途径清除的药物在排泄上具有种族差异。经肾脏清除的药物有 3 个过程影响药物的肾清除率，包括①肾小球的滤过作用，这是一个游离药物的被动转运过程；②肾小管的排泄过程,是一个主动的耗能过程;③肾小管的重吸收过程,这是一个被动转运过程。因为肾小管的排泄过程是一个主动的耗能过程,故推测这个过程可能与种族差异的关系更密切。

无论是药物通过其本身直接产生作用,还是通过其代谢产物产生作用,上述因素都可以产生影响,引起药物反应的种族差异。可待因代谢的种族差异就是因为上述多种因素引起的。可待因在体内经肝脏 CYP2D6 代谢成吗啡,其镇痛作用主要来自这一活性代谢产物,因此可待因在某一个体中产生的镇痛效应主要取决于该个体的 CYP2D6 活性和对吗啡的敏感性。缺乏 CYP2D6 的个体(PM)仅产生少量吗啡,镇痛效应不佳。由于不同种族的 CYP2D6 的 PM 表型发生率不同,应用可待因后不能产生足量吗啡的个体比率也不同,即产生可待因镇痛效果的种族差异。

虽然不同的表型频率是药物反应的种族差异的重要决定因素,但即使是在同一表型中种族差异仍可以发生。例如在中国人的 CYP2D6 的 EM 中,可待因经对位甲基化代谢途径生成吗啡的部分清除率显著低于白色人种的 EM,产生这种现象的原因是中国人有很高频率的 *CYP2D6*10* 携带者,这一等位基因编码的 CYP2D6 酶的代谢活性低。虽然具有这一等位基因的个体在表型上是 EM,但他们的酶活性更低,即低于其他不是由这种等位基因编码的 EM 个体。

2. 药物敏感性方面的种族差异 药物敏感性可能受内在和外在种族因素的影响。它主要产生于以下几个方面:

(1)药物的药理学特性:某些药物虽然在不同种族的药动学或适应证等方面均没有差别,但疗效和安全性却在种族之间有明显不同,与药物固有的药理学特性相关。每种药物在不同的个体中均存在敏感性和耐受性方面的差异,一旦这种差异在不同的种族人群表现得有临床意义,则应当关注其药理学特性。

(2)剂量 - 效应过程:此过程较为复杂,因为它同时受内在和外在种族因素的影响。同时,当不同种族间有相似的量 - 效关系曲线时,还应当关注其是否发生整体位移,如黑色人种对血管紧张素转换酶抑制剂的降血压作用反应较差。

(3)其他(如社会文化因素、医疗实践等):社会文化因素也是造成药物药效学反应的重要原因之一,如对疾病诊断参考范围的地区差异、发病率不同等。

对药物反应的种族差异机制的了解有助于提高对药物反应的个体差异发生机制的认识能力,从而提高药物治疗的个体化水平。

(四)群体差异的类型

种族间差异来自 2 种变异。一种是计数的、离散的差异,药理作用或毒性反应发生率的差异属于此类,如治疗无效率、致命性毒性反应发生率、药物代谢酶缺损频率等。离散的(可计数的)差异(通常是单基因变异的表达)主要表现为某些酶变异发生频率的差异和对某种药物异常反应发生频率的差异。另一种是定量的、连续的差异,如 2 个人群间的药物剂量差异、药物代谢酶的平均活性差异、药物半衰期差异等均属于此类。连续的(可量度的)差异(如为遗传性,则常为多基因;否则为环境性)通常表现为平均值的差异(如酶活性、药物的常用剂量等)和变异范围的差异(如不同的标准差)。以下以影响药物代谢酶活性的群体变异为例说明其分类。

1. 离散差(discrete difference) 为单基因性状(monogenic character),即由位于单个位点的等位基因决定的性状,在一个人群中表现为双峰频率分布,可以根据等位基因发生率计算出来。假定 2

个常染色体的等位基因分别为 p 和 q,等位基因频率即为 $p+q=1$,基因型频率为 $p^2+2pq+q^2=1$,p^2 和 q^2 表示 2 种纯合子的比率,$2pq$ 为杂合子的比率。在不同的人群这种频率可以不同,有时一种等位基因可能在一个人群中完全缺失,同时作为一种规律,一种等位基因在一个人群有变异体,就有可能在另一人群有变异。在文献中大量被报道的药物代谢二态分布绝大多数是由单基因变异导致的,如遗传性酶功能缺损。但是在同一人群中性状的分离也可以产生二态频率分布,例如一个人群中的某一部分个体受到药物代谢酶诱导剂或抑制剂的作用,这一部分个体组成的亚群因环境因素影响产生酶活性的改变,其在分布曲线上的位置就可能自成一态。

一个基因控制的酶结构的差异也可能表现为人群之间的代谢酶量的差异。例如 2 个等位基因存在一种酶的 2 种变异型,而这 2 种变异型酶均具有活性,但活性程度不同。所以,以活性差异的大小和在人群中的频率为基础的酶活性的分布曲线可能就不存在明显的二态特征。如果其中一种等位基因在 A人群中为主,而另一种等位基因在 B 人群中为主,将会被误认为酶在这 2 个人群中只有数量和活性的差异,而没有结构上的差异。因此,在分析这类资料时,应注意这种情况的出现。

2. 连续变量的差异(difference of continuous variable) 药物代谢酶的平均活性差异可能由众多原因引起,如果某种特性是由若干个基因产生的,而这若干个基因中没有任何一个起支配作用,则称为多基因控制效应;并且除基因控制外,环境因素对平均酶活性也会产生一定程度的影响。在一个人群中由遗传和环境这 2 种因素控制的某种表型(如药物代谢酶的活性)的变异是以正态频率分布为特征的,有特定的均数和标准差。在 2 个人群之间均数和标准差可能不同,研究和明确人群(种族)之间的这种差别及其产生原因是十分重要的遗传药理学工作范畴。

即使在同一人群内出现的某种性状的差异确实是由遗传因素引起的,但 2 个人群的均数差异可能是非遗传性的。例如假设某个药物在 A 人群中的清除率已经证实是由遗传控制的,这意味着在 A人群中个体之间的差异是由这些个体的遗传特征决定的,也就是说在这个人群中的总变异可归因于遗传因素;假设在 B 人群中这种清除率也是遗传控制的,所以 A、B 2 个人群之间的清除率平均值不同并不表明 2 个人群之间的这种差异也是由遗传引起的,饮食习惯等环境因素可能对性状的表达产生不同影响,这 2 个人群之间的差异就是由环境引起的,尽管 2 个人群内的这一性状都是由遗传控制的,人群间的差异可能受很多因素影响。如果发现 2 个种族的人群间出现某种药物代谢酶活性平均值或药物代谢速率平均值的差异,虽然我们可以将这种差异称为种族差异,但引起这种种族差异的原因可能有遗传因素和环境因素,因此应进一步查明这种差异产生的原因是遗传性的还是环境性的,或是两者交互作用的结果。

虽然有时 2 个人群之间的某种性状平均差存在差异,也具有统计学意义,但在同一人群内的变异范围比 2 个均数的差异大得多,这种现象的医学和毒理学意义会显得并不十分重要。例如在 A 人群某一药物代谢酶的活性正常频率分布曲线的均值为 $X_A=10$ 单位、标准差为 $SD_A=2$ 单位,在同一研究中 B 人群的参数均值为 $X_B=8$ 单位、$SD_B=SD_A=2$ 单位,这 2 个人群均数间的差异远小于这 2 个人群中任何一个人群内的活性值的离散,导致虽然 2 个人群的均数(8 和 10 单位)之间的差别具有统计学意义,但可以认为这种具有统计学意义的差异在功能上实际并不重要。而且如果这种酶具有多态性特征,假设这种酶的缺失在 A 人群中的发生率为 1%、在 B 人群中为 9%,B 人群中因这种药物不能被代谢而引起的毒性发生率将比 A 人群大 9 倍;或者如果这种酶缺失在 A 人群中每 1 000 人仅有 1 人发生、在 B 人群中的发生率为 1/50,即几乎大 20 倍的发生率。这表明临床研究在关注人群之间的差异的同时,也要特别关注人群内个体间的差异。

(五)药物反应的个体差异

不同个体对药物的反应是不同的,在应用一个所谓的标准剂量之后,必定会有些患者安全有效,也会有些患者无效甚至发生毒性反应,这种现象称为药物反应的个体差异。

产生药物反应的个体差异的原因是复杂的,包括年龄、性别、身高、体重、吸烟和饮酒状况、器官功能、疾病病程、疾病合并症和药物相互作用等。除上述因素外,个体的遗传变异是引起药物反应的个体差异的最重要的原因之一,即药物代谢酶、药物转运体、靶点等与药物作用有关的生物标志的基因多态性。它们的变异会引起蛋白功能改变,从而影响药物在体内的代谢动力学和效应动力学,发生基因多态性相关性的药物反应差异。

临床相关的基因多态性对药物代谢和效应的影响机制和实例见表 17-2。

表 17-2 临床相关的基因多态性对药物代谢和效应的影响机制和实例

机制	举例	遗传药理学作用
药物代谢	细胞色素 P450 酶:CYP2D6	为约 25% 的药物 "弱代谢型者"
药物靶点	5-羟色胺受体(5-HT$_{2A}$)	改变第二代抗精神病药氯氮平的结合
信号通道	胆固醇酯酶	影响脂肪沉滞性动脉硬化症进展和对 HMG-CoA 还原酶抑制剂的反应

药物代谢是一个酶促动力学过程,药物代谢的差异很多是由于是酶的变异引起的,包括酶结构变异、酶含量(浓度)变异、酶活性调控机制变异(表 17-3)。酶结构变异是遗传性因素,酶活性调控机制变异是环境性影响,而酶含量(浓度)变异可以是遗传或环境的作用导致。如果引起药物代谢酶的种族差异的原因是多种多样的,则需从遗传和环境多个方面去查找产生种族差异的原因。

表 17-3 药物代谢酶的个体与个体之间差异的分类

1. 酶结构变异 　(1)功能性等位基因 　　1)周转率变异(高或低活性) 　　2)K 值变异(底物亲和力增高降低) 　　3)对底物或抑制剂的选择性发生改变 　　4)上述因素同时存在 　(2)沉默等位基因 　　1)酶蛋白缺如(如拼接缺陷) 　　2)酶功能缺如 　(3)重复(同源)基因的产物 2. 酶含量(浓度)变异 　(1)原发性基因调控缺陷 　(2)胎儿期印记 　(3)被诱导状态的不同 　　1)有无诱导剂	2)对诱导剂无反应 　　3)诱导抑制剂的作用 　(4)营养不良 　　1)饥饿 　　2)蛋白摄取不足 　　3)微量元素、铁、硫等不足 　(5)因疾病或年龄引起的酶活性水平改变 　　1)酶的生成速率改变 　　2)酶的消除速率改变 3. 酶活性调控机制变异 　(1)辅因子供应 　(2)抑制剂或激活剂的作用 　(3)酶的可接近性 　　1)转运速率的限制(血流量、蛋白结合) 　　2)通透性的限制

药物代谢酶多态性对药物反应的影响是最为重要的,因为一种药物代谢酶能够转化很多类药物,因此影响的药物十分广泛;而编码一种受体的基因突变仅能影响与此类受体作用的药物,影响的药物作用范围大多只限于同类药物。

虽然控制机体对药物反应的基因多态性数量很多,但并非所有基因多态性都能影响药物作用,进而在人群中引起反应的差异。可产生显著的临床意义和在人群中形成反应差异的多态性是研究的重点。现阶段主要聚焦于 2 类基因多态性对药物反应的作用,第一类是药动学基因变异对药物吸收、分布、代谢和清除的影响,第二类是药效学基因变异对药物靶点敏感性或药物作用的生物学通路的影响。

第二节 药动学相关蛋白的遗传变异

一、药物转运蛋白

药物转运蛋白在药物口服经肠道吸收、体内药物排泄入胆汁和尿液、药物向组织或肿瘤细胞等作用部位分布等过程中发挥重要作用。P-gp 和多药耐药基因(MDR1)的蛋白产物都是能量依赖性溢出泵,将底物从细胞内泵出。P-gp 的表达差异是影响许多药物吸收的重要因素,并与抗肿瘤药的耐药有关。人类的 P-gp 和多药耐药基因具有多态性,野生型 MDR1 等位基因(*MDR1*1*)和突变型 MDR1 等位基因(*MDR1*2*)可引起非索非那定(fexofenadine)等药物的血药浓度差异,具有突变等位基因 **2* 的个体的 P-gp 活性增高。*MDR1*2* 在欧裔美国人中的发生频率为 62%,而在非洲裔美国人中仅为 13%,表现出显著的种族差异。因此,在不同种族中应用 P-gp 底物药物时,需注意种族因素的影响。

有机阴离子转运多肽 1B1(OATP1B1,又称 OATP-C、OATP2 或 LST1)特异性地表达在肝细胞基底膜上,在肝细胞摄取和清除内源性和外源性物质如胆汁酸、非结合胆红素、甲状腺素、他汀类药物、瑞格列奈、依那普利拉、替莫普利、缬沙坦、奥美沙坦、甲氨蝶呤和伊立替康的活性代谢产物 SN-38 等中发挥重要作用。OATP1B1 由 *SLCO1B1* 基因编码,该基因的第 5 外显子 521T>C(Val174Ala)多态性是亚洲人群中的主要遗传变异,等位基因频率为 10%~15%。该多态性显著降低 OATP1B1 对其底物的摄取能力,使他汀类药物如普伐他汀、阿托伐他汀和瑞舒伐他汀等的血药浓度升高。*SLCO1B1* 521T>C 多态性导致出现 3 种基因型:*521TT*(野生型纯合子)、*521TC*(突变型杂合子)和 *521CC*(突变型纯合子)。

他汀类药物的严重不良反应包括肝功能下降和横纹肌溶解症等,携带 *521C* 等位基因的患者应用辛伐他汀、西立伐他汀时的肌病发生风险显著增加。为降低他汀类药物的严重不良反应发生风险,建议临床上根据 *SLCO1B1* 基因型选择他汀类药物进行治疗。转运体多态性对药物作用的影响见表 17-4。

表 17-4　转运体多态性对药物作用的影响

基因	转运体	药物	单核苷酸多态性作用
SLC29A1	ENT1	核苷类似物	单倍型不改变利巴韦林、阿糖胞苷、5- 氟尿苷的摄取
SLC6A2	NET1	去甲肾上腺素	SNP（0.07%）导致亲和力下降或消失
SLC22A2	OCT2	普鲁卡因胺、西咪替丁、二甲双胍、奎尼丁	4 个 SNP 减少肾脏消除
SLCO1B1	OATP1B1	普伐他汀	SNP 显著降低非肾清除率
SLC18A2	VMAT2	利血平（胺摄取抑制剂）	2 种罕见的 SNP 改变利血平抑制
SLCO1B3	OATP1B3	地高辛、17β- 雌二醇、17β-D- 葡糖苷酸、牛磺胆酸	胆汁酸运输被 2 个 SNP 消除
SLC6A4	SERT	5- 羟色胺	该基因单倍型与双相情感障碍相关
SLC22A1	OCT1	MPP⁺、5- 羟色胺	SNP 改变 OCT1 的底物特异性
ABCB1	MDR1	环孢素、他克莫司（钙调磷酸酶抑制剂）	2677TT 基因型与肾功能不全的风险降低有关
ABCB1	MDR1	洛哌丁胺（合用 / 不合用奎尼丁）	2677G/3435T 单倍型与较高的血浆浓度相关

二、药物代谢酶

药物代谢酶主要包括参与 I 相代谢的 CYP450 超家族（如 CYP1A1/2、1B1、2A6、2B6、2C8、2C9、2C19、2D6、2E1、3A4/5/7）、乙 醇 脱 氢 酶（alcohol dehydrogenase，ALDH）、乙 醛 脱 氢 酶（aldehyde dehydrogenase，ADH）、二氢嘧啶脱氢酶（dihydropyrimidine dehydrogenase，DPD）、酯酶、环氧化物水解酶、多巴胺 β- 羟化酶（dopamine beta-hydroxylase，DH）、超氧化物歧化酶（superoxide dismutase，SOD）等；参与 II 相代谢的 N- 乙酰转移酶（*N*-acetyltransferase，NAT1/2）、谷胱甘肽硫转移酶 A/M/T/P（glutathione *S*-transferase，GST，如 GST-A、GST-M、GST-T、GST-P）、儿茶酚 -*O*- 甲基转移酶（catechol-*O*-methyltransferase，COMT）、硫嘌呤甲基转移酶（thiopurine methyltransferase，TPMT）、组胺 *N*- 甲基转移酶（histamine *N*-methyltransferase，HMT）、尿苷二磷酸葡糖醛酸转移酶（UDP-glucuronosyltransferase，UGT）、酚磺酰基转移酶（phenol sulfotransferase，PST）等。大多数药物代谢酶均有具有临床意义的基因多态性。

药物代谢酶的基因多态性最初是以人群中个体之间的表型差异为线索而被发现的，随着分子测序技术的快速发展，遗传药理学性状的发现方式发生巨大的改变，基因多态性如单核苷酸多态性（single nucleotide polymorphism，SNP），尤其是发生在基因调控区或编码区的 SNP（cSNP）首先通过分子生物学方法筛选出来，然后再结合临床患者检验其是否具有表型意义。

主要人类 CYP 基因中最常见的天然存在的功能多态性、等位基因频率和临床相关性的亮点见表 17-5。

表 17-5　主要人类 CYP 基因中最常见的天然存在的功能多态性、
等位基因频率和临床相关性的亮点

常见的等位基因变体	多态性 / 替换	等位基因频率 /%			临床相关性的亮点
		欧罗巴人	亚洲人	非洲人	
CYP1A1					**主要表现在肝外组织**
CYP1A1*2A	3698T>C（MspI）	6.6~19.0	33~54	22~28	CYP1A1、1A2 和 1B1 在多种致癌物质的生物活化中起重要作用。
CYP1A1*2B	I462V；3698T>C（MspI）				肺癌风险通常与高度诱导或活跃的 CYP1A1 多态性如 *CYP1A1*2C* 相关。
CYP1A1*2C	I462V	2.2~8.9	28~31	0.0~2.7	*CYP1A1* 基因型也与乳腺癌、前列腺癌和卵巢
CYP1A1*3	3204T>C	0	0	7.6~14.0	癌的风险相关，这可能与雌激素激活有关
CYP1A1*4	T461N	2.0~5.7			
CYP1A2					**CYP1A2 占肝脏总 CYP 含量约 12%**
CYP1A2*1C	−3860G>A				与吸烟或奥美拉唑治疗后 CYP1A2 底物（例如咖啡因）的清除增加相关的高诱导型 *1F*
CYP1A2*1F	−163C>A	33	68		基因型。
CYP1A2*1K	单倍型（−63C>A、−739T>G、−729C>T）	0.5			*1K* 与降低体内的咖啡因代谢有关。 *CYP1A2* 基因型与癌症的风险相关
CYP2A6					**CYP2A6 占肝脏总 CYP 的 1%~10%**
CYP2A6*1 × 2	基因重复	1.7		0.4	CYP2A6 等位基因频率具有显著的种族差异。
CYP2A6*2	L160H	1~3		<1	*CYP2A6*4* 占亚洲人 PM 的大多数。
CYP2A6*4	基因缺失	0.5~1.0	7~22	15~20	由于 CYP2A6 将尼古丁转化为可替宁，因此提出 CYP2A6 的高表达/活性可增加对尼古丁成瘾的易感性和烟草相关癌症的风险。因此，研究 CYP2A6 遗传变异可能在尼古丁或烟草相关癌症的风险中发挥作用
CYP2B6					**CYP2B6 主要在肝脏中表达，占 CYP 总量的 6%**
CYP2B6*4	K262R	5			抗肿瘤药 CPA 由 CYP2B6 生物活化。*CYP2B6* 多态性可能会影响 CPA 的 PK 和 / 或 PD。例
CYP2B6*5	R487C	11~14	1		如 CYP2B6*6 载体表现出提高 CPA 的清除率和 CPA 的 4- 羟基化活性。
CYP2B6*6	Q172H；K262R	16~26	16		CYP2B6 多态性可能影响抗 HIV 药如依非
CYP2B6*7	Q172H；K262R；R487C	13	0		韦伦和奈韦拉平的 PK 和治疗结果。例如 CYP2B6 Q172H 变体与依非韦伦和奈韦拉平的血浆浓度相关
CYP2C8					**CYP2C8 占肝脏总 CYP 含量约 7%**
CYP2C8*2	I269F	0.4		18	*CYP2C8*3* 与 *R-* 和 *S-* 布洛芬的 ↓ 清除有关
CYP2C8*3	R139K；K399R	13	0	2	
CYP2C8*4	I264M	7.5			

续表

常见的等位基因变体	多态性 / 替换	等位基因频率 /%			临床相关性的亮点
		欧罗巴人	亚洲人	非洲人	
CYP2C9					**CYP2C9 占肝脏总 CYP 含量约 20%**
CYP2C9*2	R144C	13~22	0	3	已显示 CYP2C9*2 和 *3 影响至少 17 种不同的 CYP2C9 底物药物的口服清除，例如 S- 华法林、塞来昔布、布洛芬和苯妥英
CYP2C9*3	I359L	3~16	3	1.3	
CYP2C9*5	D360E	0	2	0	
CYP2C19					**有 12%~23% 的亚洲人群、1%~6% 的欧罗巴人和 1.0%~7.5% 的非洲黑色人种是 CYP2C19 的 PM 表型**
CYP2C19*2	拼接缺陷；I331V	15	30	17	已知 CYP2C19 基因中的多态性影响几类药物的 PK 和 / 或反应，包括质子泵抑制剂（例如奥美拉唑）和巴比妥类药物
CYP2C19*3	W212X；I331V	0.04	5	0.4	
CYP2C19*17	I331V	18	4		
CYP2D6					**CYP2D6 占肝脏 CYP 总含量约 2%。然而，它涉及临床使用中约 25% 的药物的代谢**
CYP2D6*3	框移突变	1~2	<1		与其他 CYP 不同，CYP2D6 不可诱导，因此基因多态性是酶表达和活性变化的主要原因。CYP2D6 基因型表现出较大的种族间差异。与欧罗巴人（5%~14%）相比，亚洲人（约 1%）和非洲人（0~5%）的 PM 频率较低。CYP2D6 基因型对许多药物的 PK 和反应非常重要，包括三环类抗抑郁药、抗精神病药、镇痛药、镇吐药和抗肿瘤药
CYP2D6*4	拼接缺陷	20~25	1	6~7	
CYP2D6*5	基因缺失	4~6	4~6	4~6	
CYP2D6*10	P34S；S486T	<2	50	3~9	
CYP2D6*17	T107I；R296C；S486T	<1		20~34	
CYP2D6*41	R296C；剪接缺陷；S486T	1.3	2	5.8	
CYP2D6*1×n，n≥2	基因重复				
CYP2D6*2×n，n≥2	基因重复				
CYP3A4					**CYP3A4 在人肝脏中的丰度最高（约 40%），并且代谢 50% 以上的临床用药**
CYP3A4*1B	5' 侧翼区域	2~9	0	35~67	CYP3A4 的多态性似乎在白色人种中比在亚洲人中更普遍
CYP3A4*2	S222P	2.7~4.5	0	0	关于 CYP3A4 多态性的直接功能或临床关联尚未达成共识。CYP3A4 多态性可能具有轻微或中度的临床相关性
CYP3A4*3	M445T	1.1			
CYP3A4*17	F189S	2.1			
CYP3A4*18	L293P	0		1	
CYP3A5					**CYP3A5 多态性的临床相关性通过免疫抑制剂他克莫司的 PK 与 CYP3A5 基因型相关的事实证明**
CYP3A5*3	拼接缺陷	90	75	50	
CYP3A5*6	拼接缺陷	0	0	7.5	
CYP3A5*7	346 框移突变	0	0	8	

续表

常见的等位基因变体	多态性 / 替换	等位基因频率 /%			临床相关性的亮点
		欧罗巴人	亚洲人	非洲人	
CYP3A7					**CYP3A7 主要是胎儿酶**
CYP3A7*1C	启动子	3		6	CYP3A7 多态性的体内功能效应通过以下事实证明：CYP3A7*1C 等位基因携带者具有显著降低的内源性脱氢表雄酮硫酸盐水平，即 CYP3A7 的特异性底物
CYP3A7*2	T409R	8	28	62	

药物代谢酶多态性的临床结果通常是引起作为其底物药物的药理作用延长、发生药品不良反应或不良反应增强、不能使前体药物代谢活化产生药理作用、药物的有效剂量需要增加、药物经由其他代谢途径的代谢率提高、发生药物相互作用等。有重要临床意义的主要的药物代谢酶多态性如下：

（一）细胞色素 P450 酶

CYP2C9 是细胞色素 P450 酶（CYP）第二亚家族中的重要成员，占肝微粒体 P450 蛋白总量的 20%。CYP2C9 参与抗凝血药、抗惊厥药、降血糖药、非甾体解热镇痛抗炎药、抗高血压药及利尿药等多种药物的羟化代谢，其中华法林、甲苯磺丁脲和苯妥英均为治疗指数较窄的药物。CYP2C9 活性变化可导致这些药物的体内浓度出现较大变化，甚至导致严重药品不良反应的发生。CYPC2C9*2（rs1799853，C430T，Arg144Cys）和 CYP2C9*3（rs1057910，A1075C，Ile359Leu）均导致 CYP2C9 酶的活性降低，CYP2C9*3 纯合子个体的酶活性仅为该位点野生型纯合子基因型个体（携带 CYP2C9*1 或 Arg144/Ile359 等位基因）的 4%~6%。中国人群中的 CYPC2C9*2 频率为 0%、CYPC2C9*3 频率为 3%。CYP2C9 的基因多态性导致其酶活性发生变化，从而导致药物代谢的种族和个体差异现象。

华法林是临床上常用的抗凝血药，是深静脉血栓、心房纤颤、心脏瓣膜置换术和肺栓塞等的一线用药，其临床疗效和不良反应存在很大的个体差异，血药浓度过高或敏感性增加可导致严重的出血事件。华法林由 S- 和 R- 消旋体构成，其中 S- 华法林的抗凝活性约为 R- 华法林的 5 倍。85% 以上的 S- 华法林在体内经 CYP2C9 代谢为无活性的代谢产物，CYP2C9*3 纯合子和杂合子基因型个体的 S- 华法林的口服清除率分别下降 90% 和 66%，因此华法林的给药剂量需相应降低。FDA 已批准修改华法林药品说明书，推荐在使用华法林前进行 CYP2C9 基因检测。测定 CYP2C9*3 等位基因可用于指导中国人群确定华法林的起始用药剂量，并预测药物毒性，结合国际标准化比值（international normalized ratio，INR）检测值估计华法林的维持剂量，确保用药安全。塞来昔布是昔布类非甾体抗炎药，通过特异性地抑制环氧合酶 -2 而发挥解热、镇痛和抗炎作用，其不良反应涉及心血管系统、胃肠道、中枢神经系统和呼吸系统，如引起高血压、消化不良、头疼等。塞来昔布在肝脏中主要由 CYP2C9 代谢，建议携带 CYP2C9 低酶活性基因型的患者降低塞来昔布的用药剂量，从而降低药品不良反应的发生风险。氯沙坦是一种常用的抗高血压药，在体内主要经 CYP2C9 代谢活化为具有降血压作用的代谢产物 E-3174。携带 CYP2C9*3 等位基因的个体服用氯沙坦后 E-3174 的生成减少，氯沙坦的代谢率降低。口服单剂量氯沙坦 1~6 小时后，CYP2C9*1/*3 基因型个体中氯沙坦的降血压作用下降，需适当增加用药剂量以增强降血压疗效。

CYP2D6 是 CYP450 中的一种常见的药物氧化代谢酶，仅占肝脏中总 CYP 的 1%~2%，但却具备重要作用。已知经其催化代谢的药物多达 100 余种,其中很多是临床常用的药物,包括抗心律失常药、抗糖尿病药和抗精神病药,如卡维地洛和去甲替林等。*CYP2D6* 基因具有高度多态性,表型包括超快代谢型(UM)、快代谢型(EM)、中间代谢型(IM)和弱代谢型(PM)。UM 和 PM 分别是治疗失败或剂量依赖性药物毒性的主要原因。在欧洲和北美的欧罗巴人群中,5%~10% 属于 PM 表型,不能代谢抗高血压药异喹胍和许多其他药物。已知 CYP2D6 的不同等位基因包括 *CYP2D6*1*、*CYP2D6*2*、*CYP2D6*6B/6C*、*CYP2D6*7*(也称为 *CYP2D6E*)、*CYP2D6*9*(也称为 *CYP2D6C*)、*CYP2D6*10*(*CYP2D6J*)、*CYP2D6*12*、*CYP2D6*14*、*CYP2D6*17*(*CYP2D6Z*)、*CYP2D6*41B*、*CYP2D6*45A*、*CYP2D6*45B*、*CYP2D6*46*、*CYP2D6*87*、*CYP2D6*88*、*CYP2D6*89*、*CYP2D6*90*、*CYP2D6*91*、*CYP2D6*93*、*CYP2D6*94*、*CYP2D6*97* 和 *CYP2D6*98*。同工酶 CYP2D6.45(Lys-155、Cys-296 和 Thr-486)和 CYP2D6.46(His-26、Lys-155、Cys-296 和 Thr-486)是功能性的。临床用药如使用常规剂量,超快代谢型者无效,而慢代谢型者则会产生毒性反应增强。在不同种族中的 PM 发生率显著不同,白色人种中的 PM 发生率在 5%~10%,而其他人种多在 1%~2%。

　　CYP2C19 是遗传药理学中研究较为深入的一种药物代谢酶,其遗传变异主要导致药物的代谢减弱,人群因对其表型探针药 S- 美芬妥因的代谢能力不同而分为慢代谢型(PM)和快代谢型(EM)。PM 表型以常染色体隐性方式遗传,EM 表型包括纯合显性和杂合基因型。这种多态性的频率存在显著的种族间差异,PM 占白色人种的 2%~5%、亚洲人口的 13%~23%,以及波利尼西亚和密克罗尼西亚一些岛屿 38%~79% 的个体。已知 CYP2C19 的不同等位基因有 *CYP2C19*1A*、*CYP2C19*1B*、*CYP2C19*1C*、*CYP2C19*2A*(*CYP2C19m1* 或 *CYP2C19m1A*)、*CYP2C19*2B*(*CYP2C19m1B*)、*CYP2C19*2C*(*CYP2C19*21*)、*CYP2C19*3A*(*CYP2C19m2*)、*CYP2C19*3B*(*CYP2C19*20*)、*CYP2C19*4*(*CYP2C19m3*)、*CYP2C19*5A*(*CYP2C19m4*)、*CYP2C19*5B*、*CYP2C19*6*、*CYP2C19*7*、*CYP2C19*8*、*CYP2C19*9*、*CYP2C19*10*、*CYP2C19*11*、*CYP2C19*12*、*CYP2C19*13*、*CYP2C19*14*、*CYP2C19*15*、*CYP2C19*16*、*CYP2C19*18* 和 *CYP2C19*19*。有缺陷的 *CYP2C19*2* 和 *CYP2C19*3* 等位基因分别以剪接突变和终止密码子为特征,并且是大多数 PM 等位基因。亚洲人中的 PM 发生主要是 *CYP2C19*2* 和 *CYP2C19*3* 等位基因组成的存在编码更多的由突变等位基因纯合子基因型个体导致的。中国是一个多民族的国家,不同的民族长期生活在不同的自然环境中,有不同的饮食习惯、社会风俗等,遗传背景各异,所以各民族 CYP2C19 的 PM 发生率和突变等位基因发生频率也存在差异。如汉族的 PM 发生率比侗族和傣族高,汉族和侗族的 *CYP2C19*2* 等位基因显著高于白族。代谢药物的能力方面,药物代谢酶野生型纯合子比野生型杂合子高,而后者又比突变等位基因纯合子高,这种现象在经 CYP2C19 代谢的药物中尤为明显,导致其临床治疗效应的差异。

　　CYP3A5 参与他克莫司、咪达唑仑、氨苯砜、可的松、尼非地平等多种药物的代谢。*CYP3A5* 基因第 3 内含子内的 22 893 位存在 6986A>G 突变(rs776746, *CYP3A5*3*),该 SNP 可导致 *CYP3A5* mRNA 异常剪接,引起终止密码子过早剪切 CYP3A5 蛋白,从而使其失去酶的活性,因此 *CYP3A5*3* 纯合子个体肝脏和肠道 CYP3A5 蛋白的表达和活性显著下降。*CYP3A5*1* 等位基因频率存在显著的种族差异,白种人群中为 10%~15%,中国人群中为 28%,而黑种人群则高达 60%~80%。

　　他克莫司(tacrolimus, FK506)为大环内酯类免疫抑制剂,临床上广泛用于肝、肾、心、肺、胰等器官移植患者的免疫抑制治疗,其主要不良反应包括继发感染、肾毒性、神经毒性、胃肠反应、代谢障碍及淋巴增生性疾病和肿瘤等。器官移植患者应用他克莫司后血药浓度偏低可导致急性排斥反应和药物敏感性降低;血药浓度偏高则容易发生肾毒性、神经毒性、糖尿病、高脂血症、高血压和胃肠道紊乱等不良反应,导致他克莫司毒副作用的发生。CYP3A5 在他克莫司的代谢中起重要作用,其活性降低可导致他克莫司的血药浓度升高、不良反应增加。CPIC 指南建议携带 *CYP3A5*3/*3* 基因型的移植患者减少他克莫司的用药剂量,以避免发生药品不良反应。

具体而言,可根据欧洲科学家委员会的建议或中国人群的他克莫司用药剂量计算公式进行他克莫司剂量的调整。欧洲科学家委员会建议 *CYP3A5*3/*3* 基因型患者的他克莫司起始剂量为 $0.15mg/(kg \cdot d)$;*CYP3A5*1/*3* 基因型患者的他克莫司起始剂量为 $0.20mg(kg \cdot d)$;*CYP3A5*1/*1* 基因型患者的他克莫司起始剂量为 $0.25mg/(kg \cdot d)$。

中国人群根据 *CYP3A5*3* 基因型给予初始剂量:*CYP3A5*3/*3* 基因型患者的他克莫司起始剂量为 $0.075mg/(kg \cdot d)$;*CYP3A5*1/*3* 和 *CYP3A5*1/*1* 基因型患者的他克莫司起始剂量为 $0.15mg/(kg \cdot d)$;

中国人群的他克莫司用药剂量计算公式为:他克莫司稳定剂量 = 5.409−2.584 × CYP3A5GG−1.732 × CYP3A5GA+0.279 × ABCB1C1236T+0.205 × ABCB1G2677T−0.163 × 移植类型 −0.149 × CCB−0.140 × 感染 −0.197 × 高血压。其中 CYP3A5GG:AA=0,GG=1;CYP3A5AG:AA=0,AG=1;ABCB1C1236T:0 为 CC,1 为 CT 或 TT;ABCB1G2677T:1 为 GG 或 GT,2 为 TT;移植类型中活体移植 =1,其他 =0;CCB 合并使用钙通道阻滞剂为 1,不合并为 0;感染 =1,未出现 =0;高血压 =1,未出现 =0。

(二)二氢嘧啶脱氢酶

CYP4F2 为维生素 K 单氧酶,可氧化底物生成 ω- 羟基衍生物。*CYP4F2*3*(rs2108622C>T, V433M)可导致酶活性降低,野生型纯合子基因型个体的代谢活性最高;*CYP4F2*3* 杂合子其次;*CYP4F2*3* 纯合子的活性最低。*CYP4F2*3* 纯合子个体的酶活性下降导致维生素 K 的浓度升高,华法林的抗凝效果增强。临床研究提示,*CYP4F2*3* 多态性与华法林稳态剂量相关,可解释 1%~10% 的华法林剂量的个体差异。携带 *CYP4F2*3* 等位基因的个体应用华法林时出血风险显著增加。CPIC 指南建议降低 *CYP4F2*3* 纯合子基因型个体的华法林及香豆素类抗凝血药(醋硝香豆素、苯丙香豆素)的用药剂量。

氟尿嘧啶(5-FU)、卡培他滨和替加氟都为嘧啶类似物,属抗代谢类抗肿瘤药。卡培他滨为 5-FU 的前体,在体内可活化代谢为 5-FU,用于结肠癌和对紫杉醇及多柔比星等无效的晚期乳腺癌的治疗。替加氟为 5-FU 的衍生物,在体内经肝脏活化转变为 5-FU 而发挥抗癌作用。85% 的 5-FU 经二氢嘧啶脱氢酶(DPYD)代谢灭活。DYPD 酶活性低下的结肠癌和胃癌患者应用 5-FU、卡培他滨或替加氟后出现体内 5-FU 蓄积,引起严重的黏膜炎、粒细胞减少症、神经系统症状甚至死亡。DPYD 位于 1 号染色体短臂,该基因 14 外显子 1 986 位 A>G 多态性(DPYD*2A)是最常见的引起酶活性下降的遗传变异,等位基因携带率为 3%。约 40% 的低 DPYD 酶活性的个体携带 *DPYD*2A* 等位基因,其中有 60% 的患者应用 5-FU 治疗后出现 4 级严重的粒细胞减少;而在 DPYD 酶活性正常的患者中,5-FU 所致的严重毒副作用发生率仅为 10%。因此,对 *DPYD*2A* 多态性进行检测可预测 5-FU 治疗导致致命性毒性反应发生的风险。FDA 已批准在 5-FU 药品说明书中增加在用药前对 *DPYD* 多态性进行检测的建议。CPIC 指南也建议在应用 5-FU、卡培他滨和替加氟前对 *DPYD* 多态性进行检测,携带 *DPYD*2A* 等位基因的患者慎用 5-FU、卡培他滨和替加氟,或降低用药剂量,以避免严重不良反应或毒性反应的发生。

（三）N- 乙酰基转移酶

N- 乙酰转移酶是一种 II 相药物代谢酶,催化多种药物的乙酰化代谢。人类有 2 个编码 N- 乙酰转移酶的基因,分别为 NAT1 和 NAT2,两者具有 87% 的同源性。NAT1 表达于大多数组织中,其中以红细胞和淋巴细胞中最丰富,主要参与异烟肼、吡嗪酰胺、利福平、氨基水杨酸和对氨基苯甲酸等药物的代谢;NAT2 仅表达于肝脏和肠道,参与异烟肼、普鲁卡因胺、磺胺等 20 多种肼类化合物的乙酰化代谢。人群中的 N- 乙酰转移酶活性呈多态性分布,根据乙酰化表型的不同将人群划分为 3 类:慢型乙酰化代谢者、快型乙酰化代谢者和中间型乙酰化代谢者。亚洲人中慢型乙酰化代谢者的发生率为 10%~30%。

NAT1 基因具有高度多态性,国际芳香胺 N- 乙酰转移酶基因命名委员会已发布 28 种 NAT1 的基因型,其中 NAT1*4 是 NAT1 的野生型等位基因。NAT1*20、*21、*23、*24、*25、*27 与 NAT1*4 的功能类似,而 *14A、*14B、*15、*17 和 *22 导致慢乙酰化表型,*10 和 *11 导致酶活性升高。此外,还存在编码无酶活性的截短蛋白的基因型。通常将 NAT1*10 和 NAT1*11 纯合子和杂合子基因型视为快型乙酰化代谢基因型,而其余等位基因的组合则被认为是慢型乙酰化代谢基因型。因此,对 NAT1 基因进行分型不能局限于单个 SNP,而应同时对多个 SNP 进行检测和分型。异烟肼受 NAT1 多态性的影响最大,快乙酰化代谢型个体口服药物后的血浆半衰期为 45~110 分钟,而慢乙酰化代谢型个体口服药物后的血浆半衰期可长达 4.5 小时。慢代谢型个体反复给药后易引起蓄积中毒,引起周围神经炎。FDA 已将 NAT1 基因列为药物基因组生物标志。

NAT2 基因也具有高度多态性,国际芳香胺 N- 乙酰转移酶基因命名委员会已发布 87 种 NAT2 基因型,其中 NAT2*4 是野生型等位基因,属快代谢型等位基因;已知的慢代谢型等位基因包括 NAT2*5B、*5B、*5C、*5D、*5E、*5F、*5G、*5H、*5I、*6A、*6B、*6C、*6D、*6E、*7B、*12D、*14A、*17 和 *19。NAT2 基因多态性通过降低酶的稳定性、改变酶与底物亲和力及促使蛋白酶降解等方式影响 NAT2 的功能。临床上推荐检测的 NAT2 SNP 有 rs1801280、rs1799930、rs1799931 和 rs1801279。目前 FDA 已将 NAT2 列为异烟肼个体化用药的基因组标志物,推荐在使用异烟肼前对 NAT2 基因型进行检测。建议降低 NAT2 慢代谢型(携带 2 个慢代谢型等位基因或单倍型)个体的异烟肼用药剂量以预防蓄积中毒和周围神经炎,中间代谢型(携带 1 个慢代谢型等位基因和 1 个快代谢型等位基因)和快代谢型(具有 2 个快代谢型等位基因)患者可常规使用异烟肼进行治疗。

（四）线粒体乙醛脱氢酶 2

线粒体乙醛脱氢酶 2(ALDH2)同时具有乙醛脱氢酶和酯酶的活性,参与乙醇、硝酸甘油等药物的代谢。ALDH2 代谢活化硝酸甘油成其活性代谢产物一氧化氮。ALDH2*2(Glu504Lys,rs671)多态性导致所编码蛋白质的 504 位谷氨酸被赖氨酸取代,携带突变等位基因(ALDH2*2)的个体的 ALDH2 酶活性下降,杂合子个体的酶活性仅为野生型个体的 10%,突变纯合子个体的酶活性缺失。因此,携带 ALDH2*2 等位基因的个体对乙醇的代谢能力下降,少量饮酒即出现脸红、心跳加速等不适;代谢硝酸甘油的能力下降,硝酸甘油抗心肌缺血的效应减弱。亚洲人群中的 ALDH2*2 等位基因携带率为 30%~50%。携带 ALDH2*2 等位基因的心绞痛患者应尽可能改用其他急救药物,避免硝酸甘油含服无效。

（五）人的硫嘌呤 S- 甲基转换酶

人的硫嘌呤 S- 甲基转换酶(TPMT)是存在于哺乳动物和禽类细胞中的一种非金属依赖性酶,能利用 S- 腺苷 -L- 甲硫氨酸（SAM）作为甲基的供体和底物结合，特异性地催化杂环和芳香化合物苯环 6- 位硫原子的甲基化。该酶在嘌呤类药物的抗白血病作用中起关键作用，其 DNA 编码序列上的核苷酸突变是造成此类药物的不同强度的细胞毒作用的基础。TPMT 广泛分布于人体的各大组织和器官，如肝脏、肾脏、胃肠道、肺、脑、血液及胎盘等。成年人肝细胞的 TPMT 浓度和血液组织中的 TPMT 浓度几乎呈线性相关。TPMT 的浓度及活性在人体各组织甚至肿瘤组织中均存在密切的相关性，测定红细胞中的 TPMT 浓度即可大致估计其他组织的酶活性。TPMT 的活性分布存在多态性现象，TPMT 遗传变异是导致其酶活性降低的主要原因。正常活性的 TPMT 由 *TPMT*1* 等位基因编码，*TPMT*2*（rs1800462，238G>C，Ala80Pro）、*TPMT*3A*（rs1800460460G>A，Ala154Thr；rs1142345，719A>G，Tyr240Cys）、*TPMT*3B*（rs1800460460G>A，Ala154Thr）、*TPMT*3C*（rs1142345，719A>G，Tyr240Cys）是导致 TPMT 活性下降的主要 SNP 或单倍型。TPMT 基因型可分为 3 种：野生型纯合子（*TPMT*1/*1*）、杂合子和突变纯合子。野生型纯合子个体具有正常的 TPMT 活性，杂合子个体的 TPMT 活性降低，而突变纯合子个体的 TPMT 活性极低甚至缺乏。此外，2 种突变等位基因纯合子（*TPMT*2/TPMT*3A* 和 *TPMT*3A/TPMT*3C*）个体也缺乏酶活性。在白种人群和非裔美国人群中，野生型纯合子基因型频率约 90%，突变杂合子基因型频率约 10%，突变纯合子基因型频率约 0.3%。在中国人群中的 *TPMT*3* 杂合子基因型频率约 2.2%，未检测到 TPMT*2 等位基因。

巯嘌呤类药物如巯嘌呤（mercaptopurine，6-MP）、硫鸟嘌呤（thioguanine，6-TG）和硫唑嘌呤（azathioprine，AZP）等是一类具有免疫抑制作用的抗代谢药物。6-TG 和 6-MP 常用于恶性肿瘤的化疗，AZP 则主要用于自身免疫病及器官移植患者。AZP 作为前体药物在肝脏经谷胱甘肽硫转移酶转化为 6-MP。6-MP 经次黄嘌呤 - 鸟嘌呤磷酸核糖转移酶代谢为巯基次黄嘌呤单磷酸盐（thioinosine monophosphate，TIMP），后者再经过一系列的过程代谢为活性代谢产物 6- 硫鸟嘌呤核苷酸（6-thioguanine nucleotide，6-TGN）后发挥抗癌作用。6-MP 也可经 TPMT 代谢为无活性的 6- 甲巯基嘌呤（6-methyl MP，6-MMP）。TPMT 的活性与红细胞及造血组织中的 6-MP 活性代谢产物 6-TNG 水平呈负相关，TPMT 的活性降低可使巯嘌呤类药物的造血系统毒性（严重的骨髓抑制）增加。

FDA 已批准在巯嘌呤、硫鸟嘌呤和硫唑嘌呤药品说明书中增加在用药前进行 TPMT 基因多态性检测的建议。CPIC 建议 TPMT 低酶活性基因型患者在接受 6-MP 治疗时减少用药剂量，杂合子基因型个体的起始剂量为常规剂量的 30%~70%，突变纯合子个体将剂量减少至常规用药剂量的 1/10，或每周 3 次给予常规剂量的药物，或换用其他药物，以避免发生严重的造血系统毒性；TPMT 活性极高的患者接受常规剂量的 6-MP 治疗时可能达不到治疗效果。

顺铂广泛用于多种实体瘤的治疗，耳毒性是其主要不良反应之一。儿童患者中顺铂所致的耳毒性的发生率高达 61%，多数情况下为双侧听力下降，并往往导致不可逆性的听力丧失。听力监测是目前用于判断顺铂应用期间听力丧失的金标准。TPMT 可通过促进顺铂 - 嘌呤复合物的代谢，减少其与 DNA 的交联，从而抑制顺铂所引起的细胞死亡。TPMT 低酶活性等位基因可增加顺铂致耳毒性的风险，如携带 *TPMT*3B* 或 *3C* 的儿童应用顺铂时的耳毒性发生风险增加 17 倍，*TPMT* 突变等位基因预测顺铂致听力丧失的阳性预测值达 96%。2011 年 FDA 批准修改顺铂药品说明书，增加 *TPMT* 基因变异与顺铂所致的儿童耳毒性的用药安全信息。建议携带 *TPMT* 突变等位基因的儿童换用其他疗效相当的铂类化疗药物如卡铂。

（六）尿苷二磷酸葡萄糖醛酸转移酶

伊立替康为喜树碱类抗肿瘤药的前体药物,在体内经羧酸酯酶代谢为活性代谢产物 7- 乙基 -10- 羟基喜树碱（SN-38）。SN-38 的作用靶标为 DNA 拓扑异构酶Ⅰ,抑制 DNA 合成。伊立替康被广泛用于结肠癌、肺癌、颈癌、卵巢癌等实体瘤的治疗。伊立替康可导致严重的延迟性腹泻和粒细胞缺乏,3~4 级延迟性腹泻的发生率达 40% 以上,中性粒细胞减少症的发生率约 10%,导致化疗提前终止。

UGT1A1 基因具有多态性,最常见的是位于其启动子区 TATA 盒内的 TA 重复次数多态 *UGT1A1*28*。野生型等位基因含 6 次 TA 重复（TA6,*UGT1A1*1*）,突变型个体含 7 次重复（TA7,*UGT1A1*28*,rs3064744）。*UGT1A1*28* 杂合子基因型个体的 SN-38 葡萄糖醛苷化活性下降,突变纯合子个体的 SN-38 葡萄糖醛苷化活性仅为野生型纯合子的 35%。在接受伊立替康治疗的过程中,野生型 *UGT1A1*（6/6）基因型患者出现严重毒性的风险较低,*UGT1A1*28* 杂合子（6/7）和突变型纯合子（7/7）患者出现毒性的概率分别为 12.5% 和 50%。*UGT1A1*6*（G71R,211G>A）是东方人群中特有的突变等位基因,频率为 13%,该等位基因使 UGT1A1 的活性下降 70%。伊立替康毒性的发生风险增加与伊立替康所致的中性粒细胞减少症有关,可使 4 级中性粒细胞减少症的发生率升高 3 倍。FDA 已批准对药品说明书进行修改,明确规定使用伊立替康前需进行 *UGT1A1* 基因检测,以提高其用药安全性。临床常见的药物代谢酶多态性见表 17-6。

表 17-6　临床常见的药物代谢酶多态性

酶	探针药物	PM 频率（%）已知的药物底物			
		白色人种	中国人	总数	代表药物
CYP2C9	华法林			>100	甲苯磺丁脲、地西泮、布洛芬、华法林
CYP2C19	美芬妥因	4	23	>60	美芬妥因、奥美拉唑、氯胍、西酞普兰
CYP2D6	异喹胍	6	1	>50	可待因、去甲替林、右美沙芬、异喹胍
NAT2	异烟肼	60	20	>15	异烟肼、普鲁卡因胺、磺胺类、肼屈嗪

具有多态特性的药物代谢酶活性对药物作用的影响取决于是否介导母药或主要代谢产物的代谢;母药或代谢产物哪个具有活性;介导的代谢途径在药物总清除中所占的比重;具有药理活性成分的作用强度;消除药物的其他途径的比重。具体会产生以下 6 种情况:

1. 母药产生药理作用,其代谢途径主要由多态酶介导,生成的代谢产物无药理活性。这种情况时,与其他基因型患者相比,PM 的首次通过效应降低、生物利用度增高、消除半衰期延长。如给 PM 个体常用剂量的美托洛尔后,其 β 受体拮抗作用显著增强和延长。

2. 母药和代谢产物均具有药理活性,两者的代谢由同一种多态酶介导,但由母药生成具有药理活性的代谢产物的代谢途径却是一种非多态酶催化的。如丙米嗪和地昔帕明为此种情况的典型例子,PM 应用治疗剂量的丙米嗪后,具有药理活性的丙米嗪及其具有药理活性的代谢物地昔帕明的血浆浓度较高于 EM,并产生有意义的临床治疗和毒性作用。

3. 主要的药理作用来自母药,其清除途径主要通过多态性酶代谢和肾脏排泄。如抗心律失常药氟卡尼在肾功能不全的 CYP2D6 PM 中会有特别明显的蓄积。

4. 母药和由多态性酶产生的主要代谢产物均有药理作用。如恩卡尼和普罗帕酮两者均由 CYP2D6

代谢,前者生成对位去甲基代谢产物,后者生成 5- 羟代谢产物,在应用治疗剂量后,因为在 PM 中的较高母药浓度和 EM 中的较高活性代谢产物浓度,PM 和 EM 可产生相似的抗心律失常治疗作用。

5. 多态性酶催化的代谢为次要途径,主要药理活性来自母药。如普萘洛尔的 4′- 羟化代谢部分由 CYP2D6 完成,但这部分对母药的清除影响很小。尽管 4′- 羟普萘洛尔具有 β 受体拮抗作用,但在 PM 和 EM 之间不会产生明显的反应差异。

6. 药物经多态性酶介导生成一种量较少,但更有效的代谢产物。如可待因的血浆浓度在 CYP2D6 的 EM 和 PM 中相似,但在 EM 中患者中经对位去甲基代谢生成的主要活性代谢产物吗啡的浓度很低。

遗传性药物代谢酶活性变异通常为单基因性状,对药物代谢和效应的影响决定于其在底物(药物)活化或灭活中的地位。但是药物的总效应并不仅仅是由单基因性状决定的,而是由多种基因编码的多种蛋白(药物代谢酶和药物作用的靶受体)多途径地影响药物的代谢和效应。因此,在评价药物在个体中产生的总体效应时应综合考虑各种影响的因素。例如野生型纯合子使大部分药物代谢成无活性的产物,在血液循环中留下少量有效的药物;野生型杂合子代谢失活中等量的药物;突变纯合子仅代谢失活极少量药物。这 3 种基因型个体会产生 3 种不同的血浆药物浓度,每种血浆药物浓度如果作用于具有 3 种基因型的受体,即对药物敏感的野生型纯合子和对药物不敏感的突变型纯合子及处于中间状态的杂合子,因此在应用同一个剂量后理论上可产生 9 种不同的效应。

这种多基因性状在临床上很难识别,尤其是当药物所用的代谢途径和产物还不十分清楚、作用机制还未阐明时,目前的实际应用价值仍然有限。但是,随着生物医学研究迅速地揭示药物作用的分子机制、疾病病因的遗传基础及基因多态性在药物代谢中的重要作用,加之人类基因组计划对功能性基因组的发现和高通量筛选方法的运用,为阐明人类健康和疾病的多基因因素提供强有力的新工具,引起旨在利用这些技术和信息发现新的治疗靶点和方法及阐明决定药物效应和毒性的基因的"药物基因组"领域的兴起,最终药物代谢和反应的遗传基础的阐明将使得患者有更多药物可以选择,并且使临床医师根据个体患者对药物代谢、消除和反应的能力选择其适合的剂量成为可能。

三、血浆药物结合蛋白

药物进入血液循环会不同程度地和血浆蛋白结合,未经结合的游离药物才能通过血管壁分布到作用部位。与药物结合的血浆蛋白可有基因多态性特征,从而改变药物的血浆蛋白结合率,影响药物的分布、作用时间和强度。α_1- 酸性糖蛋白又称血清类黏蛋白(orosomucoid,ORM),是血浆内的一种重要的碱性药物结合蛋白。ORM 的基因多态性是引起药物血浆蛋白结合率的个体差异的重要因素。ORM 由 2 个基因位点 ORM1 和 ORM2 编码,两者紧密关联位于 9 号染色体(9q31 和 34.1)。人群中的 ORM1 位点具有多态性,ORM2 位点则呈单态性分布。我国汉族人群的 ORM1 表型是由 3 个具共显性的常染色体等位基因决定的,分别为 ORM1*F1、ORM1*F2 和 ORM1*S,它们共同产生 ORM1 F1、ORM1 S、ORM1 F1F2、ORM1 F1S 和 ORM1 F2S 共 5 种表型。ORM1 的多态性使一些药物在不同基因型个体中的血浆蛋白结合率产生差异,例如口服应用奎尼丁后,ORM1 F1 表型个体的未结合型奎尼丁的血浆浓度比 ORM1 S 和 ORM1 F1S 个体高,导致游离药物的百分率可为后者的 2 倍。因此在应用奎尼丁时,监测 ORM1 表型对血浆蛋白结合率的影响有利于奎尼丁的安全、有效剂量确定和不良反应预防。

第三节　药效学相关蛋白的基因多态性

许多药物都是通过作用于靶蛋白发挥药理学作用的,如受体、酶及参与信号转导、细胞周期调控和其他细胞生物学过程的蛋白。编码这些与药物效应相关的蛋白的基因通常具有多态性。

一、药物受体

药物受体可表现出基因多态性,从而影响药物作用。如 β 受体的多态性改变其对激动剂的敏感性并影响这类药物在哮喘中的治疗作用,其中 $β_2$ 受体(由 *ADRB2* 基因编码)还反映药物靶标的基因多态性与临床反应之间的另一个联系,即受体的基因多态性可以改变这些受体的信号转导过程,如 *ADRB2* 中的 3 个单核苷酸多态性与 $β_2$ 受体表达、下调或偶联的改变有关,这些单核苷酸多态性导致密码子 16 处的 Arg-to-Gly 氨基酸改变和密码子 27 处的 Gln-to-Glu 改变(相对常见),等位基因频率为 40%~60%,研究者正在对这些突变的功能进行深入研究。血管紧张素 Ⅱ 1 型(T1)受体基因多态性引起血管对血管收缩药去氧肾上腺素(phenylephrine)的反应增强,也影响血管紧张素转换酶抑制剂如培哚普利和钙通道阻滞剂如尼群地平的作用。磺酰脲类受体基因多态性影响非胰岛素依赖型糖尿病患者对磺酰脲类降血糖药的反应。5- 羟色胺受体基因多态性改变神经安定药如氯氮平的治疗作用。花生四烯酸 5- 脂氧合酶(ALOX5)影响 ALOX5 抑制剂的反应。血管紧张素转换酶(ACE)多态性影响 ACEI 的肾脏保护作用。此外,遗传差异也可能与代谢或转运无关而产生间接影响,如 O^6- 甲基鸟嘌呤 -DNA 甲基转移酶(MGMT)基因启动子甲基化改变神经胶质瘤对卡莫司汀治疗的反应,这种作用机制与 MGMT 甲基化导致其表达降低的患者的烷基化 DNA 修复效率降低有关,将这种机制与药物代谢酶中的基因多态性区分开来至关重要。

(一)血管紧张素转换酶

血管紧张素转换酶(angiotensin converting enzyme, ACE)是肾素 - 血管紧张素系统的关键酶,也是血管紧张素转换酶抑制剂(ACE inhibitor, ACEI)的作用靶点。*ACE* 基因位于 17 号染色体 17q23,其内含子 16 存在 288 bp 的 Alu 插入(insertion)/ 缺失(deletion)多态性导致 3 种基因型:II(插入纯合子)、ID(插入缺失杂合子)和 DD(缺失纯合子),白色人种、黑色人种和亚洲人群中的 D 等位基因频率分别为 56.2%、60.3% 和 39.0%。

ACE I/D 多态性可影响血浆 ACE 水平,DD 基因型个体的血浆 ACE 活性升高,依那普利治疗后 ACE 活性下降更明显;在初治的高血压患者中,对 DD 型患者,福辛普利的降血压疗效增强;在高血压合并左心室肥大和舒张期充盈障碍的患者中,DD 基因型患者服用依那普利和赖诺普利后的心功能改善程度优于 ID 和 II 基因型患者,II 基因型患者应用赖诺普利或卡托普利时肾功能下降更明显。为取得最佳疗效,建议临床上在选择 ACEI 进行治疗前对 ACE I/D 多态性进行检测,以指导选择合适的 ACEI。

(二)β 受体

β 受体(β-adrenergic receptor)为肾上腺素受体的一个亚家族,属于 G 蛋白耦联受体超家族,包含 $β_1$、$β_2$ 和 $β_3$ 3 种不同亚型。该类受体通过与 G 蛋白耦联调节细胞内的 cAMP 和 L 型 Ca^{2+} 通道开放频率,是 β 受体激动剂和 β 受体拮抗剂的作用靶点。β₁ 受体编码基因 *ADRB1* 多态性可影响 β 受体拮抗剂如美托洛尔的疗效。*ADRB1* Gly389Arg(rs1801253)多态性导致位点为 Arg389 和 Gly389 2 种类型的受体,其中 Arg389 型受体与 G 蛋白耦联的效率高于 Gly389 型受体。Arg389 纯合子高血压患者应用美托洛尔后的血压下降程度为 Gly389Arg 杂合子基因型个体的 3 倍;Arg389 纯合子基因型心力衰竭患者应用卡维地洛和美托洛尔治疗后的左室射血分数改善情况更佳。建议临床医师在应用 β₁ 受体拮抗剂前进行 ADRB1 多态性检测,并根据其基因型调整用药剂量,以提高疗效并减少不良反应的发生。

(三)载脂蛋白 E

载脂蛋白 E(apolipoprotein E, ApoE)是一种存在于乳糜微粒和中间密度脂蛋白中的载脂蛋白,主要由肝脏和巨噬细胞产生,参与血脂的运输、存储和排泄。人类 ApoE 基因位于 19 号染色体 19q13.2。该基因的 2 个功能性 SNP rs429358(c.388T>C,Cys130Arg)和 rs7412(c.526C>T, Arg176Cys)构成 3 种单倍型,分别为 *E2*(rs429358T-rs7412T)、*E3*(rs429358T-rs7412C)和 *E4*(rs429358C-rs7412C)。由 3 种单倍型构成 6 种不同的基因型(*E2/E2*、*E3/E3*、*E4/E4*、*E2/E3*、*E2/E4* 和 *E3/E4*)。*E3/E3* 是最常见的基因型,人群中的频率约 60%。

(四)3- 羟基 3- 甲基戊二酰辅酶 A 还原酶

调血脂药普伐他汀通过竞争性抑制羟甲基戊二酰辅酶 A 还原酶(HMG-CoA 还原酶),从而抑制肝脏中的胆固醇合成,肝细胞表面的低密度脂蛋白(LDL)受体表达反馈性增加,加强受体介导的 LDL 的分解代谢及血液中 LDL 的清除。目前 FDA 已将 ApoE2 列为普伐他汀药物反应相关的生物标志。对基因型为 ApoE E2/E2 的高脂血症患者,普伐他汀的降血脂疗效更好。

(五)锚蛋白重复和激酶域 1

锚蛋白重复和激酶域 1(ankyrin repeat and protein kinase domain-containing protein 1, ANKK1)为丝氨酸 / 苏氨酸蛋白激酶家族成员。人类 *ANKKI* 基因位于 11 号染色体 11q23.2,与多巴胺受体 D₂(dopamine receptor D₂, DRD₂)基因 *DRD₂* 相邻。*ANKKI* 外显子 8 上的 SNP rs1800497(c.2317G>A, Glu713Lys)又称 *DRD₂* Taq1A 多态性,携带该多态位点 T 等位基因可使纹状体 DRD₂ 的密度下降。静坐不能是抗精神病药的主要锥体外系不良反应之一,携带 *DRD₂* rs1800497A 等位基因的患者在应用第二代抗精神病药治疗期间静坐不能不良反应的发生率显著高于该位点 GG 基因型患者。CPIC 已将 ANKK1rs1800497 多态性列为 1B 级药物基因组标志物,指出通过检测该多态性可降低抗精神病药的不良反应发生风险。

(六)丙型肝炎病毒感染的个体化治疗

丙型肝炎病毒(hepatitis virus C, HCV)感染通常采用聚乙二醇干扰素联合利巴韦林进行治疗,但其疗效存在很大的个体差异,部分患者治疗后出现持续病毒学应答,部分患者治疗无效,未能获得持续病毒清除。此外,亚洲人群的持续病毒学应答率显著高于欧罗巴人群。位于干扰素 λ3 基因(*IFNL3*)基因上游约 3kb 处的 SNP rs12979860 C>T 与干扰素联合利巴韦林治疗的病毒治疗应答相关,CC 基因型患者使用聚乙二醇干扰素联合利巴韦林治疗 24 周后 70% 的患者获得持续病毒学应答,而 CT 和 TT 型患者获得的持续病毒学应答率只有 30%。rs12979860C 等位基因频率分布存在种族差异,在亚洲人群中大于 90%,而在非洲人群中为 20%~50%,欧罗巴人群中的 CC 基因型频率为 37%。美国肝病学会和欧洲肝病学会 2011 年发布的 HCV 感染防治指南已将 *IFNL3* 基因多态性作为基线预测聚乙二醇干扰素反应性的主要因素之一。FDA 已批准在聚乙二醇干扰素 α-2a、聚乙二醇干扰素 α-2b 和利巴韦林药品说明书中增加在用药前对 *IFNL3* rs12979860 基因型进行检测的建议。检测 *IFNL3* rs12979860 基因型有助于 HCV 感染的个体化治疗,从而提高其治疗水平。

(七)特异性融合基因 *PML-RARα*

急性早幼粒细胞白血病(acute promyelocytic leukemia, APL)是一种特殊类型的急性白血病,95%~99% 的 APL 病例出现 17 号染色体(17q21)视黄酸受体 α(RARα)与 15 号染色体(15q22)早幼粒细胞白血病基因(*PML*)融合,形成特异性的融合基因 *PML-RARα*。该融合基因的表达产物通过异常招募转录抑制复合物和组蛋白去乙酰化酶等,干扰细胞内正常的 *PML* 和 *RARα* 信号通路,使粒细胞分化阻滞于早幼粒阶段,从而导致骨髓中的异常早幼粒细胞无限制地增殖,最终导致 APL 的发生。砷剂的代表药物三氧化二砷(As$_2$O$_3$)在治疗 APL 中显示出很好的疗效。As$_2$O$_3$ 的抗 APL 作用与其快速调变和降解 PML-RARα 融合蛋白,从而清除其对细胞分化和凋亡的阻遏作用有关。对 APL 患者进行 *PML-RARα* 融合基因检测对于指导选择治疗方案、检测残留病灶和判断 APL 的预后具有重要意义。

(八)*TOP2A* 基因

TOP2A 基因(topoisomerase Ⅱ alpha, TOPⅡα)编码 DNA 拓扑异构酶Ⅱα,该酶通过调节核酸空间结构的动态变化参与 DNA 复制、转录、重组及修复过程。乳腺癌患者的肿瘤组织中存在 *TOP2A* 基因异常:*TOP2A* 基因扩增和基因缺失。*TOP2A* 基因异常的乳腺癌患者的预后差,无复发生存期缩短。蒽环类药物是乳腺癌等多种肿瘤常用的化疗药物,*TOP2A* 基因异常患者对含蒽环类药物的治疗方案更为敏感。

(九)维生素 K 氧化还原酶

维生素 K 氧化还原酶是抗凝血药华法林的作用靶点。维生素 K 环氧化物还原酶复合物 1 的编码基因 *VKORC1* 遗传变异可通过影响 *VKORC1* 表达,从而影响华法林的敏感性。位于该基因启动子区(-1639G>A)的单核苷酸突变 rs9923231 可影响 *VKORC1* 表达,是导致华法林用药剂量的个体差异的主要原因之一。与该位点 AA 基因型患者相比,-1639GA 和 GG 基因型患者的平均华法林剂量分别增加 52%(95% CI: 41%~64%)和 102%(95% CI: 85%~118%)。*VKORC1* 多态性对华法林剂量影响的比重因种族而异,*-1639GA* 和 *GG* 基因型对白色人种华法林剂量的影响比对亚洲人的影响分别高 10% 和 50%。总体上,*VKORC1* 多态性在不同种族的不同人群中可解释约 27% 的华法林用药剂量的个体差异。*VKORC1-1639A* 等位基因在亚洲人、白种人群和黑种人群中的等位基因频率分别为 91.17%、38.79% 和 10.81%(根据千人基因组数据库的结果:在亚洲人、白种人群和黑种人群中的等位基因频率分别为 92%、40% 和 7%),其频率分布的种族差异与华法林用药剂量的差异间具有很好的相关性。*VKORC1* 多态性同时也影响华法林用药的临床后果。FDA 于 2007 年批准修改华法林药品说明书,推荐在使用华法林前对 *VKORC1* 进行基因检测;2010 年再次修改药品说明书,建议结合 *VKORC1* 和 *CYP2C9* 基因型考虑华法林的初始用药剂量。临床上也可根据考虑 *VKORC1* 和 *CYP2C9* 基因型、年龄、身高、体重、种族、是否合用肝药酶诱导剂和是否合用胺碘酮等因素的剂量计算公式确定华法林的初始用药剂量。

基于中国人群的华法林用药剂量计算公式:华法林稳定剂量 D(mg/d)=[1.432+0.338 ×(*VKORC1-1639AG*)+0.579 ×(*VKORC1-1639GG*)-0.263 ×(*CYP2C9*1*3*)-0.852 ×(*CYP2C9*3*3*)-0.004 × 患者年龄 +0.264 × 体表面积 +0.057 × 患者是否置换主动脉瓣膜 +0.065 × 患者性别 +0.085 × 患者是否有吸

烟史 +0.057× 患者是否患者合并有心房颤动 +0.132× 患者是否同时服用阿司匹林 –0.059 2× 患者是否同时服用胺碘酮]^2

VKORC1 -1639AG 表示患者为 *-1639AG* 基因型时取值为 1，为 *-1639AA* 或 *-1639GG* 基因型取值为 0；*VKORC1 -1639GG* 表示患者为 *-1639GG* 基因型时取值为 1，为 *-1639AA* 或 *-1639AG* 基因型取值为 0；*CYP2C9*1*3* 表示患者为 *CYP2C9*1/*3* 基因型时取值为 1，为 *CYP2C9*1/*1* 或 *CYP2C9*3/*3* 基因型时取值为 0；*CYP2C9*3*3* 表示患者为 *CYP2C9*3/*3* 基因型时取值为 1，为 *CYP2C9*1/*1* 或 *CYP2C9*1/*3* 基因型时取值为 0；年龄取整岁；体表面积 =0.006 1× 身高 +0.012 8× 体重 –0.152 9；当患者置换主动脉瓣膜时取 1；当患者性别为男时取 1，为女时取 0；有吸烟史时取值为 1，不吸烟时取值为 0；患者合并有心房颤动时取值为 1，不合并有心房颤动时取值为 0；患者同时服用阿司匹林时取值为 1，不服用时取值为 0；患者同时服用胺碘酮时取值为 1，不服用时取值为 0。

主要药物受体及蛋白基因多态性与其药物效应改变见表 17-7。

表 17-7　主要药物受体及蛋白基因多态性与其药物效应改变

基因	药物	药物效应改变
β 受体	β 受体激动剂	治疗哮喘和心血管病效应改变
多巴胺 D$_5$ 受体	多巴胺	与受体的亲和力降低 10 倍
多巴胺 D$_2$ 受体	神经安定药	与 D$_2$ 受体的亲和力和效应改变
5-HT$_{2A}$ 受体	氯氮平	抗精神病作用
载脂蛋白 E	他克林	仅在无 E4 等位基因的阿尔茨海默病患者中有反应；E4 等位基因是这类患者应用胆碱酯酶抑制剂治疗预后不良的指征
胆固醇酯转移蛋白	普伐他汀	在 B1B1 者减慢冠状动脉硬化进程，而在 B2B2 中无此作用
脂氧化酶	齐留通	具此种启动子突变者对需用 5- 脂氧化酶作用的哮喘治疗无效
ACE	依那普利、赖诺普利、卡托普利	肾保护效应、心脏指数、血压、免疫球蛋白 A 肾病
钾通道 hERG	奎尼丁	引起长 Q-T 间期综合征
	西沙必利	引起尖端扭转型室性心动过速（torsade de pointes）
钾通道 KCNH2	特非那定、丙吡胺、甲氟喹	引起长 Q-T 间期综合征
钾通道 hKCNE2	克拉霉素	引起心律失常

二、离子通道

长 Q-T 间期综合征是罕见现象，表现为心肌细胞除极后的复极延迟，至少有 5 个基因与长 Q-T 间期综合征有关。钾通道受体基因突变影响钾通道，而钠通道受体基因突变影响钠通道，虽然引起同一症状，但其遗传学病因显著不同，因而治疗也就需要不同的药物。这一遗传药理学发现使得临床能有针对性地根据患者的基因型检测结果，选择补充钾或应用钾通道开放剂治疗，或选择钠通道阻滞药如美西律治疗。在治疗这类患者时，基因型检查是需要的，也为开发新药提供新的思路。

三、酶

与高脂血症发生紧密相关的 HMG-CoA 还原酶是人体调节体内胆固醇稳态的重要分子,也是他汀类药物直接作用的靶点,其基因序列具 2 个多态性变异:Alu 序列相关的三核苷酸重复(TTA)$_n$、启动子附近的 $HgiA I$ 多态,其中(TTA)$_n$ 重复次数和体内高胆固醇血症具有显著的相关性。

磷酸戊糖途径是部分细胞(如红细胞)赖以产生能量的代谢途径,同时参与 NADPH 水平的维持,而 NADPH 含量可直接影响细胞中的谷胱甘肽含量,后者可保护红细胞免受氧化反应破坏。葡萄糖 -6- 磷酸脱氢酶(glucose-6-phosphate dehydrogenase, G-6-PD)是磷酸戊糖代谢途径的限速酶。葡萄糖 -6- 磷酸脱氢酶缺乏症(G-6-PD 缺乏症),是一种常见的 X 染色体连锁遗传疾病。患者由于遗传基因的出生缺陷,无法正常分解葡萄糖,在应用部分药物如乙酰苯胺、呋喃妥因、呋喃唑酮、呋喃西林、氯喹、伯氨喹、磺胺类、乙酰磺胺、磺胺吡啶、拉布立酶、氨苯砜、阿司匹林、奎尼丁、奎宁、格列本脲后可能出现急性溶血反应,出现黄疸、精神不佳,严重时出现呼吸急促、心力衰竭甚至休克,严重威胁生命。目前已在各种族人群中鉴定了 G-6-PD 的 140 多种突变类型,中国人群中至少鉴定出 31 种突变类型。1388G>A、1376G>T、1024C>T、1004C>T、871G>A 和 95A>G 是中国人群最常见的突变类型,累积频率达 86%。FDA 已批准在氯喹、氨苯砜和拉布立酶药品标签中增加 G-6-PD 缺乏症人群可能导致急性溶血的信息,拉布立酶甚至标上黑框警告。在应用氯喹、氨苯砜和拉布立酶之前,建议对 G-6-PD 突变进行检测,G-6-PD 缺乏症患者禁用上述药物,以降低急性溶血的风险。

四、免疫分子

肿瘤坏死因子(tumor necrosis factor, TNF)、人类白细胞抗原(human leukocyte antigen, HLA)和主要组织相容性复合体(major histocompatibility complex, MHC)、趋化因子受体(chemokine receptor, CCR)、白细胞介素 -2(interleukin-2, IL-2)等免疫分子都具有基因多态性,从而影响机体的免疫功能和药物作用。

TNF-α 是一种促炎性细胞因子,与许多免疫调控性疾病如自身免疫病和器官移植后排斥的严重程度有关。$TNF-\alpha$ 基因位于 6 号染色体 p21.3 的 MHC 区内,其基因多态性影响 TNF 生成,例如 $TNF2$ 等位基因导致 TNF 基因转录速率加快,导致疾病发生。$TNF2$ 等位基因发生频率高的人群易患慢性代谢性疾病、慢性退化性疾病和自身免疫病。

HLA 是人类主要组织相容性复合体的表达产物,在免疫系统中主要负责细胞间的相互识别和诱导免疫反应,调节免疫应答。HLA 分为 3 类:I 类分子为 HLA-A、-B、-C 系列抗原,广泛表达于各组织的有核细胞表面;II 类分子为 HLA-D/DR、-DP、DQ 系列抗原,主要表达于 B 细胞和抗原提呈细胞,I 类和 II 类抗原都与器官移植有关,其中 II 类抗原更为重要;III 类分子为补体成分。近年来发现一些药物的严重不良反应与人类白细胞抗原基因多态性有关,如 $HLA-B*1502$ 等位基因与卡马西平和苯妥英所致的史 - 约综合征 / 中毒性表皮坏死松解症(Stevens-Johnson syndrome/toxic epidermal necrolysis, SJS/TEN)相关;$HLA-B*5801$ 等位基因与别嘌醇所致的 SJS/TEN 相关;$HLA-B*5701$ 等位基因与阿巴卡韦所致的药物性肝损害相关;$HLA-B*35:01$ 等位基因与何首乌的肝损伤存在显著相关。FDA 已批准在卡马西平药品说明书中增加汉族及东南亚裔人群在服用卡马西平前进行 $HLA-B*1502$

等位基因筛查的建议，*HLA-B*1502* 阳性的个体应慎用卡马西平，以避免出现严重的皮肤毒性；建议应用阿巴卡韦前进行 *HLA-B*5701* 等位基因检测，以避免发生 SJS/TEN。CPIC 同时也已将 *HLA-B*1502* 作为预测卡马西平和苯妥英皮肤毒性的 1A 级药物基因组标志物，将 *HLA-B*5801* 作为预测别嘌醇皮肤毒性的 1A 级药物基因组标志物，将 *HLA-B*5701* 作为预测阿巴卡韦所致的药物超敏反应的 1A 级药物基因组标志物。

五、其他药物相关蛋白

凝血因子Ⅴ基因 *R506Q* 发生 G1691 → A 突变会导致编码的精氨酸被谷氨酰胺替代，而具有这种基因突变的个体具有血栓形成倾向，易发生深静脉栓塞，其发生率在白色人种中高达 6%、在非洲人和亚洲人中几乎为 0。

胆固醇酯转运蛋白（cholesterol ester transfer protein/lipid transfer protein, CETP）是由 493 个氨基酸残基组成的单链多肽，其功能为导致高密度脂蛋白合成的胆固醇酯向低密度脂蛋白转移，导致动脉粥样硬化。*CETP* 基因多态性如 Taq1B 引起血浆 CETP 浓度改变，影响酯转运活性和血浆 HDL 浓度。

微卫星是指基因上含有重复的 DNA 短小序列或单核苷酸的区域。在人类基因组中有成百上千个微卫星，当 DNA 进行复制时，由于微卫星重复序列错配（微卫星突变）导致其序列缩短或延长，从而引起微卫星不稳定性（microsatellite instability, MSI）。通常情况下，DNA 错配修复基因（*MMR*）可修复这些突变。但在肿瘤细胞内，由于 MMR 蛋白缺失，无法修复错配的微卫星，导致肿瘤细胞内出现 MSI。MSI 已成为判断 MMR 蛋白缺失的标志物。根据 MSI 的程度，可分为高不稳定性（MSI-H）和低不稳定性（MSI-L）。正常情况下称为微卫星稳定（microsatellite stability, MSS）。MSI 的程度与结直肠癌的发生和发展及氟尿嘧啶治疗获益密切相关，约 15% 的结直肠癌由于 dMMR 导致 MSI。针对Ⅱ期和Ⅲ期结肠癌患者进行的大样本随机临床研究发现，MSI-H 患者较 MSS 或 MSI-L 患者的预后更好，但 MSI-H 患者不能从氟尿嘧啶辅助治疗中获益，而 MSS 和 MSI-L 患者可从氟尿嘧啶辅助治疗中获益。因此，MSI 可作为预测Ⅱ期和Ⅲ期结肠癌患者的预后及是否可从氟尿嘧啶辅助治疗中获益的指标。dMMR 既可用来预测Ⅱ期和Ⅲ期结肠癌患者的预后，又可用来判断结直肠癌患者能否从氟尿嘧啶化疗中获益。NCCN 结直肠癌诊治指南 2010 年起推荐检测 MMR，并建议 dMMR 者不接受含氟尿嘧啶的辅助化疗方案。

O^6- 甲基鸟嘌呤 -DNA 甲基转移酶（MGMT）是一种 DNA 修复酶，存在于细胞质和细胞核中，当 DNA 烷基化时，大量 MGMT 转移至细胞核内，不可逆性地将烷基化基团从 O^6 转移到自身 145 位的半胱氨酸残基上而保护细胞免受烷化剂损伤。MGMT 的活性升高是神经胶质瘤患者对烷化剂耐药的主要原因之一。替莫唑胺为烷基类抗癌前体药物，在体内经非酶途径快速转化为具有细胞毒性的活性化合物 MTIC［5-（3- 甲基 -1- 三氮烯基）咪唑 -4- 甲酰胺］，并对细胞产生毒性。MTIC 的细胞毒性源于其 DNA 烷基化作用，烷基化主要发生在鸟嘌呤的 O^6 和 N^7 位。替莫唑胺是目前神经胶质瘤的一线化疗药物，部分患者服用替莫唑胺后出现不同程度的耐药，导致化疗失败。MGMT 基因启动子区的 CpG 岛甲基化可抑制其基因表达，高甲基化可导致 MGMT 基因沉默、MGMT 的活性下降。45%~70% 的神经胶质瘤患者存在 MGMT 启动子甲基化。MGMT 启动子甲基化的胶质瘤患者对替莫唑胺联合放疗的治疗效果远高于甲基化阴性患者。

六、药物的作用靶点基因表达水平对药物效应的影响

铂类药物（包括顺铂、卡铂和奥沙利铂）广泛用于多种实体瘤的化疗。铂类进入肿瘤细胞后通过烷基化 DNA 链上的碱基并交联形成"DNA-铂"复合物，从而抑制 DNA 复制和肿瘤细胞生长。铂类药物所造成的 DNA 损伤可通过核苷酸剪切修复酶的作用进行修复。切除修复交叉互补组 1（excision repair cross-complimentation group 1，ERCC1）是识别并切除修复"DNA-铂"复合物的限速酶。*ERCC1* 表达水平与铂类药物的疗效呈负相关，*ERCC1* mRNA 表达水平低的非小细胞肺癌患者在接受铂类与吉西他滨联合化疗方案或以铂类为主的化疗后疗效更好，总生存期显著延长。NCCN 非小细胞肺癌的临床治疗指南（2010）将 *ERCC1* mRNA 表达水平作为预测铂类药物疗效的生物标志，*ERCC1* mRNA 呈高表达水平的患者耐药，而低表达水平者敏感。

吉西他滨是一种类似于胞嘧啶的抗代谢药物，可直接抑制 DNA 合成，或通过抑制核糖核苷酸还原酶（ribonuclease reductase，RR）的活性间接影响 DNA 合成，诱导细胞凋亡。吉西他滨临床上用于非小细胞肺癌、乳腺癌、胰腺癌、膀胱癌及其他实体瘤。RR 由 2 个亚基 RRM1 和 RRM2 组成，调节亚基 RRM1（ribonuclease reductase modulator 1，RRM1）由 *RRM1* 基因编码。临床研究发现，*RRM1* mRNA 表达水平与吉西他滨的疗效呈负相关，检测其表达水平可用于指导临床是否应用吉西他滨进行化疗。在晚期非小细胞肺癌患者，肿瘤组织中的 *RRM1* mRNA 表达水平与中位数生存期相关，*RRM1* 低表达者的中位生存期显著延长。NCCN 非小细胞肺癌的临床治疗指南（2011）将 *RRM1* mRNA 表达水平作为吉西他滨疗效预测的生物标志，RRM1 mRNA 表达水平低的患者选用以吉西他滨为主的化疗方案疗效较好。

第四节　遗传药理学与临床合理用药

遗传药理学促进传统的"一药盖全、千人一量"的用药模式向"量体裁衣、因人施药"的用药模式转变。"体"是个体的基因结构，即个体的基因型，根据患者的药物相关蛋白的基因型选择合适的药物和剂量。药物体内代谢、转运及药物作用靶点基因的遗传变异及其表达水平的变化可通过影响药物的体内浓度和敏感性，导致药物反应的个体差异。近年来随着人类基因组学的发展，药物基因组学领域得到迅猛发展，越来越多的药物基因组生物标志及其检测方法相继涌现。药物基因组学已成为指导临床个体化用药、评估严重药品不良反应发生风险、指导新药研发和评价新药的重要工具，药物反应相关基因及其表达产物的分子检测是实施个体化药物治疗的前提。

一、药物代谢多态性和基因多态性对药物效应的综合影响

遗传性药物代谢酶活性的变异通常为单基因性状，它们对药物代谢和效应的影响决定于其在底物（药物）活化或灭活中的地位，而药物的总效应并不是单基因性状，是由多种基因编码的多种蛋白（药物代谢酶和药物作用的靶受体）多途径地影响药物的代谢和效应。因此，在评价药物在个体中产生的总效应时，应综合考虑各种影响的因素。生物医学研究正迅速地揭示药物作用的分子机制、疾病病因的遗

传基础及基因多态性在药物代谢中的重要作用,人类基因组计划对功能性基因组的发现和高通量筛选方法的运用为阐明人类健康和疾病的多基因因素提供强有力的新工具,最终药物代谢和反应的遗传基础的阐明将使得有更多药物供选择,并且使根据个体患者对药物代谢、消除和反应的能力选择适合的剂量成为可能。

二、基于基因多态性的临床用药原则

个体化药物精准治疗的应用主要体现在 3 个方面:一是作用于特异性靶点,二是精准预估药物效应和给药剂量,三是预测和预防药物毒性。据此,根据基因多态性的临床用药原则主要有以下 3 点:

1. **针对患者的基因型选择合适的药物**　在我国,每年的住院患者约有 5 000 多万,其中至少 250 万与药品不良反应有关。在全球死亡患者中,1/3 是死于不合理用药,而非死于自然疾病本身。药物进入人体后,从药物代谢过程到药物起效,很多基因都会涉及并导致药物反应的个体差异。而所谓的"药品不良反应",即包括用药错误和不良相互作用,是目前导致人类死亡的第四大原因。安全用药已成为世界性的公共医疗卫生问题,推行个体化用药不仅势在必行,而且迫在眉睫。部分上市的新药仅限于特定基因型的适应证患者。FDA 已批准在 140 余种药物的药品标签中增加药物基因组信息,涉及 42 个药物基因组生物标志。此外,部分行业指南也将部分非 FDA 批准的生物标志及其特性(如 *MGMT* 基因甲基化)检测列入疾病治疗指南。药物反应相关基因及其表达产物的分子检测是实施个体化药物治疗的前提。另外,通过相关基因的检测,可以帮助患者选择合适的靶向药物,提高治疗的针对性,最大限度地延长患者的生存期。

2. **针对患者的基因型选择个体化剂量**　除患者的病理因素外,年龄和体重是传统临床实践确定药物剂量的主要依据。医师为了使患者获得正确的药物和剂量,传统的方法是给一个常用的平均剂量,根据临床反应进行修正再给药这样一个反复摸索的过程。这种状态因遗传药理学的发展而改变,转换为依据患者的遗传特点选择剂量所代替,医师在治疗开始之前就可以根据患者的遗传特征选择合适的药物和剂量,也就是根据患者的药物代谢酶和药物作用靶点的基因型影响所用药物在体内的药动学参数的方式,以及药物受体或其他作用靶点的基因型如何改变对药物的敏感性来选择药物剂量。由于遗传药理学的贡献,这不仅减去了为患者获得正确药物治疗的摸索过程,也加快了患者治愈时间,提高了药物的安全性,甚至可避免不良反应的发生。例如可待因通过 CYP2D6 经氧位去甲基代谢生成吗啡而产生镇痛作用,PM 个体不能使其代谢生成吗啡,因此不能在这类患者中应用可待因镇痛。

针对患者的基因型选择药物剂的量理想的依据应是以特定基因型患者为研究对象进行的临床试验结果,但是至今这样的临床试验还非常少,只有将来在新药Ⅱ期和Ⅲ期临床试验中以患者的基因型为分组基础才会有这样的数据。当前可用的是根据有基因多态性的药物代谢酶在所用药物代谢中的作用大小和药物的生物等效性、体内清除率、AUC 等参数进行剂量调整。需要注意的是,在遗传药理学研究中常用的药物代谢率,即探针药的原型药和代谢产物的比值必能作为临床药物剂量调整的依据。在临床药物治疗中,根据遗传药理学原理,针对患者的基因型选择合适的药物和个体化剂量,能够增加处方的有效性,减少无效处方的可能性,避免毒副作用等,减少患者就诊次数,最终节约医疗费用。

3. **早期发现疾病的遗传性易感因子及早预防发病和采取有效治疗**　人们在了解自己的遗传编码后,可及早采用合适的生活方式,避免危险的环境因子激活或加重遗传疾病。同样,早期了解特定的疾

病易感性,可以经常不断地审慎观察,并可选择适当的时机、采用最为有效的治疗。

临床药物治疗由传统的试错方式向个体化的精准医疗模式转变将面临诸多挑战,需要综合各方资源的协同努力共同推进。遗传药理学和药物基因组学研究正在使根据不同的遗传特征对患者进行分类,将有针对性的治疗方式融入常规临床实践。近10多年来,我国的遗传药理学研究在某些领域也进入国际前列,研究者如能充分利用我国多民族的遗传资源,选择有基础和优势的领域重点突破,必定会使我国的遗传药理学研究水平跻身世界先列。为此,新的方法、相关的法律和伦理问题亟待解决,临床医护人员需要接受药物基因组学的专业训练,药物治疗和疾病处理中的遗传测试也需要在社会公众中普及。

思考题

1. 单核苷酸多态性的定义是什么?

2. 药物反应的种族差异的主要产生原因是什么?

3. 个体化药物精准治疗的临床应用主要有哪些方面?

参考文献

[1] ZHANG W, YUAN J. Applying pharmacogenomics in therapeutics ‖ applyingpharmacogenomics in the therapeutics of pulmonary diseases. Boca Raton: CRC Press, 2016.

[2] 周宏灏,张伟.新编遗传药理学.北京:人民军医出版社,2011.

[3] ISHIKAWA T, Kim R B, König J. Pharmacogenomics of human drug transporters: clinical impacts. Hoboken: John Wiley & Sons, 2013.

[4] WEINSHILBOUM, R, WANG L. Pharmacogenomics: bench to bedside. Nature reviews drug discovery, 2004, 3(9): 739-748.

[5] 国家卫生计生委医政医管局.药物代谢酶和药物的作用靶点基因检测技术指南(试行):国卫医医护便函〔2015〕240 号.[2019-07-31].http://www.nhfpc.gov.cn/yzygj/s3593/201507/fca7d0216fed429cac797cdafa2ba466.shtml.

[6] 国家卫生计生委医政医管局.肿瘤个体化治疗检测技术指南(试行):国卫医医护便函〔2015〕240 号[2019-07-31].http://www.nhfpc.gov.cn/yzygj/s3593/201507/fca7d0216fed429cac797cdafa2ba466.shtml.

（张　伟）

第十八章 药理作用与性别差异

自 20 世纪 80 年代以来,随着药物研发的深入,人们越来越关注由于年龄、种族和性别等因素决定的不同个体对药物反应的差异,深入研究这些差异产生的内在和外在因素对药物治疗反应包括药动学和药效学方面均非常重要。FDA 制定了指南和法规,要求在新药获得上市批准之前必须进行与药物安全性、有效性及治疗反应中的个体差异相关的生物学基础研究。因此,研究临床药物的性别差异、对于提高用药的安全性和有效性、避免和减轻药品不良反应具有重要意义。

第一节 概 述

国际上,性别差异(gender difference)是一个广泛的术语,不仅仅是指在生物学方面所体现的性的差异(sex difference),性别差异还包括生物学方面的内在因素和社会、经济、环境方面的外在因素所致的差异,以及不同性别人群的心理和社会文化差异。"sex"一词指由于染色体原因所导致的生物学差异,而"gender"一词则是指由自我表现和社会反应所定义的性身份。性别分化始于胎儿期,在儿童期和青少年期延续,之后进入成年期并反过来受到性别这一身份的影响。性别差异和性身份差异是相互影响的,不能单一地归因于性激素的作用,这是因为不同的生活环境和经历会导致个体之间的健康状况及治疗结果不同。临床试验的预期结果实际上也会受到性别差异期望、生活方式及文化差异的影响。

男性和女性除生殖系统的差异外,还存在诸多差异。从影响药物的体内行为、安全性和有效性方面来看,主要包括以下几个方面:①身高、体重、体脂肪含量方面的差异。女性的身高、体重一般低于男性,而体脂肪比例高于男性。②生理周期变化。女性存在妊娠期、月经期及更年期所致的体内激素水平的变化。③疾病的差异。女性比较容易罹患心血管和中枢神经系统方面的疾病,对疼痛更加敏感。④社会活动方面的差异。男性吸烟和饮酒的比例较高,而女性使用避孕药、化妆品和滋补品的比例较高。一项人口调查显示,女性比男性看医师的次数多、使用更多的镇痛药,因而潜在地增加药物副作用和药物依赖的风险。这些差异均可能影响药物疗效。随着个体化用药和精准医学的兴起,一种给药方案不再适用于所有目标群体,而应根据一些关键影响因素将目标群体细分成不同的亚组,各亚组给予不同的治疗方案,从而在安全可靠的情况下达到个体疗效最大化的目的。性别因素作为一项重要的影响因素,需要给予充分关注。本章主要探讨男性和女性之间的药物反应差异,以及目前已知的导致药物作用出现性别差异的因素、机制和基于性别的药物治疗反应。

　　药物在体内经过药动学和药效学过程后出现治疗效应。药动学过程涉及药物经过吸收或注射进入体内,经血液循环实现在体内的分布。当药物成分随着血流到达代谢器官和排泄器官时,这些器官对药物产生代谢和排泄。药效学过程涉及分布到作用部位处的药物与靶位如受体、酶等结合,产生药物与靶位之间的相互作用,引起信号转导等受体后变化,导致机体的病理、生理方面发生改变。而药物在靶位之外的作用常常与其不良反应有关。在判断药物是否出现性别差异时,需要从药物作用的整个过程来考虑,并探讨其可能的机制,最大限度地分析性别差异带来的影响。

第二节　药动学方面的性别差异

　　众多临床试验和动物模型实验研究显示,性别对药动学方面有明显影响,男性和女性在药动学方面存在差异。一般来说,女性对药物的治疗效应比男性敏感,雌激素可能是引起这种差异的主要因素之一(表 18-1)。

表 18-1　药动学的性别差异

	女性	男性
吸收	胃酸分泌少;胃肠排空时间长	
分布	体重轻;血管内体积小;肌肉量少;脂肪组织多	
代谢	CYP2D6、CYP3A 的活性高	CYP1A、CYP2E1 的活性高;P 糖蛋白量多
排泄	肾小球滤过率低	

一、性别对药物吸收和生物利用度的影响

　　口服药物在胃肠道的吸收速率与药物的脂溶性、吸收部位的 pH、胃肠通过时间、药物的解离度和分子量等因素有关。与男性相比,女性的胃排空时间比较长且胃酸分泌量较少,胃液的酸性比男性弱。pH 不同会影响弱酸性或弱碱性药物的解离度。吸收部位的 pH 高可降低弱碱性药物的解离度而使吸收增加,弱酸性药物的吸收则减少。由于大多数抗抑郁药是弱碱性药物,同时女性的胃 pH 较高及胃排空时间延长,因此女性的药物吸收会增加。此外,女性和男性的胆汁酸成分浓度不同,女性的鹅脱氧胆酸浓度较高、胆酸浓度较低,而男性则相反,这可能会影响脂类药物在男、女体内的消化吸收。

　　生物利用度反映药物在体内的吸收速率和程度,药物的生物利用度取决于其本身的物理性质、组成、给药途径、吸收器官、肝肠首关代谢和药物载体等因素。口服是临床上最常用的给药方式,口服药物后,男性和女性的生物利用度会有所不同。一般认为,由性别引起的生物利用度不同与给药途径、药物载体和肝肠首关代谢及药物代谢酶等因素有关。胃肠道上有丰富的代谢酶,男、女体内这些酶的活性和含量有所不同,使得不同性别个体的药物生物利用度不同。由于女性肠内的酯酶含量较男性低,女性服用阿司匹林的血药浓度较男性高,但阿司匹林的生物利用度并无明显的性别差异。同样,维拉帕米为混合 CYP3A 和 P 糖蛋白的底物,口服生物利用度女性较男性高。尽管肠中的 P 糖蛋白活性可能存在

性别差异,但有资料显示,其底物弗克芬得(fexofenadine)的药物浓度 - 时间曲线并无明显的性别差异。另外,食物对药物的吸收也会造成一定影响。男性进食脂肪含量高的食物后服用环孢素其生物利用度增高,而女性则相反。这可能与皮下脂肪含量不同有关。研究高脂饮食对托伐普坦在人体内的药动学的影响,表明高脂饮食能显著提高托伐普坦的峰浓度、明显缩短药物的消除时间及消除半衰期。此外,男性胃肠中的乙醇脱氢酶活性高于女性,由此男性体内的乙醇降解速率更快。

二、性别对药物分布的影响

药物的分布取决于机体组成,受体重、血浆容量和血浆蛋白结合率等因素的影响。通常,男性的体重较重、体重指数较大、器官体积和血流量大,而女性的体重较轻。研究表明,当用药剂量以体重进行校正后,性别差异对一些药物的药动学的影响即消失,表明药物在体内分布中的差异可能是由于体重不同导致的。女性的脂肪储量比男性高,高脂溶性药物在女性体内的分布容积较大。女性服用高脂溶性药物如地西泮、曲唑酮、舒芬太尼等精神类药物的 $t_{1/2}$ 较长,在体内的分布容积及总清除率都较同龄的男性高。高水溶性药物在女性体内的分布容积较小,因此亲水性药物如他汀类药物的血浆清除率比男性快。影响药物分布的重要因素之一是血浆蛋白结合率,其中与药物结合有关的蛋白有 3 种,即白蛋白、α- 球蛋白和 $α_1$- 酸性糖蛋白。白蛋白在血浆中的含量最多,占血浆总蛋白的 60%,是与药物结合的主要蛋白,但性别对其影响不大。由于受雌激素影响,$α_1$- 酸性糖蛋白在肝脏发生糖基化,使血浆中该蛋白的浓度下降。因此,女性体内这种蛋白的血浆浓度低于男性。另外,在月经周期,水和电解质平衡发生变化,这会改变血浆药物浓度。对孕妇的药动学研究发现,由于血容量增加,导致血液相对稀释,引起血浆白蛋白浓度降低,药物与蛋白的结合率下降,使得血浆中的游离药物浓度升高。雌激素也可使球蛋白浓度升高,一般女性体内的球蛋白浓度高于男性。研究表明,氯氮平在同等剂量时疗效并无性别差异,且在剂量不同时也是如此,但女性的血药浓度却高于男性,且不良反应比男性严重,可能与女性机体的脂肪含量、代谢酶及雌激素有关。此外,药物转运体 P 糖蛋白的水平也存在性别差异,女性肝脏中的 P 糖蛋白含量较低,因此酶解底物如长春新碱和多柔比星的浓度会增高。

大多数人认为可通过体型来调整男性与女性患者的给药剂量,特别是在调整化疗药物、治疗指数较窄及安全系数小的药物的负荷剂量或首次给药剂量时,体型应作为重要的考虑因素。该类药物包括抗凝血药、氨基糖苷类抗生素、溶血栓药、抗心律失常药和镇静催眠药等。

三、性别对药物代谢的影响

早在 60 多年前,实验就观察到雌性大鼠对巴比妥类药物比雄性大鼠更为敏感,用药后的睡眠持续时间更长。进一步研究发现,该类药物在雌性大鼠体内的代谢较雄性慢,使血药浓度高于雄性大鼠。这种药效的性别差异源于其代谢存在性别差异。由于酶的活性和种类具有明显的种属差异,如 CYP3A4 是人体中含量最丰富的酶,但是在大鼠体内并不存在,故动物体内 CYP450 酶活性的差异不能等同于人 CYP450 酶活性的差异。

药物代谢的性别差异已成为人们日益关注的研究热点。研究表明,药物代谢的性别差异是药物的体内过程、药物效应及毒性反应存在性别差异的主要原因之一。了解药物代谢的性别差异,对临床合理用药及新药的筛选和开发具有一定的意义。引起药物代谢的性别差异的比较重要的分子因素是药物代谢酶。大多数药物在肝脏中代谢,其代谢主要有Ⅰ相和Ⅱ相2步反应。酶的性别差异导致药物在体内代谢的性别差异,特别是CYP450酶的性别差异是引起药物在体内代谢的性别差异的主要因素。

(一)Ⅰ相代谢反应

在Ⅰ相代谢反应中,药物经过氧化、还原或水解反应,使其代谢为极性更高的化合物,以便排出体外。参与Ⅰ相反应的酶系较为复杂,主要是CYP450酶、黄素单氧化酶、环氧化物水解酶和酯酶,其中以CYP450酶最为重要,其中研究最为广泛且为药物代谢过程中最常见的代谢酶是CYP3A。文献报道,女性的CYP3A活性更强,其性别差异为40%~50%,这种差异可能是由月经周期的激素变化引起的。CYP3A4是人体内含量最丰富的酶,大约占人肝脏CYP450总含量的30%、占肠道CYP450总含量的70%,参与大约50%以上的药物的代谢。临床常用的红霉素、维拉帕米、甲泼尼龙、泼尼松龙、硝苯地平、环孢素、替拉扎特、地尔硫䓬、依巴斯汀、西立伐他汀和他克莫司等药物静脉注射后,药动学数据显示女性体内的清除率高于男性,即使经过体重等生理因素校正后差异仍然存在。这些药物的肝脏代谢均主要由CYP3A4介导,体内外研究表明CYP3A4底物的代谢具有明显的性别差异,女性的CYP3A4活性比男性高,故女性体内的代谢快于男性。由CYP3A4代谢引起的性别差异是影响药动学的重要因素,进而影响药物的药效学和毒理学。

CYP1A2也是一种重要的CYP酶,大约占体内CYP450酶总量的13%。咖啡因是CYP1A2的一种常见探针。CYP1A2在男性体内的活性高于女性,该同工酶可氧化茶碱、氯氮平、奥氮平、他克林和昂丹司琼等药物,这些药物在女性体内的停留时间更长,清除率低于男性。吸烟对CYP1A2活性的诱导作用男性大于女性。类固醇激素能抑制CYP1A2酶的活性,女性在口服避孕药后,CYP1A2的底物如抗精神病药奥氮平、氯氮平、度洛西汀等会在体内蓄积。

CYP2C9代谢药物如S-华法林、苯妥英、甲苯磺丁脲和酮洛芬,这些药物没有性别差异的报道。

(二)Ⅱ相代谢反应

Ⅱ相代谢反应一般是在Ⅰ相代谢反应基础上发生的,主要是结合反应,包括硫酸化、葡糖醛酸化、乙酰化、甲基化及与谷胱甘肽结合反应等,由磺基转移酶、葡糖醛酸转移酶、N-乙酰转移酶等催化。大部分研究显示,Ⅱ相代谢反应有种族差异,但也有研究证实其有性别差异。男性肝细胞、红细胞中的硫嘌呤甲基转移酶活性较女性高,用硫嘌呤治疗白血病时,产生相同效应所需的剂量男性较女性高。氟尿嘧啶的体内清除率女性显著低于男性,毒性反应高于男性。对于类似于替马西泮、奥沙西泮这类只经结合反应代谢过程的药物,其清除率一般男性都高于女性;而对于既有氧化又有结合反应代谢的药物,确认性别是否影响结合反应是比较困难的。

四、性别对药物排泄的影响

无论是母药还是其代谢物,肾脏是机体清除及排泄药物的主要器官。肾脏排泄包括肾小球滤过、肾小管分泌和肾小管重吸收3个过程,性别差异对这3个过程均会产生影响。经体表面积校正后,与女性相比,男性的肾脏清除较快,肾小球滤过率始终保持较高的水平。因此,某些经肾脏清除的药物需考虑性别差异的因素。例如抗精神病药氯氮平和氯丙嗪主要经肾脏排泄,女性的清除率较男性低。一些抗高血压药如钙通道阻滞剂、β受体拮抗剂等在女性体内的清除率亦较低,在体内的停留时间较长,使药效增强,但也会使女性发生药品不良反应增多。临床研究发现,氨基糖苷类、头孢菌素类、氟喹诺酮类抗菌药物及地高辛等药物的肾清除率女性较男性低。此外,性别差异对利尿药的肾清除率也有明显影响,如托拉塞米、呋塞米等在女性体内的清除率较低,使女性的不良反应发生率增加,在住院患者中由利尿药引起的不良反应女性占大多数。因此,对于治疗指数窄、安全系数低、有浓度依赖性副作用并通过肾脏排泄的药物需要根据性别因素来调整给药剂量,女性使用这些药物时要适当减少剂量。

通常用内生肌酐清除率代表肾小球滤过率和药物在肾脏的排泄率。由于男性肌肉发达、体型高大,所以男性的内生肌酐清除率通常比女性高。尽管女性的内生肌酐清除率会随着月经周期而发生变化,但是目前对这种变化的临床意义还不清楚。但如果进行体重方面的校准,肾脏方面的性别差异就很小。

五、月经周期和更年期对药动学的影响

月经周期的卵泡期、排卵期和黄体期伴有显著的激素水平变化,可能导致在月经周期的各个阶段给药的药动学差异。一些研究涵盖月经周期的不同阶段,但在药物的吸收、分布、代谢及排泄方面呈现相互矛盾的结果,不能最终确定临床的相应变化。有些研究表明,某些药物的清除率在排卵期较高,而在月经周期的黄体期则较低。例如在排卵期甲喹酮的清除率增加 2 倍,在黄体期对乙酰氨基酚、咖啡因和茶碱的清除率则有所下降,但这些变化并不具有临床意义。

女性在绝经期体内的雌激素和黄体酮的血浆水平明显降低,会影响药动学。很多药物的肾清除率会随着年龄增长而降低,同时肾功能逐渐下降。此外,许多药物的清除率在绝经后妇女中显著下降,而在相应年龄的男性中没有发现下降。研究表明,与绝经前妇女相比,绝经后妇女的药物清除率及肠道 CYP3A4 含量均降低。

第三节　药效学方面的性别差异

近年来,人们对于性别和药物疗效之间的关系越来越感兴趣,也越来越多地认识到性别是影响个体对治疗产生反应的一个重要因素,临床上开具处方时必须考虑性别因素。性别因素对药效学的影响具有一定的临床意义,学术界愈来愈重视在疾病的发生、发展及临床表现等方面的性别差异,以及药物临床应用中的性别差异,以指导临床合理用药。导致药物疗效存在性别差异的原因很复杂,包含从性激素、器官生理到心理和社会文化因素等诸多方面。人类研究和动物实验都清楚地表明,许多内源性神经递质和受体都受到激素水平的调节,而一些常规的镇痛药正是通过这些递质和受体起作用的。另外,遗传因素也不容忽略,例如已经发现 CYP450 酶超家族有明显的性别差异,该酶是参与外源性药物和内源性化合物代谢(包括性激素)的重要酶系。在心血管药物、镇痛药、免疫抑制剂、抗抑郁药等领域也存在明显的性别所致的疗效和不良反应方面的差异。

一、心血管系统疾病用药

妇女心脏病虽然不是一个全新的问题,但性别差异的研究开拓了心脏病学的一个新的领域,必将带来概念的转变,促进学科的深入发展和诊疗水平的进一步提高。妇女生理方面的某些特殊性,如月经来潮、妊娠、哺乳及绝经等明显影响着心血管疾病与药物疗效的评定。由于女性和男性存在生理上

的差异,从而使心血管疾病的临床表现具有性别特异性。因此,有理由认为心血管疾病治疗药物的药理学和药动学的特点也存在性别特异性,但现有临床试验数据几乎完全是在男性身上得到的,由此来推断女性患者群体是不恰当的。在药物安全性和有效性试验中应注重纳入男性和女性患者。包括辛伐他汀、阿托伐他汀、洛伐他汀、肝素、依诺肝素和索他洛尔在内的心血管药物的药品说明书,已提出给药方案应视性别情况而定,这可能会指导调整女性患者药物的初始给药剂量或维持剂量。

(一)他汀类药物

胆固醇、LDL-C 含量增高是引起心血管疾病的主要原因之一。羟甲基戊二酰辅酶 A(HMG-CoA)还原酶是肝细胞合成胆固醇的限速酶,他汀类的化学结构与 HMG-CoA 相似,可竞争性地抑制 HMG-CoA 还原酶,减少内源性胆固醇合成和血液循环中的 LDL-C 水平。他汀类还具有改善内皮功能、提高血管内皮对扩血管物质的反应、减少动脉硬化过程中的炎症反应及稳定动脉粥样硬化斑块等作用。

许多临床病例报道他汀类药物可预防女性心血管疾病的发生。该类药物的疗效在男、女之间的差异可能与心血管疾病风险分层及心血管用药指南对女性患者指导不足有关。美国心脏病学会 / 美国心脏协会发布的指南中,在开始和维持他汀类药物治疗的风险分层中并没有区分男性和女性。有报道指出与男性相比,女性的代谢慢、体重及体脂率低,这些因素使女性易出现肌痛、糖尿病等不良反应,这些不良反应在体重较轻的老龄女性患者中更易发生。然而,因他汀类药物的药效远远大于其不良反应,临床医师仍建议患有心血管疾病的女性患者使用他汀类药物。推荐应用他汀类药物对妇女的心血管事件进行二级预防,可大大降低心肌梗死、不稳定型心绞痛、心力衰竭和死亡的发生率。

(二)β 受体拮抗剂

β 受体拮抗剂广泛应用于心血管疾病的治疗,如高血压、心力衰竭、心绞痛、心律失常和心肌梗死等。这类药物可拮抗交感神经释放的内源性儿茶酚胺类递质与心脏、肾和平滑肌等器官上的 β 受体结合。β 受体分为 β_1、β_2 和 β_3 3 种亚型,其中 β_1 受体是 β 受体拮抗剂作用的主要受体。激动心脏的 β_1 受体可提高心率和心肌收缩力,激动肾脏的 β_1 受体可促进肾素分泌。因此,β 受体拮抗剂可减慢心率、降低心肌收缩力并减少肾素分泌,从而降低血压。有研究表明,β 受体拮抗剂的药动学具有性别差异,对男性和女性患者的作用机制有所不同。一项对每日 2 次口服美托洛尔的健康志愿者的研究显示,β 受体拮抗剂的半衰期及清除时间不存在性别差异。但与男性试验组相比,女性在运动中的心率和收缩压下降幅度更大,这可能与女性患者对美托洛尔的吸收率较高,使血药浓度增高有关。有报道指出,尽管 β 受体拮抗剂的血药浓度有所提高,但美托洛尔在女性慢性稳定型心绞痛患者中的抗心肌缺血作用并没有比男性患者更强。此外,大型临床试验中的性别比例不均衡,女性的比例较低,导致数据分析结果不能为 β 受体拮抗剂应用于女性心肌梗死后的心力衰竭患者提供充分的证据。

关于女性使用 β 受体拮抗剂的疗效优于男性的机制尚不清楚。有研究表明,雌激素可使交感神经系统活性下降,体内的雌激素水平降低可使 β_1 受体的活性上调,但与药物结合的能力不变。选择性 β_1 受体拮抗剂美托洛尔和非选择性的普萘洛尔在体内经 CYP2D6 代谢,由于该酶的活性男性高于女性,故男性的消除速率较快。美托洛尔的血药浓度女性显著高于男性,最大可为男性的 2 倍;普萘洛尔的血药浓度在女性中高出男性近 80%。临床上显示,使用相同剂量的 β 受体拮抗剂,女性的心率与血压下降较男性明显,但也有完全相反的结果。还有些临床试验发现,β 受体拮抗剂降低心力衰竭患者的死亡率并不存在性别差异。

(三)血管紧张素转换酶抑制剂

一项汇总 30 项临床研究的分析资料显示,血管紧张素转换酶抑制剂(angiotensin converting enzyme inhibitor, ACEI)可减少 37% 的男性病死率与再住院率,而对女性只有 22%,显示 ACEI 对女性的疗效较男性差。ACEI 最常见的不良反应咳嗽在女性中的发病率高于男性,但目前尚没有发生血管神经性水肿和荨麻疹的性别差异统计。不同的 ACEI 在降血压疗效方面未发现性别差异。ACEI 临床试验中的性别差异与雌激素在肾素 - 血管紧张素 - 醛固酮系统(renin-angiotensin-aldosterone system, RAAS)中的特殊作用可能有关。有研究显示,绝经期前的血管紧张素转换酶(ACE)活性低于绝经期后,雌激素可以提高血浆中的血管紧张素 II 水平,并通过负反馈调节持续降低 ACE、肾素及血管紧张素 I 受体的表达水平。雌激素对心血管的保护作用可能与 RAAS 受抑制有关。

(四)钙通道阻滞剂

钙通道阻滞剂(calcium channel blocker, CCB)临床主要用于高血压、心绞痛和室上性快速性心律失常。在动脉平滑肌细胞中,CCB 阻滞电压门控 L 型钙通道,减少 Ca^{2+} 内流,从而使血管舒张。在窦房结和房室结中,CCB 可减慢 Ca^{2+} 依赖的去极化,降低窦房结自律性,减慢房室传导。已有相关报道指出,包括氨氯地平和维拉帕米在内的几种钙通道阻滞剂的药动学特性均存在性别差异。与男性相比,女性的氨氯地平血药浓度更高,口服维拉帕米的消除速率也更快。这种性别差异与女性的体重较男性低,以及与钙通道阻滞剂代谢有关的 CYP3A4 活性女性较男性高、P-gp 活性低于男性等有关。

一项为期 18 周的前瞻性研究表明,与所有年龄组的高血压男性治疗组相比,氨氯地平对女性患者的降血压作用更强。然而,女性与男性相比,氨氯地平降血压作用的增强伴随着外周性水肿发生率的增加。这一研究结果可能在一定程度上否定钙通道阻滞剂对女性心血管患者的有益作用。

(五)洋地黄类制剂——地高辛

地高辛是具有正性肌力和副交感神经活性的强心苷类药物,可通过减慢房室传导、减慢心室率来治疗心力衰竭。地高辛在男性和女性患者体内的药动学特征不同,主要表现在表观分布容积和肾清除率不同。女性使用地高辛时,尽管用药剂量较小,但其血药浓度仍高于男性,心律失常的发生率较高。女性红细胞内的 Na^+ 水平与钠泵活性均低于男性,患心力衰竭的女性骨骼肌细胞的钠泵数目也较少,由此推测心肌细胞膜上钠泵的活性较低,可能与女性应用洋地黄类发生致死性心律失常较多有关。研究表明,用地高辛治疗心力衰竭的女性患者其死亡率明显高于服用安慰剂的患者;且与接受地高辛治疗的男性相比,这些女性患者的死亡率也高出 5.8%。地高辛治疗的血药浓度范围为 0.8~2ng/ml。然而,美国心脏病学会基金会 / 美国心脏协会(ACCF/AHA)指南建议血药浓度减低为 0.5~0.9ng/ml,以降低心力衰竭患者的死亡率。虽然研究数据局限于女性患者,但指南仍建议临床医师在应用地高辛治疗心力衰竭时,控制地高辛的血药浓度范围至 0.5~0.9ng/ml,尤其治疗女性患者时更应注意。

(六)抗心律失常药

儿童期的 Q-T 间期没有明显的性别差异,进入青春期后随着雄激素水平提高,女性的 Q-T 间期逐渐延长。长 Q-T 间期综合征多见于女性,可增加抗心律失常药、抗精神病药、抗生素(如红霉素)的副作用。Ⅰ类与Ⅲ类抗心律失常药可导致 Q-T 间期延长,使女性的尖端扭转型室性心动过速发生率升高,雌激素对离子通道的修饰作用可能起重要作用。心肌上是否存在钾通道的性别差异、是否与延长 Q-T 间期的药物的副作用有关是目前研究的热点之一。有一些证据表明,使用可延长 Q-T 间期的药物,女性的血药浓度高出男性 30% 左右,可能与女性的体重指数及心排血量较男性低有关。在健康人群中使用Ⅲ类抗心律失常药,女性的 Q-T 间期延长比男性明显,在排卵期与月经期尤其显著。

(七)抗血小板药

血小板对动脉粥样硬化的发病机制至关重要,抗血小板药如阿司匹林和氯吡格雷的临床疗效间接证实它们在心血管疾病病因学中的作用。阿司匹林通过抑制 COX-1 减少前列环素(PGI_2)和血栓环素(TXA_2)合成,达到抑制血小板聚集和抗凝的作用。研究表明,在兼有脑卒中风险的男性患者中,阿司匹林可显著降低心肌梗死的发生率,同时不增加脑卒中的风险;与之相反,在女性患者中,阿司匹林对心肌梗死的一级预防效果不明显,但对预防脑卒中的发生疗效显著。阿司匹林在男性和女性患者中应用效果差异的可能原因是无包衣的阿司匹林在女性体内的药效学发生很大变化,吸收变快,表观分布容积更大,水解更快,使其药效减弱。另外,阿司匹林的性别差异效应可能与男性和女性的血小板功能和疾病发病机制不同有关。最近的一项研究报道显示,稳定性缺血性心脏病患者进行应激治疗时出现性别特异性反应。研究人员指出男性更有可能通过血压升高来应对压力,而女性在血清素或肾上腺素的药理学应激反应及相应的心理压力刺激下更易出现血小板聚集。

血小板膜糖蛋白(GP)的基因多态性与心血管事件的发生率增加密切有关。关于这些遗传多型性的性别分布尚未明确。有研究指出,与携带纯合子的 *GPIbαKozak-5T* 等位基因的女性相比,携带至少 1 个 *GPIbαKozak-5C* 等位基因的女性患心血管疾病的风险更高。也有报道指出,与携带纯合子的 *GPIbαKozak-5T* 等位基因的女性相比,携带至少 1 个 *GPIbαKozak-5C* 等位基因的女性应用激素替代疗法可降低心血管疾病的发生率。这一发现可能与雌激素降低女性的血小板活性有关。进一步研究应明确血小板作用机制的性别特异性和抗血小板药治疗结果的潜在性别差异。目前,阿司匹林被推荐用于女性心血管事件的二级预防。

(八)抗血栓药

动脉粥样硬化及血栓形成是不稳定型心绞痛、心肌梗死和心血管疾病死亡的主要原因。从药理学机制入手,抗凝和纤溶 2 种方法可减少心血管病患者的血栓形成。抗凝血药可抑制血栓形成,纤溶药可以溶解已经形成的血栓凝块。这 2 种药物均可在一定程度上降低男性和女性的心肌梗死和心血管死亡发生率,然而在女性患者中存在出血风险。在一项增加出血风险的研究中,与男性患者相比,接受急性心肌梗死肝素抗凝治疗的女性患者的活化部分凝血酶原时间(APTT)略有延长。2 项双盲对照试验报道,与男性患者溶栓治疗相比,使用肝素联合链激酶和/或阿替普酶的女性急性心肌梗死患者进行溶栓治疗时,其致命性和非致命性并发症的发生风险更高。其他研究同样指出女性在急性心肌梗死纤溶治疗后出血的发生率较男性高。

众多研究结果表明,应将性别作为开具处方时考虑的因素,越来越多的研究报道正在加深我们对心血管药物应用时的性别差异的理解(表 18-2)。

表 18-2　心血管药物的治疗作用和不良反应的性别差异

药物	性别差异
他汀类	对体重较轻的老年妇女的副作用增加
抗血小板药	对女性心脏病发作的一级预防无效;减少男性脑卒中
抗血栓药	增加女性的出血风险
地高辛	增加女性的死亡率
β 受体拮抗剂	降低女性运动员的血压和心率
抗心律失常药	增加女性 Q-T 间期延长和尖端扭转型室性心动过速的风险
钙通道阻滞剂	女性的血压降低明显、水肿的发生率增加
ACEI	增加女性的咳嗽的发生率
利尿药	增加女性的低钠血症风险

二、阿片类镇痛药

男性和女性对疼痛的反应方式是不同的,女性比男性更容易感觉疼痛。研究显示,女性具有更低的疼痛阈值。在一般的手术镇痛中,即使不存在药动学方面的差异,且手术类型、体重、年龄均进行校正,女性报道的疼痛强度也更高,需要比男性多 30% 以上的镇痛药才能达到同样的镇痛效果。还有研究发现,某些药物只对女性有效,例如分娩时的母亲需要纳布啡而不是吗啡,而男性在疼痛时的有效选择正好相反。男、女的疼痛反应差异可能与大脑神经递质及受体受到激素水平的调节有关。

阿片类药物具有多种药理作用,是临床用于治疗中至重度疼痛的最有效的药物。在服用阿片类药物后,女性总体上比男性出现更多的副作用,如恶心、呕吐等。在给予镇痛剂量的吗啡后,与男性相比,女性出现呼吸抑制更为严重。阿片类药物的短期和长期效应也有性别差异,证据是女性在术后早期需要更多的阿片类药物,而男性则是在经过初始的恢复期之后需求更多的阿片类药物来镇痛。女性对 κ 受体部分激动剂纳布啡、布托啡诺、喷他佐辛等表现出更强的镇痛反应;而服用纳布啡的男性则不出现镇痛反应,并且可以被低剂量的吗啡翻转。研究发现,纳布啡可激动 κ 受体、拮抗 μ 受体,此类药物可能只对女性发挥镇痛作用,它作用于 2 个以上不同的可变黑皮质素受体 1 的等位基因。

过去对疼痛相关的药物试验及临床和实验室研究大多使用男性受试者,这使得药物毒性、副作用、药动学和药效学方面关于性别差异的资料很少,尤其是没有专门设计的实验来观察性别特异性生理现象如激素相互作用及月经周期对药物疗效的影响。有的研究由于样本量太少,不足以发现有统计学意义的差异和解释结果冲突的问题。另外,不同的物种之间也存在药动学和药效学差异,因此动物实验也不是理想的模型。近年来,来自国际疼痛学会性别研究组的报告一致认为,在疼痛和镇痛方面肯定是有性别差异的,他们建议药物试验应该既包含男性受试者,也包含女性受试者,应设置足够大的样本量以发现性别因素的影响。

三、抗精神病药

研究抗精神病药氯氮平的疗效和不良反应方面的性别差异,发现口服高或低剂量的氯氮平,其血药浓度存在显著的性别差异。男、女服用同等剂量时,女性的血药浓度显著比男性高,特别是在高剂量时这种性别差异更明显。在疗效方面未发现性别差异,高、低剂量时都是如此。男性患者低剂量与高剂量之间的疗效和不良反应也无显著性差异,但女性的不良反应明显比男性严重,特别是在高剂量时这种差异更明显,而且女性患者在剂量不同时其血药浓度及不良反应也有明显不同。因此,建议女性患者应采用低剂量,剂量高时可引起血药浓度过高、不良反应加重。服用氯氮平时,女性的血药浓度高于男性,其可能与多种因素有关。一是氯氮平的吸收速率与性别有关,女性多偏向快速吸收型,男性多偏向慢速吸收型;二是由于药物分布的影响,通常女性的体脂高于男性,而脂肪组织与该药物有亲和力,使女性的分布容积大于男性,药物的消除半衰期延长、稳态血药浓度增高;三是在药物代谢方面存在性别差异,氯氮平主要在肝脏进行氧化代谢,CYP450 是主要代谢酶,已有研究发现氯氮平的代谢主要是 CYP1A2 参与,该酶的活性存在性别差异,也是女性的血药浓度高于男性的原因之一。另外,女性的月经期等生理现象,雌激素对神经递质、药物氧化代谢酶的活性等有影响可能也是女性的血药浓度和不良反应高于男性的原因。

四、抗抑郁药

流行病学研究显示,在抑郁症的流行和表现方面存在相当大的性别差异,表现为女性患有抑郁症的比例为男性的 2 倍,且表现出较多的不典型和焦虑症状。这与社会活动中女性群体表现出更多的"多愁善感"现象相一致。

在抗抑郁药的临床试验中,某些抗抑郁药在女性群体中更有效。大多数抗抑郁药存在一定程度的药动学的性别差异。女性比男性对抗抑郁药有更多的暴露,如在女性体内的 C_{max}、AUC 和 $t_{1/2}$ 较大,这可能引起对抗抑郁药的反应和不良反应发生率不同,取决于药物的分子结构。另外,抗抑郁药的吸收、分布、代谢、排泄均在一定程度上受到性激素的影响。因此,在抗抑郁药治疗中,应该考虑女性特有的月经周期及是否同时服用避孕药或激素替代治疗。例如受月经周期影响,在一些女性体内水平衡的波动导致不良反应加剧或较低的治疗水平,而且女性的激素环境会随着青春期、初潮到老年、绝经而变化。女性应接受较低剂量的抗抑郁药,但只有在基因多态性和激素显著改变对抗抑郁药的暴露,影响治疗的成功性时才采用。因为许多研究是采用体重校正后的药动学进行比较的,如果我们不了解抗抑郁药的代谢和药效之间的联系,就很难决定药动学参数的差异是否有临床意义。对抗抑郁药的药动学 / 药效学的性别差异的深入研究不仅有利于加深对抗抑郁药的药理学的了解,同时对于临床合理应用抗抑郁药、提高药物疗效和安全性及减少不良反应均具有重要的指导意义。

五、免疫抑制剂

虽然女性比男性更容易患自身免疫病,但对这些疾病患者进行免疫抑制治疗的性别分析研究很少。心脏移植后女性的器官排斥反应发生率高于男性,这表明免疫抑制剂的药效学和药动学可能存在性别差异,但也可能涉及其他因素。环孢素、泼尼松龙和甲泼尼龙经常作为免疫抑制剂给予这些患者,这些药物可被 CYP3A4 代谢,已知 CYP3A4 在女性中比在男性中更活跃。

在健康志愿者的甲泼尼龙的药动学和药效学研究中发现,即使女性比男性更快地清除药物,但她们比男性产生更为敏感的抑制内源性皮质醇,皮质醇抑制的 IC_{50} 值比男性低 17 倍。

第四节　不良反应的性别差异

研究表明,不仅是药效,药物的副作用也存在性别差异。调查发现,女性比男性更易发生药物的副作用和并发症,女性的药物副作用发生率比男性高出 2 倍。女性在围手术期镇痛药使用方面也报告有更多的不良反应,这些不良反应高发的机制可能与药物的药理学作用及免疫和激素水平等因素有关。另外,女性使用的药物种类较男性多,因而导致更多的药物相互作用和治疗依赖问题。尤其要强调的是,外源性激素如避孕药会与其他类药物发生明显的药动学相互作用。

在大量的临床用药实践中观察到,由于女性群体的平均体重较男性群体低 10~20kg,即使没有性别差异,按照相同剂量给药时,女性体内的药物浓度也会更高,出现不良事件的概率会较大。有资料显示,在美国撤市的 10 个药物中,女性出现心脏方面严重不良事件(如尖端扭转型室性心动过速)的比例明显高于男性。女性的药物副作用高发率部分反映过去的药物试验主要都在男性受试者中进行,临床试验中提示女性比男性出现药物副作用和不良反应的概率更大。产生这一现象的原因不是十分清楚,可能与药动学、免疫因素及激素水平的性别差异有关,也可能与女性的合并用药有关。女性出现严重不良事件的比例也较高,常见与女性相关的不良反应有医源性 Q-T 间期延长、噻唑烷二酮诱导的骨折、医源性系统性红斑狼疮等。抗高血压药的不良反应可能具有某些性别特点,同样服用利尿药,女性更易发生低钠血症和低钾血症,男性更易发生痛风。在分别服用 CCB 或 ACEI 的患者中,女性更易发生踝部水肿或咳嗽。有资料表明,抗高血压药对性功能的不利影响女性少于男性(以性交频率为主要指标)。另外,还发现在医疗器械的临床研究中也出现性别方面的差异,如心力衰竭患者的心室辅助装置、用于心律失常的心脏起搏器、髋关节置换等均出现不良反应方面的性别差异,表现为女性患者的不良反应发生率更高。

从临床试验和性别差异试验获得的知识可以引导医师对男性和女性患者的给药剂量和时间间隔作出调整,甚至可以考虑通过不同的药物达到同样的目的。随着对药动学和药效学的性别差异认识的加深,人们将逐渐将这些知识运用到日常实践中去。目前很多药物如异丙酚和雷米芬太尼都有性别相关的数据,包括患者的身高、体重、年龄等。期望未来能够有针对个体的药物治疗措施,力求制定一个将性别、生理学和药理学变量都包含在内的给药标准。

人们正在逐渐认识到性别差异在新药开发、开处方及确定剂量方面的重要性,1993 年由 NIH 出台的康复法案就要求所有临床试验过程都必须包含女性受试者。但是目前临床试验中女性受试者的数量远低于法案要求的数量,并且要求孕妇、产妇及育龄妇女参与 I 期临床试验会涉及安全、法律和伦理道德等诸多问题。随着对性别差异的药动学认识的不断加深,有利于引导医师对不同性别的患者的用药剂量和给药间隔进行个体化调整,以期最大限度地减少临床药品不良反应的发生。

第五节　其他引起药物性别差异的因素

一、生理学差异的影响

男性和女性在器官生理和身体结构上的差异会影响药物的药动学和药效学,从而改变药物疗效和副作用。例如心血管系统会部分地受到激素水平的影响,因此女性的血压普遍比男性低。有研究发现,血压与疼痛敏感性呈负相关,痛阈和耐受阈存在显著的性别差异。这就意味着不同性别的受试者的基线测量值会有所不同,从而影响药理学结果。另外,与男性相比,女性的每分通气量更高而潮气量更低,这可能是通气刺激物黄体酮分泌的结果。由于呼吸频率和深度会影响呼吸道功能,因此上述差异可能会影响药物经呼吸道的吸收及对呼吸系统所产生的副作用。从生理方面来看,与药物作用相关的性别差异主要体现在以下几个方面。

1. **身高、体重和脂肪含量的差异**　统计数据显示,我国成年男性和女性的平均身高分别约为166cm 和 155cm,相差约 10cm;成年男性和女性的平均体重分别约为 65kg 和 55kg,相差约 10kg。身高和体重的差异可以导致器官大小比例的差异。在脂肪含量方面,女性具有更高的单位脂肪含量。

2. **生存期的差异**　《2021 年世界卫生统计报告》发布的有关我国人均预期寿命的数据显示,男性和女性的平均寿命分别为 74.7 和 80.5 岁。全球范围内女性预期寿命均超过男性,在富裕的发达国家尤其如此。究其原因,主要是因为两性对待卫生保健的态度不同,在面临同样疾病时,男性往往比女性更少去求医问药。生存期的差异还提示在疾病发生的机制方面可能存在性别差异。在导致死亡的 40 个主要原因中,有 33 个会导致男性预期寿命低于女性,包括缺血性心脏病、道路伤害、肺癌、慢性阻塞性肺病、脑卒中、肝硬化、肺结核、前列腺癌和人际暴力等。而女性最常见减少寿命的原因是乳腺癌、妇科 / 产科疾病和宫颈癌。

3. **肾清除率的差异**　肾清除率主要依赖于肾小球滤过,其大小与体重呈一定的比例关系。因此,在某种程度上在肾小球滤过率之间的性别差异可以归结于体重的差异所致。

4. **激素水平**　女性在月经周期、妊娠期及更年期后会伴随体内激素水平的变化。激素变化引起生理改变,从而影响药物作用。如在月经周期中,雌二醇和孕激素水平升高可导致水钠潴留增加,影响药物在体内的分布。

5. **其他方面的差异**　如大脑功能、心脏器官中的离子通道、能量和骨代谢、免疫响应等方面存在性别差异。

二、外来因素的影响

导致明显的性别差异的外来因素包括男性和女性在使用草药、膳食补充剂和吸烟等方面的差异。

1. **吸烟的差异**　吸烟会增加 CYP1A2 的活性,从而增加咖啡因和茶碱的清除率。奥氮平也是被CYP1A2 代谢的药物,它在非吸烟者中的清除率低于吸烟者,如在女性中低于男性。该酶也受年龄的影响,65 岁以上的老年人的 CYP1A2 活性低于 65 岁以下的人群。因此,年龄、吸烟状况和性别的综合影响可能会导致该药的显著的药效学差异。

2. 使用草药和膳食补充剂的差异 有研究表明,女性比男性更频繁地使用药物,包括草药和膳食补充剂等。随着越来越多的患者将这些替代疗法与传统药物治疗相结合,药物与营养素的相互作用变得越来越重要。例如圣约翰草中含有大量的具有生物活性的化合物。据报道,圣约翰草麦芽汁诱导 CYP1A2,由这种同工酶代谢的药物如茶碱和奥氮平的血浆浓度可降低。研究表明,圣约翰草还能诱导肝脏和肠道的 CYP3A4 和 P-gp 外排转运蛋白,并可能通过其对这些途径的影响引发临床上重要的药物相互作用。圣约翰草增加茚地那韦的清除率。茚地那韦是一种由 CYP3A4 代谢的蛋白酶抑制剂,其同时使用可能会影响对这种药物的治疗反应。同时使用圣约翰草麦芽汁也可降低环孢素的血药浓度,环孢素是 CYP3A4 和 P-gp 的底物。有报道器官移植患者出现移植物排斥反应是由于与圣约翰草的相互作用导致环孢素水平降低。由于性激素被 CYP3A4 代谢,可以预期服用圣约翰草的患者口服避孕药的血浆浓度也会降低。据报道,服用圣约翰草和口服避孕药的女性会发生突然出血。根据这些调查结果,有关同时使用口服避孕药和圣约翰草的信息出现在 FDA 批准的这些药品说明书中,应注意患者有降低疗效的可能。

思考题

1. 为什么要关注临床药物的性别差异?

2. 性别差异对药动学可产生哪些影响?

3. 以心血管药物为例,试述不同性别患者用药后的药效学差异及产生原因。

参考文献

[1] CANGEMI R, ROMITI GF, CAMPOLONGO G, et al. Gender related differences in treatment and response to statins in primary and secondary cardiovascular prevention: the never-ending debate. Pharmacological research, 2017, 117: 148-155.

[2] ROMANO S, BUCCHERI S, MEHRAN R, et al. Gender differences on benefits and risks associated with oral antithrombotic medications for coronary artery disease. Expert opinion on drug safety, 2018, 17(10): 1041-1052.

[3] STOLARZ A J, RUSCH N J. Gender differences in cardiovascular drugs. Cardiovascular drugs and therapy, 2015, 29(4): 403-410.

[4] PERUCCA E, BATTINO D, TOMSON T. Gender issues in antiepileptic drug treatment. Neurobiology of disease, 2014, 72: 217-223.

[5] WANG L, CAO Y, REN M, et al. Sex differences in hazard ratio during drug treatment of non small-cell lung cancer in major clinical trials: a focused data review and meta-analysis. Clinical therapeutics, 2017, 39(1): 34-54.

[6] KOREN G, NORDENG H, MACLEOD S. Gender differences in drug bioequivalence: time to rethink practices. Clinical pharmacology & therapeutics, 2013, 93(3): 260-262.

[7] SONG Y K, SEO H, HAN N, et al. Study of challenges and opportunities to adequately represent women in health and clinical research for gender differences in drug safety and efficacy. Pharmacotherapy: the journal of human pharmacology and drug therapy, 2015, 35(11): E321-E321.

[8] GRAAF P H. Principles of clinical pharmacology, 3rd edition. Clinical pharmacology & therapeutics, 2013, 93(6): 383-391.

(高卫真)

第十九章　妊娠期与哺乳期妇女的临床用药

妊娠期是育龄妇女的特殊时期,妊娠的母体、胎儿和胎盘组成一个生物学整体。发生于20世纪60年代的欧洲的"反应停"事件唤起人们对药物致畸作用的高度重视,也改变了"胎盘屏障"是胎儿天然保护屏障的认识。当孕妇因罹患疾病如癫痫(发作时造成胎儿缺氧)、高血压(胎儿生长受限、胎盘早剥)及糖尿病(巨大儿、新生儿低血糖)等需要使用药物治疗时,要考虑妊娠期的生理变化对药物作用的影响和药物对胎儿的潜在损害,因此必须准确了解相关治疗药物在孕妇体内的药动学及其对孕妇、胎儿、新生儿的安全性。同样,由于某些药物可能影响乳汁的分泌与排泄,且可通过乳汁转运被乳儿吸收,对乳儿的生长发育产生影响,因此了解哺乳期禁用或慎用的药物、制订合理的用药方案对哺乳期妇女及乳儿都非常重要。

第一节　妊娠期与哺乳期妇女的生理特点

一、妊娠期妇女的生理特点

为了适应胚胎、胎儿生长发育的需要,在胎盘激素的参与和母体神经内分泌的影响下,孕妇体内的各系统发生了一系列适应性的生理变化,其中与药物体内过程有关的组织和系统的主要变化如下。

(一)循环系统的变化

为维持胎儿生长发育,孕妇的心排血量自妊娠8~10周逐渐增加,至妊娠32~34周达高峰,妊娠后期心排血量至少增加30%~50%,心排血量对活动反应的变化较非妊娠妇女明显。妊娠后期因膈肌升高,心脏向左上方移位更贴近胸壁。血压在妊娠早期及中期偏低,在妊娠晚期轻度升高;收缩压一般无变化,舒张压因外周血管扩张、血液稀释及胎盘形成动静脉短路而轻度降低,使脉压稍升高。孕妇的体位会影响血压,坐位稍高于仰卧位。妊娠对上肢静脉压没有影响,妊娠20周起股静脉在仰卧位、坐位或站立时均升高;因妊娠后盆腔血液回流,导致下腔静脉血量增加,增大的子宫压迫下腔静脉使血液回流受阻,孕妇侧卧位能减轻子宫压迫,改善静脉回流。

除心排血量改变外,妊娠期的局部组织灌流量也有改变,子宫、乳腺、肾脏和皮肤的血流量增加,肝血流量则基本维持不变。也有研究认为,尽管在妊娠期肝血流量并未下降,但由于子宫等器官的血流量增加,妊娠期肝血流量占心排血量的比值降低。这些变化可能会影响药物的分布和消除。

(二)血液的变化

妊娠期间为适应增大的子宫及增大的血管系统的需要,血容量明显增加。循环血量于妊娠 6~8 周开始增加,至妊娠 32~34 周达高峰,增加 40%~45%,平均增加 1 450ml,并维持此水平直至分娩。其中,血浆平均增加 1 000ml,红细胞容量平均增加 450ml,因血浆增加多于红细胞增加,造成血液稀释。由于血液稀释,孕妇的血液成分也发生改变。与非妊娠妇女相比,红细胞计数由平均 4.2×10^{12}/L 降为约 3.6×10^{12}/L,血红蛋白值由 130g/L 降至约 110g/L。血细胞比容从非妊娠时的 0.38~0.47 降至 0.31~0.34。白细胞从妊娠 7~8 周开始轻度增加,至妊娠 30 周达高峰,为($5~12$)$\times 10^9$/L,有时可高达 15×10^9/L[非妊娠妇女为($5~8$)$\times 10^9$/L],主要为中性粒细胞增多,而单核细胞和嗜酸性粒细胞几乎无改变。血浆蛋白从妊娠早期开始降低,至妊娠中期为 60~65g/L,主要是白蛋白减少,约为 35g/L,并维持此水平直至分娩。

妊娠期血液处于高凝状态,因子 II、V、VII、VIII、IX、X 增加,仅因子 XI、XIII 降低。血小板数无明显变化。妊娠后期凝血酶原时间(PT)及活化部分凝血酶原时间(APTT)轻度缩短,凝血时间无明显改变。血浆纤维蛋白原在非妊娠妇女中平均为 3g/L,正常妊娠晚期增加至 4.5g/L,增加约 50%。

(三)泌尿系统的变化

由于孕妇及胎儿的代谢产物增多,肾脏负担加重。妊娠期肾脏略增大,肾血浆流量(renal plasma flow, RPF)及肾小球滤过率(glomerular filtration rate, GFR)在妊娠早期均增加,整个妊娠期间维持较高的水平,RPF 比非妊娠时增加约 35%,GFR 增加约 50%。经肾排泄的药物如 β- 内酰胺类抗生素的排泄会增加,而一些在非妊娠期主要由肝脏代谢消除的药物如茶碱等在妊娠期肾脏的清除率也会增加。RPF 与 GFR 还受体位影响,仰卧位时两者均增加,故孕妇的夜尿量多于日尿量。代谢产物尿素、肌酐等的排泄增多,其血中浓度则低于非妊娠妇女。由于 GFR 增加,肾小管对葡萄糖的再吸收能力不能相应增加,约有 15% 的孕妇餐后出现糖尿。孕妇的氨基酸排出增加,但无蛋白尿出现。

(四)呼吸系统的变化

孕妇的耗氧量和肺通气量增加,使动脉血氧分压(PO_2)增高、二氧化碳分压(PCO_2)降低,有利于供给孕妇及胎儿所需的氧,及通过胎盘排出胎儿血中的 CO_2。

(五)消化系统的变化

妊娠期胃液中的游离盐酸及胃蛋白酶分泌减少。由于孕激素的影响,胃肠道蠕动减少、平滑肌张力减退、胃排空时间延长,易出现上腹部饱满感。肠蠕动有所减少,但小肠的吸收功能并无改变;相反,由于身体需要,对铁和钙的吸收反而有所增加。

妊娠期肝脏未见明显增大,肝功能也无明显变化。妊娠期胆囊功能有一定改变,超声显示胆囊收缩减弱、胆道平滑肌松弛、胆囊排空时间延长,可能对具有肝肠循环过程的药物的吸收有影响。

(六)新陈代谢的变化

妊娠早期基础代谢率稍下降,妊娠中期逐渐增高,至妊娠晚期可增高 15%~20%。孕妇的体重在妊娠 12 周前无明显变化,13 周起体重平均每周增加 350g,直至妊娠足月时体重平均增加 12.5kg。

孕妇的胰岛功能旺盛,分泌的胰岛素增多,使血中的胰岛素增加,故空腹血糖值稍低于非妊娠妇女,糖耐量试验的血糖增高幅度大且恢复延迟。已知孕妇于妊娠期间注射胰岛素后的降血糖效果不如非妊娠妇女,提示其靶细胞有拮抗胰岛素的功能或因胎盘产生胰岛素酶破坏胰岛素,故妊娠期间的胰岛素需要量增多。

孕妇的肠道吸收脂肪的能力增强,血脂增高,脂肪积存增多;加上妊娠期能量消耗多、糖原储备减少,在能量消耗过多时体内动用大量脂肪,可因血中的酮体增加而发生酮血症。孕妇对蛋白质的需要增加,呈正氮平衡状态。妊娠期由于体内水分增加和水钠潴留(水分平均增加 7L,至妊娠末期组织间液可增加 1~2L),易引起水肿。

胎儿生长发育需要大量钙、磷、铁。胎儿骨骼及胎盘形成需要较多的钙,至少应于妊娠最后 3 个月补充维生素 D 及钙,以提高血钙值。胎儿造血及酶的合成需要较多的铁,孕妇储存铁量不足,需要补铁剂,否则会因血清铁下降而发生缺铁性贫血。镁是具有许多重要生理作用的 2 价阳离子,人体内的镁含量为 20~28g。正常健康非妊娠妇女的血清镁值平均为 2.6g/L,正常妊娠为 2.27~2.42g/L,较非妊娠妇女稍低。镁在妊娠期稍低可能与血浆蛋白浓度下降、与蛋白结合的镁减少有关。

二、哺乳期妇女的生理特点

胎盘一旦娩出,产妇便进入以自身乳汁哺育婴儿的哺乳期。从胎盘娩出至产妇全身各器官(除乳腺外)恢复或接近正常非妊娠状态所需要的时间一般为 6 周,称为产褥期。产褥期女性的生理具有以下特点:

(一)乳房的变化

随着胎盘剥离排出,产妇血中的雌激素、孕激素、胎盘生乳素水平急剧下降,产后呈低雌激素、高催乳素激素水平,乳汁开始产生。由于多数药物可经母血转运至乳汁中,故产妇于哺乳期用药时应考虑药物对新生儿有无不良作用。

(二)循环系统与血液的变化

妊娠期心排血量增加等心血管改变在产后初期仍将持续数周。胎盘娩出后,子宫胎盘血液循环不复存在,且子宫缩复,大量血液从子宫涌入体循环,加之妊娠期增多的组织间液回吸收,产后 72 小时内血容量增加 15%~25%,原有心脏病的产妇容易发生心力衰竭。血容量于产后 2~3 周可恢复到非妊娠状态。产褥早期血液仍处于高凝状态,纤维蛋白原、凝血酶、凝血酶原于产后 2~4 周内降至非妊娠状态。红细胞计数及血红蛋白逐渐增多,白细胞总数在产褥早期仍较高,淋巴细胞稍减少,中性粒细胞增多,血小板增多。

(三)消化系统的变化

妊娠期胃肠张力及蠕动减弱,产后约需要 2 周恢复。

(四)泌尿系统的变化

妊娠期体内潴留的多量水分主要经肾脏排出,故产后最初 1 周尿量增多。子宫复旧的代谢产物经尿排出,故尿中的氨基酸、肌酐、肌酸增加,约 1 周后恢复。

(五)内分泌系统的变化

分娩后与维持妊娠有关的激素减少,而与维持泌乳及排乳有关的激素增加。垂体催乳激素因是否哺乳而异,哺乳产妇于产后下降,但仍高于非妊娠水平,婴儿吮吸乳汁时产妇催乳激素明显增高;不哺乳产妇则于产后 2 周降至非妊娠水平。

产褥期后,随着子宫的复旧和哺乳期的继续,哺乳女性的循环、消化和泌尿系统生理功能将逐渐恢复至孕前状态。

第二节　妊娠期与哺乳期对临床药动学的影响

一、妊娠期母体的药动学特点

孕妇体内各系统的生理变化使孕妇的药物体内过程与非妊娠妇女明显不同。

(一)药物的吸收

早孕期频繁恶心和呕吐的妊娠反应、临产孕妇的胃排空时间显著延长、胃内残存量增多都会影响口服药物的吸收,故早孕及临产孕妇不宜经胃肠道给药。

妊娠期间胃酸和胃蛋白酶分泌减少,胃排空延迟,胃肠道平滑肌张力减退,小肠蠕动减慢减弱,胃肠道对药物的转运时间延长30%~50%,使弱酸性药物如水杨酸钠经口服的吸收延缓减少,血药浓度达峰时间推后,峰浓度下降;同时药物通过小肠的时间延长,肠道黏液形成增加,肠腔内的pH升高将使弱碱性药物如镇痛药、镇静催眠药等的吸收较非妊娠妇女增多。而氯丙嗪等能在肠壁被代谢的药物在小肠的停留时间越长,进入体循环的药物越少、药效越低。

由于孕妇的心排血量增加、生理性肺通气过度、肺潮气量和肺泡交换量增加,可使吸入性药物如麻醉药的吸收加快并增多。由于心排血量增加,孕妇的皮肤及黏膜局部的毛细血管开放,血流增量加,滴鼻给药易吸收;经阴道给药的药物可由阴道黏膜吸收加快和增多;皮肤尤其是手、足部位的血流量显著增加,将有利于一些皮肤用药如控释贴片、酊剂、搽剂、油膏及洗剂等的透皮吸收。硬膜外腔在妊娠期有更多的血管形成,故孕妇硬膜外腔给药可加速吸收,如注入哌替啶后,不但吸收较非妊娠妇女快,且其血药浓度相当于静脉注射给药。不过,妊娠晚期由于血流动力学改变,尤其是下肢循环不良,将会影响皮下注射或肌内注射药物的吸收,尤其当孕妇站立时,股静脉压力随着妊娠周数增加而增高,下肢血流缓慢,若于股静脉回流区肌内注射药物,吸收将有所下降。

(二)药物的分布

血流量、体液pH、药物与血浆蛋白和组织的结合等都影响药物的体内分布。孕妇的血容量增加与血浆蛋白浓度减低是影响妊娠期药物体内分布的两大主要因素。

由于孕妇的血容量增加、血液稀释、心排血量增加,加之子宫、乳腺及胎体等的增大而体液总量也增加到8L之多,尤其是细胞外液增加显著。因体液容量扩大导致许多水溶性药物的浓度被稀释,在靶器官往往达不到有效浓度,尤其对于分布容积较小的药物更为显著。据此,孕妇的用药量应高于非妊娠妇女。

大多数药物在血液中可与血浆蛋白(主要是白蛋白)形成结合型。孕妇的血容量扩张稀释血浆蛋白,如在妊娠前半期血浆白蛋白浓度下降5~10g/L,形成生理性血浆白蛋白低下,加上妊娠期很多蛋白结合部位被血浆中的内源性甾体激素和肽类激素等物质占据,使妊娠期药物与血浆蛋白的结合量减少,游离药物增多,易转运至各房室,使分布容积增大。如地西泮(diazepam)、苯妥英钠(phenytoin sodium）、苯巴比妥（phenobarbital）、利多卡因（lidocaine）、哌替啶、地塞米松（dexamethasone）、普萘洛尔（propranolol）、水杨酸（salicylic acid）、磺胺异噁唑（sulfafurazole）等。游离药物增多，不仅使药物作用随之增强，而且可增加药物经胎盘向胎儿转运的比率，尤其是血浆蛋白结合率高的药物更为显著。另外，妊娠晚期的妇女脂肪储备可达 10kg 之多，将使脂溶性药物的分布容积显著增大。

（三）药物的代谢

药物代谢的主要器官为肝脏。孕妇的肝血流量变化不大，但因孕激素分泌量增加，不仅可造成胆汁淤积，使药物的排出减慢，还可诱导或抑制肝微粒体混合功能氧化酶（肝药酶）的活性。如妊娠期苯妥英钠等药物的羟化代谢增强，可能与妊娠期胎盘分泌的黄体酮有关；部分药物由于肝药酶的活性受到抑制、肝脏的代谢功能下降，易产生药物蓄积中毒。故对孕妇若需使用具有肝毒性的药物应极其谨慎。

妊娠期肝脏多种药酶的活性改变，导致相应药酶对底物的代谢能力和产物浓度发生变化。细胞色素 P450 同工酶 CYP3A4、CYP2D6 的活性在妊娠期增加，使由 CYP3A4、CYP2D6 代谢的药物的清除率增大，受到影响的药物有咪达唑仑、皮质醇、硝苯地平、美沙酮、甲硝唑等。与非妊娠妇女相比，妊娠中期美沙酮的清除率增加 1 倍，妊娠后期硝苯地平的清除率可增加 4 倍。

妊娠期由于黄体酮浓度增加，CYP1A2、黄嘌呤氧化酶减少及 N- 乙酰转移酶的活性下降，咖啡因的清除率在妊娠中期和后期分别下降 50% 和 70%；茶碱的代谢也会受到明显抑制，肝清除率下降，但由于妊娠期茶碱的血浆蛋白结合率降低导致肾清除率增加，因此妊娠期茶碱的总清除率几乎不受影响。

有些药物通过肝脏的葡糖醛酸酶代谢，妊娠期葡糖醛酸酶的活性增高，使相应代谢底物的清除加快、半衰期缩短，受影响的药物有拉莫三嗪、倍他米松等。有研究称妊娠期拉莫三嗪的肝清除率增加 50%，产后迅速恢复至非妊娠期水平；妊娠期倍他米松的肝清除率也增加，较之单胎妊娠，双胎妊娠时肝清除率的增加更为明显。

妊娠期某些非肝药酶（如血浆乙酰胆碱酯酶）的活性也下降，使新斯的明、普鲁卡因等药物的消除减慢。

（四）药物的排泄

许多药物或代谢产物主要经肾脏排泄。孕妇的肾血流量随心排血量增加而相应增加约 35%，肾滤过率增加约 50%，肌酐清除率也相应增加，多种药物的清除率随之增加，尤其是主要从肾排泄的药物，如注射用硫酸镁（magnesium sulfate）、庆大霉素（gentamicin）、氨苄西林（ampicillin）、地高辛（digoxin）和碳酸锂（lithium carbonate）等。但在妊娠晚期，由于孕妇长时间处于仰卧位使腹主动脉受压，导致肾血流量减少，药物的清除率反而降低。妊娠高血压综合征伴有肾功能不全的孕妇可因药物的排泄减慢和减少，使药物在体内蓄积、血药浓度增高、半衰期延长。

有些药物在肝脏中与葡糖醛酸结合后随胆汁排入肠道，然后在肠内被水解，游离药物被重吸收而形成肝肠循环。但由于妊娠期葡糖醛酸转移酶的活性降低，结合药物的量减少，则在肝肠循环中被重吸收的药物游离量增多，也使药物在血液与组织中的半衰期延长。

二、妊娠期胎盘对药物的转运和代谢

（一）胎盘对药物的转运功能

在整个妊娠期的母体 - 胎盘 - 胎儿单位中，胎盘作为胎儿的特殊器官对于母体与胎儿之间的物质包括药物的转运和代谢起重要作用。

胎盘具有一般生物膜的特性,绝大多数药物都能通过胎盘转运到胎儿体内,但转运程度和速率依药物性状及胎盘状况不同而异。母体-胎儿间的物质包括药物都需通过胎盘屏障(placental barrier)进行转运。胎盘屏障是指由合体细胞、合体细胞基底膜、绒毛间质、毛细血管基底膜和毛细血管内皮细胞组成的5层血管合体膜(vasculo-syncytial membrane,VSM)。药物转运能力与绒毛膜表面积呈正相关,而与VSM厚度呈负相关。妊娠早期VSM厚度约为25μm,随妊娠周数增加,VSM变薄,妊娠晚期厚度仅2μm,且绒毛膜表面积增加,药物的转运随之加快。

（二）胎盘对药物的转运方式

1. 被动转运　这是药物转运的最常见和最重要的形式。药物从高浓度一侧通过细胞膜扩散至低浓度一侧,不消耗能量。脂溶性高、分子量小、离子化程度低、血浆蛋白结合率低的药物易于经被动转运通过胎盘。大多数药物的分子量在200~500Da,因此可或多或少地通过胎盘进入胎儿体内,可能对胚胎或胎儿的发育产生影响。

2. 载体转运　指细胞膜上的载体与药物结合,并载运药物到膜的另一侧的过程,包括主动转运、易化扩散、胞饮作用及膜孔转运。

在胎盘合体滋养层的两侧存在众多药物转运体,能够逆浓度梯度将药物从胎盘一侧转运至另一侧。位于面向母体血液的顶端刷侧的药物转运体有ATP结合盒转运体、多药耐药蛋白MDR1/P糖蛋白、乳腺癌耐药蛋白BCRP/ABCG2、多药耐药蛋白MRP2和MRP3、血清素转运体SERT、有机阴离子转运多肽OATP-E和有机阳离子转运体OATN2等;位于面向胎儿绒毛膜基底侧的药物转运体有多药耐药蛋白MDR3、多药耐药蛋白MRP1和MRP5、有机阴离子转运多肽OATP2B1和OATP-B、有机阳离子转运体OCT3及去甲肾上腺素转运体NET等。这些转运体最受关注的作用是可以逆浓度梯度将药物从胎儿侧转运至母体侧。例如多药耐药蛋白MDR1/P糖蛋白能够将抗肿瘤药如长春碱(vinblastine)、多柔比星(doxorubicin)等泵入母体循环,减少药物对胎儿的损害。胎盘中存在的乳腺癌耐药蛋白BCRP和多药耐药蛋白MRP3 2种药物转运体,使降血糖药格列本脲(glibenclamide)在胎儿体内的血浆浓度远低于母体。胎盘中的药物转运体阻止药物进入胎儿,既减少药物对胎儿的可能的危害,也使得一些治疗性药物难以对胎儿发挥药理作用。例如由于抗HIV药物中的蛋白酶抑制剂是P糖蛋白转运体的底物,因此在孕妇中使用蛋白酶抑制剂如洛匹那韦(lopinavir)、利托那韦(ritonavir)等并不能降低HIV垂直传播的风险。

（三）影响胎盘对药物转运的因素

1. 药物的脂溶性和解离度　与其他生物膜一样,药物通过胎盘的能力因脂溶性和解离度不同而有差异。脂溶性高的药物易经胎盘扩散进入胎儿血液循环,如剖宫产中使用的麻醉药硫喷妥钠(thiopental sodium)的脂溶性高,几乎能立即通过胎盘屏障,可能导致新生儿镇静或呼吸暂停,故不能重复多次注射。而同样在剖宫产中使用的高解离度药物筒箭毒碱(tubocurarine)、琥珀胆碱(succinylcholine)通过胎盘的速率很慢,在胎儿体内的浓度很低。再如临床上选用肝素(heparin)而非华法林(warfarin)作为孕妇的抗凝血药,是因为华法林有致畸作用,而肝素的分子量大且极性较高,不能穿过胎盘,对胎儿几无危害。

胎盘对极性药物难以透过并非绝对,如果药物的母体-胎儿浓度梯度很高,极性药物也能通过胎盘。如在生理pH状态下几乎完全解离的水杨酸盐(salicylate)却能够快速通过胎盘,这是因为少量未解离的水杨酸具有高度脂溶性。由于母体的 pH 为 7.4 而胎儿的 pH 为 7.3，pK_a>7.4 的碱性药物在胎儿体内的解离度更高，导致在胎儿体内的浓度更高。

2. 药物分子大小　分子量为 250~500Da 的药物易通过胎盘，700~1 000Da 者通过较慢，>1 000Da 者通过很少。

3. 药物与血浆蛋白的结合率　结合率与通过胎盘的药量呈负相关，如氨苄西林（ampicillin）和双氯西林（dicloxacillin）的结合率分别为 22.5% 和 90%，前者更易通过胎盘。

4. 胎盘血流量　胎盘血流量随心排血量增加而增加，且受母体姿势、影响母体脉管系统的疾病（如糖尿病和高血压）、胎盘大小和子宫收缩的影响。母体子宫 - 胎盘血流在俯卧位时减少，子宫收缩时甚至灌注停止，均会影响药物的转运。

（四）胎盘对药物的代谢

胎盘含有各种参与代谢作用的酶系统，这些酶可分别催化药物的Ⅰ相（氧化、还原和水解）和Ⅱ相（结合）代谢反应。胎盘的代谢能力虽较肝脏弱，但至少可起到补偿胎儿肝功能低下的作用。

胎盘可参与对苯并芘等的羟化、对偶氮键和硝基基团等的还原、对哌替啶和阿司匹林（aspirin）等药物的水解及对对氨基苯甲酸等的结合等代谢反应。胎盘还可代谢肾上腺素（adrenaline）、去甲肾上腺素（noradrenaline）、乙酰胆碱等内源性物质。

三、胎儿的药动学特点

胎盘屏障不能完全保护胎儿免受药物影响，因为大多数药物可经胎盘进入胎儿体内，影响胚胎发育及胎儿生长，甚至导致胚胎死亡或畸形。由于胎儿的各器官功能尚处于发育和完善阶段，故药动学特点与成年人有很大差异。

（一）药物的吸收

药物经胎盘屏障转运至胎儿体内并经羊膜进入羊水中，但羊水内的蛋白含量仅为母体的 1/20~1/10，故药物多呈游离型。药物被胎儿的皮肤吸收或妊娠 12 周后的胎儿吞咽入胃肠道，并被吸收入血液循环，其代谢产物由尿排泄，排泄的药物又可被胎儿吞咽羊水而重吸收形成"羊水肠道循环"。

（二）药物的分布

妊娠 12 周前胎儿的体液含量较高，因此水溶性药物在细胞外液中的分布较多；而胎体的脂肪含量较少，故脂溶性药物的脂肪分布与蓄积也少。随着胎龄增长至妊娠后期，胎儿的细胞外液明显减少、脂肪含量增多而脂溶性药物的分布相应增加。由于胎儿的肝、脑等器官占身体的比例相对较大，血流量多，药物进入脐静脉后有 60%~80% 的血流进入肝脏，故肝内的药物分布较高；也因胎儿的血脑屏障（blood-brain barrier，BBB）功能尚差，药物容易进入中枢神经系统。胎儿的血浆蛋白含量较母体低，故进入组织的游离药物增多。胎儿的血液循环是由脐静脉血主要经肝、肝血窦再经肝门静脉与下腔静脉进入右心房的，但亦有进入肝脏的部分脐静脉血不流经肝血窦，而是经静脉导管直接进入下腔静脉到达右心房，从而减少肝脏对药物的代谢，增高药物直接到达心脏和中枢神经系统的量，尤其在母体快速静脉注射给药时应高度关注这一点。

（三）药物的代谢

药物主要在肝脏进行，但是胎儿缺乏肝药酶、代谢能力低下，致使某些药物的胎儿血药浓度高于母体。如妊娠期应用乙醚（ether）、巴比妥（barbital）、镁盐、B 族维生素、维生素 C 等，胎儿的血药浓度可达母体的1倍甚至数倍。多数药物经代谢后活性下降,但有些药物如苯妥英钠经Ⅰ相代谢成对羟苯妥英钠,可抑制二氢叶酸还原酶而干扰叶酸代谢,呈现致畸作用;尤其当合用苯巴比妥等肝药酶诱导剂后,代谢产物增多,致畸作用增强。

胎盘也参与代谢,但仅限于甾体类、多环碳氢化合物等几类药物的代谢;肾上腺也参与代谢,其代谢的药物种类可能与肝脏相同。

(四)药物的排泄

自妊娠11~14周开始,胎儿的肾脏已有排泄功能,但因肾小球滤过率低,药物及其降解产物的排泄延缓,即使药物被排泄至羊膜腔后可被胎儿吞咽形成"羊水肠道循环";且胆道的排泄功能也较弱,故经代谢形成的极性和水溶性代谢物较难通过胎盘屏障向母体转运。沙利度胺(thalidomide)的致畸悲剧就是因其水溶性代谢物在胎儿体内蓄积所致。

四、哺乳期妇女的药动学特点

哺乳期妇女授乳时无论应用何种药物,都将或多或少地分布至乳汁中。药物从母体血液到乳汁必须通过血乳屏障(blood-milk barrier),即药物经毛细血管内皮,透过基底膜、细胞膜进入细胞内,然后再从腺上皮细胞的尖端细孔转运至腺腔乳汁中。血乳屏障对药物的转运效率受下列因素影响:

(一)母体的血药浓度

这是导致药物由母体血液向乳汁转运的最重要的决定因素,乳汁中的药物浓度变化与血药浓度呈正相关。

(二)药物分子量大小

分子量<120Da的药物极易在血浆与乳汁间达到分布平衡,分子量<200Da者亦易通过扩散进入乳汁,分子量在600Da以上则不易进入乳汁。

(三)药物的解离度与脂溶性

脂溶性高的药物易从血液转运至乳汁,如作用于中枢神经系统的药物。非解离型药物的脂溶性高,易通过生物膜转运。药物的解离度与体液pH和药物的pK_a密切相关,血浆pH为7.4,乳汁pH为7.1,因此弱碱性药物更易由血浆进入乳汁。

(四)药物的血浆蛋白结合率

由于只有游离药物才能通过血乳屏障,故血浆蛋白结合率高的药物转运至乳汁中的量很少。

药物在乳汁与母体血浆中的浓度比值(milk/plasm ratio, M/P)可反映药物向乳汁中转运的量。M/P<1表明仅有少量药物进入乳汁,M/P>1则表明有较多量的药物转运入乳汁(表19-1)。

表19-1   常用部分药物的 M/P

药物	M/P	药物	M/P
西咪替丁	1.7~5.8	苯妥英钠	0.18~0.54
舒马曲坦	4.1~5.7	美沙酮	0.45
雷尼替丁	2.5	红霉素	0.41
环丙沙星	2.17	吲哚美辛	0.37

续表

药物	M/P	药物	M/P
可待因	2.16	青霉素	0.37
法莫替丁	1.5	氯硝西泮	0.33
甲硝唑	0.99~1.1	克拉霉素	0.25
对乙酰氨基酚	1.0	庆大霉素	0.17
氟康唑	0.75	头孢氨苄	0.09
卡马西平	0.24~0.69	阿司匹林	0.06
苯巴比妥	0.4~0.6	丙戊酸钠	0.01~0.05
四环素	0.58	头孢曲松	0.04

M/P 也用于估算每天进入婴儿体内的药量,公式如下:

$$进入婴儿体内的药量 = M/P \times C_{av} \times V_{milk} \qquad 式(19\text{-}1)$$

式中,C_{av} 为母体的平均血浆药物浓度;V_{milk} 为婴儿平均每天摄入的乳汁量,可按 150ml/kg 计算。可将计算出来的量与药物的治疗剂量相比较,并以治疗剂量的百分比表达,小于治疗剂量的 10% 不会对乳儿造成明显影响,不必停止哺乳,但毒性大的药物除外。

乳汁来源于血液,进入血液循环的药物均能进入乳汁。由于乳汁的脂肪含量较高,红霉素、地西泮、巴比妥类和磺胺类等脂溶性药物易进入乳汁,而其他大多数药物的分布容积较大、血浆浓度相对较低,因此转运进入乳汁中的药量有限,一般不超过哺乳期妇女一日用量的 1%~2%。不过,如果足够多的药物通过哺乳被乳儿吸收,将有可能对乳儿的生长发育产生影响,故哺乳期临床合理用药仍需受到重视,尽可能在用药期间停止哺乳。

第三节　妊娠期与哺乳期对临床药效学的影响

药物对胎儿的有害作用分致畸作用和非致畸作用,后者如胎儿生长受限、新生儿胆红素脑病、中枢神经系统抑制、肾毒性、耳毒性等。药物对胎儿的损害程度与药物本身的作用及用药时的胎龄、药物剂量、疗程长短和胎儿遗传素质等有关,其中最重要的是药物的作用及用药时的胎龄。

一、药物对胎儿的损害

(一)药物致畸

胎儿畸形常源于遗传因素,病毒(如风疹或水痘病毒)及孕妇的病理情况(如糖尿病)等也具有致畸作用。然而由于一些药物或其代谢产物是致畸原,相当多的胎儿畸形源自妊娠期用药不当。目前已证明有少数药物和常用的化学物质对人确有致畸性(表 19-2)。药物的致畸机制复杂、迄今未明,多数学者认为可能与致基因突变、染色体畸变、蛋白质合成障碍、细胞有丝分裂受干扰、营养和代谢失常等有关。药物的致畸作用因妊娠不同阶段的胎儿发育特点而各不相同,一般来说,妊娠前 3 个月中因受精卵正处于相继分化阶段,各系统未完全形成,此期孕妇用药不当易致胎儿畸形。畸形不仅可表现在组织器官的形态和结构上,也可能表现在生理功能、生化反应及行为活动方面。

表 19-2　已知的致畸药物和常见化合物

药物或化学物质	对胎儿的主要危害
乙醇	生长迟缓、智力低下;心、肾、眼等多器官病变
烷化剂(环磷酰胺、白消安、苯丁酸氮芥、氮芥)	多发畸形、生长迟缓
抗代谢药物(甲氨蝶呤钠、氟尿嘧啶、甲氨蝶呤、巯嘌呤)	多发畸形、生长迟缓
卡马西平	中枢神经缺陷增加
一氧化碳	脑萎缩、智力低下、死胎
香豆素类抗凝血药	中枢神经、面部及骨骼畸形
己烯雌酚	女婴生殖道异常、阴道癌
铅	发育迟缓
锂	心血管畸形率增加
甲基汞、硫酸汞	头、眼畸形;脑瘫、智力低下等
多氯化联苯	多器官缺陷
青霉胺	皮肤弹性组织变性
苯妥英	颜面畸形、发育迟缓、智力低下
维 A 酸(口服)	早期流产、多发畸形
三甲双酮	多发畸形
沙利度胺(反应停)	肢体畸形;心、肾等器官缺陷
四环素	损害胎儿骨骼、牙;多种出生缺陷
丙戊酸钠	发育迟缓、多发畸形

(二)药物致胎儿发育迟缓

胎儿的 95% 的体重增长在妊娠 20 周后。在妊娠 16 周以后,胎儿宫内生长迟缓的发生率增高,为 3%~8%,且新生儿低血糖、低血钙、低血钠、红细胞增多症和呼吸窘迫综合征等的发病率及病死率较高。胎儿发育迟缓虽多由孕妇营养不良、母体疾病、不良嗜好或遗传因素等原因造成,但母体用药不当可直接或间接导致胎儿发育迟缓。有些药物在大剂量应用或接触时可对胎儿致死或致畸,在小剂量时则具有致胎儿发育迟缓的作用,如苯妥英钠、乙醇、抗肿瘤药、香豆素类等不但致畸,亦可致胎儿发育不良。有些药物如氯丙嗪虽无明显的致畸作用,但可导致胎儿发育迟缓。长期接触麻醉药恩氟烷(enflurane)也可致胎儿发育迟缓。抗高血压药、麻醉药、血管活性药及有可能造成血液浓缩和血黏度增高的药物(如利尿药等)均可因降低子宫胎盘血流量而损害胎儿的血氧交换,故应慎用或禁用。

二、药物对不同胎龄胎儿的作用

(一)早期妊娠用药

1. 药物对受精卵着床前期的影响　着床前期指受精卵着床于子宫内膜前的时间。从受精到着床约 2 周(即停经约为 4 周)。此期对药物非常敏感,用药或者接受 X 线照射对胚胎的影响是“全”或

"无"的结果:"全"为药物全部或部分破坏胚胎细胞,致使胚胎早期死亡导致流产;"无"是药物并未损害胚胎或仅损害少量胚胎细胞,此期细胞在功能上具有潜在的多向性,可以补偿、修复损害的细胞,胚胎不出现异常并继续正常发育生长。故此期确属病情需要,可短程使用相对安全的药物治疗,但不包括妊娠期明确禁用的药物。另外,利巴韦林、维A酸和麻风腮疫苗因在人体内的消除半衰期比较长,同时又有明确的致畸作用,所以孕妇及备孕期女性均应禁止使用,以免因药物体内残留而增加胎儿畸形的风险。

2. 药物对早期妊娠的影响　妊娠3~12周期间(尤其是8周内)是胚胎、胎儿的各器官处于高度分化和迅速发育的阶段,也是对药物致畸最敏感的时期。受精后的第15~25天为中枢神经系统分化发育阶段;第20~30天为头与脊柱的骨骼和肌肉发生及肢芽出现阶段;第20~24天为胚胎器官分化发育阶段,细胞开始定向发育,难以通过分化代偿来修复受损的细胞,当受到有害药物的作用后可产生形态上的异常,一些组织和器官停止生长发育或残缺不全甚至畸形。故妊娠3个月内的孕妇用药应特别慎重。

此期内应禁用以下药物:①抗肿瘤药,如白消安、巯嘌呤、环磷酰胺、甲氨蝶呤及苯丁酸氮芥等;②激素类药物,如可的松、泼尼松龙、甲羟孕酮、睾酮、己烯雌酚和口服避孕药等;③抗癫痫药与抗惊厥药,如苯妥英钠、卡马西平、扑米酮及三甲双酮等;④镇静药,如甲丙氨酯、氯氮䓬、氟哌啶醇及沙利度胺等;⑤抗抑郁药,如丙米嗪、苯丙胺等;⑥抗过敏药,如氯苯那敏、布克力嗪、美克洛嗪、茶苯海明和苯海拉明等;⑦放射性药物,如放射性碘^{131}I;⑧抗菌药物,如伏立康唑、四环素类、氨基糖苷类等。

(二)中、晚期妊娠用药

从妊娠4个月至分娩期间,胎儿的绝大多数器官已形成,对药物致畸的敏感性降低且致畸的可能性减少。虽不致造成胎儿严重畸形,但尚未分化完全的生殖系统、牙齿等仍有可能因药物受损,而神经系统因持续分化、发育,整个妊娠期间都存在受药物损害的风险。故药物主要影响该阶段胎儿的大脑、神经系统、外生殖器官发育。此外,有些药物对胎儿致畸的影响和其他损害并不一定都表现在新生儿期,而是在若干年后才表现出来,如孕妇服用己烯雌酚致后代生殖道畸形或阴道腺癌,至孩子青春期才显现明显。因此,妊娠第4~9个月的妇女用药也应慎重,根据用药适应证权衡利弊后选择。

此期应完全禁用的药物包括促进蛋白质合成的药物、口服抗凝血药、阿司匹林(长期或大剂量使用)、氯霉素、碘化物类、烟碱(烟草)、呋喃妥因、口服降血糖药、性激素(任何种类,包括己烯雌酚、雄激素等)、磺胺类、四环素类、伏立康唑、恩替卡韦、拉米夫定、阿德福韦酯等。

此期需慎用的药物包括苯丙胺类、强镇痛药、麻醉药、制酸药(含钠离子)、抗甲状腺药、巴比妥酸盐类、溴化物、卡马西平、青霉素类、头孢菌素类、氯喹、多黏菌素E、氨基糖苷类、萘啶酸、环磷酰胺、麦角胺、锂、去甲替林、吩噻嗪类、苯妥英、扑米酮、普萘洛尔、利血平、糖皮质激素类、大剂量维生素C、维生素K、轻泻药等。

(三)分娩前2周用药

孕妇于分娩前2周内的用药应特别注意,因为某些药物在胎儿出生时会引起严重不良反应,且胎儿一旦成为新生儿,必须独立承担药物代谢和消除的负担,但此时不完善的代谢系统还不能迅速而有效地处理和消除药物,所以药物可在新生儿体内蓄积并产生药物过量的表现。对于早产儿的危险性更大,因其代谢功能更不成熟。例如有的药物能使胎儿心动过缓或心动过速,进而发生惊厥、发绀、呼吸抑制等;

有的会抑制新生儿的造血功能或引起严重的黄疸与溶血性贫血;有的能使新生儿产生低血糖;还有的会导致胎儿死亡。

需特别慎重应用的药物包括抗菌药物(大剂量青霉素、红霉素、喹诺酮类药物、氯霉素、新生霉素、磺胺类与呋喃妥因等)、维生素(维生素 K_3 与维生素 K_4 等)、解痉药(颠茄制剂、东莨菪碱等)、散瞳药(硫酸阿托品、后马托品等)、抗高血压药(利血平等)、抗心律失常药(利多卡因等)、口服降血糖药(苯乙双胍等)、利尿药(氢氯噻嗪等)、兴奋剂(安钠咖等)、麻醉药(乙醚、三氯甲烷、氟烷等)、镇痛药(吗啡、哌替啶、美沙酮、阿法罗定)等。

(四)分娩期用药

分娩虽属正常生理过程,但在分娩过程中会发生产妇并发症或出现胎儿宫内窘迫等,可能需要使用镇静药、镇痛药、子宫收缩药、子宫收缩抑制剂、解痉药、强心利尿药、血管扩张药及抗菌药物等。

哌替啶作为镇痛药,目前在分娩过程中的应用仍较广泛,但其对新生儿有呼吸抑制作用,呼吸抑制程度与产妇的用药量及产妇用药至胎儿娩出的时间间隔有关,目前多仅用于第一产程的镇痛。一般认为在胎儿娩出前 1 小时以内或 4 小时以上用药对新生儿的影响较小,在分娩前 2~3 小时用药对新生儿的呼吸抑制作用明显增加。一旦出现新生儿呼吸抑制,可用纳洛酮拮抗。若孕妇采用手术分娩,应首选局部麻醉或硬膜外阻滞麻醉。芬太尼和舒芬太尼加局部麻醉药布比卡因或罗哌卡因只用于无痛分娩,且禁止静脉给药,因为本类药物也可引起新生儿呼吸抑制。此外,如果哺乳期妇女必须使用舒芬太尼,则应在用药后 24 小时才能再次哺乳婴儿。

硫酸镁是目前预防和控制子痫发作的首选药物,可肌内注射、静脉注射或静脉滴注。因镁离子可抑制运动神经末梢释放乙酰胆碱,阻滞神经肌肉接头传导,从而松弛骨骼肌。用药过程中应密切观察,定期检查腱反射。硫酸镁过量可用钙剂对抗。地西泮也常用于对抗先兆子痫和子痫发作。此外,硫酸镁、硝苯地平(nifedipine)、沙丁胺醇(salbutamol)等子宫收缩抑制剂及吲哚美辛(indomethacin)等前列腺素合成酶抑制剂等可松弛子宫平滑肌,用于预防和治疗早产。

缩宫素(oxytocin)静脉滴注用于引产和促进分娩。麦角制剂可致强直性子宫收缩,胎儿娩出前不宜使用。垂体后叶素可升高血压,妊娠高血压及合并高血压的孕妇禁用。

【案例 19-1】

患者基本情况:女,29 岁,末次月经日为 5 月 2 日。因急性肠炎自 5 月 18 日起连续 3 天服用左氧氟沙星,6 天后发现自己怀孕了。咨询该次妊娠是否可以继续。

用药方案:妊娠可以继续,暂不考虑使用任何药物。

治疗分析:在妊娠早期,即妊娠 4 周之前,也就是从末次月经第 1 天开始往后 28 天的时间内用药对胚胎的影响可参考目前国际上公认的妊娠早期"全或无"的理论。因为在早孕阶段,卵子和精子结合形成一个新的细胞——受精卵,而后受精卵只是进行简单的细胞分裂,实现相同细胞数量上的增加,但还没分化出不同的细胞,更没有分化出组织和器官,因此也就不会形成器官上的畸形,所以不会出现畸形胎儿。另外,受精卵在细胞分裂过程中具有自我纠错功能,如果细胞分裂顺利,胚胎就会健康成长下去;如果细胞分裂不顺利,胚胎就会被自然淘汰。因此,在妊娠 4 周前,当女性在意外妊娠的状况下服用过药物或接受过放射影像学检查,如果胚胎没有被自然流产淘汰,可以考虑按照"全或无"的理论而继续妊娠。

三、药物对哺乳期母婴的作用

（一）药物对乳母的影响

1. **雌激素类药物**　小剂量己烯雌酚能刺激乳腺导管及腺泡生长发育并通过刺激腺垂体合成和释放催乳素来间接促进乳腺分泌，但大剂量能抑制催乳素分泌，使乳汁分泌减少。雌二醇（estradiol）是主要由卵巢成熟滤泡分泌的天然雌激素，能促进乳腺发育，但较大剂量可干扰催乳素对乳腺的作用，减少乳汁分泌而起到退乳作用。抗雌激素药氯米芬（clomiphene）等则具有抑制乳汁分泌的作用。

2. **类固醇避孕药**　这类药物由雌激素与孕激素配伍组成，最常用的是短效口服制剂。由于药物可使哺乳期妇女乳房胀痛、泌乳减少，建议至少在分娩半年后才开始服用这类药物。

3. **多巴胺及其受体激动剂**　多巴胺可直接作用于垂体，抑制催乳素分泌，使乳汁分泌减少。多巴胺受体激动剂溴隐亭及 5- 羟色胺受体拮抗剂甲麦角林抑制催乳素释放，可用于抑制或终止生理性泌乳。

（二）药物对乳儿的作用

药物从乳汁中排出的数量和速率与药物的性质、乳腺的血流量和乳汁中的脂肪含量等有关，因此乳汁中的药物浓度不仅在不同的药物间存在较大的差异，母乳中的同一药物含量的个体差异亦甚大。例如口服甲硝唑、异烟肼、红霉素和磺胺类，乳汁中的各药物浓度可约为哺乳期妇女的血药浓度的 50%；而若服用头孢菌素类，其乳汁中的浓度在血药浓度的 25% 以下。哺乳期妇女用药对乳儿的影响除与药物进入乳汁的量有关外，还与药物的性质、乳儿反应的敏感性等因素有关。

1. **某些乳儿对药物有超敏反应和神经系统毒性反应**　乳儿的中枢神经系统尚未发育成熟，血脑屏障功能差，对中枢神经系统药物敏感。例如微量吗啡即可抑制呼吸、微量氯丙嗪可诱发麻痹性肠梗阻、糖皮质激素可诱发胰腺炎等。某些药物易通过血脑屏障并直接损害较脆弱的中枢神经系统，如苯丙胺、氨茶碱、莨菪碱类可致昏迷或惊厥；硝基呋喃类可致多发性神经炎；四环素类易致颅内压增高、囟门隆起等。

2. **药物所致的乳儿溶血、黄疸和胆红素脑病**　红细胞葡萄糖 -6- 磷酸脱氢酶缺乏的乳儿发生溶血的概率高。因还原型辅酶Ⅱ缺乏，这类乳儿的红细胞还原型谷胱甘肽水平较低，在接受含维生素 K、磺胺类、硝基呋喃类或噻嗪类利尿药的乳汁后，可因红细胞膜和血红蛋白的巯基及含巯基的酶受到氧化性损伤而导致溶血。

3. **药物所致的乳儿高铁血红蛋白血症**　乳儿接受氧化活性较强的药物（如非那西丁、长效磺胺、亚甲蓝等）可引起高铁血红蛋白血症。其原因一是乳儿红细胞内的葡萄糖 -6- 磷酸脱氢酶和谷胱甘肽还原酶不足，致使亚铁血红蛋白易被氧化成高铁血红蛋白；二是由于红细胞内的高铁血红蛋白还原酶和促酶活性低，不能使高铁血红蛋白还原逆转。

有观点认为通常母乳中的药物浓度并不高，不至于对乳儿产生不良影响。但是即使乳汁中的药物浓度不高，由于乳儿每天能吸吮 800~1 000ml 乳汁，一些易被胃肠道吸收的药物的累积吸收量仍可能较大；同时，由于乳儿尤其是早产儿的血浆白蛋白含量少、与药物的结合率低，因此被乳儿吸收的药物以具有药理活性的游离药物居多（可达成人或年长儿的 1~2 倍）；加之乳儿的肝功能欠完善，葡萄糖转换酶的活性也较低，对多种药物的代谢能力较弱；此外，乳儿的肾小球滤过率低，对药物及其代谢产物的清除率也较低。以上作用的叠加,最终导致药物易体内蓄积而对乳儿产生不良影响。

由表19-3和表19-4可见,药物通过乳汁进入乳儿体内后可能会产生各种不同的损害,因此哺乳期妇女应禁用抗肿瘤药、锂盐、抗甲状腺药、苯二氮䓬类镇静催眠药、抗抑郁药、抗癫痫药及氟喹诺酮类等药物。

表 19-3　哺乳期禁用的药物

药物	对乳儿的损害类型及表现
镇静催眠药	长期应用致乳儿嗜睡、发育迟缓
红霉素	从乳汁中的排泄量较大,静脉滴注时乳汁浓度较血药浓度高 4~5 倍
卡那霉素	乳儿中毒
四环素	过敏反应,牙齿色素沉着、牙釉质发育不全、龋齿
氯霉素	骨髓抑制
磺胺类	溶血性贫血、新生儿黄疸
甲氨蝶呤、环磷酰胺	抑制乳儿的免疫系统、影响生长、使粒细胞减少、具有致癌性
锂盐	乳儿的血浆浓度高,为母体血浆浓度的 1/3~1/2;肌肉松软、心脏杂音
溴隐亭、二氮嗪	抑制乳汁分泌
金盐	乳儿皮疹及肝肾炎症
麦角胺	呕吐、腹泻、惊厥
硫氧嘧啶类	引起甲状腺肿、粒细胞减少或缺乏
甲巯咪唑	抑制乳儿的甲状腺功能
碘与碘化物	可致乳儿甲状腺功能减退和甲状腺肿
异烟肼	乳儿中毒性肝炎、维生素 B_6 缺乏

表 19-4　哺乳期慎用的药物

药物	对乳儿的影响
阿司匹林、吲哚美辛	代谢性酸中毒、影响血小板功能、皮疹
氯马斯汀	嗜睡、易激怒、拒哺乳、高声哭泣、颈项强直
苯巴比妥	镇静、高铁血红蛋白血症
扑米酮	镇静、哺乳障碍
柳氮磺吡啶	便血
苯妥英	眼球震颤
泼尼松	大剂量可引起肾上腺皮质功能抑制、抑制生长
溴化物	嗜睡、皮疹
克林霉素	出现血样腹泻
三环类抗抑郁药	在乳汁中有排泄,乳儿对此类药物特别敏感
西咪替丁	在乳汁中浓缩,致乳儿的胃酸降低,抑制剂物的代谢,引起中枢兴奋

四、妊娠期和哺乳期的药物信息标签规则

1979 年，FDA 根据动物实验和临床用药经验及对胎儿致畸相关的影响，将妊娠期使用的药物分为 A、B、C、D 和 X 5 类，即"五字母分级系统"。

A 类：可用。在有对照的研究中，在妊娠首 3 个月的妇女未见到药物对胎儿产生危害的迹象（并且也没有在其后的 6 个月有危害性证据），该类药物对胎儿的影响甚微。如泛酸（pantothenic acid）、甲状腺素等。

B 类：有明确的指征时慎用。在动物繁殖研究中（未进行孕妇的对照研究）未见到药物对胎儿的不良影响；或在动物繁殖性研究中发现药物有副作用，但这些副作用并未在设对照组的、妊娠首 3 个月的妇女中得到证实（也没有在其后的 6 个月有危害性证据）。如青霉素类、头孢菌素类、氨曲南（aztreonam）、克林霉素、磷霉素、阿奇霉素、呋喃妥因（nitrofurantoin）、乙胺丁醇、甲硝唑（metronidazole）等。

C 类：动物研究证明药物对胎儿有危害（致畸或胎儿死亡等），或尚无设对照组的孕妇研究，或尚无对孕妇及动物进行研究，只有在权衡对孕妇的益处大于对胎儿的危害之后方可使用。如万古霉素（vancomycin）、亚胺培南（imipenem）、莫西沙星（moxifloxacin）、利奈唑胺（linezolid）、磺胺类、氯霉素（chloramphenicol）、异烟肼、利福平、吡嗪酰胺（pyrazinamide）、异丙肾上腺素（isoprenaline）等。

D 类：避免应用。已有明确的证据显示药物对人类胎儿有危害，但尽管如此，孕妇用药后绝对有益（如该类药物用于挽救孕妇的生命，或治疗用其他较安全的药物无效的严重疾病），可在严密观察下慎用。如氨基糖苷类、四环素类、替加环素（tigecycline）、伏立康唑、苯妥英钠、氯磺丙脲（chlorpropamide）等。

X 类：对动物和人类的药物研究或人类的用药经验表明药物对胎儿有危害，而且孕妇应用这类药物无益，因此禁用于妊娠和可能妊娠的患者。如己烯雌酚、沙利度胺、利巴韦林、乙硫异烟胺、奎宁等。

根据 FDA 分类标准，妊娠期用药中属 A 类仅有 0.7%、B 类有 19%、C 类有 66% 且比例最高、D 类与 X 类均占 7%。但应明确，应用具有致畸性的药物后，胎儿是否一定会发生畸形还与孕妇暴露于药物的时间长短、剂量大小、胎龄及畸形发生的概率有关，如丙戊酸钠可致胎儿畸形，但孕妇用此药仍有 95% 的机会分娩正常的婴儿。

但此分类规则实施以后，公众包括临床医师反馈该系统太简单，不能反映出有效的可用信息，也未能有效传递妊娠期、哺乳期及有生育潜能的男性和女性的用药风险，常使医疗决策者感到困惑，且可能导致处方和用药错误。

2014 年 12 月 3 日，FDA 颁布"妊娠和哺乳期用药信息标签最终规则"，新规则摒弃妊娠期用药的"五字母分级系统"，取而代之的是每种药物的信息标签都需包括"妊娠""哺乳"及"有生育潜能的男性和女性"三部分（表 19-5）。其中，"妊娠"部分分别有妊娠用药注册、风险概要、临床考量及资料 4 类子项目。妊娠用药注册的详细内容包括用于研究孕妇与新生儿服用药物或接种疫苗时的健康资讯，并与未服用药物的孕妇进行比对；风险概要包括基于人类资料的风险声明、基于动物资料的风险声明和基于药理学的风险声明；临床考量包括与母体和/或胚胎（胎儿）风险相关的疾病、在妊娠期与产后的药物剂量调整、药物对母体的不良反应及对胎儿/新生儿的不良反应、产程或分娩；资料包括人类和动物的资料。"哺乳"部分提供母乳喂养期间的药品使用资讯，包含风险概要、临床考量及资料 3 类子项目。

表 19-5   FDA 对处方药说明书特殊人群用药标签的修订

旧标签	新标签（2015 年 6 月 30 日生效）
8.1 妊娠	8.1 妊娠（包括分娩）
8.2 分娩	8.2 哺乳（含哺乳母亲）
8.3 哺乳母亲	8.3 有生育潜能的男性和女性（新增）

其中,风险概要的内容为药物在母乳中的含量及其对幼儿的潜在影响、用药风险与收益;临床考量包括最小化用药及不良反应监测。对"有生育潜能的男性和女性"则提供有关孕检、避孕及不孕不育方面的信息。另外,FDA 对药品标签新规则的要求还包括一旦有可用的新信息必须更新;在药物被批准上市之后,需要纳入针对人类数据的评估;需要纳入生殖相关不良事件发生率的信息等。

修订后的药品信息标签规则将会改变原有的诊疗状况,医师能获得及时更新且归纳总结过的妊娠期和哺乳期相关药物信息。但新规则并不覆盖非处方药(OTC),OTC 的妊娠/哺乳期用药指导暂时不会改变。

2015 年 6 月 30 日药品信息标签新规则生效后,新批准的化学药物及生物制剂将被要求使用新的标签格式,而之前批准的产品也将逐步换用新的信息标签。由于新规则以文字描述取代简化的字母分级,对需要药物治疗的患者可能面临的风险提供详细的信息,也为医师选择药物提供有价值的参考,将有助于使整个妊娠和生产过程及哺乳期的用药更为安全。

第四节   妊娠期与哺乳期临床用药的基本原则

一、妊娠期临床用药的基本原则

1. 有受孕可能的妇女用药时需注意月经是否过期;孕妇在其他科室诊治时应告诉医师自己已怀孕和孕期时间,而任何科室的医师在询问病史时勿忘询问末次月经及受孕情况,以免"忽略用药"。

2. 有急、慢性疾病的孕妇应注意在孕前进行治疗,待治愈后或在医师指导监护下妊娠;孕妇患病则应及时明确诊断,并给予合理治疗,包括药物治疗和是否需要终止妊娠的考虑。

3. 妊娠期可用可不用的药物尽量少用,尤其是在妊娠前 3 个月。烟、酒、麻醉药对孕妇和胎儿同样有害。

4. 根据孕周大小即胎儿发育时期考虑用药。妊娠早期为胎儿器官发育的重要时期,如果治疗可以推迟,尽量推迟到妊娠早期以后。

5. 尽量降低药物可能的损害程度。一般从调节用药剂量着手,使用量调节至控制病情发作的最小剂量,如抗癫痫药。

6. 妊娠期患病必须用药时,应根据孕妇的病情需要,选用有效且对胎儿比较安全的药物。一般来说,能单独用药就避免联合用药;能用结论比较肯定的药物就避免使用比较新的,但尚未肯定对胎儿是否有不良影响的药物。严格掌握剂量和用药持续时间,注意及时停药。

7. 如孕妇已使用某种可能致畸的药物,应根据用药量、用药时的妊娠月份等因素综合考虑处理方案。早孕期用过明显的致畸药物者应考虑终止妊娠。

8. 妊娠晚期、分娩期用药要考虑到药物对新生儿的影响。如 4 小时内可能分娩者不宜注射吗啡,避免导致新生儿呼吸抑制。

9. 中药或中成药一般可按药品说明书中的孕妇"慎用"或"禁用"执行。

二、哺乳期临床用药的基本原则

哺乳期用药需注意要尽可能减少药物对子代的影响。能通过胎盘屏障的药物几乎均能通过乳腺进入乳汁,因此妊娠期不适用的药物在哺乳期也不宜使用。哺乳期用药时,哺乳时间应避开血药浓度高峰期,减低乳汁中的药物浓度。由于人乳是持续产生的,在体内并不贮留,因此哺乳期可服用较安全的药物,并等到过了药物的 1 个血浆半衰期后再哺乳。

哺乳期用药的原则是:

1. 严格掌握哺乳期药物的适应证,尽量选择哺乳期安全的药物;患病需要用药时要积极治疗,一旦使用药物,要按照成人的正常剂量服用,不随意增减药量。

2. 哺乳期妇女用药时间尽量选在哺乳结束后立刻服用,或者在乳儿最长一轮睡眠之前服药,并尽可能将下次哺乳的时间间隔在 4 小时以上,使乳儿吸吮母乳时避开乳汁药物峰浓度,以减少药物随乳汁进入乳儿体内。

3. 若哺乳期妇女应用的药物剂量较大或疗程较长,有可能对乳儿产生不良影响时,最好能监测乳儿的血药浓度,由此而根据药物的半衰期来调整用药与哺乳的最佳间隔时间。

4. 若哺乳期妇女必须用药,且不能证实该药物对乳儿是否安全时,可暂停哺乳,在停止用药后再恢复哺乳,恢复哺乳的时间为所用药物的 5 个半衰期左右,此时药物基本从体内完全清除。

5. 若哺乳期妇女应用的药物亦适用于治疗乳儿的疾病时,则通常不影响哺乳。

6. 尽可能选择单一有效成分的药物,避免复方制剂;尽可能选用速效剂型而避免长效剂型;能用外用药解决问题时不选口服药。

7. 哺乳期需要绝对禁止使用的药物包括细胞毒性药物(如顺铂、环磷酰胺、多柔比星等)、放射性核素(如锝、^{131}I 等放射性药物)及具有成瘾性的药物(如可卡因、海洛因、大麻等)。需用此类药物时,乳母应停止哺乳,暂时实行人工喂养。

【案例 19-2】

患者基本情况:女,4 月龄,精神不佳、哭闹、吐奶;发热,背部及头皮可见粉红色小斑疹及米粒至豌豆大的薄壁水疱,周围有明显的红晕,水疱多为卵圆形,少量呈脐窝状。患儿母亲左侧腰部有少量散在的红斑及水疱,曾确诊为带状疱疹,因在哺乳期顾及对婴儿的影响,故未接受治疗。

诊断:水痘。

用药方案:患儿及其母亲都需抗病毒治疗。

治疗分析:水痘和带状疱疹是由同一种病毒——水痘 - 带状疱疹病毒所引发的。人类是该病毒的唯一宿主,患者为唯一传染源。婴幼儿与带状疱疹患者接触可发生水痘,故哺乳期妇女若患带状疱疹应避免与乳儿亲密接触,积极治疗疾病,治疗带状疱疹的抗病毒药阿昔洛韦在哺乳期使用是安全的。

思考题

1. 孕妇的生理变化对药动学主要有哪些影响？

2. 药物对不同发育时期的胎儿的不良影响有哪些？

3. FDA 颁布的"妊娠和哺乳期用药信息标签最终规则"与目前使用的"五字母分级系统"相比有什么变化？

4. 妊娠期合理用药应主要从哪些方面加以注意？

5. 哺乳期合理用药有哪些原则？

参考文献

[1] KATZUNG B G. Basic & clinical pharmacology. 14th ed. NewYork：McGraw-Hill，2018.

[2] ATKINSON A J，ABERNETHY D R，DANIELS C E，et al. Principles of clinical pharmacology. 3rd ed. Maryland Heights：Elsevier Inc，2012.

[3] 霍记平，曲圣慧，赵志刚. 2014 年美国 FDA 颁布的妊娠和哺乳期用药信息标签最终规则介绍. 药品评价，2015，12（06）：13-19.

[4] FREEMAN M P，VIGUERA A C，COHEN L S. Pregnant and nursing patients benefit from 'ambitious' changes to drug labeling for safety FDA's new system improves on the limited utility of the 'A-B-C-D-X' scheme. Current psychiatry，2016，15（7）：37-40.

[5] 李俊. 临床药理学. 6 版. 北京：人民卫生出版社，2018.

（李庆平）

第二十章　新生儿与儿童的临床用药

第一节　个体发育的过程

一、个体发育概述

个体发育是指从受精卵形成到成人期的整个过程,包括形态的增加和功能的演进。个体生长发育的特点具有连续性和阶段性、不均衡性、个体差异和一般规律等特点。

(一)生长发育的连续性和阶段性

生长发育过程贯穿于整个儿童期,但各年龄阶段的生长发育有一定的特点,不同年龄阶段的生长速度不同。例如体重和身长在出生后第 1 年,尤其是前 3 个月增加很快,第 1 年为出生后的第 1 个生长高峰;第 2 年以后生长速度逐渐减慢,至青春期生长速度又加快,出现第 2 个生长高峰。

连续的生长过程具有渐进的特点。在这一过程中随着人体质和量的变化,形成不同的发育阶段。根据各的阶段的特点,可将儿童的生长发育过程划分为胎儿期、新生儿期、婴儿期、儿童期及青春期等。各年龄期按照顺序衔接,前一年龄期的生长发育为后一年龄期的发育奠定基础。任何一期的发育都不能跳跃,任何一期的发育异常都会影响后一阶段的发育。

(二)各系统、器官生长发育的不均衡性

人体的生长发育快慢交替,呈波浪式的速度曲线。身体各个部位的生长速度不同,所以在整个发育过程中身体各个部位的增加幅度也不一样。一般头颅增长 1 倍,躯干增长 2 倍,上肢增长 3 倍,下肢增长 4 倍。

人体各器官、系统的发育顺序遵循一定的规律(图 20-1)。如神经系统发育较早,脑在出生后 2 年内发育较快;淋巴系统在儿童期迅速发育,于青春期前达高峰,以后逐渐降低;生殖系统发育较晚。其他系统如心、肝、肾、肌肉的发育基本与体格生长相平行。各系统发育速度的不同与儿童不同年龄阶段的生理

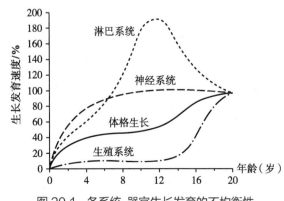

图 20-1　各系统、器官生长发育的不均衡性

功能有关。

（三）生长发育的个体差异

儿童的生长发育虽按一定的规律发展，但因在一定范围内受遗传、环境影响，存在相当大的个体差异，每个人的生长"轨道"不会完全相同。因此，无论形态、功能或心理发育都存在个体差异。这种差异不仅表现在发育水平方面，而且反映在发育速度、体型特点、达到成熟的时间等方面。

（四）生长发育的一般规律

生长发育遵循由上到下、由近到远、由粗到细、由低级到高级、由简单到复杂的规律。如出生后运动发育的规律是先抬头，后抬胸，再会坐、立、行（从上到下）；从臂到手，再从腿到脚的活动（由近到远）；从全掌抓握到手指拾取（由粗到细）；先画直线后画圈、图形（由简单到复杂）。认识事物的过程是先会看、听、感觉事物，逐渐发展到有记忆、思维、分析、判断（由低级到高级）。

二、个体发育的规律

整个儿童阶段都处在一个生长发育的动态时期，其形体和功能都处在随着年龄增长而不断变化之中。根据生长发育的快慢特点，临床将儿科年龄划分为不同的分期（图20-2）。

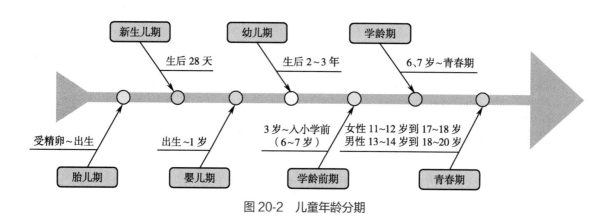

图 20-2　儿童年龄分期

（一）体格生长

常用的形态指标有体重、身高（长）、坐高（顶臀长）、头围、胸围、上臂围等。

1. 体重　体重为各器官、系统、体液的总重量，其中骨骼、肌肉、内脏、体脂、体液为主要成分。因体脂与体液变化较大，故体重在体格生长指标中最易波动。儿科临床中多用体重计算药量和静脉输液量。

新生儿出生后的体重增长应为胎儿宫内体重生长曲线的延续。出生后1周内因奶量摄入不足、水分丢失、胎粪排出，可出现暂时性体重下降，或称生理性体重下降，在出生后第3~4天达最低点，下降范围为3%~9%，以后逐渐回升，至出生后第7~10天应恢复到出生时的体重。如果体重下降的幅度超过10%或至第10天还未恢复到出生时的体重，则为病理状态。随着年龄增长，儿童的体重增长逐渐减慢。

儿童体重的增长为非等速的增加，进行评价时应以个体儿童自己体重的变化为依据，当无条件测量体重时，可用以下公式估计体重（表20-1）。

表 20-1　正常儿童的体重、身高估计公式

年龄	体重 /kg	身高（长）/cm
出生	3.25	50
3~12 月龄	［年龄（月）+9］/2	75
1~6 岁	年龄（岁）×2+8	年龄（岁）×7+75
7~12 岁	［年龄（岁）×7–5］/2	年龄（岁）×6+80

2. **身高（长）**　身高指头部、脊柱与下肢长度的总和。3 岁以下的儿童立位时测量不易准确，应仰卧位时测量，称为身长。3 岁以上的儿童立位时测量称为身高，立位时测量值比仰卧位少 1~2cm。

身高（长）的增长规律与体重相似，年龄越小，增长越快，也出现婴儿期和青春期 2 个生长高峰。出生时身长平均为 50cm，出生后第 1 年身长增长最快，约为 25cm；前 3 个月身长增长为 11~13cm，约等于后 9 个月的增长值，1 岁时身长约 75cm；第 2 年身长增长速度减慢，为 10~12cm，即 2 岁时身长约 87cm；2 岁至青春期身高每年增长 6~7cm。2 岁以后每年身高增长低于 5cm，为生长速度下降。与出生时的身长相比，1 岁时约为 1.5 倍，3.5 岁时约为 2 倍，12 岁时约为 3 倍。当无条件测量身高（长）时，可用公式估计大概数字（表 20-1）。

身高（长）的增长受遗传、内分泌、宫内生长水平的影响较明显，短期的疾病与营养波动不易影响身高（长）的增长。

3. **头围**　头围为经眉弓上缘、枕骨结节左右对称环绕头 1 周的长度。头围的增长与脑和颅骨的生长有关。胎儿期脑的生长居全身各系统的领先地位，故出生时头围相对大，平均为 33~34cm。与体重、身长的增长相似，第 1 年前 3 个月头围的增长约等于后 9 个月头围的增长（6cm），即 1 岁时头围约为 46cm；出生后第 2 年头围的增长减慢，约为 2cm，2 岁时头围约为 48cm；2~15 岁头围仅增加 6~7cm。头围过小提示脑发育不良的可能性，头围增长过速往往提示脑积水。

4. **胸围**　胸围为平乳头下缘经肩胛角下缘平绕胸 1 周。胸围代表肺与胸廓的生长。出生时胸围为 32cm，略小于头围 1~2cm。1 岁左右时胸围约等于头围。1 岁至青春前期胸围应大于头围（约为头围 + 年龄 –1cm）。

5. **上臂围**　上臂围为经肩峰与鹰嘴连线中点绕臂 1 周。上臂围代表肌肉、骨骼、皮下脂肪和皮肤的生长。1 岁内上臂围的增长迅速，1~5 岁增长缓慢。可通过测量左上臂围筛查 1~5 岁儿童的营养状况，>13.5cm 为营养良好，12.5~13.5cm 为营养中等，<12.5cm 为营养不良。

6. **颅骨**　婴儿出生时颅骨缝稍有重叠，不久后重叠现象消失。出生时后囟很小或已闭合，最迟 6~8 周龄闭合。前囟大小以 2 个对边中点连线的长短表示，出生时为 1~2cm，之后随颅骨生长而增大，6 月龄左右逐渐骨化而变小，最迟于 2 岁闭合。脑发育不良时头围小、前囟小或闭合早，甲状腺功能减退时前囟闭合延迟，颅内压增高时前囟饱满，脱水时前囟凹陷。

7. **脊柱**　出生后第 1 年脊柱的生长快于四肢，以后四肢的生长快于脊柱。出生时脊柱无弯曲，仅呈轻微后凸。3 个月抬头动作出现使颈椎前凸；6 个月后能坐，出现胸椎后凸；1 岁左右开始行走，出现腰椎前凸。

8. **长骨**　长骨的生长主要由长骨干骺端的软骨骨化，骨膜下成骨，使长骨增长、增粗，当骨骺与骨

干融合时,标志着长骨停止生长。出生后骨化中心的出现次序为头状骨、钩骨(3个月左右)、下桡骨骺(约1岁)、三角骨(2~2.5岁)、月骨(3岁左右)、大小多角骨(3.5~5岁)、舟骨(5~6岁)、下尺骨骺(6~7岁)、豆状骨(9~10岁)。10岁时出全,共10个,故1~9岁腕部骨化中心的数目大约为岁数+1个。临床上甲状腺功能减退症、生长激素缺乏症使骨龄明显延后,真性性早熟、先天性肾上腺皮质增生症使骨龄超前。

9. 牙齿　人一生有乳牙(共20颗)和恒牙(共28~32颗)2副牙齿。出生后4~10个月乳牙开始萌出,13个月后未萌出者为乳牙萌出延迟。乳牙萌出顺序一般为下颌先于上颌、自前向后,大多于3岁前出齐。

6岁左右萌出第1颗恒牙(第一恒磨牙,在第二乳磨牙之后,又称为6龄齿);6~12岁阶段乳牙逐个被同位恒牙替换,其中第一和第二前磨牙代替第一和第二乳磨牙;12岁萌出第二恒磨牙;18岁以后萌出第三恒磨牙(智齿),也有终身第三恒磨牙不萌出者。

(二)神经系统发育

新生儿脑重已达成人脑重的25%左右,此时神经细胞数目已与成人接近,出生后脑重的增加主要是神经细胞体积增大和树突增多、加长及神经髓鞘形成和发育。脊髓随着年龄增长,胎儿期脊髓下端在第2腰椎下缘,4岁时上移至第1腰椎。出生后3个月握持反射消失,3~4个月凯尔尼格征可为阳性,2岁以下巴宾斯基征可为阳性。

第二节　个体发育对临床药动学的影响

儿童处于迅速发育的过程中,发育尚不成熟,在生理上与成人有很大差异。且不同年龄阶段的儿童其发育程度不同,对药动学产生一定影响。

一、对药物吸收的影响

儿童对药物的吸收符合药物转运的一般规律,但受生理因素影响。

(一)口服用药

药物经口、胃、小肠通过毛细血管 - 肝门静脉入血。<2岁的儿童胃肠道尚处于发育阶段,肠壁薄、胃酸水平不足、pH相对偏高、胃排空时间长及肠蠕动缓慢等均可致药物的生物利用度改变,所以儿童的药物吸收率与成人不同。胃肠道不同部位管腔内pH的改变可直接影响药物的稳定性和解离度,进而影响可有效吸收利用的药物量。新生儿由于基础产酸和胃分泌功能弱,胃酸pH相对偏高(pH>4),之后随着年龄增长胃酸pH逐渐降低,直至2~3岁稳定于成人水平。故新生儿、婴儿口服对酸不稳定的药物如青霉素、阿莫西林等时生物利用度较高;而弱酸性药物如苯妥英钠、苯巴比妥等在偏碱性环境下的解离度较大,其胃黏膜吸收减少、生物利用度降低,为达到有效血药浓度,新生儿、婴儿通常需要加大口服剂量。

胆道功能具有年龄依赖性,婴幼儿的胆盐向肠腔内的转运不成熟,导致十二指肠内的胆盐水平低,影响亲脂性药物的溶解和吸收。

此外,出生后 2~3 周,新生儿内脏血流量的变化可以改变小肠黏膜两侧的药物浓度差,也可影响药物的吸收。

(二)局部外用药

皮肤吸收在成人中较安全,但对儿童的潜在风险较高。新生儿的皮肤角化层薄,药物穿透性高、吸收多,且整个儿童期相对于成人具有较大的皮肤灌注和表皮水化潜力,另外婴幼儿的体表面积与体重比率远超过成人,因此具有较强的药物透皮吸收能力。婴幼儿局部外用糖皮质激素、抗组胺药和抗菌药物时的全身相对用量大于成人,可出现全身性毒性。如治疗婴幼儿尿布湿疹时局部应用糖皮质激素或硼酸,可经破损的皮肤吸收而致中毒;使用樟脑丸(萘)保藏的衣服也可致新生儿溶血性贫血。

(三)肺内给药(吸入给药)

吸入给药可以直接将药物送到作用部位并发挥局部作用,但其也具有全身作用,且发育阶段肺组织及其换气功能的变化极易影响肺内给药后药物的沉积和随之发生的全身吸收。

(四)静脉注射

药物直接通过血液进入体循环,没有吸收过程,是新生儿常用的给药方法。但许多常用药物的渗透压较高,在短期内注射可引起高渗血症,如头孢唑林、氨苄西林、维生素 C 等。

(五)肌内注射

儿童的骨骼肌血流量小、肌群小、皮下脂肪少,一遇刺激可使周围血管收缩循环不好、血流量不稳定,影响药物的吸收和分布,且可致局部感染和硬结。

(六)直肠给药

儿童的黏膜相对较薄、吸收较好,所以对于肝脏首关代谢显著的药物可给予直肠给药,在距肛门5~7cm 处可直接吸收进入下腔静脉,避免首关代谢;且直肠给药比较方便,儿童的依从性较好。但新生儿、婴儿不宜使用栓剂,因其直肠的蠕动收缩较成人快且幅度大,使用直肠内给药容易被逐出,从而减少药物的吸收。

药物吸收速率的顺序为吸入 > 舌下 > 直肠 > 肌内 > 口服 > 皮下。

二、对药物分布的影响

药物的分布为药物进入循环后通过微血管进入组织细胞的过程,其影响因素如下。

(一)体液量的变化

成人体内的总水量占体重的比例为 50%~60%;而妊娠 6~10 周的胎儿其比例为 91%, 32 周时降为 80%, 40 周和出生时为 69%,出生后 3 个月时降为 61%。与成人相比,儿童有相对较大的细胞外液和体液空间,体液量较大,且年龄越小体液总量占体重的百分比越大,从而水溶性药物的血浆峰浓度降低,同时药物的代谢与排泄减慢。此外,儿童对影响水盐代谢或酸碱代谢的药物特别敏感,容易中毒。

(二)脂肪含量特点

出生时脂肪组织占体重的比例可达 10%~15%,出生后 1 年可增长至 20%~25%,之后随着骨骼和肌肉发育,脂肪组织的比例降低。但脑内的脂肪沉积则随脑组织、轴索、树突的发育而增加。脂肪含量的多少影响脂溶性药物的分布与再分布,一方面较少的体脂肪含量使脂溶性药物的分布容积降低,血浆中的游离药物浓度升高,这也是婴幼儿易药物中毒的原因之一;另一方面脑脂肪占体重的百分比较大且血脑屏障发育不完善,因此脂溶性药物易分布入脑,故而可出现神经系统不良反应。

(三)血浆蛋白水平

血浆白蛋白和 α_1-酸性糖蛋白影响高血浆蛋白结合率药物的分布,新生儿与婴儿的血浆蛋白含量低,尤其初生新生儿血浆中的甲胎蛋白与药物的亲和力更弱,导致血浆及组织中的游离药物浓度较高。且母体经胎盘注入胎儿体内的大量游离脂肪酸、激素及早期新生儿的高胆红素等与药物竞争白蛋白结合位点,并可能诱导白蛋白的构型发生变化,影响白蛋白与药物的亲和力。此外,某些酸性药物(如水杨酸类、磺胺类)能将血浆中已与白蛋白结合的胆红素竞争性置换出来,而增加患胆红素脑病的可能性。

(四)生物屏障

药物通过被动扩散进入中枢神经系统具有年龄依赖性,主要是新生儿和婴儿的血脑屏障不完善,对药物的通透性增加。因此,新生儿和婴儿对吗啡、可待因、哌替啶等较敏感,易致呼吸中枢抑制。

三、对药物代谢的影响

不同发育阶段的儿童其肝血流量供应、肝细胞对药物的摄取及药物代谢酶的活性均与成人有差异,其中主要是由于氧化酶和结合酶发育不完善造成的药物代谢能力低下。对于新生儿,部分与药物代谢相关的酶的活性较低,致使药物的代谢速率减慢。随着年龄增长,代谢酶系统迅速发育,在出生后6个月左右可接近成人水平,随后代谢能力继续增加并超过成人,在2~3岁时降到成人水平。如①葡糖醛酸转移酶(UGT):由于UGT在新生儿体内功能低下,胆红素不能充分与葡糖醛酸结合,可引起高胆红素血症,影响地西泮、苯妥英钠等药物的代谢;②肝微粒体羟基化酶:在体内参与氧化反应,影响地西泮、苯巴比妥等药物的代谢;③细胞色素氧化酶(CYP):胎儿期肝中的细胞色素P450氧化酶活性仅为成年人的30%~50%,受其影响的药物有磺胺类、萘啶酸、对乙酰氨基酚等;④血浆或组织中的酯酶:影响阿司匹林、普鲁卡因等药物;⑤乙醇脱氢酶:在妊娠2个月后胎儿中就能检测到乙醇脱氢酶活性,但主要在出生后才逐步发育成熟,所以母亲饮酒会造成对胎儿的损害。

四、对药物排泄的影响

大多数药物的排泄过程属于被动转运,少数药物属于主动转运,通常药物的排泄器官有肾、肺、胆及某些腺体(乳腺、唾腺等),其中以肾最为重要。肾的成熟开始于胎儿器官形成期,新生儿的肾组织结构未发育完全,肾脏的有效循环血量及肾小球滤过率较成人低,出生后10~20周才达到成人水平。新生儿的肾小管分泌不成熟,出生后2~3周肾小管才具有一定的排泄结合药物的能力,且调节酸碱平衡的能力较成人差,故新生儿的肾小球滤过率、肾小管重吸收和排泄功能都较弱,影响经肾脏排泄的药物的血浆清除率,减慢药物的排泄,导致血药浓度增高。如卡那霉素在出生48小时内的新生儿体内的 $t_{1/2}$ 为48小时,1周后降为6小时(成人为2小时)。

第三节　个体发育对临床药效学的影响

药效学研究药物的生化、生理效应及其机制及药物剂量与效应之间的关系的规律,个体发育情况对其有很重要的影响。

一、影响药效学的个体发育因素

儿童在生理、解剖、病理、心理及疾病的诊断、用药和预后方面都与成人不同。儿童的肝肾功能、中枢神经系统、内分泌系统等尚未发育完善,因此应用某些在肝内代谢的药物易引起中毒,经肾排泄的药物其排泄缓慢,应用时剂量须减小,如巴比妥钠、氨苄西林。而肾上腺皮质激素可影响蛋白质和钙、磷的代谢,儿童处于生长发育阶段,长期应用可能影响其正常生长发育。

二、器官系统发育对药效学的影响

(一)酶系统

药酶活性不足引起部分药物作用或毒性增加,尤其对于需经药酶作用解毒的药物,可因药酶活性不足导致药物毒性增加,如氯霉素对新生儿的毒性导致灰婴综合征;某些药物可致高胆红素血症,新生儿、婴幼儿体内过多的胆红素亦依赖于葡糖醛酸酶与葡糖醛酸结合后排出体外,应用与血浆蛋白结合力较高的药物(如维生素 K_1、吲哚美辛、地西泮等)能将胆红素从结合部位置换出来,使血浆中的游离胆红素浓度急剧增加而引起高胆红素血症或胆红素脑病。此外,新生儿、幼儿体内有较多的胎儿血红蛋白,易被氧化为高铁血红蛋白,而新生儿、幼儿的高铁血红蛋白还原酶活性低,因此使用具有氧化作用的药物(如硝基化合物、非那西丁、氯丙嗪等)时易引起高铁血红蛋白血症。

(二)受体

在药物作用机制中,受体具有重要作用,因为机体的很多生理功能是在内源性物质如神经递质、激素、自身活性物质等作用于相应的受体后进行调节的。一般认为受体发育对药物效应产生的影响可能来自 3 个方面:①受体数量;②与配体的结合亲和力;③效应器官的结构或功能发育成熟度。

1. **乙酰胆碱受体**　胎儿肠道的乙酰胆碱量效关系研究显示胎儿期间乙酰胆碱的最大效应可随发育而增大。大脑海马区的 M 乙酰胆碱受体数量在出生后第 3 天~3 周达最高峰,此后其数量及密度均随着年龄增长而逐渐下降,直到 90 岁可达最低水平。但是这些受体对各种激动剂的亲和力并不随年龄而改变。

2. **肾上腺素受体**　新生儿的粒细胞的 β 受体密度及由异丙肾上腺素所致的 cAMP 生成比成人低,淋巴系统的 β 受体密度随成熟期而增加。

3. **胰岛素受体**　胰岛素受体在胎儿、新生儿和成人之间有明显的发育相关性,胎儿与新生儿的脐带血中的红细胞和单核细胞与胰岛素的结合比成人多,其中胎儿比新生儿高、早产儿比足月产儿高。这种变化可能反映胰岛素在发育的不同时期发挥的不同作用,即在子宫内作为刺激生长的多肽,而出生后变为调节糖代谢的激素。

（三）神经系统

儿童的神经系统发育不完善，其胆碱能神经与肾上腺素能神经调节不平衡，血脑屏障功能较差，对不同的药物表现出不同的反应。如吗啡类表现出对新生儿、婴儿的呼吸中枢抑制作用，氨基糖苷类抗生素使幼儿的听力受损。

（四）消化道

儿童的肠管相对较长、消化道的面积相对较大、通透性高且吸收率高，所以药物过量易导致毒副作用。如皮质激素易引起婴幼儿肠黏膜坏死、胃溃疡等。

（五）泌尿系统

新生儿、幼儿的泌尿系统不成熟，且儿童的肾脏对水、电解质失衡敏感，而对其平衡调节能力差，易受氨基糖苷类、多黏菌素等药物的影响。

第四节　儿科患者的临床用药

儿科临床用药除根据病情选药外，应根据药物疗效、毒副作用、药动学特征及对儿童生长发育的影响进行选择。

一、儿科用药原则

（一）儿科剂型

理想的儿童药物制剂应具备以下特点：①给药频率低；②一种剂型适于所有或大部分儿童；③对生活习惯的影响小；④辅料应用少，无毒；⑤方便、舒适，易于给药；⑥容易生产，性状美观，质量稳定；⑦生产成本低及商业可行性强。

片剂或胶囊剂等口服剂型适合于大多数成年患者，而儿童对于滴剂、混悬剂、咀嚼片、泡腾片等更愿意接受。对于患有急症的儿童静脉注射最为有效，口服给药制剂适用于需要长期服药的患者，液体药物制剂适用于大多数年龄段的患者，但是在婴儿和幼儿患者服用时需要注意掩味和矫味的问题。而片剂和胶囊剂由于便于携带和服用，适合于青少年患者。此外，颗粒剂和口腔分散剂也适于儿童口服制剂，但辅料的选择和浓度往往是受限的。

（二）儿科剂量

成人剂量的纯线性缩减不是安全有效的儿童用量，应按说明书上提供的用量或以体重或体表面积等计算。另外要注意儿童合作情况、量取误差、溅洒及呕吐等均会影响药物的准确性，要酌情加减。

常用的剂量计算方法有以下4种：

1. **以体重计算**　这是最基本和简易的方法，适用于多种剂量单位或剂型（包括针剂、粉剂），目前在临床上广泛应用。

可以算出每日或者每次的需要量。需要连续应用数日的药物如维生素、抗生素等都按每日剂量计算，再分2~3次服用；而临时对症用药如退热药、催眠药等常按每次剂量计算。婴儿的体重应以实际测得值为准，年长儿按体重计算容易超过成人量，则以成人量为上限。

2. **以体表面积计算**　因体表面积与基础代谢、肾小球滤过率等生理活动的关系更为密切,所以按体表面积计算剂量较为科学合理。但此方法需要计算出各年龄的体表面积值。

（1）根据图示法查找:以体重为横坐标、体表面积为纵坐标绘制相关曲线,可在此曲线上查出体重对应的体表面积值。

（2）根据公式法计算:30kg 以内儿童的体表面积(m^2)= 体重(kg) × 0.035(m^2/kg)+0.1(m^2);30kg 儿童(相对于 11 岁)的体表面积为 1.1m^2;30kg 以上儿童每增加 5kg,体表面积增加 0.1m^2。

3. **以年龄推算**　对于剂量浮动大且不需十分精确的药物,如营养药物可按年龄计算,比较简单易行。

4. **以成人剂量折算**　此法仅用于未提供儿童剂量的药物,所得的剂量一般都偏小,所以不常用。

二、儿科临床常用药物

（一）抗菌药物

抗菌药物包括在高稀释度下对细菌、立克次体、支原体、衣原体等具有杀灭或抑制作用的抗生素和人工合成的抗菌药物。

1. 青霉素（penicillin）

【药理学】青霉素通过作用于细胞膜上的青霉素结合蛋白（PBP）干扰细菌细胞壁合成而产生抗菌作用,为细菌繁殖期杀菌剂。

【药动学】口服不吸收,肌内注射后 0.5 小时达血药峰浓度。吸收后广泛分布于组织、体液中,胸膜腔和关节腔液中的浓度约为血清浓度的 50%,易透入有炎症的组织中,难以透过血脑屏障。血浆蛋白结合率为 45%~65%。$t_{1/2}$ 约 30 分钟,肾功能减退者可延长至 2.5~10 小时。新生儿的 $t_{1/2}$ 与体重、日龄有关,体重越低、日龄越小则 $t_{1/2}$ 越长。青霉素主要通过肾小管排泌,在肾功能正常的情况下约 76% 的注射剂量于 6 小时内自肾脏排出。

【适应证】为 A 组溶血性链球菌感染造成的咽炎、猩红热、蜂窝织炎等的有效治疗药物,以及 B 组溶血性链球菌造成的新生儿感染、敏感葡萄球菌感染所致的气性坏疽、炭疽、梅毒、鼠咬热的首选药物。亦用于大叶性肺炎、化脓性脑膜炎、败血症等的治疗。

【用法和用量】肌内注射:2.5 万 ~5 万 U/(kg·d),分 2 次;静脉滴注:5 万 ~20 万 U/(kg·d),严重感染用量可达 40 万 U/(kg·d),分 2~4 次。足月新生儿每次 5 万 U/kg,肌内注射或静脉滴注,出生后前 2 天每 12 小时 1 次,第 3 天 ~12 周每 8 小时 1 次,以后每 6 小时 1 次。早产儿第 1 周每次 3 万 U/kg,每 12 小时 1 次;2~4 周时每 8 小时 1 次;以后每 6 小时 1 次。

当青霉素用于治疗流行性脑膜炎时用量为 20 万 ~40 万 U/(kg·d),用于治疗其他化脓性脑膜炎时用量为 40 万 ~60 万 U/(kg·d),总量应小于 500 万 U/d。儿童脑膜炎应尽量避免鞘内注射,应用时剂量为 2 000~3 000U。

【不良反应】①过敏反应:过敏性休克的发生率为 0.004%~0.04%,死亡率可达 10%;血清病型反应的发生率为 1%~7%;其他如溶血性贫血、药疹、间质性肾炎、哮喘发作。②毒性反应:肌内注射区可发生周围神经炎。③电解质紊乱。④二重感染:可出现耐青霉素金黄色葡萄球菌、革兰氏阳性杆菌或白念珠菌感染。

【注意事项】注射前必须先做皮肤试验,阳性反应者禁用。应用大剂量青霉素时应定期检测血清钾或钠。

2. 庆大霉素(gentamicin)

【药理学】庆大霉素的特点为抗菌谱广,属于细菌静止期杀菌剂,通过作用于细菌体内的核糖体抑制细菌蛋白质合成。

【药动学】庆大霉素在碱性环境中的抗菌效力增强,水溶性好,性质稳定,脂溶性差,胃肠道几乎不吸收,血浆蛋白结合率低,注射后大部分经肾以原型排出。口服很少吸收,肌内注射后吸收迅速而完全,0.5~1小时达血药峰浓度。

【适应证】适用于敏感菌所致的败血症,胃肠道、呼吸道、胆道及软组织感染等。口服用于治疗肠道感染或结肠术前准备。

【用法和用量】口服:10~15mg/(kg·d),分3~4次,用于肠道感染或肠道手术前准备;肌内注射或静脉滴注:3~5mg/(kg·d),分2~3次;鞘内注射:每次5~10mg。1mg=1 000U。

【不良反应】具有肾毒性、耳毒性、神经肌肉接头阻滞作用。

3. 红霉素(erythromycin)

属于大环内酯类抗生素。

【药理学】红霉素作用于细菌细胞核糖体50S亚基,通过影响蛋白质合成而阻止细菌生长,属于细菌静止期抑菌剂,高浓度时对高度敏感细菌也具杀菌作用。

【药动学】口服后迅速经肠道吸收,广泛分布于组织和体液中,尤以肝、胆汁和脾中的浓度最高,在肾、肺等组织中的浓度可高出血药浓度数倍。本药不易透过血脑屏障,$t_{1/2}$为1.5~2小时,主要在肝脏中浓缩和经胆汁排出,部分在肠道中重吸收。

【适应证】常作为青霉素过敏者的替代药物,主要用于耐青霉素金黄色葡萄球菌、革兰氏阳性球菌等所致的呼吸道、皮肤软组织感染等,也可用于口腔厌氧菌感染等治疗。常用于治疗军团菌、衣原体和支原体感染。

【用法和用量】口服:30~50mg/(kg·d),分3~4次,以空腹服用为宜。

【不良反应】主要为胃肠道反应,如恶心、呕吐、腹痛、腹泻等,发生率与剂量有关。

(二)抗真菌药

两性霉素B(amphotericin B, fungizone)

属于多烯类抗真菌抗生素。

【药理学】两性霉素B选择性地干扰真菌细胞膜的屏障作用,导致膜通透性增加,使真菌内容物漏出,导致真菌死亡。

【药动学】口服难以吸收,$t_{1/2}$为24小时,只有2%~5%的有活性的药物可从尿中检测出来。血浆蛋白结合率为10%,大部分与组织结合,而后慢慢释放。肝中的浓度最高,其次为脾、肾、肺、肌肉和脂肪。可缓慢从尿中排出,大多在72~96小时内排出。

【适应证】治疗系统性念珠菌病、隐球菌病,还可治疗芽生菌病、副球孢子菌病、球孢子菌病、组织胞浆菌病。

【用法和用量】静脉滴注:通常0.1~0.6mg/(kg·d),视病情而定。口咽念珠菌病可用0.15~0.2mg/(kg·d),

而侵袭性毛霉病和曲霉病则要 1.0~1.2mg/（kg·d）。开始剂量为 1mg 溶于 50ml 5% 葡萄糖注射液中，4 小时滴定；之后逐渐加量，溶于 500ml 5% 葡萄糖注射液中，6~8 小时滴完。

【不良反应】①发冷、发热、发抖：其机制可能是本药中含有致热因子，为单核细胞和巨噬细胞释放的白介素 -1 和肿瘤坏死因子；②氮质血症：有 80% 的患者可有此类反应；③低钾血症、低钠血症；④血栓性静脉炎。

（三）抗病毒药

阿昔洛韦（aciclovir）

属于嘌呤核苷衍生物。

【药理学】阿昔洛韦在被病毒感染的细胞中能转化为三磷酸化合物，干扰疱疹病毒 DNA 聚合酶，抑制其 DNA 复制；对细胞的 α-DNA 聚合酶也有抑制作用，但程度较轻。其抗疱疹病毒的活力比阿糖腺苷强 160 倍，对单纯疱疹病毒的作用最强，对水痘病毒也有一定的抑制作用。

【药动学】口服吸收差，生物利用度低（15%~30%）。静脉滴注的血药浓度与用药剂量成正比，脑脊液中的药物浓度为血药浓度的 50%，可通过胎盘，进入乳汁。用药 72 小时后 60%~91% 由肾脏排出，血液透析可清除本药。

【适应证】为治疗单纯疱疹病毒脑炎的首选药物，亦可用于治疗水痘 - 带状疱疹病毒、CMV 感染和慢性乙型肝炎。

【用法和用量】静脉滴注：治疗疱疹性脑炎，每次 10mg/kg，每 8 小时 1 次；治疗乙型肝炎，15mg/（kg·d），分 2 次；治疗水痘 - 带状疱疹病毒、CMV 感染，每次 5mg/kg，每 8 小时 1 次；上述治疗 7 天为 1 个疗程。口服：3~6mg/（kg·d），分 4 次，疗程为 10 天。

【不良反应】暂时性肾功能损害、发热、头痛、皮疹、静脉炎。

【禁忌证】过敏体质者者禁用。

（四）抗寄生虫药

1. 氯喹（chloroquine）

是 4- 氨基喹啉类药物中抗疟作用最强的一种。

【药理学】氯喹对红细胞内裂殖体的杀灭作用的机制尚未完全阐明。

【药动学】口服后经肠道吸收迅速而完全，口服生物利用度平均在 70% 以上。t_{max} 为 1~2 小时，半衰期为 6~12 天。分布容积 >100L/kg，血中大约 50% 的药物与血浆蛋白结合。大部在肝内代谢，排泄较慢。肾清除率占全身总清除率的 55%，从尿液中排出本品及其主要代谢产物 70% 的量，在酸性尿中原型药的排出量增加。肾功能严重减退患者（肾小球滤过率 <10ml/min）应注意延长治疗并减少给药剂量（50~100mg/d）。

【适应证】治疗恶性疟、间日疟及三日疟。还可用于治疗肝阿米巴病、华支睾吸虫病、肺吸虫病、结缔组织病等。另可用于治疗光敏性疾病，如日晒红斑症。

【用法和用量】口服。①间日疟：首剂为 10mg/kg（最大剂量不超过 600mg），6 小时后按 5mg/kg 再服 1 次，第 2 和第 3 日 5mg/（kg·d）。②儿童脑型恶性疟：首次 18~24mg/kg（以 60kg 为限）静脉滴注，第 2 日 12mg/kg，第 3 日 10mg/kg。输液的浓度为每 0.5g 磷酸氯喹加入 500ml 10% 葡萄糖注射液或 5% 葡萄糖氯化钠注射液中，滴速为 12~20 滴 /min。第 1 日的药量于 8~12 小时内 1 次滴完。③抑制性预防疟疾：每周 8mg/kg。④抗阿米巴肝炎或肝脓肿：10mg/（kg·d）（最大剂量不超过 600mg），分 2~3 次服用，连服 2 周，休息 1 周后可重复 1 个疗程。

【不良反应】服药后可有食欲减退、恶心、呕吐、腹泻等反应；还可出现皮肤瘙痒、紫癜、脱毛、毛发变白、湿疹和剥脱性皮炎、银屑病及头痛、头昏、耳鸣、眩晕、睡眠障碍、精神错乱、视野缩小、角膜及视网膜变性等。有时可见白细胞减少，如减至 4×10^9/L 以下时应停药。

2. 阿苯达唑（albendazole）

属于苯并咪唑类衍生物。

【药理学】属于广谱驱肠虫药，主要通过抑制蠕虫的葡萄糖摄取，并抑制延胡索酸还原酶，阻碍其 ATP 生成而引起虫体死亡。

【药动学】不溶于水，故在胆道吸收缓慢。口服的 t_{max} 为 2.5~3 小时。原型药在肝脏转化为阿苯达唑亚砜与阿苯达唑砜，前者为杀虫成分，原型药与砜衍生物在血中的浓度极低，不能测出，而阿苯达唑亚砜的浓度变化很大，为 0.04~0.55mg/L，平均为 0.16mg/L。本药可透过血脑屏障；还可进入棘球蚴包囊，故可选择性地治疗包虫病。血浆半衰期为 8.5~10.5 小时。本药及其代谢产物 24 小时内 87% 从尿中排出、13% 从粪中排出，体内无蓄积。

【适应证】适用于驱蛔虫、蛲虫、钩虫、鞭虫，用本药 1 次驱钩虫、驱蛔虫的疗效与甲苯达唑 3 日疗法相似。尚可用于各种类型的囊虫病如脑型、皮肌型，以及用于治疗旋毛虫病。亦适用于不宜手术治疗的包虫病，并可作为手术治疗前后的辅助治疗。

【用法和用量】口服。①治疗囊虫病：15~18mg/kg，2 次/d，连服 10 日，间隔 10~20 日再重复疗程，一般为 2~3 个疗程；②驱钩虫、蛔虫、蛲虫、鞭虫：一次 400mg 顿服或 2 次/d 分服，驱钩虫 10 日后重复给药 1 次；③驱旋毛虫：600 或 800mg/d，分 2 次，7 日为 1 个疗程；④驱粪类圆线虫：400mg/d，连服 3 日，必要时间隔 15 日重复疗程；⑤治疗包虫病：初 3~4 日为 200mg/d，后增至每次 300~400mg 3 次/d，疗程为 1 个月以上；⑥治疗脑吸虫病：400mg/d，疗程为 1 周。

（五）呼吸系统用药

1. 茶碱（theophylline）

属于甲基黄嘌呤类衍生物，是常用的平喘药。

【药理学】本药对呼吸道平滑肌有直接松弛作用。近来实验认为茶碱的支气管扩张作用部分是由于内源性肾上腺素与去甲肾上腺素释放的结果。此外，茶碱是嘌呤受体拮抗剂，能对抗腺嘌呤等对呼吸道的收缩作用。茶碱能增强膈肌收缩力，尤其在膈肌收缩无力时作用更显著，因此有益于改善呼吸功能。

【药动学】口服易被吸收，生物利用度几乎 100%。血药浓度达峰时间为 4~7 小时，每日口服 1 次，体内的茶碱血药浓度可维持在治疗范围内（5~20μg/ml）达 12 小时，血药浓度相对较平稳。血浆蛋白结合率约 60%。本药主要在肝脏代谢，由尿排出，其中约 10% 为原型物。

【适应证】适用于支气管哮喘、喘息性支气管炎等缓解喘息症状，也可用于心力衰竭时喘息。

【用法和用量】口服，本品不可压碎或咀嚼。12 岁以上儿童的起始剂量为 0.1~0.2g，2 次/d，早、晚用 100ml 温开水送服。剂量视病情和疗效调整，但剂量不应超过 0.9g/d，分 2 次服用。

【不良反应】茶碱的毒性常出现在血清浓度达 15~20μg/ml，特别是在治疗开始时，早期多见的有恶心、呕吐、易激动、失眠等；当血清浓度超过 20μg/ml 时可出现心动过速、心律失常；血清中的茶碱超过 40μg/ml 时可发生发热、失水、惊厥等症状，严重的甚至呼吸、心跳停止而致死。

2. 磷酸可待因（codeine phosphate）

属于中枢性镇咳药。

【药理学】为弱阿片受体激动剂，能直接抑制延髓的咳嗽中枢，镇咳作用迅速而强大、疗效可靠，其作用强度约为吗啡的 1/4。其呼吸抑制、致便秘、耐受性及成瘾性等方面的作用均较吗啡弱。

【药动学】口服吸收快而完全，其生物利用度为 40%~70%。口服后约 1 小时血药浓度达高峰，$t_{1/2}$ 为 3~4 小时。主要在肝脏与葡糖醛酸结合，约 15% 经脱甲基变为吗啡。其代谢产物主要经尿排泄。镇咳持续时间为 4~6 小时。

【适应证】镇咳：用于各种原因引起的剧烈干咳和刺激性咳嗽，尤适用于伴有胸痛的剧烈干咳。由于此药能抑制呼吸道腺体分泌和纤毛运动，故对有少量痰液的剧烈咳嗽应与祛痰药并用。

【用法和用量】镇咳：口服，每次 0.3~0.5mg/kg，每日 3 次。新生儿、婴儿禁用。

【不良反应】长期应用可产生耐受性、成瘾性，也可引起便秘。口服剂量超过每次 60mg 时，一些患者可出现兴奋及烦躁不安。

3. 氯化铵（ammonium chloride）

属于恶心性祛痰药。

【药理学】口服后刺激胃黏膜，引起轻度恶心，反射性兴奋支配气管、支气管内腺体的迷走神经传出纤维，促使腺体分泌增加，痰液稀释、黏度降低。

【药动学】口服后可完全被吸收，在体内几乎全部转化降解，仅极少量随粪便排出。

【适应证】用于急性呼吸道炎症初期痰少而黏稠，不易咳出者。

【用法和用量】口服：每次 10~20mg/kg，每日 3 次。

（六）消化系统用药

1. 胃蛋白酶（pepsin）

属于助消化药，又名促胃液素，来自牛、猪、羊等动物的胃黏膜，为蛋白水解酶。

【药理学】本药有很强的水解蛋白质的能力，使凝固的蛋白质分解成蛋白胨，但不能进一步使之分解成氨基酸。体内的胃蛋白酶原需经盐酸激活形成胃蛋白酶才能生效，在含有 0.2%~0.4% 的盐酸时消化力最强。由于胃蛋白酶缺乏症常伴胃酸缺乏，故单用难奏效，多与稀盐酸同时服用，以增进食欲、促进消化。

【适应证】用于胃蛋白酶缺乏或病后消化功能减退引起的消化不良症。

【用法和用量】口服：儿童每次 0.1~0.2g，每日 3 次，餐前服用，同时服用稀盐酸 0.5~2ml。

【注意事项】遇热不稳定，在 37℃ 以上将失效。

2. 蒙脱石（montmorillonite）

是常用的止泻药。

【药理学】对消化道内的病毒、致病菌及产生的毒素有固定、抑制作用。对消化道黏膜有很强的覆盖能力。与黏液糖蛋白结合，修复、提高黏膜屏障对攻击因子的防御功能。

【药动学】进入人体后不吸收入血，只分布在消化道黏膜表面，6 小时后连同所固定的攻击因子随消化道自身蠕动排出体外。

【适应证】可用于食管炎、胃炎、结肠炎、功能性结肠病的症状治疗。对急、慢性腹泻的治疗效果尤佳。

【用法和用量】口服：1袋蒙脱石散倒入50ml温水中，搅匀后服用。1岁以下每日1袋，分3次服用；1~2岁每日1~2袋，分3次服用；2岁以上每日2~3袋，分3次服用。

3. 硫酸镁（magnesium sulfate）

属于常用的容积性泻药。

【药理学】口服本药不被肠道吸收，停留于肠腔内，使肠内容物的渗透压升高，使肠腔内的水分不易被肠黏膜吸收，同时将组织中的水分吸引至肠腔中来，使肠内容物体积增大，对肠壁产生机械性刺激，作用于肠壁压力感受器，反射性增加肠蠕动，产生容积性泻下作用。

【药动学】口服约有20%吸收入血而后随尿排出，约1小时起效，持续作用3~4小时；静脉注射几乎立即起效，排泄速率与血镁浓度和肾小球滤过率相关。

【适应证】用于便秘、肠内异常发酵；与药用炭合用可治疗食物或药物中毒。

【用法和用量】一般为清晨空腹服用，同时饮用100~400ml水，也可水溶解后服用，每次每岁1g。

【不良反应】导泻时如服用浓度过高的溶液，则可自组织中吸取大量水分而致脱水。

（七）非甾体抗炎药

1. 阿司匹林（aspirin）

属于非甾体抗炎药。

【药理学】解热作用的机制可能是多个方面的：①直接兴奋下丘脑前区的体温散热中枢，增加散热过程；②抑制白细胞释放内源性致热原和阻断致热原进入脑组织；③抑制下丘脑合成与释放前列腺素。

镇痛作用：研究证明，阿司匹林通过对外周及中枢的前列腺素合成酶的抑制作用使前列腺素合成减少，产生镇痛作用。

抗炎作用：阿司匹林抑制前列腺素合成酶，阻止前列腺素合成，抑制前列腺素对致炎物质的增敏作用。

抗风湿作用：由于阿司匹林具有解热、镇痛和抗炎作用，故能缓解风湿性关节炎及类风湿关节炎的局部红、肿、热等症状，效果良好。

【药动学】口服易吸收，吸收率达80%~100%，其中小部分在胃内吸收，大部分在小肠上部吸收。起效快，口服的t_{max}为2小时，血浆蛋白结合率为50%~80%。小剂量的半衰期为3~6小时，大剂量的半衰期为15~30小时。阿司匹林吸收后很快被水解为水杨酸，水杨酸的半衰期为2~3小时，生物利用度为68%，血浆蛋白结合率为70%。药物主要在肝脏代谢，代谢物主要为水杨酸及葡糖醛酸结合物，小部分氧化为龙胆酸。药物主要经肾脏排泄，大部分以代谢产物的形式从尿排出，小部分以水杨酸的形式排出。

【适应证】风湿热、风湿性及类风湿关节炎的首选药物。

【用法和用量】用量为100mg/（kg·d），分3~4次于餐后口服，儿童的总量不超过4g/d。待体温下降、关节症状消失、血沉、C反应蛋白下降至正常大约2周改为原量的3/4，再用2周以后逐渐减量而停药。

【不良反应】①胃肠道反应如食欲差、恶心、呕吐,严重时消化道出血;②长期服药可引起肝肾损害、血氨基转移酶增高,及时停药后可恢复;③过敏反应;④可致出血倾向。

2. 对乙酰氨基酚(paracetamol)

又名扑热息痛。

【药理学】本药为非那西丁在体内的代谢产物,属于苯胺类解热镇痛药。其抑制中枢神经系统前列腺素合成的作用强度与阿司匹林相似,但抑制外周前列腺素合成的作用很弱,因此解热镇痛作用较强而抗炎作用很弱。对胃肠道的刺激性小,对血小板及凝血机制无影响。

【药动学】口服后吸收迅速而完全,在体液中分布均匀,0.5~2 小时血药浓度达峰值,作用维持 3~4 小时。血浆蛋白结合率为 25%~50%。本药 90%~95% 在肝脏代谢,约 60% 与葡糖醛酸结合,其余与硫酸及半胱氨酸结合。中间代谢产物对肝脏有毒性,$t_{1/2}$ 为 2~3 小时,肝功能减退时可延长 1~2 倍,新生儿也有所延长,而儿童则有所缩短。本药主要以葡糖醛酸结合物的形式从肾脏排泄,24 小时内约有 3% 以原型随尿排出。

【适应证】用于感冒发热、关节痛、偏头痛、神经痛、肌肉痛、痛经、癌性疼痛及手术后疼痛。

【用法和用量】口服:临床上多用于感冒发热,每次 10mg/kg,4~6 小时可重复。短时使用的副作用少,可用于婴幼儿(新生儿禁用)。

(八)糖皮质激素(glucocorticoid,GC)

属于甾体抗炎免疫药,为环戊烷多氢菲的衍生物。

【药理学】①抗炎作用:糖皮质激素在药理剂量时能抑制感染性和非感染性炎症,抑制膜磷脂类释放花生四烯酸,减少前列腺素及白三烯形成,从而产生抗炎作用;减轻充血,增加毛细血管对儿茶酚胺的敏感性,降低毛细血管通透性;抑制炎症细胞向炎症部位移动,干扰补体激活,减少炎症介质产生;稳定肥大细胞和溶酶体膜,减少脱颗粒和溶酶体酶释放;抑制炎症后的组织修复,减少炎症组织粘连及瘢痕形成。②免疫抑制:可抑制巨噬细胞的吞噬功能,抑制炎症因子 IL-1、IL-2 和 γ- 干扰素生成,降低单核吞噬细胞系统消除颗粒或细胞的作用。

【药动学】口服和注射均可吸收。口服的吸收速率与各药的脂溶性和其在肠内的浓度成正比,短效糖皮质激素的 $t_{1/2}$<12 小时,包括可的松、氢化可的松;中效糖皮质激素的 $t_{1/2}$=12~36 小时,包括泼尼松、泼尼松龙、甲泼尼龙;长效糖皮质激素的 $t_{1/2}$>36 小时,包括地塞米松和倍他米松。

【适应证】①替代治疗:急、慢性肾上腺皮质功能减退(包括肾上腺危象)、腺垂体功能减退及肾上腺次全切除术后行替代治疗;②严重感染并发的毒血症:如中毒性肺炎、中毒性痢疾、暴发型流行性脑脊髓膜炎、急性重型肝炎、重症伤寒、急性血行播散性肺结核、猩红热、败血症等;③过敏性疾病:如支气管哮喘、哮喘持续状态、血清病、血管神经性水肿等可用本品缓解症状;④抗休克治疗。

【用法和用量】①分次给药疗法:一般用于炎症和变态反应性疾病,当病情明显活跃时日剂量平均分 3~4 次给予,治疗重症的效果好,但可能造成较大的毒副作用。②足量激素治疗:2mg/(kg·d)给予,最大剂量为 60mg/d,分 2~3 次口服。一次给药法为病情一旦缓解,将一日的总药量于早晨 6—8 时 1 次给予,通常使用中效激素。早晨机体分泌糖皮质激素水平最高,此时给药对下丘脑 - 垂体 - 肾上腺轴(HPA)功能的抑制作用比午后给药小 2 倍多。隔日疗法为将 2 日的药量并为 1 次,于隔日早晨 6~8 时给予。既能抑制疾病的活动性,又能避免毒副作用。只适用于半衰期短的糖皮质激素,半衰期长者难以达到隔日给药的预期效果。冲击疗法为在短期内使受体饱和,发挥药物的最大效应,以求迅速控制病情。一般冲击疗法的副作用较少,但应小心癫痫、高血压、惊厥、心搏骤停、股骨头坏死,需要心电和电解质监测。③肾病的冲击剂量:15~30mg/(kg·d),最大剂量不超过 1g,一般 2~3 小时内静脉滴注,连续 3 天为 1 个疗程。

【不良反应】①医源性肾上腺皮质功能亢进;②医源性肾上腺皮质功能不全;③长期使用可出现骨质疏松、脱钙、病理性骨折、伤口愈合不良等。

(九)维生素营养药

大多数维生素是体内某些酶的组成成分,参与机体的各种代谢,因而缺乏时会导致相应的代谢障碍而出现维生素缺乏症。

1. 维生素 A(vitamin A)

【药理学】维生素 A 是调节上皮细胞分化生长的辅助因子,也催化黏多糖合成,维持上皮组织结构的完整性;缺乏时可引起上皮组织干燥、增生、过度角化及脱屑。

【药动学】口服易吸收,水溶制剂较脂溶制剂更易吸收,胆汁酸、胰脂酶、中性脂肪、维生素 E 及蛋白质均可促进本品的吸收,吸收部位主要在十二指肠、空肠。正常情况下,血浆蛋白结合率低于 5%;如大量服用本药,当肝脏贮存以达饱和时,血浆蛋白结合率可达 65%。主要在肝脏代谢,经尿液和粪便排出。

【适应证】①用于预防和治疗维生素 A 缺乏症:如角膜软化、眼干燥症、夜盲症、皮肤粗糙等。②用于维生素 A 的补充:如持续紧张状态;感染、长期发热;吸收不良综合征伴胰腺功能不良(如胰腺囊性纤维化等)、肝胆系统疾病(如肝功能损害、肝硬化、阻塞性黄疸等)、消化系统疾病(如胃切除术后、热带口炎性腹泻、克罗恩病、持续性腹泻等)等。

【用法和用量】①预防:维生素 A 的推荐摄入量为婴儿 1 333IU/d,1~3 岁 1 667IU/d,4~6 岁 2 000IU/d,7~13 岁 2 233IU/d,14 岁以上的男性 2 667IU/d、女性 2 233IU/d。②治疗:口服 2.5 万 ~5 万 IU/d;病情严重者(角膜病变),维生素 A 深部肌内注射,每次 2.5 万 ~5 万 IU,每天 1 次,待 3~5 天病情好转后改为口服。

【不良反应】成人每次剂量在 100 万 IU 以上、儿童每次剂量达 30 万 IU 以上可引起急性中毒。

2. 维生素 D(vitamin D)

维生素 D 是类固醇衍生物,种类很多,其中维生素 D_2 和维生素 D_3 较重要。

【药理学】维生素 D 具有促进小肠黏膜刷状缘对钙的吸收及肾小管重吸收磷,提高血钙、血磷浓度,协同甲状旁腺激素、降钙素,促进旧骨释放磷酸钙,维持及调节血浆钙、磷的正常浓度;促使钙沉着于新骨形成部位,使枸橼酸盐在骨中沉积,促进骨钙化及成骨细胞功能和骨样组织成熟。

【药动学】维生素 D 注射和口服均易吸收,并以脂蛋白复合体的形式在乳糜微粒中沿淋巴系统进入血液循环。在血浆内维生素 D 与特异性 α-球蛋白 - 维生素 D 结合蛋白结合,随血液进入肌肉或脂肪中贮存。维生素 D 的血浆 $t_{1/2}$ 为 19~20 天。维生素 D 及其代谢物葡糖醛酸酯由胆汁排泄,随尿排出很少。

【适应证】预防和治疗维生素 D 缺乏症,如佝偻病等。

【用法和用量】预防剂量:口服 400~800IU/d。治疗剂量:轻度佝偻病口服 5 000~10 000IU/d,1 个月后改为预防剂量;中度佝偻病口服 10 000~20 000IU/d,1 个月后改为预防剂量。

【**不良反应**】维生素 D 大量应用可出现维生素 D 中毒。

【**案例**】

患者基本情况:男,6 岁,体重 20kg。诊断为急性淋巴细胞白血病(ALL),化疗后中性粒细胞缺乏、感染。

治疗方案:注射用万古霉素 300mg 加入 100ml 0.9% 氯化钠注射液中静脉滴注,q. d.。

治疗分析:注射用万古霉素药品说明书中的常规儿童及婴儿剂量为 40mg/(kg·d),分 2~4 次静脉滴注。临床中性粒细胞缺乏伴发热的经验性治疗使用万古霉素的剂量常大于药品说明书剂量。《国家抗微生物治疗指南》中指出,对于免疫功能缺陷的儿童感染,万古霉素的剂量为 15mg/kg,静脉滴注,q.8h.。根据《2012 年万古霉素临床应用剂量中国专家共识》,推荐儿童用万古霉素的治疗剂量为 15mg/kg,静脉滴注,q.6h.。

思考题

1. 患儿,女,18 个月,会说 2~3 个字的句子,能站稳,不能独立行走。体重 8.7kg,身长 80cm,头围 47cm。请对其生长发育进行评估。

2. 儿童用药应考虑哪些注意事项?

3. 如何选择儿童临床用药的剂型和服药途径?

参考文献

[1] 魏国义,申昆玲.发育药理学——药物在儿童体内的作用特点.世界临床药物,2004,25(06):326-329.

[2] 江载芳,申昆玲,沈颖.诸福棠实用儿科学.8 版.北京:人民卫生出版社,2015.

[3] WARD R M, STIERS J, BUCHI K. Neonatal medications. Pediatric clinics of North America, 2015, 62: 525-544.

[4] LOWRY J A, JONES B L. Principles of drug therapy. Nelson textbook of pediatrics, 2016, 60: 404-416.

[5] 王卫平,孙锟,常立文.儿科学.9 版.北京:人民卫生出版社,2018.

[6] PERUZZI L, CAMILLA R. Antibiotics in critically ill newborns and children: nephrotoxicity and management during renal replacement therapy. Critical care nephrology, 2019, 210: 1247-1263. e2.

[7] ANDERSON B J, LERMAN J. Pharmacokinetics and pharmacology of drugs used in children. A practice of anesthesia for infants and children, 2019, 7: 100-176. e45.

(杨宝学)

第二十一章 老年人的临床用药

第一节 老年人的生理

衰老（senescence）是自然界中的一个普遍现象，指机体发育成熟后，许多组织器官开始退化，调节能力下降、生理功能减退，导致机体对内外环境变化的适应能力降低。衰老具有绝对的时间依赖性，而且从细胞、组织、器官到整个机体都是由一些轻度、微小的改变长期积累渐进形成不可逆转的内在变化。外界的各种因素可催化和促进衰老的发展。衰老本身并不导致疾病，但它增加患病的概率，而且一旦发病将加重疾病所产生的负面影响。因此，应充分了解衰老的进化机制及老年人的生理生化特点，加强对老年人的合理用药，从而提高药物疗效并减少不良反应的发生。

一、衰老的进化机制

（一）氧化应激与"自由基老化理论"

自由基是具有高反应性的化学物质，它们含有不成对的电子。氧化剂是氧基自由基，包括羟基自由基、超氧化物和过氧化氢。大多数细胞氧化剂是氧气产生 ATP 期间由线粒体产生的废物。科研人员已经认识到氧化剂在细胞信号转导和炎症反应中的作用，氧化剂会产生链式反应，导致生物分子的广泛破坏。细胞含有许多抗氧化防御机制，以防止这种氧化应激，包括酶（超氧化物歧化酶、过氧化氢酶、谷胱甘肽过氧化物酶）和化学物质（尿酸、抗坏血酸）。1956 年，哈曼提出"自由基老化理论"，即由代谢或辐射产生的氧化剂导致年龄相关性损害。现在已经确定，大多数物种的老化与氧化应激增加有关，例如与 DNA（8- 羟基鸟苷衍生物）、蛋白质（羰基化合物）、脂质（脂质过氧化物、丙二醛）和前列腺素（异前列腺素）有关。衰老的自由基理论催生了许多抗氧化剂如维生素 E 的研究，延缓动物和人类衰老。然而，用抗氧化剂补充剂治疗和预防各种疾病的人体临床试验分析表明它们对死亡率没有影响，甚至可能增加死亡率。

（二）线粒体功能障碍

衰老的特征在于 ATP 和氧衍生的自由基的线粒体产生的改变，这导致由线粒体蛋白质和 DNA 的氧化性损伤积累介导的恶性循环。随着年龄增长，细胞中的线粒体数量减少，并且其大小（巨大线粒体）的增加与其他结构的变化相关，包括空泡化和嵴破坏。这些形态学老化变化与线粒体复合物 I、II 和 IV 的活性降低及 ATP 的产生减少有关。在涉及 ATP 产生的所有复合物中，通常报道复合物 IV（COX）

的活性在老年时受损最严重。能量产生的减少与过氧化氢和超氧化物自由基的产生有关,导致线粒体DNA的氧化性损伤及羧基化线粒体蛋白和线粒体脂质过氧化物的积累。除与衰老过程有关外,常见的老年综合征包括肌肉减少症、虚弱和认知障碍与线粒体功能障碍有关。

(三)端粒缩短和复制衰老

从动物组织分离并在培养物中生长的细胞在进入衰老阶段之前仅分裂一定次数,这种分裂称为Hayflick限制。与较年轻的动物相比,从老年动物中分离的细胞往往更少。有人提出,体内衰老可能是某些细胞停止分裂的继发因素,因为它们达到Hayflick极限。衰老细胞产生多种细胞因子、趋化因子和蛋白酶,称为衰老相关分泌表型(SASP),是与年龄相关的炎症的主要驱动因素。此外,细胞衰老可能在防止具有恶性转化风险的细胞增殖中起作用。复制衰老细胞的一种机制涉及端粒。端粒是线性染色体末端的重复DNA序列,在每个细胞分裂期间通过有丝分裂缩短50~200个碱基对。一旦端粒变得太短,细胞分裂就不再发生。这种机制有助于Hayflick限制,并称为"蜂窝时钟"。有一些研究表明,循环白细胞中的端粒长度(白细胞端粒长度,LTL)随着年龄增长而降低。然而,衰老过程也发生在不经历重复细胞分裂的组织中,例如神经元。

(四)改变基因表达、表观遗传学和微RNA

许多基因和蛋白质的表达在衰老过程中发生变化,这些变化很复杂。例如,自由基直接引起蛋白质的氧化破坏和交联变性,甚至产生异质性蛋白。这种异质性蛋白的表达随着年龄增长而渐趋严重,并且似乎排除程序化的反应过程。随着年龄增长,与线粒体功能相关的基因和蛋白质表达减少与炎症基因组修复和氧化应激有关的表达增加。有几个因素可以控制随着衰老而变化的基因和蛋白质表达的调节,这些包括染色体的表观遗传状态(例如DNA甲基化和组蛋白乙酰化)和微RNA(miRNA)。DNA甲基化与年龄相关,尽管变化模式很复杂。组蛋白乙酰化受许多酶的调节,包括沉默信息调节因子1(SIRT1),这是一种对衰老有显著影响的蛋白质。miRNA是非常大的一组非编码长度的RNA(18~25个核苷酸),其通过结合它们的3′非翻译区(3′UTR)来抑制多种不同mRNA的翻译。miRNA的表达通常随着衰老而降低,并且在一些与年龄相关的疾病中发生改变。与衰老途径相关的特异性miRNA包括miR-21(与雷帕霉素途径的靶标相关)和miR-1(与胰岛素/胰岛素样生长因子1途径相关)。

(五)自噬和蛋白质抑制受损

细胞可以多种方式去除受损的大分子和细胞器,通常产生细胞能量作为副产物。细胞内降解由溶酶体系统和泛素-蛋白酶体系统进行,两者都因衰老而受损,导致废物积累,改变细胞功能。这种废物包括脂褐素,是一种在大多数老年细胞的溶酶体内发现的棕色自身荧光色素,通常被认为是衰老细胞最具特点的组织学特征之一。溶酶体是含有蛋白酶、脂肪酶、糖酶和核苷酸酶的细胞器,其通过称为自噬的过程降解细胞内的大分子、膜组分、细胞器和一些病原体。随着衰老而受损最严重的溶酶体过程是巨自噬,其受许多自噬相关基因的调节。蛋白质稳定是指通过调节蛋白质折叠和蛋白质降解来维持蛋白质的质量。分子伴侣协调适当的蛋白质折叠,而降解涉及泛素标记、蛋白酶和未折叠的蛋白质反应。随着衰老,受损、聚集和错误折叠的蛋白质因蛋白质稳态的变化而增加。这可能有助于蛋白质如tau、β-淀粉样蛋白、α-突触核蛋白在年龄相关的神经退行性疾病如痴呆和帕金森病中的聚集。

(六)遗传对衰老的影响

遗传相同物种的群体的老化和寿命存在差异,例如饲养在相同环境中的小鼠。人类双胞胎研究中的生命遗传度估计仅为 25%（尽管遗传对极端长寿的贡献更强）。这 2 个观察结果表明老化的原因不太可能只存在于 DNA 代码中。此外，最初在线虫和蠕虫中进行遗传研究，以及最近在从酵母到小鼠的模型中进行的遗传研究表明，操纵基因可以对衰老速率产生深远影响。也许令人惊讶的是，这通常可以通过单个基因的可变性产生，并且对于一些遗传机制存在非常强的进化保守性。

二、老年人的生理生化特点

（一）神经系统的变化

神经系统是机体的重要调节系统，包括中枢神经系统和周围神经系统，其功能是调节内外环境稳定。大脑皮质是中枢神经的最高级的部分，在它的调控下，中枢神经系统和周围神经系统共同配合，完成机体的整体活动，从而使机体成为一个完整的统一体。

老年人的神经系统生理功能会发生许多变化，包括感受器退化、中枢处理信息的能力下降、平衡能力和神经系统的工作能力下降。中枢处理信息能力下降的主要原因是大量神经细胞萎缩和死亡。老年人的脊髓运动神经元数目减少 37%，神经冲动的传导速度减慢 10%，因而使神经肌肉活动能力受影响，表现为单纯反应和复杂反应变慢、运动时间延长。65 岁的老年人的反应时间比 20 岁的年轻人延长50%。老年人由于脑干和小脑中的细胞数量减少，中枢肾上腺素能系统发生退行性变化，神经系统内的去甲肾上腺素水平逐渐降低，小脑皮质内的 β 受体密度降低，加之外周体感受器功能下降，限制精确地控制身体运动的能力，导致平衡能力和运动协调性减退。随着年龄增长，脑细胞数量减少，表现为大脑的重量逐渐减轻。50 岁以后脑的重量逐渐减轻，70 岁时脑的重量约减轻 5%，80 岁时约减轻 10%，90岁时约减轻 20%，女性更甚，并且在大脑皮质的额叶和颞叶萎缩显著。老年人常见动脉粥样硬化，脑血管阻力增加，发生脑血流量减少而脑供血不足；脑供血不足可能造成氧或葡萄糖供应不足，影响脑组织的正常功能。随着年龄增长，脂褐素沉积于神经细胞中，淀粉样蛋白质沉着于血管壁上。在无痴呆的老年人中，也可见到少量老年斑和神经原纤维缠结。神经细胞合成神经递质的能力随着年龄增长而降低，递质间出现不平衡，老年人容易患有痴呆和帕金森病。由于神经递质合成减少、传递速度减慢、神经细胞凋亡、功能异常，导致老年人的精细动作迟缓、步态不稳、运动速度减慢，容易跌倒。血脑屏障随着年龄增长而退化、通透性增加，从而易发生神经系统感染性疾病。脊髓神经细胞数随着年龄增长而减少，周围自主神经的传递速度减慢，深部腱反射减弱或消失。50 岁后神经营养血管变窄、神经鞘内肥厚、结缔组织增生、胶原纤维增多并多侵入神经末梢，因而老年人容易发生周围神经病变。

（二）内分泌系统的变化

人体衰老是一个很复杂的过程，内分泌器官的老化及其功能衰退在衰老中占有重要的特殊地位。内分泌系统包括人体内分泌腺及某些脏器中的内分泌组织所形成的体液调节系统。人体内有为数众多的内分泌腺如肾上腺、胰腺、甲状腺、甲状旁腺、性腺和松果体等，它们可以合成和分泌各种在生命活动中起特异性作用的激素，从而调节人体的代谢过程及脏器功能、生长发育、生殖衰老等生命现象，并且维持体内环境的相对稳定。

在老年人的内分泌系统中，随着年龄增长，下丘脑的重量减轻、供血下降，导致各种促激素释放激素分泌下降或功能减低，接受下丘脑调节的垂体及下属靶腺体的功能减低，从而促进衰老的发生与发展。在衰老过程中，垂体的嗜碱性和嗜酸性粒细胞减少，嫌色细胞、纤维组织外形呈纤维性收缩和皱褶改变，容易发生垂体肿瘤。老年人的抗利尿激素（ADH）减少，肾小管对 ADH 的反应降低，尿液浓缩功能下降；胰岛功能减退，胰岛分泌减少，其生物活性降低。老年人的甲状腺滤泡变小，同化碘的能力减弱，血清抗甲状腺抗体升高，腺垂体对促甲状腺激素（TSH）刺激的反应降低，甲状腺功能减退，基础代谢率降低。老年男性的甲状旁腺激素（PTH）降低，腺垂体对 TSH 的储备和应激能力降低。随着年龄增长，肾上腺皮质分泌的雄性激素明显减少，皮质醇和醛固酮也降低。在内分泌系统中，增龄性变化最明显的是性腺功能减退。>50 岁的男性睾酮下降，受体数目减少且敏感性降低；>35 岁的女性雌激素水平急剧下降；40 岁后血清卵泡生成素（FST）和黄体生成素（LH）随着年龄增长而升高。

（三）免疫系统的变化

1. 免疫器官及其变化　免疫系统由免疫器官、免疫细胞和免疫分子三部分组成。老年人的很多疾病的发生都与免疫功能低下有关，了解衰老过程中的免疫系统变化，进而改善和增强免疫功能，可以达到延缓衰老的目的。老年人的免疫器官中胸腺的变化最明显，影响也最大。人的胸腺在出生后 2 年内发育较快，重量由 10g 左右增至 40~50g，到 20 岁前后开始萎缩，老年时期几乎被结缔组织取代，皮质萎缩、变薄，胸腺细胞减少，胸腺上皮细胞的活性降低。这些变化使由其合成的免疫活性物质——胸腺素的含量降低，影响对 T 细胞的"培育"，并且在机体免疫中起重要作用的 T 细胞的数量也有显著减少。除胸腺外，作为淋巴细胞来源的淋巴结及扁桃体、阑尾等都有退行性变化的表现。

2. 免疫细胞及其变化　免疫细胞包括淋巴细胞系、单核吞噬细胞系和粒细胞系，而淋巴细胞系中的 T 细胞和 B 细胞的作用最重要。老年人的 T 细胞变化较为明显，一是数量减少，人类的 T 细胞数目在 20~30 岁时开始下降，之后趋于稳定，70 岁以后进一步减少；二是功能减弱，老年人的 T 细胞丝裂活性降低，增殖功能只有青壮年的 50%，这种变化导致细胞免疫效应降低。研究表明，老年人容易患自身免疫病，这与抑制性 T 细胞功能减弱、不能有效抑制自身抗体产生有关；而 T 细胞功能减弱则与癌症的发病率较高有关。B 细胞的功能变化主要表现为对外来抗原的反应能力降低，而对自身抗原的反应能力增强，导致免疫功能失调。由于 T 细胞减少，B 细胞分泌也失去控制，不再"按需"生产抗体；某些类型的过量抗体甚至对正常细胞发起攻击，这是老年人自身免疫病发病率高的又一因素。进入中年以后，有杀伤癌细胞作用的 NK 细胞数量也逐渐减少，这也是老年人容易罹患癌症的原因之一。

（四）呼吸系统的变化

人体的呼吸系统包括鼻、咽、喉、气管、肺及胸廓等，主要功能是与外界进行气体交换，维持正常的呼吸活动。随着年龄增长，人体逐渐衰老，老年人的呼吸系统的生理功能也不断下降。当人步入老年后会出现鼻黏膜萎缩、鼻道变宽、咽喉黏膜退行性萎缩、咽腔扩大等现象，这都将导致呼吸道对有害物质刺激的防御性降低。老年人的慢性支气管炎发病率较高，这是因为人体生理调节功能大大减退，上呼吸道对有害物质刺激的反应也大大降低，因此这时的人体对一些侵入呼吸道的有害物质往往不能及时通过防御反射排出体外，就容易导致下呼吸道损伤。由于老年人的肾上腺皮质功能降低和性激素分泌减少，使得呼吸道黏膜纤毛上皮细胞萎缩、脱落，降低呼吸道的自净作用。有统计数据证实，50 岁以上的人患慢性支气管炎的概率高达 13%~18%，60 岁以上的人患慢性支气管炎的概率要比 30~40 岁的人高 6~7 倍。

老年人的肺的变化主要为肺泡和毛细血管周围的弹性纤维逐渐减少，甚至消失；肺组织的弹性减弱，回缩能力下降；慢性支气管炎导致管腔狭窄，形成不完全性阻塞。在吸气时胸廓扩大、支气管扩张，气体比较容易进入肺泡；但呼气时胸廓缩小而使小支气管缩小，气体排出困难，肺内压力增高，致使肺泡扩张、破裂而融合成气肿肺泡。右心功能下降,动脉硬化,管腔变细,肺血流量减少,加上气肿肺泡的形成,减少毛细血管网的数量,呼吸膜的有效面积减少,大大影响气体交换率。胸廓的变化主要为呼吸肌和韧带萎缩、肋骨硬化、胸椎后突,致使胸廓变形、前后径与横径的比值增大,形成桶状胸。

(五)循环系统的变化

老年人的循环系统由于年龄增长会发生一系列的生理学老化改变,从而影响其正常的生理功能,这是导致老年人的循环系统疾病发生率较高的主要原因。心肌细胞老化的主要特征是线粒体破坏所致的脂褐素增多。心房内的淀粉样物质主要在心内膜下,而在心室内主要沉积于心肌纤维之间,广泛的淀粉样物质沉积可引起心房颤动、传导阻滞及心力衰竭。心脏传导系统随着年龄增长而表现为起搏细胞减少、纤维组织增多、脂肪浸润,导致心脏内节律降低。窦房结老化是老年人产生病态窦房结综合征的重要原因,窦房结老化和二尖瓣环钙化可使房室传导阻滞。心内膜和心瓣膜易发生胶原纤维增生,使心内膜呈弥漫而不均匀的增厚。心瓣膜增厚以游离缘最明显,左心瓣膜因承受更大的血流冲击而退行性变更明显。老年人的主动脉膜狭窄的主要原因是主动脉瓣钙化。二尖瓣钙化在 70 岁后逐渐增多,容易发生房室传导阻滞。75 岁以上的老年人的二尖瓣可发生黏液样变性、瓣膜体积增大、纤维层萎缩,可发生二尖瓣脱垂,称为黏液样变形性心瓣膜病。

老年人的坐位心率和固有窦性心律随着年龄增长而降低,静息心肌收缩力在运动时明显降低。老年女性的静息心排血量轻度升高,老年男性无变化。老年人的心脏储备功能降低,容易发生心力衰竭和心肌缺血。随着年龄增长,主动脉的扩张性能降低,容积增大,管壁增厚,长度延长、扭曲和主动脉根部右移,脉搏波传导速度(PWV)增快;主动脉弓和颈动脉易发生动脉粥样硬化,其压力感受器的敏感性降低,老年人突然体位变化和进食糖类后容易发生直立性低血压和餐后低血压。

(六)消化系统的变化

老年人的消化系统变化最明显的就是肠胃功能下降,会诱发很多其他疾病。老年人由于牙周组织退行性改变、牙龈萎缩、牙根外露、齿槽骨被吸收及牙齿咬合面的牙釉质和牙本质逐渐磨损,牙本质向髓腔内增厚、髓腔缩小,引起牙齿萎缩、磨损、松动、脱落。老年人的舌头的味蕾逐渐变性萎缩,数量减少;唾液腺细胞不断萎缩,分泌唾液减少。老年人的嗅觉减退,这些都不利于老年人感受食物中的味道。老年人由于牙齿磨损松动、脱落,加上咀嚼肌退化,故老年人的咀嚼力减弱。

老年人的胃黏膜变薄,平滑肌萎缩,弹性降低,胃腔扩大;肠黏膜和肌层萎缩,肠上皮细胞减少,小肠绒毛膜增宽、变短,结缔组织增多,纤毛活动减弱,腺体萎缩肠液分泌减少,肠壁血管硬化,从而引起胃肠蠕动减慢、排便过程延缓,因而容易产生便秘。老年人随着机体衰老,唾液淀粉酶、胃酸、胃蛋白酶、胰蛋白酶、胰脂肪酶、胰淀粉酶分泌减少、活性下降,因此老年人对食物的消化吸收能力减退。老年人的肝脏萎缩,肝内结缔组织增生,肝细胞中的细胞色素 P450 系列等有关的药物代谢酶减少,导致肝功能减退,肝脏的合成代谢、解毒能力下降,药物及毒素的排泄减慢;胆囊不易排空,胆汁黏稠。此外,老年人的消化系统改变还有胆囊排空能力下降、胰腺体积变小、胰腺内分泌和外分泌减退、腹壁肌肉减弱、腹腔内韧带松弛、肛门松弛等。

(七)泌尿系统的变化

泌尿系统的生理变化有肾脏萎缩、肾皮质减少,并出现生理性肾小球硬化、肾脏重量减轻;老年人的肾血流量及肾小球滤过率分别减少;肾小管和集合管的重吸收和分泌功能也逐渐减退,尿液浓缩功能降低;尿道平滑肌被结缔组织替代,逐渐纤维化而弹性组织减退使排尿速度减慢、排尿不畅,导致残余尿和尿失禁;膀胱由于肌肉黏膜萎缩而容量减少;括约肌萎缩,易发生尿急、尿频、尿失禁及夜尿增多等现象。此外,对电解质的排泄及糖的重吸收功能也逐步下降。

(八)血液系统的变化

造血干细胞的自我更新能力降低,造血能力下降,造血储备能力明显减退。血细胞中的粒细胞对细菌的吞噬和杀伤作用减低,血小板的黏附和聚集功能亢进。血小板功能亢进、凝血因子升高和抗凝血酶Ⅲ降低,老年人容易形成血栓。

(九)运动系统的变化

运动系统由骨、骨连接和骨骼肌三部分组成。骨骼肌附着于骨,受神经系统支配,可收缩和舒张并牵动骨,通过骨连接产生运动。在运动中,骨起到杠杆作用,运动的枢纽在关节,而骨骼肌是运动器官。老年人的骨骼肌的特点是支撑骨质的减少或丢失,骨脱钙并转移到血液中。骨量减少,骨组织的维系结构破坏,导致骨骼的强度降低。骨丢失在女性比在男性更突出。脊椎发生某种程度的变短、变弯,使老年人的身高下降。与缩短和弯曲的躯干相比,臂和腿可能显得长一些。

随年龄变化,肌纤维的直径和数量均减少,肌纤维由脂肪和胶原替代,肌肉可出现进行性丧失。大多数酶的活性随着年龄增长而降低,尤其是在肌收缩期时能释放能量的酶。关节退化是由于胶原细胞形成减少,使关节的弹性及伸缩性均减低,变化最多的是关节软骨。随着年龄增长,逐渐发生软骨变性与骨质增生,使关节的灵活性和活动度降低,造成明显的关节活动范围减小。韧带弹性丧失,关节更不稳定;由于韧带松弛,膝和肘可能轻微屈曲。

第二节　衰老对临床药动学的影响

衰老使机体各组织和器官的结构和功能退化,影响药物在体内的吸收、分布、代谢和排泄。同时,衰老也使组织器官的反应性、受体的数量与功能、酶的活性等发生改变,老年人对药物的敏感性和耐受性发生变化。因此,在疾病治疗过程中,掌握衰老对临床药动学的影响有利于老年人合理使用用药、减少药品不良反应。

一、对药物吸收的影响

老年人用药后,药物从用药部位透入血管而进入血液循环。最常用的给药途径是口服给药。衰老对药物吸收的影响是通过主动转运吸收的药物的吸收减少,而大部分属于被动扩散过程吸收的药物其吸收不变。因此,在老年人中绝大多数药物的吸收并无明显改变。影响老年人的胃肠道吸收药物的因素有以下几点:

一是胃酸分泌减少,胃液 pH 升高。老年人的胃黏膜萎缩,胃壁细胞功能下降,胃酸分泌减少,影响药物的离子化程度。如弱酸性药物阿司匹林、呋喃妥因等在正常胃酸情况下在胃内不易解离,吸收良好;当胃酸缺乏时其离子化程度增大,使药物在胃中的吸收减少。而苯二氮䓬类药物必须在胃酸中水解转化为有效代谢产物去甲基安定才能发挥作用,老年人的胃酸分泌减少、胃内 pH 升高会使水解转化减少,血液中的有效代谢产物浓度降低,造成生物利用度差,从而影响药效。

二是胃排空速度减慢。老年人因胃肌萎缩、胃蠕动减慢,使胃排空速度减慢。小肠有较大的吸收面积,是大多数药物的最有效的吸收部位,由于老年人的胃排空减慢,延迟药物到达小肠的时间,使药物的吸收延缓、吸收速率降低,达有效血药浓度时间推迟,特别对于在小肠远端吸收的药物或肠溶片的影响较大。

三是肠运动减弱。老年人的肠蠕动减慢,使肠内容物在肠道内移动的时间及药物与肠道表面接触的时间延长,理论上可使药物的吸收增加。

四是胃肠道和肝血流量减少。胃肠道和肝血流量随着年龄增长而减少。胃肠道血流量减少可影响药物的吸收速率,如老年人对奎尼丁、氢氯噻嗪的吸收可能减少。肝血流量减少使药物的首关代谢减弱,对于有些主要经肝脏氧化消除的药物如普萘洛尔(心得安),可使其血药浓度升高,但并非吸收增加,而是消除减慢。故临床上老年人服用普萘洛尔时宜相应减量,并注意服药后易引起血药浓度升高及其他不良反应。

然而,尽管老年人有胃酸分泌减少、胃液 pH 升高、胃排空速度减慢、胃肠道血流量减少等因素可影响药物的吸收,但据研究显示,对被动转运吸收的药物来说,其吸收不受影响。大多数药物无论在吸收速率或吸收量方面,老年人与青年人并无显著性差异,如阿司匹林、对乙酰氨基酚、保泰松和磺胺甲噁唑的吸收在老年人与中青年人中几乎无异。因为虽然老年人的被动吸收在单位面积的吸收量有所下降,但是由于胃肠蠕动减慢,药物在胃肠中停留的时间及药物与肠道表面接触的时间延长,故总的吸收量仍不减少。主动转运吸收的药物如铁、木糖、半乳糖、钙等在老年人中吸收均减少,这是因为主动吸收必须由人体付出能量和载体完成,而老年人吸收这些物质所需要的酶和糖蛋白等载体分泌减少,于是吸收功能减弱。由于老年人的胆汁分泌减少,脂溶性维生素的吸收不良,再加上肝肾功能减弱,对维生素 D 的转化能力下降,肠上皮细胞中的钙转运蛋白形成也相应减退,使老年人的钙吸收减少,血液中普遍缺钙,因此必须动员钙库(骨质)中的钙向血液中补充,故易于引起骨质疏松。

另外,老年人肠外给药(皮下注射、肌内注射)吸收减慢,此为老年人的局部血液循环较差之故。老年人口服药物的吸收与成年人相似,但其胃肠道活动减弱,胃酸分泌量仅为 20 岁的年轻人的 25%~30%,影响口服药物的吸收。主要体现在以下几个方面:首先,胃黏膜萎缩、绒毛变短及胃壁细胞功能下降,导致胃酸分泌减少,对弱酸性药物如巴比妥类、地高辛的吸收可能会减少,但对弱碱性药物的吸收则可能增多;胃肠蠕动影响药物的崩解和溶解速率,会使某些药物的达峰时间延长、血药达峰浓度降低,如四环素;在胃的酸性环境中水解而生效的前体药物的生物利用度大大降低,特别是不易溶解的药物和固体剂型药物。

其次,老年人的唾液分泌减少,口腔黏膜的吸收能力降低,舌下给药的吸收较差,食管蠕动缓慢,药物在食管中停留的时间延长。消化道黏膜的吸收面积下降 30% 左右,肠内的液体量也相应减少,影响不易溶解的药物的吸收,如地高辛、甲苯磺丁脲等的吸收减慢。然而胃排空减慢延缓小肠吸收、吸收速率降低、血药浓度达峰时间延迟、峰浓度降低,使某些主要在小肠吸收的维生素类的吸收更完全。肠蠕动减弱,使一些药物在肠内的吸收增加,也易发生不良反应。

最后,由于心、肝、胃肠道血流量减少,使药物的吸收速率和程度显著降低,而某些药物的首关代谢降低,并且吸收增加的血药浓度比年轻人还高,故应降低起始给药量。肌内注射、皮下注射给药由于血流量减少,药物的吸收速率下降,不适于治疗危急重症。

二、对药物分布的影响

药物的分布不仅关系到药物的贮存蓄积、消除速率,也影响药效和毒性。影响药物分布的因素很多,除药物本身的性质外,还有机体组成成分、血浆蛋白结合率、组织器官的血液循环、体液 pH 和组织器官对药物的结合率等。老年人的药物分布受很多因素的影响,如血流量、机体组成成分、体液 pH、药物与血浆蛋白结合及药物与组织的结合率等。随着年龄增长,心排血量减少,导致肝肾的血流量减少。老年人由于细胞功能退化,体液总量减少,细胞内液减少,体内的脂肪组织逐渐增加。老年男性的脂肪组织从占体重的 18% 增至 36%,女性则从 33% 增至 48%。体内构成的改变使药物的分布随之改变,水溶性药物易集中于中央室,分布容积变小,具有较强的药理效应,故应降低负荷剂量。而脂溶性药物等更易分布于周围脂肪组织,分布容积增大,药物在体内蓄积,消除半衰期延长,药理效应持久。如脂溶性药物如氯氮䓬、地西泮、利多卡因等在老年人组织中的分布较多,作用持久,不良反应亦可能增加。此外,老年人的应激能力差,对血液 pH 不能很好维持,也造成水溶性药物的分布容积变少而脂溶性药物的分布容积增加。如地西泮、苯巴比妥类等脂溶性药物暂时蓄积于脂肪组织中,在老年人组织内的分布较高;而水溶性较大的药物如阿司匹林、苯妥英钠等在脂肪组织中的分布较少,在血中的浓度高,呈零级动力学消除。

老年人的血浆蛋白含量减少,造成某些与蛋白质亲和力高的药物不易吸收。老年人的肝脏合成白蛋白的能力降低,血中的白蛋白含量减少,与药物的结合减少,高血浆蛋白结合率的药物游离型增加、表观分布容积增大、药理效应增强。血浆蛋白主要与弱酸性和中性药物结合,弱碱性药物与血浆中的 α_1-酸性糖蛋白(AGP)结合,老年人尤其患急性病时其血浆中的 AGP 水平较高。如弱碱性药物利多卡因在心肌梗死时与 AGP 的结合率增加,游离药物减少,但急性期后血浆 AGP 水平下降而与利多卡因的结合减少、游离型增加,应用同等剂量可出现中毒现象(表 21-1)。另一个要重视的问题是老年人的脏器功能衰退,往往同时患多种疾病,需同时服用 2 种及 2 种以上的药物,由于不同的药物对血浆蛋白结合存在竞争性置换作用,从而可改变其他游离药物的作用强度和作用持续时间。如保泰松和水杨酸可取代甲苯磺丁脲与蛋白的结合,使甲苯磺丁脲在常用剂量下即可因游离药物浓度增高而导致低血糖。抗心律失常药胺碘酮与地高辛合用,可将地高辛从结合蛋白中置换出来而发生毒性反应。特别对于与血浆蛋白结合高的药物合用,可从蛋白结合部位置换出来,将成倍地增高游离药物的血药浓度。因此,要注意血药浓度监测。

表 21-1　老年人的药动学改变

过程	随年龄的改变
胃肠道的吸收	—
药物的分布	
中央房室容积	—或↓
外周房室容积	
亲脂性药物	↑↑
亲水性药物	↓↓

续表

过程	随年龄的改变
血浆蛋白结合	
与白蛋白的结合	↓
与 α_1- 酸性糖蛋白的结合	—或↑
药物的清除	
肾清除	↓↓
肝脏代谢	
Ⅰ相反应	
CYP3A	↓
CYP1A2	—或↓
CYP2D6	—或↓
CYP2C9	—或↓
CYP2C19	—或↓
CYP2E1	—或↓
Ⅱ相反应	
葡糖醛酸苷化	—
硫酸化	—
乙酰化	—

三、对药物代谢的影响

衰老使人的药物代谢能力减退。肝脏是药物代谢的主要器官,很多药物都必须在肝脏经肝微粒体药物代谢酶作用,结合成水溶性络合物从肾脏排出。一些肝脏疾病的患病率随着年龄增长而增加,并且在年龄较大的患者中观察到晚期肝病的发生率高于年轻患者。老年人的肝细胞数量减少、肝微粒体酶的活性降低,加之肝血流量减少,故其药物的代谢减慢、代谢能力下降、半衰期延长,易造成某些主要经肝脏代谢的药物蓄积。现已证实,老年人使用利多卡因、咖啡因、安替比林、普萘洛尔、保泰松和异戊巴比妥后血药浓度增高,半衰期延长。

老年人的肝血流量比成年人低、首关代谢减弱,中高摄取率的药物其生物利用度增加,老年人的用量宜为青年人的 1/2 或 1/3,否则可导致药品不良反应如各种类型的心律失常等。即使是同龄的老年人,其肝药酶的活性也存在个体差异,而且Ⅱ相反应代谢酶的活性并不受年龄的影响,亦不能以肝功能测定来预知老年人的肝脏代谢药物的能力,肝功能正常并不能提示其代谢能力正常(表 21-2)。由于老年人的非微粒体酶(如氧化乙醇的醇脱氢酶、肼屈嗪和普鲁卡因胺的乙酰化酶等)的活性不降低,故这些药物在体内的代谢并不减慢。一般认为,血药浓度可反映药物作用强度,血浆半衰期可作为预测药物作用和用药剂量的指征。但是还应注意到,血浆半衰期并不一定能够完全反映药物的代谢、消除过程和药物作用时间。

表 21-2 影响药物代谢的因素在年轻人和老年人中的对比

影响药物代谢的因素	年轻人（20~30 岁）	老年人（60~80 岁）
体液（占体重）/%	61	53
体脂（占体重）/%	26~33（女） 18~20（男）	38~45（女） 36~38（男）
血浆白蛋白 /（g/dl）	4.7	3.8
肾脏重量 /%	100	80
肾小球滤过率（或肌酐清除率）/%	100	35（平均下降）
肝血流量 /%	100	55~60

四、对药物排泄的影响

衰老使人的药物排泄能力下降。肾脏是大多数药物排泄的重要器官，胆汁排泄也较重要，某些药物也可从肺、乳腺、唾液或汗腺排出，挥发性药物及气体主要从呼吸道排出。老年人的肾功能降低，导致药物的肾排泄减少、半衰期延长，这是老年人易发生药物蓄积中毒的主要原因。老年人的肾功能减退包括肾小球滤过率降低、肾血流量减少、肾小管主动分泌功能和重吸收功能降低。这些因素均可使主要由肾以原型排泄的药物蓄积，表现为药物的排泄时间延长、清除率降低。血肌酐水平取决于肌酐的转变和肾脏对肌酐的清除，老年人的肾功能减退，肌酐清除率随着年龄增长而降低，但由于老年人的肌肉有不同程度的萎缩、体力下降，故肌酐的产生减少，即使肾功能降低，其血肌酐也可能不升高。所以老年人的血浆肌酐浓度不能作为衡量肾功能的指标，而必须以肌酐清除率为指标。

老年人使用主要经肾排泄的药物，如地高辛、氨基糖苷类抗生素、青霉素、苯巴比妥、四环素类、乙胺丁醇、西咪替丁和磺酰脲类降血糖药等，都可因肾功能减退而使排泄减少，从而显著延长半衰期并有蓄积中毒的风险，所以老年患者使用这些药物时均应相应减少用量。总之，老年人的肾功能减退，药物的血浆半衰期延长，用药剂量应向下调整，给药间隔应适当延长，特别是药物以原型排泄、治疗指数窄的药物（如地高辛、氨基糖苷类抗生素）尤应引起注意（表 21-3）。老年人如有失水、低血压、心力衰竭或其他病变时可进一步损害肾功能，故用药更应小心，最好能监测血药浓度。此外，老年人的肝胆功能也随着年龄增长而下降，使用主要经肝胆系统排泄的药物也应注意药物是否蓄积。

表 21-3 在老年人体内清除率降低的药物

清除 / 代谢途径	药 物
肾脏	所有氨基糖苷类、万古霉素、地高辛、普鲁卡因胺、锂盐、索他洛尔、阿替洛尔、多非利特、西咪替丁
单重 I 相代谢反应途径	阿普唑仑、咪达唑仑
CYP3A	三唑仑、维拉帕米、地尔硫䓬、二氢吡啶类钙通道阻滞剂、利多卡因
CYP2C	地西泮、苯妥英、塞来昔布
CYP1A2	茶碱
多重 I 相代谢反应途径	丙米嗪、地昔帕明、曲唑酮、氟西泮、环己烯巴比妥

【案例 21-1】

患者基本情况：女，76 岁，频发室性期前收缩。

用药方案：胺碘酮 0.2g t. i. d.。

治疗分析：老年人的肝血流量减少、肝微粒体酶的活性降低，并且心脏传导随年龄减慢。同时胺碘酮的脂溶性高、半衰期长，易蓄积。患者易出现病理性窦性心律，一旦出现，应立即停药观察。2 个多月后复查，血中还能查出该药的含量。

【案例 21-2】

患者基本情况：男，77 岁，持续性心房颤动。

用药方案：地高辛 0.125mg q. d. 维持，因呼吸道感染用红霉素 3 天。

治疗分析：患者出现严重的心律失常，检查发现地高辛的血药浓度明显升高。因为老年人的肌肉组织含量减少而心肌倾向于肥厚，致使心肌的药物分布相对增加；老年人的肝肾功能减退，使血药浓度增高；老年人原本就有传导减慢的趋势；红霉素抑制 CYP450，使地高辛的代谢减少、浓度增加。

第三节　衰老对临床药效学的影响

衰老对临床药效学的改变是指机体效应器官对药物的反应随年龄而改变，它的研究对象主要是药物对机体的作用，并注重不同个体给药作为药物作用的对象与效应体在药效学方面的显著性差异及差异的影响因素。如药物作用的靶器官、靶组织的功能、靶细胞和受体的数目及与药物的亲和力改变使老年人对药物的效应发生变化，药动学的改变亦进一步影响老年人对药物的反应（表 21-4）。衰老对临床药效学的影响有对常用的大多数药物的敏感性增高、药效增强，仅对少数常用药物的敏感性降低、药效减弱；对药物的耐受性下降，不良反应发生率高；用药依从性变差。

表 21-4　老年患者的药效学改变

药物	药理作用	老年性药效学改变
抗精神病药	镇静、锥体外系症状	增强
苯二氮䓬类	镇静、降低运动协调性	增强
β 受体激动剂	扩张支气管	减弱
β 受体拮抗剂	抗高血压	减弱
维生素 K 拮抗剂	抗凝血效应	增强
呋塞米	速效利尿	减弱
吗啡	镇痛、镇静	增强
丙泊酚	麻醉效应	增强
维拉帕米	抗高血压	增强

一、对大多数药物的敏感性增高，药物作用增强

衰老使人的生理功能减退，对药物的敏感性增高，药物作用增强，药品不良反应发生率也增高。

（一）对中枢抑制剂的敏感性增加

由于老年人的高级神经系统功能减退，脑细胞数、脑血流量和脑代谢均降低，因此对中枢抑制剂很敏感。对有镇静作用或镇静不良反应的药物均可引起中枢的过度抑制；吗啡的镇痛作用时间显著长于年轻人，更易发生呼吸抑制；对吸入性麻醉药氟烷和硬膜外麻醉药利多卡因的敏感性增加；地西泮引起醒后困倦或定位不准及尿失禁、活动减少，因此用药剂量应相应减少；巴比妥类在老年人中可引起精神症状，从轻度的烦躁不安到明显的精神病，不仅见于长期用药者，也见于首次用药的老年人，因此老年患者不宜使用巴比妥类药物。据报道，19 例患者用地西泮作为胃肠内镜检查前的镇静药，其所需的地西泮静脉注射剂量老年人比青年人小。对 23 例因进行心脏复律而接受地西泮的老年患者，其达到镇静的平均使用剂量为 0.2mg/kg，而中年人达到与老年人同等镇静程度所需要的剂量为 0.5mg/kg，表明老年人对地西泮的敏感性明显增加。有人报道，在进行心律转复术时，常静脉注射地西泮作为镇静药，此时老年人的用量宜为青年人的 1/3~1/2。又如氯氮䓬引起小脑共济失调的剂量青年人为 600mg，而老年人为60~70mg，表明老年人对氯氮䓬的敏感性增高。

老年人对乙醇的敏感性也增加，在同样的乙醇浓度下，老年人的反应时间、记忆和听力改变程度比年轻人要显著。老年人对吗啡引起的呼吸抑制更为敏感，使用吗啡易引起敌对情绪。如在双盲条件下对 712 例术后急性疼痛患者肌内注射 10mg 吗啡和 20mg 喷他佐辛后，其疼痛减轻程度老年人比青年人明显。据报道，老年人的大脑对麻醉性镇痛药高度敏感，使用年轻患者的常用剂量即可产生过度镇静，出现呼吸抑制和意识模糊。中枢性抗高血压药利血平或氯丙嗪、抗组胺药及皮质激素等引起明显的精神抑制和自杀倾向。老年人应用中枢性抗胆碱药治疗帕金森综合征时常引起痴呆、近期记忆力和智力损害，使用精神病药时可引起行为异常。

（二）影响内环境稳定性的药物作用增强

老年人因内环境调节能力降低，使影响其内环境稳定性的药物作用增强。①血压调节功能不全，药物易引起直立性低血压。衰老使抗高血压药的作用变得复杂化是因为压力感受器反应降低，心脏本身和自主神经系统反应障碍，血压调节功能不全。老年人心脏对缺氧、高 CO_2、儿茶酚胺等的刺激及反应明显减弱，对 β 受体激动剂和 β 受体拮抗剂的反应均减弱，因此当使用抗高血压药时易引起直立性低血压当给予老年患者吩噻嗪类（如氯丙嗪）、α 肾上腺素受体拮抗剂（如哌唑嗪）、肾上腺素能神经元阻滞剂（如利血平）、亚硝酸盐类血管扩张药、三环类抗抑郁药、普鲁卡因胺、抗高血压药和利尿药等药物时也易引起直立性低血压。另外，使用升压药时应考虑老年人动脉硬化的潜在风险。②体温调节能力降低，药物易引起体温下降。当应用氯丙嗪、巴比妥、地西泮、三环类抗抑郁药、强镇痛药、乙醇等药物时易引起体温下降。③使用胰岛素时易引起低血糖反应。

（三）对肝素及口服抗凝血药的敏感性增加

鉴于老年人的肝合成凝血因子的能力下降和血管发生退行性病变导致凝血反应减弱，故对肝素及口服抗凝血药非常敏感，一般治疗剂量可引起持久的凝血功能障碍，并有自发性出血的风险。老年人在受体水平对口服抗凝血药华法林和肝素的作用比青壮年敏感是由于老年人的饮食中维生素 K 缺乏，

胃肠道对维生素 K 的吸收能力下降、对维生素 K 的清除率增加或凝血酶原复合物对维生素 K 的反应下降,加之老年人的血管变性,致凝血反应障碍,故老年人更易产生出血并发症。

(四)对肾上腺素的敏感性增加

对于年轻人,小剂量的肾上腺素并不能引起肾血管明显收缩,而同样剂量的肾上腺素却可使老年人的肾血流量降低 50%~60%、肾血管阻力增加 2 倍以上。

(五)对耳毒性药物的敏感性增加

高龄会增加对耳毒性抗生素造成内耳损伤的敏感性,随着耳毒性损伤进展,听力会越来越差。氨基糖苷类易致听力损害,由于老年人的心脏神经与胆碱受体减少,使阿托品使用后心率的增加少于年轻人。

二、对少数药物的敏感性降低,药物作用减弱

随着年龄增长,多种内分泌系统的受体数目减少,相关的药物效应降低,这可能是受体对药物的亲和力减弱的结果。老年人的心血管系统功能减退、心肌收缩力减弱、心排血量减少,心脏对各种刺激的反应能力下降,主要可能与心血管系统的 β 受体反应性下降有关。如老年人对异丙肾上腺素正性变率作用的敏感性降低,对 β 受体拮抗剂(普萘洛尔)的负性频率作用的反应也减弱,可能与 β 受体数目或密度减少、亲和力降低和受体后腺苷酸环化酶的活性降低有关。70 岁的老年人的心率对异丙肾上腺素的反应比 20 岁的年轻人小 4 倍,老年人对儿茶酚胺转化能力的下降引起血浆去甲肾上腺素浓度增高,使 β 受体数目下调,但对肾上腺素受体激动剂的敏感性却降低。老年人的胆碱受体反应性也降低,对阿托品增加心率作用的反应减弱,青年人用阿托品后心率可增加 20~30 次/min,而老年人仅增加 4~5 次/min,可能与老年人的迷走神经对心脏的控制减弱有关。对老年人,兴奋剂苯丙胺、士的宁的兴奋作用也减弱。老年人用糖皮质激素时对葡萄糖代谢的抑制作用较年轻人降低 3~5 倍,而对糖皮质激素促进蛋白异化作用的敏感性增高,易致骨质疏松或自然骨折。老年人的性激素分泌减少,可出现各种生物学反应的变化,因此适当补充性激素可缓解机体的不适症状和预防骨质疏松,但雌激素可引起子宫内膜和乳腺癌变、雄激素可引起前列腺肥大或癌变,所以不宜长期大量使用。老年人对激素的调节能力下降,对外界刺激的反应能力降低。

三、对药物的耐受性降低

老年人对药物的耐受性降低,且女性更为明显。

1. **对多药合用的耐受性明显降低**　与多药合用相比,老年人对单一或少数药物合用的耐受性要更好。如利尿药、镇静药、苯二氮䓬类药物各 1 种并分别服用,可能耐受性良好,能各自发挥预期的疗效;若同时合用,则患者不能耐受,易出现直立性低血压。所以合并用药时应尽量减少用药品种,注意调整剂量。

2. **对胰岛素和葡萄糖的耐受性降低**　老年人的大脑耐低血糖的能力也较差,故应用胰岛素时易引起低血糖反应或昏迷。

3. **对易引起缺氧的药物的耐受性差**　老年人因为肺和心脏的功能储备降低、骨髓的造血干细胞减少、外周血液红细胞数量减少,以及某些呼吸酶的活性降低等原因,均可导致对缺氧的适应能力降低。

4. 对利血平及异烟肼等损害肝脏的药物的耐受性降低

5. **对排泄慢或易引起电解质失调的药物的耐受性降低**　老年人的肾调节功能和酸碱代偿能力较差,故用药剂量宜小、间隔时间宜长。通常 50 岁之后,每增加 1 岁,可减少成人用量的 1%。

四、用药依从性较差

用药依从性是指遵照医嘱服药的程度。遵照医嘱服药是治疗获得成功的关键。据报道,约有 60% 的老年患者不遵医嘱服药,其主要原因如下:

1. **所用的药物过多**

2. **药物的副作用**　老年人由于药动学的改变,各系统、器官功能及代偿能力逐渐衰退,机体耐受性降低,患病率上升,对药物的敏感性发生变化,药品不良反应率增高。例如血管紧张素转换酶抑制剂,其可引起干咳、瘙痒、皮疹、味觉异常等,使患者难以忍受或担心诱发其他疾病,从而使服药依从性下降。

3. **患者对服药依从的意识不强**　一部分老年人自认为病情好转便停药,当不舒服时再继续服药,造成病情反复;而有些则是对药物的期望过高,急于求成,滥用、多用药物。由于自身经济状况,一些老年患者嫌药物太贵,觉得药物花费过多,因此便擅自停药或换药。

4. **老年人的记忆力减退**　随着脑血管退行性变、脑血流量减少及耗氧量降低,老年人常出现记忆力减退、思维判断能力降低、反应迟钝等知觉功能的改变,出现多服、漏服或误服药物等情况。

5. **家庭因素**　随着社会发展,人口流动不断加大,空巢老人逐渐增多,生病、行动不便的老年人缺乏照料,致使其影响服药依从性。

【案例 21-3】

患者基本情况:女,72 岁,发现血压升高 10 年,有吸烟史、高脂血症,曾查出餐后 2 小时血糖 9.2mmol/L。

用药方案:长期服用美托洛尔 25mg 每日 2 次 + 氢氯噻嗪 25mg 每日 2 次,血压在 150~170/80~90mmHg 波动。

治疗分析:①该患者患有糖脂代谢异常,长期合用大剂量 β 受体拮抗剂与利尿药对糖脂代谢有一定的不良反应,因此该患者不适合采用这种联合用药方案进行治疗;而且 β 受体拮抗剂对老年人高血压患者的降血压效果较差。②钙通道阻滞剂(CCB)+ 血管紧张素转换酶抑制剂(ACEI)是适合该患者的联合方案。CCB 对于老年单纯收缩期高血压的疗效好,且有证据表明 CCB 能减缓无症状性颈动脉粥样硬化进展。ACEI 虽然对于老年低肾素性高血压的降血压效果较差,但有助于改善糖代谢、减少尿蛋白、保护肾脏。研究表明,ACEI 同样适用于老年人高血压患者。如果 CCB+ACEI 不能使该患者的血压达标,可加用小剂量的利尿药。

【案例 21-4】

患者基本情况:王某,男,70 岁,腹痛、腹泻 5 小时,诊断为急性胃肠炎。

用药方案:①阿托品 0.3mg×10 天用法,即 0.6mg 口服 3 次 /d;②诺氟沙星 0.2g×24 天用法,即 0.4g/ 次口服 2 次 /d。

治疗分析:患者为老年男性,需考虑其肝肾功能和病理情况。心、脑、肝、肾等重要器官功能逐渐衰退,对药物的耐受性降低;往往多病并存、病情复杂,用药不当易发生不良反应。改为山莨菪碱 10mg p. r. n.,诺氟沙星 0.2g 2 次 /d。

第四节　老年人的临床合理用药原则与评估

由于老年人的生理生化变化特点导致药物在体内的药动学和药效学明显有别于年轻人,为了达到安全、有效、合理的药物治疗目的,老年人的临床用药应遵循以下原则。

一、老年人的临床合理用药的总体原则

(一)需有明确的用药指征

首先应了解老年患者的病史、用药史、家族遗传史,特别关注前期所用的药物种类、剂量、用法、疗程、不良反应及目前的用药情况,要仔细分析症状,作出及时正确的诊断,明确用药的指征,再选择疗效肯定、能缓解症状、纠正病理过程或消除病因的药物。无用药时坚决不用,对可用可不用的药亦以不用为好,有些临床症状如失眠、抑郁等可通过调整生活习惯、生活环境、人际关系得到改善。老年性便秘相当多见,若能通过多食用富含纤维素的食物、加强腹肌锻炼治疗,就尽量不用药。总之,老年人除急症或器质性病变外,尽量少用药物。

(二)尽可能减少用药种类

老年患者采用药物治疗时,要应用最少药物的最低有效剂量,同时合用的药物以不超过4种为宜。因为作用类型相同或不良反应相似的药物合用常造成老年人发生严重不良反应,如抗抑郁药、抗精神病药、抗胆碱药、抗组胺药都具有抗胆碱作用,合用后作用相加可发生口干、视物模糊、便秘和各种精神症状等;而镇静药、利尿药、抗高血压药、血管扩张药合用可造成老年人低血压,故应尽量减少合用。

(三)选用最基本的药物

在条件允许时,优先选用最基本的药物,以避免新药在临床使用初期出现尚未观测到的不良反应。同时使用最基本的药物可减轻老年人的经济压力。

(四)避免应用不适于老年患者的药物

每种药物都有其治疗作用和副作用,用药的基本原则是其治疗作用大于副作用,确保用药对老年人有益。若所使用的药物尽管具有减轻症状的作用,但也会给患者带来不良反应或严重的毒副作用,例如轻者导致过度镇静、食欲减退、口干、便秘、视物模糊和尿失禁等,重者引发跌倒、骨折、急性意识障碍、尿潴留、直立性低血压、晕厥等,若有更安全的药物替代,这些药物应列为禁用或慎用药物(表 21-5)。因此,同类药物应按照不良反应发生率和严重程度进行选择。

表 21-5　老年人禁用和慎用的部分药物

种类	药物
禁用的药物	长效苯二氮䓬类、短效巴比妥类、阿米替林、抗抑郁药与抗精神病药复方制剂、吲哚美辛、保泰松、氯磺丙脲、丙氧氨酚、双嘧达莫、肌松药、颠茄和莨菪碱、止血药、氨基糖苷类和多黏菌素类抗生素、万古霉素、四环素、利福平、洋地黄毒苷等
控制剂量的药物	氟哌啶醇、硫利达嗪、地高辛、西咪替丁、雷尼替丁、铁制剂等
控制疗程的药物	伪麻黄碱、H$_2$受体拮抗剂、口服抗菌药物、奥沙西泮、三唑仑、艾司唑仑

几类老年人常用药的特点如下：

1. 抗生素　抗生素用于治疗老年人感染时与年轻人有以下不同之处：①感染的病原体种类不同；②老年人体内的水分少、肾功能差，容易在用药剂量与年轻人相同的条件下造成高血药浓度和毒性反应；③体外实验敏感而实际疗效却不肯定，因为老年人的免疫球蛋白水平低、防御功能差；④广谱抗生素易导致肠道菌群失调。例如青霉素主要经肾消除，由于老年人的肾功能减退引起其消除半衰期延长，肌酐清除率可以作为其可靠的衡量指标。保泰松对肾小管的主动转运有影响，可延长青霉素的半衰期。老年人调节电解质平衡的能力较低，因此不宜给予过多剂量的含钠青霉素而致钠离子过多；在使用羧苄西林或替卡西林时，需注意有无血钾过低的现象。

2. 抗炎镇痛药　老年人对吗啡或喷他佐辛的镇痛作用更为敏感，其等剂量效应比年轻人高 3~4 倍。由于吗啡的中枢抑制作用，70 岁以上的老年人慎用，必须使用时首次剂量不能超过成人剂量的 2/3，老年人的血药峰浓度、达峰时间、药 - 时曲线下面积均随年龄而增大。阿司匹林诱发的胃损害也与年龄相关。吲哚美辛的半衰期在老年人中也有所延长。在 70~100 岁的老年人中，保泰松的血浆清除率比年轻人低。其他抗炎镇痛药如布洛芬、噻洛芬酸在老年人与年轻人中无差别；而萘普生则因老年人的蛋白结合力低，同剂量的血药浓度老年人比年轻人高 1 倍，易发生毒性反应。故而，老年人在用镇痛药时必须小心调整剂量和给药时间。

3. 抗高血压药　老年人对低血压的压力感受器反应不正常，周围静脉压力低，加之高血压影响交感神经功能，则更易发生直立性低血压。可乐定、甲基多巴、胍乙啶、利血平均可发生这一不良反应，故需慎用。钙通道阻滞剂具有广泛的首关代谢，老年人对其清除能力减低；且老年人应用钙通道阻滞剂的降血压作用比年轻人强，可能是由于老年人对压力感受及交感反射的反应降低所致，也可能由于药动学的变化而使血药浓度高于年轻人。

4. 利尿药　利尿药在老年人体内的药动学研究尚不充分。噻嗪类利尿药与呋塞米均经肾脏排泄，其清除率在老年人中可能减低。虽然预期中由于老年人的肾功能减退而噻嗪类药物的疗效可能减低，但不良反应可能会增加，易失钾，还常伴有失水和低血压。因此，老年人用利尿药时剂量应适宜，需定期测定血清电解质，注意体位性血压改变。由于利尿药易引起电解质及代谢方面的不良反应，故一般不用作降血压首选的单一治疗用药，可与 ACEI、钙通道阻滞剂或 β 受体拮抗剂配合使用。

5. 精神药物　由于老年人的智力反应减低、思想敏捷性减慢、感觉变得迟钝、学习能力减退、记忆力差，在应用镇静催眠药时比年轻人更易发生不良反应。老年人的中枢神经系统去甲肾上腺素及乙酰胆碱功能减弱，前者易使老年人在应用抗抑郁药时致直立性低血压，后者易使老年人发生记忆和智能障碍。老年人对巴比妥类药物会发生反常的激动反应，其原因未明，故不鼓励老年人常规使用镇静催眠药。老年人使用地西泮（安定）时其半衰期为年轻人的 4 倍，故在实际应用时给药的时间间隔要加长。此外，老年人比年轻人对地西泮的中枢抑制作用更为敏感，尤其对于氟西泮和硝西泮，老年人更易产生中枢系统不良反应。苯二氮䓬类在老年人中易发生中枢神经系统抑制，也应当注意谨慎使用。

（五）选择合适的药物剂型

老年患者宜选用颗粒剂、口服液或喷雾剂，病情急者可静脉注射或静脉滴注给药，不宜使用缓控释制剂。严重疼痛患者可选择镇痛药透皮贴剂。老年习惯性便秘者可用肛门栓剂。

（六）慎用滋补药或抗衰老药

切忌盲目使用滋补药及抗衰老药,谨慎使用维生素类药物,因为维持正常生理代谢所需的维生素量很微小,如维生素 C 仅需 50~75mg/d、维生素 B_6 仅需 1~2mg/d,且一般从每日的饮食中可满足需求;若超量应用维生素 C 可产生大量草酸盐结晶,有导致泌尿系统结石的可能性。维生素 E 300mg/d 应用 6 个月以上易引起血小板聚集、血栓形成、血栓性静脉炎甚至肺栓塞,还可引起高血压、糖尿病、心绞痛加重及免疫功能下降;降低维生素 A、维生素 K 的肠道吸收,引起皮肤粗糙、夜盲症、眼干燥症、角膜软化和出血倾向等。因此,只有在某种维生素缺乏或疾病治疗需要时才给予补充,一旦纠正,即减量或停药。滋补药中也有中药、藏药、蒙药,由于这些药物作用机制复杂,很多尚不明确,可能存在与其他同服药物的相互作用,应慎用。

（七）避免多重用药

老年患者大多同时患有多种疾病,需要使用多种药物同时治疗,即多重用药（polypharmacy）。在药物选择过程中应抓住主要矛盾,减少合用的药物种类,优先选择有双重疗效的药物,将药物种类控制在不超过 4 种。无须用药时坚决不用,如失眠、抑郁等可先通过调整生活习惯、丰富生活内容和加强人际交流得以改善;对可用可不用的药亦以不用为好。若必须进行药物治疗,则应贯彻"药物种类少而精"的原则。多重用药会导致一系列后果,如随着年龄增长,代谢状况发生变化且药物的清除率降低,老年人发生药品不良反应的风险更高;多重用药会增加发生药物相互作用的可能性,特别是使用华法林、地高辛等药物时;多重用药可导致用药依从性相关问题,很多老年人的视觉功能障碍或认知功能障碍会使之更复杂。

（八）个体化给药剂量

由于老年人的肝肾功能下降,服药后药动学发生变化,药物在体内蓄积引发不良反应发生率增加,这种剂量依赖性不良反应在老年人中非常常见。此外,老年人服药后药效的个体差异明显,尤其是高龄人群。鉴于安全性,建议老年人采取小剂量原则,根据服药后的疗效和耐受性逐渐调整剂量。50 岁以上的患者除主要心、肺、肝和肾功能外,一般年龄每增 1 岁,药物剂量应减少 1%。剂量调整以"低起点、缓增量",以获最大疗效和使不良反应降至最小为准。摸索老年人个体的最佳剂量,即老年人的给药方案宜个体化,并在有条件时对治疗指数小且毒性大（如地高辛）、具非线性动力学的苯妥英钠或多药联合应用时及有心、肝、肾疾病患者进行治疗药物的血药浓度监测。

剂量调整可按下式进行计算:剂量调整因数 $=1/[F(K_f-1)+1]$。式中,F 为药物原型经肾排出的比率,K_f 为相对肾脏排泄功能（以肌酐清除率即可求得）。老年人剂量 = 成人剂量 / 剂量调整因数,给药间隔时间调整值 = 正常给药间隔时间 × 剂量调整因数。若要同时调整剂量和给药时间,则可根据剂量调整或给药间隔时间调整所得的结果按比例进行。

例: 庆大霉素的 F=0.9（90%~100% 的药物以原型经肾脏排泄）,患者的肌酐清除率为 60ml/min,若按肾功能正常者每 8 小时给 80mg 的剂量计算,求此患者的调整剂量给药间隔时间或两者都进行调整的数值。

解: 剂量调整因数 $=1/[0.9(60/120-1)+1]=1.8$。

该患者每 8 小时的给药剂量 =80mg/1.8=44mg,给药间隔时间调整值 =8 小时 ×1.8=14.4 小时（给药剂量为 80mg）。同时调整给药剂量和间隔时间：14.4 小时 /2=7.2 小时，80mg/2=40mg。故此患者的调整给药剂量为每 8 小时给 44mg 或每 14.4 小时给 80mg 或每 7.2 小时给 40mg。

（九）适时停药

老年人随着年龄增长，机体的重要脏器在发生改变，同时疾病也在不断进展，原有的药物可能不再适合当前的状态，需及时停药，重新制订治疗方案。以下是老年人几种常见的需要及时停药的情况：①出现新的症状，考虑为不良反应时停药，选用其他可替代的药物；②需满足特定疗程治疗的疾病，在疗程结束后停药；③对症治疗药物在症状消失或效果不明显时停药。有些药物长期应用后突然停药可发生病情恶化的停药综合征，应采用逐渐减量至停药。但高血压、慢性心功能不全、糖尿病、帕金森病等经药物治疗后虽已获得控制，但为防止复发，仍需长期用药或终身用药。

（十）选择最佳给药时间

一般对消化道具刺激性的药物如四环素类抗生素、铁剂等选择餐后口服给药，而健胃药、利胆药、驱肠虫药、盐类泻药、胃肠解痉药等宜在餐前口服给药。注意择时用药是根据疾病、药动学、药效学的昼夜节律选择最合适的用药时间，如老年糖尿病患者的胰岛素治疗，上午 10：00 用药较下午用药的降血糖作用更强。长期应用皮质激素而病情控制后，宜将 2 日的给药总量于隔日 06：00—08：00 一并给予，即可填补皮质激素每日分泌高峰后出现的低谷期，又对皮质功能的抑制较小且疗效好，库欣综合征（Cushing syndrome）等不良反应亦较少。阿司匹林早餐后用药的血药浓度高、半衰期长、疗效好；而铁剂 19：00 用药的吸收率最大，故晚餐后使用较为合理；利尿药宜上午使用，以免晚上使用后夜尿频繁影响睡眠及休息。

（十一）嗜好控制

老年患者用药期间应控制烟、酒、茶等嗜好及注意日常饮食。吸烟可使食欲减退、延迟胃排空时间，影响口服药物的吸收；吸烟减少糖尿病患者的胰岛素皮下吸收，为达到有效降血糖，其用药剂量比不吸烟的患者多增加 15%~30% 的用量；烟油中含有大量的多环芳香烃类化合物，可诱导肝微粒体药酶系统如 CYP1A1、CYP1A2、CYP2E1、CYP2D6 和 CYP3A4，增强地西泮、尼可刹米、咖啡因、茶碱、非那西丁、安替匹林等的代谢，使血药浓度下降；吸烟者的茶碱的血浆清除率较不吸烟者高 1.8 倍；吸烟还可影响利多卡因、安替匹林、丙米嗪、华法林等的体内分布。故老年人在使用麻药、镇静药、镇痛药、解热镇痛药期间应戒烟。吸烟可还降低抗高血压药及抗心绞痛药的作用，也可影响调血脂药的效果。

酒亦是肝药酶如 CYP2E1 的诱导剂，可加速戊巴比妥、华法林、安乃近、甲苯磺丁脲等的代谢，还可与灰黄霉素、环丝氨酸、阿司匹林、中枢抑制剂、β 受体拮抗剂等发生相互作用；使用甲硝唑、替硝唑、头孢曲松、头孢哌酮期间及前后 1 周应禁止饮酒，以免诱发表现为面部潮红、头晕、头痛、恶心、呕吐、胃痛、腹痛、嗜睡、血压下降、幻觉等的"双硫仑样反应"；使用苯乙双胍、格列本脲、甲苯磺丁脲、氯丙嗪、呋喃唑酮期间也应戒酒。此外，酒对中枢神经系统有镇静麻醉作用，与中枢抑制剂如苯巴比妥、苯二氮䓬类及三环类抗抑郁药丙咪嗪等合用时会加强药效，加剧中枢神经系统抑制。

（十二）提高用药依从性

老年患者往往精神活动功能减弱和情感发生变化：记忆力下降、注意力不集中、易固执己见和产生偏见等，更因老年人处于痴呆、抑郁症、独居孤寡或由于患多种疾病需用多种药物治疗等复杂的情况，而常发生误用药物或过量、忘用药物等不遵医嘱的用药情况。因此,为使老年患者获得较佳的药物治疗效果,应尽量提高其依从性,为此应尽量简化治疗方案,用药简单,尽量减少用药次数和合并用药,详细解释处方用药的目的、剂量及用法,酌情给予文字或图示说明用法用量,必要时在社区医疗保健监控下用药。对阿尔茨海默病、抑郁症或独居的老年人用药,家属或亲友应进行监督检查,尽量使老年人的用药做到准确合理。

二、综合评估

老年人的综合评估涉及 3 个方面:预后、价值观和偏好及功能评估在每个临床决策中,每个方面应该得到简要的考虑。对于许多临床干预措施,其后不久会发生危害,直到数年之后才会产生效益;当预期寿命低于获益时间时,这种干预通常是禁忌的。在作出重大临床决策之前,需要进行全面评估(例如是否应该进行大手术或者是否应该让患者住院)。

(一)预后评估

当老年人的预期寿命超过 10 年(即 50% 的相似人的寿命超过 10 年)时,考虑有效的检查和治疗方法是合理的。当预期寿命少于 10 年(尤其是当预期寿命少于 10 年)时,应根据患者预期寿命缩短的情况,根据患者预后和生活质量的改善能力作出选择。随着预后恶化,测试和治疗的相对益处和危害通常会发生变化,净效益(益处减去危害)通常会恶化。

当较老患者的临床情况由单一疾病过程(例如肺癌转移至脑)支配时,可以使用疾病特异性仪器很好地估计预后。然而,即使在这种情况下,预后通常随着年龄增长而恶化(特别是在 90 岁以上)并且存在严重的与年龄相关的症状,例如痴呆、营养不良或行走能力受损。

(二)价值观和偏好评估

尽管患者的价值观和偏好不同,但大多数身体虚弱的老年患者优先考虑保持其独立性而不是延长生存期。通过直接与患者交谈来确定其价值观和偏好;或者当患者不能可靠地表达偏好时,通过患者的代理人来确定。可以在特定医疗决策的背景下最容易地评估价值观和偏好。在评估价值观和偏好时,请务必牢记以下内容:患者对其自身的经历是有偏好的,但是他们通常没有足够的信息来表达对特定测试或治疗的明智偏好;患者的偏好通常会随着时间而改变。

(三)功能评估

随着年龄增长,人们往往会在多个领域失去功能,结果使他们可能无法快速或有能力地开展某些活动,并可能需要其他活动的帮助。对老年人的功能评估包括以下几个方面:躯体功能、心理健康、社会健康、环境健康、饮食健康。在一定程度上,对老年人功能状况的评估比其对进行患病情况的评估更加重要,功能评估对于确定个人在其价值观和偏好及处方治疗可能产生的影响方面的需求至关重要。

思考题

1. 老年人的临床药动学的主要变化有哪些?

2. 老年人的临床药效学较年轻人有何特点?

3. 老年人的临床用药应掌握哪些原则?

参考文献

［1］姜远英,文爱东.临床药物治疗学.4 版.北京:人民卫生出版社,2016.

［2］李俊.临床药理学学习指导及习题集.北京:人民卫生出版社,2013.

［3］王建业,胡欣.临床药物治疗学:老年疾病.北京:人民卫生出版社,2017.

［4］BURKHARDT H, WEHLING M, GLADISCH R. Pharmacotherapy of elderly patients. Internist, 2007, 48（11）: 1220-1231.

［5］BURTON D A, NICHOLSON G, HALL G M. Anaesthesia in elderly patients with neurodegenerative disorders: special considerations. Drugs & aging, 2004, 21（4）: 229-242.

［6］MACLAUGHLIN E J, RAEHL C L, TREADWAY A K, et al. Assessing medication adherenceintheelderly: which tools to use in clinical practice? Drugs & aging, 2005, 22（3）: 231-255.

［7］TURNHEIM K. When drug therapy gets old: pharmacokinetics and pharmacodynamics in the elderly. Experimental gerontology, 2003, 38（8）: 843-853.

（唐 漫）

第五篇　主要疾病的临床用药

第二十二章 抗 癫 痫 药

第一节 概 述

癫痫（epilepsy）是由多种病因引起的慢性脑部疾病，是脑神经元过度放电导致的反复发作和短暂性的中枢神经系统功能失调。癫痫发作（epileptic seizure）是脑神经元异常过度、同步化放电活动造成的一过性临床表现。癫痫综合征（epileptic syndrome）是一组有特定的临床表现和脑电图改变的癫痫疾病（即脑电临床综合征）。癫痫病因多样，临床表现各异，是神经内科最常见的疾病之一。

癫痫是内在遗传因素和外界环境因素在个体内互相作用的结果。癫痫病因大致分为六类：遗传性、结构性、代谢性、免疫性、感染性病因及病因不明。癫痫病因的遗传性主要表现为：单基因遗传性癫痫、多基因遗传性癫痫、遗传性多系统疾病中的癫痫、细胞（染色体）遗传异常所致的癫痫。癫痫常见的获得性病因有：围产期脑损伤、海马硬化、中枢神经系统感染、脑血管病、脑肿瘤、颅脑损伤、神经变性及脱髓鞘病变等。

1981年国际抗癫痫联盟（ILAE）依据临床表现和脑电图改变，将癫痫发作分为全面性癫痫发作、部分性癫痫发作和不能分类的发作。

1989年《癫痫和癫痫综合征的国际分类》方案，将癫痫及癫痫综合征分成四大类：部位相关性（局灶、局限性、部分性）癫痫及综合征、全面性癫痫及综合征、不能确定为局灶性还是全面性的癫痫及综合征、特殊综合征。从病因学角度，癫痫及癫痫综合征分为特发性癫痫及癫痫综合征、症状性癫痫及癫痫综合征、隐原性癫痫及癫痫综合征。随着新的癫痫及综合征发现，对癫痫病因学的研究，2010年国际抗癫痫联盟提出了癫痫和癫痫综合征过渡性分类框架，作为1989年分类方案的补充。2017年国际抗癫痫联盟更新癫痫分类，将癫痫进行三级分类。第一层次是癫痫发作类型，癫痫发作分为局灶性发作、全身发作和未知发作。第二层次是癫痫类型，包括全身性癫痫、局灶性癫痫、联合广泛性和局灶性癫痫（综合性全身性和局灶性癫痫）以及未知类型。第三层次是癫痫综合征。

癫痫治疗以控制发作为首要目标，最终目标是提高患者生活质量。成年癫痫患者获得正常的社会和家庭生活，儿童癫痫患者在治疗同时，能正常发育。癫痫治疗的基本原则：①明确诊断。在治疗中不断完善诊断。②选择合理方案。癫痫病因多样，因此治疗方法多样，目前常见的有抗癫痫药治疗、外科治疗、生酮饮食治疗等。治疗方案应随治疗进程不断修正。③长期足疗程治疗。④规律健康的生活方式，避免睡眠不足和过度劳累。

第二节 抗癫痫药的作用机制与进展

癫痫是神经内科常见疾病,是世界卫生组织(WHO)重点防治的神经、精神疾病,为个人、家庭、社会带来严重的负面影响。我国癫痫患病率在 4‰~7‰,活动性癫痫患病率约为 4.6‰,全国有约 600 万的活动性癫痫患者。近年来,癫痫儿童和青少年发病率较高,老年人群癫痫发病率也呈上升趋势。

抗癫痫药治疗是癫痫治疗中最重要和最基本的治疗,也往往是癫痫治疗首选方案。目前认为,抗癫痫药治疗只能控制发作,不能阻止潜在致痫的形成和发展。经过规范、合理的抗癫痫药治疗,约 70%~80% 癫痫患者可以控制发作,控制人群中 60%~70% 的患者经 2~5 年的治疗可以停药。约 20% 癫痫患者经正规治疗后仍无法有效控制癫痫发作,因此,研发药效更高、副作用更小、安全性更好的新型抗癫痫药势在必行。

一、抗癫痫药的发展史与作用机制

传统抗癫痫药,包括氯硝西泮、苯妥英钠、苯巴比妥、乙琥胺、扑米酮、丙戊酸、卡马西平,疗效确切,但不良反应多,合用易发生药物相互作用。近年,奥卡西平、氯巴占、加巴喷丁、拉莫三嗪、普瑞巴林、噻加宾、托吡酯、唑尼沙胺、卢非酰胺、氨己烯酸等多种新型抗癫痫药陆续应用于临床。

(一)传统抗癫痫药

1857 年溴化钾的应用开启了药物治疗癫痫的历程,1912 年苯巴比妥(phenobarbital,PB)是第一个现代意义上的抗癫痫药。苯巴比妥通过增加细胞膜对 Cl^- 的通透性,减少 Ca^{2+} 依赖的神经递质释放,起到抗癫痫作用;治疗浓度的苯巴比妥能抑制谷氨酸的兴奋性,增强 GABA 的抑制性。苯巴比妥对强直阵挛发作及癫痫持续状态的治疗效果最好,对局限性发作及精神运动性发作也有效,对小发作效果差。作为最早应用的广谱抗癫痫药,因疗效确切,价格便宜,仍广泛应用于临床,特别是难治性癫痫或贫困地区。苯巴比妥常见不良反应是镇静,表现为一过性嗜睡、困倦,可逐渐耐受,长期应用可成瘾。苯巴比妥是肝药酶诱导剂。

1938 年苯妥英钠(phenytoin,PHT)被应用于临床。作为抗癫痫药研发史的里程碑药物,苯妥英钠是第一个通过癫痫动物模型(最大电休克模型,MES model)研发的抗癫痫药。苯妥英钠阻滞钠通道,抑制动作电位的发生,具有膜稳定作用,阻止癫痫病灶异常放电向周围扩散。增强脑内 γ-氨基丁酸(GABA)作用。除对癫痫小发作无效外,对其他各种类型癫痫均有效。苯妥英钠为治疗强直阵挛性癫痫发作的首选药,可用于治疗癫痫持续状态,也用于治疗外周神经痛、室性心律失常。苯妥英钠是二苯乙内酰脲的钠盐,具有强碱性。苯妥英钠抗癫痫作用强,中枢抑制作用较弱,不良反应多,易出现毒性反应。主要不良反应有神经系统反应(血药浓度大于 20μg/ml 时出现眼球震颤、眩晕、复视、共济失调,大于 40μg/ml 出现谵妄、幻觉等精神症状)、血液系统反应(全血细胞减少、巨幼红细胞贫血,叶酸和维生素 B_{12} 治疗)、过敏反应与自身免疫病、牙龈增生、面部皮肤粗厚及多毛症、佝偻病、致畸,因局部刺激大,不采用肌内注射给药。静脉注射给药超过 30mg/min 时可能引起心律失常、血压下降和心脏抑制。苯妥英钠的血浆蛋白结合率约 90%。当血药浓度低于 10μg/ml 时,一级动力学消除;当血药浓度增高时,转为零级动力学消除,半衰期延长,个体血药浓度差异较大,宜及时监测血药浓度。

随着急性癫痫发作整体动物模型用于抗癫痫药筛选,扑米酮(primidone,PRM)、乙琥胺(ethosuximide,ESM)、卡马西平(carbamazepine,CBZ)陆续应用于临床癫痫治疗。

扑米酮为苯巴比妥的前体药物,有镇静作用,通常在其他抗癫痫药无效时应用。乙琥胺无阻滞电压门控钠通道的作用,可用于治疗失神发作,也用于阵挛发作、失张力发作和强直发作,对其他类型癫痫无效。不良反应有胃肠道反应、头痛、头晕等,偶见粒细胞缺乏和再生障碍性贫血。

卡马西平与苯妥英钠有相似的膜稳定作用,降低细胞膜对 Na^+、K^+、Ca^{2+} 的通透性,降低兴奋性,抑制异位放电的扩散,增强 GABA 的突触后抑制作用。卡马西平是一种广谱抗癫痫药,对复杂部分发作(精神运动型)效果最好,对失神性发作、肌阵挛性发作效果差。临床用于治疗三叉神经疼痛、躁狂症,也用于尿崩症。卡马西平的常见不良反应有头晕、嗜睡、共济失调、胃肠道紊乱、轻度皮肤反应,少见血液系统、肝肾损害,罕见全身性红斑疹、光敏反应、剥脱性皮炎、中毒性表皮坏死松解症、史 - 约综合征(Stevens-Johnson 综合征)、系统性红斑狼疮样综合征。卡马西平不宜用于有房室传导异常或骨髓抑制史的患者。用药前检测基因型,有助于避免严重皮肤反应,特别是亚洲人群。卡马西平为肝药酶自身诱导剂,应监测血药浓度。

动物实验与临床结果的不一致提示了急性癫痫动物模型筛选抗癫痫药的局限性。1974 年广谱抗癫痫药丙戊酸(valproate,VPA)应用于临床,抗癫痫药研究进入新纪元。丙戊酸通过多种机制抗癫痫,它能增加脑内抑制性递质 GABA 功能,阻断电压门控钠通道和丘脑 Ca^{2+} 通道。丙戊酸是原发全面性癫痫首选药,对各型癫痫均有效,对失神发作和肌阵挛发作效果显著,也用于治疗双相障碍的急性躁狂发作和预防偏头痛。不良反应常见胃肠功能紊乱、体重增加(促进食欲),少见凝血功能障碍和出血倾向、肝毒性及神经系统不良反应,如嗜睡、头痛、失眠、眩晕、共济失调、震颤等。丙戊酸的不良反应与血药浓度相关。血药浓度监测的应用,推动了临床用药剂量的个体化。

苯二氮䓬类药物(benzodiazepines)为镇静催眠药,用于治疗失眠、焦虑、惊厥、癫痫,主要用于癫痫持续状态。常用药物有地西泮(diazepam)、硝西泮、氯硝西泮(clonazepam,CZP)、劳拉西泮、氯巴占(clobazam,CLB)等。

地西泮是治疗癫痫持续状态的首选药,静脉注射可迅速控制发作,作用时间较短,宜合用苯妥英钠或苯巴比妥。劳拉西泮也是治疗癫痫持续状态的一线药物。硝西泮除控制癫痫持续状态外,也用于肌阵挛性发作。氯硝西泮,静脉注射控制癫痫持续状态作用迅速而持久,对各型癫痫都有疗效,可作为癫痫持续状态的急救用药及难治性癫痫的辅助用药。但因持续的镇静作用,对心血管及呼吸的抑制较地西泮强,一般不作为首选。氯硝西泮的不良反应常见嗜睡、头晕、乏力、胃肠功能紊乱、共济失调,儿童偶见行为和精神异常,血小板和白细胞减少,静脉注射过快可致心脏、呼吸抑制。氯巴占是长效苯二氮䓬类药物,耐受性好,口服用于癫痫辅助治疗,也用于急性焦虑的短期治疗。苯二氮䓬类药物可联用咪达唑仑、丙泊酚治疗难治性癫痫持续状态。

(二)新型抗癫痫药

19 世纪 80 年代以来,唑尼沙胺、氨己烯酸、拉莫三嗪、加巴喷丁、托吡酯、噻加宾、奥卡西平、左乙拉西坦陆续应用于临床。慢性、持续性癫痫动物模型陆续建立,癫痫发作与离子通道、神经递质相关性的研究,推进了对癫痫发病机制的认识。中枢神经系统兴奋与抑制的不平衡是癫痫发作的根本原因,遗传因素是特发性癫痫综合征的重要原因。抗癫痫药血药浓度监测成为常规方法,基因测序技术的发展推动了临床药物治疗的个体化。

1. 唑尼沙胺(zonisamide,ZNS) 抗癫痫作用类似于苯妥英钠和卡马西平,持续时间长,抑制癫痫异常放电。作为磺胺衍生物,有较弱的碳酸酐酶抑制作用,有磺胺过敏史者禁用。临床用于部分性癫痫(伴或不伴继发全面性发作)的辅助治疗,也用于帕金森病、双相障碍的辅助治疗。不良反应有眩晕、厌食、胃肠道紊乱。服用本品需大量饮水,以减少肾结石风险。

2. 氨己烯酸(vigabatrin,VGB) GABA 类似物,GABA 氨基转移酶抑制剂,可以提高脑内GABA 浓度。用于辅助治疗顽固性部分性癫痫发作,特别是儿童患者,可单药治疗婴儿痉挛,对小发作、肌阵挛性癫痫无效。氨己烯酸不与血浆蛋白结合,不诱导肝药酶。不良反应发生率约 50%,主要是中枢抑制,如嗜睡、头晕、共济失调和记忆力减退等。用药时需定期检查视野,已有视野缺损者禁用本品。目前认为,只有其他药物联用方案无效时,才考虑应用。

3. 拉莫三嗪(lamotrigine,LTG) 是一种电压门控钠通道阻滞剂,抑制兴奋性神经递质释放。拉莫三嗪作为广谱抗癫痫药,用于单药或合并治疗各型癫痫,也用于双相障碍的治疗。主要经肝代谢,无肝药酶诱导作用。常见不良反应有皮肤反应、感冒样症状、过敏症、运动障碍如痉挛和震颤,其他不良反应还有血管性水肿、光敏、恶心、复视、头痛等。拉莫三嗪不应超过推荐剂量,与丙戊酸合用时需特别谨慎。雌激素影响拉莫三嗪的血药浓度,因此女性服用避孕药或停用避孕药后均需调整拉莫三嗪剂量。

4. 加巴喷丁(gabapentin,GBP) GABA 类似物,但不具有 GABA 受体激动或拮抗作用,可能通过影响氨基酸转运增强 GABA 的功能,具体作用机制尚不清楚。单药或联合治疗部分性发作,对失神发作无效。加巴喷丁对其他抗癫痫药耐受的难治性癫痫部分发作有效,且不与其他抗癫痫药发生相互作用,适合多药联用。常见不良反应有嗜睡、头晕、共济失调,偶见震颤、复视、恶心、体重增加、感觉异常、关节痛、紫癜、尿路感染等。

5. 托吡酯(topiramate,TPM) 是含磺胺基团的单糖衍生物,结构与传统抗癫痫药迥然不同。托吡酯具有多重抗癫痫作用机制,包括阻断电压门控钠通道;增强 GABA 功能,但作用靶点与苯二氮、苯巴比妥类药物不同;抑制谷氨酸受体的兴奋作用。作为广谱抗癫痫药,托吡酯对强直阵挛发作、部分性发作和失神发作均有效,可单药治疗,也可用于难治性癫痫、儿童顽固性癫痫辅助治疗。不良反应主要是中枢抑制,如共济失调、意识错乱、记忆力障碍等,其他还有肾结石、闭角型青光眼、高热、体重减轻等。与丙戊酸、卡马西平合用时需警惕肝损伤,大量饮水有助于预防肾结石。

6. 噻加宾(tiagabine,TGB) 抑制 GABA 在突触间隙的重吸收。口服吸收快,血浆蛋白结合率高。作为辅助药物,对难治性癫痫部分性发作效果好。主要不良反应与剂量有关,如头晕、震颤、注意力不集中、共济失调等。非癫痫患者使用本药可能诱发癫痫。

7. 奥卡西平(oxcarbazepine,OXC) 卡马西平衍生物,药理作用类似。肝内主要代谢为 10,11- 二氢 -10- 羟基卡马西平起效。单药或辅助治疗伴或不伴继发全身发作的部分性癫痫发作,可用于不耐受卡马西平的癫痫患者的替代治疗。与卡马西平相比,奥卡西平的超敏反应、血液系统(白细胞减少症)不良反应发生率低,低钠血症发生率高。

8. 左乙拉西坦(levetiracetam,LEV) 吡拉西坦类似物。左乙拉西坦能结合特定的突触囊泡蛋白 SV2A 位点,抑制海马癫痫样突发放电,对正常神经元兴奋性无影响。左乙拉西坦是一种广谱抗癫痫药,也用于治疗运动障碍、双相障碍、儿童癫痫等。长期用药不易产生耐药性。常见不良反应有乏力、嗜睡、头晕,少见食欲减退、胃肠道紊乱、感觉异常、可逆性斑秃等。肾损伤、严重肝损伤患者慎用。

近几十年,尽管抗癫痫治疗药物有了更多选择,但是难治性癫痫控制率没有明显改善,癫痫复发率也没有明显的下降,这些问题推动着医学领域对癫痫的病理生理过程的持续探索,建立不同的遗传性癫痫、难治性癫痫、药物抵抗性癫痫整体模型,推动着离子通道、神经递质相关受体的基因研究,也推动着卢非酰胺、瑞替加滨、舒噻美、普洛格柏、普瑞巴林、非氨酯、拉科酰胺等用于癫痫治疗。

1. **卢非酰胺(rufinamide,RUF)** CYP3A4诱导剂。用于伦诺克斯-加斯托(Lennox-Gastaut)综合征、癫痫强直阵挛发作的辅助治疗。常见不良反应有头痛、恶心、厌食、焦虑、震颤、肝功异常、Q-T间期缩短、超敏反应等。食物可增加本品30%生物利用度。

2. **瑞替加滨(retigabine)** 钾通道开放剂,用于难治性癫痫患者部分发作的辅助治疗。

3. **舒噻美(sultiame)** 碳酸酐酶抑制剂。与其他抗癫痫药合用,治疗除失神发作以外的癫痫发作。主要通过抑制其他抗癫痫药代谢而发挥治疗作用。本药不宜用于卟啉病患者。

4. **普洛格柏(progabide)** GABA受体激动药,对局灶性发作、强直阵挛发作、肌阵挛发作和帕金森病有效。不良反应主要是肝毒性,目前仅用于其他药物难以控制的癫痫患者。

5. **普瑞巴林(pregabalin,PGB)** GABA结构类似物。与特异性电压门控钙通道结合,减少去甲肾上腺素释放,抑制神经元过度兴奋。用于部分性癫痫发作的辅助治疗,也用于治疗焦虑症、神经性疼痛。常见不良反应有眩晕和瞌睡、视物模糊、体重增加、意识错乱、胃肠道紊乱、超敏反应。药物以原型经尿排出体外,可经血液透析清除。

6. **非氨酯(felbamate,FBM)** 氨基甲酸酯类,甲丙氨酯类似物。单药或合并用于治疗难治性癫痫部分发作。不良反应常见食欲减退、恶心、头痛、嗜睡、复视,罕见再生障碍性贫血和急性肝功能衰竭。因其毒性,非氨酯仅用于其他药物无效的重症癫痫。

7. **拉科酰胺(lacosamide,LCS)** 用于癫痫部分发作的辅助治疗,癫痫持续状态的二线药物。

二、抗癫痫药的研发进展

抗癫痫药常见研发路径:①对现有抗癫痫药进行化学结构改造,寻找药效更强、不良反应更小的目标化合物;②通过体内、外癫痫模型筛选,寻找目标化合物;③根据癫痫发作的病理生理过程,针对特定靶点,筛选或构造新型抗癫痫药。

(一)发病机制的研究进展

癫痫发病机制复杂,目前认为与离子通道功能异常、神经递质异常、神经胶质细胞异常相关。抗癫痫效果与抑制电压门控离子通道和改变细胞内信号传送通路,提高GABA能神经递质、降低谷氨酸能神经递质传递有关。

1. **离子通道功能异常** 离子通道是兴奋性调节的基础。神经元异常放电是癫痫的主要特征。药物作用于相关离子通道抑制神经元放电,可减少癫痫发作。当某些位点基因突变,编码了有缺陷的离子通道蛋白,可能导致癫痫发作。已发现与癫痫相关的离子通道有钠离子、钾离子、钙离子和氯离子通道,以钠通道和钾通道研究结果较为明确。如钠通道亚型基因突变可引起不同形式的癫痫发作,是苯妥英钠、丙戊酸钠、卡马西平、奥卡西平、拉莫三嗪、唑尼沙胺、托吡酯等抗癫痫药的重要靶点。

2. **神经递质异常**　神经递质包括乙酰胆碱、γ- 氨基丁酸、5- 羟色胺和多巴胺等。抑制性递质与兴奋性递质失衡,神经元膜不稳定,产生癫痫放电。抑制性递质 γ- 氨基丁酸受体拮抗药或兴奋性递质谷氨酸受体激动药都可诱发癫痫发作,增强 γ- 氨基丁酸或谷氨酸可抑制癫痫发作。已明确多种乙酰胆碱受体突变、GABA 受体突变与癫痫发生相关。

目前已知癫痫诱发机制多种多样,如神经胶质细胞功能异常影响 γ- 氨基丁酸或谷氨酸摄取,从而诱发癫痫;线粒体基因突变,富亮氨酸胶质瘤失活基因突变,可能导致特发性癫痫。

随着药物基因组学、蛋白质组学等新技术在癫痫治疗领域的探索与积累,寻找抗癫痫的新作用靶点,探索癫痫发作的共同机制和通路,前路可期。

(二)疾病模型的研究进展

癫痫疾病模型分为体外模型和体内模型。

体外模型包括神经元模型和脑片模型,即经谷氨酸、海人藻酸(kainic acid,KA)处理的神经元模型和经人工脑脊液处理的脑片模型。体外模型的优点是稳定性高,不受体内系统的影响;给药方便,不必考虑血脑屏障的影响。缺点是无法获得药效学、药动学的整体资料。一般用于抗癫痫药筛选、量效关系探讨。

体内模型(整体模型)包括急性癫痫模型、慢性癫痫模型、遗传性癫痫模型和抵抗性癫痫模型。

1. **急性癫痫模型**　经单次处理可诱发癫痫的急性发作模型。包括最大电休克模型(maximal electroshock model,MES 模型)和戊四唑癫痫模型(pentylenetetrazol model,PTZ 模型)。MES 模型模拟全面强直 - 阵挛性发作癫痫,筛选抗强直阵挛发作的药物,如苯妥英。PTZ 模型模拟肌阵挛发作,如乙琥胺。虽然 MES 模型和 PTZ 模型曾是癫痫药物初筛的金标准,但有其局限性。噻加宾抗癫痫作用,MES 模型结果与临床表现不一致。拉莫三嗪治疗非痉挛癫痫,PTZ 模型结果与临床表现不一致。目前认为,急性癫痫模型不能模拟癫痫发生发展的全过程,以及难治性癫痫、药物抵抗性癫痫的病理生理改变过程。

2. **慢性癫痫模型**　模拟癫痫发作全过程的脑部病理生理改变。慢性癫痫模型可用于研究慢性癫痫的病理生理改变,预防癫痫发作的机制,以及抗癫痫药筛选。慢性癫痫模型分为点燃模型、持续性癫痫模型、自发性癫痫模型。点燃模型(kindling model)是模拟人类的癫痫复杂性局灶性发作及其继发的全面性发作的动物模型,模拟癫痫进行性发展和长期反复自限性发作,以及颞叶性癫痫发作。点燃模型可分为:电点燃模型和化学点燃模型。电点燃模型是通过埋植电极,反复给予阈下刺激达到"点燃"的效果;化学点燃模型是通过反复注射谷氨酸类似物或亚惊厥剂量戊四唑建立的。改进点燃模型,持续刺激或反复注射,可得到持续性癫痫模型。电点燃模型和化学点燃模型,都可能引起动物大脑的局限或广泛性损伤,继而引发慢性癫痫的自发性发作。Lithium-Pilocarpine 模型是应用较为广泛的持续性癫痫模型及自发性癫痫模型。

3. **遗传性癫痫模型**　与人类癫痫的行为学改变、脑电图表现、遗传特性相似的遗传性癫痫大鼠是理想的动物模型。WAG/RIJ 大鼠广泛用于研究人类癫痫失神发作;GAERS 大鼠用于研究青春期失神性癫痫;Lethargic 鼠模型可作为癫痫失神发作的体内模型,用于抗癫痫失神发作的药物筛选。

4. 其他难治性癫痫和药物抵抗性是癫痫研究的热点。难治性癫痫、药物耐药、癫痫复发模型是未来研究主要方向。点燃模型模拟颞叶性癫痫发作,可用于研究药物抵抗性癫痫。苯妥英抵抗性点燃模型被用于筛选难治性癫痫或抵抗性癫痫的药物,还有拉莫三嗪抵抗性小鼠模型、颞叶持续性癫痫模型等。

(三)新技术在抗癫痫药研发中的应用

蛋白质组学技术已开始应用于寻找新的抗癫痫药的作用靶点。通过比较癫痫患者健康状态与患病状态、给药前与给药后,个体组织、细胞或体液的蛋白质表达谱和表达量差异,寻找癫痫发病的标志性蛋白。随着分析方法的完善和数据的积累,蛋白质组学将在抗癫痫药研究领域发挥重要作用。

药物代谢组学是通过比较给药前后体内小分子代谢物变化,进行定量分析,探索代谢物变化与生理病理的关系,预测和评价药物的疗效或毒性。现代分析技术的不断发展和进步、各种生物信息学新算法的不断涌现,将推动药物代谢组学在新药研发领域的应用。

第三节　抗癫痫药的临床应用

一、抗癫痫药的临床应用原则

(一)抗癫痫药的治疗原则

70% 左右新诊断的癫痫患者服用单一抗癫痫药可以控制发作,所以初始治疗的药物选择非常重要。抗癫痫药的选择应依据癫痫发作类型、癫痫综合征类型选择药物,同时应考虑可能的不良反应、药物剂型和剂量、给药方式的影响,以及特殊人群的需要、共患病及共用药、患者及家属的意愿,做到有原则的个体化综合治疗,争取疗效和不良反应耐受方面的最佳平衡。

抗癫痫药治疗原则包括:①首选单药治疗,剂量应逐渐增加,直至控制发作。②谨慎换药,如果第一种抗癫痫药治疗失败,试用另一种药物,加至足够剂量后,第一种用药缓慢减量。③如果两种耐受性良好的抗癫痫药都未能控制发作,可认定为难治性癫痫。④单药治疗不能达到无发作时,考虑联合治疗。宜选用不同作用机制的药物,联合用药应避免巴比妥类药物和苯二氮䓬类药物合用。⑤联合用药需监测血药浓度。⑥抗癫痫药的制剂有差异,换药时宜使用同一生产厂家同一剂型的药品,换药应监测血药浓度。⑦缓慢撤药。经过抗癫痫药治疗后,持续无发作达 2 年以上,综合评估停药复发风险、减药与继续服药的风险收益比之后,可逐渐减停抗癫痫药。单药治疗,减药过程不少于 6 个月;多药治疗,每种抗癫痫药减停过程不少于 3 个月,一次只撤停一种药;苯二氮䓬类药物与巴比妥类药物,考虑药物停药反应,撤药时间不低于 6 个月。如果撤药过程中再次出现癫痫发作,应恢复至减药前一次的剂量;停药后短期内出现癫痫复发,应恢复既往药物治疗并随访;如有每年发作 2 次以上,应再次评估治疗方案。

(二)抗癫痫药的选择

依据癫痫发作类型、癫痫综合征分类,结合患者个体情况,选择抗癫痫药,制定整体治疗方案,判断远期预后(表 22-1,表 22-2)。

表 22-1　根据癫痫发作类型选择药物

发作类型	一线药物	添加药物	可以考虑的药物	可能加重发作的药物
全面强直 - 阵挛发作	丙戊酸、拉莫三嗪、卡马西平、奥卡西平、左乙拉西坦、苯巴比妥	左乙拉西坦、托吡酯、丙戊酸、拉莫三嗪、氯巴占		
强直或失张力发作	丙戊酸	拉莫三嗪	托吡酯、卢非酰胺	卡马西平、奥卡西平、加巴喷丁、普瑞巴林、噻加宾、氨己烯酸
失神发作	丙戊酸、乙琥胺、拉莫三嗪	丙戊酸、乙琥胺、拉莫三嗪	氯硝西泮、氯巴占、左乙拉西坦、托吡酯、唑尼沙胺	卡马西平、奥卡西平、苯妥英钠、加巴喷丁、普瑞巴林、噻加宾、氨己烯酸
肌阵挛发作	丙戊酸、左乙拉西坦、托吡酯	左乙拉西坦、丙戊酸、托吡酯	氯硝西泮、氯巴占、唑尼沙胺	卡马西平、奥卡西平、苯妥英钠、加巴喷丁、普瑞巴林、噻加宾、氨己烯酸
局灶性发作	卡马西平、拉莫三嗪、奥卡西平、左乙拉西坦、丙戊酸	卡马西平、左乙拉西坦、拉莫三嗪、奥卡西平、加巴喷丁、丙戊酸、托吡酯、唑尼沙胺、氯巴占	苯妥英钠、苯巴比妥	

表 22-2　根据癫痫综合征选择药物

癫痫综合征	一线药物	添加药物	可以考虑的药物	可能加重发作的药物
儿童失神癫痫、青少年失神癫痫或其他失神综合征	丙戊酸、乙琥胺、拉莫三嗪	丙戊酸、乙琥胺、拉莫三嗪	氯硝西泮、唑尼沙胺、左乙拉西坦、托吡酯、氯巴占	卡马西平、奥卡西平、苯妥英钠、加巴喷丁、普瑞巴林、噻加宾、氨己烯酸
青少年肌阵挛癫痫	丙戊酸、拉莫三嗪	左乙拉西坦、托吡酯	氯硝西泮、唑尼沙胺、氯巴占、苯巴比妥	卡马西平、奥卡西平、苯妥英钠、加巴喷丁、普瑞巴林、噻加宾、氨己烯酸
仅有全面强直 - 阵挛发作的癫痫	丙戊酸、拉莫三嗪、卡马西平、奥卡西平	左乙拉西坦、托吡酯、丙戊酸、拉莫三嗪、氯巴占	苯巴比妥	
特发性全面性癫痫	丙戊酸、拉莫三嗪	左乙拉西坦、丙戊酸、拉莫三嗪、托吡酯	氯硝西泮、唑尼沙胺、氯巴占、苯巴比妥	卡马西平、奥卡西平、苯妥英钠、加巴喷丁、普瑞巴林、噻加宾、氨己烯酸
儿童良性癫痫伴中央颞部棘波、Panayiotopoulos 综合征或晚发型儿童良性枕叶癫痫（Gastaut 型）	卡马西平、奥卡西平、左乙拉西坦、丙戊酸、拉莫三嗪	卡马西平、奥卡西平、左乙拉西坦、丙戊酸、拉莫三嗪、托吡酯、加巴喷丁、氯巴占	苯巴比妥、苯妥英钠、唑尼沙胺、普瑞巴林、噻加宾、氨己烯酸、艾司利卡西平、拉科酰胺	
婴儿痉挛症（West 综合征）	类固醇、氨己烯酸	托吡酯、丙戊酸、氯硝西泮、拉莫三嗪		

续表

癫痫综合征	一线药物	添加药物	可以考虑的药物	可能加重发作的药物
伦诺克斯 - 加斯托综合征	丙戊酸	拉莫三嗪	托吡酯、左乙拉西坦、卢非酰胺、非氨酯	卡马西平、奥卡西平、加巴喷丁、普瑞巴林、噻加宾、氨己烯酸
婴儿严重肌阵挛癫痫（Dravet综合征）	丙戊酸、托吡酯	氯巴占、司替戊醇、左乙拉西坦、氯硝西泮		卡马西平、奥卡西平、加巴喷丁、拉莫三嗪、苯妥英钠、普瑞巴林、噻加宾、氨己烯酸
癫痫性脑病伴慢波睡眠期持续棘慢波	丙戊酸、氯硝西泮、类固醇	左乙拉西坦、拉莫三嗪、托吡酯		卡马西平、奥卡西平
获得性癫痫性失语（Landau-Kleffner综合征）	丙戊酸、氯硝西泮、类固醇	托吡酯、拉莫三嗪、左乙拉西坦		卡马西平、奥卡西平
肌阵挛 - 失张力癫痫	丙戊酸、托吡酯、氯硝西泮、氯巴占	拉莫三嗪、左乙拉西坦		卡马西平、奥卡西平、苯妥英钠、加巴喷丁、普瑞巴林、噻加宾、氨己烯酸

二、特殊人群抗癫痫药的选择

1. 儿童癫痫患者　儿童癫痫药物治疗原则与成人相同。儿童生长发育快,标准体重范围内按公斤体重计算药量,超出标准体重的儿童,应结合临床疗效和血药浓度调整给药剂量。

新生儿和婴儿易发生蓄积中毒,注意监测不良反应,定期查肝功、血常规等。小于2岁或有遗传性代谢缺陷的儿童用丙戊酸易发生肝损害。儿童正处于生长发育和学习的重要阶段,抗癫痫药的选择应考虑药物对认知功能的影响。

2. 女性癫痫患者　长期使用苯妥英可导致皮肤多毛症和牙龈增生,女性癫痫患者应避免长期使用。抗癫痫药可导致内分泌紊乱、多囊卵巢综合征的患病概率增加,服用丙戊酸时尤为明显,进而可能导致体重增加、月经紊乱、不育、性功能减退等。

抗癫痫药对妊娠、分娩、生殖等方面也有影响。抗癫痫药可降低口服避孕药的药效,导致计划外怀孕。孕妇或配偶有癫痫疾病,应进行遗传咨询。孕前指导并告知癫痫发作及抗癫痫药对妊娠及胎儿的潜在危险。癫痫完全控制2年以上者,可以考虑停药,妊娠三个月后恢复抗癫痫药治疗。不能停药者,选择单药最低有效剂量。妊娠期用药可能影响胎儿智力发育,尤其是苯巴比妥和丙戊酸。大剂量丙戊酸(超过800mg/d)以及联合丙戊酸的多药治疗的致畸风险明显增加。新型抗癫痫药对于胎儿风险的相关数据不足。若服用有肝药酶诱导作用的抗癫痫药,宜补充叶酸和维生素K。

3. 老年癫痫患者　老年人对抗癫痫药更敏感,宜选用控释剂型,缓慢加量,维持较低的有效治疗剂量,加强血药浓度监测。老年癫痫患者多合并慢性病,应系统考虑患者合并用药情况及药物相互作用;绝经后的女性患者易出现骨质疏松,应避免使用有肝药酶诱导作用的抗癫痫药,适量补充维生素 D 和钙剂。

三、癫痫治疗的个体化用药

药物治疗是癫痫治疗的首选方法,而抗癫痫药应用是一个长期过程,因此必须考虑长期应用抗癫痫药对中枢神经系统、血液系统、消化系统、骨骼,以及对生育和体重的影响,特别是长期应用抗癫痫药可能导致的认知损害,如注意力、言语记忆、情景记忆、空间结构记忆、词语学习能力、抗干扰能力与精神运动速度等方面的能力下降。目前认为,苯巴比妥对认知功能的影响最大,卡马西平、苯妥英钠和丙戊酸钠对认知功能影响相似,托吡酯对认知功能的损害稍重于丙戊酸钠,加巴喷丁、拉莫三嗪对认知功能的影响少于卡马西平。抗癫痫药从小剂量开始,缓慢增加剂量直至癫痫发作控制或最大可耐受剂量,可以减少抗癫痫药对中枢神经系统的不良影响,提高患者的依从性。

1. **血药浓度监测在癫痫治疗中的应用** 通过血中药物浓度的测定,临床医师可以依据患者的个体情况,利用药动学的原理,调整药物剂量,进行个体化药物治疗。

血药浓度监测指征有:①肝药酶诱导剂或抑制剂,治疗窗窄、易发生毒性反应的药物,每次剂量调整后都应测定血药浓度。②抗癫痫药治疗不能控制发作时应测定血药浓度,以确定是否需要调整药物剂量或更换药物。③服药过程中患者出现明显不良反应时应测定血药浓度,明确是否血药浓度过高所致。④特殊的临床状况,如肝、肾或胃肠功能障碍,癫痫持续状态、怀孕等,应监测血药浓度,以便及时调整药物剂量。⑤合并用药,特别是与影响肝药酶系统的药物合用时,应监测血药浓度。⑥服用了成分不明的药物,如自制的抗癫痫"中成药",应监测血药浓度,了解患者服药的真实情况。⑦监测血药浓度有助于评价患者服用药物的依从性。国内常用的抗癫痫药血药浓度参考值见表 22-3。

表 22-3 常用抗癫痫药的有效血药浓度

抗癫痫药	有效血药浓度
苯巴比妥	15~40mg/L
苯妥英钠	10~20mg/L
氯硝西泮	20~90μg/L
卡马西平	4~12mg/L
丙戊酸钠	50~100mg/L

2. **基因检测在癫痫治疗中的应用** 基因检测是癫痫诊断的重要辅助手段。一代测序技术,可以检测已知的癫痫致病基因,适用于临床高度怀疑的某一种癫痫综合征的诊断,如婴儿严重肌阵挛癫痫等。高通量二代测序技术及微阵列比较基因组杂交技术(array-based comparative genomic hybridization, aCGH),即疾病靶向序列测序,能够一次性检测所有已知癫痫相关的致病基因,目前已用于癫痫性脑病的病因学诊断。aCGH 技术能检测出癫痫患者相关的致病性拷贝数改变(copy number variation, CNV)。目前已定位和克隆的癫痫相关致病/易感基因包括:①电压门控离子通道,如钾通道 *KCNQ2*、*KCNQ3*、*KCNT1*、*KCNA1*、*KCNMA1*、*KCNJ11*;钠通道 *SCN1A*、*SCN2A*、*SCN8A*、*SCN1B*;钙通道 *CACNA1A*、

CACAN1H、*CACNB4*；超极化激活通道 *HCN1*、*HCN2*。②离子通道型受体，如 *CHRNA2*、*CHRNA4*、*CHRNB2*、*GABRG2*、*GABRA1*、*GABRB3*、*GABRD*。③溶质载体家族，如 *SLC1A3*、*SLC2A1*。④镁离子转运蛋白，*NIPA2*。⑤其他基因，如 *LGI1*、*EFHC1*、*PRRT2*。基因检测可用于不良反应研究。抗癫痫药可致罕见的严重皮肤不良反应，如史-约综合征/中毒性表皮坏死松解症（SJS/TEN），具有致死性。现有研究表明，*HLA-B*1502* 阳性是抗癫痫药，如奥卡西平、卡马西平、苯妥英钠、拉莫三嗪等发生 SJS/TEN 的共同的基因基础。因此癫痫患者用药前检测相关基因，有助于避免 SJS/TEN 等严重不良反应的发生。

由于癫痫发病机制的异质性，不同发作类型的癫痫患者基因突变位点多种多样，癫痫发病共同的作用通路或机制还需要进一步探索。随着癫痫遗传学的深入研究，抗癫痫新靶点药物的研发，基因相关的药物反应性及不良反应的研究，癫痫复发风险预测以及癫痫患者直系亲属的患病风险预测的发展，基因诊断学的临床应用，癫痫个体化治疗和抗癫痫药治疗水平将不断提高。

未来的抗癫痫药治疗模式应以遗传药理学为导向，辅以群体药动学，结合血药浓度监测，以指导特定药物对特定患者的合理使用。基因检测及血药浓度监测也为个体化治疗提供了可靠的途径。

四、中医药在癫痫治疗中的应用

在抗癫痫中药中，非法添加西药的情况较多见，影响了抗癫痫的正规治疗。因此应倡导患者到正规中医院，在中医师指导下正确使用中药。目前抗癫痫药能够控制 80% 以上的癫痫发作，中医药治疗癫痫主要用于初次发病的轻型患者，单药控制发作，或多药合用治疗难治性癫痫，以达到增效或减少抗癫痫药种类的作用。

中医药治疗癫痫着重辨证施治，治疗方法多样，如药物、针灸、按摩、心理调适、饮食调理等，常配合应用。目前临床治疗癫痫的中药，多为传统的古方汤剂。中成药治疗癫痫，多在发作期、缓解期，根据不同病机辩证地选用不同的中成药，如医痫丸、安宫牛黄丸、牛黄清心丸等。

预防为主、防治并重的医学理念，为中医药的发展提供了机遇与挑战。中医药治疗癫痫市场广阔，需要建立客观的体现中医药疗效特点的判定标准，高质量的循证医学证据，对有确切疗效的抗癫痫中药进行机制研究和有效成分研究。中医药在预防和控制癫痫发作等方面具有很大的潜力。

思考题

1. 癫痫治疗的目标是什么？
2. 常用抗癫痫药，如何选择？
3. 癫痫的药物治疗原则是什么？
4. 妊娠、儿童抗癫痫药治疗的要点有哪些？
5. 抗癫痫药治疗面临的主要问题有哪些？可行的发展方向指向何方？

参考文献

［1］S.C. 斯威曼. 马丁代尔药物大典：第 37 版. 李大魁，金有豫，汤光，译. 北京：化学工业出版社，2014.

［2］中国抗癫痫协会. 临床诊疗指南癫痫病分册. 北京：人民卫生出版社，2015.

［3］魏敏杰,杜智敏.临床药理学.2版.北京:人民卫生出版社,2014.

［4］杨宝峰.基础与临床药理学.2版.北京:人民卫生出版社,2014.

［5］李俊.临床药理学.5版.北京:人民卫生出版社,2013.

［6］SCHEFFER I　E, BERKOVIC S, CAPOVILLA G. ILAE classification of the epilepsies：Position paper of the ILAE Commission for Classification and Terminology. Epilepsia, 2017, 58（4）: 512-521

（杜智敏）

第二十三章 抗阿尔茨海默病药

第一节 概 述

阿尔茨海默病（Alzheimer's disease，AD）是一种与年龄高度相关的、以进行性认知障碍和记忆损害为主的中枢神经系统退行性疾病，多隐匿起病于老年期，缓慢进展，女性较男性多见，总病程为 3~20 年，确诊后平均存活时间约为 10 年。其主要病理特征为 β 淀粉样蛋白（β-Amyloid peptide，Aβ）沉积形成的老年斑（senile plaques，SP），神经元胞体中 Tau 蛋白聚集形成的神经原纤维缠结（neurofibllary tangles，NFT），脑皮质神经元丢失、脑膜血管淀粉样变性等。目前，阿尔茨海默病药物治疗是针对症状的治疗，尚未深入到病因治疗，主要通过药物改善认知和行为障碍，延缓疾病的发展。根据 2018 世界阿尔茨海默病报告，2018 年全球约有 5 千万人患有痴呆，预测这一数字到 2050 年将增至 1.52 亿；同时，2018 年全球痴呆疾病相关花费估计为 1 万亿美元，到 2030 年这一数字估计将增至 2 万亿美元。世界卫生组织（WHO）2016 发布了全球前十位主要死亡原因，缺血性心脏病和中风位居前两位，而阿尔茨海默病和其他痴呆症从 2015 年的第 7 位（死亡人数达 154 万）上升为 2016 年底 5 位（死亡人数超过 200 万）。随着人们生活质量的改善和寿命延长，老龄化人口快速增加，预计在未来数年阿尔茨海默病患者数也将会持续增长，阿尔茨海默病将成为严重威胁人类健康及生命质量的重要疾病。

一、阿尔茨海默病的临床表现

阿尔茨海默病临床症状主要表现为记忆力、判断力、抽象思维等一般智力的丧失，早期可保持正常的运动和感觉功能，晚期则常生活不能自理。

根据功能评估测试，阿尔茨海默病病程可分为三个阶段：轻度、中度和重度。

1. **轻度阿尔茨海默病** 出现明显的记忆减退，语言功能出现轻度受损，时间观念可发生混淆，表现为对近期事件记忆的丧失，在熟悉的地方迷路，做事缺乏主动性，对日常活动及生活中的爱好丧失兴趣等；有些患者出现忧郁或攻击行为。轻度阿尔茨海默病患者，无身体功能的明显减退，仅表现为行为的改变或差错。但即使是不患阿尔茨海默病的正常人有时也会发生失常现象，所以早期阿尔茨海默病难以被发现，患者常错过疾病的早期治疗。采用评分测试来诊断阿尔茨海默病时，必须区分轻度阿尔茨海默病和正常的衰老表现。

2. **中度阿尔茨海默病** 表现为记忆减退加重，常常忘记最近发生的事及人名；语言障碍加重；个人自理能力下降,表现为上厕所、洗衣服及穿衣等日常生活需要他人的协助,或不能独自完成煮饭或购物等活动,难以独立生活;出现无目的的游荡等异常行为;有些患者出现幻觉。在中度阿尔茨海默病阶段,脑部损害加剧影响了语言、思维、感觉传递等大脑正常功能,行为发生显著改变,伴有身体功能的减退。

3. 重度阿尔茨海默病　表现为不能辨认家人、朋友及熟悉的物品;明显的语言理解和表达困难;不能独立进食,行走困难,可出现卧床不起,大小便失禁;在公共场合出现不适当的行为;易发生肺炎、褥疮等疾病。重度阿尔茨海默病患者的特征性表现为不能辨别家人,丧失日常生活的基本能力。

二、阿尔茨海默病的发病机制

阿尔茨海默病的发病率随着年龄的增长而增加,但与正常老化存在本质区别。研究认为阿尔茨海默病发病与遗传、老化、环境和社会心理等多种因素有关,学术界提出的发病机制假说有十余种,但目前研究较多、比较公认的主要有胆碱能神经损伤假说、β淀粉样蛋白级联假说、Tau蛋白过度磷酸化假说、兴奋性氨基酸毒性假说和炎症与免疫机制假说等。

胆碱能神经损伤假说认为,阿尔茨海默病患者脑内胆碱能神经元明显减少,导致脑内胆碱能神经系统功能低下,是阿尔茨海默病患者发生学习记忆减退和认知障碍的基础。早在1976年,就有研究发现阿尔茨海默病患者死后大脑皮质处的乙酰胆碱转移酶存在明显的消耗现象。随后进一步发现,较高剂量的毒扁豆碱可以通过阻断乙酰胆碱降解的方式帮助老年人改善记忆衰退的现象,并提出阿尔茨海默病致病的胆碱能假说。

β淀粉样蛋白级联假说认为,Aβ具有很高的神经毒性,其在脑内过度沉积是阿尔茨海默病病变的关键环节。1992年,Hady等人发现β淀粉样前体蛋白(β-amyloid precursor protein, APP)基因的突变,会导致脑内β淀粉样蛋白的异常聚集,并提出了阿尔茨海默病的β淀粉样蛋白级联假说。

Tau蛋白过度磷酸化假说认为,Tau蛋白过度磷酸化形成NFT是阿尔茨海默病发病的启动环节。Tau蛋白是神经中促进微管组装及维持囊泡转运稳定性的功能蛋白,过度磷酸化的Tau蛋白则是阿尔茨海默病特征性病理改变之一——脑内NFT的主要成分,Tau的异常聚集与阿尔茨海默病的发病呈正相关。此外,研究发现在早期阿尔茨海默病患者中,Tau特异位点的磷酸化可以抑制Aβ毒性,对机体有一定保护作用,因此提出Tau蛋白与Aβ可能共同介导阿尔茨海默病病程。

兴奋性氨基酸毒性假说认为,谷氨酸的兴奋性神经毒性导致神经元死亡,是阿尔茨海默病发生的重要原因。此外,谷氨酸与Aβ的相互作用参与神经元损伤,谷氨酸还可促进Tau蛋白的磷酸化反应。

炎症与免疫机制假说认为脑组织沉积的Aβ与神经胶质细胞膜受体结合,从而激活小胶质细胞和星形胶质细胞。活化的小胶质细胞释放大量的炎症因子,如IL-1、IL-6等,诱发中枢神经系统炎症反应,从而直接损伤神经元。此外,对阿尔茨海默病发病机制的研究还提出了基因突变致病学说、氧化应激学说等。

三、阿尔茨海默病的治疗现状

阿尔茨海默病的致病机制复杂且相互关联,目前药物治疗主要目标是改善认知和行为障碍、延缓疾病的发展,是针对疾病症状的治疗,没有深入到疾病病因的治疗。随着阿尔茨海默病发病机制研究的深入,阿尔茨海默病的药物研发步伐也随之加快,目前具有阿尔茨海默病相关治疗作用的药物研究较多,种类也很多,但最终上市的药物则不到4%,能进行到二期临床试验的药物不到10%,其中大部分药物由于各方面原因而终止对阿尔茨海默病治疗的开发。药物开发的挫折经验推动了阿尔茨海默病研究的新发展,如有效动物模型的筛选、建立,阿尔茨海默病易感基因的预测,早期标志物的寻找,神经环路的研究,生活习惯、饮食、休息节律的调控等。阿尔茨海默病作为复杂的神经退行性疾病,其发病机制表现为多靶点关联效应。因此,针对单一靶点的治疗可能难以奏效,多靶点、多环节的干预可能是阿尔茨海默病药物治疗获得突破性进展的关键。

第二节 抗阿尔茨海默病药的作用机制与进展

一、胆碱能神经损伤假说及其药物研究

20世纪70年代,人们逐渐认识到中枢胆碱能神经元在学习、记忆等功能方面的重要地位,同时病理检查发现阿尔茨海默病患者皮质胆碱能神经元明显减少,因此中枢胆碱能神经系统与阿尔茨海默病的相关性开始受到广泛关注。研究发现阿尔茨海默病患者基底前脑细胞严重变性,皮质胆碱能神经元轴突严重退化,乙酰胆碱(acetylcholine, ACh)释放和胆碱再摄取减少,含量下降。合成ACh的胆碱乙酰转移酶(choline acetyltransferase, ChAT)酶活性下降至正常的58%~90%,M样胆碱受体和N样胆碱受体数目明显降低,海马区域N受体密度下降幅度与该区域ChAT活性降低程度呈显著相关性。研究同时发现,脑内胆碱能神经元的病理缺失与阿尔茨海默病患者的认知功能障碍密切相关。阿尔茨海默病患者的基底前脑胆碱能神经元传递系统受损程度、胆碱能活性及乙酰胆碱含量,与患者认知功能障碍程度呈显著相关性,且损伤程度随着阿尔茨海默病病情发展而进行性加重。此外,通过损伤中枢胆碱能神经系统功能或阻断中枢胆碱能神经信号传递可导致动物的学习、记忆功能障碍,并呈现类似阿尔茨海默病患者的行为或认知症状。

根据胆碱能假说,认知功能的减退与阿尔茨海默病患者大脑皮质和其他区域的胆碱能活性下降有关,因此提高中枢胆碱能活性将缓解阿尔茨海默病的病情。提高胆碱能活性的药物按在突触前后的作用部位分为三类:突触前药物、突触药物和突触后药物。

1. 突触前药物包括胆碱和卵磷脂,这类药可作为ACh的合成原料而增加ACh的合成,起到提高记忆能力、信息传递以及调控细胞凋亡、促进脂肪代谢的作用,但不增加ACh的释放,因此临床疗效不确定。

2. 突触药物主要为胆碱酯酶抑制剂(cholinesterase inhibitor),通过抑制突触内ACh降解、增加中枢胆碱能神经功能,从而提高认知能力。近来发现乙酰胆碱酯酶(acetylcholin-esterase inhibitor, AChE)抑制剂可能通过激活N受体而产生神经保护作用,并间接阻止APP或Aβ的形成。临床研究显示,给患者注射AChE抑制剂只能改善阿尔茨海默病发病早期或中期出现的认知障碍,对于晚期患者治疗作用不明显,而且随着时间的延长,AChE抑制剂的治疗效果将逐渐减弱甚至失效。目前,美国食品药品监理局(FDA)批准上市的5种治疗阿尔茨海默病的药物中,多奈哌齐、卡巴拉汀和加兰他敏均为AChE

抑制剂。

3. 突触后药物主要为胆碱能受体激动药，直接作用于突触后胆碱能 M 受体或 N 受体。早期开发研究的 M 受体激动药——槟榔碱（arecoline）及毛果芸香碱（pilocarpine），由于其不易透过血脑屏障、对受体选择性差等原因而停止开发。占诺美林（xanomeline）是槟榔碱的噻唑类衍生物，是 M_1 受体选择性激动剂，对 M_2，M_3，M_4，M_5 受体作用很弱，是目前发现的选择性最高的受体激动药之一。占诺美林对阿尔茨海默病患者的认知能力和动作行为有明显的改善作用，但因胃肠不适以及心血管方面的不良反应，部分患者已中断治疗。N 受体激动药烟碱及其类似物通过作用于突触前膜的 N 受体，增加胆碱能神经元 ACh 的释放。阿尔茨海默病患者连续给予烟碱后，其注意力、反应力及认知能力均有不同程度的提高，但是烟碱的生物利用度及选择性均较低，易引起消化系统及心血管系统的不良反应。目前科研人员正致力于对烟碱的结构改造，开发高效性、高选择性、低毒性的新型 N 受体激动药。

二、β 淀粉样蛋白级联假说及其药物研究

Aβ 是由 β 淀粉样前体蛋白（APP）经内源性 β 分泌酶和 γ 分泌酶水解生成，并被释放进入细胞质或分泌到脑脊液和血液内。蛋白水解形成的 Aβ 多数为 $Aβ_{1-40}$，少量为 $Aβ_{1-42}$，其中 $Aβ_{1-42}$ 具有较强自聚性，在金属离子、载脂蛋白、氧化应激、钙稳态失衡及 pH 改变等因素存在的条件下，$Aβ_{1-42}$ 易形成 β 折叠片层结构，有利于发生聚集反应，并促进以 Aβ 为核心的老年斑的形成。正常情况下，脑组织以生成 $Aβ_{1-40}$ 为主，机体可以有效清除 Aβ，脑内 Aβ 的清除机制主要包括细胞外降解、细胞内吞和转运清除。阿尔茨海默病患者脑内 APP 代谢异常，使 Aβ 尤其是 $Aβ_{1-42}$ 生成增多，同时 Aβ 降解酶活性、内吞或转运介质功能呈现不同程度下降，导致 Aβ 清除受阻、过量沉积。Aβ 的沉积可激活小胶质细胞，引发炎症反应，也可损害线粒体，产生氧化应激损伤，还可激活蛋白激酶、诱导 Tau 蛋白过度磷酸化。这些病理改变又可进一步促进 Aβ 的沉积，从而形成级联放大效应，引起神经元变性、凋亡，主要在海马和大脑皮质，出现渐进性的神经递质减少，最终导致记忆和认知功能障碍，产生阿尔茨海默病症状。

目前，以 Aβ 为靶点的治疗策略是：减少 Aβ 的产生，促进 Aβ 的降解及从脑内清除，抑制 Aβ 的沉积并降低其聚集物的毒性。近年来，基于此策略开发的药物主要是 γ 分泌酶和 β 分泌酶的抑制剂，以及 Aβ 沉积抑制剂。

1. **γ 分泌酶抑制剂** γ 分泌酶是 Aβ 生成的关键酶之一。多肽类或一些大分子化合物通过模拟底物或酶促反应中间产物（过渡态），而一些非肽类的小分子通过占据底物结合位点或催化位点，抑制 γ 分泌酶的水解作用。早期发现的 γ 分泌酶抑制剂是钙依赖性的半胱氨酸蛋白酶抑制剂，以及天冬氨酸蛋白酶抑制剂，如胃蛋白酶抑制剂 A（pepstatin A）等。之后又研发出一系列不同结构的更高效、更专一的蛋白酶抑制剂，根据与 γ 分泌酶结合方式不同，分为以下几类：二氟酮和二氟乙醇多肽模拟化合物、羟乙基脲多肽模拟化合物、羟乙基二肽电子等排体的化合物、具有 α 螺旋结构的低分子量多肽、具有 4-氯-异香豆素基本母核的非肽抑制剂以及含有丙氨酰基团的化合物等。但研究逐渐发现 γ 分泌酶参与许多生理过程，抑制 γ 分泌酶可能引起相应功能的紊乱，如影响胚胎发育、神经突触营养不良等，因此以 β 分泌酶为靶点的药物开发日益受到重视。

2. **β 分泌酶抑制剂** β 分泌酶又称 BACE（beta-site APP-cleaving enzyme），包括多个成员，其中

BACE1 是 Aβ 产生的限速酶,因此成为抑制 Aβ 合成的首要作用靶点。根据 β 分泌酶结合位点的立体结构,设计一系列 BACE1 抑制剂,主要可分为肽类抑制剂和非肽类抑制剂。小分子非肽类抑制剂具有可口服、生物利用度高的特点,但抑制强度常弱于肽类。但由于 BACE 在体内分布广泛,参与多种生理功能,因此选择性差的 BACE1 抑制剂可能产生严重毒副作用。目前对 BACE1 抑制剂的研究多数是通过靶向分子设计的底物类似物,具有高选择性、分子量相对小的非肽类抑制剂可能更具临床应用前景。

此外,在 β 淀粉蛋白级联假说致病机制的基础上,有研究通过免疫方式定点靶向清除脑内过量的 Aβ 蛋白:①通过活性疫苗刺激免疫系统的主动免疫,产生长期的 Aβ 抗体。第一代主动免疫药物 AN1792 可以显著清除阿尔茨海默病模型小鼠脑内的老年斑,并可以改善小鼠的认知功能,然而,因在 Ⅱa 期临床试验中有 6% 的患者出现脑膜炎而被迫终止。鉴于 AN1792 的副作用,目前的主动免疫药物主要通过靶向 Aβ 蛋白片段的方式来降低副作用。②通过外源性抗体的被动免疫来清除 Aβ。与主动免疫相比,被动免疫具有确保一致的抗体滴度和可通过停止给药来控制副作用的优点,主要缺点是需要重复给药,并且药物的成本较高。目前已有一些外源性抗体药物进入人体试验阶段。

三、Tau 蛋白过度磷酸化假说及其药物研究

Tau 蛋白是含量丰富的微管相关蛋白,在中枢和外周神经系统高表达。正常情况下,Tau 蛋白的磷酸化与去磷酸化处于平衡状态,发挥促进微管组装及保持微管和囊泡转运稳定性的功能。阿尔茨海默病患者表现为 Tau 蛋白过度磷酸化,使 Tau 蛋白结合微管的能力下降甚至完全丧失,微管稳定性降低及微管解体,导致轴突转运受损、突触丢失,神经元功能损伤。Tau 蛋白过度磷酸化位点均在丝氨酸和苏氨酸残基,研究发现阿尔茨海默病患者脑内磷酸丝氨酰蛋白磷酸酯酶和磷酸苏氨酰蛋白磷酸酯酶的活性异常,PP2A（protein phosphatase 2A）、PP2B（protein phosphatase 2B）、PP1（protein phosphatase 1）活性明显降低,导致 Tau 蛋白去磷酸化减少,磷酸化程度升高。过度磷酸化的 Tau 蛋白相互缠绕成 α 螺旋式低聚物,低聚物进行 β 折叠而形成特征性神经原纤维缠结（NFT）,Tau 蛋白的磷酸化程度与 NFT 的密度和数量成正比。NFT 以成对螺旋丝样结构存在,不溶解且不被蛋白酶降解,其数量与临床痴呆症状呈正相关。

目前,有研究将 β 淀粉样蛋白途径、NFT 途径和神经突触及神经元丢失结合起来解释阿尔茨海默病的发病机制,将阿尔茨海默病的发病机制分为两个阶段。第一个阶段可溶性低聚物导致神经毒性,形成纤维化和斑块样沉积。在这个阶段淀粉样蛋白物质可导致炎症反应。第一阶段的进展引发第二阶段 NFT 沉积,随后出现神经元和突触损伤,继而引发神经传递功能障碍。第二阶段的发生发展不依赖于淀粉样蛋白的沉积。

鉴于以 Aβ 为靶点筛选出的抗阿尔茨海默病药在临床试验阶段没有明显效果的事实,Tau 作为潜在的药物筛选替代靶点而备受关注。大量的实验数据也表明,Tau 在阿尔茨海默病病理变化过程中起到至关重要的作用。目前在实验室开展的研究显示以 Tau 蛋白为靶点的化合物有抑制 Tau 蛋白过度磷酸化,促进 Tau 蛋白脱磷酸化,抑制 Tau 蛋白的聚集,加速 Tau 蛋白的解聚,加速 Tau 蛋白的清除或抑制 Tau 蛋白的神经毒性的作用。GSK3、CDK5 和 MAPK 是最重要的促进 Tau 蛋白磷酸化的蛋白激酶。开发干扰 Tau 蛋白磷酸化过程的药物仍存在较多困难。由于存在多种磷酸激酶及磷酸酯酶参与 Tau 蛋白磷酸化过程,因此仅针对某一种酶的作用很难达到效果。同时,这些酶在体内参与神经递质释放、轴突

生长等多种重要的生理功能,酶活性的改变可能引发不良反应。此外,缺乏适宜的动物模型测试此类化合物的作用。因此,寻找具有高度选择性及特异性的蛋白激酶抑制剂仍处于探索阶段。

近年在开展抑制 Tau 蛋白聚集过程、加速 Tau 蛋白解聚及清除的研究工作中,发现他汀类药物及雄性激素能干扰 Tau 蛋白的沉积,雄性激素还可通过抑制 GSK3 的过度激活,抑制 Tau 蛋白的过度磷酸化。研究发现微管稳定剂如紫杉醇,可通过保护轴突的完整性,抑制 Tau 蛋白的微管毒性。抗炎药物也具有对抗 Tau 蛋白神经毒性的作用。

四、兴奋性氨基酸毒性假说及其药物研究

兴奋性氨基酸毒性假说认为脑内主要的兴奋性神经递质——谷氨酸的过度兴奋可导致神经元死亡。谷氨酸是中枢神经系统的主要兴奋性神经递质,谷氨酸及其受体对神经元的突触传递、学习和记忆等认知过程具有调节作用。但实验观察到,过量谷氨酸通过激活 N- 甲基 -D- 天冬氨酸(N-methyl-D-aspartic acid, NMDA)受体,增加细胞内 Ca^{2+} 含量,而导致神经元变性坏死。阿尔茨海默病患者神经元缺失通常发生在新皮质的第三、四层谷氨酸能神经元及谷氨酸能神经投射到皮质及海马的神经元,新皮质的海马锥体神经元优先缺失,而海马锥体神经元是皮质及亚皮质部位谷氨酸能输入的部位,并且研究发现阿尔茨海默病患者谷氨酸能锥体细胞与 NFT 或老年斑共存。重度阿尔茨海默病患者颞叶皮质谷氨酸摄入位点显著减少。脑内 NMDA 受体兴奋性增加,海马 NMDA 受体数量减少。Aβ 可与谷氨酸相互作用而损伤神经元,而谷氨酸可促使 Tau 蛋白的产生,并使其发生更具活性的磷酸化反应。

基于兴奋性氨基酸毒性假说开发的药物主要有 NMDA 受体拮抗药,代表性药物为美金刚等。

五、基因突变致病学说

最近,大规模的全基因组关联研究(genome-wide association studies, GWAS)已经确定了 20 个新的有阿尔茨海默病风险的基因座。这些基因通过几个常见的途径参与阿尔茨海默病病程,主要涉及:脂质代谢(APOE、SORL1、ABCA7、DSC2、CLU),突触功能,内吞作用(PICALM、CDZAPBIN1、SORL1、BIN),炎症反应(CD33、MEF2C、HLA-DRB5/HLA-DRB1CR1、MS4A、ABCA7、TREM2、JNPP5D、CLUEPHA1)等。尽管确定了这些新的基因座,但是在鉴定、解释与阿尔茨海默病风险相关的功能变异体方面几乎没有进展。部分基因的研究如下:

1. *ABCA7* ABCA7 基因位于染色体 19p13.3 上。ABCA7 是膜转运蛋白,主要在小胶质细胞中表达,ABCA7 基因多位点突变使得小胶质细胞清除 Aβ 的功能丧失,进而导致阿尔茨海默病进展。另外,ABCA7 还会通过 C1q 补体途径,在调节小胶质细胞吞噬清除 Aβ 聚集体的过程中具有不可替代的作用。

2. *BIN* BIN 基因编码核细胞质衔接蛋白的几种亚型,BIN1 特异性表达于小胶质细胞,是晚发型阿尔茨海默病(late onset Alzheimer's disease, LOAD)的遗传风险因素,其在多个 GWAS 研究中被确定与阿尔茨海默病相关。β 淀粉样蛋白转换酶(BACE1)催化 β 淀粉样蛋白的产生,主要表达于脑的神经元中。BIN1 的受损会增加细胞 BACE1 水平,并减少 BACE1 溶酶体降解,导致 β 淀粉样蛋白堆积。

3. *CD33* CD33 的过度表达与阿尔茨海默病患者脑中的斑块增加、认知衰退和疾病加重相关,并且在 CD33 基因敲除小鼠模型中发现,敲除 CD33 后可降低 β 淀粉样蛋白水平和减少斑块的形成。

CD33 基因的 rs3865444 基因位点的突变是阿尔茨海默病的风险因素。rs3865444 位点突变可能介导修饰的剪接,通过影响 *CD33* 外显子Ⅱ剪接,产生含有外显子Ⅱ的 CD33 剪切蛋白 -CD33M,从而抑制胶质细胞摄取 β 淀粉蛋白。

对阿尔茨海默病的基因研究还发现 *CASS4*、*CR1* 等与 β 淀粉样蛋白和 Tau 的堆积有关。阿尔茨海默病的病理过程相当复杂,并且还存在众多等位基因,使得鉴定一种风险基因相当困难。

六、阿尔茨海默病研究的新趋势

鉴于阿尔茨海默病发病机制的复杂性,目前合理有效的临床药物依然空缺。近年来针对阿尔茨海默病的研究出现了一些新趋势,包括阿尔茨海默病易感基因的预测,早期标志物的寻找,外泌体的研究,新的动物模型的寻找,甚至光刺激的参与等,都取得了一定的进展。

1. β 淀粉样蛋白级联假说面临挑战。β 淀粉样蛋白毒性假说已经是阿尔茨海默病发病机制的主导假说,以及绝大多数实验治疗方法的基础。然而,临床上抗 β 淀粉样蛋白药物研发的失败,说明 β 淀粉样蛋白的过度堆积只是阿尔茨海默病进展过程中主要的病理特性,但非致病原因。另外,越来越多的研究发现,APP、β 淀粉样蛋白、γ 分泌酶、β 分泌酶对机体也有一定的保护作用,以其作为治疗靶点可能是药物研发失败的原因之一。

2. 阿尔茨海默病易感基因是阿尔茨海默病发病机制的突破口。阿尔茨海默病的核心分子发病机制尚未明确,基因突变或表达异常,以及表观遗传学和环境因子都参与了阿尔茨海默病的发展。目前,人们已经发现,*APP*、*PSEN1*、*PSEN2*、*APOE*、*Tau* 等基因的突变,都会导致 β 淀粉样蛋白的堆积。基于基因水平对阿尔茨海默病的研究,从遗传因素和防御机制两个方面出发,可能是阿尔茨海默病治疗的突破口。

3. 构建新型的阿尔茨海默病药物筛选模型。阿尔茨海默病作为一种复杂的神经退行性疾病,受机体和环境各个方面的影响。传统的阿尔茨海默病细胞模型和动物模型仅产生一种或几种阿尔茨海默病病理变化。通过转基因技术开发的过表达 APP/PS1 的小鼠模型是目前阿尔茨海默病相关药物筛选的主要动物模型,但是通过 APP/PS1 模型筛选的药物在临床试验阶段出现失败。因此,开发能充分模拟阿尔茨海默病患者病理过程的动物模型在阿尔茨海默病药物的筛选中至关重要。

4. 早期诊断可能是阿尔茨海默病药物研发的主要方向。在过去的几十年中,超过 50 个候选药物顺利通过Ⅱ期临床试验,但均在Ⅲ期临床试验中失败。大多数的候选药物都是以不同形式的 β 淀粉样蛋白作为靶点,以期清除斑块或淀粉样蛋白的异常聚集。这些试验的失败在改变人们对阿尔茨海默病认识的同时,也改变了阿尔茨海默病药物的研究方向。既然现有手段难以让受损的神经突触恢复正常,那么尽早诊断、尽早干预以避免或延缓阿尔茨海默病病情发展,可能是阿尔茨海默病药物起效的关键。近期有关外泌体的研究显示,外泌体可能是阿尔茨海默病早期发病的标志物。外泌体存在于身体各个部位,是体内大多数细胞分泌的纳米大小(40~1 000nm)的细胞外囊泡。外泌体在过去几年中一直被认为是细胞排放垃圾的一种形式,现在外泌体被证明是重要的细胞间信使,对健康和疾病有重要的作用。外泌体在阿尔茨海默病进程中存在多方面作用,外泌体携带的致病蛋白促进疾病在脑内的扩散,并且外泌体可以诱导星形胶质细胞的凋亡,间接损害神经元的正常功能。另一方面,外泌体可以降低细胞外淀粉样蛋白的负荷。目前有关外泌体作为阿尔茨海默病早期诊断标志物的研究正在进行中。

第三节 抗阿尔茨海默病药的临床应用

一、阿尔茨海默病的临床常用药物

目前,治疗阿尔茨海默病的药物治疗旨在缓解症状,尚无针对阿尔茨海默病病因的药物。常用药物包括胆碱酯酶抑制剂、NMDA 受体非竞争性拮抗药、抗氧化剂、钙通道阻滞药、神经保护药等。

(一)胆碱酯酶抑制剂

他克林(tacrine)

他克林是美国 FDA 在 1993 年批准的第一个治疗阿尔茨海默病的胆碱酯酶抑制剂。

【药理作用】他克林是可逆性乙酰胆碱酯酶(AChE)抑制剂,脂溶性高,易透过血脑屏障,非选择性结合于 AChE 和丁酰胆碱酯酶(butyrylcholine esterase,BChE),减少 ACh 水解、增加脑内 ACh 含量,亦可直接激动 M 受体和 N 受体,增加大脑皮质和海马的 N 受体密度,促进脑组织对葡萄糖的利用。

【药动学】他克林口服吸收快速,生物利用度的差异很大,与食物同服,吸收可减少 30%~40%。蛋白结合率约为 40%,在肝内经首关代谢成为几种代谢产物,主要是 1-,2-,4- 羟基他克林。半衰期($t_{1/2}$)约 4 小时。

【临床应用】他克林对轻、中度阿尔茨海默病患者的语言、认知、理解能力均有改善作用,可延缓病程 6~12 个月。

【不良反应】他克林的作用效果与剂量有关,严重的剂量依赖性肝损害限制了其临床使用,现已渐被其他 AChE 抑制剂取代。

加兰他敏(galantamine)

加兰他敏是从雪花莲属植物及我国的石蒜科植物中分离得到的生物碱。

【药理作用】加兰他敏对神经元的 AChE 有高度选择性,抑制神经元 AChE 的能力较抑制血液 AChE 的能力强 50 倍,是神经元 AChE 的竞争性抑制剂。

【药动学】加兰他敏是一个高生物利用度、低清除率、中等分布容积和低蛋白结合率的药物。在体内易透过血脑屏障,多分布于额叶、颞叶等与学习记忆有关的区域,药物的主要组织分布依次为肾、肝、脑,主要透过肾脏排出体外。$t_{1/2}$ 为 5~6 小时,且不与蛋白结合,较少受进食或其他药物的影响。

【临床应用】加兰他敏在多个国家被推荐为治疗轻、中度阿尔茨海默病的首选药。可明显改善患者的情绪状态及生活自理能力,有效改善记忆能力,在治疗的 1~5 年内,可延缓阿尔茨海默病认知障碍衰退的进程。

【不良反应】消化系统不良反应较常见有食欲下降、腹胀、反胃、呕吐、腹痛、腹泻、厌食等,神经系统常见有疲劳、头晕眼花、头痛、发抖、失眠、梦幻,眩晕少见,罕见有张力亢进、感觉异常、失语症和运动功能亢进等。尚有吞咽困难、消化道出血的报道。心血管系统可见心动过缓、心律不齐,低血压罕见。血液系统可见贫血,偶见血小板减少、血糖增高,曾有低钾血症的报道。

【注意事项】有消化道溃疡病史或同时使用非甾体抗炎药的患者慎用。中度肝脏损害、肾脏损害的患者慎用本品,必要时应减量使用。

卡巴拉汀(rivastigmine)

卡巴拉汀是美国 FDA 批准用于治疗轻、中度阿尔茨海默病的新型氨基甲酸类脑选择性 AChE 抑制剂,为第 2 代治疗阿尔茨海默病的药物。

【药理作用】卡巴拉汀通过与 AChE 结合形成共价复合物而使后者暂时丧失活性,从而选择性增强脑皮质和海马等部位乙酰胆碱的效应,改善阿尔茨海默病患者的认知障碍。作为 AChE 抑制剂,卡巴拉汀能够减慢 β 淀粉样前体蛋白片段的形成。阿尔茨海默病患者脑脊液中卡巴拉汀对 AChE 的抑制作用呈剂量依赖性。

【药动学】卡巴拉汀透皮贴剂中卡巴拉汀吸收缓慢,血药浓度一般在 8 小时接近峰值,而峰值(C_{max})常在稍后出现(10~16 小时)。达到峰值后,血药浓度在给药 24 小时的剩余时间内缓慢下降。多次给药稳态时谷值大约是峰值的 50%。该药易于通过血脑屏障,肝脏代谢为去氨甲酰基的代谢物,主要经肾脏排泄。血浆表观消除半衰期约为 3 小时。肾清除率为 2.1~2.8L/h。

【临床应用】对轻中度、中重度阿尔茨海默病的早期精神行为异常治疗有效,对改善认知功能、总体印象和日常生活能力的疗效确切,持续用药可延缓阿尔茨海默病病情的进展。

【不良反应】最常见的不良反应是恶心、呕吐和腹泻等症状,可能引起胃酸分泌增加或加重尿道梗阻和痉挛,对此类患者应慎用。对外周神经系统的副作用小,眩晕少见。

【注意事项】目前研发的卡巴拉汀缓释剂、透皮贴剂,方便阿尔茨海默病患者用药且胃肠反应较小,增加了用药的依从性。但误用和用药错误可导致严重的不良反应,大多数药物误用和用药错误的病例与在应用新贴剂时未去除原有贴剂,以及在同一时间应用多块贴剂有关。

多奈哌齐(donepezil)

多奈哌齐是一种合成的可逆性哌啶类 AChE 抑制剂,是第二代 AChE 抑制剂。

【药理作用】多奈哌齐能可逆性地抑制 AChE,增加中枢乙酰胆碱含量。多奈哌齐可能还有其他作用机制,包括对神经递质受体或 Ca^{2+} 通道的直接作用。与他克林相比抑制 AChE 的作用更强,选择性更高。

【药动学】口服 3~4 小时后达到最高血药浓度。血药浓度和浓度 - 时间曲线下面积与剂量成正比,约 95% 的多奈哌齐与血浆蛋白结合,消除半衰期长, $t_{1/2}$ 约 70 小时。代谢产物 6- 氧 - 去甲基多奈哌齐具有与母体药物相近的体外抗 AChE 活性,主要经肾脏排泄。

【临床应用】是治疗轻、中度阿尔茨海默病的一线药物,对阿尔茨海默病早期精神行为异常疗效明显,在改善阿尔茨海默病患者的整体认知能力、日常生活能力和延缓病情进展方面均有显著疗效,其作用存在明确的量效关系,常用 5mg/d 和 10mg/d,多奈哌齐 23mg/d 可改善较重的阿尔茨海默病患者整体认知能力,但不良反应略高于 10mg/d。

【不良反应】常见的不良反应有腹泻、肌肉痉挛、乏力、恶心、呕吐和失眠,眩晕较多见。可出现厌食、胃肠功能紊乱、皮疹、瘙痒症、幻觉、焦虑、易激惹、攻击行为、尿失禁、头痛、疲劳、疼痛、意外伤害。较少见癫痫、心动过缓、胃肠道出血、胃及十二指肠溃疡、血肌酸激酶浓度轻微增高。罕见锥体外系症状、窦房传导阻滞、房室传导阻滞、肝功能异常,包括肝炎。

【注意事项】禁用于对多奈哌齐、哌啶衍生物或制剂中的赋形剂有过敏史的患者。禁用于孕妇。

(二)NMDA受体非竞争性拮抗药

美金刚(memantine,美金刚胺)

美金刚是NMDA受体非竞争性拮抗药,可与NMDA受体上的环苯己哌啶结合位点结合。美金刚可减少谷氨酸的释放,减轻兴奋性神经毒性作用,可改善记忆过程所需谷氨酸的传递。临床研究表明,该药能显著改善轻度至中度血管性痴呆患者的认知能力,而且对较严重的患者效果更好;对中度至重度的阿尔茨海默病患者,还可显著改善其动作能力、认知能力和社会行为。美金刚是第一个用于治疗晚期阿尔茨海默病的NMDA受体非竞争性拮抗药,将美金刚与胆碱酯酶抑制剂同时使用效果更好。

【药理作用】越来越多的证据显示,谷氨酸能神经递质功能障碍(尤其是NMDA受体功能损害时)会表现出神经退行性痴呆的临床症状和疾病进展。美金刚是一种电压依赖性、中等亲和力的非竞争性NMDA受体拮抗药。它可以阻断谷氨酸浓度病理性升高导致的神经元损伤。

【药动学】美金刚的绝对生物利用度约为100%,达峰时间($T_{\max}$)为3~8小时,食物不影响美金刚的吸收。在10~40mg剂量范围内的药动学呈线性。血浆蛋白结合率为45%。

【临床应用】用于治疗中、重度阿尔茨海默病,有助于提高患者的认知能力,改善中重度患者日常生活能力和精神行为症状,延缓阿尔茨海默病患者从中度向重度进展。美金刚与胆碱酯酶抑制剂合用治疗中重度阿尔茨海默病,能有效改善患者认知功能及日常生活能力,且与单独使用胆碱酯酶抑制剂相比,并不增加不良反应的发生率。

【不良反应】可出现恶心、眩晕、腹泻、激越不安、头重、口干等不良反应。

【注意事项】饮酒可能加重不良反应;肝功能不全患者、意识紊乱者以及孕妇、哺乳期妇女禁用;肾功能不全患者应减量。

(三)抗氧化剂

抗氧化剂可通过消除活性氧或阻断其形成来阻止神经元的退化,使用抗氧化药治疗阿尔茨海默病已经被认为是一种有效的途径。

银杏叶提取物(extract of ginkgo biloba leaves)

【药理作用】银杏叶提取物可清除体内过多的自由基,抑制细胞膜的脂质发生过氧化反应,从而保护细胞膜,防止自由基对机体造成的血栓、炎症、动脉硬化等一系列氧化损伤;竞争性地与血小板活化因子(PAF)的膜受体结合而拮抗PAF的作用,从而抑制血小板的活化、降低内皮细胞通透性,减轻炎症反应;通过刺激儿茶酚胺的释放和抑制其降解,以及刺激前列环素和内皮舒张因子的生成而产生动脉舒张作用,共同保持动脉和静脉血管的张力;具有降低血液黏稠度,增加红细胞和白细胞的可塑性,改善血液循环的作用;增加缺血组织的氧及葡萄糖的供应量,增加脑组织M受体数量和促进去甲肾上腺素的更新,以及增强某些中枢胆碱能系统的功能。

【药动学】银杏叶提取物能被迅速地、完全地吸收,具有二房室模型特点的药动学参数,吸收相为1小时,$t_{1/2}$约为4.5小时。组织内放射强度分布的研究表明:该药与眼、某些腺体、神经组织,特别是下丘脑、海马旁回和纹状体等神经组织具有强亲和力。

【临床应用】银杏叶提取物对多发性脑梗死性痴呆及轻度认知障碍治疗有效,可改善注意力不集中、记忆力衰退及痴呆相关症状,缓解淡漠、焦虑等精神症状,对脑部血流障碍、周围循环障碍等有益。

【不良反应】银杏叶提取物耐受性良好,罕有胃肠道不适、头痛、过敏反应等现象发生,一般不需要特殊处理即可自行缓解。

【注意事项】对妊娠期的使用报告不多,基于安全性考虑,妊娠期不建议使用此药。应避免与小牛血清提取物制剂混合使用。尚无哺乳期妇女用药的安全性资料。

（四）钙通道阻滞药

神经元内 Ca^{2+} 超载及其所诱发的一系列级联反应,是最终导致神经元凋亡或发生退行性改变的原因之一,可引发认知功能的降低,进而出现痴呆。钙通道阻滞药通过降低细胞内游离 Ca^{2+} 浓度,延缓神经元的变性,进而可能减慢阿尔茨海默病的进展。目前应用最常用的是尼莫地平和氟桂利嗪等。

尼莫地平（nimodipine）

【药理作用】尼莫地平通过阻滞 Ca^{2+} 通道,有效地阻止 Ca^{2+} 进入细胞内,从而舒张血管。可选择性地作用于脑血管平滑肌,扩张脑血管,增加脑血流量,显著减少血管痉挛引起的缺血性脑损伤,具有改善学习记忆能力及抗抑郁的功能。

【药动学】本品口服吸收后,约 3~4 小时血药浓度达高峰, $t_{1/2}$ 为 3~5 小时,本品在肝脏和脂肪组织中浓度最高,在肝脏内 93%~95% 的药物被代谢,代谢产物主要经胆汁排出,一部分经肾脏排出。

【临床应用】临床上可用于预防蛛网膜下隙出血后的血管痉挛,具有保护和促进记忆、智力恢复的作用,可作为胆碱酯酶抑制剂、美金刚的辅助用药。

【不良反应】偶见面红、头晕、口唇麻木等,一般无须停药。

氟桂利嗪（flunarizine）

【药理作用】本品是一种钙通道阻滞药,能防止因缺血等原因导致的细胞内病理性钙超载而造成的细胞损害。

【药动学】盐酸氟桂利嗪口服 2~4 小时达血浆峰值, $t_{1/2}$ 为 2.4~5.5 小时,体内主要分布于肝、肺、胰,并可在骨髓、脂肪中积蓄,连服 5~6 周达稳态血浓度,90% 与血浆蛋白结合,可通过血脑屏障,并可随乳汁分泌。绝大部分经肝脏代谢,并经胆汁进入肠道,由消化道排泄。

【临床应用】可用于脑供血不足,椎动脉缺血,脑血栓形成后的治疗;耳鸣,脑晕治疗;偏头痛预防;癫痫辅助治疗;具有改善学习记忆能力及抗抑郁的功能。

【不良反应】最常见的不良反应为嗜睡和疲惫,某些患者可伴有食欲增加、体重增加。这些反应常为一过性。

（五）神经保护药

丙戊茶碱（propentofylline）

丙戊茶碱是血管和神经保护药,具有确切地改善痴呆症状的作用,且有良好的安全性。

【药理作用】丙戊茶碱能抑制神经元腺苷重摄取以及抑制磷酸二酯酶,不仅对痴呆症状有短期的改善作用,且有长期的神经保护作用,能改善和延缓阿尔茨海默病的进展,可作为阿尔茨海默病治疗的辅助用药。

【不良反应】常见的不良反应有头痛、恶心、腹泻,但持续时间短。

二、研究中的抗阿尔茨海默病药

2010 年 1 月至 2015 年 12 月,在 ClinicalTrials. gov 注册的抗阿尔茨海默病药Ⅱ、Ⅲ、Ⅳ期临床试验达 300 余项,包括抑制 Aβ 斑块形成或促进 Aβ 清除的药物、抑制 Tau 蛋白纤维缠结形成和促进 Tau 蛋白清除的药物(如 β、γ 分泌酶抑制剂或 α 分泌酶促进剂),以及针对 Aβ 和 Tau 蛋白的单/多克隆抗体等。但研制与开发安全有效的治疗阿尔茨海默病的药物仍面临巨大挑战,新药物的成功率非常低,被称为临床试验的重灾区。如采用 Aβ 合成蛋白 AN-1792 免疫疗法的试验结果显示,AN-1792 可减少 Aβ 沉积及清除淀粉样斑块,但对改善阿尔茨海默病症状及疾病进展无明显作用;针对 Aβ 的单克隆抗体药物(bapineuzumab, solanezumab),因未达到预期研究结果宣告Ⅲ期临床试验失败;首个进入三期临床的 BACE1 抑制剂——MK-8931,其Ⅲ期临床试验由于缺乏有效性而被提前终止;而促进 Tau 蛋白清除的 γ 分泌酶抑制剂 semagacestat 因与总体功能、日常生活能力等多个指标的临床恶化相关,提前终止了Ⅲ期临床试验;最近,被寄予厚望的 aducanumab——针对 Aβ 的抗体药物,其两项Ⅲ期临床研究也于 2019 年 3 月因中期无效性分析宣布停止,虽然在 2019 年 10 月提出的最终分析显示能显著降低阿尔茨海默病患者认知能力衰退的速度,并向 FDA 提交上市许可申请,但仍存在很大的争议。

目前,上百次临床试验的失败经验使得阿尔茨海默病药物研发方向出现了转变。首先,科学家们认为阿尔茨海默病缺乏可靠的诊断指标及进展指标,早期与中后期患者难以严格区分,是试验难以获得阳性结果的重要干扰因素。目前有众多研究致力于寻找阿尔茨海默病客观诊断指标和生物标记。其次,既往临床试验对象均为已经出现病症的阿尔茨海默病患者,有研究表明,在阿尔茨海默病症状出现前的 10~20 年已有病理生理改变,因此近年来对阿尔茨海默病的临床诊断和治疗干预研究,已经从痴呆阶段前移到轻度认知功能障碍阶段以及无症状的临床前阿尔茨海默病阶段,对基因存在患病风险,但尚无症状的患者实行药物干预。

(一)抗 Aβ 药物

基于 β 淀粉样蛋白级联假说,Aβ 的沉积具有神经毒性,是 AD 发病的始发因素。

Lecanemab

Lecanemab 是一种针对性清除 Aβ 原纤维的单克隆抗体。2022 年 9 月 27 日,Eisai/Biogen 共同宣布,在研药物 Lecanemab 在临床Ⅲ期 Clarity AD 试验中达到主要终点和所有关键次要终点,结果具有高度统计学意义。新药上市申请已被 FDA 受理,该药有望成为第一个针对阿尔茨海默病的 Aβ 抗体药物。

Donanemab

Donanemab 是一种靶向 N3pG β 淀粉样蛋白(焦谷氨酸形式的 Aβ)的单克隆抗体。2021 年 1 月,Eli Lilly 公司公布了 Donanemab Ⅱ期临床研究的结果:在早期有症状 AD 患者中,Donanemab 治疗较安慰剂显著延缓了认知能力和日常功能综合指标的下降。该药目前正处于Ⅲ期临床实验,已向 FDA 提出新药上市申请。

(二)抗 Tau 蛋白聚集的药物

在阿尔茨海默病患者中,Tau 蛋白由于过度磷酸化和聚集,丧失了原有的稳定微管的生物活性,导致神经轴突变性,具有神经毒性。

TRx0237

TRx0237 是一种 Tau 蛋白聚集抑制剂。2021 年公布的一项Ⅲ期临床试验结果显示,TRx0237 能缓解轻度至中度 AD 患者的认知功能,但是试验发现单用 TRx0237 的患者大脑萎缩速度显著下降。目前 TauRx 处于Ⅲ期临床试验。

(三)免疫疗法

ACI-35

ACI-35 是一种针对磷酸化 Tau 蛋白的疫苗,通过诱导主动免疫反应而选择性地靶向磷酸化 Tau 蛋白。2022 年 1 月公布了Ⅰb/Ⅱa 期临床试验中期数据,显示中位抗 pTau 抗体滴度从基线增加了两个数量级。目前处于Ⅱ期临床试验。

(四)抗炎疗法

炎症假说提出,脑组织沉积的 Aβ 与 Tau 蛋白可激活小胶质细胞和星形胶质细胞,诱发中枢神经炎症反应而损伤神经元。有多项研究进行了非甾体抗炎药布洛芬等对阿尔茨海默病治疗作用的临床试验,但目前并无证据支持非甾体抗炎药对阿尔茨海默病有效。

此外,还有一些药物也在研究中,如作用于促性腺激素释放激素受体的亮丙瑞林(leuprolide acetate),具有稳定的认知改善作用,目前已进入Ⅱ期临床研究,而且正在研制开发亮丙瑞林的缓释制剂用于治疗轻、中度阿尔茨海默病。组胺 H_3 受体拮抗药 ABT-288,可促进额叶前皮质释放组胺、乙酰胆碱和多巴胺,有促进认知功能改善的作用,安全性高,不易引起不良反应。肿瘤坏死因子受体 1(TNFR1)的负向变构调节剂 TNFR1NAM,具有拮抗癌坏死因子、增强认知的作用,目前处于临床前研究。

随着分子生物学技术的发展与应用,近年来对阿尔茨海默病发病机制的研究已深入到基因水平,同时经典发病机制——Aβ 沉积、Tau 蛋白过度磷酸化等的靶向效用面临挑战。阿尔茨海默病是一种多因素参与的复杂疾病,针对单基因或单靶向的药物难以有效改善或控制患者的症状,新的治疗策略倾向采用多靶向化合物作用于疾病的不同病理生理环节而发挥作用,包括能够作用于多神经或生化靶向功能的先导化合物,如具有抑制 AChE、单胺氧化酶、Tau 蛋白过度磷酸化的作用,抗氧化应激,拮抗 NMDA 受体,抗 Aβ 聚集和调节细胞内钙稳态紊乱等两种或两种以上作用功效。多靶向化合物有望成为治疗阿尔茨海默病的强效药物。

思考题　　　1. 有关阿尔茨海默病的发病机制的假说有哪些?

2. 目前抗阿尔茨海默病的临床常用药物有哪些,它们的作用机制分别是什么?

3. 试分析靶向 Aβ 的药物临床试验失败的可能原因有哪些。

参考文献

[1] CHAN K Y, WANG W, WU J J, et al. Epidemiology of Alzheimer's disease and other forms of dementia in China, 1990-2010: a systematic review and analysis. The Lancet, 2013, 381(9882): 2016-2023.

［ 2 ］ HARDY J A, HIGGINS G A. Alzheimer's disease: the amyloid cascade hypothesis. Science, 1992, 256（5054）: 184-185.

［ 3 ］ IQBAL K, LIU F, GONG C X. Tau and neurodegenerative disease: the story so far. Nat Rev Neu, 2016, 12（1）: 15-27.

［ 4 ］ KOZAUER N, KATZ R. Regulatory innovation and drug development for early-stage Alzheimer's disease. N Engl J Med, 2013, 368（13）: 1169-1171.

［ 5 ］ GILMAN S, KOLLER M, BLACK R S, et al. Clinical effects of Aβ immunization（AN1792）in patients with AD in an interrupted trial. Neurology, 2005, 64（9）: 1553-1562.

［ 6 ］ MALIK M, SIMPSON J F, PARIKH I, et al. CD33 Alzheimer's risk-altering polymorphism, CD33 expression, and exon 2 splicing. J Neurosci, 2013, 33（33）: 13320-13325.

（陈 纯 许建华）

第二十四章　抗帕金森病药

第一节　概　述

帕金森病（Parkinson disease, PD）是一种常见的中老年神经系统退行性疾病,主要以黑质多巴胺能神经元进行性变性和路易小体形成为特征的病理变化,纹状体多巴胺能神经元变性缺失、多巴胺与乙酰胆碱递质失去平衡,临床表现为震颤、肌强直、动作迟缓、姿势平衡障碍的运动症状以及嗅觉减退、便秘、睡眠行为异常和抑郁等非运动症状的为显著特征。我国 65 岁以上人群总体患病率为 1 700/10 万,并随年龄增长而升高,给家庭和社会都带来了沉重的负担。

一、病因及发病机制

主要病理改变为黑质多巴胺（DA）能神经元变性死亡,但引起黑质多巴胺能神经元变性死亡的机制尚未完全明了。

（一）环境因素

20 世纪 80 年代初发现了一种嗜神经毒 1- 甲基 4- 苯基 -1, 2, 3, 6- 四氢吡啶（MPTP）在人和灵长类均可诱发典型的帕金森综合征,其临床、病理、生化及对多巴胺替代治疗的反应特点均与人类帕金森病甚为相似。MPTP 在脑内经单胺氧化酶 B（MAO-B）催化转变为强毒性的 1- 甲基 -4- 苯基 - 吡啶离子（MPP^+）,后者被多巴胺转运蛋白（DAT）选择性地摄入黑质多巴胺能神经元内,抑制线粒体呼吸链复合物 I 的活性,使 ATP 生成减少,并促进自由基产生和氧化应激反应,导致多巴胺能神经元变性、丢失。MPTP 在化学结构上与某些杀虫剂和除草剂相似,有学者认为环境中与该神经毒结构类似的化学物质可能是导致帕金森病的病因之一,并且通过类似的机制导致多巴胺能神经元变性死亡。机体内的许多物质包括多巴胺代谢都会产生某些氧自由基,而体内的抗氧化系统（如还原型谷胱甘肽、谷胱甘肽过氧化物酶等）可以有效地清除这些氧自由基等有害物质。但是在帕金森病患者的黑质中存在的复合物 I 活性和还原型谷胱甘肽含量均明显降低,氧化应激增强,这提示抗氧化功能障碍及氧化应激可能与帕金森病的发病和病情进展有关。

（二）遗传因素

20 世纪 90 年代后期发现,在意大利,希腊和德国的个别家族性帕金森病患者中有的 α 突触核蛋白（α-synuclein）基因突变,呈常染色体显性遗传,其表达产物是路易小体的主要成分。到目前为止,至少发现有 10 个（*PARK1~PARK10*）与家族性帕金森病连锁的单基因位点，其中 6 个致病基因已被克隆，即 *α-synuclein*（*PARK1*，4q21~23）、*Parkin*（*PARK2*，6q25.2~27）、*UCH-L1*（*PARK5*，4p14）、*PINK1*（*PARK6*，1p35~36）、*DJ-1*（*PARK7*，1p36）和 *LRRK2*（*PARK8*，12p11.2~q13.1）基因。*α-synuclein* 和 *LRRK2* 基因突变呈常染色体显性遗传，*Parkin*、*PINK1*、*DJ-1* 基因突变呈常染色体隐性遗传。*UCHL-1* 基因突变最早报道于一个德国家庭的 2 名同胞兄妹，其遗传模式可能是常染色体显性遗传。绝大多数上述基因突变未在散发性病例中发现，只有 *LRRK2* 基因突变见于少数（1.5%~6.1%）散发性帕金森病。基因易感性如细胞色素 P450（cytochrome P450，CYP450）2D6 基因等可能是帕金森病发病的易感因素之一。目前认为约 10% 的患者有家族史，绝大多数患者为散发性。

1. 神经系统老化　帕金森病主要发生于中老年人，40 岁以前发病少见，提示神经系统老化与发病有关。有资料显示 30 岁以后，随年龄增长，黑质多巴胺能神经元开始呈退行性变，多巴胺能神经元渐进性减少。尽管如此，其程度也并不足以导致发病，老年人群中患病者也只是少数，所以神经系统老化只是帕金森病的促发因素。

2. 多因素交互作用　目前认为帕金森病并非单因素所致，而是在多因素交互作用下发病的。除基因突变导致少数患者发病外，基因易感性可使患病概率增加，但并不一定发病，只有在环境因素、神经系统老化等因素共同作用下，通过氧化应激、线粒体功能紊乱、蛋白酶体功能障碍、炎症和 / 或免疫反应、钙稳态失衡、兴奋性毒性、细胞凋亡等机制导致黑质多巴胺能神经元大量变性、丢失，才会导致发病。

二、临床表现

发病年龄平均约 55 岁，多见于 60 岁以后，40 岁以前相对少见。男性略多于女性。隐匿起病，缓慢发展

（一）运动症状

常始于一侧上肢，逐渐累积同侧下肢，再波及对侧上肢及下肢。

1. 静止性震颤　常为首发症状，多始于一侧上肢远端，静止位时出现或更加明显，随意运动时减轻或停止，紧张或激动时加剧，入睡后消失。

2. 肌强直　被动运动关节时阻力增高，且呈一致性，类似弯曲软铅管的感觉，故称"铅管样强直"；在有静止性震颤的患者中可感到在均匀的阻力中出现断续停顿，如同转动的齿轮，称为"齿轮样强直"。

3. 运动迟缓　随意运动减少，动作缓慢、笨拙。早期以手指精细动作如解或扣纽扣、系鞋带等动作缓慢，逐渐发展成全面性随意运动减少、迟钝；晚期因合并肌张力增高，导致起床、翻身均有困难。

4. 姿势障碍　在疾病早期，表现为走路时患侧上肢摆臂幅度减小或消失，下肢拖曳。随病情进展，步伐逐渐变小变慢，启动、转弯时步态障碍尤为明显，坐位、卧位时起立困难。

（二）非运动症状

也是常见和重要的临床症状，而且部分可先于运动症状而发生。

1. 感觉障碍　疾病早期即可出现嗅觉减退或睡眠障碍。中、晚期常有肢体麻木、疼痛。有些患者可伴有不宁腿综合征。

2. 自主神经功能障碍　临床常见，如便秘、多汗、脂溢性皮炎等。吞咽活动减少可导致流涎。疾病后期也可出现性功能减退、排尿障碍或体位性低血压。

3. 精神障碍 近半数患者伴有抑郁,并常伴有焦虑。约 15%~30% 的患者在疾病晚期发生认知障碍乃至痴呆,以及幻觉,其中以视幻觉多见。

三、治疗原则

帕金森病患者可以先后或同时表现出运动症状和非运动症状,但在整个病程中都会伴有这两类症状,有时会产生多种非运动症状。不仅运动症状影响了患者的工作和日常生活能力,非运动症状也明显干扰了患者的生活质量。因此,我们应该对帕金森病的运动症状和非运动症状采取全面综合的治疗。治疗方法和手段包括药物治疗、手术治疗、运动疗法、心理疏导及照料护理等。

药物治疗为首选,且是整个治疗过程中的主要治疗手段。手术治疗则是药物治疗的一种有效补充。目前应用的治疗手段,无论是药物治疗还是手术治疗,只能改善患者的症状,并不能阻止病情的发展,更加无法治愈。因此,治疗不仅要立足当前,也需要长期管理,以达到长期获益。

帕金森病的运动症状和非运动症状都会影响患者的工作和日常生活能力,因此,用药原则应该以达到有效改善症状、提高工作能力和生活质量为目标。我们提倡早期诊断、早期治疗,不仅可以更好地改善症状,而且可能会达到延缓疾病进展的效果。应坚持"剂量滴定",以避免产生药物的急性副作用,力求实现"尽可能以小剂量达到满意临床效果"的用药原则,避免或降低运动并发症尤其是异动症的发生率,事实证明我国帕金森病患者的异动症发生率明显低于国外的帕金森病患者。

治疗应遵循循证医学的证据,也应强调个体化特点,不同患者的用药选择需要综合考虑患者的疾病特点(是以震颤为主,还是以强直少动为主)和疾病严重程度、有无认知障碍、发病年龄、就业状况、有无共病、药物可能的副作用、患者的意愿、经济承受能力等因素,尽可能避免、推迟或减少药物的副作用和运动并发症。进行抗帕金森病药治疗时,特别是使用左旋多巴时,不能突然停药,以免发生恶性停药反应。

第二节 抗帕金森病药的作用机制与进展

一、抗帕金森病药的分类及其作用机制

帕金森病的发病原因及机制尚不清楚。1960 年,奥地利医生 Hornykiewicz 首先发现原发性帕金森病患者的黑质和纹状体内多巴胺含量极度减少。其后又有研究发现帕金森病患者黑质多巴胺能神经元几乎完全丢失,导致其投射到纹状体的神经纤维末梢退行性变性。以此为基础提出了发病机制假说即"多巴胺学说"。

该学说认为,帕金森病是因纹状体内多巴胺(dopamine,DA)减少或缺乏所致,其原发性因素是黑质内多巴胺能神经元退行性变性。黑质中多巴胺能神经元发出上行纤维到达纹状体,其末梢与尾核 - 壳核神经元形成突触,以 DA 为神经递质,对脊髓前角运动神经元起抑制作用;另一方面,尾核中的胆碱能神经元与尾核 - 壳核神经元形成突触,以 ACh 为递质,对脊髓前角运动神经元起兴奋作用。正常时这两条通路功能处于平衡状态,共同调节运动功能。帕金森病患者因黑质变性,多巴胺合成减少,使纹

状体多巴胺含量减少,造成黑质 - 纹状体通路多巴胺能神经功能减弱,胆碱能神经功能相对占优势,因而出现肌张力增高的症状。该学说得到许多事实支持:死于帕金森病的患者纹状体中多巴胺含量仅为正常人的 5%~10%。

提高脑内 DA 含量或应用多巴胺受体激动剂可显著缓解震颤、麻痹等症状;耗竭黑质 - 纹状体内 DA、用神经毒素 MPTP 选择性地破坏黑质多巴胺能神经元或长期使用多巴胺受体拮抗药可导致震颤、麻痹症状;胆碱受体拮抗药可缓解帕金森病的某些症状。

关于黑质多巴胺能神经元发生退行性变性的机制,比较受肯定的是"氧化应激"学说:一般情况下,DA 通过单胺氧化酶(MAO)催化氧化脱胺代谢,所产生的过氧化氢(H_2O_2)能被抗氧化系统清除掉。但在氧化应激时,多巴胺的氧化代谢是多途径的,产生大量的 H_2O_2 和超氧阴离子(O_2^-),在黑质部位 Fe^{2+} 催化下,进一步生成毒性更大的羟自由基(·OH),而此时黑质线粒体呼吸链的复合物 I(complex I)活性下降,抗氧化物(特别是谷胱甘肽)消失,无法清除自由基,因此,自由基通过氧化神经膜类脂、破坏多巴胺能神经元膜功能或直接破坏细胞 DNA,最终导致神经元变性。这一学说得到如下事实支持:在帕金森病患者的黑质中发现"两多两少"现象——铁离子(尤其是 Fe^{2+})增加,O_2^- 和 -OH 增加;抗氧化物谷胱甘肽几乎消失,复合物功能严重不足。

现已知,脑内多巴胺受体可分为 D_1~D_5 五个亚型,均为 G 蛋白偶联受体,分子结构由 7 个跨膜结构域组成。其中 D_1、D_5 胞内 C 端片段较长,被称为 D_1 样受体,总体上起兴奋性作用;D_2、D_3、D_4 的第 3 个胞内片段较长,被称为 D_2 样受体,总体上起抑制性作用(表 24-1)。

表 24-1　中枢神经系统多巴胺受体分类及特性

	亚型	分布	效应
D_1 样受体	D_1	纹状体、新皮质	环磷酸腺苷(cAMP)升高、磷脂酰肌醇 -4,5- 二磷酸(PIP$_2$)水解、[Ca^{2+}]$_i$、蛋白激酶 C(PKC)激活
	D_5	海马、下丘脑	
D_2 样受体	D_2	纹状体、黑质致密部、垂体	cAMP 降低、钾内流、钙内流
	D_3	嗅结节、伏隔核、下丘脑	
	D_4	前额皮质、髓质、中脑	

(一)拟多巴胺类药

1. 多巴胺的前体药

左旋多巴(levodopa, L-DOPA)

左旋多巴是多巴胺的前体,即由酪氨酸形成的儿茶酚胺的中间产物,现已人工合成。

【药动学】口服后经小肠芳香族氨基酸转运蛋白迅速吸收,0.5~2 小时达峰值。血浆 $t_{1/2}$ 较短,为 1~3 小时。食物中的其他氨基酸可与左旋多巴竞争同一转运载体,从而减少药物的吸收。胃排空延缓、胃酸 pH 偏低或高蛋白饮食等均可降低其生物利用度。口服后极大部分在肠黏膜、肝和其他外周组织被 L- 芳香族氨基酸脱羧酶(aromatic L-amino acid decarboxylase, AADC)脱羧成为多巴胺,仅 1% 左右的左旋多巴能进入中枢神经系统发挥疗效。左旋多巴在外周脱羧形成多巴胺后,易引起不良反应,主要有恶心、呕吐。若同时合用 AADC 抑制剂,可减少外周多巴胺生成,使左旋多巴更多地进入脑内,转化为多巴胺而生效,并可减少不良反应。左旋多巴生成的多巴胺一部分通过突触前膜的摄取机制返回多巴胺能神经末梢,另一部分被 MAO 或儿茶酚 -*O*- 甲基转移酶(COMT)代谢,经肾排泄。

【**药理作用**】帕金森病患者的黑质多巴胺能神经元退行性变,酪氨酸羟化酶(tyrosine hydroxylase)同步减少,使脑内酪氨酸转化为左旋多巴极度减少,但将左旋多巴转化为多巴胺的能力仍存在。左旋多巴是多巴胺的前体,通过血脑屏障后,可补充纹状体中多巴胺的不足而发挥治疗作用。但左旋多巴究竟是被残存神经元利用而增加多巴胺的合成和释放,还是在细胞外被转化成多巴胺后直接"溢流"(flooding)到突触间隙而激活突触后膜受体,这一点尚不清楚。动物实验显示,即使没有多巴胺能神经末梢存在,左旋多巴仍有作用;但另一方面,临床上左旋多巴疗效随病情发展而降低又提示其作用可能依赖于残存的神经元。多巴胺因不易通过血脑屏障,不能用于治疗帕金森病。

【**临床应用**】治疗各种类型的帕金森病患者,不论年龄、性别差异和病程长短均适用,但对吩噻嗪类药物等抗精神病药所引起的帕金森综合征无效。

其作用特点为:①疗效与黑质 - 纹状体病损程度相关,轻症或较年轻患者疗效好,重症或年老体弱者疗效较差;②对肌肉强直和运动困难的疗效好,对肌肉震颤的疗效差;③起效慢,用药 2~3 周出现体征改善,用药 1~6 个月后疗效最强。

用药早期,左旋多巴可使 80% 的帕金森病患者症状明显改善,其中 20% 的患者可恢复到正常运动状态。服用后先改善肌肉强直和运动迟缓,后改善肌肉震颤;其他运动功能,如姿态、步态联合动作、面部表情、言语、书写、吞咽、呼吸等,均可改善。也可使情绪好转,对周围事物反应增加,但对痴呆症状效果不明显。随着用药时间的延长,本品的疗效逐渐下降,3~5 年后疗效已不显著。其原因可能与病程的进展、受体下调以及其他代偿机制有关。此阶段,有些患者对左旋多巴的缓冲能力(buffering capacity)丧失,疗效出现波动,最后发展为药效消失(wearing-off),同时服用 COMT 抑制剂恩他卡朋(entacapone)对此有一定预防作用。据统计,服用左旋多巴的帕金森病患者的寿命与未服者相比明显延长、生活质量明显提高。

【**不良反应**】不良反应分为早期和长期两大类。

(1)早期不良反应

A. 胃肠道反应:治疗早期约 80% 患者出现厌食、恶心、呕吐,数周后能耐受,应用 AADC 抑制剂后可明显减少。这是由于左旋多巴在外周和中枢脱羧成多巴胺,分别直接刺激胃肠道和兴奋延髓催吐化学感受区 D_2 受体,多巴胺受体阻断药多潘立酮(domperidone)是消除恶心、呕吐的有效药。还可引起腹胀、腹痛和腹泻等,饭后服药或减慢剂量递增速度,可减轻上述症状。偶见消化道溃疡出血或穿孔。

B. 心血管反应:治疗初期 30% 患者出现直立性低血压,其原因可能是一方面外周形成的多巴胺作用于交感神经末梢,反馈性抑制交感神经末梢释放去甲肾上腺素;另一方面作用于血管壁的多巴胺受体,舒张血管。还有些患者出现心律不齐,主要是由于新生的多巴胺作用于心脏 β 受体的缘故,可用 β 受体拮抗药加以治疗。

(2)长期不良反应

A. 运动过度症(hyperkinesia):是异常动作舞蹈症的总称,也称为运动障碍。是由于服用大量左旋多巴后,多巴胺受体过度兴奋,出现手足、躯体和舌的不自主运动,服用 2 年以上者发生率达 90%。有报道多巴胺受体拮抗药左旋千金藤啶碱(1-stepholidine)可减轻不自主运动。

B. 症状波动:服药 3~5 年后,有 40%~80% 患者出现症状快速波动,重则出现"开 - 关"现象(on-off

phenomenon）。"开"时活动正常或几近正常,而"关"时突然出现严重的帕金森病症状。症状波动的发生与帕金森病发展导致多巴胺的储存能力下降有关,此时患者更依赖于左旋多巴在人脑中的转运速率以满足多巴胺的生成。为减轻症状波动,可使用左旋多巴 /AADC 抑制剂缓释剂或用多巴胺受体激动剂,或加用 MAO 抑制剂如司来吉兰等,也可调整用药方法,即改用静脉滴注、增加服药次数而不增加或减少药物剂量等。

C. 精神症状:出现精神错乱的病例占 10%~15%,有逼真的梦幻、幻想、幻视等,也有抑郁症等精神病症状,可能与多巴胺作用于皮质下边缘系统有关,只能用非经典安定药如氯氮平（clozapine）治疗,它不引起或加重帕金森病患者锥体外系运动功能失调和迟发性运动障碍。

【药物相互作用】维生素 B_6 是多巴脱羧酶的辅基,能加速左旋多巴在外周组织转化成多巴胺,可增强左旋多巴外周副作用,降低疗效;抗精神病药,如吩噻嗪类药物和丁酰苯类药物均能阻滞黑质 - 纹状体多巴胺通路功能,利血平耗竭黑质 - 纹状体中的多巴胺,它们均能引起锥体外系运动失调,出现药源性帕金森病,对抗左旋多巴的疗效;抗抑郁药能引起直立性低血压,加强左旋多巴的副作用。以上药物不能与左旋多巴合用。

2. 左旋多巴的增效药

（1）氨基酸脱羧酶抑制剂

卡比多巴（carbidopa）

卡比多巴又称 α- 甲基多巴肼、洛得新。卡比多巴不能通过血脑屏障,与左旋多巴合用时,仅能抑制外周 AADC。此时,由于左旋多巴在外周的脱羧作用被抑制,进入中枢神经系统的左旋多巴增加,使用量可减少 75%,因而使不良反应明显减少,症状波动减轻,作用不受维生素 B_6 的干扰。本品与左旋多巴组成复方制剂,卡比多巴与左旋多巴混合比例为 1:4 或 1:10,现已有心宁美控释剂（sinemet CR）。

苄丝肼（benserazide）

苄丝肼,又称羟苯丝肼、色拉肼。与左旋多巴组成的复方制剂中,苄丝肼与左旋多巴比例为 1:4,其作用特性与卡比多巴与左旋多巴的复方制剂相同。

（2）单胺氧化酶 B 抑制剂:人体内单胺氧化酶（MAO）分为 A、B 两型,MAO-A 主要分布于肠道,其功能是对肠道内和血液循环中的单胺进行氧化脱氨代谢;MAO-B 主要分布于黑质 - 纹状体,其功能是降解多巴胺。

司来吉兰（selegiline）

司来吉兰又称丙炔苯丙胺（L-deprenyl）。低剂量（<10mg/d）可选择性抑制中枢神经系统 MAO-B,能迅速通过血脑屏障,减少脑内多巴胺降解代谢,使多巴胺浓度增加,有效时间延长。本品与左旋多巴合用后,能增加疗效,降低左旋多巴用量,减少外周副作用,并能消除长期单独使用左旋多巴出现的"开 - 关"现象。临床长期试验表明,两者合用更有利于缓解症状,延长患者寿命。近来发现司来吉兰作为神经保护剂能优先抑制黑质 - 纹状体的超氧阴离子（O_2^-）和羟自由基（·OH）形成,延缓神经元变性和帕金森病发展。临床上将司来吉兰与抗氧化剂维生素 E 联合应用治疗帕金森病,称 DATATOP 方案（deprenyl and tocopherol antioxidative therapy of Parkinsonism）,但确切效果尚不肯定,有待大范围临床观察。本品低剂量对外周 MAO-A 无作用,肠道和血液中多巴胺和酪胺代谢不受影响,不会产生 MAO 非选择性抑制剂所引起的高血压危象,但大剂量（>10mg/d）亦可抑制 MAO-A,应避免使用。司来吉兰代谢产物为苯丙胺和甲基苯丙胺,可引起焦虑、失眠、幻觉等精神症状。慎与哌替啶、TCA 或其他 MAOI 合用。

（3）茶酚-*O*-甲基转移酶抑制剂:左旋多巴代谢有两条途径:由 AADC 脱羧转化为多巴胺,经茶酚-*O*-甲基转移酶(COMT)代谢转化成 3-*O*-甲基多巴(3-*O*-MD),后者又可与左旋多巴竞争转运载体而影响左旋多巴的吸收和进入脑组织。因此,抑制 COMT 就显得尤为重要:既可降低左旋多巴的降解,又可减少 3-*O*-MD 对其在人脑转运的竞争性抑制作用,提高左旋多巴的生物利用度和在纹状体中的浓度。近来发现 3 种 COMT 抑制剂:硝替卡朋、托卡朋、恩他卡朋,它们的抑制作用强,毒性低。

硝替卡朋（nitecapone）

硝替卡朋增加纹状体中左旋多巴和多巴胺。因其不易通过血脑屏障,当与卡比多巴合用时,它只抑制外周的 COMT,而不影响脑内 COMT,可增加纹状体中左旋多巴的生物利用度。

托卡朋（tolcapone）和恩他卡朋（entacapone）

托卡朋和恩他卡朋为新型 COMT 抑制剂,能延长左旋多巴半衰期,稳定血药浓度,使更多的左旋多巴进入脑组织,安全而有效地延长症状波动患者"开"的时间。其中托卡朋是唯一能同时抑制外周和中枢 COMT 的药物,比恩他卡朋生物利用度更高,半衰期更长,COMT 抑制作用也更强,而恩他卡朋仅抑制外周 COMT。两者均可明显改善病情稳定的帕金森病患者日常生活能力和运动功能,尤适用于伴有症状波动的患者。托卡朋的主要不良反应为肝损害,甚至可能出现暴发性肝衰竭,因此仅适用于其他抗帕金森病药无效时,且应用时需严密监测肝功能。

3. 多巴胺受体激动剂

溴隐亭（bromocriptine）

溴隐亭又称溴麦角隐亭、溴麦亭,为 D_2 类受体(含 D_2、D_3、D_4 受体)强激动剂,对 D_1 类受体(含 D_1、D_5 受体)具有部分拮抗作用;对外周多巴胺受体 α 受体也有较弱的激动作用。小剂量溴隐亭首先激动结节-漏斗通路 D_2 受体,抑制催乳素和生长激素分泌,用于治疗乳溢-闭经综合征和肢端肥大症;增大剂量可激动黑质-纹状体多巴胺通路的 D_2 受体,与左旋多巴合用治疗帕金森病取得较好疗效,能减少症状波动。

不良反应较多,消化系统常见食欲减低、恶心、呕吐、便秘,消化性溃疡患者可诱发出血。用药初期,心血管系统常见直立性低血压。长期用药可出现无痛性手指血管痉挛,减少药量可缓解;也可诱发心律失常,一旦出现应立即停药。运动功能障碍方面的不良反应类似于左旋多巴。精神系统症状比左旋多巴更常见且更严重,如幻觉、错觉和思维混乱等,停药后可消失。其他不良反应包括头痛、鼻塞、腹膜和胸膜纤维化、红斑性肢痛症。

麦角乙脲（lisuride）

麦角乙脲为 D_2 类受体激动剂、D_1 类受体弱拮抗药,激动作用比溴隐亭强 1 000 倍,用于治疗帕金森病的优点有改善运动功能障碍、减少严重的"开-关"现象和左旋多巴引起的运动过度症(即异常动作舞蹈症)。

罗匹尼罗（ropinirole）和普拉克索（pramipexole）

罗匹尼罗和普拉克索均为非麦角生物碱类新型多巴胺受体激动剂,能选择性地激动 D_2 类受体(特别是 D_2、D_3 受体),而对 D_1 类受体几乎没有作用。相对溴隐亭而言,本类药物患者耐受性好,用药剂量可很快增加,一周以内即可达治疗浓度,虽也可引起恶心和乏力,但胃肠道反应较小。本类药物的出现给多巴胺受体激动剂的临床应用带来了新的方向。由于患者对其耐受性较好,临床上越来越多地作为帕金森病的早期治疗药物,而不是仅仅作为左旋多巴的辅助药物。其主要原因是:①作用时间相对较长,较左旋多巴更不易引起"开-关"现象和运动障碍;②有观点认为左旋多巴会促进氧化应激,因而会加快多巴胺能神经元的丢失。最近的大样本对照试验表明,本类药物作为早期治疗用药较左旋多巴更少引起症状波动,如果该结论被进一步证实,将极大地提高本类药物在帕金森病治疗中的地位。但罗匹尼罗和普拉克索仍具有拟多巴胺类药共有的不良反应,如恶心、直立性低血压和运动功能障碍等。作为辅助用药可引起幻觉和精神错乱。已证实服用罗匹尼罗和普拉克索的患者在驾车时可能出现突发性睡眠(sudden sleep attack),易酿成交通事故,故服药期间应禁止从事驾驶和高警觉性工作。

阿扑吗啡(apomorphine)

阿扑吗啡又称去水吗啡,为多巴胺受体激动剂,可用于治疗帕金森病,改善严重的"开-关"现象,但长期用药会引起Q-T间期延长,肾功能损害和精神症状。仅用于其他药物如多巴胺受体激动剂或COMT抑制剂对"开-关"现象无效时。

4. 促多巴胺释放药

金刚烷胺(amantadine)

金刚烷胺又称金刚烷。可能通过多种方式加强多巴胺的功能,如促进左旋多巴进入脑循环,增加多巴胺合成、释放,减少多巴胺重摄取和较弱的抗胆碱作用等,也表现出多巴胺受体激动剂的作用。近年来认为其作用机制与拮抗NMDA受体有关。其抗帕金森病的特点为:用药后显效快,作用持续时间短,应用数天即可获得最大疗效,但连用6~8周后疗效逐渐减弱,对帕金森病的肌肉强直、震颤和运动障碍的缓解作用较强,优于抗胆碱药物,但不及左旋多巴。长期用药时常见下肢皮肤出现网状青斑,可能与儿茶酚胺释放引起外周血管收缩有关。此外,可引起精神不安、失眠和运动失调等。偶致惊厥,癫痫患者禁用。

(二)抗胆碱药

M受体拮抗药对早期帕金森病患者有较好的治疗效果,对晚期严重帕金森病患者的疗效差,可与左旋多巴合用。阿托品、东莨菪碱是最早用于治疗帕金森病的M受体拮抗药,但因外周抗胆碱作用引起的副作用大,因此现主要使用合成的中枢性M胆碱受体拮抗药。

苯海索(trihexyphenidyl)

苯海索口服易吸收,通过拮抗胆碱受体而减弱黑质-纹状体通路中ACh的作用,抗震颤效果好,也能改善运动障碍和肌肉强直;外周抗胆碱作用为阿托品的1/10~1/3,对少数不能接受左旋多巴或多巴胺受体激动剂的帕金森病患者,可用本药治疗。副作用与阿托品相同,但症状较轻。禁用于青光眼和前列腺肥大患者。对帕金森病疗效有限,副作用较多,现已少用。

本类药物可阻断中枢M受体,抑制黑质-纹状体通路中ACh的作用,对帕金森病的震颤和强直有效,但对动作迟缓无效。其疗效不如左旋多巴,临床上主要用于早期轻症患者、不能耐受左旋多巴或禁用左旋多巴的患者、抗精神病药所致的帕金森综合征。此外,有报道认为本类药物可能加重帕金森病患者伴有的痴呆症状。因此,伴有明显痴呆症状的帕金森病患者应慎用本类药物。

苯扎托品（benzatropine，苄托品）

苯扎托品作用近似阿托品，具有抗胆碱作用，同时还有抗组胺、局部麻醉和大脑皮质抑制作用。临床应用及不良反应同苯海索。

二、抗帕金森病药的研究进展

经典的抗帕金森病药主要包括拟多巴胺类药和抗胆碱药两类。前者通过直接补充多巴胺前体物或抑制多巴胺降解而产生作用；后者通过拮抗相对过高的胆碱能神经功能而缓解症状。两药合用可增加疗效，其总体目标是恢复多巴胺能和胆碱能神经系统功能的平衡状态。

氧化应激学说为帕金森病的治疗带来了新的思路，即从治疗症候群方向转向预防多巴胺能神经元自身中毒的问题。如现已证明司来吉兰除具有选择性地抑制 MAO-B 的作用外，更重要的作用是作为一种有效的自由基清除剂。

此外，多巴胺受体及其亚型选择性激动剂也已成为帕金森病治疗的亮点。其他治疗手段如脑深部电刺激（deep brain stimulation，DBS）疗法已经成为治疗中晚期帕金森病的有效疗法。一些新的治疗手段如多功能干细胞移植、基因干预治疗等正在探索之中。国际上部分研究团队已经计划开展临床试验，将诱导性多功能干细胞移植技术应用到帕金森病的治疗。

第三节　抗帕金森病药的临床应用

根据临床症状严重程度的不同，可以将帕金森病的病程分为早期和中晚期（根据 Hoehn-Yahr 分级）。

一、早期帕金森病的治疗

疾病一旦发生将随着时间的推移而渐进性加重。有证据提示，在疾病早期阶段，病程进展速度较后期阶段更快。因此，一旦早期诊断，即应尽早开始治疗，争取掌握疾病的修饰时机，这对今后帕金森病的整个治疗成败起关键性作用。

早期治疗可以分为非药物治疗（包括认识和了解疾病、补充营养、加强锻炼、坚定战胜疾病的信心以及社会和家人对患者的理解、关心与支持）和药物治疗。一般疾病初期多给予单药治疗，但也可采用优化的小剂量多种药物（体现多靶点）的联合应用，力求达到疗效最佳、维持时间更长而运动并发症发生率最低的目标。

药物治疗包括疾病修饰治疗药物和症状性治疗药物。疾病修饰治疗是指运用基因技术，对细胞遗传物质进行医学干预，起到预防和治疗的目的。疾病修饰治疗药物除了可能的疾病修饰作用外，也具有改善症状的作用；症状性治疗药物除了能够明显改善疾病症状外，部分也兼有一定的疾病修饰作用。疾病修饰治疗的目的是延缓疾病的进展。

目前，临床上可能有疾病修饰作用的药物主要包括单胺氧化酶 B 型（MAO-B）抑制剂和多巴胺受体（DR）激动剂等。MAO-B 抑制剂中的司来吉兰 + 维生素 E（DATATOP）和雷沙吉兰（ADAGIO）临床试验表明其可能具有延缓疾病进展的作用;多巴胺受体激动药中的普拉克索和罗匹尼罗研究提示其可能具有疾病修饰的作用。大剂量(1 200mg/d)辅酶 Q10 的临床试验也提示其可能具有疾病修饰的作用。

（一）首选药物原则

1. 早发型患者,在不伴有智能减退的情况下,可有如下选择:①非麦角类多巴胺受体激动药;②MAO-B 抑制剂;③金刚烷胺;④复方左旋多巴;⑤复方左旋多巴 +COMT 抑制剂。

首选药物并非按照以上顺序,需根据不同患者的具体情况而选择不同方案。若遵照美国、欧洲的治疗指南应首选方案①、②或⑤;若患者由于经济原因不能承受高价格的药物,则可首选方案③;若因特殊工作之需,力求显著改善运动症状,或出现认知功能减退,则可首选方案④或⑤;也可在小剂量应用方案①、②或③时,同时小剂量联合应用方案④。对于震颤明显而其他抗帕金森病药疗效欠佳的情况下,可选用抗胆碱药,如苯海索。

2. 晚发型或有伴智能减退的患者,一般首选复方左旋多巴治疗。随着症状的加重,疗效减退时可添加多巴胺受体激动药、MAO-B 抑制剂或 COMT 抑制剂治疗。此类患者,尤其是老年男性患者,因其具有较多的副作用,尽量不应用抗胆碱药物。

（二）治疗药物

1. **抗胆碱药**　目前国内主要应用苯海索,剂量为 1~2mg/ 次,3 次 /d。主要适用于伴有震颤的患者,而对无震颤的患者不推荐应用。对 <60 岁的患者,要告知长期应用本类药物可能会导致其认知功能下降,所以要定期复查认知功能,一旦发现患者的认知功能下降则应立即停用;对≥60 岁的患者最好不应用抗胆碱药。闭角型青光眼及前列腺肥大患者禁用。

2. **金刚烷胺**　剂量为 50~100mg/ 次,2~3 次 /d,末次应在下午 4 时前服用。对少动、强直、震颤均有改善作用,并且对改善异动症有帮助(C 级证据)。肾功能不全、癫痫、严重胃溃疡、肝病患者慎用,哺乳期妇女禁用。

3. **复方左旋多巴**(苄丝肼左旋多巴、卡比多巴左旋多巴)　初始用量为 62.5~125.0mg/ 次,2~3 次 /d,根据病情而逐渐增加剂量至疗效满意且不出现副作用的适宜剂量维持,餐前 1 小时或餐后 1.5 小时服药。

以往多主张尽可能推迟应用,因为早期应用会诱发异动症;现有证据提示早期应用小剂量(≤400mg/d)并不增加异动症的发生。复方左旋多巴常释剂具有起效快的特点,而控释剂维持时间相对长,但起效慢、生物利用度低,在使用时,尤其是 2 种不同剂型转换时需加以注意。

活动性消化道溃疡者慎用,闭角型青光眼、精神病患者禁用。

4. **多巴胺受体激动药**　目前大多推崇非麦角类多巴胺受体激动药为首选药物,尤其适用于早发型帕金森病患者的病程初期。因为这类长半衰期制剂能避免对纹状体突触后膜的 DR 产生"脉冲"样刺激,从而预防或减少运动并发症的发生。

激动剂均应从小剂量开始,逐渐增加剂量至获得满意疗效而不出现副作用为止。多巴胺受体激动药的副作用与复方左旋多巴相似,不同之处在于它的症状波动和异动症发生率低,而体位性低血压、脚踝水肿和精神异常(幻觉、食欲亢进、性欲亢进等)的发生率较高。多巴胺受体激动药有 2 种类型,麦角类包括溴隐亭(bromocriptine)、培高利特(pergolide)、α- 二氢麦角隐亭(dihydroergocryptine)、卡麦角林(cabergoline)和麦角乙脲(lisuride);非麦角类包括普拉克索(pramipexole)、罗匹尼罗(ropinirole)、吡贝地尔（piribedil）、罗替高汀（rotigotine）和阿扑吗啡（apomorphine）。麦角类多巴胺受体激动药可导致心脏瓣膜病变和肺胸膜纤维化，因此，目前已不主张使用，其中培高利特在国内已停用。

目前国内上市多年的非麦角类多巴胺受体激动药有，①吡贝地尔缓释剂：初始剂量为50mg，每日1次，易产生副作用的患者可改为25mg/次，每日2次，第2周增至50mg/次，每日2次，有效剂量为150mg/d，分3次口服，最大剂量不超过250mg/d；②普拉克索：有2种剂型，常释剂和缓释剂。常释剂的用法，初始剂量为0.125mg/次，每日3次（个别易产生副作用的患者则为1~2次），每周增加0.125mg，每日3次，一般有效剂量为0.50~0.75mg/次，每日3次，最大剂量不超过4.5mg/d。缓释剂的用法，每日的剂量与常释剂相同，但为每日1次服用。

即将上市的非麦角类多巴胺受体激动药有，①罗匹尼罗：初始剂量为0.25mg/次，每日3次，每周增加0.75mg至每日3mg，一般有效剂量为每日3~9mg，分3次服用，最大日剂量为24mg；②罗替高汀：初始剂量2mg，每日1次，每周增加2mg，早期患者一般有效剂量为每日6~8mg，中晚期患者为8~16mg。

国内上市多年的麦角类多巴胺受体激动药有，①溴隐亭：0.625mg，每日1次，每隔5天增加0.625mg，有效剂量为3.75~15.00mg/d，分3次口服；②α-二氢麦角隐亭：2.5mg/次，每日2次，每隔5天增加2.5mg，有效剂量30~50mg/d，分3次口服。

上述5种药物之间的剂量转换为：吡贝地尔:普拉克索:罗匹尼罗:溴隐亭:α-二氢麦角隐亭 = 100:1:5:10:60，因个体差异仅作为参考。

5. MAO-B 抑制剂　主要有司来吉兰（selegiline）和雷沙吉兰（rasagiline），其中司来吉兰有常释剂和口腔黏膜崩解剂。司来吉兰常释剂的用法为2.5~5.0mg/次，每日2次，在早晨、中午服用，勿在傍晚或晚上应用，以免引起失眠，或可与维生素E 2 000U合用（DATATOP方案）；口腔黏膜崩解剂的吸收、有效性、安全性均好于司来吉兰常释剂，用量为1.25~2.50mg/d。雷沙吉兰的用量为1mg，每日1次，早晨服用。胃溃疡患者慎用，禁与5-羟色胺再摄取抑制剂（SSRI）合用。

6. COMT 抑制剂　在疾病早期首选复方左旋多巴+COMT抑制剂治疗，如恩他卡朋双多巴片（为恩他卡朋/左旋多巴/卡比多巴复合制剂，按左旋多巴剂量不同分成4种剂型），不仅可以改善患者症状，而且有可能预防或延迟运动并发症的发生，但FIRST-STEP及STRIDE-PD研究提示恩他卡朋双多巴早期应用并不能推迟运动并发症且增加异动症发生的概率，这一结论目前尚存争议，有待进一步来验证。

在疾病中晚期，应用复方左旋多巴疗效减退时可以添加恩托卡朋（entacapone）或托卡朋（tolcapone）治疗而达到进一步改善症状的作用。恩托卡朋用量为每次100~200mg，服用次数与复方左旋多巴相同，若每日服用复方左旋多巴次数较多，也可少于复方左旋多巴次数，需与复方左旋多巴同服，单用无效。托卡朋每次用量为100mg，每日3次，第一剂与复方左旋多巴同服，此后间隔6小时服用，可以单用，每日最大剂量为600mg。其药物副作用有腹泻、头痛、多汗、口干、氨基转移酶升高、腹痛、尿色变黄等。托卡朋可能会导致肝功能损害，需严密监测肝功能，尤其在用药之后的前3个月。

二、中晚期帕金森病的治疗

中晚期帕金森病，尤其是晚期帕金森病的临床表现极其复杂，其中有疾病本身的进展，也有药物副作用或运动并发症的因素参与其中。对中晚期帕金森病患者的治疗，一方面要继续力求改善患者的运动症状;另一方面要妥善处理一些运动并发症和非运动症状。

（一）运动并发症的治疗

运动并发症（症状波动和异动症）是帕金森病中晚期常见的症状,调整药物种类、剂量及服药次数可以改善症状。

1. **症状波动的治疗**　症状波动主要包括剂末恶化（end of dose deterioration）、开 - 关现象（on-off phenomenon）。

对剂末恶化的处理方法为:①不增加服用复方左旋多巴的每日总剂量,而适当增加每日服药次数,减少每次服药剂量（以仍能有效改善运动症状为前提）,或适当增加每日总剂量（原有剂量不大的情况下）,每次服药剂量不变,而增加服药次数;②由常释剂换用控释剂以延长左旋多巴的作用时间,更适宜在早期出现剂末恶化的患者,尤其发生在夜间时为较佳选择,剂量需增加 20%~30%;③加用长半衰期的多巴胺受体激动药,若已用多巴胺受体激动药而疗效减退可尝试换用另一种多巴胺受体激动药;④加用对纹状体产生持续性多巴胺能刺激（continuous dopaminergic stimulation）的 COMT 抑制剂;⑤加用 MAO-B 抑制剂;⑥避免饮食（含蛋白质）对左旋多巴吸收及通过血脑屏障的影响,宜在餐前 1 小时或餐后 1.5 小时服药,调整蛋白饮食结构可能有效。

对开 - 关现象的处理较为困难,可以选用口服多巴胺受体激动药,或可采用微泵持续输注左旋多巴甲酯、左旋多巴乙酯或多巴胺受体激动药（如麦角乙脲等）。

2. **异动症的治疗**　异动症（abnormal involuntary movement, AIM）又称为运动障碍（dyskinesia）,包括剂峰异动症（peak-dose dyskinesia）、双相异动症（biphasic dyskinesia）和肌张力障碍（dystonia）。

对剂峰异动症的处理方法为:①减少每次复方左旋多巴的剂量;②若患者是单用复方左旋多巴,可适当减少剂量,同时加用多巴胺受体激动药,或加用 COMT 抑制剂;③加用金刚烷胺;④加用非典型抗精神病药,如氯氮平;⑤若使用复方左旋多巴控释剂,则应换用常释剂,避免控释剂的累积效应。对双相异动症（包括剂初异动症和剂末异动症）的处理方法为:①若在使用复方左旋多巴控释剂应换用常释剂,最好换用水溶剂,可以有效缓解剂初异动症;②加用长半衰期的多巴胺受体激动药或延长左旋多巴血浆清除半衰期的 COMT 抑制剂,可以缓解剂末异动症,也可能有助于改善剂初异动症。微泵持续输注多巴胺受体激动药或左旋多巴甲酯或乙酯可以同时改善异动症和症状波动,目前有研究正在试验口服制剂是否能达到同样效果。其他治疗异动症的药物,如作用于基底节非多巴胺能的腺苷 A2A 受体拮抗药等治疗效果的相关临床试验正在开展。对晨起肌张力障碍的处理方法为:睡前加用复方左旋多巴控释片或长效多巴胺受体激动药,或在起床前服用复方左旋多巴常释剂或水溶剂;对"开"期肌张力障碍的处理方法同剂峰异动症。

（二）非运动症状的治疗

帕金森病的非运动症状涉及许多类型,主要包括精神障碍、自主神经功能障碍、睡眠障碍和感觉障碍,需给予积极、相应的治疗。

1. **精神障碍的治疗**　最常见的精神障碍包括抑郁和 / 或焦虑、幻觉、认知障碍或痴呆等。首先需要甄别患者的精神障碍是由抗帕金森病药诱发,还是由疾病本身导致。

若为前者则需根据易诱发患者精神障碍的概率而依次逐减或停用的抗帕金森病药如下:抗胆碱药、金刚烷胺、MAO-B 抑制剂、多巴胺受体激动药;若采取以上措施患者的症状仍然存在,在不明显加重帕金森病的运动症状的前提下，可将复方左旋多巴逐步减量。如果药物调整效果不理想，则提示患者的精神障碍可能为疾病本身导致，就要考虑对症用药。

针对幻觉和妄想的治疗，推荐选用氯氮平（clozapine）或喹硫平（quetiapine），前者的作用稍强于后者，但是氯氮平会有 1%~2% 的概率导致粒细胞缺乏症，故需监测血细胞计数。

对于抑郁和 / 或焦虑的治疗，可应用选择性 SSRI，也可应用多巴胺受体激动药，尤其是普拉克索，既可以改善运动症状，同时也可改善抑郁症状。劳拉西泮（lorazepam）和地西泮（diazepam）缓解易激惹状态十分有效。

针对认知障碍和痴呆的治疗，可应用胆碱酯酶抑制剂，如利斯的明（rivastigmine）、多奈哌齐（donepezil）等，以及美金刚（mementine），其中利斯的明的证据较为充分。

2. 自主神经功能障碍的治疗　最常见的自主神经功能障碍包括便秘、泌尿障碍和体位性低血压等。

对于便秘，摄入足够的液体、水果、蔬菜、纤维素和乳果糖（10~20g/d）或其他温和的导泻药物能改善便秘症状，如乳果糖、龙荟丸、大黄片、番泻叶等；也可加用促进胃蠕动药，如多潘立酮、莫沙必利等。同时，需要停用抗胆碱药并增加运动。

对泌尿障碍中的尿频、尿急和急迫性尿失禁的治疗，可采用外周抗胆碱药，如奥昔布宁（oxybutynin）、溴丙胺太林（propantheline）、托特罗定（tolterodine）和莨菪碱（hyoscyamine）等；而对逼尿肌无反射者则给予胆碱能制剂（但需慎用，因会加重帕金森病的运动症状）。

若出现尿潴留，应采取间歇性清洁导尿，若由前列腺增生肥大引起，严重者必要时可行手术治疗。

体位性低血压患者应增加盐和水的摄入量；睡眠时抬高头位，不要平躺；可穿弹力裤；不要快速地从卧位或坐位起立；首选 α 肾上腺素能激动剂米多君（midodrine）治疗，且疗效最佳；也可使用选择性外周多巴胺受体拮抗药多潘立酮。

3. 睡眠障碍的治疗　睡眠障碍主要包括失眠、快速眼动期睡眠行为异常（RBD）、白天过度嗜睡（EDS）。失眠最常见的问题是睡眠维持困难（又称睡眠破碎）。

频繁觉醒可能使得震颤在浅睡眠期再次出现，或者由于白天服用的多巴胺能药物浓度在夜间已耗尽，患者夜间运动不能而导致翻身困难，或者夜尿增多。如果与夜间的帕金森病症状相关，加用左旋多巴控释剂、多巴胺受体激动药或 COMT 抑制剂则会有效。如果正在服用司来吉兰或金刚烷胺，尤其在傍晚服用者，首先需纠正服药时间，司来吉兰需在早晨、中午服用，金刚烷胺需在下午 4 点前服用；若无明显改善，则需减量甚至停药，或选用短效的镇静安眠药。

对 RBD 患者可睡前给予氯硝西泮，一般 0.5mg 即可起效。EDS 可能与帕金森病的严重程度和认知功能减退有关，也可与抗帕金森病药多巴胺受体激动药或左旋多巴应用有关。

如果患者在每次服药后都出现嗜睡，则提示药物过量，将用药减量会有助于改善 EDS；也可以左旋多巴控释剂代替常释剂，可能会有助于避免或减轻服药后的嗜睡症状。

4. 感觉障碍的治疗　最常见的感觉障碍主要包括嗅觉减退、疼痛或麻木、不宁腿综合征（RLS）。嗅觉减退在帕金森病患者中相当常见，且多发生在运动症状出现之前多年，但是目前尚无明确措施能够改善嗅觉障碍。疼痛或麻木在帕金森病，尤其在晚期帕金森病患者中，比较常见，可以由其疾病本身引起，也可以是伴随骨关节病变所致，如果抗帕金森病药治疗"开"期疼痛或麻木减轻或消失，"关"期复现,则提示由帕金森病所致,可以调整治疗以延长"开"期。反之,则由其他疾病或其他原因引起,可以选择相应的治疗措施。对伴有 RLS 的帕金森病患者,在入睡前 2 小时内选用多巴胺受体激动药如普拉克索治疗十分有效,或给予复方左旋多巴也可奏效。

思考题 在使用抗帕金森病的治疗药物时,哪些是比较常见的不良反应?应该如何处理?

参考文献

［1］SANTOS-GARCÍA D, DE LA FUENTE-FERNÁNDEZ R. Impact of non-motor symptoms on health -related and perceived quality of life in Parkinson's disease. J Neurol Sci, 2013, 332（1/2）: 136-140.

［2］BLANDINI F, ARMENTERO M T. Dopamine receptor agonists for Parkinson's disease. Expert Opin Investig Drugs, 2014, 23（3）: 387-410.

［3］肖波. 神经内科常见病用药. 北京: 人民卫生出版社, 2009.

［4］ZHANG Z X, ROMAN G C, HONG Z, et al. Parkinson's disease in China: prevalence in Beijing, Xian and Shanghai. Lancet, 2005, 365（9459）: 595-597.

［5］LI F, HARMER P, FITZGERALD K, et al. Tai chi and postural stability in patients with Parkinson's disease. N Engl J Med, 2012, 366（6）: 511-519.

（董　志）

第二十五章 抗精神疾病药

第一节 概　　述

　　精神疾病又称精神障碍,是指在各种生物学、心理学以及社会环境因素影响下,精神活动异常,导致以认知、情感、意志和行为等精神活动出现不同程度障碍为临床表现的疾病。常见症状有性格突变、情感紊乱、行为诡异、敏感多疑、记忆障碍、意志行为障碍的。精神分裂症是一组以思维、情感、行为之间不协调,精神活动与现实脱离为主要特征的最常见的一类精神疾病,多起病于青壮年,分为急性期和慢性期。急性期临床症状有妄想,幻觉,思维障碍,行为障碍等。慢性期临床症状有思维贫乏、情感淡漠、活动减少、缺乏主动性等。情感性精神病,又称躁狂抑郁性精神病,是一组以情感活动过度高涨或过度低落为基本症状的精神疾病,呈周期性发作,间歇期内完全正常,分为躁狂症和抑郁症。躁狂症临床表现为情绪高涨、联想加速、动作增多、话多或夸大等;抑郁症临床表现为情绪低落,思维活动减慢、动作和语言减少、悲观和缺乏乐趣等。情感性精神病的临床症状可为单向躁狂和单相抑郁,也可为二者交替出现的双向性。焦虑性神经症,又称焦虑症,表现为无明确原因的不安和紧张、心惊肉跳感、恐惧感、容易激怒等精神症状,常伴有心悸、心动过速、头痛、背痛等躯体症状,是以广泛和持续性焦虑或反复发作的惊恐不安为主要特征的神经症性障碍。睡眠障碍是指睡眠量不正常及睡眠中出现异常,常与多种疾病有密切联系或合并发生,可激发躯体或心理疾病。早醒、易醒和入睡困难会导致睡眠时间减少或质量下降,从而不能满足个体的生理需求,明显影响工作和生活。

　　精神疾病的发病机制较为复杂,目前还没有被充分认识。精神疾病发病可能与脑内神经递质异常有关,如脑多巴胺能系统功能紊乱,脑 5-羟色胺能、谷氨酸能和胆碱能系统也可能参与其病理生理过程。其致病因素不是单一的,而是多种因素共同作用的结果,较为明确的有遗传因素、环境因素、心理因素、躯体因素等。精神疾病的药物治疗应掌握以下原则:①明确诊断,掌握药物的适应证和禁忌证;②用药个体化,根据患者的症状、疾病类型、躯体状况等选择药物,必要时进行血药浓度监测;③提高患者服药的依从性,向患者及其家属说明有关的用药问题,消除顾虑;④足剂量、足疗程用药,停药时剂量应递减,不可骤然停药;⑤单一用药,尽量避免不必要的合并用药;⑥全程维持治疗,避免复发风险;⑦密切观察病情变化和不良反应,以便及时处理;⑧控制症状后,药物维持治疗的同时进行心理治疗。药物治疗可控制精神疾病的症状和异常行为,使患者安静、合作,有利于进行心理治疗及其他疗法。

第二节　抗精神病药的作用机制与进展

精神分裂症也称精神病,是一种慢性衰竭性疾病,终生患病率为1%。精神分裂症具有阳性症状,在临床当中主要以幻觉和妄想为主;阴性症状,主要包括思维贫乏、情感淡漠、意志缺乏或减退,认知和情感症状的特征,可能源于神经发育和神经退行性疾病的病理生理过程。20世纪50年代初氯丙嗪的偶然发现以及20世纪60年代末氯氮平的发现是精神分裂症药物治疗史的两大里程碑。抗精神病药(antipsychotic drug, APD)也称神经安定药(neuroleptic drug)。目前已有众多抗精神病药上市,用于临床治疗,根据神经阻滞作用的强弱、引起锥体外系和迟发性运动障碍反应的多少,将这些药物分为以氯丙嗪为代表的典型抗精神病药,也就是第一代抗精神病药(first generation antipsychotics, FGA)和以氯氮平为代表的非典型抗精神病药,也就是第二代抗精神病药(second generation antipsychotics, SGA)。第一代抗精神病药大多是强效多巴胺受体拮抗剂,大多能够改善阳性症状,对阴性症状、认知功能障碍和抑郁症状则效果较差甚至无效,在发挥治疗作用的同时易引发锥体外系不良反应(extrapyramidal side effect, EPS)和高催乳素血症,长期使用则易引起迟发性运动障碍(tardivedyskinesia, TD)。相反,第二代抗精神病药既能改善阳性症状,又对阴性症状或认知功能障碍具有一定疗效,这类药物对D_2受体的阻断弱于$5\text{-}HT_{2A}$受体,在一定程度上减少了锥体外系不良反应和高催乳素血症的发生,具有临床优势,但易引起体重增加。根据化学结构的不同,将第一代抗精神病药分为吩噻嗪类药物(phenothiazine)、丁酰苯类药物(butyrophenone)、硫杂蒽类药物(thioxanthene)等,第二代抗精神病药分为二苯二氮䓬类药物(dibenzodiazepine)、苯异噁唑类药物(benzisoxazole)、二苯硫氮䓬类药物(dibenzothiazepine)、喹诺酮类药物(quinolone)等。

现有的抗精神病药多是对阳性症状有效,对阴性症状和认知障碍作用不大,而在相当一部分的患者中,目前可用的药物对其阳性症状不是完全有效的。因此,研发更有效、更耐受的抗精神病药,以及依据药理机制开发具有药理活性新靶点的化合物以期治疗精神分裂症的不同症状,迫在眉睫。

过去的半个世纪里,抗精神病药相继地开发出一代、二代和三代,近年各种新的实验药理学方法层出不穷,作用于非D_2受体的化合物也相继进入临床试验研究阶段。无论是作为单一疗法还是辅助治疗,对增强认知、改善精神分裂症的阴性症状的研究越来越多。在抗精神病药药理学治疗领域进行的研究极大地促进了我们对精神分裂症神经生物学和神经药理学方面的理解。然而,我们对精神分裂症,包括遗传、环境和心理因素在内的确切发病机制仍知之甚少。

一、抗精神病药的作用机制

近年来的研究发现,脑内单胺类神经递质传递的改变在精神分裂症的发生中发挥着重要的作用,相继提出了多巴胺功能亢进假说、五羟色胺、去甲肾上腺素神经通路障碍假说和兴奋性氨基酸假说,其中多巴胺功能亢进假说最受关注,而5-HT传导的异常也越来越受到重视。

(一)多巴胺受体系统与精神分裂症

多项证据表明,过度的边缘多巴胺能活动在精神病中扮演着重要的角色。①许多抗精神病药对中

枢神经系统突触后 D_2 受体有很强的阻断作用,尤其是在中边缘和纹状前额系统,包括部分多巴胺激动剂,如阿立哌唑,依匹哌唑;②增加多巴胺能活性的药物,如左旋多巴、溴隐亭、阿扑吗啡等,会加重精神分裂症患者的精神症状,或在部分患者中产生新的症状。反之,减少多巴胺释放和传递则能改善精神分裂症患者的临床症状;③未接受抗精神病药治疗的精神分裂症患者死后大脑多巴胺受体密度增加;④部分精神分裂症患者的尸检研究报告称,伏隔核、尾状核和壳核中的多巴胺水平和 D_2 受体密度增加;⑤影像学研究显示,苯丙胺诱导的纹状体多巴胺释放增加,细胞外液多巴胺导致的纹状体 D_2 受体基础状态下的占用率增加,与纹状体多巴胺合成和释放增加一致。

临床研究证实 D_2 受体拮抗剂能有效缓解阳性症状,是支持"多巴胺功能亢进学说"的最有力证据。皮质下的伏隔核、杏仁核、腹侧纹状体和海马等神经核团的 D_2 功能亢进会导致机体对外界刺激的敏感性增强,信息整合出现障碍,患者因而产生幻听、妄想等阳性症状,而大脑皮质 D_1 受体功能低下则引发阴性症状和认知功能障碍,D_1 受体激动剂能够改善阴性症状。因此,精神分裂症的"多巴胺学说"可以归结为:皮质和皮质下多巴胺系统功能的不平衡,及中脑-皮质下通路的多巴胺功能亢进,从而产生阳性症状;而中脑-皮质通路多巴胺功能低下,导致阴性症状及认知障碍。临床前和临床研究表明,包括5-羟色胺、谷氨酸、γ-氨基丁酸、和乙酰胆碱在内的多种神经递质系统也是良好的抗精神分裂症药物治疗作用靶点。

(二)N-甲基-D-天冬氨酸(NMDA)受体系统与精神分裂症

谷氨酸能神经元是联系皮质、边缘系统以及杏仁核等脑区的主要兴奋性通路,这些脑区与精神分裂症的发生密切相关。谷氨酸功能失调可能是精神分裂症发生的始动因素,NMDA 受体功能低下是致病的关键环节。NMDA 受体非竞争性拮抗剂苯环己哌啶(phencyclidine,PCP)和氯胺酮能在正常人身上诱导出类似精神分裂症的阳性症状和阴性症状,并使精神分裂症患者的症状加剧。PCP 和相关药物MK-801 可增加运动活动,并且可以急性或长期地增加啮齿动物和灵长类动物的各种认知障碍。选择性5-HT$_{2A}$ 拮抗剂以及第二代抗精神病药在阻断 PCP 和 MK-801 的这些作用方面比 D_2 拮抗剂更有效。而NMDA 受体激动剂如谷氨酸、甘氨酸和 D-丝氨酸等辅助治疗能在一定程度上改善精神分裂症患者的各种症状,表明 NMDA 受体功能低下与精神分裂症的发生密切相关。在这个基础上我们可以假设,位于GABA 能中间神经元上的 NMDA 受体功能减退,导致对神经元功能的抑制作用减弱,从而产生精神分裂症。GABA 能神经元活动减少可以诱导其下游谷氨酸能神经元活性的去抑制,从而过度激活皮质神经元的非 NMDA 受体。初步证据表明,LY2140023 是一种作为代谢型谷氨酸受体(mGLuR2/3)激动剂的药物,可能对精神分裂症有效。

NMDA 受体是一种独特的双重门控通道(doubly gated channel),它既受膜电位控制也受其他神经递质控制。NMDA 受体被激活后,主要对 Ca^{2+} 有通透性,介导持续、缓慢的去极化过程。在突触传递过程中,NMDA 受体的激活需要非 NMDA 受体的参与,其中主要是 AMPA 受体(α-amino-3-hydroxy-5-methyl-4-isoxazole propionate receptor)的参与。当刺激达到一定强度时,突触前膜释放的谷氨酸作用于 AMPA受体,通过 AMPA 受体通道的离子流增强,使得邻近 NMDA 受体的突触后膜局部去极化,进而解除 Mg^{2+}对通道的阻滞,这时谷氨酸与 NMDA 受体的结合便可使通道打开。此外,当有甘氨酸结合到甘氨酸结合位点时,通过变构调控可以大大增强谷氨酸作用于 NMDA 受体后所产生的效应。另外,多聚胺可增强谷氨酸对 NMDA 受体的作用,而 Zn^+ 却可以抑制多聚胺的这种作用。有研究表明,在精神分裂症患者中,NMDA 受体的甘氨酸位点并不完全饱和。目前,甘氨酸转运抑制剂作为可能的精神药物正在开发中。

谷氨酸受体调控剂(ampakines,安帕金)是由 AMPA 型谷氨酸受体介导的增强电流的药物。在行为测试中,ampakines 在纠正精神分裂症和抑郁症的各种动物模型的行为方面是有效的。它能保护神经元免受神经毒性损害,部分是通过调动生长因子如脑源性神经营养因子(BDNF)实现的。

(三)5- 羟色胺受体系统与精神分裂症

5- 羟色胺(5-HT)能神经元末梢与多巴胺能神经元胞体在中脑有直接的突触联系,5-HT 通过与多巴胺能神经元胞体或末梢相互作用调控多巴胺能神经元功能,这种调控作用由复杂的神经环路介导,涉及多种神经递质。皮质部位谷氨酸能锥体细胞上的 $5-HT_{1A}$、$5-HT_{2A}$ 受体通过对中脑腹侧被盖区(ventral tegmental area,VTA)多巴胺能神经元的反馈投射刺激多巴胺的释放,调控多巴胺的活性和功能。而 VTA 中间神经元上的 $5-HT_{2C}$ 和 $5-HT_{1B}$ 受体则通过刺激 GABA 释放对中脑 - 皮质 - 边缘系统多巴胺能神经元起间接抑制性调控作用。谷氨酸 - 多巴胺神经环路中也包括 5-HT 与多巴胺复杂的相互作用。

已经发现 $5-HT_{2A}$ 受体拮抗是第二代抗精神病药作用机制的一个关键因素,如氯氮平。这类药物是 $5-HT_{2A}$ 受体的逆转激动剂,也就是说,它们阻断了 $5-HT_{2A}$ 受体的固有活性。$5-HT_{2A}$ 受体调节多巴胺、去甲肾上腺素、谷氨酸、GABA 和乙酰胆碱的释放,以及皮质、边缘区域和纹状体中的其他神经递质。刺激 $5-HT_{2A}$ 受体可使谷氨酸神经元去极化,同时也可稳定突触后神经元的 NMDA 受体。研究发现,致幻剂可以调节由 $5-HT_{2A}$ 和 NMDA 受体组成的复合物的稳定性。

$5-HT_{2C}$ 受体激活提供了进一步调节皮质和边缘多巴胺能神经元活动的方法。刺激 $5-HT_{2C}$ 受体可抑制皮质和边缘多巴胺的释放。许多第二代抗精神病药,如氯氮平和奥氮平,都是 $5-HT_{2C}$ 逆转激动剂。目前正在研究 $5-HT_{2C}$ 激动剂类抗精神病药。

(四)其他受体调节作用机制

其他受体调节大多数 APD 与肾上腺素能、组胺能和毒蕈碱神经递质系统以及单胺转运蛋白体的相互作用。与这些受体系统的相互作用导致许多常见的抗精神病药的副作用,但新出现的数据也表明了可能存在以前未被认识到的治疗益处。例如,APD 对 H_1 受体的阻断可能与体重增加和镇静有关,并且 α_1 受体(AR)阻滞被认为有助于改善体位性低血压和镇静。M_1 受体拮抗剂的作用可能引起中枢性(例如认知障碍)和外周(例如便秘和口干)抗胆碱能不良反应。相反,M_1 受体激动可能有益于治疗认知功能障碍以及精神分裂症中的精神病症状。毒蕈碱 M_1 受体激动作用对氯氮平来说相对独特,并且有人认为它可能是其中的一种机制。但是,没有明确的证据表明 D_2 受体以外的任何神经受体在其治疗效果中发挥重要作用。抗阳性症状的其他机制如下:①拮抗 α_1 受体能强化阻断 D_2 受体效应,治疗阳性症状,氯丙嗪和氯氮平阻断上行网状激活系统 α_1 受体引起镇静和抗焦虑效应,氯氮平和利培酮阻断前额皮质 α_1 受体,改善注意力;②拟胆碱能 M_4 受体有拮抗 D_2 受体的效应,治疗阳性症状;拟谷氨酸能药物激动皮质 - 边缘通路,抑制 D_2 受体功能,治疗阳性症状;③拟 γ- 氨基丁酸能药物激动皮质 - 边缘通路,抑制 D_2 受体功能,治疗阳性症状;④拮抗组胺 H_1 受体能强化抗胆碱能效应。

(五)神经保护作用

结构性神经影像学研究表明,在精神分裂症的疾病前期,前驱期和第一次精神病发作中可能会出现脑部器质性变化,如脑室扩大、灰质和白质体积减少。纵向研究也发现皮质灰质损失可能是进行性的,并且与功能衰退有关,在疾病早期尤其明显。这些发现引出一个问题,APD 在疾病早期是否可以减轻这种病理进展。许多研究发现,APD 使大脑在结构和分子水平上产生神经发育变化。例如,Lieberman 等报道长期使用奥氮平治疗可预防精神病首次发作患者的进行性灰质减少。Utrecht 研究团队得到了相似结果,表明 APD 治疗特别是氯氮平和奥氮平治疗具有特定的神经保护作用。尽管 APD 阻止或延迟病理形态改变过程的确切机制尚不清楚,但有越来越多体外和体内研究的证据表明 APD 可能具有神经保护作用,包括产生神经营养因子、减少谷氨酸兴奋毒性、氧化应激和细胞凋亡以及增强神经发生和连接,这些作用都可以为第二代抗精神病药在精神分裂症早期阶段的治疗提供理论基础。然而,最近一项针对首发精神分裂症的长期观察研究报告称,APD 与进行性脑容量损失有一定相关性,而这一发现得到了猕猴的慢性对照研究的进一步支持。该研究表明,奥氮平和氟哌啶醇诱导的猕猴额叶容积减少,与星形胶质细胞数量减少有关。因此,APD 需要在首发精神分裂症患者中进行进一步的临床研究以确认会产生特定的神经保护作用还是神经毒性作用,以及与白质和灰质细微变化的临床相关性仍有待确定。

二、抗精神病药的研发策略进展

自 20 世纪 50 年代氯丙嗪问世以来,已经研制出大量的典型 / 传统的 APD,这类药物多为单纯的 D_2 受体拮抗剂,广泛应用于精神分裂症阳性症状及相关精神病的治疗,也用于预防复发。但是,相当一部分(25%~60%)患者经药物治疗仍然不能有效控制症状,对阴性症状和认知功能改善甚微或者无效,且存在 EPS 和 TD 等严重不良反应。

20 世纪 50 年代初氯丙嗪作为最早的抗精神病药应用于临床,经过七十年的发展,抗精神病药治疗取得了卓越的成就。第一代抗精神病药,又称典型抗精神病药,按照化学结构不同,可分为吩噻嗪类药物(如氯丙嗪)、丁酰苯类药物(如氟哌啶醇)、硫杂蒽类药物(如氯普噻吨)等;按照临床作用特点不同,可分为低效价(如氯丙嗪)、中效价(如奋乃静)和高效价(如氟哌啶醇)三类。第二代抗精神病药,又称非典型抗精神病,目前主要有两类应用于临床,第一类是以氯氮平为代表的 $5-HT_{2A}$ 受体 / D_2 受体拮抗剂,其对于 $5-HT_{2A}$ 的拮抗作用较 D_2 受体更强。$5-HT_{2A}$ 受体拮抗的一个重要结果是使 $5-HT_{1A}$ 激动,因此以 $5-HT_{1A}$ 激动替代 $5-HT_{2A}$ 拮抗,同时具有较弱的 D_2 受体拮抗作用也是第二代抗精神病药的特征;第二类第二代抗精神病药主要通过拮抗 D_2 受体 / D_3 受体发挥作用,大多同时调节 $5-HT$ 受体而发挥抗精神病作用,包括 $5-HT_7$ 受体拮抗剂氨磺必利(amisulpride),而这两类第二代抗精神病药作用机制的差别并非绝对,有一些处于临床前研究阶段的 D_2 受体 / D_3 受体拮抗剂也属于第二代抗精神病药,具有 $5-HT_{2A}$ 拮抗效应和 $5-HT_{1A}$ 部分激动效应。

如上所述,由于严重的副作用以及只对阳性症状起作用的局限性,现在第一代抗精神病药已经退出精神分裂症治疗第一线,目前抗精神病药研发主要聚焦于第二代抗精神病药。与第一代抗精神病药不同的是,第二代抗精神病药主要优点在于有效治疗剂量下导致的 EPS 和 TD 发生率更低,作用于 $5-HT$ 受体强于 D_2 受体,各种第二代抗精神病药之间作用机制也不尽相同。第二代抗精神病药不仅阻断 D_2 受体,还对 D_1、D_3、D_4 受体、$5-HT$ 受体以及谷氨酸受体等具有调节作用。正是由于这种多受体作用的特征,使得第二代抗精神病药的 EPS 发生率明显降低,对阴性症状及认知功能障碍的改善作用也显著增强,就疗效来说是一大优势。生物学与遗传学的发展,尤其是人类基因组计划的完成和蛋白质组学的开展,将使人们对精神分裂症发病机制的认识更加深入,抗精神病药的治疗靶点也可能会从经典的多巴胺受体和 5-HT 受体系统进一步拓展,从而促进新的抗精神病药的研究和开发。

(一)D_1 受体拮抗剂或激动剂

早期的临床前研究表明,选择性 D_1 样受体拮抗剂在大多数预测抗精神病样活性的常规啮齿动物模型中具有活性。然而,D_1 样受体选择性拮抗剂 SCH39166 和 NNC01-0687137 的临床试验未能证明其抗精神病作用。

多巴胺 D_1 受体在诸如工作记忆的认知功能中起重要作用。据推测,D_1 样受体刺激不足或过量会损害前额叶皮质的认知功能,因此 D_1 样受体激活的"最佳"水平是正常认知功能所必需的。据报道,低剂量的选择性完全 D_1 样受体激动剂在啮齿动物和非人类灵长类动物中具有认知增强作用,如二氢西汀(DAR-0100),A77636 和 SKF81297。

在一项初步研究中,精神分裂症患者可以很好地耐受单次皮下注射的二氢西汀,但没有产生延迟的临床或神经心理学改善。与安慰剂相比,它引起前额叶脑活动显著增加,表明二氢西汀和其他 D_1 样受体完全激动剂能够调节精神分裂症患者前额叶皮质的多巴胺能神经系统功能。应该注意长期服用 D_1 样受体完全激动剂可能导致 D_1 受体下调,导致精神分裂症的认知功能障碍加剧。

因此,低剂量和间歇给药的剂量策略已被提议作为常规剂量的替代方案。

(二)D_2 样受体部分激动剂

一些选择性 D_2 样受体部分激动剂的临床研究结果表明其可能对抗阴性症状有益,但未能证实对精神分裂症阳性症状有明显的治疗效果,包括他利克索(talipexole),丙克拉莫(preclamol),罗克吲哚(roxindole)和普拉克索(pramipexole)。另外使用较高剂量的 D_2 部分激动剂导致阳性症状的恶化可能与突触后 D_2 样受体的激活有关。

新型 APD 卡利拉嗪(RGH-188)目前正处于Ⅲ期临床试验阶段,它表现出对 D_2 受体 /D_3 受体部分激动作用,对 D_3 受体优先结合,对 5-HT$_{1A}$ 受体部分激动。与阿立哌唑(aripiprazole)相比,对 D_2 的亲和力较低或者说对 D_3 受体亲和力较高。卡利拉嗪显示对 D_2/D_3 受体具有部分激动活性,与阿立哌唑内在活性相似,但效力更高。临床前研究表明,其 EPS 的倾向较低,并且可能具有改善认知的特性。

除阿立哌唑和卡利拉嗪外,精神分裂症的 D_2 受体部分激动剂由于与其他上市药物相比治疗效果较差,其开发往往不被重视。D_2 样受体激动剂的内在活性对确定这类药物的疗效、耐受性以及适应证至关重要。

SSR-181507 是一种新型 D_2 受体部分激动剂,对 D_2 受体具有拮抗活性,同时能够激动 5-HT$_{1A}$ 受体。临床前研究表明,SSR-181507 在不引起锥体外系症状和认知损害的情况下,具有抗精神病样作用和明显的抗抑郁和焦虑作用。

OPC-34712 是一种新型 D_2 受体部分激动剂,对 5- 羟色胺受体 5-HT$_{1A}$、5-HT$_{2A}$、5-HT$_7$ 具有更强的亲和力,已经进入Ⅲ期临床试验。

(三)D_3 受体拮抗剂

分布在皮质 - 边缘系统的 D_3 受体是具有增强认知功能的靶点,而且大多数 APD 对该受体具有高亲和力,因此受到广泛关注。选择性 D_3 受体拮抗剂已有研究(S33084、S33138、SB-277011-A、

AVE5997），但目前研究结论只限于动物行为学观测数据。前面提到的卡利拉嗪对 D_3 受体比 D_2 受体的亲和力更高，高出 10 倍。在一项初步研究中，D_3 受体拮抗剂（＋）-UH232 实际上加剧了患者的精神病症状。在一项 6 周双盲随机对照实验中，选择性 D_3 受体拮抗剂 ABT-925 用作单药治疗，未能证实其对精神分裂症急性加重患者的精神病症状有任何显著益处，可能是所用剂量太低而无法产生可检测的抗精神病作用。D_3 受体拮抗剂需要进行进一步对照试验以阐明 D_2 受体和 D_3 受体在抗精神病作用介导中的贡献差异。

（四）D_4 受体拮抗剂

由于氯氮平的优良功效和非典型特征，已有研究提出 D_4 受体拮抗剂作为新的研发靶点。然而，关于高选择性 D_4 受体拮抗剂 L-745、870，和 5-HT$_{2A}$ 受体 /D_4 受体拮抗剂氟班色林（flibanserin）和索奈哌唑（sonepiprazole）的阴性研究表明，选择性 D_4 受体拮抗机制至少作为单一疗法来说是无效的。

（五）5-HT$_{1A}$ 受体激动剂

临床前研究表明，激动 5-HT$_{1A}$ 受体可能增强多巴胺拮抗剂的抗精神病活性。此外，在精神分裂症患者的尸检中检测到前额叶皮质 5-HT$_{1A}$ 受体上调，表明 5-HT$_{1A}$ 的功能缺陷。有趣的是，5-HT$_{1A}$ 受体部分激动剂坦度螺酮（tandospirone）和丁螺环酮（buspirone）可以增强接受第一代抗精神病药（FGA）或第二代抗精神病药（SGA）治疗的患者某些领域的认知功能。基于这些研究数据，具有 5-HT$_{1A}$ 受体激动作用和 D_2 样受体拮抗作用的化合物可作为潜在的抗精神病药，包括 SLV-313、SSR-181507、F-15063、S-16924、BSF190555（BTS79018）和 RGH-188。有人认为，这些化合物对 D_2 样受体拮抗作用和 5-HT$_{1A}$ 受体激动作用所产生的动态平衡可能对疗效至关重要。

（六）5-HT$_{2A}$ 受体拮抗剂

早在发现氯氮平可阻断 5-HT$_{2A}$ 受体的时候，人们就开始认识到 5-HT$_{2A}$ 受体拮抗剂在精神病治疗中的地位。5-HT$_{2A}$ 有助于多巴胺释放水平的"正常化"，理论上具有抗精神病活性，还能改善精神分裂症的阴性症状。三项随机对照试验证明 FGA 治疗中联合选择性 5-HT$_{2A/2C}$ 受体拮抗剂利坦色林（ritanserin）在慢性精神分裂症中显著改善了阴性症状和抑郁情绪。此外，利坦色林增强了利培酮对阴性症状的临床疗效。然而，选择性 5-HT$_{2A}$ 受体拮抗剂 M-100907 与氟哌啶醇相比表现出较低的抗精神病药效力，所以在两项Ⅲ期临床试验后停用，对 5-HT$_{2A/2C}$ 拮抗剂 SR-46349B 的Ⅱ期临床试验也证明其疗效优于安慰剂而低于氟哌啶醇。数据不足以充分判断 5-HT$_{2A}$ 受体拮抗剂是否有效，但单用这些药物进行治疗可能是不可行的。

（七）5-HT$_{2A}$ 反向激动剂

最近的研究已经认识到许多 SGA 是 5-HT$_{2A}$ 受体的反向激动剂，而不是以前认为的中性拮抗剂。与拮抗剂相比，反向激动剂缺乏阴性内在活性、可以减弱信号转导活性，并且仅仅阻断激动剂诱导的反应。

ACP-103 是第一种进入临床试验的用于治疗精神分裂症的 5-HT$_{2A}$ 反向激动剂，在Ⅱ期临床试验中 ACP-103 似乎是安全的，耐受性良好且增强了低剂量利培酮的治疗效果，并减少了氟哌啶醇引起的静坐不能症状。

（八）5-HT$_{2C}$ 受体激动剂

5-HT$_{2C}$ 受体具有特殊的调节多巴胺释放的能力，并在调节 5- 羟色胺能和多巴胺能神经系统之间的相互作用中发挥关键作用,5-HT$_{2C}$受体激动剂能够抑制中脑边缘系统多巴胺途径中多巴胺的释放。

5-HT$_{2C}$受体激动剂 WAY-163909 和 CP-809101 的动物研究表明其能够减弱精神兴奋性或减轻 NMDA 受体拮抗剂诱导的行为变化。此外,CP-809101 在动物认知功能模型的新奇物体识别检测中显示阳性。

5-HT$_{2C}$受体激动剂似乎具有与 SGA 类似的药理学特征,然而有学者认为 5-HT$_{2C}$受体激动剂可能通过降低中脑 - 皮质和黑质 - 纹状体通路中的多巴胺传递而加剧认知障碍,并引发 EPS。

5-HT$_{2C}$受体完全激动剂戊卡色林(vabicaserin)作为对照组,在 6 周 Ⅱ 期临床试验中,200mg 奥氮平组患者与安慰剂组相比阳性和阴性症状量表(PANSS)中总分、阳性量表分以及临床疗效总评量表(CGI)评分均有显著改善,但每天 400mg 的剂量下评分与安慰剂没有显著差别。

(九)5-HT$_3$受体拮抗剂

5-HT$_3$受体可以持续地抑制 ACh 的释放,并抑制 GABA 抑制性中间神经元。在临床前研究模型中,5-HT$_3$拮抗剂已被证明具有广谱的抗精神病作用,包括纠正精神病行为、改善认知障碍以及拮抗由多巴胺刺激物诱发的运动功能亢进。

使用高选择性 5-HT$_3$受体拮抗剂昂丹司琼(ondansetron)进行辅助治疗,对接受规律治疗的慢性精神分裂症患者的听觉诱发电位 P50 缺陷、阴性症状和认知障碍(视觉记忆)有效。然而,昂丹司琼并未改善整体认知功能或阳性症状,需要扩大样本试验以明确在精神分裂症治疗中的辅助作用。

(十)5-HT$_4$受体激动剂

在黑质 - 纹状体和中脑 - 边缘系统通路中表达的 5-HT$_4$受体可以调节 ACh、多巴胺、GABA 和 5-HT 的释放。5-HT$_4$受体激动剂(例如,BIMU1、RS67333、RS17017)的释放在几种动物模型中被证实可以增强记忆力。5-HT$_4$受体部分激动剂(例如,RS67333、SL65.0155)与胆碱酯酶抑制剂的联合给药比单独使用更能增强认知能力。由于目前可用的 SGA 通常对 5-HT$_4$受体亲和力较弱,虽然没有 5-HT$_4$受体激动剂作为精神分裂症患者的附加疗法的临床试验,但仍可认为 5-HT$_4$受体可能是改善精神分裂症认知障碍的潜在作用靶点。

(十一)5-HT$_6$受体拮抗剂

5-HT$_6$受体几乎只在中枢神经系统(CNS)中表达,尤其在与学习和记忆相关的区域表达较高。虽然 5-HT$_6$受体功能尚未完全阐明,但从其分布特点以及对某些 SGA 的高亲和力(例如,氯氮平、奥氮平)可推断出 5-HT$_6$配体可能在精神分裂症中具有治疗作用。事实上,有越来越多的证据表明阻断 5-HT$_6$受体可改善记忆。临床前研究表明,5-HT$_6$受体拮抗剂(包括 SB-271046、SB-258510A、SB-399885)可以增强皮质内多巴胺的释放以及皮质和海马内乙酰胆碱和谷氨酸的释放,并且还可能在正常大鼠中表现出长期的神经营养作用。此外,5-HT$_6$受体拮抗剂在几种动物模型中恢复了精神分裂症导致的认知障碍。有趣的是 SB-399885 可以增强氟哌啶醇和利培酮诱导的内侧前额叶皮质和海马中的多巴胺外排。这些数据表明 5-HT$_6$受体拮抗剂可以作为抗精神病药的辅助药物发挥治疗作用,可增强认知功能和 / 或治疗精神分裂症中的阴性症状。5-HT$_6$受体拮抗剂 GSK(SB)-742457 目前已进入 Ⅱ 期临床试验。

(十二)5-HT$_7$受体拮抗剂

5-HT$_7$受体在昼夜节律、情绪调节和睡眠中发挥重要作用。5-HT$_7$受体数量在海马、丘脑和下丘脑中相对较高,皮质和杏仁核中的水平一般较低。与 5-HT$_6$ 受体一样,5-HT$_7$ 受体以较高的亲和力与某些 SGA 结合,例如氨磺必利、氯氮平、鲁拉西酮(lurasidone)、利培酮,并且可能在学习、记忆以及抗抑郁中起重要作用。此外,特异性 5-HT$_7$ 受体拮抗剂 SB-258741 在精神分裂症阳性症状动物模型中产生了明确的阳性结果。

(十三)其他受体机制

其他受体机制如表 25-1 所示。

表 25-1　抗精神病药的其他受体机制

受体	机制		优点	局限性
NMDA 受体		激动作用	改善阴性症状	神经毒性,癫痫
		甘氨酸位点正向变构调节	抗精神病作用,保护认知功能	
		拮抗作用	神经保护作用,抗抑郁作用	加剧精神病症状
AMPA 受体		激动作用或部分激动作用	保护认知	
		拮抗作用	抗癫痫作用	
mGluR2/3		激动作用	抗精神病作用,减少谷氨酸释放,稳定情绪	认知障碍
		拮抗作用	抗抑郁作用	
mGluR1/5		正向变构调节	抗精神病作用,保护认知功能	
		负向变构调节	抗抑郁作用,抗焦虑作用	认知障碍,加剧精神病症状
GABAA α$_2$/α$_3$ 受体		部分激动作用	保护认知功能	镇静
α$_2$ 受体		激动作用	保护认知功能,镇静,缓解疼痛	低血压,镇静
		拮抗作用	抗抑郁作用,提高警觉,升高血压	认知障碍
α7 nAChR		激动作用或部分激动作用	保护认知功能,改善阴性症状	
α4β2 nAChR		激动作用	保护认知功能,缓解吸烟成瘾	激发精神病症状或情绪症状
M$_1$ 受体		部分激动作用	抗精神病作用,保护认知功能	导致 EPS
		拮抗作用	减轻 EPS	抗胆碱能作用
H$_1$ 受体		拮抗作用	镇静	镇静,体重增加
H$_3$ 受体		拮抗作用或反向激动作用	抗精神病作用,保护认知功能	

注:AMPA:α-氨基-3-羟基-5-甲基-4-异噁唑丙酸;EPS:锥体外系反应;GABA:γ-氨基丁酸;H:组胺;mGluR:代谢型谷氨酸受体;nAChR:烟碱受体;NMDA:N-甲基-D-天冬氨酸。

在美国等西方国家,氯氮平、喹硫平、奥氮平、利培酮和齐拉西酮等药物是治疗精神分裂症最常用的药物。目前 APD 的研发策略已从过去的单一受体用机制转向于复杂或复合作用机制。这些药物最大的区别在于对 D$_2$ 受体、胆碱受体、组胺受体、5-HT$_{2A}$ 和 5-HT$_{2C}$ 受体的亲和力不同。无论是个体疗效还是不良反应,这些机制中药理学作用的差异性都有重要的临床意义。例如,奥氮平、喹硫平与氯氮平的结构最为相似,其抗组胺作用和镇静作用也较其他药物强;利培酮是非第一代抗精神病药中最强有力的 D_2 受体拮抗剂,与氟哌啶醇相似,因此利培酮用量较大时就较其他第二代抗精神病药更易出现 EPS、高催乳素血症和泌乳反应等不良反应。

第三节 抗焦虑与抗抑郁药的作用机制与进展

一、抗焦虑药的作用机制与进展

焦虑是一种正常的人类情感,从心理生物学的角度来看,这是一种适应功能。焦虑与恐惧相关障碍包括一系列症状,如广泛性焦虑症、强迫症、惊恐障碍、急性应激反应、创伤后应激障碍、分离性焦虑障碍、社交恐惧症和特定恐惧症。焦虑的症状也常常与抑郁和其他疾病有关。一般来说,需要治疗的是那些严重干扰正常功能的焦虑症状。在精神病学环境中,注意力不集中(如广泛性焦虑症)或与感知到的威胁不相称的恐惧或恐惧情绪(如特定恐惧症)往往需要治疗。焦虑症的治疗包括心理治疗和药物治疗,急性发作或病情严重的患者应给与药物治疗。抗焦虑药是指在不明显影响其他功能的情况下选择性的消除焦虑症状及相应躯体症状的药物,苯二氮䓬类药物(如地西泮、氯氮平)是抗焦虑的常用药。除特殊的恐惧症以外,所有这些情况都可以用抗抑郁药治疗,如 5- 羟色胺选择性重摄取抑制剂(serotonin-selective reuptake inhibitor, SSRI)。

焦虑症发病机制错综复杂,我们还未完全清楚其具体机制,目前已有进展如下。

(一)去甲肾上腺素的作用

焦虑伴有警觉程度增高和交感神经活动增强的表现,提示患者的肾上腺素能神经活动增强。从脑脊液、血液和尿液中都已找到相关证据。去甲肾上腺素在焦虑症中的作用还得到了动物实验的证实。

(二)5- 羟色胺的作用

焦虑的动物模型提示,5- 羟色胺的消长在焦虑中起重要作用,体内试验表明焦虑动物中 5- 羟色胺水平较基础状态升高,而药物降低体内 5- 羟色胺后动物的抑郁表现缓解。

(三)γ- 氨基丁酸的作用

γ- 氨基丁酸有抗焦虑的作用。焦虑也许与 γ- 氨基丁酸系统的功能不足有关。研究发现苯二氮䓬类药物能增强 γ- 氨基丁酸的作用,而且可能是其影响焦虑的最后途径。而 γ- 氨基丁酸的拮抗剂,如印防己毒素、荷包牡丹碱(bicuculline)均可阻断苯二氮䓬类药物作用,从而使实验动物出现焦虑症状。

(四)乳酸盐的作用

乳酸盐静脉注射可以引起惊恐发作,是焦虑症研究的重大进展之一。1967 年, Pitts 和 McClure 给焦虑症患者滴注每公斤体重 10ml 浓度为 0.5mol/l 的乳酸钠溶液,并于 20 分钟内输完,结果是所有患者均出现急性焦虑发作,而正常对照组仅有 20% 出现焦虑症状。乳酸是体内广泛存在的中间代谢产物,也是糖无氧酵解的最终产物,而且乳酸盐不能透过血脑屏障,那么为什么注射乳酸盐能引起惊恐发作,以及它是通过什么途径发挥作用的,我们不得而知。但是乳酸盐的致焦虑作用在焦虑症模型和检验抗焦虑药疗效的实验中已得到应用。

（五）动物脑内发现苯二氮䓬受体

1977 年，Möhle 等采用放射性配体结合分析发现，哺乳动物脑内存在对以氚标记的地西泮有高亲和力且可饱和的特异结合点。其后不断有新的发现，如以氚标记的氯硝西泮在中枢神经中也有特异结合位点，并可分为中枢型和周围型两种。中枢型结合点位于神经元上，同苯二氮䓬类药物的药理作用有关，因而称之为受体。周围型结合点见于神经胶质细胞，它们对无地西泮作用的苯二氮䓬类药物亲和力高。最近用放射自显影的方法发现，苯二氮䓬受体的密度以大脑皮质、边缘系统和小脑皮质最大。苯二氮䓬受体和 γ- 氨基丁酸、氯离子通道一起组成一个超分子复合体。如今，这一复合体已被提纯，分子量约为 20 万 Da。而且现已发现，哺乳动物体内还存在内源性苯二氮䓬配体，如次黄嘌呤腺苷。有理由推测，焦虑症也许是由于缺乏这种内源性配体所致。

另外，尚有研究发现广泛性焦虑症患者的血浆肾上腺素、促肾上腺皮质激素，以及白细胞介素 -2 均高于正常对照组，而皮质醇却低于对照组；经治疗后，焦虑症缓解，上述各生理指标也恢复至正常。

二、抗抑郁药的作用机制与进展

抑郁症（depression）是一种全球常见病，终生患单极重度抑郁症的风险约为 15%，女性患重度抑郁症的频率是男性的两倍。抑郁症的特点是情绪消极，对活动的兴趣降低，精神迟钝以及注意力不集中，失眠或睡眠增加，由于饮食和活动模式的改变、精神运动的躁动或迟缓、罪恶感和无价值感、能量和性欲下降以及自杀意念而导致的体重显著下降或增加。在抑郁期，这些症状大多数持续至少两周。不同于通常的情绪波动和对日常生活中的挑战产生的短暂情绪反应，长期中度或重度抑郁症可能会极大影响患者的生活质量，甚至会令其产生自杀倾向。抑郁症状也可继发于其他疾病，如甲状腺功能减退、帕金森病以及炎症情况。此外，抑郁症常常使其他疾病的管理复杂化，例如，严重创伤、癌症、糖尿病和心血管疾病，尤其是心肌梗死。尽管抑郁症严重影响人类的健康水平，但通过合理的治疗，可使大部分抑郁患者病情显著改善，其中药物疗法在中度和重度抑郁症治疗中占有重要地位，维持治疗可使反复发作的抑郁患者减少复发。此外，还可采取电休克疗法、光疗法、运动疗法和心理疗法等。鉴于大约 10%~15% 的重度抑郁症患者曾试图自杀，及时诊断和治疗抑郁症非常重要。此外，必须评估治疗效果以对剂量调整、辅助治疗或替代药物继续治疗作出决定。抗抑郁药是指临床上主要用于治疗抑郁症或者其他精神障碍中的抑郁症状并防止其复发的一类药物，目前应用的药物几乎都是通过单胺类神经递质学说动物模型筛选出来的，药理作用、不良反应相似。

（一）抗抑郁作用机制

单胺类神经递质学说仍然是被公认的抑郁症发病机制，该学说认为当脑内单胺类递质去甲肾上腺素和 5-HT 的功能相对或绝对不足时，容易诱发抑郁症。抗抑郁药的作用机制主要是通过不同的途径增强中枢神经系统神经元突触间隙中单胺类神经递质与 5- 羟色胺的传递。故目前药物的分类也主要按照药物对中枢神经系统单胺类神经递质的作用方式来划分。

1. 三环类抗抑郁药（tricyclic antidepressant，TCA） TCA 具有 5 种药理作用，主要是阻断突触前神经元对去甲肾上腺素（NA 或 NE）和 5-HT 重摄取，而对后者作用略逊一些。此外，还阻断突触后毒蕈碱受体（M_1 受体）、组胺受体（H_1 受体）和 α 肾上腺素受体（α_1 受体），这 3 种拮抗作用可引起不良反应。如抗胆碱能作用引起口干、便秘、尿潴留及视物模糊,抗组胺作用引起镇静(或嗜睡)与体重增加,抗 α_1 肾上腺素作用引起直立性低血压和头晕。在 20 世纪 80 年代和 90 年代引入 SSRI 之前,TCA 是抗抑郁药的主要类别。在美国有 9 种 TCA,它们化学结构相似,都含有亚氨基二苄基(三环)。TCA 之间的化学差异相对微小。例如,丙米嗪及其代谢产物地昔帕明仅差一个丙胺侧链中的甲基,这种微小差异造成了药理学特征上的显著差异。丙米嗪具有高度抗胆碱能作用,是一种相对较强的 5- 羟色胺和去甲肾上腺素重摄取抑制剂。相比之下地昔帕明的抗胆碱能性低得多,并且是比丙米嗪更有效、更具选择性的去甲肾上腺素重摄取抑制剂。

2. 单胺氧化酶抑制剂(monoamine oxidase inhibitor,MAOI) MAOI 抑制 DA、NE、5-HT 的脱甲基代谢,使单胺类神经递质的浓度升高。老一代 MAOI 药物有苯乙肼、反苯环丙胺等,对酶活性具有不可逆性的抑制作用,与酶结合后对酶的抑制作用一直延续到新酶的合成,也叫“自杀性酶抑制剂”。另外,单胺氧化酶(MAO)可分为 A 和 B 两种亚型,具有不同的底物特异性。MAO-A 存在于多巴胺能和去甲肾上腺素能神经元中,主要存在于脑,肠,胎盘和肝脏中;其主要底物是去甲肾上腺素,肾上腺素和 5- 羟色胺,故有抗抑郁和升高血压的作用。MAO-B 主要存在于 5- 羟色胺能和组胺能神经元中,并分布在脑,肝和血小板中。MAO-B 主要作用于多巴胺、酪胺、苯乙胺和苄胺。由于肠和肝中的 MAO 被药物抑制,食物中的酪胺不被肝和肠中的 MAO 代谢灭活,以至有大量的酪胺进入血中,而酪胺可作为假性递质,促进 NE 释放而导致血压急剧升高,这一作用被称为酪胺效应,MAO-B 可以阻止因摄入高酪胺食物(如年代久远的手工奶酪)引起的酪胺效应。

当老一代 MAOI 不可逆地抑制 MAO-A 后,易引起高血压危象、肝损伤、脑卒中、谵妄等严重不良反应,故临床应用时有严格的合并用药限制,并需要忌口,不能作为一线抗抑郁药。新一代 MAOI 为可逆性单胺氧化酶 A 抑制剂(reversible inhibitor of MAO-A,RIMA),以吗氯贝胺为代表,它主要抑制 MAO-A,且对该酶的抑制作用半衰期少于 8 小时,酶活性可以逆转,因此明显减轻了酪胺效应,不良反应少于老一代 MAOI。

MAOI 根据其对 MAO-A 或 MAO-B 的特异性以及它们的作用是可逆的还是不可逆的进行分类。苯乙肼和反苯环丙胺是不可逆的非选择性 MAOI 的代表药。吗氯贝胺是 MAO-A 的可逆性和选择性抑制剂,但在美国不可用。吗氯贝胺可以通过酪胺从 MAO-A 中置换,与食物相互作用的风险降低。司来吉兰在低剂量下是不可逆的 MAO-B 特异性抑制剂,可用于治疗帕金森病,但在较高剂量下为非选择性 MAOI。

3. 5- 羟色胺选择性重摄取抑制剂(serotonin-selective reuptake inhibitor,SSRI) 主要抑制突触前膜对 5-HT 的重摄取而使其浓度增高,保留了 TCA 的治疗作用,避免了 TCA 的抗胆碱、抗组胺和抗 α_1 肾上腺素作用的不良反应,以及过量中毒的危险性。这样就提高了患者服药的依从性,便于维持治疗以减少复发。SSRI 对强迫症也有疗效,而 TCA 除氯丙米嗪外基本均对强迫症无效。

5- 羟色胺转运蛋白(SERT)是一种糖蛋白,其具有 12 个跨膜区,嵌入轴突末端和 5- 羟色胺能神经元的细胞体膜中。当细胞外 5- 羟色胺与转运蛋白上的受体结合时,转运蛋白中发生构象变化,5- 羟色胺、Na^+ 和 Cl^- 进入细胞。然后,细胞内 K^+ 与转运蛋白结合导致细胞内 5- 羟色胺的释放和转运蛋白返回其原始构象。SSRI 通过在除 5- 羟色胺结合位点之外的位点结合 SERT 受体来变构地抑制转运蛋白。在治疗剂量下,转运蛋白约 80% 的活性受到抑制。SERT 存在功能多态性,决定转运蛋白的活性。

SSRI 对其他神经递质有适度的影响。与 TCA 和 5-HT 和去甲肾上腺素重摄取抑制剂（SNRI）不同，几乎没有证据表明 SSRI 对 β 受体或去甲肾上腺素转运蛋白（NET）具有显著影响。对 5-羟色胺转运蛋白结合的效应存在显著的个体差异，可能与多巴胺系统的强抑制有关。SSRI 不会与组胺、毒蕈碱或其他受体发生有效结合。

近年来，动物实验研究对 SSRI 的作用机制提出了一些新的见解，SSRI 阻断突触前膜上的 5-HT 重摄取转运蛋白，最早使 5-HT 浓度升高的部位是神经元胞体所在的中脑中缝核区域，而不是在轴突部位，因此认为给予 SSRI 后，胞体附近树突上的突触前 5-HT$_{1A}$ 自身受体也会像轴突部位的突触后受体一样出现下调（down-regulation），但出现较早；树突上 5-HT$_{1A}$ 自身受体下调后增加了神经冲动传导和神经递质的释放（5-HT$_{1A}$ 自身受体的抑制作用减弱），使轴突末端的 5-HT 释放大大增加，轴突末端突触的 5-HT 浓度升高再引起突触后 5-HT$_{2A}$ 受体的下调，但后者出现较晚，这也可能是抗抑郁疗效延迟的原因。利用这种假说，有人提出如果能设计一种抗抑郁药使 5-HT 浓度在起效部位快速得升高，则有可能使抗抑郁药快速起效。

4. 5-羟色胺和去甲肾上腺素重摄取抑制剂（serotonin-norepinephrine reuptake inhibitor, SNRI）　SNRI 相对单纯地抑制突触前膜对 NE 与 5-HT 的重摄取，也可称为双递质重摄取抑制剂（dual reuptake inhibitor）。此类药物与 TCA 不同之处在于保留了突触前膜对 NE 与 5-HT 的重摄取作用，而没有 TCA 的抗毒蕈碱受体（M$_1$ 受体）、组胺受体（H$_1$ 受体）和 α 受体（α$_1$ 受体）的作用。也就是在 SSRI 的基础上增加了 NE 选择性重摄取抑制剂（NRI）的作用。目前尚无确切证据证实 SNRI 比 SSRI 有更好的疗效或起效更快。自 1993 年第一个 SNRI 药物文拉法辛（venlafaxine）上市以来，目前已上市的 SNRI 还包括度洛西汀（duloxetine）、米那普仑（milnacipran）和去甲文拉法辛（desvenlafaxine）等。

文拉法辛是 NET 的弱抑制剂，而去甲文拉法辛、度洛西汀、米那普仑和左西孟新是 SERT 和 NET 的更均衡的抑制剂。尽管如此，大多数 SNRI 对 SERT 的亲和力比对 NET 要大得多。SNRI 与 TCA 的不同之处，在于 SNRI 缺乏 TCA 所具有的抗组胺、抗 α 肾上腺素和抗胆碱作用，因此具有更好的耐受性，SNRI 在治疗重性抑郁障碍（major depressive disorder, MDD）和疼痛综合征方面优于 TCA。

1997 年，美国推出第一个能同时抑制 NE 和 5-HT 重摄取的抑制剂文拉法辛。相对于 SSRI，该药起效缩短至 1 周左右，同时还具有抗焦虑作用。低剂量时主要表现为抑制 5-HT 的重摄取，而高剂量时则主要为抑制 NE 的重摄取。文拉法辛对 M 受体、H$_1$ 受体和肾上腺素受体几乎没有亲和力，因而几乎没有抗胆碱、直立性低血压和镇静等相关副作用。常见的不良反应有恶心、头昏、嗜睡、失眠、出汗和口干等。去甲文拉法辛是文拉法辛去甲基的主要代谢产物，和文拉法辛一样，其对 5-HT 和 NE 均具有重摄取抑制活性，而对 H$_1$ 受体、毒蕈碱受体和 α 受体等的亲和力却很小。

5. 去甲肾上腺素选择性重摄取抑制剂（norepinephrine reuptake inhibitor, NRI）　NRI 相对单纯的抑制突触前膜对 NE 的重摄取，如瑞波西汀（reboxetine）。NRI 除了阻滞去甲肾上腺素的重摄取外，几乎没有其他药理作用。NRI 在改善抑郁症的某些社会功能方面效果较好，如改善与人交往和自我评价能力以及运动和精神状态。因对 5-HT 没有作用，不会有 SSRI 引起的性功能障碍，也可用于不能耐受 SSRI 和对 SSRI 无效的抑郁症。

6. 去甲肾上腺素和特异性 5- 羟色胺能抗抑制剂（noradrenergic and specific serotoninergic antidepressant, NaSSA） 1994 年在荷兰上市的米氮平（mirtazapine）是具有 NE 和 5-HT 双重作用机制的抗抑郁药。米氮平在对 NE 和 5-HT 的调节方面不同于其他抗抑郁药，不阻断神经递质的重摄取，其独特的抗抑郁机制在于阻断突触前 NE 神经元末梢的 α_2 肾上腺素自身受体和突触前对 5-HT 神经元末梢有抑制作用的 α_2 受体，可同时增加 NE 和 5-HT 释放，使突触间隙中两种神经递质的浓度增高。又通过 NA 的释放而刺激 5-HT 神经元的兴奋性 α_1 受体来增强 5-HT 能神经元的放电和传导。因为增强 5-HT 能神经元的放电和传导而较快起效。米氮平对 5-HT 的作用具有独特性，它既激活突触后的 5-HT$_1$ 受体而介导 5-HT 能神经元的放电和传导，又通过阻断突触后的 5-HT$_2$ 受体和 5-HT$_3$ 受体而较少引起焦虑、激越、性功能障碍和恶心等消化道不良反应。此外对 H$_1$ 受体亲和力高，对 M$_1$ 受体亲和力低，故有镇静作用，而抗胆碱能作用小。

7. 其他目前上市使用的药物

（1）5-HT$_2$ 受体拮抗和 5-HT 重摄取抑制剂（serotoninergic antagonist and reuptake inhibitor, SARI）：具有阻断 5-HT$_2$ 受体和阻断 5-HT 重摄取的双重作用，这一类药物中的代表有曲唑酮（trazodone）和奈法唑酮（nefazodone）。其药理作用复杂，对 5-HT 系统既有激动作用又有拮抗作用。抗抑郁作用可能主要是由于对突触后膜 5-HT$_2$ 受体的强拮抗作用，从而激动其他结合 5-HT 的受体，特别是 5-HT$_{1A}$ 受体，同时，抑制突触前膜对 5-HT 的重摄取的作用相比 TCA 和 SSRI 要弱，因而称为 5-HT$_2$ 受体拮抗和 5-HT 重摄取抑制剂。通过拮抗突触后膜 5-HT$_2$ 受体可减少 SSRI 兴奋 5-HT$_2$ 受体导致的不良反应，如刺激前脑的 5-HT$_2$ 受体可引起情绪激动或焦虑，刺激脊髓的 5-HT$_2$ 受体引起性功能抑制。

（2）去甲肾上腺素及多巴胺重摄取抑制剂（norepinephrine and dopamine reuptake inhibitor, NDRI）：如肾上腺能调节剂安非他酮（bupropion），其本身对 NE 和 DA 的重摄取抑制作用很弱，但它的活性代谢物则是很强的重摄取抑制剂，而且在脑内的分布浓度很高，可以说安非他酮类似于药物的前体。因为安非他酮对 5-HT 没有作用，所以不会有 SSRI 引起的性功能障碍。

（3）其他作用机制的抗抑郁药：如噻萘普汀（tianeptine），结构上类似 TCA，但药理作用不与之相同。它能增加突触前 5-HT 的重摄取和囊泡对 5-HT 的储存，使突触间隙 5-HT 浓度降低，而对 5-HT 的合成及突触前膜的释放没有影响。噻萘普汀能增加大脑皮质中海马锥体细胞的活性，促进皮质海马神经元对 5-HT 的重摄取，而对皮质下的 5-HT 神经元（例如网状系统）没有影响。其抗抑郁机制可能与恢复神经可塑性（neuroplasticity）、保护海马神经元有关。有一些研究证实抑郁症是一种神经系统应激状态，这种应激可导致海马神经元可塑性异常改变，表现为海马体积缩小、神经树突减少及神经元萎缩，而噻萘普汀可以逆转海马体积的缩小、恢复神经发生、预防神经元萎缩以恢复神经可塑性，起到保护海马的作用。

抗抑郁药用于治疗各种抑郁障碍，尤其是伴有自主神经系统症状和体征者。抗抑郁药也可用于治疗惊恐障碍、创伤后应激障碍、慢性疼痛综合征、广泛性焦虑症和社交焦虑障碍。SSRI 和 TCA 中的氯米帕明还可治疗强迫症。

（二）抗抑郁药研发进展

抗抑郁药的临床治疗应用始于 20 世纪 50 年代，至今已近 70 年，但事实上我们还只能确定抗抑郁药治疗抑郁症的临床疗效显著优于安慰剂,仍能不能完全正确地解释抗抑郁药的确切作用。精神药理学的发现,使我们了解到所有的抗抑郁药都是作用于一种或多种神经递质受体或者是作用于影响神经递质代谢的酶,使神经突触间隙中神经递质的浓度升高,进而推测抑郁症的发病机制可能是中枢神经系统的单胺类神经递质去甲肾上腺素和 5- 羟色胺的功能下降,也有可能涉及其他的神经递质。通过药物来治疗抑郁症,其原理就是通过不同的途径达到增强中枢神经系统内单胺类神经递质功能的目的,但抗抑郁药并不是中枢神经兴奋剂,不会像兴奋剂那样引起"愉快感"及提高正常人的情绪。

第一代抗抑郁药主要为三环类抗抑郁药(TCA)和单胺氧化酶抑制剂(MAOI)。TCA 通过拮抗重摄取作用调节 NE 和 5-HT,即抑制突触前膜上神经递质的转运蛋白,阻断突触前神经元对突出间隙中神经递质的重摄取,但以阻断 NE 的重摄取为主,这样就使突触间隙中 NE 和 5-HT 浓度升高,产生抗抑郁作用。除此药理作用外,TCA 还有非治疗作用的抗胆碱和抗组胺等药理作用,所以是药理作用较广泛的药物。在临床上除了抗抑郁的治疗作用外,还引起较多的抗胆碱等不良反应。超过治疗剂量的 10 倍可导致过量中毒,甚至死亡。

而第一代非选择性 MAOI 则通过抑制单胺氧化酶的活性,此酶能使中枢神经系统的单胺类神经递质氧化降解,抑制该酶后可使 NE 和 5-HT 的降解减少,因此可利用的单胺类神经递质浓度升高,发挥抗抑郁作用。但因为第一代非选择性 MAOI 对单胺氧化酶的抑制不可逆又不具有选择性,故不良反应及与其他药物相互作用较多,有严重肝毒性和高血压危象的危险,有严格的饮食限制。目前第一代的非选择性 MAOI 已极少使用。

20 世纪 80 年代后期,第一代抗抑郁药的抗抑郁药理机制基本明确,主要是抑制 NE 和 5-HT 的重摄取,在此基础上发展起来了第二代抗抑郁药,以选择性作用于一个递质系统的药物为主,其中5-HT 选择性重摄取抑制剂(SSRI)中的氟西汀(fluoxetine)率先上市使用。SSRI 主要是阻断突触前膜的 5-HT 转运蛋白(transporter)对 5-HT 的重摄取,使突触间隙 5-HT 浓度升高。他们的疗效与 TCA 相似,但没有抗胆碱和抗组胺作用,安全性和耐受性有了很大的改进,过量中毒的可能性极小,且有每日服药 1 次的优点。90 年代后期又发展了作用于 5-HT 和 NE 两种递质系统的重摄取抑制剂(SNRI),以及去甲肾上腺素能与选择性 5-HT 能抗抑郁药(NaSSA),而 NaSSA 的作用机制与前述抗抑郁药略有不同,它通过阻断突触前膜 α_2 受体,减弱对释放 NE 和 5-HT 的抑制作用,使两者的浓度都升高。从药理学机制来讲,以前的抗抑郁药均是重摄取抑制剂,NaSSA 不是对重摄取的阻断,而是具有促进 NE 和 5-HT 释放的双重作用。目前抗抑郁药作用机制的多样性使临床医生能够根据抑郁障碍的症状、亚型和共病(comorbidity)情况选择个体化的治疗方案,同时可以减少不良反应。

不论各种抗抑郁药是通过何种途径使 NE 或 5-HT 的浓度升高,都会出现作用时间延迟,从药理学机制来讲,存在"抑郁症神经递质受体假说"和"抗抑郁药神经受体假说"两种机制,即抑郁状态时,突触间隙中相关的单胺神经递质浓度降低,突触后膜受体出现"升调作用"(受体超敏化与密度增加),而使用抗抑郁药,这种"升调作用"需要一定的时间,因此推测这是抗抑郁药疗效延迟的原因。

第四节   抗精神疾病药的临床应用

一、抗精神病药

【案例 25-1】

基本情况:佟某,男,29 岁。19 岁进父亲所在的工厂当工人,生性内向腼腆,胆小。25 岁后因无女友,屡次要求父母介绍对象。前后见过 17 位姑娘。最初约会时,患者很注重自己的仪表,并事先买好不少小吃。后期患者只穿工作服会客,见面时低头看地,一言不发。同时工作能力逐渐下降,从较有技术的钳工调至车工、保洁员、门卫,最后病休在家。入院检查时患者多低头呆坐,对大多数问话无反应,偶尔以点头、摇头表达意见。在病房内多独处一隅,基本不与他人交往。

入院诊断:单纯型精神分裂症。

用药方案:氯丙嗪,口服,从小剂量开始,1 次 25~50mg,每日 2~3 次,每隔 2~3 日逐渐增加至 1 次 25~50mg,治疗剂量每日 400~600mg。

治疗分析:应该早发现、早诊断、早治疗,药物治疗应遵循足量、足疗程的原则。氯丙嗪属于传统抗精神病药,适用于单纯型精神分裂症。一般连续用药 6 周至 6 个月症状可消失。

【案例 25-2】

基本情况:孙某,男,19 岁,学生。因母亲一直担心儿子的不稳定行为和奇怪的信仰而将其带入诊所。孙某因为觉得电视正在向他发送骚扰信息,毁坏了一台电视。此外,他认为有声音告诉他,家人试图在他的食物中下毒,结果他不再吃东西。

入院诊断:单纯型精神分裂症。

用药方案及诊疗经过:患者通过诊断开始服用氟哌啶醇并逐渐增加剂量。患者的阳性症状得到改善,但由于最终导致了无法忍受的不良反应,包括严重的静坐不能,接下来更换了鲁拉西酮。通过几周的治疗,可以改善症状并且患者可以忍受不良反应

治疗分析:精神分裂症的特征是思维过程和情感反应的瓦解。症状通常包括幻听、偏执、奇怪的妄想、思维和言语紊乱、社交和职业功能障碍。对于许多患者,第一代药物(如氟哌啶醇)和第二代药物(如利培酮、鲁拉西酮)治疗阳性症状的疗效相同,第二代药物通常对治疗阴性症状和认知功能障碍更有效,并具有较低的迟发性运动障碍和高泌乳素血症的风险。

(一)吩噻嗪类药物

本类药物为吩噻嗪的衍生物,根据其 10 位侧链的不同又可分为二甲胺类、哌嗪类和哌啶类。

氯丙嗪(chlorpromazine)

氯丙嗪为二甲胺类衍生物。20 世纪 50 年代初应用于临床,是最早应用于临床的抗精神病药,至今仍是第一代抗精神病药的代表药。本药为低效价、治疗剂量偏高的抗精神病类药物。

【药理作用】本品拮抗 DA 受体、5-HT 受体、M 受体、α 受体等多种受体,与其他第一代抗精神病药的作用基本一致。其主要可作用于中枢神经、外周神经和内分泌三大系统。

1. **抗精神病作用** 作用于中脑-边缘系统和中脑-皮质通路的 D_2 样受体。可消除精神分裂症的幻觉、妄想,减轻思维、情感和行为障碍,有较强的镇静作用,对躁狂症也有效。对抑郁、情感淡漠、轻微退缩、自闭等症状疗效较差。临床主要用于精神分裂症、躁狂症和其他精神病性障碍。长期应用不产生耐药性。

2. **镇吐作用** 镇吐作用强。小剂量抑制延髓催吐化学感受触发区 D_2 样受体,产生强大的镇吐作用;大剂量直接抑制延髓呕吐中枢。对妊娠、疾病、化学物质引起的呕吐均有效。对刺激前庭引起的呕吐无效。

3. **对体温调节的影响** 抑制下丘脑体温调节中枢,致使体温调节失灵,用药后恒温动物体温随环境温度变化而升降。本品可用于人工冬眠,配合冰浴等物理措施可降低体温和基础代谢,减少器官功能活动和耗氧量,减轻机体对刺激的过度反应,使患者顺利度过危险期。

4. **对内分泌系统的影响** 阻断下丘脑结节-漏斗束 DA 通路的 D_2 受体,影响体内多种激素水平,抑制下丘脑释放催乳素抑制因子,抑制促性腺激素、促肾上腺皮质激素释放激素以及促肾上腺皮质激素的分泌,轻度抑制生长激素分泌,进而出现催乳素分泌增加,雌、孕激素分泌减少,糖皮质激素下降等反应。

【药动学】口服吸收较好,个体差异大,不同个体的血药浓度可有 10 倍之差,故应注意给药剂量个体化。食物和抗胆碱药均可减少其吸收,单次口服给药后 2~4 小时血药浓度达到高峰,生物利用度为 30%,存在明显首关代谢。肌内注射血药浓度迅速到达高峰,生物利用度为口服的 3~4 倍。脂溶性好,易通过血脑屏障和胎盘屏障进入大脑和胎儿体内,也可从乳汁分泌。吸收后分布到全身组织,肺药物浓度较高,其次为肝脏和脑;脑组织药物浓度约是血药浓度的 10 倍。血浆蛋白结合率为 96%。主要在肝脏由 CYP450 氧化或以与葡糖醛酸结合形式代谢,代谢产物有 160 多种,其中 7-羟基氯丙嗪等代谢产物有抗精神病药理活性,停药 6 个月后仍可从尿中检测出代谢产物;单次给药 $t_{1/2}$ 约为 17 小时。大部分代谢产物经肾脏排泄,小部分代谢产物经粪便排泄,汗腺和乳汁也可排出微量代谢产物;由于易蓄积于脂肪组织,故排泄较慢,停药 2~6 周甚至更长时间尿中仍可检测到氯丙嗪及其代谢物。有效血药浓度为 100~600ng/ml,低于 30ng/ml 时无抗精神病药理活性,高于 750ng/ml 可能产生毒副作用。

【临床应用】

1. **治疗精神分裂症** 用于控制精神分裂症的幻觉、妄想、兴奋躁动、紧张不安等阳性症状,对急性精神分裂症患者疗效好。多数患者的症状缓解,约半数可痊愈,并能够减少复发,但无根治作用,需长期维持给药以防止复发,一般连续用药 6 周至 6 个月症状消失,但连续用药后疗效逐渐减弱,出现耐受性。氯丙嗪对其他精神疾病的兴奋、紧张、妄想和幻想也有一定效果,对抑郁、木僵等阴性症状疗效较差。

2. **镇吐和顽固型呃逆** 用于治疗多种原因引起的呕吐,对尿毒症、胃肠炎、妊娠、癌症、药物引起的呕吐有效,也可治疗顽固性呃逆。对晕动病呕吐无效。

3. **低温麻醉与人工冬眠** 本品别名"冬眠灵"。在物理降温的配合下,可用于低温麻醉;本品与哌替啶、异丙嗪配成冬眠合剂,治疗创伤性、中毒性休克,也可辅助治疗烧伤、高热、甲状腺危象等疾病。

4. **其他** 可用于治疗心力衰竭。本品与镇热药联合应用,也可治疗晚期癌症的剧痛。

【不良反应】

1. **一般性不良反应**　应用本品可出现无力、嗜睡、视力模糊、鼻塞、心动过速等不良反应。

2. **锥体外系反应**　长期大量使用可致锥体外系反应，是抗精神病药常见的不良反应，发生率较高。表现为帕金森综合征、静坐不能、急性肌张力障碍。原因是本品无选择性地阻断黑质-纹状体通路D_2受体，致锥体外系胆碱能神经功能相对亢进，可用抗胆碱药、抗组胺药、抗焦虑药治疗。有时也会出现迟发性运动障碍，表现为嘴、舌、躯干或四肢持续不自主运动，可能是因为多巴胺受体长期阻断导致敏感性提高，反馈性抑制减弱而增加了多巴胺合成和释放，导致多巴胺活动亢进。发生锥体外系反应或迟发性运动障碍需减少药量或停药，更换锥体外系反应小的药物。

3. **内分泌紊乱**　表现为催乳素增多而性激素减少、乳房肿大、乳溢、月经异常。轻度抑制儿童生长。啮齿类动物服用本品可能诱发乳腺癌。

4. **外周抗胆碱样作用**　阻断M受体所引起的不良反应，如口干、便秘、心悸等，偶有急性尿潴留或肠麻痹。

5. **心血管系统反应**　阻断α受体可致直立性低血压，可用去甲肾上腺素、间羟胺等药物治疗。也可致心动过速、心动过缓、心电图改变等。老年人、高血压患者应定期检查心电图。

6. **过敏反应**　常见的有皮疹，皮炎，白细胞、粒细胞和血小板减少。偶见过敏性肝损害，停药后可恢复。

7. **药源性精神异常**　可引起兴奋、躁动、抑郁、幻觉、妄想和意识障碍等，一旦发生应立即停止服药。

8. **神经阻滞剂恶性综合征**（neuroleptic malignant syndrome）　表现为高热、肌强直、妄想、意识不清和循环衰竭，严重可致死。多由剂量增加过快或多种药物联用所致，一旦发现应立即停药，用多巴胺受体激动剂（如溴隐亭）治疗。

【药物相互作用】

1. 与MAOI、TCA合用时，两者的抗胆碱作用增强，不良反应加重。

2. 与碳酸锂剂合用，可引起血锂浓度增高，导致运动障碍、锥体外系反应加重、脑病及脑损伤等。

3. 与乙醇或其他中枢神经抑制剂合用时，中枢抑制作用加强。

4. 与阿托品类药物合用，抗胆碱作用增强，不良反应加强。

5. 与抗高血压药合用易致体位性低血压。

6. 与舒托必利合用有发生室性心律失常的危险。

7. 抗酸药和苯海索可降低本品的吸收。

8. 苯巴比妥可诱导肝脏的微粒体酶，加快本品的排泄，因而可减弱其抗精神病作用。

【用法和用量】治疗精神病一般口服用药，宜从小剂量开始。初始用200~300mg/d，分次服用，无效时可渐增至400~500mg/d，不超过600~800mg/d。治疗剂量在300~600mg/d之间可使多数患者的症状缓解。症状缓解的患者以有效剂量维持治疗1个月，如病情稳定可酌情缓慢减量，半年左右可减至有效剂量的2/3，再进一步减至1/3。根据病情轻重可维持治疗1~2年或2~3年。停药时应在几周内逐渐减量，不可骤停。精神病患者如有躁动、不合作等急性发作症状时可注射给药，肌内注射25~50mg/次，如需重复给药需间隔数小时。静脉滴注一般不超过50mg/次，缓慢滴注。

治疗除晕动病外的呕吐须小剂量口服,12.5~25mg/次,2~3次/d。如不能口服,可肌内注射25mg/次。麻醉前给氯丙嗪50mg/次,可减少麻醉药用量以缩短诱导期。以氯丙嗪50mg、异丙嗪50mg、哌替啶100mg组成的冬眠合剂(1号),通过人工冬眠的方法控制患者严重的兴奋状态,可用5%葡萄糖注射液250ml溶解后静脉滴注,总量依病情而定。

【注意事项】停药时应逐渐减量,不可骤停;老年人对本品耐受能力减低,增量时应更缓慢,需要注意治疗剂量的个体化,并监测不良反应;儿童,孕妇,患有心血管疾病的老年人,严重肝、肾功能损害者,青光眼患者,帕金森综合征患者等慎用;有癫痫史和昏迷患者禁用;用药期间应检查血象、肝功能、心电图等。

吩噻嗪类的药物还有奋乃静(perphenazine)、氟奋乃静(fluphenazine)、三氟拉嗪(trifluoperazine)、硫利达嗪(thioridazine)等。

(二)丁酰苯类药物

本类药物化学结构与吩噻嗪类药物完全不同,但药理作用与吩噻嗪类相似,是强效抗精神病、抗焦虑药。

氟哌啶醇(haloperidol,氟哌丁苯、氟哌醇)

【药理作用】本品药理作用与机制与氯丙嗪相似,能选择性阻断 D_2 受体。抗精神病与镇吐作用比氯丙嗪强50倍,锥体外系反应强。阻断α受体、M受体及镇静、降低体温作用较氯丙嗪弱。可用于氯丙嗪治疗无效的患者。

【药动学】口服2~6小时、肌内注射10~20分钟血药浓度达到高峰。口服生物利用度为65%。药物吸收后组织分布广,肝脏内浓度最高。血浆蛋白结合率为92%。口服和静脉注射 $t_{1/2}$ 分别为17.5小时和15小时。通过 N- 去烷基作用代谢成两种无活性产物,与葡糖醛酸形成复合物,15%从胆汁排出体外,其余经肾脏排泄。长效制剂癸酸氟哌啶醇 $t_{1/2}$ 为3周,注射给药2~3次后血药浓度达到稳态。

【临床应用】用于治疗各种急慢性精神分裂症、躁狂症、难治性焦虑症、舞蹈症、发声和多种运动联合抽动障碍、药物和酒精依赖的戒断症状及其他精神障碍所伴发的行为异常。控制兴奋、躁动、敌对情绪和攻击行为效果好,心血管系统不良反应较少。也可用于治疗顽固性呃逆和呕吐。

【不良反应】

1. 一般性不良反应 应用本品会出现口干、乏力、视力模糊、便秘、出汗、体位性低血压、乳溢等副作用。

2. 锥体外系反应 表现为静坐不能,急性肌张力障碍、运动不能、震颤及迟发性运动障碍,发生率较高(约80%)。临床可用苯二氮䓬类药物或中枢抗胆碱药拮抗,也可将本品与东莨菪碱混合注射,预防其发生。

3. 心血管系统反应 本品对心血管系统影响较小,但长期大剂量应用可引起心律失常、心肌损伤。长期应用应定期检查心电图。

4. 本品可引起神经阻滞剂恶性综合征,参见氯丙嗪。

【药物相互作用】

1. 与酒精或其他中枢抑制剂合用,可导致中枢抑制增强。

2. 与苯丙胺合用,可降低苯丙胺的药效。与抗高血压药合用,可致严重低血压。与肾上腺素合用,可导致血压下降。

3. 与抗胆碱药、抗惊厥药（巴比妥）、卡马西平合用，可降低本品的血药浓度。

4. 与锂盐合用，应注意观察神经毒性。与甲基多巴合用，易出现意识障碍、思维迟缓等症状。

5. 咖啡和茶可减少本品的吸收，降低疗效。

【用法和用量】治疗精神病，从小剂量开始，0.5~2mg/ 次，2~3 次 /d，逐渐加量，常用剂量 10~40mg/d，分次服用，重症加量。症状缓解后以小剂量（2~4mg/d）维持治疗。急性重症患者肌内注射给药 5~10mg/ 次，视病情注射 2~3 次 /d，疗程为 1~2 周，可安全有效地控制急性兴奋症状。必要时也可用 25% 葡萄糖注射液稀释后缓慢静脉注射。需长期用药维持治疗时可肌内注射氟哌啶醇癸酸酯，每 4 周 1 次，剂量视病情轻重而定。

治疗抽动秽语综合征，口服，初始剂量 1.5mg/ 次，3 次 /d，逐渐加量，可至 10mg/d。治疗焦虑性神经症，苯二氮䓬类药物无效时可用本品，0.5~1.5mg/d。治疗顽固性呃逆和呕吐，肌内注射 1~5mg/ 次，2 次 /d。

【注意事项】哺乳期妇女、孕妇、肝功能损害者、肺或肾功能不全者、尿潴留者等慎用；停药宜在数周内逐渐减量，不可骤然停药；用药期间不宜驾驶车辆、操作器械和高空作业；应定期检查白细胞计数和肝功能。

丁酰苯类药物还有五氟利多（penfluridol）、氟哌利多（droperidol）、溴哌利多（bromperidol）、苯哌利多（benperidol）、匹莫齐特（pimozide）等。

（三）硫杂蒽类药物

本类药物的化学结构与吩噻嗪类药物相似，仅吩噻嗪环 10 位的 N 被 C 取代。药理作用也与吩噻嗪相似。

氯普噻吨（chlorprothixene，氯丙硫蒽，泰尔登）

【药理作用】药理作用和机制与氯丙嗪相似，抗精神病作用比氯丙嗪弱，但镇静、抗焦虑、抗抑郁作用较强，抗幻觉、抗妄想作用不如氯丙嗪。抗肾上腺素和抗胆碱作用较弱。镇吐作用强。

【药动学】口服吸收快，1~3 小时血浓度达到高峰，$t_{1/2}$ 为 30 小时。肌内注射后有效血药浓度可维持 12 小时以上。主要在肝脏代谢，代谢物大部分经肾脏排泄，少部分经粪便排泄。

【临床应用】治疗伴有焦虑或抑郁的精神分裂症、焦虑性神经症及更年期抑郁症。

【不良反应】不良反应类似氯丙嗪，但较轻，锥体外系反应较少。偶见皮疹、接触性皮炎及迟发性运动障碍。罕见不良反应有粒细胞减少症、黄疸及乳腺肿大等。

【药物相互作用】

1. 增加中枢抑制剂的药效，合用时中枢抑制剂的药量应减少至常用量的 1/4~1/2。

2. 与苯丙胺合用，可降低后者的药效。

3. 与抗胆碱药合用，可增强抗胆碱作用。

4. 与肾上腺素合用，可使血压降低。

5. 与左旋多巴合用，可使后者的抗帕金森病作用减弱。

6. 与 TCA 或 MAOI 合用，其镇静和抗胆碱作用增强。

7. 与抗酸药或泻药合用，可减少氯普噻吨的吸收。

8. 可掩盖某些抗生素的耳毒性。

【用法和用量】治疗精神病,初始 25~50mg/ 次,2~4 次 /d,逐渐加量,视病情需要和耐受情况而定,可增至 400~600mg/d。有效时再巩固治疗数周,然后逐渐减量维持。老年、体弱者宜用较低剂量。兴奋躁动不合作者,可肌内注射 25~100mg/ 次,2~4 次 /d,病情稳定后改为口服。

【注意事项】孕妇、哺乳期妇女慎用。患有心血管疾病、肝功能损伤、青光眼、帕金森病、前列腺肥大的患者慎用。可降低惊厥阈值,仅用于癫痫患者。能干扰某些诊断实验,如免疫、妊娠和尿胆红素试验均可出现假阳性结果。应避免与皮肤接触,以防发生接触性皮炎。用药期间应检查肝功能、尿胆红素,大量或长期用药者应定时检查白细胞、眼部角膜和晶状体。

硫杂蒽类药物还有氟哌噻吨(flupentixol)、哌普嗪(pipothiazine)、氯哌噻吨(clopenthixol)、替沃噻吨(thiothixene)等。

(四)第二代抗精神病药

第二代抗精神病药除阻断多巴胺受体外,对 5-HT$_2$ 受体也有较强的阻断作用,因此也称为 5- 羟色胺和多巴胺受体拮抗剂。

舒必利(sulpiride,硫苯酰胺,舒宁,止吐灵)

本品属苯甲酰胺类。还包括舒托必利(sultopride)、硫必利(tiapride)等。

【药理作用】抗精神病作用与氯丙嗪相似,能选择性的阻断中脑 - 边缘系统的 D$_2$ 受体,对纹状体多巴胺受体的阻断作用不明显,对其他受体影响小。对急慢性精神分裂症疗效较好,不良反应较少。能有效消除幻觉、妄想、淡漠、退缩、木僵、抑郁、焦虑、紧张等症状,对使用其他药物无效的精神患者也有效。止吐及抑制胃液分泌作用明显。

【药动学】本品口服吸收慢,2 小时达血药浓度高峰,生物利用度低。吸收后迅速分布到组织中,不易通过血脑屏障,只有达到较高的血药浓度时才能通过。血浆蛋白结合率低于 40%。可从乳汁分泌。$t_{1/2}$ 为 6~9 小时。原型药物主要经尿排出,部分经粪便排出。

【临床应用】对以淡漠、孤僻、退缩症状为主的慢性精神分裂症疗效较好,可改善患者的情绪。对幻觉妄想型精神分裂症的疗效较吩噻嗪类和丁酰苯类药物类弱。适用于更年期精神病、情感性精神病的抑郁状态、焦虑症、酒精中毒性精神病等。也可用于治疗顽固性恶心呕吐及消化性溃疡。

【不良反应】不良反应较其他抗精神病药轻,常见的有失眠多梦、倦怠乏力、食欲缺乏、月经失调、乳溢、男性乳腺发育、阳痿等。少数患者可见兴奋、血压升高等。锥体外系反应、抗胆碱作用较轻。剂量大于 600mg/d 时可出现锥体外系反应,如震颤、运动障碍、静坐不能等。不宜增量过快。如出现轻度锥体外系反应可适当减量或合用抗震颤麻痹药。长期大剂量服用可引起迟发性运动障碍。

【药物相互作用】

1. 与 TCA 合用,可致嗜睡。

2. 与锂盐合用,可降低本品的疗效和加重本品的不良反应。

3. 与佐替平、曲马多合用,可诱发癫痫发作。

4. 与抗酸药和止泻药合用,可降低本品的生物利用度,应用时两药之间至少间隔 1 小时。

【用法和用量】治疗精神病,起初剂量 100mg/ 次,2~3 次 /d,逐渐增加至常用量 400~800mg/d,

分次服用,严重时还可适当增加,有效后逐渐减量维持,维持剂量为200~600mg/d。肌内注射100mg,2次/d。静脉滴注300~600mg/d,滴注时间不少于4小时。治疗呕吐与消化性溃疡,100~200mg/d,2~3次/d。

【注意事项】幼儿、哺乳期妇女、嗜铬细胞瘤患者、躁狂症患者、对本品过敏者等禁用;高血压、肝功能不全、严重心血管疾病的患者慎用;出现过敏反应(瘙痒、皮疹等)、迟发性运动障碍时应停药;用药期间应定期检查肝肾功能和血象。

氯氮平(clozapine)、奥氮平(olanzapine)、氯噻平(clothiapine)、甲硫平(mediapine)等属苯二氮䓬类新型广谱抗精神病药,利培酮(risperidone)属苯异噁唑类新型广谱抗精神病药。

二、抗焦虑药

丁螺环酮(buspirone,布斯哌隆)

丁螺环酮属氮杂螺环癸烷二酮化合物,与其他抗精神病药的化学结构不同,是新型抗焦虑药。与SSRI类药物一样,丁螺环酮需要长期治疗才能见效。丁螺环酮主要用于治疗广泛性焦虑症,但不适用于其他焦虑症。在开始使用丁螺环酮治疗后,患者的焦虑程度明显增加,这可能是由于丁螺环酮导致蓝斑的放电率增加,而蓝斑被认为是惊恐障碍的部分病理生理学基础。

【药理作用】本品小剂量时可通过激活突触前膜的5-HT$_{1A}$受体抑制5-HT的合成和释放,降低突触后膜5-HT$_{1A}$受体和5-HT$_{2A}$受体的功能,发挥抗焦虑作用;大剂量时可直接激动突触后膜5-HT$_{1A}$受体,发挥抗抑郁作用。抗焦虑作用强度与地西泮相似。本品无镇静、抗惊厥和肌肉松弛作用,也不产生戒断症状和记忆障碍。可能诱发焦虑。

【药动学】口服吸收快。0.5~1小时血药浓度达高峰,首关代谢明显,平均生物利用度为4%。主要分布在心脏、肝脏、脑、血液等组织中,蛋白结合率为95%。肝脏代谢,代谢产物有一定活性。$t_{1/2}$为2.5小时,肾脏排泄60%,粪便排泄40%。

【临床应用】适用于广泛性焦虑症,对焦虑伴有轻度抑郁症状者有效,对严重焦虑伴有惊恐者疗效不佳。焦虑伴有严重失眠者应加用催眠药。

【不良反应】常用剂量下不良反应少,安全范围大。随着剂量的增加可见头痛、眩晕、恶心、乏力、烦躁不安等不良反应。

【药物相互作用】

1. 与酒精或其他中枢抑制剂合用,可使中枢抑制作用增强。

2. 应用MAOI的患者使用本品,可使血压升高,应避免合用。

3. 与氟哌啶醇合用,可增加后者的血药浓度,引起锥体外系反应。

4. 与氟伏沙明、氟西汀和大剂量的曲唑酮合用,可引起5-HT综合征。

5. 与地高辛、环孢素合用,可增高后两者血药浓度。

6. 与CYP3A4抑制剂(红霉素、咪唑类抗真菌药)合用,本品药物浓度-时间曲线下面积增大,$t_{1/2}$延长。

【用法和用量】用法和用量:口服,初始剂量5mg/次,3次/d,然后每隔2~4天增加5mg,至所需疗效。通常有效剂量为20~30mg/d。最高剂量不超过60mg/d。

【注意事项】本品起效慢,充分显效需 2~4 周。急性患者初治时须与其他抗焦虑药联合应用。严重肝肾疾病患者、青光眼患者、重症肌无力患者、孕妇、儿童、对本品过敏者禁用。驾驶员、机器操作者不宜使用。与苯二氮䓬类药物无交叉耐药性,使用本品不能减轻其戒断症状。

伊沙匹隆(Ixabepilone)和吉哌隆(gepirone)结构与丁螺环酮类似,均属于 5-HT$_{1A}$ 受体部分激动剂。临床上用于治疗焦虑,对抑郁症也有效。

三、抗抑郁药

【案例 25-3】

基本情况:女,47 岁,主诉疲劳。大约 11 个月前,她升职为公司的高级经理,但不得不离开自己喜欢的办公室和同事圈子。此外,工作责任更大了。患者报告说,在过去的 7 个星期里,她每天晚上 3 点醒来,再也无法入睡。她害怕白天工作的压力。最近三个月里,她吃不好睡不下,体重下降了 7%。她还报告说压力太大,有时会在办公室里大哭,经常打电话请病假。当在家中她没有动力去做家务,也没有动力、兴趣或精力去从事爱好活动。自我描述为"长期感到痛苦和忧虑"。

入院诊断:抑郁症

用药方案与诊疗经过:目前正在接受曲马多和氟哌啶醇哌啶治疗。此外,她正在服用氢氯噻嗪和普萘洛尔治疗高血压。患者在离婚后曾有过一次抑郁发作,并成功使用氟西汀控制住病情。医学检查包括完整的血细胞计数、甲状腺功能测试和化学检查,没有发现异常。因为可能有严重的抑郁症发作,她开始服用氟西汀,并进行认知行为心理治疗。

治疗分析:患者之前使用氟西汀治疗有效,所以该药是一个很好的选择。然而,她同时服用其他药物,而 SSRI 类药物氟西汀与许多药物之间有药动学和药效学上的相互作用。氟西汀是一种 CYP2D6 抑制剂,因此可以抑制 CYP2D6 底物的代谢,如普萘洛尔和其他 β 受体拮抗剂、TCA、曲马多、阿片类药物(如美沙酮、可待因和羟考酮)、氟哌啶醇、噻嗪等抗精神病药,以及许多其他药物。这种代谢抑制可导致共用药的血药浓度显著升高,结果是与药物相关的不良反应增加。

作为 5-羟色胺转运蛋白的有效抑制剂,氟西汀与许多参与 5-羟色胺能神经传递的药物之间存在相互作用。氟西汀与曲马多联用可引起 5-羟色胺综合征,其特征是屈光不正、自主神经不稳定、肌阵挛、癫痫和昏迷。氟西汀联用 MAOI 是禁忌,有致命的 5-羟色胺综合征风险。此外,甲哌啶不可与 MAOI 联合使用。

(一)非选择性单胺重摄取抑制剂

本类药物按化学结构亦称为三环类抗抑郁药(tricyclicantidepressants, TCA),能非选择性的抑制 NE 和 5-HT 重摄取。包括丙米嗪、氯米帕明、曲米帕明、阿米替林、多虑平等。该类药中地昔帕明和去甲替林对 NE 重摄取的抑制作用有相对的选择性。

丙米嗪(imipramine,米帕明)

【药理作用】本品可抑制突触前膜的 NE 和 5-HT 的重摄取,使突触间隙中的 NE 和 5-HT 浓度升高,从而使突触后膜的相应受体的功能增加。还有抗胆碱作用,对 α$_1$ 受体、H$_1$ 组胺受体也有阻断作用,但对多巴胺受体影响小。本品能明显提高抑郁症患者情绪,消除自卑、自责感及自杀冲动和减轻运动抑制。

【药动学】口服吸收快,2~8小时血药浓度达高峰,生物利用度29%~77%。组织分布广,脑、肝、肾及心脏组织浓度较高,蛋白结合率为90%。血浆$t_{1/2}$为8~80小时,大多数化合物可以每日给药一次。主要通过肝脏CYP代谢,代谢产物地昔帕明也有抗抑郁活性。由于CYP2D6同工酶的变异,约7%的患者代谢TCA缓慢,在给予相同TCA剂量的情况下,不同患者的血药浓度差异达30倍,应监测血浆水平并向下调整剂量。代谢产物和少量的原型药物经肾排泄,少量经胆汁排泄。2-羟代谢物与葡糖醛酸结合,经尿液排出。

【临床应用】治疗各种原因引起的抑郁,对内源性抑郁症和更年期抑郁症疗效较好,其次为反应性抑郁症。服药2~3周后发挥抗抑郁作用。对精神分裂症伴发的抑郁状态疗效不佳。

【不良反应】

1. 外周抗胆碱反应导致认知迟钝以及由副交感神经系统介导的一系列副作用,常见视力模糊、口干、心动过速、便秘、排尿困难,在用药过程中可逐渐消失。严重者可能发生急性青光眼、肠麻痹、尿潴留等,须立即停药,必要时注射新斯的明。

2. 心血管反应常见心率加快、心律失常、直立性低血压等。

3. 精神异常反应老年人或用药过量可出现谵妄、恐怖症发作。双相型抑郁症患者用本品,偶见躁狂发作,故本品只用于单相型抑郁症的治疗。

4. 对α_1受体的拮抗作用导致体位性低血压和镇静作用。

5. 体重增加。

6. 与其他抗抑郁药物一样,TCA可降低癫痫发作的阈值。

【药物相互作用】

1. 本品与其他TCA、MAOI合用,可产生严重不良反应,如高血压、高热、惊厥、昏迷等类似急性阿托品中毒样症状。TCA可增强拟交感胺的作用,不能与MAOI同时使用,也不能在停药后14天内使用。

2. 与拟肾上腺素类药物合用,可使后者升压作用明显增强或引起高热。

3. 与甲状腺制剂合用,可相互增效,导致心律失常。

4. 与抗胆碱药或抗组胺药合用,可相互增效。

5. 与抗惊厥药合用,可降低后者的药理作用。

6. 与乙醇合用,可增强中枢抑制作用。

7. 抑制CYP2D6的药物,如安非他酮和SSRI,可能会增加TCA的血药浓度。TCA类药物与具有类似副作用的其他药物包括吩噻嗪类抗精神病药、I_c类抗心律失常药和其他药物、抗心律失常药、抗组胺药、α肾上腺素能拮抗剂同时使用时,会增加副作用。

【用法和用量】治疗抑郁症,初始25mg/次,2~3次/d。隔天增加50mg/d,常用治疗量为150~250mg/d,最多可用到300mg/d,3~4周后疗效明显。原剂量巩固治疗4周后逐渐减量至原剂量的1/2,维持治疗3个月,再逐渐减量停药,整个疗程约6~8个月。

治疗小儿夜间遗尿症,睡前25~50mg/次,当晚即可奏效。适当维持治疗后逐渐减量停药。总疗程不超过3个月。

【注意事项】严重心脏病、前列腺肥大、青光眼、支气管哮喘的患者以及孕妇、6岁以下儿童等禁用;心脏病患者、哺乳期妇女慎用;本品及其他TCA可降低癫痫发作阈值,减弱抗癫痫药的作用;可引起内分泌紊乱,如乳房增大、乳溢等;雌激素与含雌激素的避孕药能降低本类药物的疗效,增加不良反应;偶见血液系统及肝脏的不良反应,宜定期监测血象及肝功能;餐后服用,减少胃肠刺激;突然停药可出现头痛,恶心等反应,应在 1~2 个月内减量停药;本品个体差异较大,应监测血药浓度,无监测条件时可用心电图作为间接参考指标。

(二)选择性去甲肾上腺素重摄取抑制剂

本类药物选择性抑制 NE 重摄取,对 5-HT 重摄取几乎无影响。适用于脑内以 NE 缺乏为主的抑郁症。特点是起效快,具有镇静、抗胆碱、降压等作用弱。

马普替林(maprotiline,麦普替林,路滴美)

本品属四环类抗抑郁药,该类药物还有阿莫沙平(amoxapine)、米安舍林(mianserin)等。

【药理作用】能抑制外周和中枢神经对 NE 的重摄取,对 5-HT 的摄取无影响。除抗抑郁作用外,还有较强的抗焦虑作用。对提高患者情绪,改善迟钝、淡漠等也有较好疗效。镇静、抗胆碱作用较弱。

【药动学】口服吸收较缓慢,但吸收完全,9~16 小时血药浓度达高峰。吸收后分布至全身各组织中,肺、肾上腺及甲状腺组织药物浓度较高,脑、脊髓及神经组织药物浓度较低。蛋白结合率为 90%。经肝脏代谢,$t_{1/2}$ 为 27~58 小时,主要活性代谢产物去甲马普替林的 $t_{1/2}$ 为 60~90 小时。代谢产物主要经肾排泄,少量经胆汁排泄,也可经乳汁分泌。

【临床应用】主要用于治疗各型抑郁症。较 TCA 起效快,一周内即可以显效。不会引起兴奋、攻击行为。适用于精神或疾病因素引起的焦虑、抑郁症。还可用于伴有抑郁的儿童。

【不良反应】口干、便秘、视物模糊等,嗜睡、眩晕等不良反应较 TCA 轻,对心脏毒性小。皮肤过敏发生率较高。易诱发或加重癫痫发作。

【药物相互作用】

1. MAOI 可增强本药的药理作用,不宜合并使用。

2. 与胍乙啶、可乐定合用,可减弱后两者的抗高血压作用。

3. 与甲状腺激素合用,可导致心律失常。

4. 与抗组胺药物合用,可使后者作用增强,应调整剂量。

【用法和用量】治疗抑郁症,初始剂量 25mg/ 次,1~3 次 /d,逐渐加到治疗量,75~150mg/d。最大可用到 225mg/d。因 $t_{1/2}$ 长,也可晚间给予一次。严重抑郁症可注射给药,1 次 /d,起始 25~50mg/ 次,稀释后静脉滴注,可逐渐增至 100~150mg/ 次。病情稳定后即改为口服。

【注意事项】停药宜逐渐减量,不可骤停;孕妇及哺乳期妇女慎用;老年人应酌情减量;用药期间应密切观察患者有无发热、咽喉疼痛等症状和白细胞计数变化。

(三)选择性 5- 羟色胺重摄取抑制剂

本类药能选择性的抑制 5- 羟色胺重摄取,故称选择性 5- 羟色胺重摄取抑制剂(SSRI),还兼有抗焦虑作用。对自主神经系统、心血管系统的影响很小,不良反应较少。目前已开发 30 多个品种,化学结构各异,包括氟西汀、帕罗西汀、舍曲林,氟伏沙明等。

氟西汀(fluoxetine,氟苯氧丙胺)

【药理作用】本品为苯丙胺衍生物,是较强的 5-HT 重摄取抑制剂,对肾上腺素、组胺、5-HT、乙酰胆碱、GABA 等受体几乎无影响。抗抑郁症的疗效与 TCA 相当,不良反应少。

【药动学】口服吸收好,生物利用度为 100%。6~8 小时血药浓度达高峰。体内分布广,蛋白结合率为 80%~95%。在肝脏经 CYP2D6 代谢成具有抗抑郁作用的产物去甲氟西汀及其他代谢物。氟西汀 $t_{1/2}$ 为 2~3 天,去甲氟西汀 $t_{1/2}$ 为 7~9 天。代谢产物 80% 经肾排泄,15% 经粪便排泄。

【临床应用】用于治疗伴有焦虑的各种抑郁症、强迫症和神经性贪食症,尤其适用于老年期抑郁症。疗效与 TCA 相当,且安全有效、耐受性好、不良反应少,为一线抗抑郁药。

【不良反应】用药初期可见失眠、恶心、头痛、震颤、运动性焦虑、精神紧张等不良反应。长期用药可出现食欲减退、性功能下降。大剂量用药可出现精神症状。

【药物相互作用】

1. 与肝药酶抑制剂合用,可致本品代谢减慢,血药浓度增高,毒性增加。

2. 与 MAOI 合用或先后应用可致 5- 羟色胺综合征(5-hydroxytrypta-mine syndrome),可采用 5-HT 拮抗剂赛庚啶、肌松弛药、氯丙嗪,以及降温、止惊等措施抢救。

3. 与卡马西平、TCA 合用,可使后两者的血药浓度升高。

4. 与华法林、地高辛等蛋白结合率高的药物合用,可导致本品及后者的游离药物浓度升高,不良反应增加。

【用法和用量】抗抑郁症常用剂量为 20~40mg/d,必要时可用到 80mg/d。神经性贪食症 40~60mg/d。强迫症 20~80mg/d。

【注意事项】本品 $t_{1/2}$ 长,应用时要控制剂量,防止蓄积。肝功能不良者可隔日给药。癫痫患者、孕妇、哺乳期妇女等慎用,儿童遵医嘱。

（四）单胺氧化酶抑制剂

单胺氧化酶(MAO)分为两类:MAO-A 主要代谢 NE、5-HT 及酪胺;MAO-B 主要代谢多巴胺。抑制 MAO,特别是抑制 MAO-A,可提高脑内 NE 和 5-HT 浓度,起抗抑郁作用。单胺氧化酶抑制剂(MAOI)属于非环类抗抑郁药,副作用高、毒性较严重。食品中的酪胺可被 MAO 代谢,应用 MAOI 后食入的酪胺在体内蓄积,引发高血压危象。MAOI 还有肝毒性,急性中毒可昏迷致死。目前 MAOI 已不常用,只在其他药物无效或禁忌时应用。MAOI 不可与其他类抗抑郁药联用或合用。新一代的 MAOI 有吗氯贝胺等。

吗氯贝胺(moclobemide, manerix)

【药理作用】本品为选择性、可逆性 MAO-A 抑制剂,通过抑制 MAO-A 而减少单胺神经递质降解,明显提高脑内 5-HT 和 NE 水平,发挥抗抑郁作用。

【药动学】口服吸收快而完全,1~2 小时血药浓度达高峰。体内分布广,血浆蛋白结合率为 50%。主要在肝脏经代谢,$t_{1/2}$ 为 1~3 小时。代谢物及少量原型药物经肾脏排泄,部分经乳汁分泌。

【临床应用】用于内源性、反应性抑郁症和轻度慢性抑郁症的长期治疗。与非选择性 MAOI 相比,不良反应少而且轻。停药后 MAO 活性很快恢复。

【不良反应】常见有头痛、头晕、口干、多汗、恶心、失眠、心悸等。偶见震颤、可逆性意识模糊、皮疹、肝功能损害等。大剂量可能诱发癫痫。

【药物相互作用】

1. 禁与麻黄碱、伪麻黄碱、哌替啶、可卡因及苯丙醇胺合用。

2. 与肝药酶诱导剂合用,本品代谢加速,血药浓度降低,疗效下降。与肝药酶抑制剂合用,代谢减慢,血药浓度升高,不良反应增加。

3. 可增强芬太尼和布洛芬的作用,合用时需调整后两药的剂量。

4. 与西咪替丁合用,本品应从低剂量开始使用或用量减半。

5. 禁与其他抗抑郁药合用。换用本品时,应停药 2 周,氟西汀应停药 5 周。

6. 与奶酪等含酪胺高的食物同服,可使酪胺在体内蓄积而导致高血压危象。

【用法和用量】

100~300mg/d,分 2~3 次饭后口服。常用量 300~450mg/d,最大用量不超过 600mg/d。老年人适当减量。

【注意事项】癫痫患者、肝功能不全患者、孕妇、哺乳期妇女、司机及机械操作者慎用。儿童、甲状腺功能亢进者、精神分裂症患者及嗜铬细胞瘤患者禁用。治疗期间不可饮酒。使用本品期间,避免进食奶酪、发酵豆制品等富含酪胺的食物。

思考题
1. 简述精神疾病的药物治疗原则。
2. 试述氯丙嗪的临床用药和不良反应。
3. 简述抗焦虑和抗抑郁症药物的分类和代表药物。

（唐 漫）

参考文献

[1] 李俊. 临床药理学. 5 版. 北京:人民卫生出版社,2013.

[2] 杨宝峰. 基础与临床药理学. 2 版. 北京:人民卫生出版社,2014.

[3] 张亚林. 高级精神病学. 长沙:中南大学出版社,2007.

[4] CRASKE M G, STEIN M B. Anxiety. Lancet, 2016, 388 (10063): 3048-3059.

[5] DEBATTISTA C. Antidepressant agents//KATZUNG B G. Basic &clinical pharmacology. 14th ed. New York:McGraw-Hill Education, 2017.

[6] DEBATTISTA C. Antipsychotic agents & lithium//KATZUNG B G. Basic &clinical pharmacology. 14th ed. New York:McGraw-Hill Education, 2017.

[7] GRACE A A. Dysregulation of the dopamine system in the pathophysiology of schizophrenia and depression. Nat Rev Neurosci, 2016, 17(8): 524-532.

[8] MEYER J M. Pharmacotherapy of psychosis and mania//BRUNTONL L, HILAL-DANDANR, KNOLLMANNB C, et al. The pharmacological basis of therapeutics. 13th ed. New York:McGraw-Hill Education, 2017.

[9] O'DONNELL J M, BIES R R, SHELTON R C. Drug therapy of depression and anxiety disorders//BRUNTONL L, HILAL-DANDANR, KNOLLMANNB C, et al. The pharmacological basis of therapeutics. 13th ed. New York:McGraw-Hill Education, 2017.

[10] OWEN M J, SAWA A, MORTENSEN P B. Schizophrenia. Lancet, 2016, 388(10039): 86-97.

第二十六章　抗高血压药

高血压是全球范围内的常见疾病,是心脑血管疾病发生的主要危险因素,如治疗不及时,长期患病将引发心、脑、肾等并发症,严重影响人类健康与生命,给个人、家庭和社会造成沉重的负担。提高对高血压的认识,早期发现并实施有效的干预措施,对有效防控高血压及其导致的脑卒中和心血管疾病具有重要的临床意义。本章主要讨论高血压发病机制和进展、不同国家的指南对高血压的定义及分类、抗高血压药的种类和作用特点。在此基础上评价高血压联合用药及特殊人群高血压的药物治疗。

高血压是指以体循环动脉血压收缩压和 / 或舒张压升高,收缩压≥140mmHg,舒张压≥90mmHg 为主要特征,可伴有心、脑、肾等器官的功能或器质性损害的临床综合征。中国高血压调查最新数据显示,高血压患病率在我国仍呈上升趋势,我国成人高血压患病率为 27.9%。根据 2016 年全球高血压人群的研究报告,从 2000 年到 2010 年全球已有 31.1%(约 13.9 亿)的人患有高血压。高血压危险因素包括遗传因素,年龄以及多种不良生活方式等多方面。人群中普遍存在危险因素的聚集,随着高血压危险因素聚集的数目和严重程度增加,血压水平呈现升高的趋势,高血压患病风险增大。

高血压患者降压治疗的目的是通过降低血压,有效预防或延缓脑卒中、心肌梗死、心力衰竭、肾功能不全等并发症发生;有效控制高血压的疾病进程,预防高血压急症、亚急症等重症高血压发生。合理使用抗高血压药,可使高血压患者的总死亡率、心肌梗死发生率、心脑血管疾病事件死亡率显著降低。

第一节　高血压发病机制的研究

高血压病因复杂,其发生、发展受多个环节及多种机制,以及如肾素 - 血管紧张素 - 醛固酮系统(renin-angiotensin-aldosterone system,RAAS)、炎症、神经免疫因素、非编码 RNA、神经元离子通道等多种因素的相互影响,导致血管收缩、损伤、重构,血压持续升高。通过高血压发病机制的研究,期望能针对不同机制中的靶点,设计出一系列预防、治疗高血压的药物。

一、高血压的外周调控机制

(一)肾素 - 血管紧张素 - 醛固酮系统在高血压中的作用

RAAS 在高血压的发生发展中发挥重要作用。肾素是一种蛋白分解酶,作用是激活肝脏产生的血管紧张素原,生成血管紧张素Ⅰ(angiotensin Ⅰ,Ang Ⅰ),在血管紧张素转换酶Ⅰ(angiotensin Ⅰ converting enzyme,ACE)作用下水解形成血管紧张素Ⅱ(AngiotensinⅡ,Ang Ⅱ),Ang Ⅱ既能导致短暂的血压升高,又能促进肾上腺分泌醛固酮,而醛固酮产生的钠-体积效应为RAAS长期调控血压的主要机制。Ang Ⅱ主要通过其受体发挥作用,Ang Ⅱ与Ang Ⅱ受体(AT₁受体和AT₂受体)相互作用产生药理效应。其中Ang Ⅱ1型受体(AT₁受体)主要介导心血管作用,使血管收缩,增加肾脏对钠的重吸收,导致血压升高;同时AngⅡ促进醛固酮合成,引起水钠潴留,进一步升高血压。Ang Ⅱ激活Ang Ⅱ2型受体(AT₂受体)则降低肾脏对钠的重吸收,扩张血管,减少血管阻力。Ang Ⅱ与AT₁受体结合激活线粒体中的NADPH氧化酶和AT1受体相互作用后激活线粒体中的NADPH氧化酶,使细胞内钙离子、组织因子和纤溶酶原激活物纤溶酶原激活抑制剂水平升高,产生活性氧类,导致氧化应激,促进高血压的发生发展;两者相互作用还可导致抗血管和促血管生成因子间产生不平衡及内皮细胞功能紊乱,如增加血管收缩因子血栓素A₂等的合成,收缩血管,升高血压。体内一些其他激素,如生长激素、催乳素、糖皮质激素等引起的水钠潴留与升压作用也主要通过RAAS系统途径产生。

(二)巨噬细胞极化在高血压中的作用

巨噬细胞具有可塑性,可随所在器官微环境和生理病理条件分化为M₁型或者M₂型两种不同的表型。M₁型巨噬细胞主要参与炎症反应的起始和维持,加重高血压及其对靶器官的损害;M₂型巨噬细胞则通常发挥调节性效应,抑制炎症反应和细胞免疫应答,减轻组织病理性损伤,促进切口愈合与组织修复。巨噬细胞M₁型和M₂型之间功能的转换,介导高血压发病机制的多个方面。在巨噬细胞极化过程中,神经免疫系统之间的双向调节发挥着重要作用。一方面,机体通过交感神经节前纤维、脑干迷走神经和副交感神经节前纤维,经过换元后发出的节后纤维直接调节巨噬细胞的功能和分化;另一方面,免疫细胞或细胞因子直接与脑室周围器接触或诱导血脑屏障粘连和紧密连接处的改变,使细胞因子渗透性增加而进入中枢,激活孤束核和下丘脑室旁核;同时,机体局部炎症部位的细胞因子也能作为伤害性刺激,激活外周迷走神经末梢,并通过相应神经通路与孤束核和下丘脑室旁核建立神经纤维联系,从而激活交感神经导致高血压的发生发展。

巨噬细胞极化在高血压发生发展中起重要作用。高血压中“神经-免疫”轴不仅引起巨噬细胞动员,同时还促进肾脏中单核细胞趋化蛋白1的表达,引起肾脏局部炎性M₁型巨噬细胞的浸润及相应炎症细胞因子的增加。巨噬细胞随炎症级联效应的发生,经组织局部Ang Ⅱ激活细胞表面的AT₁受体,转化为M₂型,引起肾纤维化,对高血压的发展起到促进作用。巨噬细胞极化可以作为衡量高血压患者患病率和病死率的生物标志。CD14阳性的M₁型巨噬细胞与心血管疾病的发展呈正相关,CD16阳性的M₂型巨噬细胞则与其呈负相关。研究证实CD14阳性高血压患者的巨噬细胞高表达血管紧张素转换酶,说明巨噬细胞可能参与Ang Ⅱ的合成,并可能导致巨噬细胞的正反馈激活和M₁、M₂表型转换。

(三)NOD样受体家族蛋白3炎性小体在高血压中的作用

NOD样受体家族蛋白3(NOD-like receptor family protein 3,NLRP3)炎性小体属于NOD样受体蛋白质家族,它经IL-1β产生血压调节作用。研究证实,脑室内注入IL-1β抑制剂或受体拮抗药使中枢IL-1β受到抑制后,能抑制中枢RAAS的激活,减轻并延缓高血压引起的心血管损伤。盐敏感性高血压是一种慢性炎症性疾病,由下丘脑室旁核中高盐诱导的炎症细胞因子和氧化应激通过交感神经过度兴奋导致。研究发现,在盐敏感性高血压大鼠室旁核中注入IL-1β抑制剂,可以恢复促炎和抗炎细胞因子间的平衡,降低氧化应激水平,抑制交感神经兴奋,降低血压;核因子κB通过激活NLRP3诱发炎症而促发高血压,核因子κB阻滞可抑制NLRP3,减少盐敏感性高血压大鼠下丘脑室旁核中的促炎细胞因子和氧化应激水平,减轻高血压。

(四)非编码RNA在高血压中的作用

非编码RNA包括转运RNA、核糖体RNA、信使RNA和微RNA(microRNA,miRNA)等多种已知或者未知功能的RNA。研究发现,RAAS的许多主要成分是由非编码RNA调控的。miRNA可以参与血管生成、内皮细胞的增殖及功能障碍。血管平滑肌细胞(vascular smooth muscle cell,VSMC)增生或肥大,使血管平滑肌变厚,血管收缩力增加,阻力增加,将导致血压升高。miRNA可以参与VSMC的功能调节、动脉硬化和高血压的发展。与健康人群相比,许多miRNA在原发性高血压中能被检测到差异表达,它可能可以作为生物标志来检测高血压的靶器官损伤。

二、高血压的中枢调控机制

下丘脑与高血压的发病机制存在着复杂联系。通过离子通道功能或内在膜属性的改变,使下丘脑神经元的活动改变,促使交感神经放电增加和血压升高。研究发现,中枢神经系统中离子通道的状态可以改变神经元的兴奋性,影响神经元的信号传导特性,且对血压的调节也有影响。可能与高血压相关的下丘脑神经元离子通道包括以下类型。

(一)钠通道

目前虽未发现高血压与电压门控钠通道之间有明确、绝对的联系,但是研究发现,在盐负荷和实验性糖尿病大鼠中,下丘脑视上核巨细胞神经元的Nav通道的改变,可以促进其合成并释放升压素,进而通过影响中枢自主神经系统,来调节高血压早期的交感神经张力和血压。神经元钠通道Nav1.7亚型通过Nav1.7钠通道α亚基9基因高度表达,对于下丘脑神经元之间形成有效的突触联系并发挥作用,参与对血压的生理调节。

非电压门控的上皮钠通道,通过调控肾脏水盐的重吸收,激活盐皮质激素受体,引起下丘脑神经元兴奋,发挥调节血压的作用。研究证明,盐皮质激素受体和上皮钠通道之间存在的协同作用,对盐敏感性高血压的发展具有重要影响,阻断上皮钠通道后,中枢对氯化钠的刺激反应减弱。

(二)电压门控钙通道

研究发现,高血压前期下丘脑神经元钙电流增强,电压门控钙通道功能失调存在于高血压早期、晚期及最后发展到心力衰竭等不同发展阶段,广泛影响高血压进程中不同的发病机制。

(三)钾通道

钾通道在调节神经元的兴奋性和神经递质的释放等过程中具有重要作用。根据钾通道的结构和功能不同,将其分为四大类①钙激活钾通道:分为大电导钙激活钾通道(large conductance Ca^{2+}-activated K^+ channel,BK)和小电导钙离子激活钾通道(small conductance Ca^{2+}-activated K^+ channel,SK)两种,BK调节不应期神经元的兴奋性,传出纤维使VSMC兴奋性降低,膜超极化,动脉张力降低。BK下调导致通道活性降低和VSMC功能障碍,成为高血压发生的重要条件;SK能有效调节神经元兴奋性。下丘脑室旁核中SK活性降低,引起神经元活性增加导致血压升高。下丘脑室旁核中与SK结合的酪蛋白激酶2活性增加会导致交感神经过度活化,研究酪蛋白激酶2抑制剂调节SK,减少交感神经递质溢出的作用,有可能开发出新的降压药物。②内向整流钾通道：该通道允许钾离子从细胞外进入细胞内而发挥作用。研究发现，内向整流钾通道 2.1 亚型过度表达会导致神经元兴奋性降低，自发放电活动减少，产生长期的抗高血压反应。内向整流钾通道 3 亚型在调节神经元兴奋中起抑制作用，并可能成为调节下丘脑神经核团过度兴奋的靶向目标。③双孔 / 串联钾通道：该通道是新型钾通道亚型超家族，由 6 个亚家族组成，可产生背景钾电流以稳定膜静息电位和减少膜的去极化。能调节肾上腺球状带细胞膜电位并限制醛固酮合成。故有学者提出，将增强双孔 / 串联钾通道活性的药物与盐皮质激素受体拮抗药合用，可缓解在顽固性高血压治疗过程中由于醛固酮异常增多而导致的靶器官损伤。④电压门控钾通道：该通道对膜电位变化比较敏感，当膜发生去极化时，大多数钾通道开放；膜超极化时关闭，使细胞膜电位恢复到静息状态。

下丘脑视上核兴奋性的改变可能是导致高血压发生的机制之一。离子通道的活性状态在调节下丘脑神经元的兴奋性中发挥重要作用，以神经元离子通道为靶点设计新的药物可能会成为治疗高血压的新治疗工具。

第二节　不同指南对高血压定义和分类的定位及意义

一、中国指南对高血压的定义和分类

《中国高血压防治指南（2018 年修订版）》于 2019 年正式发布，将高血压定义为：在未使用降压药物的情况下，非同日 3 次测量诊室血压，收缩压（SBP）≥140mmHg 和 / 或舒张压（DBP）≥90mmHg。指南对高血压的定义、分类保持不变（表 26-1），但首次将 130~139/85~89mmHg 范围列入危险分层表（表 26-2）。根据血压升高水平，将高血压分为 1 级、2 级和 3 级。根据血压水平、心血管危险因素、靶器官损害、临床并发症和糖尿病进患病情况行心血管风险分层，分为低危、中危、高危和很高危 4 个层次。这次指南更新，首次采用国际惯例，进行了推荐强度分级（从 I 级到Ⅲ级）和证据分级（从 A 级到 D 级）。

本次指南将高同型半胱氨酸血症的诊断标准改为 >15mmol/L，强调评估靶器官损害是高血压诊断评估的重要内容，提倡因地制宜，开展亚临床靶器官损害的筛查和防治。指南推荐，一般高血压患者血压应降至 <140/90mmHg，能耐受者及部分高危及以上患者可进一步降至 <130/80mmHg。对老年、妊娠高血压以及合并冠心病、心力衰竭等疾病的特殊人群，指南对其目标血压也作了详细推荐。在降压治疗中，抗高血压药应用的基本原则强调常用的五类降压药物均可作为初始治疗和维持用药的选择。但具体要根据人群特点、合并症进行个体化治疗。明确推荐一般患者采用常规剂量，只有老年人及高龄老年人初始治疗时建议采用较小的有效治疗剂量，再根据需要逐渐增加至足剂量。推荐优先选择长效降压药物以有效控制 24 小时血压，更有效地预防心脑血管并发症。降压药物治疗的时机取决于心血管风险评估水平。高危和很高危的患者，应及时启动降压药物治疗；中危患者，可观察数周，如血压仍不达标，则应开始药物治疗；低危患者，则可对患者进行 1~3 个月的观察，如血压仍不达标可开始降压药物治疗。指南肯定了联合治疗及联合用药在高血压治疗中的地位。

表 26-1 《中国高血压防治指南（2018 年修订版）》中的血压水平分类和定义

分类	SBP：收缩压 /mmHg	DBP：舒张压 /mmHg
正常血压	<120 和	<80
正常高值	120~139 和 / 或	80~89
高血压	≥140 和 / 或	≥90
1 级高血压（轻度）	140~159 和 / 或	90~99
2 级高血压（中度）	160~179 和 / 或	100~109
3 级高血压（重度）	≥180 和 / 或	≥110
单纯收缩期高血压	≥140 和	<90

表 26-2 《中国高血压防治指南（2018 年修订版）》中的血压升高患者心血管风险水平分层

其他心血管危险因素和疾病史	血压 /mmHg			
	SBP 130~139 和 / 或 DBP 85~89	SBP 140~159 和 / 或 DBP 90~99	SBP 160~179 和 / 或 DBP 100~109	SBP≥180 和 / 或 DBP≥110
无		低危	中危	高危
1~2 个其他危险因素	低危	中危	中 / 高危	很高危
≥3 个其他危险因素，靶器官损害，或 CKD3 期，无并发症的糖尿病	中 / 高危	高危	高危	很高危
临床并发症，或 CKD≥4 期，有并发症的糖尿病	高 / 很高危	很高危	很高危	很高危

注：CKD, chronic renal disease, 慢性肾脏疾病。

二、美国指南对高血压的定义和分类

由美国心脏病学会（ACC）、美国心脏协会（AHA）等学术机构制定颁布的《2017 成人高血压预防、检测、评估和管理指南》（以下简称为 2017 美国 ACC/AHA 高血压指南）把高血压的诊断标准从多年采用和公认的收缩压≥140mmHg 和 / 或舒张压≥90mmHg，降至收缩压≥130mmHg 和 / 或舒张压≥80mmHg（表 26-3）。美国 2017ACC/AHA 高血压指南的这些更新，显著下调了高血压的诊断标准，提出了更加严格的血压控制目标，整个指南围绕着及早和严格管理血压，以求在更大范围和更大程度上降低心血管疾病的致残率和致死率。

表 26-3 2017 美国 ACC/AHA 高血压指南对高血压的定义和分类

分级	SBP/mmHg		DBP/mmHg
正常血压	<120	和	<80
血压升高	120~129	和	<80
高血压 1 期	130~139	或	80~89
高血压 2 期	≥140	和	≥90

　　2017 美国 ACC/AHA 高血压指南删除了沿用 14 年的高血压前期分类,直接把收缩压 130~139mmHg 或舒张压 80~89mmHg 定义为高血压 1 期,诊断标准的前移,使得高血压的人群显著扩大,美国高血压的患病率由 31.9% 增至 45.6%,一部分正在接受降压药物治疗患者的血压值将不再达标。从长远来看,遏制危险因素,强化一级预防,才能降低高血压导致的心力衰竭、脑卒中、肾衰竭等疾病的致残率和死亡率。

　　上述研究不仅促进了高血压诊断切点的前移,也影响了降压目标值的确定。在 2017 美国 ACC/AHA 高血压指南中,将血压控制目标定为 <130/80mmHg,包括年龄 >65 岁一般健康状况良好的老年患者,以及高血压合并稳定型冠心病、心力衰竭、糖尿病和慢性肾病的患者。

　　2017 美国 ACC/AHA 高血压指南指出,不是所有血压 ≥130/80mmHg 的高血压患者一经诊断就要开始接受药物治疗,对已发生心血管疾病的患者或 10 年动脉粥样硬化性心血管疾病(ASCVD)风险 ≥10% 的患者,血压 ≥130/80mmHg 时,应启动降压药物治疗;无心血管疾病且 10 年 ASCVD 风险 <10% 的患者,血压 ≥140/90mmHg 时,才启动药物治疗。对血压在 130~139/80~89mmHg 的低危人群,应先强调生活方式干预,3 个月后再评价是否需要药物治疗。由此可知,美国指南特别强调了心血管总体风险评估的重要性,指出对每一位高血压患者在开始治疗及随访期间,都应对心血管疾病的危险因素、无症状靶器官损害和合并疾病进行全面的评估,心血管总体风险水平是制定降压策略的主要依据。越是心血管高危人群,越应该更早期、更严格地从生活方式等方面管理血压。所以美国指南中新的诊断定义的变化,对中国人群的预警意义大于指南意义,比如血压高于 130/80mmHg 就要特别强调生活方式管理,通过更早、更积极的生活方式干预措施,减少长期心血管事件的发病风险,强调更早更大范围地进行心血管健康管理。

三、欧洲指南对高血压的定义和分类

　　欧洲心脏病学会(ESC)和欧洲高血压学会(ESH)联合制定的高血压管理指南(2018 ESC/ESH Guidelines for the Management of Arterial Hypertension)(以下简称为 2018 版欧洲高血压指南)中高血压的定义没有改变,即诊室血压 ≥140/90mmHg 时诊断为高血压,家庭自测血压 ≥135/85mmHg 及动态血压监测的全天平均血压 ≥130/80mmHg 时诊断为高血压。仍然根据诊室血压分级,包括理想、正常、正常高值及 1~3 级高血压(表 26-4)。

表 26-4　2018 版欧洲高血压指南对高血压的定义和分级

分级	SBP/mmHg		DBP/mmHg
理想	<120	和	<80
正常	120~129	和 / 或	80~84
正常高值	130~139	和 / 或	85~89
1 级高血压	140~159	和 / 或	90~99
2 级高血压	160~179	和 / 或	100~109
3 级高血压	≥180	和 / 或	≥110
单纯收缩期高血压	≥140	和	<90

尽管 2018 版欧洲高血压指南对高血压的定义没有改变,但在危险分层、降压药治疗的启动、药物降压治疗策略及降压目标值方面均较 2013 版指南更加积极,主要体现在下列几方面:①启动药物治疗仍需关注血压水平和危险分层。血压正常高值者,若合并心血管疾病,仍需考虑降压药物治疗。2 级以上的高血压患者,无须考虑危险分层,应立即启动降压药物治疗;②对老年患者,年龄不再是降压治疗的限制因素。老年患者的降压治疗主要考虑其生物学年龄而非实际年龄,即患者若能够耐受,治疗就不应保守;③降压治疗目标值降低,范围缩小。2018 版欧洲高血压指南对降压目标值进行了更精细的推荐(表 26-5)。该指南对降压目标值的推荐同样是基于多项 meta 分析的结果。

表 26-5   高血压患者降压治疗诊室血压的靶目标推荐

推　　荐	靶目标 /mmHg
一般人群降压治疗的第一目标值	<140/90
大多数患者降压目标值	≤130/80
所有患者 DBP 目标值	<80
<65 岁患者推荐 SBP 目标值	120~129
≥65 岁患者推荐 SBP 目标值	130~139
糖尿病患者推荐 SBP 目标值	≤130
冠心病患者推荐 SBP 目标值	≤130
CKD 患者推荐 SBP 目标值	130~139
脑卒中后或短暂性脑缺血发作患者可以考虑的 SBP 目标值	120~129

第三节   高血压并发症

高血压的并发症复杂多变,而且病情较为严重,其中最主要的并发症是心、脑、肾三个靶器官受损。

一、心脏并发症

血压长期升高导致心肌收缩及舒张障碍,心脏后负荷过重,心肌细胞代偿性肥大,心肌重构,导致心肌氧耗增加、供血量不足,导致左心室肥厚和扩大,心腔容量相对减小,每搏输出量下降,使周围循环相对不足。由于心肌肥厚,舒张期顺应性降低,左房压逐渐升高,导致左室舒张功能降低,对肺循环产生影响,可导致夜间阵发性呼吸困难。另外,由于心肌肥厚,心肌供血不足,心脏负荷增加,心肌氧耗增加,导致高血压性心脏病。早期左室舒张功能减退、左室肥厚,逐步发展而出现心肌收缩功能减退,最终发生高血压性心脏病。高血压性心脏病是高血压长期得不到控制的一个必然趋势,最后可能会因心脏扩大、心律失常、心力衰竭而影响患者生命。长期高血压可促进动脉粥样硬化的形成和发展,冠状动脉粥样硬化会阻塞血管或使血管腔变窄,或因冠状动脉功能性改变而导致心肌缺血缺氧、坏死而促进冠心病的发生。

二、脑血管并发症

脑部血管结构特殊,血管多呈直角分支状态,加之脑组织对缺氧的耐受能力低,使高血压的脑部并发症多且严重,包括脑出血、脑血栓、脑梗死、短暂性脑缺血发作。小而多发的脑血栓,可形成腔隙性脑梗死,如病情较轻,对脑功能的影响较小;如较大的血栓形成,则会对脑功能造成严重的影响,甚至导致生命危险。当高血压患者的脑动脉硬化发展到一定程度时,一时的激动或过度的兴奋,如愤怒、突发事故、剧烈运动等,会使血压急骤升高,脑血管破裂出血,血液便溢入血管周围的脑组织,此时,患者会立即昏迷,倾倒在地,也称脑卒中。高血压患者血压越高,脑卒中的发生率也就越高。脑出血往往病势凶猛,且致死率高,即使不致死,大多数人也会致残,是一种凶猛的急性脑血管病。

重症高血压患者由于过高的血压超过了脑血流的自动调节范围,脑组织因血流灌注过多而引起脑水肿。临床上以脑病的症状和体征为特点,表现为弥漫性严重头痛、呕吐、意识障碍、精神错乱,严重的甚至会导致昏迷和抽搐,称为高血压脑病。长期的脑中小动脉高灌注压及痉挛,可使脑组织长期处于缺氧状态,容易形成脑萎缩,如眼底改变明显者,可发生视乳头水肿、渗出、出血而影响视力。

三、肾脏并发症

高血压对肾脏的损害是严重的并发症之一,其中高血压合并肾衰竭约占 10%。高血压与肾脏损害可以互相影响,形成恶性循环。一方面,高血压引起肾脏损伤;另一方面,肾脏损伤会加重高血压。一般高血压发展到中、后期,肾动脉发生硬化,肾血流量减少,肾浓缩尿液的能力降低,此时会出现多尿和夜尿增多的现象。急骤发展的高血压可引起广泛的肾小动脉弥漫性病变,导致恶性肾小动脉硬化,从而迅速发展成为尿毒症。

四、高血压危象

高血压危象在高血压早期和晚期均可发生,紧张、疲劳、寒冷、突然停服降压药等诱因会引起小动脉发生强烈痉挛,导致血压急剧上升。高血压危象发生时可出现头痛、烦躁、眩晕、恶心、呕吐、心悸、气急以及视力模糊等严重的症状。

第四节　常用抗高血压药的种类和作用特点

常用抗高血压药包括钙通道阻滞药(CCB)、血管紧张素转换酶抑制药(ACEI)、血管紧张素受体拮抗药(ARB)、利尿药和 β 受体拮抗药五类,以及由上述药物组成的固定配比的复方制剂。指南建议这五类降压药物均可作为初始和维持用药的选择,应根据患者的危险因素、亚临床靶器官损害程度以及合并临床疾病情况,合理使用药物,优先选择某类降压药物,这些临床情况称为强适应证(表26-6)。此外,α 受体拮抗药或其他种类降压药有时也可应用于某些高血压人群。

表 26-6　常用降压药的强适应证

适应证	CCB	ACEI	ARB	利尿药	β 受体拮抗药
左心室肥厚	+	+	+	±	±
稳定型冠心病	+	+[a]	+[a]	−	+
心肌梗死后	−[b]	+	+	+[c]	+

续表

适应证	CCB	ACEI	ARB	利尿药	β受体拮抗药
心力衰竭	$-^e$	+	+	+	+
心房颤动预防	−	+	+	−	−
脑血管病	+	+	+	+	±
颈动脉内中膜增厚	+	±	±	−	−
蛋白尿/微量白蛋白尿	−	+	+	−	−
肾功能不全	±	+	+	$+^d$	−
老年	+	+	+	+	±
糖尿病	±	+	+	±	−
血脂异常	±	+	+	−	−

注：+ 适用；- 证据不足或不适用；± 可能适用。

a. 冠心病二级预防；b. 对伴心肌梗死病史者可用长效 CCB 控制高血压；c. 螺内酯；d. 估测肾小球滤过率（eGFR）<30ml/min 时应选用祥利尿药；e. 氨氯地平和非洛地平可用。

一、钙通道阻滞药

钙通道阻滞药（calcium channel blocker, CCB）主要通过阻滞血管平滑肌细胞膜上的钙离子通道，发挥扩张血管，减小外周阻力，降低血压的作用。包括二氢吡啶类 CCB 和非二氢吡啶类 CCB。

我国以往完成的较大样本的降压治疗临床试验多以二氢吡啶类 CCB 为研究用药，并证实以二氢吡啶类 CCB 为基础的降压治疗方案可显著降低高血压患者脑卒中风险。二氢吡啶类 CCB 可与其他四类药联合应用，尤其适用于老年高血压、单纯收缩期高血压、伴稳定型心绞痛、冠状动脉或颈动脉粥样硬化及周围血管病的患者。常见不良反应包括反射性交感神经激活导致心跳加快、面部潮红、踝部水肿、牙龈增生等。二氢吡啶类 CCB 没有绝对禁忌证，但心动过速与心力衰竭患者应慎用。急性冠脉综合征患者一般不推荐使用短效的硝苯地平。临床上常用的非二氢吡啶类 CCB，也可用于降压治疗，常见不良反应包括抑制心脏收缩功能和传导功能，房室传导阻滞，有时也会出现牙龈增生；心力衰竭患者禁用。因此，在使用非二氢吡啶类 CCB 前应详细询问病史，进行心电图检查，并在用药 2~6 周内复查。

二、血管紧张素转换酶抑制药

血管紧张素转换酶抑制药（angiotensin converting enzyme inhibitor, ACEI）的基本作用机制是通过抑制血管紧张素转换酶，减少 AngⅡ 的生成及抑制激肽酶的降解而发挥降压作用。

在欧美国家人群中进行了大量的大规模临床试验，结果显示此类药物对于高血压患者具有良好的靶器官保护和心血管终点事件预防作用。ACEI 降压作用明确，对糖脂代谢无不良影响，限盐或加用利尿药可增加 ACEI 的降压效果。尤其适用于伴慢性心力衰竭、心肌梗死后心功能不全、心房颤动预防、糖尿病肾病、非糖尿病肾病、代谢综合征、蛋白尿或微量白蛋白尿的患者。最常见的不良反应为干咳，多见于用药初期，症状较轻者可坚持服药，不能耐受者可改用 ARB。其他不良反应有低血压、皮疹，偶见血管神经性水肿及味觉障碍。长期应用有可能导致血钾升高，应定期监测血钾和血肌酐水平。禁忌证为双侧肾动脉狭窄、高钾血症及妊娠。

三、血管紧张素受体拮抗药

血管紧张素受体拮抗药（angiotensin receptor blocker，ARB）是一类对 AngⅡ 的 AT_1 受体有高度亲和力的药物，作用机制是通过阻断 AT_1 受体而发挥降压作用。同时，不产生 ACEI 引起的缓激肽积聚所致咳嗽等不良反应。

欧美国家大量较大规模临床试验显示，ARB 可降低有心血管病史，包括冠心病、脑卒中、外周动脉疾病患者的心血管并发症的发生率以及高血压患者的心血管事件风险，减少糖尿病或肾病患者的蛋白尿及微量白蛋白尿。ARB 尤其适用于伴左心室肥厚、心力衰竭、糖尿病、肾病、冠心病、代谢综合征、微量白蛋白尿或蛋白尿的患者，以及不能耐受 ACEI 的患者，并可预防心房颤动。不良反应较少见，偶有腹泻，长期应用可升高血钾，应注意监测血钾及肌酐水平变化。双侧肾动脉狭窄者、妊娠期妇女、高钾血症者禁用。

四、利尿药

利尿药主要通过利钠排尿、降低容量负荷而发挥降压作用。用于控制血压的利尿药主要是噻嗪类利尿药，分为噻嗪型利尿药和噻嗪样利尿药两种。前者包括氢氯噻嗪和苄氟噻嗪等，后者包括氯噻酮和吲达帕胺等。在我国，常用的噻嗪类利尿药主要是氢氯噻嗪和吲达帕胺。研究证实，吲达帕胺治疗可明显减少脑卒中再发风险。小剂量噻嗪类利尿药如氢氯噻嗪 6.25~25mg 对代谢影响很小，与其他降压药尤其是 ACEI 或 ARB 合用可显著增加后者的降压作用。利尿药尤其适用于老年高血压、单纯收缩期高血压或伴心力衰竭的患者，也是难治性高血压的基础药物之一。其不良反应与剂量密切相关，故通常应采用小剂量。噻嗪类利尿药可引起低血钾，长期应用者应定期监测血钾，并适量补钾，痛风患者禁用。对高尿酸血症以及明显肾功能不全者慎用，后者如需使用利尿药，应使用袢利尿药如呋塞米、托拉塞米等。保钾利尿药如阿米洛利、醛固酮受体拮抗药如螺内酯等，也可用于控制难治性高血压。在利钠排尿的同时不增加钾的排出，与其他具有保钾作用的降压药如 ACEI 或 ARB 合用时需注意发生高钾血症的危险。螺内酯长期应用有可能导致男性乳房发育等不良反应。

五、β 受体拮抗药

β 受体拮抗药主要通过抑制过度激活的交感神经活性、抑制心肌收缩力、减慢心率而发挥降压作用。

高选择性 $β_1$ 受体拮抗药对 $β_1$ 受体有较高选择性，对由于阻断 $β_2$ 受体而产生的不良反应较少，既可降低血压，也可保护靶器官、降低心血管事件风险。β 受体拮抗药尤其适用于伴快速型心律失常、冠心病、慢性心力衰竭、交感神经活性增高以及高动力状态的高血压患者。常见的不良反应有疲乏、肢体冷感、激动不安、胃肠不适等，还可能影响糖脂代谢。房室传导阻滞及哮喘患者禁用。慢性阻塞性肺病、运动员、周围血管病或糖耐量减低者慎用。糖脂代谢异常时一般不首选 β 受体拮抗药，必要时也可慎重选用高选择性 $β_1$ 受体拮抗药。长期应用者突然停药可发生反跳现象，即原有的症状加重或出现新的表现，较常见的表现有血压反跳性升高，伴头痛、焦虑等，称之为停药反应。

六、α 受体拮抗药

α 受体拮抗药主要通过选择性拮抗血管平滑肌突触后膜 α_1 受体,舒张小动脉及静脉,使外周血管阻力降低,而达到降压目的。该类药一般不作为高血压治疗的首选药,适用于高血压伴前列腺增生的患者,还适用于糖耐量减低的高血压患者,也用于难治性高血压患者的治疗。起始给药应在入睡前服用,以预防体位性低血压的发生,使用中注意测量坐、立位血压,最好使用控释制剂。体位性低血压者禁用,心力衰竭者慎用。

第五节　高血压联合用药评价

联合应用抗高血压药已成为降压治疗的基本方法。为了达到目标血压水平,大部分高血压患者需要联合使用两种或两种以上降压药物。

一、联合用药的适应证

血压≥160/100mmHg 或高于目标血压 20/10mmHg 的高危人群,往往初始治疗即需要应用两种降压药物。如血压超过 140/90mmHg,也可考虑初始小剂量联合降压药物治疗。如仍不能达到目标血压,可在原药基础上加量,或可能需要三种甚至四种以上降压药物。中国高血压综合防治研究(CHIEF)表明,初始联合治疗对心血管中高危风险的中老年高血压患者有良好的降压作用,可明显提高血压控制率。

二、联合用药方案

两药联合时,降压作用机制应具有互补性,同时具有相加的降压作用,并可互相抵消或减轻不良反应。例如,在应用 ACEI 或 ARB 的基础上加用小剂量噻嗪类利尿药,降压效果可以达到甚至超过将原有的 ACEI 或 ARB 剂量倍增的降压幅度。同样加用二氢吡啶类 CCB 也有相似效果。

1. ACEI 或 ARB+ 噻嗪类利尿药　　ACEI 和 ARB 可使血钾水平略有上升,能拮抗噻嗪类利尿药长期应用所致的低血钾等不良反应。ACEI 或 ARB 与噻嗪类利尿药合用有协同作用,有利于增强降压效果。

2. 二氢吡啶类 CCB+ACEI 或 ARB　　CCB 具有直接扩张动脉的作用,ACEI 或 ARB 既扩张动脉,又扩张静脉,故两药合用有协同降压作用。二氢吡啶类 CCB 常见的不良反应为踝部水肿,可被 ACEI 或 ARB 减轻或抵消。CHIEF 表明,小剂量长效二氢吡啶类 CCB+ARB 用于高血压患者初始治疗,可明显提高血压控制率。此外,ACEI 或 ARB 也可部分阻断 CCB 所致反射性交感神经张力增加和心率加快的不良反应。

3. 二氢吡啶类 CCB+ 噻嗪类利尿药　　研究证实,两药联合治疗可降低高血压患者脑卒中发生的风险。

4. 二氢吡啶类 CCB+β 受体拮抗药　　CCB 具有扩张血管和轻度增加心率的作用,恰好抵消 β 受体拮抗药的缩血管及减慢心率作用。两药联合可使不良反应减轻。

我国临床主要推荐应用的优化联合治疗方案有:二氢吡啶类 CCB+ARB、二氢吡啶类 CCB+ACEI、

ARB+ 噻嗪类利尿药、ACEI+ 噻嗪类利尿药、二氢吡啶类 CCB+ 噻嗪类利尿药、二氢吡啶类 CCB+β 受体拮抗药。可以考虑使用的联合治疗方案有：利尿药 +β 受体拮抗药、α 受体拮抗药 +β 受体拮抗药、二氢吡啶类 CCB+ 保钾利尿药、噻嗪类利尿药 +保钾利尿药。不常规推荐但必要时可慎用的联合治疗方案有：ACEI+β 受体拮抗药、ARB+β 受体拮抗药、ACEI+ARB、中枢作用降压药 +β 受体拮抗药。

多种药物的合用：①三药联合的方案。在上述各种两药联合方式中加上另一种降压药物便构成三药联合方案，其中二氢吡啶类 CCB+ACEI（或 ARB）+ 噻嗪类利尿药组成的联合方案最为常用；②四种药联合的方案。主要适用于难治性高血压患者，可以在上述三药联合基础上加用第四种药物，如 β 受体拮抗药、醛固酮受体拮抗药（螺内酯、氨苯蝶啶）、可乐定或 α 受体拮抗药等。

三、单片复方制剂

单片复方制剂是常用的一组高血压联合治疗药物。通常由不同作用机制的两种或两种以上的降压药组成。与随机组方的降压联合治疗相比，其优点是使用方便，可改善患者治疗的依从性及疗效，是联合治疗的新趋势。应用时注意其相应组成成分的禁忌证或可能的不良反应。我国传统的单片复方制剂包括复方利血平、复方利血平氨苯蝶啶等。此类复方制剂目前仍在基层较广泛使用，尤以长效的复方利血平氨苯蝶啶为著。新型的单片复方制剂一般由不同作用机制的两种药物组成，多数每天口服 1 次，使用方便，可改善患者依从性。目前我国上市的新型的单片复方制剂主要包括 ACEI+ 噻嗪类利尿药、ARB+ 噻嗪类利尿药、二氢吡啶类 CCB+ARB、二氢吡啶类 CCB+ACEI、二氢吡啶类 CCB+β 受体拮抗药、噻嗪类利尿药 + 保钾利尿药等。

四、推荐初始联合治疗策略

初始两药联合可以快速、有效降压，同时患者耐受性良好，依从性也更好。单片固定复方制剂更有助于提高患者的依从性，也可以与其他优势选择的药物联合应用，使患者在减少服药片数的同时，治疗更加简单有效，提高降压达标速度。因此，2018 版欧洲高血压指南推荐多数高血压患者初始联合治疗。

2018 版欧洲高血压指南仍坚持包括 β 受体拮抗药在内的五大类一线降压药物均可作为高血压治疗的基础用药，首选治疗为肾素 - 血管紧张素系统（RAS）抑制剂与钙通道阻滞药或利尿药的组合，而 β 受体拮抗药仅在有特殊适应证时可以随时选用，即对于无合并症的高血压患者，β 受体拮抗药的地位实际上是降低了（表 26-7）。

表 26-7 高血压患者的药物治疗策略

推 荐	级别
ACEI、ARB、β 受体拮抗药、CCB 及利尿药均可有效降低血压和减少心血管事件，均可作为高血压治疗的基础用药	I
大多数高血压患者推荐起始联合治疗，首选 RAS 抑制剂与 CCB 或利尿药联合	I
存在特殊临床适应证时，β 受体拮抗药可以与其他药物联合治疗，如心绞痛、心肌梗死、心力衰竭或其他需要控制心率的情况	I
推荐初始两药联合治疗，除虚弱的老年患者、低危的 1 级高血压（尤其 SBP<150mmHg）外，优选单片固定复方制剂	I

续表

推　　荐	级别
两药联合疗效不佳时,可采用 RAS 抑制剂 +CCB+ 利尿药三联治疗方案	I
对于三联治疗血压仍未控制的患者,应加用螺内酯,不能耐受的患者加用其他利尿药,如阿米洛利或较高剂量的其他利尿药、β 或 α 受体拮抗药	I
不应采用两种 RAS 抑制剂联合治疗	III

第六节　特殊人群高血压的药物治疗

一、老年高血压的药物治疗

老年高血压临床特点为收缩压增高,脉压差大;血压波动大,血压昼夜节律异常发生率高;白大衣高血压及假性高血压增多和常并存多种疾病。对 65~79 岁的普通老年人,血压≥150/90mmHg 时推荐开始药物治疗,≥140/90mmHg 时也可考虑药物治疗;≥80 岁的老年人,SBP>160mmHg 时开始药物治疗。

(一)降压目标值

老年高血压治疗的主要目标是收缩压达标。患有其他疾病和衰弱患者应综合评估后,个体化确定血压起始治疗水平和治疗目标值。65~79 岁的老年人,第一步应将血压降至 <150/90mmHg;如能耐受,调整目标血压 <140/90mmHg。≥80 岁的患者应降至 <150/90mmHg;患者如 SBP<130mmHg 且耐受良好,可继续治疗而不必回调血压水平。双侧颈动脉狭窄程度 >75% 时,中枢血流灌注压下降,降压过度可能增加脑缺血风险,降压治疗应以避免脑缺血症状为原则,宜适当放宽血压目标值。衰弱的高龄老年人降压要注意监测血压,降压速度不宜过快,降压水平不宜过低。

(二)抗高血压药选择

对老年高血压患者,利尿药、CCB、ACEI 或 ARB 均可作为推荐的初始或联合药物治疗。应从小剂量开始,逐渐增加至最大剂量。无并存疾病的老年高血压患者不宜首选 β 受体拮抗药。利尿药可能降低糖耐量,诱发低血钾、高尿酸和血脂异常,需小剂量使用。α 受体拮抗药可用作伴良性前列腺增生或难治性高血压患者的辅助用药,但高龄老年人以及有体位性血压变化的老年人使用时应当注意体位性低血压。老年单纯性收缩期高血压(ISH)的药物治疗,DBP<60mmHg 的患者,如 SBP<150mmHg,可不用药物;如 SBP 为 150~179mmHg,可用小剂量降压药;如 SBP≥180mmHg,需服用降压药,用药过程中应密切观察血压的变化和不良反应。

二、儿童与青少年高血压的药物治疗

对儿童 1 级高血压,强调积极的生活方式干预;对 2 级高血压的药物治疗,从小剂量和单一用药开始,个体化调整治疗方案和治疗时限,必要时联合用药。儿童用药目前主要参考药品说明书,有儿童用药说明的可以采用,没有的则不推荐使用。常用的药物有 ACEI、利尿药、CCB、肾上腺素受体拮抗药等。

三、妊娠高血压的药物治疗

妊娠高血压治疗的主要目的是保障母婴安全和妊娠分娩的顺利进行,减少并发症,降低病死率。对于妊娠高血压患者,推荐血压≥150/100mmHg 时启动药物治疗,治疗目标为 150/100mmHg 以下。如无蛋白尿及其他靶器官损伤存在,也可考虑≥160/110mmHg 时启动药物治疗。慢性高血压的妊娠前治疗措施以改善生活方式和非药物干预为主,部分患者在情绪稳定并将摄盐量控制到 6g/d 左右,血压可降低到 150/100mmHg 以下。不建议患者在血压≥160/110mmHg 的情况下受孕。妊娠合并轻度高血压时,强调非药物治疗,并积极监测血压,定期复查尿常规等相关检查。妊娠高血压最常用的口服药物有拉贝洛尔、甲基多巴和硝苯地平,必要时可考虑小剂量噻嗪类利尿药。妊娠期间禁用 ACEI 和 ARB,有妊娠计划的慢性高血压患者,也应停用上述药物。

四、高血压伴脑卒中的药物治疗

病情稳定的脑卒中患者,在血压≥140/90mmHg 时应启动降压治疗,降压目标为 <140/90mmHg。急性缺血性脑卒中并准备溶栓者的血压应控制在 <180/110mmHg。急性脑出血的降压治疗,当 SBP>220mmHg 时,应积极使用静脉降压药物降低血压,160/90mmHg 可作为参考的降压目标值。

五、高血压伴冠心病的药物治疗

高血压伴冠心病者,以血压 <140/90mmHg 作为降压目标,如能耐受,可降至 <130/80mmHg,应注意 DBP 不宜降得过低。降压药物根据冠心病类型选择,稳定型心绞痛患者首选 β 受体拮抗药或 CCB 类药物,可以降低心肌氧耗量,减少心绞痛发作;血压控制不理想时,可以联合使用 ACEI 或 ARB 以及利尿药。冠状动脉痉挛者应避免大剂量应用 β 受体拮抗药。β 受体拮抗药和 RAS 抑制剂可在心肌梗死后长期服用作为二级预防,可以明显改善患者的远期预后,没有禁忌证者应早期使用。血压控制不理想时可以联合使用 CCB 及利尿药。

六、高血压伴慢性心力衰竭的药物治疗

高血压伴慢性心力衰竭,首先推荐应用 ACEI,若不能耐受者可使用 ARB、β 受体拮抗药和醛固酮受体拮抗药。这三种药物的联合也是这种心力衰竭治疗的基本方案,可以降低患者的死亡率和改善预后,又均具有良好降压作用。多数此类心力衰竭患者需常规应用袢利尿药或噻嗪类利尿药,也有良好降压作用。如仍未能控制高血压,推荐应用氨氯地平、非洛地平等。

高血压合并急性心力衰竭的临床特点是血压升高,以左心衰竭为主,发展迅速。需在控制心力衰竭的同时积极降压,主要为静脉给予袢利尿药和血管扩张药,包括硝酸甘油、硝普钠或乌拉地尔等。

七、高血压伴肾脏病的药物治疗

慢性肾脏病合并高血压的患者,无蛋白尿者,在血压≥140/90mmHg 时启动药物降压治疗,有蛋白尿者为 <130/80mmHg 时启动。初始降压治疗应包括一种 ACEI 或 ARB,单独或联合其他降压药,但不建议 ACEI 和 ARB 两药联合应用。ACEI/ARB 不但具有降压作用,还能降低蛋白尿、延缓肾功能的减退,

改善慢性肾脏病患者的肾脏预后。

二氢吡啶类和非二氢吡啶类 CCB 也可以应用,其肾脏保护能力主要依赖其降压作用。β 受体拮抗药可以对抗交感神经系统的过度激活而发挥降压作用,α、β 受体拮抗药具有较好的优势,可发挥心肾保护作用,应用于不同时期慢性肾脏病患者的降压治疗。终末期肾病透析患者表现为难治性高血压,需要多种降压药联用,部分患者使用 RAS 抑制剂应监测血钾和肌酐水平。

八、高血压伴糖尿病的药物治疗

糖尿病患者的降压目标值为 130/80mmHg,老年或伴严重冠心病患者,采取更宽松的降压目标值 140/90mmHg。药物选择首先考虑使用 ACEI 或 ARB,如需联合用药,应以 ACEI 或 ARB 为基础,加用利尿药或二氢吡啶类 CCB,合并心绞痛可加用 β 受体拮抗药。糖尿病合并高尿酸血症的患者慎用利尿药,反复低血糖发作者慎用 β 受体拮抗药,以免掩盖低血糖症状,如需应用利尿药和 β 受体拮抗药时宜小剂量使用。有前列腺肥大且血压控制不佳的患者可使用 α 受体拮抗药。

九、高血压合并代谢综合征的药物治疗

治疗原则为早期干预,综合达标,以减少心血管风险及预防心、脑、肾等靶器官损害。同时,健康膳食和合理运动等生活方式干预也甚为重要和有效。降压药物推荐优先应用 ACEI 和 ARB,尤适用于伴糖尿病或肥胖患者,也可应用二氢吡啶类 CCB;对伴心功能不全及冠心病者,可应用噻嗪类利尿药和 β 受体拮抗药。

十、外周动脉疾病伴高血压的药物治疗

下肢动脉疾病伴高血压的患者,血压应控制在 <140/90mmHg。首先选用 CCB 和 RAS 抑制剂 ACEI 或 ARB,这几类药物在降低血压的同时也能改善病变血管的内皮功能。选择性 β_1 受体拮抗药治疗外周动脉疾病合并高血压有效,一般并不会增加病变血管的阻力,对冠心病事件有一定的预防作用,因此并非禁忌。利尿药因减少血容量,增加血液黏滞度,一般不推荐应用。

十一、难治性高血压的药物治疗

对难治性高血压患者要积极寻找导致血压控制不良的原因和并存的疾病因素。抗高血压药治疗选择常规剂量的 RAS 抑制剂 +CCB+ 噻嗪类利尿药,也可根据患者特点和耐受性增加各药物剂量。效果仍不理想者可加用第四种降压药,可在醛固酮受体拮抗药螺内酯、β 受体拮抗药比索洛尔、α 受体拮抗药多沙唑嗪或交感神经抑制剂可乐定中做选择,但仍需要采用个体化治疗的原则。

十二、高血压急症和亚急症的药物治疗

高血压急症是指原发性或继发性高血压患者在某些诱因作用下,血压突然显著升高,一般超过 180/120mmHg,同时伴有进行性心、脑、肾等重要靶器官功能不全的表现。高血压急症血压控制的目标一般为 160/100mmHg 左右,应在 24~48 小时将血压缓慢降至目标水平。抗高血压药治疗为尽快静脉应用合适的降压药控制血压,以阻止靶器官进一步损害,对受损的靶器官给予相应的处理,减少并发症并

改善结局。常用的高血压急症药物包括血管扩张药、β受体拮抗药、α受体拮抗药、CCB及硫酸镁等。经过初始静脉用药血压趋于平稳,可以开始口服药物,静脉用药逐渐减量至停用。

高血压亚急症是指血压显著升高但不伴急性靶器官损害。一般需在24~48小时将血压缓慢降至160/100mmHg。可通过口服降压药控制血压,常用CCB、ACEI、ARB、β受体拮抗药、α受体拮抗药等,还可根据情况应用祥利尿药。

十三、围手术期高血压的药物治疗

围手术期高血压控制的基本原则是保证重要脏器灌注,降低心脏后负荷,维护心功能。术前服用β受体拮抗药和CCB的可以继续维持,但应用ACEI及ARB的不建议继续使用。围手术期高血压的药物治疗通常需要选用起效迅速的静脉降压药物,血压控制目标为:年龄<60岁的患者血压应控制在<140/90mmHg,年龄>60岁,应控制SBP<150mmHg;80岁以上的高龄患者SBP应维持在140~150mmHg;伴糖尿病、慢性肾病,血压控制目标为<140/90mmHg。

第七节　高血压治疗目标及原则

一、高血压治疗的根本目标

高血压治疗的根本目标是降低高血压的心、脑、肾与血管并发症的发生和死亡的总危险。鉴于高血压是一种心血管综合征,即往往合并有其他心血管危险因素、靶器官损害和临床疾病,应根据高血压患者的血压水平和总体风险水平,决定给予改善生活方式和降压药物的时机与强度;同时干预检出的其他危险因素、靶器官损害和并存的临床疾病。

鉴于我国高血压患者的并发症以脑卒中为主,目前仍然没有根本改变局面,因此在条件允许的情况下,应采取强化降压的治疗策略。基于既往研究的证据,一般患者血压目标需控制到140/90mmHg以下,在可耐受和可持续的条件下,其中部分有糖尿病、蛋白尿等高危患者的血压可控制在130/80mmHg以下。虽然也有一些证据提示在一些特殊人群中可制定更高或更低的血压目标,但这主要取决于患者对治疗的耐受性和治疗的复杂程度。如果不需采用复杂的治疗方案即可将血压降至更低的水平,且患者可以耐受,则不需要改变治疗方案而使血压回升。

治疗方案的选择和应用的强度应权衡长期获益和患者耐受性,避免或减少由于患者耐受不良所导致的停药。对高危和很高危患者采取强化干预措施,以及对无严重合并症的亚临床靶器官损害的患者,采取积极干预措施、逆转靶器官损害也有其合理性,但对于低中危的血压正常高值人群,给予降压药物治疗,目前尚缺乏以预后终点为研究目标的临床试验证据。

二、降压方式及药物治疗原则

(一)生活方式干预

生活方式干预可以降低血压、预防或延迟高血压的发生、降低心血管病风险,包括减少钠盐摄入,每人每日食盐摄入量逐步降至 6g,增加钾摄入;合理膳食,平衡膳食;控制体重,使体重指数(BMI)<24kg/m²,腰围:男性 <90cm,女性 <85cm;彻底戒烟,也要避免被动吸烟;不饮或限制饮酒;增加运动,达到中等强度,一般每周 4~7 次,每次持续 30~60 分钟;减轻精神压力,保持心理平衡。

（二）高血压药物治疗的基本原则

1. 起始剂量　一般患者采用常规剂量,老年人及高龄老年人初始治疗时通常应采用较小的有效治疗剂量。根据需要,可考虑逐渐增加至足剂量。

2. 长效降压药物　优先使用长效降压药物,以有效控制 24 小时血压,更有效预防心脑血管并发症的发生。如使用中、短效制剂,则需每天 2~3 次给药,以达到平稳控制血压的目标。

3. 联合治疗　对血压≥160/100mmHg、高于目标血压 20/10mmHg 的高危患者,或单药治疗未达标的高血压患者应进行联合降压治疗,包括自由联合或单片复方制剂。对血压≥140/90mmHg 的患者,也可起始小剂量联合治疗。

4. 个体化治疗　根据患者合并症、耐受性的不同和药物疗效差异,以及患者个人意愿或长期承受能力,选择适合患者个体的降压药物。

药物经济学高血压需要终身治疗,药物应用时应考虑成本效益比。

第八节　高血压治疗的展望

一、具有较好前景的抗高血压药

（一）中枢性降压药——咪唑啉受体激动药

传统的中枢降压药都是通过刺激 α₂ 受体,引起交感神经传出活动减少而实现降压的效果。α_2 受体具有降压效果,但是会出现嗜睡等不良反应。研究提示 α_2 受体主要存在于孤束核与蓝斑核,而延髓腹外侧核主要是 I_1 咪唑啉受体,兴奋 I_1 咪唑啉受体可抑制 NE 释放,只导致血压下降,不引起嗜睡等中枢抑制作用。目前已有一些选择性激动 I_1 咪唑啉受体的药物应用于临床,即第二代中枢降压药如莫索尼定(moxonidine)、利美尼定(rilmenidine)等,通过兴奋中枢 I_1 咪唑啉受体,以减少中枢交感神经递质的释放,发挥降压的作用。莫索尼定的不良反应较轻,与可乐定相比,引起口干或眩晕的发生率低,也不会影响心率、心输出量,且可改善左心室肥大,是一个优良的降压药物。

（二）作用于肾素 - 血管紧张素系统的药物

1. ACEI 与 ARB　目前,临床上作用于肾素 - 血管紧张素系统的药物主要有两类,一类是 ACEI,另一类是 ARB。ACEI 具有阻止血管紧张素Ⅱ的生成及其作用,保护心、脑、肾等器官的作用,可减轻心肌肥厚,保护血管内皮细胞,阻止心血管病理性重构。目前单纯使用 ACEI 可控制轻中度高血压患者的血压,特别是对高肾素的肾血管性高血压患者有显著的疗效。故临床对于合并心力衰竭、糖尿病的高血压患者,可首选 ACEI 进行治疗。ARB 治疗高血压的效果比 ACEI 更为专一,不会影响缓激肽系统,且会阻止血管紧张素Ⅱ与 AT₁ 受体的结合,从而降低血压。此外,ARB 还会抑制心血管细胞增殖肥大,预防心血管的重构,进一步加强降压效果。新型 ARB 类药物阿齐沙坦酯为前体药物,在胃肠道吸收期间被水解为阿齐沙坦（azilsartan）。对 AT_1 受体的亲和力是对 AT_2 受体的 1 万倍以上。可抑制 AngⅡ引起的血管收缩，促进尿钠排泄，从而使血压下降。阿齐沙坦酯与其他 ARB 对收缩压作用的对比研究表明，阿齐沙坦酯优于缬沙坦，略优于奥美沙坦。阿齐沙坦酯和氯噻酮复合片剂——edarbyclor，可用于降低需多种抗高血压药治疗才能达到血压控制目标的高血压患者的血压。其降压效果显著高于单用氯噻酮，较奥美沙坦 + 氢氯噻嗪能更好地平稳降低 2 期高血压患者的 24 小时收缩压。

2.　**肾素抑制剂**　肾素抑制剂的作用机制是通过抑制肾素活性，继而减少 Ang Ⅱ的产生，可显著降低高血压患者的血压水平。其他作用也可能有助于降低血压和保护组织，如降低血浆肾素活性，阻断肾素 / 肾素原受体，减少细胞内 Ang Ⅱ的产生，发挥降压作用。雷米吉仑（remikiren）、依那吉仑（enalkiren）等肾素抑制剂相继被开发出来，虽然能够降低肾素水平，具有明显的降压作用，但因为口服制剂生物利用度较低、作用维持时间短、合成费用高等缺点，最终未能成功应用于临床。2006 年美国 FDA 批准上市的新型肾素抑制剂阿利吉仑（aliskiren），具有口服吸收好，选择性高，半衰期长等特点。其抗高血压疗效并不逊于 ARB 及 ACEI，尤其是联用更能增加疗效，且不会反射性引起肾素增多，降压效果随剂量增加而增强。

3.　**血管紧张素受体 - 脑啡肽酶双重抑制剂**　ACEI 通过抑制 ACE，减少循环系统 Ang Ⅱ和醛固酮水平而达到降压目的，但机体可代偿性地使利钠肽产生减少，导致机体对该类药物产生耐受现象，甚至降压失败。利钠肽是维持正常血压的重要调节因子，具有利钠、利尿、舒张平滑肌、降低血压的作用，也可抑制肾素和醛固酮的产生。利钠肽在体内主要通过定位于肾小管刷状缘的中性内肽酶而降解，多数高血压患者体内利钠肽水平异常。脑啡肽酶是一种中性肽链内切酶，可催化降解利钠肽和缓激肽等多种肽类，脑啡肽酶广泛存在于上皮细胞、中性粒细胞、心肌细胞、血管平滑肌细胞、成纤维细胞等细胞中，在利钠肽的降解中起着关键作用。中性内肽酶抑制剂和 ACEI 联合应用，可起到协同降压作用。沙库巴曲（sacubitril）进入体内后代谢成有活性的脑啡肽酶抑制剂，具有抑制脑啡肽酶的作用，减少利钠肽的降解，使利钠肽浓度升高，进而扩张血管，降低血压。缬沙坦（valsartan）通过拮抗 AT_1 受体，抑制 Ang Ⅱ的作用，使得血管舒张、排钠利尿、降低血压。沙库巴曲与缬沙坦二者联合应用，可发挥协同扩张血管、促进尿钠排泄的作用，对治疗高血压有较好的疗效。

（三）**第三代 β 受体拮抗药——奈必洛尔**

奈必洛尔（nebivolol）是一种强效的选择性第三代 β 受体拮抗药，拮抗 $β_1$ 受体的强度为 $β_2$ 受体的 290 倍，对 $β_1$ 受体选择性是目前最强的，大约是比索洛尔的 3.5 倍。临床研究显示，轻中度高血压患者连续服用奈必洛尔 6 周后，未发现严重的不良反应。奈必洛尔可使患者血压显著降低，对于单纯收缩期高血压效果明显，对高血压患者血糖及血脂无明显不利影响。

（四）**内皮素受体拮抗药**

内皮素（Endothelin, ET）是一类作用强大的内源性血管收缩因子和压力肽，它由三种相关的肽组成，即 ET-1、ET-2、ET-3，其中 ET-1 的血管收缩作用最强。内皮素受体拮抗药已向临床推广应用，其大致可分为三类：ETA 受体拮抗药、ETB 受体拮抗药及 ETA/ETB 受体拮抗药，前两类主要是一些多肽，后一类包括多肽及可口服的非多肽类化合物。内皮素受体拮抗药在心血管领域尤其是高血压的治疗中显示出良好的前景。

（五）天然药物

天然药物中存在大量的具有降压作用的生物活性物质。从天然药物中寻找有效的降压活性成分，成为目前的研究热点，如生物碱类、吡咯类衍生物、黄酮类、脂肪酸类、皂苷、萜类、香豆素等。天然降压药物里的有效成分结构类型广泛，各类成分拥有自身的特点，适用于不同的高血压及其并发症。天然抗高血压活性成分来源丰富、降压作用较强、毒性小、原料易得，具有广泛的应用开发前景。

二、基因治疗

高血压属于复杂性疾病范畴，是基因-基因与基因-环境相互作用所致的多基因遗传病，正因为有多种因素参与，其既具有遗传异质性，又具有临床异质性。目前基因治疗尚未在临床上大规模开展和推广。临床研究提示，目的基因的寻找是治疗的主要问题。当前，可能的依据主要是根据患者的基因型，选择合适的降压药物，但该治疗方法必须在 DNA 实验简化下实行，在高血压药物基因检测广泛应用后才能得以实现。

高血压的治疗是一个漫长的过程，需要长期甚至终身服用降压药物，控制血压水平，稳定病情。而长期服用降压药物容易引起各种不良反应，并且对身体重要器官也会产生毒副作用，进一步加重高血压的发展。因此，高血压治疗要以个体化治疗为原则，针对不同患者、不同病期、不同年龄阶段等特点，给予科学合理的治疗。同时要依据患者不同病情，及时调整治疗方案，以控制血压，减少器官损伤，预防并发症为治疗目的。

【案例 26-1】

基本信息：女性，68 岁。头晕、头胀 20 年，发作性胸闷 10 年，加重半月。患者于 20 年前，因劳累及情绪激动后出现头晕、头胀，无恶心、呕吐，无耳鸣，去当地医院就诊，测血压 160/100mmHg，给予卡托普利、尼群地平等治疗，头晕、头胀消失，血压恢复正常。此后头晕症状时有发生，患者间断服用降压物，未监测血压。10 年前因劳累出现胸闷、胸痛，持续 3~5 分钟，休息或舌下含服硝酸甘油后可缓解，测血压 180/100mmHg，此后规律服用硝苯地平控释片、琥珀酸美托洛尔缓释片等药物，症状偶有发作。1 年半前，劳累及情绪激动后发作头晕、头胀伴有胸闷，未进行系统诊治，服药同前。1 月前，患者自觉状况良好，遂停用降压药。1 天前，患者血压升高至 170/120mmHg，无症状，未用药。今晨 7 点，患者起床后发作头疼、头胀，伴眩晕，胸闷、大汗、恶心、呕吐，无胸痛症状。

入院诊断：1. 高血压病（3 级，很高危）；2. 冠心病，不稳定型心绞痛。

用药方案：二氢吡啶类 CCB 硝苯地平控释片与 β 受体拮抗药琥珀酸美托洛尔联合降压。

案例分析：患者年龄为 65 岁以上，患有高血压、冠心病，治疗原则为控制血压、抗栓、抗心肌缺血及调血脂治疗。根据《中国高血压防治指南（2018 年修订版）》中的建议，高血压合并冠心病的患者，血压控制目标为 <130/80mmHg，可选用药物为 β 受体拮抗药、CCB、ACEI 或 ARB。对于血压升高 ≥20/10mmHg 的高血压患者，起始即可应用两种药物联合降压。硝苯地平控释片通过阻断血管平滑肌细胞上的钙通道发挥扩张血管、降低血压的作用，由于它的制剂特点，在 24 小时内药物释放以等速、定时定量释放，血药浓度维持较稳定，血压控制更平稳。美托洛尔主要通过抑制过度激活的交感神经活性、抑制心肌收缩力，减慢心率而发挥降压作用。两药联合，CCB 可抵消 β 受体拮抗药引起的外周血管阻力增加，而 β 受体拮抗药则可抵消 CCB 引起的交感神经兴奋。β 受体拮抗药和 CCB 均具有抗心绞

痛作用,所以对此例高血压并发稳定型心绞痛的患者,是一种有效联合治疗方案。患者经此方案治疗,血压控制在目标值,胸闷等心绞痛症状缓解。

思考题

　　1. 高血压联合用药的基本原则是什么?评价常用抗高血压药的联合应用。

　　2. 老年高血压患者如何选择恰当的降压药物?

　　3. 高血压合并糖尿病的患者如何选择降压药物?

参考文献

[1] 李俊.临床药理学.6版.北京:人民卫生出版社,2018.

[2] 杨宝峰,陈建国.药理学.9版.北京:人民卫生出版社,2018.

[3] 中国高血压防治指南修订委员会,高血压联盟(中国),中华医学会心血管病学分会,等.中国高血压防治指南(2018年修订版).中国心血管杂志,2019,24(1):24-56.

[4] WILLIAMS B, MANCIA G, SPIERING W, et al. 2018 ESC/ESH guidelines for the management of arterial hypertension: the task force for the management of arterial hypertension of the European Society of Cardiology(ESC)and the European Society of Hypertension(ESH). J Hypertens, 2018, 36(10): 1953-2041.

[5] ETTEHAD D, EMDIN C A, KIRAN A, et al. Blood pressure lowering for prevention of cardiovascular disease and death: a systematic review and meta-analysis. Lancet, 2016, 387(10022): 957-967.

[6] WHELTON P K, CAREY R M, ARONOW W S, et al. 2017 ACC/AHA/AAPA/ABC /ACPM/AGS/APhA/ASH/ASPC/NMA/PCNA guideline for the prevention, detection, evaluation, and management of high blood pressure in adults: a report of the American College of Cardiology/American Heart Association task force on clinical practice guidelines. Hypertension, 2018, 71(6): e13-e115.

[7] ŚWIĄTKOWSKA-STODULSKA R, KMIEĆ P, STEFAŃSKA K, et al. Renin-angiotensin-aldosterone system in the pathogenesis of pregnancy-induced hypertension. Exp Clin Endocrinol Diabetes, 2018, 126(6): 362-366.

（高卫真）

第二十七章　抗动脉粥样硬化药

第一节　概　述

动脉硬化是动脉的一种非炎症病变,可使动脉管壁增厚、变硬,失去弹性、管腔狭窄。动脉硬化是任何原因引起的动脉壁增厚、变硬而缺乏弹性的病理变化的总称,可累及大、中、小三类动脉,主要包括动脉粥样硬化、动脉中层钙化和小动脉硬化,其中动脉粥样硬化在临床上最为常见。

动脉粥样硬化(atherosclerosis,AS)是一种与血脂异常及血管壁成分改变有关的动脉疾病,主要累及大、中动脉,常发生在心、脑、肾等器官,可引起缺血性改变。AS 的动脉病变从内膜开始,首先是脂质的沉着,而后是纤维组织增生以及钙质的沉着等,最后形成泡沫细胞、脂质条纹及纤维斑块,进而引起管壁硬化、管腔变窄。由于在动脉内膜积聚的脂质外观呈黄色粥样,因此称为动脉粥样硬化。目前,已被临床公认的致 AS 的危险因素有吸烟、饮酒、遗传、高血压、高血脂等。关于 AS 的发病机制,学者提出了脂质异常学说、内皮损伤学说、炎症反应学说、血流动力学学说等多种假说。本节对 AS 的发病机制做简单介绍。

一、脂质浸润学说

1862 年德国病理学家 Rudolf Virchow 最早提出该学说,动脉内膜产生粥样硬化可能是血液中的脂质,尤其是胆固醇渗入了动脉壁,引起炎症反应,使细胞增殖形成病灶。相关的流行病学调查数据也指出,血浆胆固醇升高与 AS 发生有紧密联系,血脂水平与 AS 发病率呈正相关。

二、内皮损伤学说

血管的内皮细胞一旦损伤或过度凋亡,血管的通透性增加,低密度脂蛋白(LDL)随即渗入并积聚在内皮下,被脂氧合酶及反应性基团氧化成氧化的低密度脂蛋白(ox-LDL),由于 LDL 的氧化修饰触发内皮细胞释放细胞间黏附分子、巨噬细胞趋化因子,单核细胞穿过血管内膜募集被修饰的 LDL,分化为巨噬细胞。巨噬细胞吞噬更多的 LDL,进而发育成泡沫细胞,泡沫细胞发生程序性死亡或坏死,吸引更多的巨噬细胞前来吞噬清除,从而形成更大的斑块。

三、炎症反应学说

有研究指出"AS 是一种炎症性疾病",且得到了大多数学者的认可。AS 病变的发展方向主要受内皮细胞、平滑肌细胞、巨噬细胞以及 T 淋巴细胞所构成的网络关系的影响,因巨噬细胞的合成可分泌出许多生长刺激因子,继而改变血管平滑肌的细胞表型,从原始的正常收缩型转变成幼稚合成型,继而实现增殖,向内膜迁移后合成并分泌刺激因子,最后对巨噬细胞造成刺激,导致其不断增殖与复制,而 T 淋巴细胞也和巨噬细胞一样不断地增殖、复制。可见在 AS 中,巨噬细胞与 T 淋巴细胞发挥着重要作用。

四、血流动力学损伤学说

AS 是一种以大、中动脉内膜粥样硬化性损伤为特征的血管病变,主要发生在大血管及血管分叉或拐弯等血流变化较大的部位。许多学者经研究证实,异常血液流动导致血管应力改变在 AS 形成过程中起着重要作用。目前普遍认为与 AS 相关的血流动力学因素主要包括壁面剪切力、血液缘流保护性屏障的破坏、周向应力。

五、遗传学说

有研究指出,遗传因素在 AS 的发生、发展上起着重要作用。目前大多数人认为 AS 是一种多基因遗传病,而且环境也起着相当重要的作用。有研究显示,在 LncRNA 促进动脉粥样硬化炎症作用及机制研究中发现,LncRNA 能够通过降低花生四烯酸 -5- 脂加氧酶(ALOX5)表达,从而促进动脉粥样硬化炎症反应。

六、免疫学说

美国免疫学家 Janeway 曾在 1999 年提出"天然免疫模式识别理论",并逐渐发展为当今的免疫学说。AS 属于自身免疫疾病,淋巴细胞常蓄积在血管壁的脂蛋白中,并具有特异性 T 淋巴细胞与 T 淋巴细胞抗体诱发作用,淋巴细胞的存在则可进一步证实动脉粥样硬化过程存在免疫反应。

第二节 抗动脉粥样硬化药的作用机制与进展

针对 AS 形成的不同过程及危险因素,临床上有相对应的治疗药物,本节将对这些抗 AS 药物的作用机制进行介绍。

一、血脂调节药物

血脂异常是 AS 的主要危险因素之一。血脂异常包括低密度脂蛋白胆固醇(LDL-C)尤其是小而密 LDL-C、极低密度脂蛋白胆固醇(VLDL-C)、中密度脂蛋白胆固醇(IDL-C)及载脂蛋白 B(Apo B)等致 AS 脂质的升高,以及高密度脂蛋白胆固醇(HDL-C)及载脂蛋白 A(ApoA)等抗 AS 脂质的降低。其中,LDL-C 升高是导致 AS 发生、发展的关键因素。

(一)他汀类药物

他汀类药物(statins)是一类广泛应用于心脑血管疾病的药物,目前临床常用的他汀类药物有:洛伐他汀(lovastatin)、辛伐他汀(simvastatin)、普伐他汀(pravastatin)、氟伐他汀(fluvastatin)、阿托伐他汀

（atorvastatin）、瑞舒伐他汀（rosuvastatin）和匹伐他汀（pitavastatin）。他汀类药物最初主要用于降低血脂。随着多项临床试验的进行及对其作用机制的深入研究，发现他汀类药物不仅可降低血清胆固醇水平，还具有抗炎及抗氧化、稳定动脉硬化粥样斑块、改善血管内皮功能、抑制血管平滑肌细胞增殖及抗血栓等作用。

1. **降脂作用**　他汀类药物为 β- 羟基 -β- 甲戊二酸单酰辅酶 A（HMG-CoA）还原酶抑制剂。HMG-CoA 还原酶是体内胆固醇合成的限速酶，可催化乙酰辅酶 A（CoA）合成甲羟戊酸（MVA），MVA 作为底物进一步合成胆固醇。他汀类药物分子结构中的部分侧链 β、δ- 二羟基戊酸与 HMG-CoA 具有相似结构，可与酶活性部位结合，从而竞争性抑制 HMG-CoA 还原酶活性，阻碍肝脏内源性胆固醇的合成。细胞内胆固醇浓度的降低可激活核因子胆固醇调节元件结合蛋白 2（SREBP2），增加肝细胞表面 LDL 受体的合成，促进血中 LDL-C 摄取并代谢为胆汁酸排出体外，故他汀类药物能显著降低血清总胆固醇（TC）和 LDL-C 水平。临床发现，他汀类药物具有"他汀疗效 6% 原则"，即药物剂量倍增时 LDL-C 水平仅进一步降低 6%。此现象是由于 SREBP2 可增加 HMG-CoA 还原酶的表达，并通过上调前蛋白转化酶枯草溶菌素转化酶 9（proprotein convertase subtilisin/kexin type 9，PCSK9）的表达和分泌阻止 LDL 受体过度增加。SREBP2 还可上调小肠上皮细胞 NPC1L1 的表达，促进肠道胆固醇吸收以对抗他汀类药物的降胆固醇作用。此外，他汀类药物还可轻度增加 HDL-C（5%~10%），降低甘油三酯（TG）水平（5%~10%），但不影响脂蛋白。

2. **改善血管内皮功能**　他汀类药物可通过多种机制改善血管内皮功能。他汀类药物上调一氧化氮合成酶（eNOS）的表达是其维持内皮抗血栓功能的重要机制。内皮型 eNOS 活性降低将导致扩血管物质减少，缩血管物质增加，削弱血管扩张作用。他汀类药物可通过激活磷脂酰肌醇 -3 激酶 / 蛋白激酶 Akt（PI3K/Akt）途径，快速活化 eNOS；通过抑制内皮素 -1（ET-1）的表达，上调 eNOS 的表达。氧化低密度脂蛋白（ox-LDL）可损伤血管内皮细胞，降低 eNOS 水平，他汀类药物（如阿托伐他汀、辛伐他汀）可通过抑制内皮细胞上的氧化低密度脂蛋白受体（LOX-1）表达，减少 ox-LDL 的摄取，抑制 ox-LDL 对 eNOS 的下调。他汀类药物还可抑制内皮细胞中超氧负离子的生成，阻止自由基对一氧化氮（NO）的降解，维持 NO 水平，促进血管生成和抑制内皮细胞凋亡。此外，还可通过抑制 ET-1 和血管紧张素 II 的表达，改善血管舒张功能。

3. **抗炎作用**　他汀类药物可降低 β₂ 整合素白细胞功能相关抗原 -1（LFA-1）、细胞间黏附分子 -1（ICAM-1）、白细胞介素 -6（IL-6），肿瘤坏死因子 -α（TNF-α）、白细胞介素 -1β（IL-1β）及单核细胞趋化蛋白 -1（MCP-1）等的表达，抑制白细胞 - 内皮细胞的黏附作用，改善炎症。C 反应蛋白（C-reactive protein，CRP）是一种炎症标志物，他汀类药物可降低血浆 CRP，改善 CRP 所介导的炎症反应。核因子 κB（NF-κB）是影响 AS 发展的主要炎症转录因子，参与调控多种炎症信号通路，他汀类药物可抑制 NF-κB 介导的炎症信号转导而发挥抗炎作用。p38 MAPK 是促分裂原活化的蛋白激酶（MAPK）家族成员之一，参与调控细胞内炎症反应。他汀类药物可通过抑制 p38 MAPK 活性，下调单核巨噬细胞中脂酶 A2（Lp-PLA2）的表达，发挥抗炎作用。此外，他汀类药物还可通过阻断 CD40-CD40L 信号途径，抑制 Toll 样受体的形成、调节 T 细胞的免疫应答、抑制 T 细胞活性和功能等多元机制发挥抗炎作用。

4. **抗氧化作用**　他汀类有一定的抗氧化作用，可抑制 LDL 的氧化修饰。巨噬细胞吞噬内皮下 ox-LDL 是 AS 形成的关键环节。他汀类药物可下调巨噬细胞清道夫受体，抑制 ox-LDL 被巨噬细胞吞噬进而形成泡沫细胞。他汀类药物还可提高体内超氧化物歧化酶（superoxide dismutase，SOD）的活性并抑制氧化酶的活性，增加氧自由基的清除。此外，丙二醛（malondialdehyde，MDA）等毒性物质可修饰 LDL 形成 ox-LDL，研究发现他汀类药物可同时减少 MDA、ox-LDL 的生成。他汀类药物的代谢物也有一定的抗氧化作用。

5. 稳定动脉硬化粥样斑块　粥样斑块通常是由一个坏死的脂质核心和一层斑块纤维帽组成，斑块纤维帽主要由平滑肌细胞和胶原基质组成。他汀类药物不仅可引起血脂水平的变化，还可改变动脉粥样硬化斑块中脂核的容量和成分。他汀类药物的脂质调节作用可使斑块变小，并通过减少斑块中脂质成分、改变脂核的生理生化特性或减少巨噬细胞源性泡沫细胞的大小和脂纹面积来增加斑块的稳定性。活化的巨噬细胞可分泌基质金属蛋白酶（MMP），使纤维帽变得薄弱，使粥样斑块易于破裂。他汀类药物可阻止巨噬细胞的活化并抑制其分泌 MMP-1、MMP-3 和 MMP-9，从而稳定斑块纤维帽的稳定性，防止斑块破裂。他汀类药物还能升高 HDL 水平，升高的 HDL 可促进周围组织中胆固醇转运入肝而排出体外，从而减小斑块的坏死脂质核心，稳定斑块。此外，辛伐他汀还能促进细胞外基质及间质胶原分泌，增加胶原物质形成，从而稳定纤维帽结构，稳定斑块。

6. 抑制血管平滑肌细胞增殖　他汀类药物可通过调节 VSMC 的增殖和凋亡来抑制 AS 的发展。HMG-CoA 还原酶的反应产物 MVA 与细胞增殖及 DNA 合成密切相关，他汀类药物可通过抑制 MVA 而抑制 VSMC 的增殖。通过抑制 Rho 蛋白实现对细胞周期的调节，也可能是他汀类药物抑制 VSMC 增殖的另一机制。另有研究表明，他汀类药物可通过抑制 Erk1/2 的激活及其通路的信号传导来抑制平滑肌细胞的增殖。此外，他汀类还可通过抑制 Ras 蛋白异戊二烯化反应介导平滑肌细胞凋亡。

7. 抗血栓作用　他汀类药物通过影响血小板聚集和凝血 - 纤溶系统来抑制血栓的形成。此类药物可上调 eNOS 而抑制血小板聚集并下调血小板活性，抑制血栓素 A_2（thromboxane A_2，TXA_2）的产生，增加前列环素（prostacyclin，PGI2）的合成，调节血小板膜的胆固醇含量而增加膜的流动性，从而抑制血小板聚集。他汀类药物可降低凝血过程中多种凝血因子活性，如降低凝血因子Ⅶ、Ⅴ的活性；他汀类药物还可增加组织型纤溶酶原激活物的水平，降低纤溶酶原激活物抑制因子的水平，使血管壁纤维蛋白溶解活性增强。他汀类药物还可抑制巨噬细胞组织因子的表达而减少血栓的形成。此外，有研究发现他汀类药物抗血小板的作用可通过激活环磷酸腺苷通路实现，此通路激活会导致丝裂原活化蛋白激酶反应抑制，从而抑制血小板的聚集。

（二）贝特类

贝特类药物（fibrates）又称苯氧芳酸类药物，此类药物为过氧化物酶增殖物活化受体 α（PPARα）激动剂。临床上常用的贝特类药物有非诺贝特（fenofibrate）、苯扎贝特（bezafibrate）、吉非贝齐（gemfibrozil）等。近年研究发现，贝特类药物除了具有调血脂作用外，还具有抗炎、降低纤维蛋白原及部分凝血因子水平、改善内皮功能等调血脂以外的抗动脉粥样硬化作用。

1. 调血脂作用　贝特类药物可使 LDL-C 降低 5%~20%，TG 降低 20%~50%，HDL-C 升高 10%~20%。贝特类药物通过激活 PPARα 刺激脂蛋白脂酶（LPL）、载脂蛋白 A Ⅳ（Apo A-Ⅳ）基因的表达，以及减少 LPL 抑制剂载脂蛋白 C Ⅲ（Apo C-Ⅲ）基因的表达，增强 LPL 的脂解活性，清除血液循环中的 TG。贝特类药物也能降低乙酰辅酶 A 羧化酶（ACC）和脂肪酸合成酶的活性，抑制脂肪酸的从头合成，并促进脂肪酸的 β 氧化，从而减少游离脂肪酸合成 TG。LDL 颗粒的亚型与动脉粥样硬化程度相关。

小而密的 LDL 经血浆 LDL 受体途径的清除较慢、颗粒小、更易进入动脉壁内且更易被氧化,比大而疏的 LDL 更易致动脉粥样硬化。贝特类药物可使 LDL 颗粒亚型分布正常,促进 LDL 颗粒由小而密向大而疏转变,增加 LDL 对 LDL 受体的亲和力,加快 LDL 的清除。贝特类药物还能增加 Apo A-Ⅰ、Apo A-Ⅱ及 ATP 结合盒转运蛋白 A1(ATP-binding cassette transporter A1,ABCA1)的合成,并降低胆固醇酯转运蛋白(cholesteryl ester transfer protein,CETP)的活性,减少中性脂质(甘油三酯和胆固醇)在 VLDL 和 HDL 间的交换,减慢 HDL 和 Apo A-Ⅰ的清除速率,使血浆 HDL-C 水平增加。

2. 调节内皮细胞功能　贝特类药物可通过直接激活可溶性鸟苷酸环化酶,提高 NO 水平,下调 VCAM-1,增加血管内皮生长因子(vascular endothelial growth factor,VEGF)的分泌,改善内皮功能。

3. 抗炎作用　贝特类药物可抑制 NF-κB 通路,抑制血管壁促炎细胞因子(IL-1、IL-6、IL-8、TNF-α等)的表达,抑制炎症。此外,贝特类药物还可降低 CRP 及 MCP-1,改善全身炎症反应。

4. 对凝血 - 纤溶系统的作用　贝特类药物可降低凝血因子(如Ⅷ因子 - 磷脂复合物、凝血因子Ⅱ)和血小板的活性,减少纤溶酶原激活物抑制物 -1(PAI-1)的产生。还能有效降低血浆凝血因子Ⅰ的浓度,发挥抗 AS 的作用。

(三)烟酸类

烟酸(nicotinic acid)即维生素 B_3,属于水溶性 B 族维生素,较大剂量应用时,具有明显的降脂作用。常用的烟酸类药物包括烟酸肌醇酯(Inositol Nicotinate)、烟酸戊四醇酯(niceritrol)、阿昔莫司(Acipimox)等。烟酸类药物的作用机制也包括调血脂和非调血脂作用。

1. 调血脂作用　在药理剂量下,烟酸可使 TC 降低 5%~20%,LDL-C 降低 5%~25%,TG 降低 20%~50%,HDL-C 升高 15%~35%。烟酸能通过抑制 cAMP 介导的激素敏感性脂肪酶,抑制脂肪细胞脂解,减少脂肪细胞中游离脂肪酸(free fatty acid,FFA)释放入血,进而减少肝脏 FFA 摄取,导致 TG 合成减少,VLDL 分泌减少,血中 VLDL、LDL 水平下降。二酰甘油酰基转移酶 2(diacylglycerol acyltransferase,DGAT2)是 TG 合成的关键酶,烟酸可直接抑制肝脏 DGAT2 的活性,加速 Apo B 的降解,进而减少 VLDL、LDL 的分泌,抑制 AS 的发生发展。HDL 促进胆固醇的逆转运,包括 Apo A-Ⅰ和 Apo A-Ⅱ。只含 Apo A-Ⅰ的 HDL 抗动脉粥样硬化作用更强。无脂质的 Apo A-Ⅰ在血中易被清除,故血中 Apo A-Ⅰ分子大多以与 HDL 的酯化形式存在。ABCA1 能促进 Apo A-Ⅰ的酯化。烟酸可增加 ABCA1 转录,增强肝 Apo A-Ⅰ的酯化,促进 HDL-C 的形成;烟酸还可抑制肝细胞表面 β 链 ATP 合酶的表达,减少肝细胞对 HDL-Apo A-Ⅰ的摄取,提高血中 HDL-C 水平。

2. 非调血脂作用　烟酸可通过减少内皮 ROS 的产生、降低炎症标志物 CRP 及 Lp-PLA2 水平,以抑制血管炎症反应。烟酸还可抑制炎症因子 VCAM-1 和 MCP-1 的基因表达,延缓 AS 的进展。ox-LDL 可抑制 NO 的合成和释放,破坏内皮功能,促进血管收缩、血小板黏附和聚集。HDL 可增加 eNOS 的活性。烟酸可通过减少 ox-LDL 和增加 HDL 来增加 NO 的合成,显著改善相关血管内皮功能。组织因子(TF)为外源性凝血途径的启动因子,ox-LDL 通过促进内皮细胞 TF 的表达而促进血栓形成。烟酸还可通过减少 ox-LDL 减少血栓形成。烟酸可抑制 TXA_2 合成、增加 PGI2 的合成,二者共同作用抑制血小板聚集及产生扩血管作用。中性粒细胞源性的髓过氧化物酶(myeloperoxidase,MPO)产生的活性氧化剂能修饰 HDL-Apo A-Ⅰ,使 HDL 功能失调。烟酸可通过抑制 MPO 的活性及 HDL-Apo A-Ⅰ的降解以维持 HDL 的正常生理功能。

（四）树脂类

树脂类药物即胆汁酸螯合剂。常用树脂类药物包括：考来烯胺（colestyramine）、考来替泊（colestipol）、地维烯胺（divistyramine）。此类药物可降低 LDL、TC，同时使 TG、HDL 轻度升高。树脂类药物口服不吸收，可在肠道与胆汁酸不可逆结合，因而减少胆汁酸重吸收，阻碍胆汁酸的肠肝循环，促进胆固醇经粪便排出；肝脏中胆汁酸减少，肝微粒体上的 7-α 羟化酶活性增加，使胆固醇更多地向胆汁酸转化；肠道对胆汁酸重吸收减少的同时也使脂质吸收减少，进而调节血脂。

（五）胆固醇吸收抑制剂

依折麦布（ezetimibe）是目前唯一一个被批准用于临床的选择性胆固醇吸收抑制剂。尼曼-匹克 C1 型类似蛋白 1（Niemann-Pick C1 like-1，NPC1L1）是位于小肠黏膜刷状缘的一种特殊转运蛋白，对肠黏膜吸收胆固醇起到关键作用。此类药物通过选择性抑制 NPC1L1 的活性，减少肠道内胆固醇的吸收，降低血浆胆固醇水平以及肝脏胆固醇含量，并进一步加快 LDL 的清除。

（六）其他调血脂药

1. **前蛋白转化酶枯草溶菌素 9（PCSK9）抑制剂**　PCSK9 为近年来发现的非他汀类降脂药物的新靶点。美国 FDA 已批准 PCSK9 单克隆抗体阿利西尤单抗（alirocumab）、依洛尤单抗（evolocumab）上市。这两种药物的作用机制均为阻止 PCSK9 与 LDL 受体的结合。PCSK9 为内源性可溶性丝氨酸蛋白酶，主要在肝脏合成，当 PCSK9 与 LDL 受体结合后，LDL 受体与 LDL-C 的亲和力增加，使 LDL 受体难以分离 LDL-C，引起 LDL 受体的降解，从而使血液循环中的 LDL-C 水平升高。PCSK9 抑制剂可竞争性地抑制 PCSK9 与 LDL 受体的结合，并抑制 LDL 受体的降解，使 LDL 受体对 LDL-C 的清除率增加，降低血中 LDL-C 的水平。此外，还可通过其他技术直接抑制 PCSK9 的表达，包括反义寡核苷酸（antisense oligonucleotides，ASO）、干扰小 RNA（siRNA）、CRISPR/Cas9 系统、小分子抑制剂等。目前该类药物仍在研发阶段。

2. **微粒体甘油三酯转运蛋白（microsomal transfer protein，MTP）抑制剂**　MTP 抑制剂洛美他派（Mesyrlate）于 2012 年 12 月被美国 FDA 批准用于治疗纯合子家族性高胆固醇血症（homozygous familial hypercholesterolemia，HoFH）。MTP 在肝细胞和肠道细胞中均有表达，可在内质网中将脂质转移到 Apo B，从而组装 VLDL 和乳糜微粒。MTP 抑制剂可以直接与 MTP 结合，减少肝脏 VLDL 和小肠乳糜微粒的合成和分泌，从而使血液 VLDL、TG 和 LDL-C 的水平降低。但此类药物同时还可能导致脂肪肝的形成和氨基转移酶水平的升高，具有肝毒性。因此，MTP 抑制剂的临床开发已基本停止。

3. **载脂蛋白 B100（ApoB100）合成抑制剂**　ApoB100 是构成 LDL-C、IDL-C、VLDL-C 的必需结构蛋白。FDA 于 2013 年 1 月批准 ApoB100 合成抑制剂米泊美生（Mipomersen）用于 HoFH。米泊美生是 Apo B 的反义寡核苷酸（ASO）抑制剂，可与 ApoB100 mRNA 上的靶序列特异性结合，抑制蛋白质翻译，减少 ApoB100 在肝脏的合成，从而降低血中 LDL-C、IDL-C、VLDL-C 水平。

4. **Pemafibrate**　Pemafibrate 为丁酸衍生物，是选择性 PPARα 激动剂，对 PPARβ 和 PPARγ 亲和力较弱。该药比贝特类药物氯贝丁酯和扎特丁酯等具有更高的 PPARα 活性和选择性。通过选择性结合 PPARα 受体来调控 PPARα 的表达，抑制 Apo C-III 蛋白和血管生成素样蛋白 3（ANGPTL3）的表达，降低 TG 的合成，并加速 TG 分解，降低 LDL-C；还可使 ApoA-I 生成增加，增高 HDL-C，降低 TC。Pemafibrate 也能发挥抗炎活性，减少动脉粥样硬化斑块形成。该药于 2017 年 7 月在日本被批准上市，用于高脂血症的治疗。

二、抗氧化药

氧自由基（oxygen free radical, OFR）是体内具有极强氧化性的氧化代谢产物。可直接损伤生物膜，导致细胞功能障碍，并可氧化修饰 LDL。ox-LDL 在 AS 形成过程中贯穿于斑块的形成、发展与破裂，因此氧化是动脉粥样硬化形成的关键环节。抗氧化剂对 AS 有很好的防治作用。目前用于临床的抗氧化剂包括天然抗氧化剂和合成抗氧化剂。

（一）天然氧化剂

天然抗氧化剂包括维生素 C 和维生素 E。此类药物可清除氧自由基，抑制单核细胞粘连，抑制 LDL 过氧化。

（二）合成氧化剂

常用的合成氧化剂为普罗布考（又名丙丁酚，probucol）。普罗布考具有强效的抗氧化作用，其结构中的两个酚羟基极易被氧化，与氧离子结合后形成稳定的酚氧基，使体内 OFR 被还原而失去氧化能力，降低 ox-LDL 水平，延缓 AS 的形成和发展。普罗布考还可增强 HDL 与 B 类 I 型清道夫受体（SR-BI）结合，促进胆固醇的逆转运，降低血脂。此外，普罗布考还可稳定已形成的动脉粥样硬化斑块。

三、多不饱和脂肪酸类药物

多不饱和脂肪酸类（polyunsaturated fatty acid, PUFA）又称多烯脂肪酸类，是碳链中含有多个不饱和键的脂肪酸。根据第一个双键距离甲基端碳原子的位置不同，分为 ω-3 系、ω-6 系、ω-7 系和 ω-9 系。其中与人体密切相关的是 ω-3、ω-6 PUFA。PUFA 可降低 TG、TC 水平，减少内源性胆固醇的产生。

（一）ω-3 多不饱和脂肪酸（ω-3 PUFA）

ω-3 PUFA 主要包括二十碳五烯酸（eicosapentaenoic acid, EPA）、二十二碳六烯酸（docosahexaenoic acid, DHA）和 α- 亚麻酸（α-linolenic acid, ALA 或 α-LNA）。EPA 和 DHA 主要存在于深海鱼油、海藻油中。ω-3 PUFA 可通过调血脂、抗炎、抗氧化、抑制血栓形成以及保护血管内皮细胞等途径发挥抑制动脉粥样硬化的作用。

1. **调血脂作用** 研究表明，ω-3 PUFA 可降低血清中 VLDL 和 LDL 含量，但对于 HDL 的作用目前仍存在争议。ω-3 PUFA 可从多个机制降低血脂。ω-3 PUFA 可通过降低 Apo C-Ⅲ来降低血浆中 TG 水平。胆固醇 7α- 羟化酶（CYP7A1）是胆酸合成的限速酶。ω-3 PUFA 可促进 CYP7A1 mRNA 的表达，提高 CYP7A1 活性，促进胆固醇代谢为胆酸，降低血液胆固醇含量；ω-3 PUFA 可上调血脂蛋白酶活性，以促进乳糜微粒（CM）中甘油单酯清除，抑制 LDL-C 的合成；ω-3 PUFA 还能通过增加 Apo A 表达、抑制 Apo B 表达来达到其降脂作用。

2. **抗炎作用** 体内花生四烯酸（arachidonic acid, AA）代谢生成的炎症因子前列腺素（prostaglandin, PG）、白细胞三烯（leukotriene, LT）、血栓烷素可影响动脉粥样斑块局部炎症。ω-3 PUFA 与 AA 具有相同的代谢酶系，可在代谢时竞争性取代 AA，减少 AA 生成的炎性递质，抑制炎症发生。同时还能产生抗炎代谢产物，减轻炎症反应。AA 可在脂过氧化酶作用下生成炎性递质白三烯 B_4（LTB_4）和 TXA_2，触发机体炎症反应。ω-3 PUFA 可与 AA 竞争脂过氧化酶，减少 LTB_4 和 TXA2 的生成，减轻炎症反应。ω-3 PUFA 还可调控转录因子激活蛋白 -1（activator protein, AP-1）和 NF-κB，减轻炎症反应。

3. **抑制血栓形成**　AA 分解代谢产物 TXB_2 和前列腺素 E_2（PGE_2）可促进血小板聚集、血管收缩，导致凝血和血栓的形成。PUFA 可抑制 AA 代谢生成内过氧化物，降低血中 TXB_2 水平，抑制血小板聚集和血管收缩，抑制血栓形成。

4. **改善内皮细胞损伤**　ω-3 PUFA 可促进内皮细胞再生。研究表明，每天摄入 α- 亚麻酸可以降低血清可溶性细胞间黏附因子 1（soluble inter cellular adhesion molecule-1, sICAM-1）与可溶性血管细胞黏附分子（soluble vascular cell adhesion molecule-1, sVCAM-1）水平，改善血管内皮细胞损伤。

（二）ω-6 多不饱和脂肪酸（ω-6 PUFA）

ω-6 PUFA 包括亚油酸（linoleic acid, LA）和 γ- 亚麻酸（γ-linolenic acid, γ-LNA）。γ-LNA 和 LA 主要来源于植物油中。ω-6 PUFA 也具有降低 TC、LDL 和升高 HDL 等调血脂作用。

四、抗动脉粥样硬化药新靶点及药物研究进展

（一）ATP 柠檬酸裂合酶（ATP-citrate lyase, ACL）抑制剂

Bempedoic acid（ETC-1002）是一种口服小分子 ACL 抑制剂，具有全新的作用机制。ACL 是一种在肝脏和白色脂肪组织中高度表达的胞质酶，通过催化乙酰辅酶 A 的合成参与脂肪酸和胆固醇的生物合成。Bempedoic acid 为前药，进入体内后，被极长链酰基辅酶 A 合成酶 1（very long-chain acyl-CoA synthetase-1, ACSVL1）活化，与辅酶 A 以硫酯键相连形成活性产物 BA-CoA。该活性产物可竞争性抑制 CoA 与 ACL 的结合，减少乙酰辅酶 A 的产生从而抑制体内脂类合成。细胞质内乙酰辅酶 A 减少，可代偿性上调 LDL 受体的表达，促进血浆中 LDL-C 的清除。BA-CoA 还可能通过激活腺苷 - 磷酸活化蛋白激酶（AMPK）对糖脂代谢产生影响，进而抑制脂肪酸和胆固醇的合成。该药物于 2019 年 3 月完成Ⅲ期临床实验并向 FDA 递交了新药申请。

（二）胆固醇酯转运蛋白抑制剂

胆固醇酯转运蛋白（cholesteryl ester transfer protein, CETP）是一种疏水性糖蛋白，能够把胆固醇酯从 HDL 转移到 LDL、IDL 和 VLDL，并交换 TG，从而在调节血浆 HDL 水平和重塑 HDL 颗粒组成方面发挥重要作用，高活性的 CETP 可以降低 HDL 水平。抑制 CETP 可使 HDL-C 水平升高、TG 和 LDL-C 含量降低。然而，CETP 抑制剂药物的研究因其不良反应以及疗效不佳等诸多原因被迫终止，目前无相关药物上市。

（三）角鲨烯合成酶抑制剂

角鲨烯合成酶（squalene synthase, SQS）是体内胆固醇合成代谢途径中的一种关键酶，它能催化两分子法尼基焦磷酸（FPP）生成中间体前角鲨烯二磷酸，经还原作用生成角鲨烯，最后合成胆固醇。因此，抑制 SQS 的活性可减少角鲨烯的生成，从而降低胆固醇的水平。目前无 SQS 抑制剂上市，日本公司研发的 Lapaquistat acetate 因Ⅲ期临床研究发现肝毒性而终止。

（四）酰基辅酶 A- 胆固醇酰基转移酶抑制剂

酰基辅酶 A- 胆固醇酰基转移酶（acyl-CoAcholesterol acyltransferase, ACAT）是内质网中的一种膜蛋白，可催化长链脂肪酸连接形成胆固醇酯，调节细胞内游离胆固醇的浓度，是与胆固醇吸收、转运和储存相关的一个极其重要的酶。正常生理条件下，ACAT 可促进食物中胆固醇吸收、参与肝中脂蛋白的合成和分泌，维持细胞内胆固醇平衡。抑制 ATAC 将是一个很好的降低胆固醇及防止动脉粥样硬化的方法。但目前此靶点并无相关药物开发成功。

（五）重组 HDL 和 ApoA-Ⅰ类似物

Apo A-Ⅰ是 HDL 的主要蛋白成分,通过与 ABCA1 的相互作用,促进胆固醇从巨噬细胞转移至 Pre-β-HDL,合成成熟 HDL,参与胆固醇逆转运过程。因此,以 Apo A-Ⅰ为靶点是基于 HDL 抗动脉粥样硬化药物的一个研究方向。目前以 Apo A-Ⅰ为靶点的药物研究主要是关于重组 HDL 颗粒及 Apo A-Ⅰ类似物的研发。

（六）肝 X 受体激动剂

肝 X 受体(liver X receptor, LXR)属于核受体超家族成员,包括 LXRα 和 LXRβ 两种亚型。巨噬细胞内胆固醇水平的升高可上调 LXR 的下游基因,如 ABCA1 和 ABCG1,使胆固醇从细胞内流向 Apo A-Ⅰ以及成熟的 HDL 颗粒,促进胆固醇逆转运过程,改变血浆中胆固醇水平。LXR 可能成为抗动脉粥样硬化药物研究的新靶点。研究表明,LXRβ 选择性激动剂可减轻 AS,且没有 LXRα 所导致的高胆固醇血症。因此,LXRβ 选择性激动剂可能会成为治疗 AS 的候选药物。

（七）血凝素样氧化型低密度脂蛋白受体 -1 拮抗剂

血凝素样氧化型低密度脂蛋白受体 -1(lectin-like oxidized low-density lipoprotein receptor 1, LOX-1)是一种在内皮细胞丰富表达的Ⅱ型单链跨膜蛋白,是 ox-LDL 在内皮细胞上的主要受体,在动脉粥样斑块的形成和稳定中都发挥着重要作用。LOX-1 可摄取 ox-LDL 进入内皮细胞及巨噬细胞,激活 NF-κB 信号通路,促进内皮细胞黏附分子及 MCP-1 的分泌,促进内皮细胞凋亡及泡沫细胞的形成,加速 AS 的形成。因此,LOX-1 可能成为治疗 AS 的新靶点。现有研究表明,他汀类药物、PPARγ 配体及抗血小板药物均可影响 LOX-1,但还需进一步研究。

第三节　抗动脉粥样硬化药的临床应用

目前临床上用于 AS 防治的药物主要包括调血脂、扩血管、抗血小板、溶栓、抗凝等多种对因及对症治疗药物。随着研究的深入,多种新型抗动脉粥样硬化药也相继产生,为 AS 防治提供更多的可能性。在本章节中,主要介绍调血脂药的临床应用,其他类型药物将在相应章节详细介绍。

一、调血脂药

AS 的发生与血脂异常有直接关系,有效控制血脂异常对 AS 防治具有重要意义。目前临床上常用的调血脂药主要包括以下五类:他汀类、贝特类、烟酸类、胆汁酸螯合剂和胆固醇吸收抑制剂。此外,抗氧化剂、多烯脂肪酸、天然药物及其他调血脂药亦可用于血脂异常的辅助治疗。

（一）他汀类药物

他汀类(statin)药物是 HMG-CoA 还原酶抑制剂。目前临床上常用的他汀类药物有洛伐他汀、辛伐他汀、普伐他汀、氟伐他汀、阿托伐他汀、瑞舒伐他汀和匹伐他汀。

1. **调血脂作用**　他汀类药物具有明显的调血脂作用。在治疗剂量下,对 LDL-C 的降低作用最强,TC 次之,降 TG 作用很弱,能轻度升高 HDL-C,且其调血脂作用呈剂量依赖性。常用他汀类药物的调血脂作用特点见表 27-1。

表 27-1　常用他汀类药物的调血脂作用特点

通用名	剂量 /（mg/d）	LDL-C 降低
洛伐他汀	20	<30%
	40	30%~50%
辛伐他汀 *	10	<30%
	20~40	30%~50%
普伐他汀	10~20	<30%
	40~80	30%~50%
氟伐他汀	20~40	<30%
	80	30%~50%
阿托伐他汀 #	10~20	30%~50%
	40~80	≥50%
瑞舒伐他汀 #	5~10	30%~50%
	20~40	≥50%
匹伐他汀	1	<30%
	2~4	30%~50%

注：* 鉴于肌病和横纹肌溶解的风险，2011 年 6 月美国 FDA 建议限制辛伐他汀剂量，每日不应超过 20mg。# 目前我国专家认为，阿托伐他汀的最高日剂量 40mg、瑞舒伐他汀 20mg 为宜。

2. 药动学　他汀类药物在临床适应证上无明显选择差异性，但各种药物的药动学性质差异较大，了解每种药物的药动学特性对于临床合理用药具有重要意义。表 27-2、表 27-3 列出了常用他汀类药物的药动学特点。

3. 临床应用　他汀类药物是目前临床上应用最广泛、效果最理想的调血脂药，主要用于杂合子家族性和非家族性Ⅱa、Ⅱb、和Ⅲ型高脂蛋白血症，也可用于 2 型糖尿病和肾病综合征引起的高胆固醇血症。多数他汀类药物对纯合子家族性高脂血症无效，而阿托伐他汀和瑞舒伐他汀对该类高胆固醇血症有效。此外，他汀类还具有非调血脂药理作用，如改善血管内皮功能、抑制血管平滑肌细胞的增殖和迁移、降低血浆 C 反应蛋白水平、抑制单核 - 巨噬细胞的黏附和分泌、抑制血小板聚集和提高纤溶活性、抗氧化以稳定斑块等，协同发挥抗 AS 作用。

表 27-2　常用他汀类药物的药动学特点（一）

通用名		口服吸收率 /%	T_{max}/h	生物利用度 /%	血浆蛋白结合率 /%
洛伐他汀		30	2~4	<5	≥95
辛伐他汀		80~85	1.3~2.4	5	>95
普伐他汀		37	1~1.5	17	43~55
氟伐他汀	普通片	98	0.5~0.7	24	98
	缓释片	98	2.5~3	24	98
阿托伐他汀		0	1~2	12	98
瑞舒伐他汀		50	3~5	20	88
匹伐他汀		80	0.8	60	96

表27-3 常用他汀类药物的药动学特点(二)

通用名		亲脂/亲水*	代谢途径	CYP酶系	代谢物活性	半衰期/h	排泄途径
洛伐他汀		亲脂性	肝脏	CYP3A4	有	3	10%肾、83%粪便
辛伐他汀		亲脂性	肝脏	CYP3A4	有	3	13%肾、60%粪便
普伐他汀		亲水性	肝脏	不经CYP酶系	无	1.5~2	2%~13%肾、>80%粪便
氟伐他汀	普通片	亲水性	肝脏	CYP2C9(75%)CYP3A4(20%)CYP2C8(5%)	无	1.2	5%肾、95%胆道
	缓释片					9	5%肾、90%粪便
阿托伐他汀		亲脂性	肝脏	CYP3A4	有	14	2%肾、98%胆道
瑞舒伐他汀		亲水性	肝脏(仅10%)	CYP2C9CYP2C19(10%)	有	13~20	10%肾、90%粪便
匹伐他汀		亲脂性	肝脏(少)	极少部分经过CYP2C9代谢	有	11	2%肾、98%粪便

注:*脂溶性他汀更容易透过血脑屏障,因此容易产生中枢神经系统副作用,如失眠等;水溶性他汀类药物则不易进入肝脏外的其他组织,表现出较高的肝选择性。

4. 不良反应及防治 他汀类药物的不良反应通常较轻且短暂。大剂量应用时可能出现头痛、失眠、抑郁等中枢神经系统不良反应和消化不良、腹泻、腹痛、恶心等消化道症状。少数患者可发生无症状性氨基转移酶升高,呈剂量依赖性及一过性,但目前研究指出,他汀类药物对肝脏的毒副作用尚存在争议。严重不良反应较少见,包括肌痛、肌炎和横纹肌溶解综合征等肌病,应高度重视。此外,长期服用他汀类药物有增加新发糖尿病的风险。胆汁淤积者、活动性肝病患者,孕妇、哺乳期妇女及儿童禁用本类药物。表27-4列出了他汀类药物的主要不良反应及防治措施。

表27-4 他汀类药物的不良反应及防治

不良反应	高危因素	防治措施
肝功能异常	目前尚无证据表明基础肝功能异常会提高他汀类药物治疗引起肝脏不良反应的风险	1. 血清氨基转移酶升高达正常值上限3倍以上及合并总胆红素升高的患者,应减量或停药。 2. 氨基转移酶升高在正常值上限3倍以内者,可在原剂量或减量的基础上进行观察,部分患者经此处理后氨基转移酶可恢复正常。 3. 失代偿性肝硬化及急性肝功能衰竭者禁用
肌病(肌痛、肌炎、横纹肌溶解)	1. 高龄(特别是>80岁,女性多见)。 2. 体形瘦小,体质虚弱。 3. 合并多系统疾病。 4. 围手术期。 5. 同时服用多种药物。 6. 大量饮用葡萄柚汁(>1.2L/d)。 7. 酗酒。 8. 合并应用贝特类、烟酸类或其他药物	1. 定期监测血CK,若患者有肌肉触痛、压痛或疼痛,伴或不伴CK升高,应先排除常见的原因,如运动和体力劳动。对于有上述症状而又联合用药的患者,推荐其适度活动。 2. 当患者有肌肉触痛、压痛或疼痛,CK不升高或中度升高(3~10×ULN),应进行随访,每周检测CK水平直至排除了药物的作用或症状恶化应及时停药。 3. 一旦患者有肌肉触痛、压痛或疼痛,CK高于10×ULN,应停止他汀类药物治疗。 4. 由于甲状腺功能减退患者易发生肌病,因此,对于有肌肉症状的患者,还应检测促甲状腺素水平
新发糖尿病	存在糖尿病危险因素如: 1. 临床代谢综合征。 2. BMI>30。 3. 糖化血红蛋白>6%等	研究显示,他汀类药物治疗对心血管疾病的保护作用大于新发糖尿病的风险,但对无明显心血管危险因素且糖耐量减低患者需密切监测其血糖水平

注:CK, creatine kinase,肌酸激酶。

5. 药物相互作用　大多数他汀类药物由肝微粒体细胞色素 P450（CYP450）酶系进行代谢,因此在与其他经 CYP 酶代谢的药物合用时可能会发生不利的药物相互作用,甚至产生严重的不良反应。了解该类药物与其他药物之间的药动学相互作用对该类药物的临床合理应用十分必要。他汀类药物与其他药物的药动学相互作用见表 27-5。

表 27-5　他汀类药物与其他药物的药动学相互作用

他汀类药物		诱导剂	抑制剂
经 CYP3A4 代谢	阿托伐他汀、洛伐他汀、辛伐他汀	苯妥英、巴比妥类药物、利福平、地塞米松、环磷酰胺、卡马西平、曲格列酮、	伊曲康唑、氟康唑、红霉素、克拉霉素、阿奇霉素、三环类抗抑郁药、奈法唑酮、万拉法辛、氟西汀、舍曲林、环孢素、他克莫司、地尔硫䓬、维拉帕米、胺碘酮、咪达唑仑、皮质类固醇激素、葡萄柚汁、他莫昔芬、蛋白酶抑制剂
经 CYP2C9 代谢	氟伐他汀、瑞舒伐他汀	利福平、苯巴比妥、苯妥英、曲格列酮	氟康唑、磺胺苯吡唑
经 CYP2C19 代谢	瑞舒伐他汀、匹伐他汀	银杏叶制剂、利福平、利托那韦、地塞米松	氯霉素、青蒿素、埃索美拉唑、氟康唑、氟西汀、吲哚美辛、奥卡西平、伏立康唑、尼卡地平、扎鲁司特、丙戊酸钠、异烟肼、胺碘酮

注:普伐他汀、匹伐他汀几乎不经 CYP450 代谢,对需经肝脏代谢的药物影响较小。

6. 他汀类药物的临床选择　临床上常用的他汀类药物的临床适应证差异不大,但由于药动学等特性不同,应根据具体情况选用。此外,用药患者的性别、年龄、肝肾功能,甚至代谢酶的遗传多态性等因素都将作为用药过程中与用药安全有关的考虑因素。常用他汀类药物的临床选择特点见表 27-6。

表 27-6　常用他汀类药物的临床选择特点

通用名称	临床选择特点
洛伐他汀	肾功能不全时,应减少剂量。老年患者需根据肝肾功能调整剂量
辛伐他汀	轻、中度肾功能减退患者无须调整剂量,严重肾功能减退应减量并监测肾功能
普伐他汀	1. 亲水性强,抑制肝脏 TC 合成作用比周围组织高 400~1 200 倍,无明显抑制外周组织合成 TC 的作用,和亲脂性强的洛伐他汀和辛伐他汀相比,不良反应较少。 2. 唯一一个不经 CYP450 代谢的他汀类药物,对需经肝脏代谢的药物影响较小。 3. 主要通过胆汁排泄,但与其他他汀类药物相比,普伐他汀尚有部分以原型形式经肾排泄,这种双通道排泄有利于肝功能或肾功能不全患者的药物代偿性排泄。老年人、轻度肝肾功能不全者不需要调整剂量。推荐严重肝肾功能不全起始剂量为每日 10mg,睡前服用。 4. 环孢素等可影响 OATP1B1* 介导的普伐他汀转运,合用时应注意普伐他汀的起始剂量为每日 10mg,睡前服用。 5. 普伐他汀的血浆蛋白结合率约为 50%,因此不容易置换蛋白结合率高的药物,如华法林
氟伐他汀	1. 与其他他汀类药物相比,半衰期最短,但吸收迅速,能在短时间内达到血药浓度峰值,肾脏排泄率低,对使用环孢素的肾移植高脂血症患者影响较小。 2. 主要通过 CYP2C9 代谢,没有发现氟伐他汀与其他 CYP3A4 底物(包括葡萄柚汁)之间的相互作用。 3. 由于几乎完全由肝脏清除,仅有不到 6% 的药物进入尿中,因此,对轻至中度肾功能不全的患者不必调整剂量。严重肾功能不全的患者不能用本品治疗。 4. 老年患者无须调整剂量

续表

通用名称	临床选择特点
阿托伐他汀	1. 耐受性良好,不良反应发生少且无剂量依赖性。 2. 肾脏疾病既不会对本品的血药浓度产生影响,也不会对其降脂效果产生影响,所以无须调整剂量。 3. 对 HMG-CoA 还原酶的循环抑制活性约 70% 是由活性代谢产物产生,因其活性代谢产物的作用,阿托伐他汀对 HMG-CoA 还原酶抑制活性的半衰期约 20~30 小时
瑞舒伐他汀	1. 抑制 HMG-CoA 还原酶的效能强,小剂量即可达到降脂效果,耐受性良好,不良事件发生率与同类其他药物相似。 2. 不经过 CYP3A4 代谢,仅 10% 经过 CYP2C9、CYP2C19 代谢,因而基本不受通过这两种途径代谢的药物的影响。 3. 环孢素等可影响 OATP1B1 介导的瑞舒伐他汀转运,使其血药浓度升高 7 倍,应避免合用。 4. 老年患者无须调整剂量,轻至中度肝、肾功能不全无须调整剂量。但严重肾功能不全者禁用
匹伐他汀	1. 与其他他汀类药物相比,用量少,作用稳定而持久,与阿托伐他汀相比有相似的降脂效果和安全性,但具有服药剂量低的优势。 2. 和肝代谢酶的亲和力低,通过肝药酶的代谢少。只有少数经过 CYP2C9 代谢,对 CYP3A4 和 CYP2C9 无抑制作用,故极少发生药物相互作用。 3. 环孢素、胆酸盐、硫酸盐、甲状腺素、甲氨蝶呤等影响 OATP1B1 介导的匹伐他汀转运,应尽量避免匹伐他汀与这些药物的合用

注:*OATP 为有机阴离子转运多肽,广泛分布于胃肠道、肝脏、肾脏、血脑屏障等处,并介导细胞转运,在药物吸收、消除和组织分布中起重要作用。作为 OATP1B1 的底物,环孢素、利福平、利福霉素钠、克拉霉素、茚地那韦、甲氨蝶呤、甲状腺素等都可影响 OATP1B1 介导的转运。

近 20 年来,多项大规模临床试验结果一致证实,应用他汀类药物能够显著降低血浆 TC(主要是 LDL-C)水平,同时也能够显著降低心血管事件危险。因此,他汀类药物被视为血脂异常药物治疗的基石,推荐有相关风险的患者积极使用该类药物。然而,如何合理有效地使用他汀类药物尚存在争议。近来,有美国指南(《降低血胆固醇、降低动脉粥样硬化性心血管疾病风险指南》)推荐临床上使用高强度(相当于最大允许使用剂量)他汀类药物治疗。但在中国人群中,最大允许使用剂量他汀的获益及安全性尚未确定,且越来越多的研究表明,高强度他汀伴随着更高的肌病及氨基转移酶上升风险,这在中国人群中更为突出。因此,是否高强度使用他汀仍需要更多的临床证据支撑。

他汀类药物调血脂疗效的特点是每种他汀的起始剂量均有良好调血脂疗效;而当剂量加倍时,LDL-C 进一步降低幅度仅约 6%(他汀疗效 6% 效应)。他汀剂量加倍,药费成比例增加,而疗效增加相对较小,且不良反应可能增多。因此,不宜片面追求提高疗效而过度增大剂量。建议临床上依据患者血脂基线水平起始应用中等强度他汀,根据个体调血脂疗效和耐受情况,适当调整剂量,或与其他调血脂药联合应用,可获得安全有效的调血脂效果。

（二）贝特类药物

贝特类药物为苯氧芳酸类降脂药,通过激活 PPARα 而发挥调血脂作用。氯贝丁酯(clofibrate)是第一个应用于临床的贝特类药物,但因不良反应严重已少用。目前临床上常用的新型贝特类药物包括非诺贝特(fenofibrate)、吉非贝齐(gemfibrozil)、环丙贝特(ciprofibrate)、苯扎贝特(bezafibrate)等,调血脂作用增强而不良反应减少。

1. **调血脂**　作用贝特类调血脂药能显著降低循环中 TG 和 VLDL-C 水平,轻度降低 LDL-C(约10%);此外,也能升高 HDL-C(约10%)。但是各种贝特类药物的调血脂作用强度不同,其中,非诺贝特、吉非贝齐和苯扎贝特作用较强。贝特类药物调血脂作用特点见表 27-7。

表 27-7　贝特类药物调血脂作用特点

药物	剂量/(g/d)	TG	TC	LDL-C	HDL-C
氯贝丁酯	2	↓(80%)	↓	↓	-
非诺贝特	0.3	↓(>50%)	-	↓	↑(25%)
吉非贝齐	1.2	↓(>50%)	-	-/↑	↑(25%)
环丙贝特	0.1	↓(40%)	↓	↓(20%~30%)	↑
苯扎贝特	0.6	↓	↓	↓	↑
利贝特	0.075	↓(>50%)	↓	↓(15%~20%)	-

注:↓降低;↑增加;-不影响。

2. **药动学**　贝特类药物口服吸收快且完全,血浆蛋白结合率高,不易分布到外周组织,各个药物的 $t_{1/2}$ 不完全相同。经肝脏代谢,最终主要以葡糖醛酸结合代谢产物的形式经尿液排出,少量以原型经肾排出。常用贝特类药物的药动学特点见表 27-8。

表 27-8　常用贝特类药物的药动学特点

通用名称		每次剂量/g（次数）	T_{max}/h	半衰期/h	蛋白结合率/%	清除部位
非诺贝特	普通制剂	0.1(3)	5	20		
	微粒化制剂	0.067~0.2(1)	5		>99	肾(主)、粪便(少)
	缓释制剂	0.25(1)	3~5			
苯扎贝特	普通制剂	0.2(3)	2	2	94~96	肾(主)、粪便(少)
	缓释制剂	0.4(1)	3~5	2~5.5		
吉非贝齐		0.3~0.6(2)	1~2	1.5	98	肾(主)、粪便少

3. **临床应用**　贝特类药物主要用于以 VLDL-C 升高为主的高甘油三酯血症,对Ⅲ型高脂蛋白血症和混合型高脂蛋白血症有较好的疗效,也可用于低 HDL-C 和 2 型糖尿病的高脂蛋白血症。同时也可与其他降血脂药联合应用于严重药物抵抗的血脂障碍患者。此外,贝特类药物还具有非调血脂药理作用,包括抗凝血、抗血栓及抗炎等。

4. **不良反应及注意事项**　贝特类药物有良好的耐受性。最常见的不良反应为消化道反应,如食欲缺乏、恶心、腹胀等;其次为乏力、头痛、失眠、皮疹、阳痿等。此外也可出现胆石症,偶有肌痛、尿素氮升高、氨基转移酶升高,停药后可恢复。肌炎发生率很低,但是一旦发生则可能出现横纹肌溶解等严重症状,使用时应特别注意。长期服用还可能出现粒细胞增多、室性心律失常、体重增加、轻度贫血、血糖升高等。禁用于有胆囊疾病史、胆石症、严重肾病、严重肝病的患者,也禁用于妊娠、哺乳期妇女和儿童。

服用该类药物期间,还应注意:①联合使用他汀类药物会增加肌病发生的风险,若需合用,可采取早晨服用贝特类,晚上服用他汀类药物的方式;②主要经肾排泄,在与具有肾毒性的药物合用时可能导致肾功能恶化,应减量或停药;③贝特类药物血浆蛋白结合率高,与其他蛋白结合率高的药物合用时,可使它们的游离型增加,药效增强,合用时应调整剂量;④与贝特结构相似的药物合用,尤其是酮洛芬,会出现光毒性或光敏反应,应避免合用。

5. 贝特类药物的临床选择　非诺贝特和苯扎贝特的调血脂疗效肯定、安全性良好,是目前常用的两种贝特类药物。吉非贝齐虽有明显的降脂疗效,但其安全性不如其他贝特类。现在临床上使用的贝特类,从剂型来说有普通制剂、缓释制剂和微粒化制剂,制剂微粒化后可提高生物利用度,减小个体差异,使药效稳定,显著地提高患者依从性。缓释制剂作用机制同普通制剂,口服后按照一级速率释放药物,相比普通制剂具有维持血药浓度相对稳定、长效、高效及降低不良反应的特点。表 27-9 列举了常用贝特类药物制剂特点及临床选择特点。

表 27-9　常用贝特类药物制剂特点及临床选择特点

通用名称	制剂特点		临床选择特点
非诺贝特	普通剂型	1 日 3 次,与餐同服	1. 以降低 TG 为主要治疗目标时的首选药物。升高 HDL 作用优于他汀类药物。 2. 伴有糖尿病或代谢综合征的高甘油三酯血症患者,应用非诺贝特单药或联合他汀类治疗可能有助于降低心血管 / 微血管事件发生率。 3. 基于现有疗效及安全性证据,需要联合应用他汀类与贝特类药物时应首选非诺贝特。 4. 老年人推荐使用普通成人剂量,如有肾功能不全可以减少剂量
	微粉化剂型	1 日 1 次,与餐同服	
	缓释制剂	1 日 1 次,口服	
苯扎贝特	普通制剂	1 日 3 次,可餐后或与餐同服	轻至中度肾功能不全患者,应调整用药剂量,并在服药期间严密监测肾功能
	缓释制剂	1 日 1 次	
吉非贝齐	早餐及晚餐前 30 分钟服用,口服吸收良好		1. 有明显的调血脂疗效,但安全性不及其他贝特类药物,与他汀类联用时发生肌病的风险比其他贝特类药物高。 2. 老年人如有肾功能不全时,需适当减少本品用量

贝特类药物除了调血脂作用以外,还具有抗炎、抗凝血、抗血栓、改善胰岛素敏感性、改善内皮细胞功能等调血脂以外的抗 AS 作用。目前尚缺乏针对贝特类药物对高甘油三酯血症患者心血管结局影响的随机化临床试验,但多项临床试验亚组或事后分析提示,贝特类药物单药或联合他汀类治疗能够显著改善高甘油三酯血症患者大血管与微血管事件风险。《甘油三酯增高的血脂异常防治中国专家共识》推荐将贝特类药物作为以降低 TG 为主要治疗目标时的首选药物。

(三)烟酸类

烟酸属于 B 族维生素,高剂量应用时可有明显的降脂作用。烟酸类药物主要包括烟酸(niacin)和阿昔莫司(acipimox)。

1. 调血脂作用　烟酸类药物能显著降低 TG 和 VLDL-C,并可升高 HDL-C,也具有一定的降低 LDL-C 的作用,此外,本类药物还可降低脂蛋白 a[Lp(a)]水平。

2. 药动学　由于烟酸普通制剂不良反应较多且严重,现已少用。目前常用烟酸缓释制剂和阿昔莫司。这两种药物口服吸收均迅速且完全,达峰时间分别为 1 小时、2 小时。生物利用度高,而血浆蛋白结合率低,半衰期较短,分别为 0.75 小时、2 小时。主要经肾脏排泄。

3. 临床应用 烟酸类为广谱调血脂药,可用于除 I 型以外的各种高脂血症,能有效降低 LDL-C 和 VLDL-C 水平,从而使血清高胆固醇和高 TG 降低。也适用于高 Lp(a) 血症及 2 型糖尿病伴有高脂血症患者。此外,尚能降低血浆纤维蛋白和全血黏滞度,联合发挥抗 AS 效应。主要作为他汀类或贝特类药物和饮食疗法的辅助用药。

4. 不良反应及注意事项 多数患者服用烟酸可发生血管扩张,导致皮肤潮红和瘙痒,该作用是由前列腺素引起,配伍用阿司匹林不仅能缓解烟酸所致的皮肤血管扩张,还能延长其半衰期,防止烟酸所致的尿酸浓度升高。此外,烟酸能刺激胃黏膜,加重或引起消化道溃疡,餐时或餐后服用可减轻。长期应用烟酸可致皮肤干燥、色素沉着。偶有肝功能异常、糖耐量降低等,停药后可恢复。普通型制剂酰基化代谢途径可迅速饱和,导致大多数药物经共轭途径代谢,以致潮红发生率较高。烟酸的缓释制剂由于其独特的释放方式,主要经酰胺化途径代谢,潮红发生率较低,大大提高了药物的安全性和耐受性。阿昔莫司的不良反应与烟酸相似,但较少较轻。禁用于消化性溃疡患者,也禁用于孕妇、哺乳期妇女及儿童。

此外,还应注意:①烟酸应在低脂餐后、睡前服用;②烟酸与胆汁酸螯合剂或贝特类药物合用时应隔开 4~6 小时;③烟酸可能会增强神经阻滞剂物和血管活性药物的作用,并引起体位性低血压;④烟酸与吉非贝齐合用可使疾病发生率增加约 5 倍,与他汀类药物联用也有增加肌病的风险;⑤肾功能不全者应用阿昔莫司时应根据肌酐清除率调整剂量。

5. 烟酸类药物的临床选择 如表 27-10 所示。

表 27-10 烟酸类药物的制剂特点、临床选择特点

药物名称	制剂特点	临床选择特点
烟酸缓释制剂	370~500mg/d,低脂饮食后睡前服药,2~4 周加量,最大剂量 2 000mg	1. 缓释型烟酸片不良反应明显低于速释制剂。 2. 对于糖尿病患者来说,烟酸缓释剂可全面校正糖尿病患者的血脂异常,在糖尿病患者使用他汀类药物和贝特类药物无法充分达到降脂目标时可选用
阿昔莫司	烟酸衍生物,口服吸收迅速,进餐时或餐后服用,每日最大剂量不超过 1 200mg	1. 降脂作用较烟酸强。 2. 能明显改善葡萄糖耐受性,能降低空腹血糖 15% 左右,不与口服降糖药发生交互作用,故能用于糖尿病患者。 3. 不引起尿酸代谢变化,可用于高尿酸血症患者

烟酸的临床应用广泛,可单药或与其他调血脂药联合使用,在现有的调血脂药中,烟酸升高 HDL-C 的作用最强。研究表明,烟酸可安全地与他汀类药物、贝特类药物、胆汁酸螯合剂、依折麦布等药联合使用,国外已有他汀/烟酸和烟酸/氯贝丁酯复合制剂,复方制剂对总血脂的改善明显优于单一药物,但应密切注意合用过程中肌病的发生。此外,研究发现烟酸无论是单用还是与其他调血脂药合用均可改善心血管预后,使心血管事件减少 34%,冠状动脉事件减少 25%。普通烟酸可能升高血糖,缓释型烟酸在糖尿病患者和糖耐量减低者中并不使血糖难以控制。而烟酸衍生物阿昔莫司降脂疗效确切,可改善 2 型糖尿病患者血脂紊乱,对胰岛素抵抗和糖耐量的影响较小。因此,缓释型烟酸及阿昔莫司均可作为糖尿病患者不能耐受他汀类或贝特类药物及使用他汀或贝特等无法充分降脂达标时的一个新选择。

（四）胆汁酸螯合剂、胆固醇吸收抑制剂、抗氧化剂、多烯脂肪酸类

除了他汀类、贝特类及烟酸类外,临床应用的调血脂药还包括胆汁酸螯合剂、胆固醇吸收抑制剂、抗氧化剂、多烯脂肪酸类等。表 27-11、表 27-12 对这些药物的药理学特性以进行了比较。

表 27-11　胆汁酸螯合剂、胆固醇吸收抑制剂、抗氧化剂、多烯脂肪酸类的适应证和药动学特点

分类	调血脂作用	适应证	代表药物	每日常用剂量/（g/ 次数）	药动学参数 [a]		
					T_{max}/h	$t_{1/2}$/h	清除部位
胆汁酸螯合剂	主要降低 TC 和 LDL-C,也相应降低 Apo B；对 TG 和 VLDL-C 影响较小,不影响 HDL-C	1. 高胆固醇血症。 2. 与其他调血脂药联合用于混合型高脂血症	考来烯胺	4~16/3	—	—	粪便
			考来替泊	5~20/3			
			地维烯胺	6~12/1~2			
胆固醇吸收抑制剂	主要降低 TC 和 LDL-C,也可降低 ApoB	1. 原发性高胆固醇血症。 2. 纯合子家族性高胆固醇血症。 3. 纯合子谷甾醇血症	依折麦布	0.01/1	4~12 [b]	22	78% 粪便,11% 肾
抗氧化剂	主要降低 TC 和 LDL-C；同时使 HDL-C 及 ApoA-I 降低；对 TG 及 VLDL-C 无影响	1. 高胆固醇血症。 2. 继发于肾病综合征或糖尿病的 II 型高脂蛋白血症	普罗布考	1/2	18	52~60 [c]	84% 粪便,1%~2% 肾
多烯脂肪酸类	显著降低 TG,轻度升高 HDL-C, 对 TC 和 LDL-C 无影响	1. 原发性高甘油三酯血症。 2. 继发性高甘油三酯血症。 3. 混合型高脂血症	鱼油烯康	1/3~1/2	—	—	粪便

注：[a] 胆汁酸螯合剂为碱性阴离子交换树脂,口服后不被吸收,仅与肠道局部发挥作用。因此不存在药动学参数；ω-3 脂肪酸（Omega-3 fatty acid）为鱼油制剂,药动学尚不明确。[b] 依折麦布 - 葡萄糖苷酸结合物在服药后 1~2 小时达到平均血浆峰浓度。而依折麦布则在 4~12 小时出现平均血浆峰浓度。[c] 普罗布考有高度脂溶性,能在脂肪中蓄积,消除半衰期较长。停药后能在脂肪组织中释出,作用可维持数周。

（五）新型调血脂药的研究进展

1. PCSK9 抑制剂　目前临床降低 LDL-C 水平的首选药物是他汀类调血脂药,但是部分患者无法耐受该类药物,部分患者在接受最大可耐受剂量他汀类药物后仍有较高的心血管事件发生率。因此,临床上迫切需要新型降脂药物调节患者体内脂质代谢水平。PCSK9 的发现为这些患者提供了一种新的选择。有研究指出,他汀类和贝特类药物能够升高 PCSK9 水平,这可能解释了这些药物在降低 LDL-C 效果上的不尽人意。另有研究指出,血浆 PCSK9 水平与冠心病患者冠状动脉粥样狭窄程度相关,PCSK9 可能成为冠状动脉粥样硬化的独立危险因素。因此,针对 PCSK9 靶点的新型降脂药物的研制具有很大临床意义。

目前多种 PCSK9 抑制剂正在研制中。第一种为单克隆抗体,主要包括已被美国 FDA 批准上市的阿利西尤单抗（alirocumab）和依洛尤单抗（evolocumab）,以及因诱导机体产生抗体而终止开发的 bococizumab。这些抑制剂可结合 PCSK9 的催化结构域和前结构域,阻断其与 LDL 受体的相互作用,并中和 PCSK9 活性。此外,还有多种其他正在研发的 PCSK9 抑制剂,包括干扰小 RNA、疫苗、反义寡核苷酸及小分子抑制剂等。表 27-12、表 27-13 列出了 PCSK9 抑制剂的研究进展。

表 27-12　已上市或正在研发的用于降低 LDL-C 的 PCSK9 抑制剂

研发公司	通用名	其他名称	化学特性	给药方式	说明
赛诺菲安万特	阿利西尤单抗	SAR236553；REGN727	人 PCSK9 单克隆抗体	皮下注射	应用 80 周可降低 48% 的心血管死亡率
安进（美国）	依洛尤单抗[*]	AMG145	人 PCSK9 单克隆抗体	皮下注射	应用 26 个月可降低 21%~27% 的心血管死亡率
辉瑞	Bococizumab	PF-04950615	部分小鼠 PCSK9 单克隆抗体	皮下注射	由于免疫原性、低效性及注射部位反应,终止于Ⅲ期临床试验
麦迪逊医药	Inclisiran	ALN-PCSSC	干细胞特异性 PCSK9 siRNA	皮下注射	目前处于Ⅱ期及Ⅲ期临床试验
Santaris Pharma A/S	—	SPC5001	PCSK9 mRNA 反义寡核苷酸	皮下注射	在非人灵长类动物研究中获得成功;由于肾小管毒性,终止临床试验
AFFiRiS AG	—	AT04A	PCSK9 的病毒疫苗	皮下注射	在动物研究中取得成功,目前处于Ⅰ期临床试验
Shifa Biomedical Corporation	—	—	小分子抑制剂	口服	目前正处于探索阶段

注:[*]2018 年 7 月 31 日,依洛尤单抗获得国家药监局批准,成为首个在中国上市的 PCSK9 抑制剂,批准用于治疗成人或 12 岁以上青少年纯合子家族性高胆固醇血症。

表 27-13　PCSK9 抑制剂现有的及潜在的临床适应证[*]

通用名	现有适应证	潜在临床适应证
阿利西尤单抗	1. 成人家族性高胆固醇血症。 2. 动脉粥样硬化性心血管疾病,需要额外降低 LDL-C 的成人	1. 动脉粥样硬化。 2. 高脂血症。 3. 外周动脉疾病。 4. 冠心病。 5. 心肌梗死。 6. 2 型糖尿病。 7. 肾病综合征继发性血脂异常
依洛尤单抗	1. 成人家族性高胆固醇血症。 2. 动脉粥样硬化性心血管疾病,需要额外降低 LDL-C 的成人	1. 动脉粥样硬化性心血管疾病。 2. 高脂血症。 3. 混合血脂异常。 4. 外周动脉疾病。 5. 2 型糖尿病。 6. 与 2 型糖尿病相关的血脂异常
Inclisiran	无	1. 动脉粥样硬化性心血管疾病。 2. 症状性动脉粥样硬化。 3. 高脂血症。 4. 2 型糖尿病。 5. 家族性高胆固醇血症。 6. 肾功能损害
AT04A	无	高胆固醇血症

以阿利西尤单抗和依洛尤单抗为代表的 PCSK9 抑制剂为不能耐受他汀类药物的患者及难治性高胆固醇血症患者带来了福音。PCSK9 抑制剂可有效降低患者 LDL-C 水平,且能减少心血管事件的发生风险。此外,研究发现,PCSK9 是除烟酸类调血脂药外的少有的可以降低脂蛋白 a 的药物。目前已发表的临床试验中尚未见与 PCSK9 抑制剂相关的严重不良反应报道。PCSK9 抑制剂作为一种有效性和安全性兼备的新药,有望在将来的调血脂领域发挥重要作用。但是 PCSK9 抑制剂的疗效及长期应用的安全性仍需要长时间的临床观察。相信随着研究的进一步完善,PCSK9 抑制剂将会被广泛应用于临床,使更多患者受益。

2. **其他新型调血脂药** 除 PCSK9 抑制剂外,目前还有多种新型的调血脂药正在研发中,包括胆固醇酯转运蛋白(CETP)抑制剂、微粒体甘油三酯转移蛋白(microsomal triglyceride transfer protein inhibitor, MTP)抑制剂、ATP 柠檬酸裂合酶(ACL)抑制剂、新型的 PPARα 激动剂等。这些新型药物的调血脂特点以及临床试验阶段等见表 27-14。

表 27-14 新型调血脂药的调血脂特点及临床试验阶段

分类	药物	临床试验阶段	作用机制	目标脂质因子	FDA 批准情况
人单克隆抗体	Evinacumab	Ⅲ(完成)	抑制 ANGPTL3,有利于表达脂蛋白脂肪酶	TG、LDL-C、HDL-C	批准
MTP 抑制剂	Lomitapide(洛美他派)	Ⅳ	抑制 MTP,降低 LDL-C 合成的代谢产物	LDL-C、VLDL-C	批准[*]
CETP 抑制剂	Anacetrapib	Ⅲ(完成)	抑制 CETP,阻断 HDL-C 及 ApoB 脂蛋白之间胆固醇酯的交换	HDL-C、LDL-C、VLDL-C	未批准(终止研发)
ACL 抑制剂	Bempedoic Acid	Ⅲ(完成)	抑制 ACL,降低胆固醇及脂肪酸在肝脏中的合成	LDL-C	批准
反义寡核苷酸	Volanesorsen	Ⅲ(完成)	抑制肝脏合成 Apo C-Ⅲ,促进 mRNA 降解	Apo C-Ⅲ、乳糜微粒、VLDL-C、TG	未批准
	Mipomersen(米泊美生)	Ⅳ	抑制肝脏合成 Apo B100,促进 mRNA 降解	Apo B、LDL-C、VLDL-C	批准[*]
PPARα 激动剂	Pemafibrate(K-877)	Ⅲ(进行中)	选择性激活 PPARα	LDL-C、HDL-C、VLDL-C、Apo B48、Apo C-Ⅲ	未批准

注:ANGPTL3, angiopoietin-like 3,血管生成素样 -3;MTP, microsomal triglyceride transfer protein,微粒体甘油三酯转移蛋白;CETP, cholesteryl-ester-transfer protein,胆固醇酯转运蛋白;ACL, ATP-citrate lyase, ATP 柠檬酸裂合酶;PPARα, peroxisome proliferator-activated receptors type α,过氧化物酶体增殖物激活受体 α。[*] 洛美他派是 2012 年 12 月 21 日获批的 MTP 抑制剂,用于治疗纯合子家族性高胆固醇血症。米泊美生是 2013 年 1 月 29 日美国 FDA 批准上市的调血脂新药。

(六)调血脂药的联合应用

为了提高血脂达标率,同时降低不良反应的发生率,不同类别调血脂药的联合应用是一条合理的途径。调血脂药联合应用获益如下:①相当一部分患者使用单一降脂药物不能达标时,联合用药可提高血脂水平的达标率；②联合用药充分发挥药物互补协同作用,有利于全面调整血脂异常；③避免增加一种药物剂量而产生不良反应。他汀类药物具有作用肯定、不良反应相对较少、可降低总死亡率以及有降脂作用外的多效性作用的优势,联合降脂方案多由他汀类药物与另一种降脂药组成。对于大剂量单一药物仍不能达标或无法耐受大剂量的患者,应尽早联合用药。此外,其他调血脂药之间也可联合使用以增强疗效,如吉非贝齐合并胆汁酸螯合剂、烟酸合并胆汁酸螯合剂等。药物联合应用发挥最大疗效的同时,也应密切关注不良反应的发生,特别是肌病、胆石症等增加的风险。

二、保护动脉内皮药

在 AS 的发病过程中,血管内皮损伤有重要意义。受损血管内皮的通透性改变,引起白细胞和血小板黏附,并释放各种活性因子加剧内皮损伤,最终促使动脉粥样硬化斑块形成。所以保护血管内皮免受各种因子损伤是抗 AS 的重要措施之一。目前应用的保护内皮药主要为黏多糖,典型代表为肝素。肝素能降低 TC、LDL-C、TG、VLDL-C,升高 HDL-C 的作用,具有中和多种血管活性物质,保护动脉内皮的功能,并可以阻滞平滑肌细胞的增殖迁移,抗血栓形成,从多方面发挥抗 AS 效应。但因肝素抗凝血作用强、口服无效等特点,无法广泛应用。为此,人们研究出低分子量肝素和类肝素,使其具有类似肝素的抗 AS 作用,又没有不利于 AS 的副作用。

三、扩血管药物

包括硝酸酯类(硝酸甘油、硝酸异山梨酯、单硝酸异山梨酯)、β受体拮抗剂(普萘洛尔、美托洛尔、比索洛尔)、钙通道阻滞剂(硝苯地平、地尔硫䓬、维拉帕米)等。

四、抗血小板药物

抗血小板黏附和聚集的药物,可防止血栓形成,有助于防止血管阻塞性病变的发展,用于预防动脉血栓形成和栓塞。主要包括三大类：①影响血小板代谢酶的药物,包括环氧合酶抑制剂阿司匹林,TXA_2 抑制剂奥扎格雷,PDE 抑制剂双嘧达莫、西洛他唑,前列腺素类贝前列素、依前列醇；②ADP 抑制剂,包括噻氯匹定、氯吡格雷、普拉格雷和替格瑞洛；③血小板 GPⅡb/Ⅲa 受体拮抗剂,包括阿昔单抗、依替巴肽和替罗非班。

五、溶栓药物和抗凝药物

对动脉内形成血栓导致管腔狭窄或阻塞者,可用溶栓药物辅助治疗,包括链激酶、阿替普酶等。抗凝药物包括普通肝素、低分子量肝素、华法林以及新型口服抗凝药。

思考题　　1. 动脉粥样硬化的发病机制有哪些?

2. 简述调血脂药的分类及作用机制。

3. 简述 HMG-CoA 还原酶抑制剂的药理作用及临床应用。

参考文献

［1］李俊. 临床药理学. 6 版. 北京：人民卫生出版社，2018.

［2］朱依淳，殷明. 药理学. 8 版. 北京：人民卫生出版社，2016.

［3］钱吉利，高倩萍. 动脉粥样硬化治疗的研究进展. 医学综述，2017，23（15）：2993-2997.

［4］中国成人血脂异常防治指南修订联合委员会. 中国成人血脂异常防治指南（2016 年修订版）. 中国循环杂志，2016，31（10）：937-950.

［5］童荣生，李刚. 药物比较与临床合理选择（心血管疾病分册）. 北京：人民卫生出版社，2013.

［6］SHANG B O. Research progress of application of novel lipid-regulating drugs. Pharmacy Information，2018，7（4）：74-78.

［7］PARHOFER，K G. New approaches to address dyslipidemia. Curr Opin Lipidol，2017，28（6）：452-457.

［8］SIMONS L A. An updated review of lipid-modifying therapy. Med J Aust，2019，211（2）：87-92.

［9］REISS A B，SHAH N，MUHIEDDINE D，et al. PCSK9 in cholesterol metabolism：from bench to bedside. Clin Sci（Lond），2018，132（11）：1135-1153.

［10］BOVE M，CICERO A F G，BORGHI C. Emerging drugs for the treatment of hypercholesterolemia. Expert Opin Emerg Drugs，2019，24（1）：63-69.

（何金汗）

第二十八章　抗心肌缺血药

第一节　概　述

正常情况下,心脏的冠状动脉血流量与心肌的氧消耗量处于相对平衡、完全相互适应的状态,在这种平衡的状态之下,才能保证心脏的正常功能。一旦这种正常的平衡被打破,即冠状动脉的供血量和供氧量不能满足心肌工作所需耗氧量时,心脏的供氧和需氧就会失去平衡,导致一系列病理生理改变和临床症状。心肌缺血指的是心脏的血液灌注降低,造成心脏的供氧量骤减,心肌能量代谢无法正常运行,无法供给心脏正常运作的一种病理状态。心肌缺血严重危害中老年人的健康,近年来随着生活水平的提高,冠状动脉粥样硬化呈现年轻化的趋势,部分20~30岁的年轻人也可出现心肌缺血的表现。心肌缺血常见的原因是冠状动脉粥样硬化,其次还有炎症(风湿性炎症、梅毒性炎症、川崎病和血管闭塞性脉管炎等)、痉挛、栓塞、结缔组织疾病、创伤和先天性畸形等。流行病学研究发现,与动脉粥样硬化相关的重要危险因子为高脂血症、高血压病、糖尿病、吸烟、肥胖、同型半胱氨酸升高、体力活动少、高龄和男性等。最易导致心肌缺血的病理生理因素主要有以下几点:

1. **冠状动脉供血、供氧障碍**　冠状动脉的血流量多少主要取决于冠状动脉的灌注压以及冠脉血管的阻力。冠状动脉血流量的多少和灌注压的大小成正比,而与冠脉血管的阻力成反比。心肌收缩力、心室腔压力以及主动脉压等都可以影响冠状动脉的灌注压和血流量。心脏的血液灌注主要发生在心脏的舒张期,尤其是心内膜下层心肌的供血量和心室腔内的压力存在很大的关系。冠状动脉狭窄时,狭窄处远端部位的舒张压降低,左心室舒张末期压力升高,使有效灌注压明显下降,心肌供血量明显降低,尤其是左心室心内膜下心肌缺血往往表现得更加明显。与此同时,血液的黏滞度、血小板聚集性、动脉硬化病以及神经体液因素(交感神经活性、儿茶酚胺、血管紧张素、α和β受体活性等)均可以影响冠状动脉阻力从而使冠状动脉血流量、供氧和供血发生改变。

2. **心肌耗氧量增加**　心肌耗氧量增加可表现为心肌相对耗氧量增加和绝对耗氧量增加两种形式。但是,无论是哪种形式,其结果均是造成需氧和供氧失衡。例如,交感神经系统活性增强或者剧烈运动以后,可能导致冠状动脉粥样硬化性心脏病患者的心绞痛发作。决定心肌耗氧量的因素有多个方面,主要因素为:

(1)心率:心率增加可以使心肌耗氧量明显增加,反之,凡是能够降低心率的药物和因素都可以减少心肌的耗氧量。

（2）心室壁张力：指等容收缩期时心室壁的张力。它取决于心室腔内的压力、心室容积、心室壁的厚度以及动脉压力。当心室壁张力增加时心肌耗氧量增加，反之，心肌耗氧量也会降低。

（3）心肌收缩力：心肌收缩力增强可以导致心肌的耗氧量增加，反之，心肌耗氧量减少。其次，基础能量代谢的高低变化也可以对心肌耗氧量的高低产生明显的影响。

3. **血管张力改变** 动脉和静脉张力在决定心室壁张力大小中有着非常重要的作用。动脉张力可以直接影响外周血管阻力的大小，在心脏收缩过程中，心室内的压力一定要超过主动脉压才能进行射血。所以，动脉血压是决定心脏收缩时心室壁张力的决定性因素。静脉张力是控制血液从静脉系统回流至心房的决定性因素。因此，静脉张力是心脏舒张时心室壁张力大小的关键因素。对血管张力、血管平滑肌收缩和舒张作用进行调节的分子机制，主要包括以下几种：

（1）环磷酸鸟苷（cGMP）增加：cGMP 可以使肌球蛋白轻链去磷酸化易化，进而预防肌球蛋白与肌动蛋白互相作用，使血管扩张。硝酸酯类药物在血管内皮细胞中产生一氧化氮，一氧化氮作为一种可溶性极好的鸟苷酸环化酶激活物，可将血管内皮细胞中的 GTP 转化成 cGTP，从而产生扩张血管的作用。

（2）血管内皮细胞中 cAMP 含量降低：cAMP 在血管内皮细胞中具有非常复杂的双相作用，既能够使血管发生扩张样改变，又可以促进血管产生收缩样变化。β 受体拮抗药主要通过降低心肌细胞内的 cAMP 的作用，抑制心肌收缩力、降低心率达到抗心绞痛的效果。

（3）细胞内 Ca^{2+} 水平下降：Ca^{2+} 是激活肌球蛋白轻链的主要调节物，是血管平滑肌收缩的重要调控因子。钙通道阻滞药和 β 受体拮抗药可以减少 Ca^{2+} 内流量，降低心肌细胞和血管平滑肌细胞内 Ca^{2+} 的浓度，进而使心脏收缩力减弱，心率变慢，血管扩张和血压下降，最终使心肌耗氧量降低。

（4）稳定或者防止血管平滑肌细胞去极化，增加心肌细胞膜上钾通道对 K^+ 的通透性，使可兴奋细胞膜的膜电位趋于稳定，接近静息电位，使血管发生扩张。如钾通道激动剂尼可地尔。

4. **心肌能量代谢改变** 正常情况下，心肌活动的能量来源为游离脂肪酸和葡萄糖等。但是，在心肌缺血缺氧的异常情况下，心肌细胞的有氧代谢迅速发生障碍，使正常情况下的有氧代谢转变成为异常情况下的无氧糖酵解，无氧糖酵解过程中产生的乳酸以及丙酮酸因不能参与氧化而不断蓄积。与此同时，血液中的游离脂肪酸水平明显增加，进一步增加了心肌细胞的耗氧量需求。心肌细胞缺氧导致多种酶和辅酶活性发生改变，例如肌酸激酶（CK）、谷草转氨酶（GOT）、谷丙转氨酶（GPT）以及乳酸脱氢酶（LDH）等水平上升，由于它们对于心肌细胞的特异性，可以作为急性心肌梗死的诊断指标。长时间的心肌缺血，可以导致高能磷酸键的贮备不断地消失，ATP 消耗殆尽，线粒体肿胀，肌质网损伤，最终使心肌细胞发生不可逆的损伤性改变。特别在心肌缺血后再灌注时，会产生大量超氧阴离子自由基，引起脂质过氧化作用，使心肌细胞膜、内质网膜等膜结构发生严重的损伤。

5. 心肌缺血，心肌细胞氧供不足，导致心肌细胞内游离 Ca^{2+} 浓度上升，引起细胞内 Ca^{2+} 负荷过度。

其机制是细胞缺血、缺氧导致 Na^+-K^+-ATP 酶、Ca^{2+}-ATP 酶活性下降和肌质网对 Ca^{2+} 的摄取功能降低。心肌细胞内 Ca^{2+} 浓度超负荷，使线粒体氧化磷酸化功能遭到破坏，ATP 进一步被消耗，形成相互促进的恶性循环，使心肌细胞发生不可逆的损伤性变化。心肌细胞的损伤不仅可以发生在缺血、缺氧时，还可以发生在心肌缺血区再灌注以后，出现"缺血再灌注损伤"。即冠状动脉痉挛或者进行溶栓治疗以后，患者反而可能发生更加严重的心律失常、室颤甚至猝死。目前已知其主要原因为心肌细胞代谢进一步恶化，Ca^{2+} 的浓度进一步超负荷和自由基含量的大量增加，导致心肌细胞膜、线粒体膜以及溶酶体膜等膜结构严重损伤。

依据冠状动脉和心肌病理生理变化的部位、范围、血管阻塞的程度和心肌细胞供血障碍的发展情况，可以将心肌缺血分为五种临床类型：

（1）无症状性心肌缺血：无症状性心肌缺血是指不存在临床症状，但是存在心肌缺血的客观证据（心电图典型缺血性 ST 段改变、心肌血流灌注减少等）的冠心病。近年来，大量研究表明，急性猝死患者当中，大约有 25%~50% 的患者生前无心绞痛发作病史，但是在将近 90% 的尸检中发现，这些人均有严重的冠状动脉粥样硬化病变。即使在已发生急性心肌梗死的患者中，也仍有 30% 的患者没有症状。无症状性心肌缺血可发生在不同类型的心绞痛中。患者经治疗后症状消失，但仍有心肌缺血存在，这是预后不良的重要指标。此类型患者也可能突然转为心肌梗死，亦可能逐渐演变为心肌纤维化而出现心脏增大，发生心力衰竭或心律失常，个别患者亦可能猝死。因此，无症状性心肌缺血应引起人们的足够重视，及时发现，并给予及早的诊断与治疗。

（2）心绞痛型心肌缺血：心绞痛型心肌缺血是急性冠状动脉供血、供氧不足，引起心肌急剧的、一过性的（<15 分钟）缺血与缺氧的一种特殊临床综合征，其特点为阵发性的前胸压榨样疼痛感，可放射到左上肢，常发生于劳力、受寒、情绪激动、饱食等时，持续数分钟，休息或舌下含服硝酸甘油等消失。临床上可分为三种类型：①稳定型心绞痛，指由于劳力引起心肌缺血，导致胸部及附近部位的不适，可伴心功能障碍，但没有心肌坏死。其特点为前胸阵发性的压榨性窒息样感觉，主要位于胸骨后，可放射至心前区和左上肢尺侧面，也可放射至右臂和两臂的外侧面或颈与下颌部，持续数分钟，往往经休息或舌下含服硝酸甘油后迅速消失。心绞痛是由于心肌需氧和供氧之间暂时失去平衡而发生的心肌缺血的临床症状。它的产生是在一定条件下冠状动脉所供应的血液和氧不能满足心肌需要的结果。本病多见于男性，多数患者在 40 岁以上；②变异型心绞痛，此类型心绞痛的发作与活动无关，疼痛发生在安静时，发作时心电图 ST 段抬高，发作过后 ST 段下降，不出现病理性 Q 波。其六个月内发生心肌梗死或死亡者较多。变异型心绞痛可导致急性心肌梗死和严重心律失常，甚至心室颤动及猝死；③不稳定型心绞痛，是介于稳定型心绞痛与急性心肌梗死和猝死之间的临床表现。主要包括初发型心绞痛、恶化劳力性心绞痛、自发性心绞痛伴心电图缺血改变和心肌梗死后早期心绞痛。其特征是心绞痛症状进行性加重，新发作的休息或夜间心绞痛或出现心绞痛持续时间延长。由于其具有独特的病理生理机制及临床预后，如果不能恰当及时地治疗，患者可能发展为急性心肌梗死。不稳定型心绞痛继发于冠脉阻塞急性加重后，后者是由于粥样瘤表面的纤维斑块破裂，导致血小板黏附而引起的。与稳定型心绞痛相比，不稳定型心绞痛的疼痛更强，持续时间更长，较低的活动量就可诱发，休息时也可自发出现（卧位型心绞痛），性质呈进行性（恶化型心绞痛），这些改变可任意组合。大约 30% 的不稳定型心绞痛患者在发作后 3 个月内可能发生心肌梗死。猝死少见，胸痛时心电图的明显变化是发生心肌梗死和猝死的重要标志。

（3）心肌梗死型心肌缺血：心肌梗死型是在冠状动脉病变的基础上，发生冠状动脉血供急剧减少或中断，使相应的心肌严重而持久地急性缺血所致的部分心肌急性坏死。心肌梗死常是在冠状动脉粥样硬化病变的基础上继发血栓形成所致。

（4）缺血性心肌病：缺血性心肌病指由冠状动脉粥样硬化引起长期心肌缺血，导致心肌弥漫性纤维化，产生与原发性扩张型心肌病类似的临床综合征。其特点为心脏变得僵硬，逐渐扩大，容易发生心律失常和心力衰竭。

（5）猝死型心肌缺血：猝死型心肌缺血是自然发生、出乎意料的突然死亡。猝死型心肌缺血好发于冬季，发病年龄通常不大，是因为在动脉粥样硬化的基础上，发生冠状动脉痉挛或者是栓塞，导致心肌急性缺血，造成局部电生理紊乱，引起暂时的严重心律失常（如室颤）等，心搏骤停而猝死。

第二节　抗心肌缺血药的作用机制与进展

根据心肌缺血的病理生理机制，临床上应用于抗心肌缺血的药物包含多种类型的药物，例如，抗心绞痛药、抗动脉粥样硬化药、抗血小板药、抗心律失常药、调血脂药以及自由基清除剂等。目前，临床上最常用的抗心肌缺血药主要有三大类：硝酸酯类药、钙通道阻滞药和 β 受体拮抗药。

一、硝酸酯类药物

硝酸酯类药物是临床上常用的抗心肌缺血药，目前，其代表药物为硝酸甘油、硝酸异山梨酯、单硝酸异山梨酯。本类药物的作用相似，只是药物作用出现的时间快慢、效应强度以及维持时间有所不同。硝酸酯类药物的基本作用是直接松弛平滑肌，尤其是对血管平滑肌（动脉、毛细血管前括约肌、静脉）的作用效果十分的显著。此外，硝酸酯类药物还具有抑制血小板聚集的作用。硝酸酯类药物的抗心肌缺血作用主要表现在以下几方面：

1. 强大的静脉扩张作用。小剂量使用就可以扩张静脉系统，使回心血量减少，降低左心室舒张末期压力，心室容积缩小，降低心室前负荷，心室壁张力降低及射血时间变短，最终使心脏的耗氧量降低，有利于维持心肌细胞的供氧与需氧平衡。

2. 扩张动脉，降低外周血管阻力，降低心室后负荷，左心室压力降低，心室壁张力降低，进而导致心肌耗氧量减少，改善心脏的氧供需关系，缓解心肌缺血程度。但是，大剂量应用硝酸甘油可以由于动脉舒张，使血压显著下降，反射性增快心率，导致心肌收缩力加强，这样不但不能降低心脏耗氧量，反而会加重心肌缺血缺氧的状态。硝酸甘油对冠状动脉具有显著的扩张作用，如输送血管、冠状动脉阻力血管、侧支动脉和小动脉、心外膜动脉，促进心脏血供增加。尤其是当冠状动脉处于痉挛状态时，硝酸甘油能够有效缓解冠状动脉痉挛状态，增加心肌缺血区的血供以及氧供。

3. 促进心脏血流重新分布，缓解和改善缺血区血供。其主要作用原理：首先，因为药物具有扩张全身血管的作用，使左心室舒张末期压力下降，血液能够从心外膜向原本缺血的心内膜分布，进而改善心肌缺血区的血液灌注。其次，由于药物能够扩张冠状动脉以及侧支血管，同时，心肌缺血时交感神经活性增强，往往导致非缺血区的阻力血管阻力高于缺血区，进而使血液易于从非缺血区的输送血管通过侧支血管流向缺血区，血流重新分配以后使缺血区的供血以及供氧得到明显的改善。

硝酸甘油

本药属于有机硝酸酯类抗心绞痛药物，目前公认本药物为一氧化氮供体。当药物进入体内以后，在血管平滑肌细胞内产生一氧化氮，形成亚硝基硫醇，将鸟苷酸环化酶激活，使细胞内环鸟苷酸的生成量增多，然后进一步激活环鸟苷酸依赖性的蛋白激酶，引起一系列的生物学效应：

（1）抑制 Ca^{2+} 内流,减少细胞内 Ca^{2+} 释放以及增加细胞内 Ca^{2+} 的排出,最终使细胞内的 Ca^{2+} 水平降低。

（2）降低细胞内收缩蛋白对 Ca^{2+} 的敏感性。

（3）降低细胞膜上钾通道的活性。

其作用特点如下：

（1）主要扩张周围静脉,使血液贮存在外周血管系统,明显减少回心血量,进而降低了左心室舒张末期压力和舒张期冠状动脉血流阻力。

（2）扩张周围小动脉,使外周阻力和血压下降,减少心肌耗氧量。

（3）扩张某些区域冠状动脉小血管,使心肌缺血区血流重新分布,缓解心脏供血不足。

（4）本药扩张动、静脉血管的作用可以减轻心脏前、后负荷而用于抗心力衰竭。

（5）本药对其他平滑肌也有一定的松弛作用,可用于解除胆绞痛、幽门痉挛、肾绞痛等,但是作用时间短暂,临床意义较小。

现已阐明,该药物在体内释放一氧化氮的化学本质和功能与血管内皮细胞释放的血管内皮舒张因子相同,但是,不需要通过血管内皮细胞就可以产生血管扩张效应。由此可见,硝酸甘油对于病变的血管,例如血管内皮细胞损伤（冠状动脉粥样硬化等）时,仍然可以发挥舒张血管的作用。另外,发生心肌缺血时,内源性血管内皮舒张因子的释放量有很大程度的减少,药物释放的外源性血管内皮舒张因子（即一氧化氮）,可以补充内源性一氧化氮的不足,进而使血管恢复或保持扩张的功能。此外,本药还具有释放 PGI_2 抑制血小板聚集、黏附及抗血栓形成的作用,对于心肌缺血和心绞痛的预防以及治疗都大有益处。本药易自口腔黏膜及胃肠道吸收,也可从皮肤吸收,舌下含服给药吸收迅速而且相对完全。本药主要在肝脏内迅速代谢,血浆中酶也能给予分解,中间产物为二硝酸盐和单硝酸盐,终产物为丙三醇。两种主要活性代谢产物 1, 2- 二硝酸甘油和 1, 3- 二硝酸甘油与母体药物相比,作用较弱,半衰期更长,但仍具有血管扩张作用。

硝酸异山梨酯

本药为速效、长效硝酸酯类抗心绞痛药,在体内代谢生成单硝酸异山梨酯而起作用,基本药理作用是直接松弛平滑肌,尤其是血管平滑肌。本药口服吸收完全,主要在肝脏代谢为有活性的中间产物 2- 单硝基异山梨酯和 5- 单硝基异山梨酯。

单硝酸异山梨酯

单硝酸异山梨酯是硝酸异山梨酯的主要代谢产物,属于新一代长效硝酸酯类抗心绞痛药物,作用机制与硝酸甘油相同,但作用时间较长。通过释放一氧化氮刺激鸟苷酸环化酶,使环鸟苷酸增加、血管扩张。其主要作用特点如下：

（1）主要扩张周围静脉,使血液储集于外周,减少回心血量,降低左心室舒张末期压力和舒张期冠状动脉血流阻力。

（2）扩张周围小动脉,使外周阻力和血压下降,减少心肌耗氧量。

（3）扩张冠状动脉小血管,使心肌缺血区血流重新分布,缓解心肌缺血症状,其扩张动、静脉血管的作用可以减轻心脏前、后负荷而作用于抗心力衰竭。本药口服在胃肠道完全吸收,主要在肝脏内还原水解,脱硝基为无活性的异山梨醇和右旋山梨醇等。

二、钙通道阻滞药

钙通道阻滞药 20 世纪 70 年代以来迅速发展为抗心肌缺血的一类主要药物,目前临床常用的钙通道阻滞药多属于选择性钙通道阻滞药,其化学结构各不相同。分别为:

1. 二氢吡啶类　硝苯地平,尼鲁地平,尼索地平,依拉地平,非洛地平,氨氯地平等。

2. 苯硫䓬类　地尔硫䓬等。

3. 苯烷胺类　维拉帕米等。

4. 其他　苄普地尔。

临床双盲随机对照试验报道,上述药物对缺血性心脏病和各类心绞痛均有不同程度的预防以及治疗作用,同时对心肌细胞具有一定保护作用。

钙通道阻滞药主要通过阻滞心肌和血管平滑肌细胞膜上的钙通道功能,抑制细胞外 Ca^{2+} 内流,使细胞内 Ca^{2+} 水平降低而引起心血管功能的改变。

(1)血管:钙通道阻滞药主要抑制血管平滑肌细胞膜上的电压门控钙通道,使细胞内游离钙水平降低,进而对 Ca^{2+} 和钙调蛋白的结合产生影响,抑制肌球蛋白轻链激酶活性而使血管平滑肌舒张。钙通道阻滞药主要使动脉平滑肌舒张,降低外周血管阻力,从而使血压降低,但是对静脉平滑肌几乎没有作用。不同部位的血管对于不同种类的钙通道阻滞药的敏感性也不尽相同。动脉中以冠状动脉对钙通道阻滞药的敏感性较高,能扩张其输送血管和阻力血管,有效解除冠状动脉痉挛,明显增加冠状动脉血流量以及其侧支血管的血量,最终使缺血区血流再分布,改善心肌缺血以及供氧不足。其中以硝苯地平类药物发挥的血管扩张作用最强。地尔硫䓬和硝苯地平对冠状动脉血管具有选择性扩张的作用,可以显著降低冠状动脉阻力,使冠状动脉血流量明显增加。

(2)心脏:钙通道阻滞药抑制细胞外钙经电压门控钙通道进入细胞,进而导致心肌细胞内游离钙水平降低,通过负性肌力作用使心脏的耗氧量降低。但是,由于药物同时具有明显的血管扩张作用,并且能够降低血压,往往反射性地激活交感神经,抵消了负性肌力作用。尤其是硝苯地平,反而可表现出明显的正性肌力作用。

心脏窦房结细胞和房室结细胞等慢反应细胞的 0 相除极和 4 相缓慢除极都是由于 Ca^{2+} 内流来决定的。钙通道阻滞药可以通过减慢房室结的传导冲动以及延长其有效不应期的同时降低窦房结细胞的自律性,产生减慢心率的效果。但是,在整体条件下,可以被交感神经反射性的增强作用所抵消。维拉帕米和地尔硫䓬的负性频率以及负性传导作用相对较强,而硝苯地平的扩张血管作用相对较强,对于窦房结和房室结作用较弱,可以反射性地引起心率增快。

(3)抑制血小板聚集和降低血液黏稠度:钙通道阻滞药阻滞 Ca^{2+} 内流,使血小板内 Ca^{2+} 浓度降低,从而使血小板聚集功能受到抑制。同时,药物可以降低红细胞 Ca^{2+} 含量,使红细胞的变形能力增强,进而降低血液黏滞度,使血液循环阻力降低,最终使组织的供血状态得到明显改善。

(4)对缺血心肌的保护作用:心肌缺血时,因心肌细胞膜去极化,使心肌细胞内 Ca^{2+} 内流量增加,导致 ATP 酶活性增强,进一步耗竭 ATP 和细胞储存的能量,从而使心肌功能发生明显的减退。又因为钙泵、钠泵被抑制和钙被动转运加强,使心肌细胞内钙离子超负荷,最终导致细胞凋亡或坏死。钙通道阻滞药抑制 Ca^{2+} 内流,使细胞内 Ca^{2+} 浓度降低,进而减轻因为心肌缺血引起的心肌损伤。同时,通过减少 ATP 的损耗,可抑制黄嘌呤氧化酶的激活和继发的氧自由基的产生,对心肌梗死和缺血再灌注后损伤的心肌细胞具有明显的保护作用。

（5）抗动脉粥样硬化作用:钙离子可通过下列作用干扰动脉粥样硬化的病理发展过程。

1）阻滞 Ca^{2+} 内流,减轻 Ca^{2+} 超负荷所引起的动脉壁损害。

2）抑制平滑肌细胞增殖和动脉基质蛋白合成,增加血管壁顺应性。

3）通过抑制脂质过氧化,进而达到保护血管内皮细胞的作用。

4）抑制 HMG-CoA 还原酶基因表达,还可以通过增加细胞因子 IL-6 分泌,使胆固醇水平下降。

钙通道阻滞药通常是指选择性作用于电压门控钙通道的药物。目前已知,根据其电导值和动力学特性不同,可将细胞膜上电压门控通道分为几种类型,在心血管系统方面主要为两种,即 L 型和 T 型钙通道。临床上常用的钙通道阻滞药主要作用在 L 型钙通道。细胞兴奋时 Ca^{2+} 内流的主要途径为 L 型钙通道,是心脏兴奋、冲动传导、兴奋收缩耦联及血管舒缩的关键环节。L 型钙通道复合物是一个异质五聚体,包含 α_1、α_2、β、γ、δ 五个亚单位,α_1 亚单位为功能亚单位,其他亚单位起协调作用,当上述钙通道阻滞药与钙通道结合后可阻滞 Ca^{2+} 内流。

硝苯地平

本药为钙通道阻滞药,可阻滞钙离子经过心肌细胞和血管平滑肌细胞膜上的钙通道进入细胞,而血管平滑肌和心肌的收缩过程,依赖上述细胞外 Ca^{2+} 经特异性钙通道进入细胞内产生的运动,故本药通过干扰 Ca^{2+} 内流,降低细胞内 Ca^{2+} 水平,从而改变心肌收缩性和血管张力,由此引起全身血管张力降低,血管扩张,从而降低血压。此外,本药扩张正常供血区和缺血区冠状动脉,可缓解心绞痛。

本药扩张周围动脉,降低心室后负荷,有利于减少心肌耗氧量,同时通过减少钙内流,减弱心肌收缩力,减慢心率,减少心脏做功,也有利于减少心肌耗氧量。本药对冠状动脉的作用较强,能扩张阻力血管,增加冠脉血流,并能抑制冠状动脉痉挛,降低心室前后负荷和心室壁张力,从而使心室舒张期充盈时间延长,有利于心内膜下冠状动脉的灌注,在心肌缺血或再灌注时,还可降低心肌细胞内钙超载所致的心肌损害,有利于心功能的恢复。

维拉帕米

本药为钙通道阻滞药,能抑制组织中钙离子的跨膜转运,属于Ⅳ类抗心律失常药,同时又有抗心绞痛作用。钙离子内流受抑制,还使心肌细胞在兴奋收缩耦联中对钙离子的利用率降低,影响收缩蛋白的活动,使心肌收缩力减弱,心脏做功减少,心肌氧耗减少,通过降低心肌耗氧量,缓解心肌缺血症状。钙离子内流受抑制,使平滑肌细胞内钙离子的利用率降低,收缩蛋白活动受影响,从而使平滑肌松弛,血管张力降低,可使动脉压下降,心室后负荷降低;冠状动脉血管张力降低,可缓解冠状动脉痉挛,增加心肌灌注,从而有效治疗心绞痛。

地尔硫䓬

本药为钙通道阻滞药,能抑制心肌细胞或血管平滑肌细胞除极时钙离子内流。在冠状动脉痉挛引起心绞痛时,本药可使心包脏层、心内膜的冠状动脉扩张,缓解心绞痛。同时,本药还能扩张周围血管,降低血压,减轻心脏工作负荷,降低需氧量,改善收缩压和心率,增加运动耐量并缓解劳力性心绞痛。本药能使血管平滑肌松弛,周围血管阻力降低,血压下降,且在血压下降时不伴有反射性心动过速。

三、β受体拮抗药

本类药物虽然不是血管扩张药物,但是,在临床上被广泛应用于抗心肌缺血的治疗,并且可以获得良好的疗效。根据药物对β₁和β₂受体的选择性,可以把β受体拮抗药分成两类:

1. **非选择性β受体拮抗药**　普萘洛尔、索他洛尔、氧烯洛尔、卡替洛尔、阿普洛尔、纳多洛尔等。

2. **选择性β受体拮抗药**　美托洛尔、醋丁洛尔、比索洛尔、阿替洛尔、贝凡洛尔、塞利洛尔等。

实验和临床研究表明,儿茶酚胺类递质或β受体激动药与细胞表面的受体进行结合,β受体构象发生相应的改变,与兴奋性鸟苷酸结合蛋白结合并使其活化,使细胞质中的三磷酸腺苷取代兴奋性鸟苷酸结合蛋白中的鸟苷二磷酸,兴奋性鸟苷酸结合蛋白构象发生改变,使腺苷酸环化酶激活,催化 ATP 形成 cAMP,然后激活 cAMP 依赖性蛋白激酶 A。β受体拮抗药通过竞争性结合的方式,抑制β受体激动药或神经递质与细胞膜上的β受体进行结合,进而降低或阻滞β受体发生的活性作用,产生各种β受体拮抗的相应效应。一些β受体拮抗药还拥有内在的拟交感活性,对心脏的β₁受体有较好的选择性、膜稳定作用和血管扩张作用。

本类药物种类繁多,根据不同药物的相应药理作用特点,目前临床上,最常用的抗心肌缺血的β受体拮抗药为普萘洛尔、美托洛尔和阿替洛尔。它们可以降低心绞痛的发作频率,改善缺血性心电图,使患者的运动耐量得以增加,降低心肌耗氧量,减少心肌梗死范围和改善缺血区代谢。同时,还具有不同程度的抗心律失常和降血压等作用,均有利于伴有心律失常或高血压的冠心病患者的治疗。

β受体拮抗药的作用机制如下:

(1)拮抗心脏的β₁受体,使心脏的耗氧量得以下降:心脏发生心肌缺血时,心肌局部和血液中的儿茶酚胺含量明显升高,使心脏和血管上的β受体和α受体过度激活,进而使心率加快、心肌收缩力增强,最终的结果为心肌耗氧量明显增加。与此同时,因为心率相对增加,心脏舒张期时间相对变短,使冠状动脉血流量相对减少,降低了心肌的供血和供氧量。另外,由于儿茶酚胺具有明显收缩血管作用,使心脏前、后负荷明显增加,这样也可以使心脏的耗氧不同程度的增加。综上所述,致使缺血的心脏供氧和需氧平衡进一步失调。美托洛尔等β受体拮抗药通过拮抗心脏上过度兴奋的β₁受体,产生拮抗交感神经兴奋和抑制儿茶酚胺的作用,减慢过快的心率,降低过度增强的心肌收缩力,延长心脏舒张期的时间以及降低相应的高血压,最终目的为明显减少心肌耗氧量和相对增加心脏的供血和供氧,改善缺血心肌的氧供需关系,使其重新恢复平衡,特别是当患者在运动量增加或者劳累情况下,可以控制心绞痛发作。

(2)改善心脏缺血区的供血和供氧,增大心内膜下与心外膜下血流的比例:首先,通过减慢过快的心率,延长了心脏的舒张期时间,从而增加心肌冠状动脉血流灌注的时间;同时,药物使心内膜的压力得到相应的降低,有利于血流从心外膜的血管向容易发生缺血性改变的心内膜区重新分布。另外,由于非缺血区的血管阻力增高,迫使血液通过侧支循环血管流向处于代偿性血管扩张的缺血区,产生心脏血液的重新分配效应,增加了缺血区的血液灌注量,改善其供氧和供血。

(3)调节心肌代谢:心脏发生心肌缺血时,儿茶酚胺等异常增加的物质可使心肌代谢发生相应的改变,血液中乳酸和游离脂肪酸的含量升高,心肌耗氧量增加,进一步加重心肌缺氧和由此引发的其他病理生理变化。β受体拮抗药通过抑制脂肪水解酶上的β受体,使游离脂肪酸的生成减少;抑制β受体过度兴奋时引起的脂肪过多分解;改善心肌缺血区对葡萄糖的摄取能力,维持线粒体的结构和功能;

使心肌的能量供应得到有效的保证,提高组织中氧和血红蛋白的分离能力,使组织供氧明显增加,提高组织氧利用的能力。通过以上方面的改变,使心肌代谢可以得到明显的改善。

(4)抗血小板聚集作用:β受体拮抗药中,普萘洛尔具有明显的抗血小板聚集的作用,目前认为普萘洛尔和美托洛尔的抗血小板聚集作用主要和药物的膜稳定作用以及抑制血小板膜上 Ca^{2+} 转运有关。

普萘洛尔

本药为非选择性β受体拮抗药,有膜稳定作用,而无内在拟交感活性,通过拮抗β受体,使心肌收缩力下降,收缩速度减慢,并通过减慢传导速度,使心脏对运动或应激的反应减弱,从而降低心肌耗氧,增加患者运动耐受量,可有效抗心肌缺血。

美托洛尔

本药为选择性 $β_1$ 受体拮抗药,可通过拮抗β受体,使心肌收缩力下降、收缩速度以及传导速度减慢,从而降低心肌耗氧耗、增加患者的运动耐量,有效对抗心肌缺血。但是,较大剂量时,心脏选择性逐渐消失,对血管及支气管平滑肌的 $β_2$ 受体也有作用。

阿替洛尔

本药为长效的心脏选择性 $β_1$ 受体剂,无膜稳定作用和内在拟交感活性。其 $β_1$ 受体拮抗作用强度与普萘洛尔相似,但对 $β_2$ 受体的拮抗作用甚微。大剂量时心脏选择性逐渐消失,对血管及支气管平滑肌的 $β_2$ 受体也有作用。通过拮抗β受体,使心肌收缩力下降、收缩速度减慢,并通过减慢传导速度,使心脏对运动和应激的反应减弱,从而降低心肌氧耗,增加患者运动耐量,有效治疗心绞痛。

通过分析心肌缺血机制以及相关经典药物的作用机制,可以从改善心肌细胞能量代谢、清除氧自由基、调控炎症反应、减慢心肌细胞凋亡速率等方面进行抗心肌缺血治疗。

(1)改善心肌细胞能量代谢:具有改善心肌能量代谢作用的药物有维生素 C,维生素 B_{12}、辅酶 A、肌苷、细胞色素 C、三磷酸腺苷(ATP)、三磷酸胞苷(CTP)、辅酶 Q_{10}、1,6- 二磷酸果糖(FDP)等。此外,能量极化液的成分包括三磷酸腺苷、辅酶 A、氯化钾、胰岛素及葡萄糖,可为心肌提供能量,并促进心肌代谢,从而加速修复过程,辅酶 Q_{10}、肌苷等药物的作用为改善心肌代谢,对心肌的修复十分有利,维生素 B、维生素 E 可降低心肌内自由基,促进心肌恢复。

(2)清除自由基和抗氧化:中药在预防以及治疗心肌缺氧方面拥有不可替代的成效;另外,中药资源丰富,如人参、丹参、川芎、三七、当归、藏红花以及红景天等都具有良好的抗氧化活性。

(3)调控炎症反应:有研究表明,TLR4 及其相关的下游基因在梗死心肌和未受累的心肌中均上调,因此,通过抑制 TLR4 信号通路可减轻炎症反应以及其额外的损害。此外,TLR4 抑制剂二甲双胍可以减少心肌炎症中炎症因子的表达,如 TNF-α、IL-6,进而缓解心肌损伤;左西孟旦能够增加心脏收缩功能,但是不增加心脏耗能,可以改善心室 - 血管收缩耦联,扩张外周血管,增加组织灌注,发挥抗心肌顿抑及抗炎症反应的作用。近年来,有研究证实,左西孟旦能够抑制促炎因子 TNF-α 的表达,进而起到抗炎症反应的作用。

(4)减慢心肌细胞凋亡速率:有研究表明,白藜芦醇可以通过抑制活性氧增加、线粒体膜电位降低的途径而阻止 H9C2 细胞线粒体凋亡,进而实现抑制细胞凋亡的发生。已被证实,选用缺氧模型,模拟心力衰竭时缺氧状态,从心肌细胞活性,凋亡率,凋亡相关因子 *Bcl-2*、*Bax*、*Caspase-3*、*Caspase-8*、*Caspase-9* 基因及 Caspase 相关蛋白表达的变化来验证,还有可能是通过干预线粒体途径而减少心肌细胞凋亡,从而延缓心肌梗死后心室重构的进展。

通过对心肌缺血机制不断探究,新的抗心肌缺血药物不断被研发出来。同时,通过对传统抗心肌缺血药的作用机制的深入研究,可以更好地发挥出传统药物与新开发药物的联合治疗效果。

第三节 抗心肌缺血药的临床应用

一、硝酸酯类药物

1. 适应证

(1)防治心绞痛:硝酸酯类药物通过扩张全身血管,减轻心脏前、后负荷,降低心肌耗氧量,并促进心肌血流重新分布和灌注,发挥改善缺血区血流、解除冠脉痉挛和改善冠脉血流灌注等药理作用,对心绞痛具有良好可靠的防治作用。但应注意,不同类型的心绞痛应选择不同的药物制剂。硝酸甘油可有效地预防和治疗因劳累或情绪激动等因素诱发的稳定型心绞痛急性发作,此时多采用舌下含服或气雾吸入制剂,并宜采用坐位给药,因立位易引起体位性低血压,而卧位可因回心血量增多而减弱其疗效。当患者需多次含服或预防心绞痛发作时,可采用硝酸甘油口服制剂或贴膜剂等,亦可选用硝酸酯类的长效药物制剂,如硝酸异山梨酯、单硝酸异山梨酯及戊四硝酯。由于硝酸甘油具有扩张心外膜冠脉血管和侧支血管的作用,尤其可解除冠脉痉挛,使冠脉供血增加,心肌灌注改善。因而,对不稳定型心绞痛(包括痉挛型心绞痛)也有治疗效果。如果舌下含服硝酸甘油无效,则宜采用静脉输注给药,或辅用钙通道阻滞药等其他抗心肌缺血药。硝酸酯类不同药物制剂的起效时间,维持时间和作用强度是临床医师选择用药的依据,见表28-1。硝酸异山梨酯和单硝酸异山梨酯为长效药物,其作用弱于硝酸甘油,舌下含服起效亦较慢,对抑制心绞痛发作的疗效不如硝酸甘油,因此它们一般用于预防心绞痛发作。戊四硝酯起效慢,由于在肝内迅速被代谢,作用维持时间较短,故临床疗效不可靠,同时不良反应较多,目前已很少应用。

表28-1 硝酸酯类药物制剂的比较

药物制剂	给药途径	剂量/mg	给药时间/h	维持时间/h
短效制剂				
硝酸甘油	舌下	0.3~0.6	1~2	0.5
	喷雾	0.4	0.5~3	—
硝酸异山梨酯	舌下	2.5~10	10~30	1.5~4
长效制剂				
硝酸甘油缓释制剂	口服	2.6~25	—	6~24
	皮肤给药	5~25	30~60	6~24
	静脉输注	0.3~3	即刻	输注时间
硝酸异山梨酯	口服	5~30	30~60	2~6
单硝酸异山梨酯	口服	20	30~60	8

（2）急性心肌梗死：在密切的临床血流动力学监护下，硝酸甘油能缩小梗死范围，并可降低左心室充盈压，减轻心肌梗死合并心力衰竭引起的肺淤血和改善因心肌耗氧量增加和心肌损伤引起的心电图（ECG）改变。但必须注意，血压过低的心肌梗死患者不宜选用硝酸甘油，因为该物可使血压下降并引起心动过速，会促使心肌梗死病情进一步恶化。

（3）心力衰竭：本类药可用于心功能不全的治疗。因为，药物可扩张全身血管，使心脏前、后负荷降低，心肌供血增加，耗氧量降低和心肌代谢改善，均有利于心功能的恢复。急性左心衰竭时可选用硝酸甘油静脉输注给药，对慢性心功能不全则可选用长效药物制剂。

2. 不良反应和耐受性　硝酸酯类药物的常见不良反应有搏动性头痛、面部皮肤发红和反射性心率加快，这都是由于药物对脑、皮肤血管的扩张作用所致，通常在继续用药后数日即可自行消失。但颅内压高的患者忌用。硝酸甘油的轻度不良反应常可作为临床药物疗效的评价指标，如果患者含服药物后毫无感觉和反应，可能说明药物已失效或需调整剂量。偶见体位性低血压引起的晕厥，故舌下含服硝酸甘油宜从小剂量开始，并应采取坐位。大剂量硝酸甘油可引起血压剧降，冠脉灌注压降低和心悸，使心肌耗氧量增加，反而会加重心绞痛症状，因此，不能随意加大用药剂量。另外，大剂量硝酸酯类药物可引起高铁血红蛋白血症，偶见药疹等过敏反应，多见于戊四硝酯。持续应用硝酸甘油（23周及以上）或不间断静脉输注数小时后可出现药物耐受性使药物疗效降低。不同的硝酸酯类药物之间存在交叉耐受性，停药12周可自行消失。一旦出现耐受性，常常需要增加用药剂量以保持其药效，但同时也会增加不良反应的发生率。关于硝酸酯类药物耐受性的发生机制尚未完全阐明。目前认为药物在血管平滑肌细胞内生成NO必须有谷胱甘肽提供巯基（—SH），硝酸酯类药物使细胞内巯基氧化，生成硝基硫醇，激活鸟苷酸环化酶而发挥其药理作用。持续多次给药后可使细胞内巯基大量消耗乃至耗竭，进而减弱药物的作用，产生耐受性。因此，本类药物不宜长期连续给药，而宜采用间歇给药法，并从最小有效剂量开始，以充分发挥其疗效，减少不良反应和延缓耐受性的产生。另外，用药后全身交感神经活性增强，血管内去甲肾上腺素含量增加，RAAS系统激活，醛固酮水平上升，使水钠潴留，血管容积增加和自由基生成增加，促使NO降解均可能与本类药物耐受性的产生有一定的关系。近年来临床研究报道，长期连续应用硝酸酯类药物的长效制剂（缓释制剂，贴膜剂）也可出现耐受性，因而有人认为应用这些制剂时每日应有7到8小时无药理作用的间隙，这样可避免耐受性产生，保持药物疗效。

3. 药物相互作用　硝酸酯类药物可与多种药物产生相互作用。例如，当与抗高血压药、血管扩张药及三环类抗抑郁药合用时会加强降压作用，故需调整药物剂量，应慎用；与拟交感胺类药物配伍应用时，可减弱硝酸甘油的抗心绞痛作用；当与阿司匹林同时应用，可减少硝酸甘油的消除，使后者血药浓度上升；与苯巴比妥合用时可加速硝酸甘油的代谢，降低后者的血药浓度而减弱其药理作用；与肝素合用可减弱肝素的抗凝血作用。

4. 常用制剂、剂量和用法

（1）硝酸甘油片剂：每片0.3mg、0.5mg、0.6mg。舌下含服。应避光保存。因药物易挥发，故每次使用后应塞紧瓶盖。注意片剂的有效期，及时更换。舌下含服时患者如无麻刺感、烧灼感或含服后无头胀感，可能说明药物已经失效。

（2）硝酸甘油缓释片：每片含2.5mg。口服，每12小时1片，药理作用约可持续8~10小时。

（3）硝酸甘油喷雾剂：心绞痛发作时喷于口腔黏膜或舌上1~2次，每次0.4mg。

（4）硝酸甘油膜：每格含硝酸甘油 0.5mg。每次一格，舌下含服。具有作用迅速、稳定的特点。

（5）硝酸甘油注射剂：1mg/1ml、2mg/1ml、5mg/1ml、10mg/1ml。将药物溶于 5% 葡萄糖注射液或 0.9% 氯化钠注射液中静脉滴注。起始时以 5μg/min 速度滴点，以后每间歇 3~5 分钟增加一次剂量，直至出现降低血压反应，一般不应超过 200μg/min。

（6）硝酸甘油贴膜（硝酸甘油透皮治疗系统）：将硝酸甘油制成膜状新剂型。制剂由表面层、药槽（含药）、控制膜（渗透药物的半透膜）和保护层构成。使用时撕去保护层，贴在皮肤上。由于控制膜以均匀恒速释放药物，经皮吸收，使有效血药浓度恒定，达到延长、稳定药物作用，并避免肝首关代谢。本制剂主要用于预防治疗心绞痛发作。

（7）硝酸异山梨酯：片剂，每片 2.5mg、5mg、10mg；乳膏，1.5g/10g；缓释片，每片 5mg；注射液，10mg/10ml；喷雾剂，250mg/200 次。片剂舌下给药时，1 次 5mg，以缓减心绞痛。预防心绞痛时，口服片剂 5~10mg，每日 2~3 次（10~30mg）。外用乳膏，1 次 0.6g，均匀涂抹在心前区，面积约 5cm×5cm，每日 1 次。缓释片，每日 2 次，每次 1 片。注射剂以静脉滴注，2mg/h。喷雾剂吸入，每次 1.25~3.75mg。

（8）单硝酸异山梨酯：片剂，每片 20mg、40mg、60mg；缓释片，每片 40mg。本制剂适用于冠心病长期治疗，预防心绞痛发作。口服片剂，1 次 20mg，每日 2 次，需要时可每日 3 次。缓释片，1 次 1 片，每日 2 次。

（9）戊四硝酯片剂：每片 10mg、20mg。口服每次 10~30mg，每日 3~4 次。本制剂用于预防心绞痛发作，作用缓慢，不良反应较多，今已少用。

二、钙通道阻滞药

1. **适应证**　临床双盲随机对照试验研究表明，二氢吡啶类药物如硝苯地平、非洛地平、依拉地平、氨氯地平，地尔硫草及维拉帕米等钙通道阻滞药均对稳定型心绞痛有效，对冠状动脉痉挛所致的变异型心绞痛疗效最佳。对稳定型心绞痛患者药物可减少心绞痛发作次数，减少硝酸甘油用量，显著改善患者运动耐力。长期应用钙通道阻滞药可降低运动时的二重乘积值（心率×收缩期血压），但不影响运动高峰时的二重乘积值，这说明钙通道阻滞药控制稳定型心绞痛主要通过降低心肌耗氧量，而不是增加冠脉血流量。对变异型心绞痛患者选用硝苯地平和地尔硫草有效，它们可减轻患者应用麦角碱诱发的心绞痛，减少硝酸甘油用量，降低 ST 段上升和降低心律失常、急性心肌梗死和猝死的发生率。临床试验证明，硝苯地平可使变异型心绞痛患者发作频率减少，63% 的患者发作停止，约有 7% 的患者无效。此疗效主要与药物具有选择性扩张冠脉的作用有关。近年临床上硝苯地平缓释剂的广泛应用，明显弥补了硝苯地平普通片剂作用时间较短及预防夜间变异型心绞痛不利的缺点。单独应用地尔硫草或与硝酸酯类药物、β 受体拮抗药联合应用时，对不稳定型心绞痛具有一定的疗效。有关钙通道阻滞药对心肌梗死，特别对冠脉闭塞后再灌注的急性心肌梗死能缩小梗死范围，改善心肌代谢和维持心功能均有报道。地尔硫草和维拉帕米可降低最初无 Q 波心肌梗死患者的再梗死发病率。大剂量短效硝苯地平对心肌梗死的死亡率似有不利的影响。

由于各种钙通道阻滞药具有不同的药理作用特点和不良反应，因此临床医师应根据患者的具体病情选用最合适的药物。例如，硝苯地平具有强大扩张冠脉和外周血管作用的特点，它可解除冠脉痉挛，对变异型心绞痛具有较好的疗效；对稳定型心绞痛也有疗效，对伴有高血压的心绞痛患者尤为适用。但必须注意,由于药物具有明显扩张外周血管作用,使血压下降,可反射性地增高交感神经活性,引起心率加快,心肌收缩力加强,使心肌耗氧量增加;同时,由于扩张冠脉阻力可引起冠状动脉窃血,使心肌缺血区的耗氧量增加和供血、供氧减少,从而可能加剧患者心绞痛的症状。地尔硫革对外周血管和冠脉扩张作用弱于硝苯地平,应用时较少引起低血压和反射性心动过速;它对心脏的自律和房室传导的抑制作用弱于维拉帕米,但优于硝苯地平。在静息时,地尔硫革可使心率减慢。地尔硫革对变异型、稳定型和不稳定型心绞痛均有疗效。临床报道,它对不稳定型心绞痛、老年人缺血性心脏病及陈旧性心肌梗死引起的心绞痛有较好的疗效,可降低心绞痛的发作频率。维拉帕米对心肌自律性和房室传导有较强的抑制作用;外周血管和冠脉扩张作用弱于硝苯地平。它对稳定型心绞痛有效。由于具有明显的抗心律失常作用,因此特别适用于伴有心律失常的心绞痛患者。对变异型心绞痛多不单独应用维拉帕米。

2. 不良反应　二氢吡啶类钙通道阻滞药,如硝苯地平,最常见的不良反应是由于过度的血管扩张作用引起的,表现为头晕、低血压、头痛、脸发红、水钠潴留引起的水肿、手指感觉迟钝和消化道不适。偶见皮疹、嗜睡和肝功轻度异常。这些不良反应通常是温和的,随着时间和剂量调整可减轻或消失。有报道用大剂量二氢吡啶类药物可加重心肌缺血,这可能是交感神经张力增加、心动过速和冠状动脉窃血的结果。

维拉帕米的不良反应有胃肠道不适、面部潮红、头痛和眩晕,偶见皮疹。严重的不良反应主要表现为低血压、心动过缓、暂时性心脏停搏,特别是伴有窦房结和房室结功能障碍的患者,易引起窦性心动过缓、窦性停搏和重度房室传导阻滞。因而,病态窦房结综合征、二度或三度房室传导阻滞、心力衰竭、洋地黄中毒和低血压患者均禁用维拉帕米。

地尔硫革的不良反应发生率较低,偶见头痛、脸部潮红、晕眩、消化道不适和皮疹。但大剂量地尔硫革或静脉注射给药时也可产生类似维拉帕米的心脏不良反应。因此,禁用维拉帕米的患者同样应慎用地尔硫革。

3. 常用制剂、剂量和用法

（1）硝苯地平:片剂,每片5mg、10mg;控释片,每片20mg、30mg。普通片剂每日口服5~10mg,亦可舌下含服。控释片起始每日为20~30mg,以后根据患者的情况可逐步调整剂量。

（2）维拉帕米:片剂,每片40mg;注射剂,每支5mg/2ml。治疗心绞痛时,片剂1次口服40~120mg,每日3~4次;维持剂量为1次40mg,每日3次。注射剂主要用于控制心律失常,对室上性心律失常最有效,应用时将注射剂稀释后缓慢静脉注射或静脉滴注（0.075~0.15mg/kg计算剂量）,症状控制后改为口服片剂以维持药效。

（3）地尔硫革:片剂,每片30mg;缓释片,每片90mg。治疗心绞痛时普通片常用剂量为1次30~60mg,每日3~4次。缓释片,1次1片,每日1次。

（4）依拉地平:片剂,每片2.5mg;缓释胶囊剂,每粒胶囊2.5mg、5mg。口服1次2.5mg,每日2次;必要时可增加剂量至1次5mg,每日2次。

（5）氨氯地平:片剂,每片2.5mg、5mg、10mg。起始时每日口服5mg,以后可根据病情增加剂量,最大剂量每日为10mg。

三、β受体拮抗药

1. 适应证　本类药物对不同类型的心绞痛具有不同的作用。药物对稳定型心绞痛疗效确定,特别对伴有心率快和高血压的心绞痛患者更为适用。它可使心绞痛发作频率降低,程度减轻,提高运动耐受量,与硝酸酯类药物合用,可减少硝酸酯类药的用量,改善患者生活质量和工作能力,以及延长生命。β受体拮抗药对不稳定型心绞痛亦有效,可减少心绞痛发作频率和程度,降低急性心肌梗死发生的危险,但对疾病预后的影响和是否能降低死亡率则尚无定论。本类药对变异型心绞痛无效或加剧其发作,促使病情恶化。这是由于药物拮抗β受体后,α受体活性相对增高,促使冠脉痉挛和外周血管收缩,血管阻力增高,减少冠脉血流量、心肌供氧量,增加心肌耗氧量,进一步加重心肌缺血缺氧的结果。故变异型心绞痛不宜选用β受体拮抗药,特别是非选择性β受体拮抗药。

研究报道,不具有内在拟交感活性的β受体拮抗药美托洛尔和阿替洛尔等对早期心肌梗死具有一定的疗效。药物可降低血清肌酸激酶水平和心前区ECG上的ST段升高,可缩小心肌梗死范围,降低心律失常的发生率和死亡率。因此,临床医师应尽早诊断和用药。长期给药可能延长患者的寿命。

2. **不良反应**　多数患者均能较好地耐受β受体拮抗药。常见的不良反应有消化道不适,恶心,呕吐及轻度腹泻,无力,疲劳感和抑郁。减量或停药后症状即可减轻或消失。严重的不良反应主要表现为对心脏功能的抑制作用,应用药物期间应经常监测患者的心率和血压,通常休息时心率不得少于50次/min。特别是对心功能不全的患者,药物可能诱发或加重心功能不全,窦性心动过缓及房室传导阻滞,甚至引起重度心力衰竭、肺水肿、三度房室传导阻滞或心脏停搏等严重后果,故伴有上述病史及症状的患者慎用或禁用本类药物。

本类药物对气管和支气管β₂受体的拮抗作用,可引起支气管平滑肌收缩,张力增高,增加呼吸道阻力而诱发支气管哮喘,故凡有支气管病史及阻塞性肺部疾病者忌用β受体拮抗药。虽然美托洛尔和阿替洛尔等药物选择性地阻滞心脏β₁受体,对β₂受体作用很小,但应用较大剂量及患者处于高敏感状态时仍具有诱发支气管哮喘的不良反应。另外,精神抑郁患者和糖尿病患者在应用抗抑郁药及降血糖药时慎用本类药物。

应注意长时间应用β受体拮抗药的患者,如果突然停药可在2~8天内出现反跳性心动过速,心绞痛严重发作或室性心律失常,甚至发生急性心肌梗死或猝死。这种“停药综合征”的发生机制是由于长期应用β受体拮抗药后引起体内β受体的“上调”作用,使β受体数目增加或对儿茶酚胺类递质敏感性增强,突然停药可使内源性儿茶酚胺与大量β受体结合,并使之激活,表现出交感神经高度兴奋,心血管功能明显增强,心脏负荷加重,心肌耗氧量显著增加以及血小板聚集增强等反跳现象。因此,长期应用本类药物的患者应逐步减量停药,并要避免情绪过度激动、劳累、受寒或饱食等诱发因素。

3. **相互作用**　β受体拮抗药可与多种药物产生相互作用,见表28-2。

表28-2　β受体拮抗药与多种药物相互作用

药物	相互作用
硝酸酯类药物	增强抗心肌缺血作用,拮抗不利作用
维拉帕米	加剧心动过缓,降压,抑制心肌和传导系统
可乐定	可乐定停药时引起升压反应
强心苷类药物	增强致心动过缓作用
麦角制剂	产生血管收缩作用
异丙肾上腺素	竞争β受体

药物	相互作用
吲哚美辛	降低 β 受体拮抗作用
吩噻嗪类药物	增强降压作用
利血平	使交感神经活性过度抑制
氢氧化铝凝胶	减少药物吸收,降低疗效
西咪替丁	延长普萘洛尔消除半衰期
利多卡因	因肝血流量降低,增加利多卡因血浓度和毒性
三环类抗抑郁药	拮抗 β 受体拮抗作用
胰高血糖素	加强抑制血糖升高作用

4. 常见制剂、剂量和用法

（1）普萘洛尔：片剂,每片 10mg;注射剂,每支 5mg/5ml。口服从小剂量开始,一般为每次 10mg,每日 3 次。根据情况可逐步加量,每日 40~80mg,分 3~4 次服用。通常休息时心率控制在 55~60 次/min,活动时不再明显增加,可认为已达到有效的作用。注射剂应慎用。主要用于抗心律失常,用 5%~10% 葡萄糖注射液 100ml 稀释静脉滴注,滴注过程密切监测心率、血压和心律改变,随时调节滴注速度,如心率明显变慢,应立即停药。

（2）美托洛尔：片剂,每片 25mg、50mg、100mg;缓释片,每片 100mg、200mg。富马酸美托洛尔缓释片,每片 95mg、190mg、285mg;注射剂,每支 5mg/5ml。因个体差异较大,剂量需个体化。通常用于治疗心绞痛时,每日剂量为 100~150mg,分 2~3 次服用。通常初始剂量 25~50mg/次,每日 2 次,以后根据病情可逐步增加剂量至 150~300mg,直至症状明显好转。注射剂主要用于心律失常,起始剂量为 5mg（1~2mg/min）,需要时 5 分钟后可重复注射,一般总量为 10~15mg。

（3）阿替洛尔：片剂,每片 25mg、50mg、100mg。一般每日 100mg,每日 1 次,或每次 25~50mg,每日 2 次。

（4）比索洛尔：片剂,每片 5mg、10mg。常用剂量为 5~10mg/d,通常 1 次口服。

（5）氧烯洛尔：片剂,每片 20mg、40mg、80mg;缓释片:每片 80mg、160mg。用于治疗心绞痛时,口服片剂 40~160mg,每日 3 次。

（6）阿普洛尔：片剂,每片 50mg。治疗心绞痛时起始剂量为 50mg,每日 4 次,根据病情可逐步增加至 400mg/d。

（7）索他洛尔：片剂,每片 20mg、40mg、80mg、160mg、200mg。从小剂量开始,40mg/次,每日 2 次,根据病情可增至 160mg/d,每日 1 次。

四、其他抗心肌缺血药

1. 腺苷　增强剂腺苷是调节冠脉血流量的重要内源性物质,并对心脏具有负性肌力作用和负性频率作用;抗血小板聚集作用及抑制脂肪分解等作用。目前临床应用于防治心肌缺血的腺苷增强剂主要有双嘧达莫（dipyridamole）和地拉卓（dilazep）。文献报道,地拉卓通过抑制体内腺苷分解酶活性,阻止心肌腺苷分解,而产生明显而持久的选择性扩张作用;降低冠脉阻力,促进侧支循环,增加冠脉血流量,使心肌供血、供氧增加;尚具有抗血小板聚集的作用。地拉卓口服吸收良好,峰时间为 2~6 小时,选择性地分布于心肌,其药物浓度比其他组织高 2~6 倍,消除较缓慢,其消除 $t_{1/2}$ 约为 24 小时。其适应证为冠心病、心绞痛和心肌梗死的预防和恢复期治疗。

双嘧达莫通过增强腺苷作用,促使冠脉明显扩张,心肌供血、供氧增加,用于防治缺血性心脏病,但目前对其临床疗效评价不一。目前认为双嘧达莫主要扩张冠脉的小阻力血管,而心肌缺血时该血管已处于代偿性扩张状态,因此应用双嘧达莫不但不能扩张缺血区血管,反而会使缺血区的血液流向非缺血区,不能改善缺血心肌供血供氧,甚至可能使其进一步缺血缺氧,而不利于心绞痛和心肌梗死的治疗。长期应用本药,可能促进侧支循环和抗血小板聚集作用,防止血栓形成,对预防冠心病的发展具有一定的价值。

地拉卓片剂:每片 30mg;注射剂,10mg/次。口服每次 60mg,每日 3 次。注射液 1 次 10mg,加入 25% 葡萄糖注射液中,每日 1~2 次。

双嘧达莫片剂:每片 25mg。每次 25~100mg,饭前 1 小时服用。

2. 曲美他嗪(trimetazidine) 曲美他嗪为哌嗪类钙通道阻滞药。具有拮抗儿茶酚胺和升压素作用,可降低外周血管阻力,减轻心脏负荷和降低心肌耗氧量;具有冠脉扩张作用,增加冠脉血流量及改善心肌代谢,而有利于心肌供氧和需氧的平衡。曲美他嗪是较强的抗心绞痛药物,起效要比硝酸甘油慢,作用较持久。临床用于冠心病、心绞痛和陈旧性心肌梗死。不良反应偶见头晕、消化道不适和皮疹。新发心肌梗死的患者忌用。曲美他嗪制剂:片剂,每片 2mg、3mg。饭后口服 2~6mg/次,每日 3 次。维持量为每次 1mg,每日 3 次。注射剂,4mg/2ml。每次 8~20mg,加入 25% 葡萄糖注射液 20ml 中静脉注射或加入 5% 葡萄糖注射液 500ml 中静脉滴注。

3. 卡波罗孟(carbocromen)和乙氧黄酮(efloxatem) 均对冠状血管有选择性扩张作用,增加冠脉血流量,并促进侧支循环形成。尚具有抗血小板聚集作用,可防止血栓形成。主要用于慢性心肌缺血和预防心绞痛发作,长期应用可预防心肌梗死。卡波罗孟:片剂,每片 75mg;注射剂,每支 40mg/2ml;喷雾剂,每瓶 14g(内含本药 350mg)。乙氧黄酮:片剂,每片 30mg。治疗量为每次 60mg,每日 2~3 次。

4. 吗多明(molsidomine) 吗多明具有明显的扩血管作用,对血流动力学的作用类似硝酸酯类药物。吗多明具有钙拮抗作用,在体内代谢,生成具有药理活性的代谢物(Sin-I)能提供 NO、促进 cGMP 的生成,选择性扩张容量血管(静脉系统),降低心脏前负荷及左心室舒张末压,使心肌耗氧量减少。同时扩张冠脉,促进侧支循环,使血流重新分布,改善缺血区的血液供应。它对稳定型心绞痛的疗效与硝酸酯类药物相近,可减轻心绞痛发作,增加运动耐量。与硝酸甘油比较,起效较慢,但作用时间持久,且本药不产生耐受性。主要用于防治心绞痛发作。制剂:片剂,每片 1mg、2mg;气雾剂,每瓶含 42mg。口服片剂,每次 1~2mg,每日 2~3 次。舌下含服,1 次 2mg。喷雾吸入:每次吸 1~2 次(相当 0.2~0.4mg)。

5. 尼可地尔(nicorandil) 尼可地尔是 K^+ 通道激动剂,其化学结构兼有硝酸酯和烟酰胺的特点。它具有强大的扩冠脉作用,能有效地缓解冠脉痉挛,作用时间较持久,因此,用于治疗痉挛型和稳定型心绞痛。其作用机制主要与硝酸酯类药相似,通过增加细胞内 cGMP 水平,使血管平滑肌舒张。同时,它可激活 K^+ 通道,使血管平滑肌细胞超极化而扩张血管。

6. 血管紧张素转换酶抑制药(ACEI) 目前,已提出 ACEI 不仅用于治疗高血压和充血性心力衰竭,也可能对心绞痛具有一定疗效。它们通过降低血压,可减轻心脏前、后负荷和心室壁张力;减少冠脉对血管紧张素Ⅱ的反应性及防止心肌重构。临床试验报道,赖诺普利(lisinopril)可降低急性心肌梗死的死亡率。但是,如果冠脉灌注压降低,则对心绞痛会产生不利作用。因此,ACEI尚未成为治疗心绞痛的常规药物。

思考题　　1. 简述临床上抗心肌缺血药的种类和药物的作用原理。

2. 临床上经常谈论抗心肌缺血药治疗,但真正的抗心肌缺血药有哪些? 如何合理使用?

3. 简述硝酸酯类抗心绞痛的作用特点。

参考文献

[1] 李俊 . 临床药理学 . 6 版 . 北京:人民卫生出版社,2018.

[2] 杨宝峰 . 基础与临床药理学 . 2 版 . 北京:人民卫生出版社,2014.

[3] 李家泰 . 临床药理学 . 3 版 . 北京:人民卫生出版社,2007.

[4] 蒋炜,樊鹏程,马慧萍,等 . 抗心肌缺血药物的研究进展 . 医学综述,2015,21(6):1064-1066.

[5] 王江友,陈涵,宋丹,等 . 左西孟旦对猪冠状动脉微栓塞后心肌细胞炎症反应的影响 . 中国介入心脏病学杂志,2018,26(10):54-58.

[6] 董国菊,李立志 . Toll 样受体 4 介导急性心肌梗死后炎症反应的研究进展 . 医学综述,2015,(10):1735-1737.

[7] 杜峥,王巍,路军,等 . 白藜芦醇对 $CoCl_2$ 诱导 H9C2 心肌细胞损伤的保护作用研究 . 河北医科大学学报,2018,39(8):877-881,886.

[8] SU Y, MA X, JIANG N, et al. Toxic target of trans-crotonaldehyde in mitochondria altered by diallyl disulfides for anti-myocardial ischemia. Spectrochim Acta A Mol Biomol Spectrosc, 2018, 205(5):568-573.

[9] MENG Y, DU Z, LI Y, et al. Integration of metabolomics with pharmacodynamics to elucidate the anti-myocardial ischemia effects of combination of notoginseng total saponins and safflower total flavonoids. Front Pharmacol, 2018, 9:667.

（丁选胜）

第二十九章 抗哮喘药

第一节 概　述

支气管哮喘（bronchial asthma，简称哮喘）是一种由免疫性和非免疫性等多种因素共同参与的，以气道慢性炎症为中心，以可逆性支气管痉挛和气道高反应性为特点的疾病。目前，全球约有 3 亿以上的人患有哮喘，部分地区患病率可高达 10% 以上，近年来哮喘的患病率和死亡率仍在逐年上升。哮喘的临床表现主要是反复发作性咳嗽、喘息、胸闷、呼吸困难，一般在夜间和 / 或凌晨发作，多数哮喘患者可经治疗后症状缓解或自行缓解。哮喘病发时的典型体征是双肺可闻及散在或弥漫性、以呼气相为主的哮鸣音。哮喘的主要病理学特征是肺组织内炎症因子大量浸润、血管通透性增加、气道黏膜血管扩张、上皮细胞脱落等导致的呼吸道慢性炎症，以及气道高反应性、杯状细胞增生、黏液分泌增加、气道重构等病变。根据其临床表现，哮喘可分为 3 期（表 29-1），哮喘急性发作期的严重程度可分为 4 级（表 29-2）。

表 29-1　哮喘的临床分期

分期	临床特点
急性发作期	变应原刺激引起的气促、咳嗽、胸闷等急性症状
慢性持续期	长时间喘息、焦虑、不同程度和频率的咳嗽、胸闷等慢性症状
临床缓解期	经过治疗或自行缓解后哮喘症状消失，肺功能恢复，时间维持 4 周以上

表 29-2　哮喘急性发作时严重程度分级

临床特点	轻度	中度	重度	危重
气短	步行、上楼时	稍事活动	休息时	—
体位	可平卧	喜坐位	端坐呼吸	—
讲话方式	连续成句	讲话常有中断、单词	单字	不能讲话
精神状态	可有焦虑，尚安静	时有焦虑，烦躁	常有焦虑，烦躁	嗜睡，意识模糊
出汗	无	有	大汗淋漓	—
呼吸频率	轻度增加	增加	常 >30 次 /min	—

续表

临床特点	轻度	中度	重度	危重
辅助呼吸肌活动及三凹征	常无	可有	常有	胸腹矛盾运动
哮鸣音	散在,呼吸末期	响亮、弥漫	响亮、弥漫	减弱,乃至无
脉率/(次·min^{-1})	<100	100~120	>120	脉搏变慢或不规则
奇脉	无 <10mmHg	可有 10~25mmHg	常有 >25mmHg	无,提示呼吸肌疲劳
使用 β_2 受体激动药后 PEF 占预计值或个体最佳值的百分比 /%	>80%	60%~80%	<60% 或 <100L/min 或时间 <2 小时	—
PaO$_2$(吸空气,mmHg)	正常	≥60	<60	
PaCO$_2$/mmHg	<45	≤45	>45	
SaO$_2$(吸空气,%)	>95	91~95	≤90	
pH	—	—	—	降低

注:PEF,最大呼气流量;PaO$_2$,动脉血氧分压;PaCO$_2$,动脉 CO$_2$ 分压;SaO$_2$,血氧饱和度。

第二节 抗哮喘药的作用机制与进展

目前已发现哮喘的发病机制主要涉及遗传学机制、气道炎症机制、免疫及变态反应机制、气道重构机制、气道高反应性机制、神经 - 受体机制、感染机制等(图 29-1)。

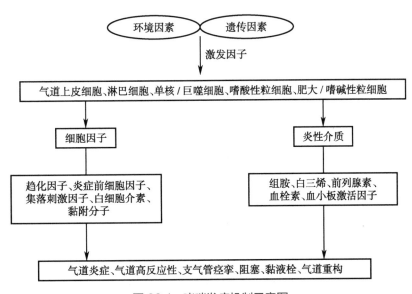

图 29-1 哮喘发病机制示意图

一、遗传学机制

据遗传流行病学统计,哮喘的发生具有遗传异质性特征,遗传度可高达80%,是一种多基因调控的遗传性疾病。另外,遗传异质性和环境因素的相互作用是哮喘病发的高危因素,同时还影响着哮喘后续的治疗效果。

(一)基因多态性与哮喘

1. 细胞因子　细胞因子的基因多态性与哮喘的遗传特性密切相关,哮喘发病过程中各种炎症细胞浸润可诱导支气管高反应性、上皮细胞受损、嗜酸性粒细胞聚集等,直接导致气道炎症反应的发生和持续。其中,*IL-4* 基因碱基突变参与支气管哮喘的发病进程;IL-4RA 与 IL-13 的相互作用可刺激机体诱发哮喘;个体血清 IgE 参与调控气道高反应性,总 IgE 水平与哮喘的发作有直接关系。

2. β_2 受体(β_2-adrenergic receptor, β_2AR)　刺激交感神经或兴奋 β 受体可引起支气管扩张。研究发现,哮喘患者的 β_2ADR 数量减少,受体功能减弱,引起气道严重阻塞。β_2AR 编码基因中 *Arg/Gly16* 基因变异与哮喘的激素依赖性升高、夜间哮喘发作有密切关系;Gln27 型 β_2AR 基因多态性与血清总 IgE 水平有一定相关性。目前临床上应用最多的支气管解痉挛药为 β_2AR 激动剂,如短效药沙丁胺醇、奥西那林;中效药特布他林、非诺特罗;长效药沙美特罗等。

3. 细胞间黏附因子 1(intercellular adhesion molecule-1, ICAM-1)　ICAM-1 作为黏附因子免疫球蛋白超家族成员参与调控哮喘炎症反应的发生。其中,ICAM-1 Lys469Glu 基因突变与儿童哮喘的发病率有重要关联,能显著降低哮喘的易感性。

(二)多基因调控

1. *IgE* 基因调控　易感性和非过敏性个体血清总 IgE 升高是罹患哮喘的高危诱导因素。*IgE* 基因调控非特异性基础水平,特定的抗原刺激产生特异性 IgE 反应,进而直接影响哮喘的气道炎症反应。

2. 气道高反应性(airway hyperresponsiveness, AHR)　AHR 易感基因调控与个体血清总 IgE 水平密切相关,高亲和性 IgE 受体基因的多态性与 AHR 存在调控关系。但另有研究表明,哮喘过程中 AHR 与平滑肌细胞的自身差异并无明显关联。

(三)其他调控机制

1. 原癌基因　个体经抗原刺激,气道内炎症因子、细胞因子等分泌增多,诱导磷酸肌醇系统活化,同时激活原癌基因 *c-fos* 在哮喘患者气道内异常高表达,参与调控哮喘患者气道炎症反应。

2. 蛋白酶抑制物(α_1-PI)基因　α_1-PI 基因在哮喘的发病过程起一定的调节作用,通过影响血小板活性因子的合成和释放,进而诱发哮喘的易感性。其中,α_1-PI 系统 MS 型与 AHR 具有相关性;另外,α_1-PI 基因突变对气道炎症介质的分泌有一定的影响。

二、炎症及免疫机制

(一)气道炎症机制

目前认为,哮喘发病机制理论主要是气道慢性炎症学说,哮喘一般是由 T 淋巴细胞、肥大细胞、嗜酸性粒细胞等多种细胞参与的气道慢性炎症性疾病。气道慢性炎症的主要特征包括炎症细胞浸润、上皮细胞破坏、基底膜假性增厚、黏液腺肥大、气道黏液栓产生等(图 29-2)。

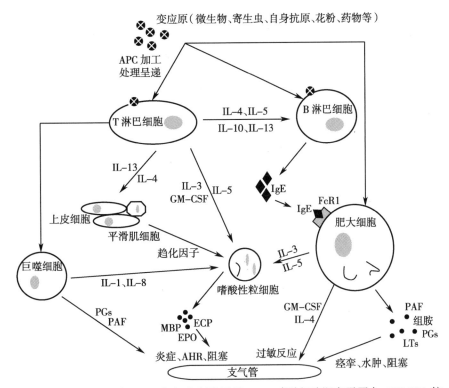

注：APC，抗原递呈细胞；EPO，红细胞刺激因子；ECP，嗜酸细胞阳离子蛋白；GM-CSF，粒细胞-巨噬细胞集落刺激因子；LTs，白三烯；PAF，血小板活化因子；PGs，前列腺素类；MBP，主要碱性蛋白。

图 29-2　气道炎症机制

1. **炎症因子刺激**　哮喘反复发作和 AHR 发生的主要是由气道慢性炎症诱导而产生的。抗原刺激机体炎症因子释放增多，直接作用于气道上皮细胞分泌内皮素（endothelin，ET）、基质金属蛋白酶（matrix metalloproteinases，MMP）和转化生长因子（transforming growth factor，TGF）-β，在多种细胞因子作用下气道易发生重构反应。

2. **IgE 介导、T 淋巴细胞依赖的炎症途径**　该过程包括三个阶段：①IgE 活化，Fc 受体（FcR）启动；②炎症因子释放，黏附因子表达增多；③白细胞跨膜运动增加。个体经抗原刺激激活 T 淋巴细胞（主要是 Th2 细胞）分泌 IL-4、IL-5、IL-10、IL-13 等炎症介质，诱导 B 淋巴细胞产生 IgE，与嗜酸性粒细胞、嗜碱性粒细胞和肥大细胞等结合呈现致敏态。若同种抗原再次入侵易感机体，迅速诱导机体发生链式反应，炎症细胞大量聚集、浸润、血管通透性增加、黏液分泌增多等，造成气道严重病变，进而产生急性哮喘症状。

3. **非 IgE 介导、T 淋巴细胞依赖的炎症途**　哮喘诱发阶段的炎症细胞在气道聚集、浸润促进炎症反应的同时，另外分泌约 25 种以上的细胞因子与炎症介质相互作用，共同引起平滑肌收缩、黏液分泌增多和炎症反应易敏特性。其中，肥大细胞的激活分泌快速性介质组胺、嗜酸性粒细胞趋化因子 -A、中性粒细胞趋化因子 -A 等；肺泡巨噬细胞被激活分泌继发性介质血栓素、PG、PAF 等炎症介质，二者的复杂网络协同作用，加剧气道炎症的发生和 AHR 反应。

（二）免疫及变态反应机制

此外，哮喘也是一种外周免疫耐受机制缺陷疾病，各种免疫分子相互作用和变态反应机制在哮喘发病过程中起重要的作用。

1. IgE 与哮喘特应性体质 哮喘患者特应体质是指体内总 IgE 和特异性 IgE 水平上升,哮喘特应性体质患者受变应原刺激后,经 T 淋巴细胞活化,细胞因子诱导 B 淋巴细胞产生该变应原相应的特异性介导 I 型变态反应的免疫球蛋白 IgE,使机体呈现致敏状态。

2. Th1/Th2 细胞比例失衡 Th1/Th2 细胞的正常比例对于维持细胞免疫和体液免疫功能具有重要作用,Th1/Th2 细胞比例失衡是诱导哮喘发作的原因之一。当 Th1 细胞功能减弱,而 Th2 细胞发挥主要调控功能时,大量的 Th2 型炎症递质合成和分泌,致使机体细胞因子紊乱,诱发气道慢性炎症。

3. 调节性 T 细胞(regulatory T cell, Treg 细胞) 根据自身免疫病的研究结果提示,个体 Treg 细胞异常在哮喘的发病过程中起关键性作用。Treg 细胞数量减少或表型突变,可引起 CD28、IL-2、TGF-β、DCs、γ 链细胞因子合成减少;Treg 细胞功能缺陷导致 IL-10、IL-35 等可溶性细胞因子合成减少,Treg 细胞通过调控 IgE/IgG4 的比例、IL-10 的合成和释放影响细胞免疫应答反应;Treg 细胞耐受效应促进 IL-4、IL-6、IL-15 等细胞因子释放增加。

4. Th17 细胞 Th17 细胞是哮喘发作时重要的效应 T 细胞,分泌 IL-17 等炎症递质,调控嗜酸性粒细胞、巨噬细胞、中性粒细胞等参与气道炎症反应。哮喘患者体内 Th17 细胞增多,IL-17 合成和释放增多,二者相互作用诱导 Th17 细胞增殖,数量增多,并抑制细胞凋亡。另外,IL-4 可诱导 Th17 细胞产生 Th2 型细胞因子,加剧个体 Th2 型炎症因子的含量。TGF-β1、IL-1β、IL-6、IL-23 等细胞因子对于 Th17 细胞具有一定的调控作用,但进一步的机制尚不明确,有待研究。

5. 肥大细胞 研究表明,过敏性哮喘的患者支气管部的肥大细胞数量增多,对抗 IgE 抗体的敏感性上升,AHR 效应增强。其中,速发相哮喘反应的效应细胞主要是肥大细胞,迟发相哮喘反应的启动细胞也主要和肥大细胞有关。反应原与高亲和力 IgE 受体结合后,刺激肥大细胞活化,促进多种炎症递质(组胺、白三烯、前列腺素 D_2 等)和细胞因子(TNF-α、IL-4、IL-5 等)的释放;另外,肥大细胞通过脱颗粒效应促进支气管收缩反应的发生。

(三)其他机制

1. 气道重构机制 气道重构的主要机制是由气道上皮细胞、平滑肌细胞、肥大细胞和成纤维细胞等多种细胞参与,通过炎症损伤引起的修复、再损伤、再修复的复杂过程,是慢性哮喘重要的病理特征。在慢性炎症的刺激下,炎症细胞大量浸润,腺体肥大,引起气道平滑肌细胞增生,胶原沉积,基底膜增厚等气道结构改变,由此导致哮喘患者气道阻塞和 AHR 等效应产生。气道重构的不良后果包括:①AHR、通气功能障碍;②肺功能降低,糖皮质激素治疗效果降低;③加重气道炎症反应、继发感染等。

2. 神经机制 自主神经(胆碱能神经、肾上腺素能神经、非肾上腺素能非胆碱能神经)调控支气管平滑肌是哮喘发作的重要调节方式。

(1)胆碱能神经系统:胆碱能神经的功能状态与支气管张力有密切联系。研究表明,哮喘患者个体 M_2 型受体功能缺陷,功能降低;M_1 型和 M_3 型受体数量增多,功能异常升高,诱导气道平滑肌收缩、黏液腺分泌增加,AHR 反应增强。临床常用异丙托溴铵,通过拮抗 M_3 型胆碱受体,扩张支气管。

(2)肾上腺素能神经系统:β 受体的激活可引起支气管舒张效应,在哮喘患者个体中,β 受体功能呈降低状态,而 β_2 受体的激活对 ACh 的抑制作用和调节炎症递质的释放具有重要意义。

（3）非肾上腺素能非胆碱能（NANC）神经系统:抑制性 NANC 神经作为气道平滑肌的抑制性神经,其分泌的神经递质（血管活性肠肽、NO 等）可舒张支气管平滑肌;兴奋性 NANC 神经受刺激后可释放感觉神经肽等细胞因子,引起支气管平滑肌收缩、血管通透性增加、黏液分泌增多等效应。

3. **感染机制** 在哮喘的反复发作过程中,呼吸系统感染成为一种常见并发症。其中,合胞病毒（RSV）感染与哮喘发作的关系最为密切,RSV 感染后增加了哮喘患者的易感性;鼻病毒感染一般发生在下呼吸道,可增加上皮细胞的通透性,通过免疫机制,诱发 AHR 发生;流感病毒、副流感病毒的感染可加重气道的炎症损伤,诱导速发相和迟发相哮喘反应。另外,肺炎衣原体感染引起 Th1/Th2 细胞比例失衡,对哮喘产生一定的致病作用。

4. **其他机制** 近年来,职业性哮喘、药物性哮喘、运动性哮喘和月经性哮喘的发病率正在世界范围内增高,这与人们的生活方式、环境污染、作息节律、生理状态密切相关。

第三节　抗哮喘药的临床应用

哮喘的主要防治原则应是预防和控制气道变应性炎症——抗炎治疗。控制性药物糖皮质激素的长期吸入可有效地控制除激素抵抗性哮喘以外的各种慢性哮喘的临床症状,在没有明显全身副作用的情况下,使哮喘的缓解期大大延长甚至终生不发作,所以成为防治慢性哮喘的一线药物。

一、糖皮质激素类药物

糖皮质激素（glucocorticoid, GC）主要是通过与各种效应细胞或免疫细胞细胞质内的糖皮质受体结合而产生一系列的分子水平、细胞水平效应和器官效应以致全身效应。目前,糖皮质激素是治疗哮喘的首选药物,可以影响炎症发作的多个环节,主要通过干扰花生四烯酸代谢、抑制嗜酸性粒细胞的生成、减少白三烯和前列腺素的合成、抑制炎性介质释放、活化并提高呼吸道 β 受体的敏感性等发挥强大的抗炎作用。糖皮质激素在临床应用时主要分为全身给药及气道给药,全身用糖皮质激素给药治疗是指口服、肌内注射或静脉给药,而吸入性糖皮质激素是目前哮喘长期治疗的主流方法,也是近几十年来治疗成人哮喘最有效的方法。

（一）吸入性糖皮质激素类药物

在细胞水平,吸入性糖皮质激素可以通过抑制炎症反应过程中的许多环节从而抑制哮喘的急性和慢性炎症。长期应用吸入性糖皮质激素可以使断裂的上皮组织修复、纤毛细胞和杯状细胞的比值趋向正常,基底膜增厚减轻,提示吸入性糖皮质激素可减轻哮喘患者的气道重构。同时,糖皮质激素可降低气道对组胺、乙酰胆碱、抗原及运动等各种刺激因子的高反应性。因此,普遍认为吸入性糖皮质激素主要是通过减轻气道炎症来缓解哮喘的。

布地奈德

【药理作用】布地奈德的抗炎机制与其他类型的吸入性糖皮质激素相似,是一种抗炎作用较强的,且疗效可靠并使用较为广泛的吸入性糖皮质激素制剂之一。虽然脂溶性较差,但其对糖皮质激素受体的亲和力较强,主要与它的特殊分子构型有关,同时由于其肝脏首关代谢较高,使进入体循环的药量明显减少,因此其具有较强的局部抗炎作用。布地奈德的气道抗炎强度是氢化可的松的600倍,地塞米松的20~30倍,应用小剂量的布地奈德即可产生较强的局部抗炎作用。经研究证实,布地奈德的局部抗炎效应仅次于丙酸氟替卡松,但明显高于其他吸入性糖皮质激素。由于布地奈德具有代谢迅速、抗炎作用强和全身副作用较小的优良特征,所以被认为是临床常用且疗效好的吸入性糖皮质激素制剂之一,并广泛应用于防治各种类型的哮喘。

【药动学】研究证实静脉给药时布地奈德的血浆半衰期接近3小时,血浆清除率为 $1.4L/(min \cdot 1.73m^2)$,血浆蛋白结合率为80%。吸入性布地奈德的成人消除半衰期约为2小时,儿童约为1.5小时。布地奈德吸入给药后15~45分钟即可达到血浆峰值浓度,吸入气道和肺泡中的布地奈德约70%可吸收入血,并经肝脏代谢转化为无活性的代谢产物,具有很高的首关代谢。由于布地奈德在人体肝脏内的代谢灭活速度快,故布地奈德的全身副作用特别是下丘脑-垂体-肾上腺皮质轴的抑制作用较轻。吸收入血的布地奈德总量中约32%经肾脏排泄。

【临床应用】主要用于各种类型的慢性哮喘缓解期的治疗,可以有效消除气道炎症、缓解患者的哮喘症状、改善哮喘预后指标,在预防和治疗各种类型、不同严重程度的哮喘方面均取得了令人满意的临床疗效。布地奈德吸入后对肺和支气管的作用具有很高的选择性,可以在支气管的黏膜炎症部位产生较强的抗炎效果。同时,布地奈德可有效降低气道高反应性,双相抑制迟发相和速发相哮喘反应,促进气道炎症损伤上皮和纤毛的修复等临床疗效,全身副作用少,且其对成人哮喘和儿童哮喘均有较好的疗效。

【不良反应】其不良反应主要体现在对重度哮喘患者使用最高推荐剂量时,可能出现某些全身副作用,但其全身副作用已明显小于同类型其他药物。多数研究表明,布地奈德的药动学特征更适合于哮喘儿童使用,且对儿童的影响较小,因此主要用于儿童哮喘。其他不良反应可见上呼吸道刺激导致的咳嗽、口咽部念珠菌感染等,局部不良反应可通过用药后使用清水漱口等减轻。

【药物相互作用】西咪替丁可轻度影响口服布地奈德的药动学,但无明显临床意义。本品与其他常用治疗哮喘的药物合用,未见有临床意义的相互作用。

丙酸倍氯米松

【药理作用】丙酸倍氯米松是地塞米松的衍生物,抗炎机制与其他吸入性糖皮质激素相似,丙酸倍氯米松是目前使用较为广泛,疗效更为可靠的局部吸入用糖皮质激素,其具有强大的局部抗炎作用,效价是地塞米松的500~600倍。

【药动学】气雾剂吸入后直接作用于气道发挥抗炎作用,且副作用小,几乎无全身性不良反应,长期应用对肾上腺皮质功能无抑制作用。丙酸倍氯米松的代谢速率较二丙酸倍氯米松慢,丙酸倍氯米松的半衰期为15小时。20%左右丙酸倍氯米松被排出体外。

【临床应用】主要用于支气管扩张药不能有效控制的慢性哮喘,连续用药可减少或终止发作。对糖皮质激素依赖的哮喘患者,可用本品代替其他糖皮质激素类药物的全身应用。对严重哮喘患者需与支气管扩张药联合使用。本品起效缓慢,一般用药10天后产生最大疗效,不宜用于哮喘急性发作和哮喘持续状态的抢救治疗。

【不良反应】同布地奈德。

【**药物相互作用**】胰岛素与本品有拮抗作用,糖尿病患者应注意调整本品剂量。与肌松药合用时,因使血钾降低,可增加肌松药的作用。本品可能影响甲状腺对碘的摄取、清除和转化。与保泰松合用,水、钠潴留作用加重。

曲安奈德

实验证实曲安奈德的有局部抗炎作用,但其半衰期更短,是吸入性糖皮质激素中半衰期最短的制剂,也是生物利用度最高的制剂。因其在吸入性糖皮质激素中体内清除率最低和分布容积最小,故目前临床使用较少。曲安奈德与布地奈德同为局部用强效糖皮质激素类药物,吸入后起效迅速,用于慢性持续性哮喘长期治疗,不良反应同丙酸倍氯米松。与强心苷合用,可增加洋地黄毒性及心律失常的发生。与排钾利尿药合用,可致严重低血钾,并由于水钠潴留而减弱利尿药的排钠利尿效应。与两性霉素 B 或碳酸酐酶抑制剂合用,可加重低钾血症。长期与碳酸酐酶抑制剂合用,易发生低血钙和骨质疏松。与蛋白同化激素合用,可增加水肿的发生率,使痤疮加重。非甾体抗炎药可加重本品的致溃疡作用。本品可增加对乙酰氨基酚的肝毒性。与水杨酸盐合用,可降低水杨酸盐的血药浓度。与抗胆碱药(如阿托品)长期合用,可致眼压增高。三环类抗抑郁药可加重本品所致的精神症状。与免疫抑制剂合用,可增加感染的危险性,并可能诱发淋巴瘤或其他淋巴细胞增生性疾病。因本品可使糖尿病患者血糖升高,与降糖药(如胰岛素)合用时,应适当调整降糖药剂量。本品可增加异烟肼在肝脏的代谢和排泄,降低其血药浓度和疗效。本品可促进美西律在体内代谢,降低其血药浓度。甲状腺激素可使本品代谢清除率增加,故与甲状腺激素或抗甲状腺素药合用时,应适当调整本品剂量。本品与麻黄碱合用,可增强其代谢清除。本品与生长激素合用,可抑制其促生长作用。

(二)全身用糖皮质激素类药物

全身用糖皮质激素治疗是指口服、肌内注射或静脉给药,主要用于一些重度慢性哮喘患者、中度以上急性哮喘发作、伴有呼吸衰竭的危重度患者。因为糖皮质激素受体(glucocorticoid receptor, GCR)无不同的亚型,所以不能在受体水平上分离糖皮质激素的治疗作用与不良反应。在临床用药过程中,为了达到不同的治疗目的,主要通过皮质醇的化学修饰来生成合成的糖皮质激素。全身用糖皮质激素类药物通过对许多细胞因子和炎症介质产生的抑制作用与改变其活性功能的综合作用来调节。糖皮质激素的综合结果通过抑制哮喘的气道炎症反应而产生。

氢化可的松

【**药理作用**】本品是一种人工合成的糖皮质激素。抗炎作用为可的松的 1.25 倍,还具有抗休克、免疫抑制、抗毒素等作用,对中枢神经系统、消化系统、造血系统也有作用。同时还具有一定的盐皮质激素活性。

【**药动学**】本品口服吸收快而完全。达峰时间为 1~2 小时,1 次服药可维持 8~12 小时。其磷酸酯或琥珀酸酯水溶性增加,肌内或皮下注射后吸收快,但醋酸氢化可的松由于溶解度很差而使用其混悬液。1 次肌内注射可维持长达 24 小时。氢化可的松进入血液后,蛋白结合率为 90%,其中 80% 与皮质激素转运蛋白结合,10% 与清蛋白结合,主要在肝脏代谢,最终以与葡糖醛酸或硫酸的结合形式及部分未结合形式经尿排出。半衰期为 80~144 分钟,生物学作用半衰期约为 8~12 小时。

【**临床应用**】为尽早控制一些严重的急性哮喘发作或哮喘持续状态,防止病情进一步发展,应在发病早期给予快速静脉给予糖皮质激素治疗。急性期快速治疗应遵循早使用、高剂量、短疗程三项原则来进行治疗,氢化可的松起效快,使用后 4~6 小时起作用。急性期快速治疗时的血浆可的松浓度只有在达到 100μg 上才能达到治疗水平,因此应每 4~6 小时静脉给予氢化可的松 2~4mg/kg,才能达到治疗水平。

【不良反应】一般大剂量(>1 000μg/d)长期吸入或全身应用糖皮质激素可导致高血压、糖尿病、白内障等。

【药物相互作用】与肌松药合用时,因使血钾降低,可增加肌松药的作用。与保泰松合用,水钠潴留作用加重。与维生素 E 或维生素 K 合用,可增强本品的抗炎效应,减轻撤药后的反跳现象;与维生素 C 合用可防治本类药物引起的皮下出血反应;与维生素 A 合用可消除本类药物所致创面愈合迟延,但也影响本类药物的抗炎作用,本类药物还可拮抗维生素 A 中毒时的全身反应(呕吐、恶心、嗜睡等)。与拟胆碱药(如新斯的明等)合用,可增强后者的疗效。本品有可能使氨茶碱血药浓度升高。避孕药或雌激素制剂可加强本品的治疗作用和不良反应。与非甾体抗炎药合用,可增加本品的抗炎作用,但可能加剧致消化道溃疡作用。本品可降低血浆水杨酸盐的浓度,可增强对乙酰氨基酚的肝毒性。与蛋白同化激素合用,可增加水肿的发生率,使痤疮加重。与强心苷合用可提高强心效应,但也增加洋地黄毒性及心律失常的发生,故两者合用时应适当补钾。与两性霉素 B 和碳酸酐酶抑制剂等排钾利尿药合用时可致严重低血钾,应注意血钾和心功能变化。长期与碳酸酐酶抑制剂合用,易发生低血钙和骨质疏松;噻嗪类利尿药可消除本类药物所致的水肿。本品与降糖药(如胰岛素)合用时,因可使糖尿病患者血糖升高,应适当调整降糖药剂量。本品与抗胆碱药(如阿托品)长期合用,可致眼压增高。三环类抗抑郁药可使本品引起的精神症状加重。本品可增强异丙肾上腺素的心脏毒性。本品及其他糖皮质激素可降低抗凝药、神经肌肉阻滞剂的药理作用。苯妥英钠和苯巴比妥可加速本类药物的代谢、灭活(酶诱导作用),降低药效。本品与单胺氧化酶抑制剂合用时,可能诱发高血压危象。本品与免疫抑制药合用,可增加感染的危险。本类药物可抑制生长激素的促生长作用。甲状腺激素、利福平、麻黄碱等药可增加本品的代谢清除率,合用时应适当调整本品剂量。糖皮质激素可降低奎宁的抗疟效力。本类药物可促进美西律、异烟肼在体内代谢,降低异烟肼的血药浓度和疗效。考来替泊、考来烯胺等可减少本类药物的吸收。

醋酸泼尼松

【药理作用】同氢化可的松。由于 C_1、C_2 位导入双键,抗炎及抗过敏作用较强,水钠潴留及排钾作用比可的松小。抗炎及抗过敏作用增强。

【药动学】本品口服吸收后,其生物半衰期长达 1 小时,体内分布含量由高到低分别为肝、血浆、脑脊液、胸水、腹水、肾脏、脾脏。本品是将 11- 酮基还原为 11- 羟基而发挥药理作用的。

【临床应用】醋酸泼尼松的半衰期短,对下丘脑 - 垂体 - 肾上腺皮质轴的抑制时间短,且抑制作用弱。醋酸泼尼松也是目前临床上使用最为广泛的口服糖皮质激素,通常用于重度慢性哮喘的治疗,也用于哮喘急性发作后缓解期的治疗。且其气道抗炎作用是短效制剂的 4~6 倍,口服制剂吸收良好,作用时间适中,且水钠潴留作用弱,故适宜于慢性哮喘期的长期维持治疗。根据临床用药需求不同,其治疗方案又有短程、中程、长期维持治疗三种方案。每个治疗方案的疗程又分为治疗阶段、减量阶段、维持阶段和撤药阶段。

【不良反应】同氢化可的松。

【**药物相互作用**】同氢化可的松。与环孢素合用时,泼尼松的代谢受抑制。与抗癌药合用时,免疫系统抑制加重。

地塞米松

同氢化可的松。本品的抗炎、抗过敏、抗休克作用与醋酸泼尼松相比更显著,而对水钠潴留和促排钾作用较轻微,对垂体 - 肾上腺皮质的抑制作用较强。本品口服吸收快而完全。其磷酸酯水溶性增加,肌内或皮下注射后迅速吸收,达峰时间为 1 小时;本品注射后达峰时间为 8 小时。在血浆中与特异性皮质类固醇结合球蛋白、清蛋白结合后,在肝脏中迅速被代谢破坏。因其在血浆中清除速率较慢。所以半衰期较长,其生物半衰期为 190 分钟,组织半衰期约为 3 日。口服制酸药可降低本品的胃肠道吸收。氨鲁米特能抑制肾上腺皮质功能,加速本品的代谢,使其半衰期缩短。卡马地平:可增加地塞米松的体内消除,联用时需加大糖皮质激素剂量。"地塞米松抑制试验"结果可能无效。咖啡因:大量摄入后,"地塞米松抑制试验"结果将出现错误。麻黄碱:可增加地塞米松体内清除。

二、抗白三烯类药物

白三烯是一种很重要的炎症介质,在哮喘炎症病变中起重要作用。抗白三烯类药物包括半胱氨酸白三烯(CysLT)受体拮抗药(如孟鲁司特、普仑斯特)和 5- 脂氧合酶(5-LOX)抑制剂(如齐留通)。白三烯受体拮抗药主要通过抑制白三烯的生物活性而发挥抗炎作用。经研究人员证实,不管在人还是动物,在体内还是体外,其在平滑肌收缩过程中均有重要作用。哮喘的发病机制,如气道高反应性、气道收缩、微血管通透性增加、黏液高分泌、组织水肿、嗜酸性粒细胞的聚集,都有白三烯的参与。而且白三烯已被证实在实验室诱导的哮喘、哮喘性支气管收缩、气道炎症和慢性稳定型哮喘中都有作用。

扎鲁司特

【**药理机制**】扎鲁司特是一种选择性半胱氨酰白三烯受体拮抗药,对肾上腺素 α_1、α_2 和 β_2 受体以及胆碱受体均无作用,它可以通过拮抗半胱氨酰白三烯受体而起到抗炎作用,是一种较早应用于临床治疗哮喘的抗白三烯类药物。

【**药动学**】扎鲁司特的吸收速度快,峰浓度与剂量成正比,血药浓度曲线为二房室开放模型。扎鲁司特每日 2 次应用,稳态血药浓度与剂量呈正相关。扎鲁司特在人体内通过羟化、水解及乙酰化被广泛代谢,生成的血浆代谢产物的抗半胱酰胺白三烯受体活性降低至少 90% 以上,肝脏为本品的主要代谢场所,扎鲁司特由细胞色素 P450 同工酶 CYP2C9 催化羟基化作用。

【**临床应用**】扎鲁司特主要用作哮喘的控制药物,长期应用可达到控制哮喘的目的。扎鲁司特的支气管扩张作用较 β_2 受体激动药弱得多。因此,用药后不能立即缓解喘息症状。研究证实,扎鲁司特能显著降低变应原诱导的速发相及迟发相气道痉挛,抑制变应原诱导的组胺活性增加。临床主要用于慢性轻中度哮喘的预防和长期治疗,对于严重哮喘患者,通常采用联合应用本药,才可控制哮喘的发作。

【**不良反应**】总体来说,扎鲁司特较为安全,并易耐受。常见的不良反应有轻微头痛、胃肠道反应、咽炎等,偶见肝功能异常。肝肾功能不全者、孕妇、哺乳期妇女慎用。本品上市后,发现有极少数人出现变应性肉芽肿性血管炎。这种疾病是一种罕见的系统性血管炎(systemic vasculitis),其特征为结节性血管炎伴有血管外嗜酸性粒细胞浸润、周围血嗜酸性粒细胞增多和哮喘等。发生率很低,具体原因尚不明确,且多在糖皮质激素(口服或吸入)停用和减量时发生。

【药物相互作用】阿司匹林可使本品的血药浓度升高约 45%。本品可与其他治疗哮喘和抗过敏的常规药物联用。与华法林合用时,可导致凝血酶原时间延长约 35%,合用时应密切监测凝血酶原时间。红霉素、茶碱、特非那定可降低本品的血药浓度。与吸入性糖皮质激素、支气管扩张药、抗生素、抗组胺药和口服避孕药物等合用时未见不良相互作用。

齐留通

【药理作用】齐留通是目前唯一的一种应用于临床治疗哮喘的 5-脂加氧酶抑制剂,与以上白三烯受体拮抗药不同,它通过抑制花生四烯酸代谢中的 5-脂加氧酶,从而阻断白三烯的合成。能减少 LT_S(LTC_4、LTD_4、LTE_4)的合成,也可拮抗 LTC_4 的作用。

【药动学】1 次口服 800mg,可见血液中 LTB_4 及 CysLT 的大部分生物合成被抑制。LTE_4 经尿液的排出量只减少 50%,说明本品对 5-脂加氧酶的抑制作用是不完全的,而且抑制作用持续时间较短,只有 6 小时。导致齐留通的临床疗效不满意。

【临床应用】本品适用于轻、中度哮喘的预防和长期治疗,临床试验证实,本品对运动性哮喘及阿司匹林敏感性哮喘的疗效更佳。

【不良反应】齐留通的主要问题是安全性差,有 4%~5% 的患者发生肝毒性反应。血清氨基转移酶升高,一般可高于正常值 3 倍,严重者可达 8 倍。主要症状可见倦怠、消化不良。偶见氨基转移酶升高,停药后可恢复至正常。孕妇和哺乳期妇女慎用。

【药物相互作用】本品与 β 受体拮抗药,如倍他洛尔、普萘洛尔、比索洛尔、卡替洛尔等合用,可使 β 受体拮抗药作用明显增加,其机制可能为减少了 β 受体拮抗药的清除(奈必洛尔可竞争性抑制本品肝代谢和蛋白结合)。在与华法林合用时,可使凝血酶原时间(PT)显著增加,可能的机制为本品降低了华法林的清除率。合用时应监测患者的 PT,并相应的调整华法林的剂量。本品可降低茶碱的清除率,使茶碱血药浓度升高约 1 倍,导致与茶碱有关的不良反应(如呕吐、恶心、癫痫、心悸)发生率增加。合用时应将茶碱的剂量减少约 1/2,正在服用本品的患者开始茶碱治疗时,应根据茶碱的血药浓度确定给药剂量,且在用药过程中监测茶碱的血药浓度。与麦角衍生物合用可抑制 CYP3A 介导的麦角代谢,使后者的血药浓度升高,增加毒性反应(恶心、血管痉挛性缺血、呕吐),应禁止合用。本品可降低特非那定的清除率,增加特非那定的心脏毒性(Q-T 间期延长、尖端扭转型室上性心动过速、心脏停搏),应避免合用。与阿司咪唑合用,可能使阿司咪唑的血药浓度升高和心脏毒性(Q-T 间期延长、尖端扭转型室上性心动过速、心脏停搏)增加。其可能机制为抑制细胞色素 P450 介导的阿司咪唑代谢,应避免合用。与匹莫齐特合用可抑制 CYP3A 介导的匹莫齐特代谢,使后者的血药浓度升高,增加心脏毒性(Q-T 间期延长、尖端扭转型室上性心动过速、心脏停搏),应避免合用。本品与地高辛、苯妥英、磺胺吡啶、磷苯妥英、单剂泼尼松、单剂泼尼松龙合用时无明显相互作用。与萘普生合用,可见后者血药浓度升高 16%,而其他药动学参数无明显变化。可减少茶碱清除的 50%,使茶碱的血药浓度升高 73%。

孟鲁司特

孟鲁司特为具有强选择性的长效抗白三烯药物,具有竞争性阻断 LT_S 受体的作用,能改善慢性气道炎症和肺功能。孟鲁司特的血浆药物浓度-时间曲线下面积(AUC)及其药理作用呈剂量依赖性。其主要用于预防哮喘发作,对哮喘急性发作没有效果。可用于对阿司匹林敏感的哮喘患者,以减少发作次数和对糖皮质激素的依赖。不良反应有轻度头晕、头痛、腹泻、面部潮红、腹部痉挛等。妊娠、哺乳期妇女及幼儿慎用。与苯巴比妥合用时,本品 AUC 减少约 40%,但是不推荐调整本品的使用剂量。利福平可减少本品的生物利用度。本品在推荐剂量下不对下列药物的药动学产生有临床意义的影响:茶碱、泼尼松龙、泼尼松、特非那定、口服避孕药(炔诺酮 / 炔雌醇)、地高辛、华法林。

三、β_2 受体激动药

β 受体激动药仅在与 β_2 受体(β_2AR)结合时才发挥作用。一个 β 受体激动药发挥作用的时间与它停留在受体结合部位的能力有关。这主要是分子的亲脂性决定的。β_2 受体激动药的药理机制主要是选择性刺激气道内的 β_2 受体,从而松弛气道平滑肌,达到支气管扩张效应。同时舒张支气管平滑肌,增强黏膜纤毛的清除活动,降低血管通透性,调节肥大细胞和嗜碱性粒细胞的介质释放。β_2 受体激动药能缓解哮喘发作症状,是控制哮喘急性发作的首选药物。β_2 受体激动药又分为短效、中效和长效。

(一)短效 β_2 受体激动药

短效 β_2 受体激动药是亲脂性的,在细胞外就可与 β_2AR 结合,产生快速作用。短效 β_2 受体激动药可短时间引起平滑肌的快速舒张,且其有支气管扩张、支气管保护作用。

沙丁胺醇

【药理作用】本品为水杨醇类代表药,且为目前临床上最为常用的选择性 β_2 受体激动药,具有较强的支气管扩张作用。其对 β_2 受体的选择性高,对 β_2 受体的选择性比值为异丙肾上腺素的 1 375 倍。对心脏的 β_1 受体作用较弱。其扩张支气管的强度约为异丙肾上腺素的 10~20 倍,而对心血管的副作用仅为异丙肾上腺素的 1/10。

【药动学】本品与特布他林一样为亲水性化合物。吸入给药时,受不同吸入装置的影响,肺内沉积率不同。因不易被消化道的硫酸酯酶和组织中的儿茶酚 -O- 甲基转移酶破坏,故本品口服有效,作用持续时间较长。口服后几乎可全部由胃肠道吸收,经首过消除约一半被灭活。口服生物利用度为30%~50%,且大部分在肝脏和肠道代谢。吸入给药后,10%~20% 进入下呼吸道,其他则沉积在雾化器中和口腔中并可吞咽进入消化道。进入呼吸道的部分经吸收入血后,未经代谢直接进入体循环,由肝脏代谢成为硫酸苯酯原型,经肾脏排泄。进入消化道的部分吸收后经肝脏代谢,最后同样由肾脏排泄。本品由肾脏排泄,主要是肾小管主动分泌。

【临床应用】本品为理想的哮喘治疗药物,也是常用的选择性 β_2 受体激动药,以吸入给药为主,用于哮喘急性发作、喘息性支气管炎等,还可预防运动性哮喘,可迅速缓解症状,改善肺功能。

【不良反应】使用剂量偏大时可出现头痛、手指震颤等副作用,用药时间延长后副作用可减轻。心脏的不良反应仅见窦性心动过速。用药过量时可见头痛、胸痛、头晕、高血压等症状。可选用 β_1 受体拮抗药来进行治疗。

【药物相互作用】与其他肾上腺素受体激动剂或茶碱类药物合用时,可增强其对支气管平滑肌的松弛作用,但也可增加不良反应。与氟烷在产科手术中合用时,可加重子宫收缩无力,导致大出血。β 受体拮抗药(如普萘洛尔)能拮抗本品的支气管扩张作用,故两者不宜合用。可增强泮库溴铵、维库溴铵所引起的神经肌肉阻滞的程度。与皮质类固醇、利尿药等合用时,可加重血钾浓度降低的程度。单胺氧

化酶抑制剂、抗组胺药、三环类抗抑郁药、左甲状腺素等可能增加本品的不良反应。与洋地黄类药物合用时,可增加洋地黄类药物诱发心律失常的危险性。与磺胺类药物合用时,可减少磺胺类药物的吸收。与甲基多巴合用时,可出现严重的急性低血压反应。

奥西那林

【药理作用】为选择性 β_2 受体激动药,但对 β_2 受体的选择作用不高。吸入给药时,其支气管扩张作用与异丙肾上腺素相似,但对心脏的兴奋作用较弱,仅为异丙肾上腺素的 1/10。因其不被儿茶酚 -O- 甲基转移酶代谢灭活,故作用持续时间较异丙肾上腺素长。

【药动学】口服 30 分钟起效,2~2.5 小时作用达到高峰,持续 4~5 小时。气雾吸入剂,0.5~1.5 小时作用达高峰,持续 1~5 小时。

【临床应用】用于喘息型支气管炎、支气管哮喘等。

【不良反应】过量可致手抖、头痛、恶心等,也可引起排尿困难。

【药物相互作用】参见沙丁胺醇。

双氯醇胺

【药理机制】为强效选择性 β_2 受体激动药,其松弛支气管平滑肌作用强而持久,但对心血管系统影响较少。哮喘患者每次服用本品 30μg,可明显增加第一秒用力呼气量（FEV_1）和最大呼气流量（MEF）,降低气道阻力。其平喘疗效与间羟叔丁肾上腺素相近,但较后者强 165 倍。本品尚能增强纤毛运动、促进痰液排出,从而有助于提高平喘疗效。

【药动学】本药口服后吸收良好且吸收较快,故多用于口服给药。口服后 10~20 分钟起效,2~3 小时达最高血药浓度,作用维持 4~6 小时。气雾吸入后 5~10 分钟起效,作用维持 2~4 小时,直肠给药后 10~30 分钟起效,作用可维持 12 小时以上。

【临床应用】用于防治喘息型支气管炎、支气管哮喘等呼吸系统疾病所导致的支气管痉挛。

【不良反应】部分患者可能会出现手指震颤、轻度心悸等副作用,但在用药过程中可自行消失。

（二）中效 β_2 受体激动药

特布他林

【药理作用】本品为间羟酚类代表药。体外试验证实,对气道平滑肌和心肌作用所需的等强度浓度进行比较,药物的选择性指数,异丙肾上腺素为 1.4,而特布他林为 138,可见本品对 β_2 受体的选择性高,为高度选择性 β_2 受体激动药,可使细胞内 cAMP 水平提高,支气管平滑肌舒张;并可增加气道支气管纤毛运动,促进黏液稀释;还具有较强大的肥大细胞膜稳定作用,抑制内源性致痉物质的释放及内源性介质引起的水肿。亦可使子宫平滑肌舒张,抑制妊娠子宫收缩,从而延迟妊娠后期妇女分娩。本品有多种途径给药,用药后可有明显的平喘效果。但临床应用时,特别是大剂量或静脉注射时仍有较明显的心血管系统副作用,这除与它直接刺激心脏 β_1 受体有关外,还与其激动血管平滑肌 β_2 受体,舒张血管,增加血流量,以及通过压力感受器反射性地兴奋心脏有关。

【药动学】本品为亲水性化合物。吸入给药时,受不同吸入装置的影响,肺内沉积率不同,口服生物利用度为 15%±6%,约 30 分钟出现平喘作用,有效血药浓度为 3μg/ml,血浆蛋白结合率为 25%。2~4 小时作用达高峰,持续 8 小时。皮下注射 5 分钟后起效,0.5~1 小时作用达高峰,持续 1.5~4 小时。此外,它有一定的抗炎作用,表现为应用临床剂量可明显抑制腺苷一磷酸（AMP）诱导的支气管收缩反应,抑制程度较乙酰甲胆碱诱导的收缩反应更强,说明本品具有肥大细胞稳定作用,并能抑制抗原诱导的组胺释放。

【临床应用】用于各型哮喘的治疗,可迅速缓解症状,哮喘急性发作时可按需治疗,可用皮下注射来控制症状,而吸入给药由于其更好的支气管扩张效果成为常见的给药途径。

【不良反应】常见不良反应可见肌肉震颤,四肢、面颈部骨骼肌好发,同时还有轻度胃肠道反应。肌肉震颤发生机制是 β_2 受体激动药激动骨骼肌慢缩型肌纤维上 β_2 受体,使之收缩加快、有力,并且破坏了快慢型肌纤维之间的融合现象。本品还会引起血液中出现酮体,糖尿病患者用药时应注意。过量应用或与糖皮质激素合用时,会出现低钾血症、心律失常,需要时可补充钾盐。

【药物相互作用】与其他肾上腺素受体激动药合用,可使疗效增加,但不良反应也可能加重。本品能减弱胍乙啶的降压作用。单胺氧化酶抑制剂、抗组胺药、三环类抗抑郁药等可能增加本品的不良反应,正使用或停用单胺氧化酶抑制剂及三环类抗抑郁药2周内的患者应慎用本药。与咖啡因或解充血药合用,可能增加心血管事件的危险性。与拟交感胺类药合用,对心血管系统会产生有害影响,故不建议两者联用。与琥珀酰胆碱合用,可能增强后者的肌松作用。与茶碱合用时,可降低茶碱的血药浓度,增强舒张支气管平滑肌的作用,但心悸等不良反应也可能加重。本药与非保钾利尿药联用时需谨慎。β 受体拮抗药(如阿替洛尔、醋丁洛尔、拉贝洛尔、美托洛尔等)能拮抗本品的作用,使疗效降低,还可能使哮喘患者产生严重的支气管痉挛。

非诺特罗

【药理作用】口服5mg引起的支气管扩张作用和肺功能改善与相同量的间羟叔丁肾上腺素类似,而几乎无心脏副作用。加大剂量虽仍可增加其支气管扩张作用,但心血管副作用和震颤的发生率亦相应增加。1次吸入本品200~400μg可产生持久的支气管扩张作用,而副作用较少,再加大吸入量并不增加疗效,反而增加副作用。多数观察指出,在吸入相同剂量时,本品与沙丁胺醇疗效相同。

【药动学】口服从胃肠道迅速吸收,2小时后血药浓度达峰值,作用可持续6~8小时。气雾吸入数分钟可生效,1~2小时作用达高峰,至少持续4~5小时。

【临床应用】用于支气管哮喘、慢性阻塞性肺疾病(COPD)及其他肺部疾病所导致的支气管痉挛。对儿童急性支气管痉挛有较好疗效。

【不良反应】较大剂量可出现焦虑不安、头痛、心悸等。

【药物相互作用】与其他肾上腺素受体激动剂合用,其治疗作用可增加,也可能加重不良反应,并可出现潜在的严重低钾血症。右旋苯丙胺和芬氟拉明可能增加5-羟色胺的释放并抑制其再摄取,与本品合用时,可能引起5-羟色胺综合征(表现为体温过低、高血压、肌阵挛等)。与茶碱类药物合用时,可增强支气管平滑肌松弛作用,也可能增加不良反应。与单胺氧化酶抑制剂合用,可能增加不良反应,出现心动过速、兴奋、轻度狂躁。本品与热带、亚热带出产的金丝桃素、金丝桃苷等合用时,可增加发生5-羟色胺综合征的危险。

妥洛特罗

【药理作用】妥洛特罗为第三代拟肾上腺素类药物,为高度选择性的中长效类 β_2 受体激动药,对支气管平滑肌具有较强而持久的扩张作用,其作用强度与沙丁胺醇相似,约为沙丁胺醇的1/100,而对心脏的兴奋作用较弱,同时具有一定的抗过敏作用。促进支气管纤毛运动和止咳,并有轻微的中枢抑制作用。

【药动学】本品口服后胃肠道吸收良好且迅速,主要分布于肝、肾、消化器官及呼吸器官,代谢速度相对较慢。口服后 5~10 分钟起效,1 小时达最大效应,作用维持 8~10 小时,40 小时左右全部排出。

【临床应用】适用于缓解支气管哮喘、COPD、喘息型支气管炎等阻塞性肺部疾病所致的呼吸困难。

【不良反应】偶有头晕、恶心、手指震颤、失眠、食欲缺乏等,停药后可自行消失。

【药物相互作用】与肾上腺素、异丙肾上腺素合用可加强本品心脏兴奋作用,易致心律失常,故应避免合用。与单胺氧化酶抑制剂合用,可出现心动过速、兴奋、狂躁等不良反应,应避免同用。

(三)长效 β_2 受体激动药

长效 β_2 受体激动药比短效 β_2 受体激动药更具亲脂性,能与 β_2AR 作用更长时间,可以有效地预防支气管哮喘的发作。长效 β_2 受体激动药与糖皮质激素联合应用可减少后者的用量,但不表示本类药物具有抗炎作用。本品在临床应用时应同抗炎药物一起应用。

沙美特罗

【药理作用】相关研究表明沙美特罗的药理机制与短效 β_2 受体激动药并不相同,其长效机制与其侧链结构有关,其药理作用可以被 β_2 受体拮抗药迅速而完全地扭转。结构中长而无极性的侧链不影响其 β_2 受体激动药活性,但可以紧贴细胞膜与 β_2 受体外位点结合,使分子的柔性头部自由地与受体的活性位点相互作用,激动或兴奋 β_2 受体。由于沙美特罗尾部结构与受体外位点结合,使之不易脱离外位点受体,从而作用强而持久(12 小时)。该药对 β_2 受体具有较高的选择性和较高的作用强度,其对 β_2 受体的作用强度为 β_1 受体的 5 万倍,故心血管作用极少。相关动物实验证明,沙美特罗通过长时间阻止肥大细胞释组胺、白三烯和前列腺素等炎症介质,强效抑制肥大细胞的活性,还可以抑制气道内淋巴细胞、嗜酸性粒细胞和中性粒细胞的浸润,而具有一定的气道抗炎作用。其抗炎作用强度是沙丁胺醇的 10~20 倍。临床研究表明沙美特罗可以双相抑制变应原诱发的速发相哮喘反应和迟发相哮喘反应,进一步提示该药具有抗炎作用。经过数年的临床观察,发现该药可能与其他中短效 β_2 受体激动药有不同的药理机制,这是因为沙美特罗不像其他中短效 β_2 受体激动药长期使用可能引起气道反应性增高,而且单剂量吸入还可以抑制由组胺、乙酰甲胆碱或运动诱发的正常人和哮喘患者气道高反应性。临床发现沙美特罗的个体差异较小且不易产生耐药性,经过两周的研究,沙美特罗气雾剂并未引起 β_2 受体下调,这方面还需要进行更长时间的研究。

【药动学】药动学研究显示吸入给药时,单次吸入 50μg 和 400μg 沙美特罗气雾剂 5~15 分钟后,可达血药最高浓度,分别为 0.1~0.2μg/L 和 1~2μg/L。沙美特罗经水解后代谢迅速,绝大部分在 72 小时内消除,23% 从尿中排出,57% 从粪便中排泄,全部排泄时间可长达 168 小时。

【临床应用】沙美特罗临床上多用于哮喘的长期维持治疗,以及 12 岁以上儿童伴有可逆性气道阻塞的支气管痉挛的预防治疗。这是因为研究证实沙美特罗在改善肺功能指标方面较为稳定,且能够减少很多 β_2 受体激动药的用药次数,提高了哮喘患者的生活质量,降低了心理压力。

【不良反应】因为沙美特罗的气道局部作用较强,所以全身不良反应较少。高剂量应用可增加心率,常规剂量时会有少数患者出现震颤、头痛等,持续时间不长,用药期间可自行消失。同时,又可见咽部刺激感、痉挛等上呼吸道症状。

【药物相互作用】与短效 β 受体激动药(如沙丁胺醇)并用时,可使 FEV1 得到改善,且不增加心血管不良反应的发生率。与黄嘌呤衍生物、利尿药、激素合用,可加重血钾降低程度。与茶碱类药物合用时,可产生协同作用,合用时应注意调整剂量。与单胺氧化酶抑制剂合用,可增加本品心悸、激动、躁狂发作的危险性,两者不宜合用。本品可能使保钾类利尿药心电图异常和/或低钾血症加重,两者合用须慎重。与三环类抗抑郁药合用可能加强心血管系统的兴奋性,两者不宜合用,三环类抗抑郁药停用 2 周后,患者方可使用本药。

班布特罗

【**药理作用**】本品是亲脂性的 β_2 受体激动药特布他林的前体药,由特布他林苯环上 3、5 位两个羟基分别被二甲基氨基甲酰基取代而成。本品本身无药理活性,必须在体内经丁基胆碱酯酶水解而释出特布他林,才能发挥平喘作用。该药设计的目的是通过提高 β_2 受体激动药在首关代谢中水解代谢时的稳定性,从而延长母体药物作用的持续时间。特布他林药理学上的活性部分与间苯二酚 2 个酚羟基团相联结,如果其中之一被阻断,那么它就失去了活性。班布特罗的分子结构中,3、5 位两个酚羟基团各自和二甲基氨基甲酸酯结合,后者参与了血浆胆碱酯酶的可逆性抑制,其中之一为班布特罗分解代谢为特布他林所需的酶。随着水解的进行,血浆胆碱酯酶的活性下降,结果使班布特罗转换为特布他林的量明显减少。因此,班布特罗通过调节自身水解代谢的速度起到了"内储备"的作用,口服后保证了特布他林血药浓度的恒定。特布他林是临床已使用 40 多年的 β_2 受体激动药,被广泛认为是一有效且耐受性好的哮喘治疗药物。本品口服 10mg 或 20mg 后可见肺功能改善,最大呼气流量(PEF)与 FEV_1 显著上升,而且 24 小时内维持不变,作用持续至少 24 小时;对夜间哮喘可见临床症状控制,夜间觉醒次数减少,睡眠质量改善,吸入 β_2 受体激动药次数减少,生活质量明显改善。本药具有松弛支气管平滑肌的作用,并可抑制内源性致痉物质的释放、减轻水肿,以及增加黏膜纤毛的廓清能力。

【**药动学**】本品口服由胃肠道吸收约 20%,其吸收不受食物的影响,其中约 1/3 经肝脏代谢,故生物利用度约为 12%。吸收后,班布特罗经血浆胆碱酯酶水解及氧化,缓慢地代谢成活性物质特布他林。吸收入体内的班布特罗,大约有 1/3 在肠壁和肝脏中代谢,成为中间代谢产物。主要经粪便排泄,约占 20%,5% 以原型经尿排出。本品对肺的亲和力高,对心脏、骨骼肌的亲和力低。10% 班布特罗可转化为特布他林。活性代谢物特布他林在 2~6 小时内达到最高血药浓度,有效作用持续至少 24 小时,这与其在体内代谢有关。治疗 4~5 日后达到血浆稳定状态。班布特罗口服后的血浆半衰期约为 13 小时,活性代谢产物特布他林的血浆半衰期约为 17 小时。

【**临床应用**】适用于轻、中、重度哮喘及喘息型支气管炎等各种肺部疾病的治疗。由于起效缓慢的原因,一般不用于缓解症状和按需治疗。可与茶碱类或糖皮质激素合用,不需要调整剂量。

【**不良反应**】常见反应有肌肉震颤、心动过速、心悸等,其严重程度与治疗剂量无关,多在用药疗程内自行消失。不良反应发生率较特布他林少。

【**药物相互作用**】单胺氧化酶抑制剂、抗组胺药、三环类抗抑郁药、左甲状腺素等可能增加本品的不良反应。本品可能延长琥珀胆碱对肌肉的松弛作用,并具有剂量依赖性,但可恢复。与皮质激素、利尿药合用,可能加重血钾降低的程度。β 受体拮抗药(如吲哚洛尔、拉贝洛尔、普萘洛尔等)能拮抗本品的作用,使疗效降低。与拟交感胺类药合用,本品的作用加强但毒性也增加。与其他支气管扩张剂合用,可增加不良反应。β_2 受体激动药会增加血糖浓度,从而降低降糖药物的作用,因此患有糖尿病者服用本品时应调整降糖药的剂量。本品能减弱胍乙啶的降血压作用。

四、抗胆碱药

抗胆碱药通过与乙酰胆碱或 M 受体激动药竞争 M 受体上的同一部位而发挥竞争性拮抗作用。抗胆碱能支气管扩张剂的使用原理主要有气道自主控制机制、气道毒蕈碱受体亚型选择机制。气道自主控制机制是指抗胆碱药能通过与乙酰胆碱竞争毒蕈碱样受体，抑制胆碱能活性，引起气道舒张。毒蕈碱受体主要有 M_1、M_2、M_3 三种亚型，这种分型有临床指导作用，传统的抗胆碱药对毒蕈碱受体的亚型无选择性，因此临床效果欠佳。亚型的发现为发展选择性抑制 M_1 和 M_3 受体而不抑制 M_2 受体的抗胆碱药提供了机会。因为抗胆碱药无法完全逆转气流受限，说明胆碱能迷走神经活性在慢性阻塞性肺部疾病和哮喘患者的气道阻塞中起部分作用。抗胆碱药主要有短效的异丙托溴铵和长效的噻托溴铵两种吸入剂型。最早用于治疗哮喘的抗胆碱药是阿托品。阿托品是非选择性 M 胆碱受体拮抗药，除作用于气道平滑肌 M_3 受体外，还对周围组织的各型 M 受体均有阻断作用，因此用药后不良反应多见。

异丙托溴铵

【药理作用】本品为目前临床上最常用的吸入型季铵类抗胆碱药，为阿托品 N- 异丙基取代衍生物，为季铵类化合物。理化性质与叔胺类阿托品明显不同，水溶性增加，脂溶性小，难于穿透生物屏障。本品的主要药理作用是竞争性阻断乙酰胆碱，阻断气道平滑肌上的 M_3 受体，抑制胆碱能神经对气道平滑肌的控制，从而使气道平滑肌松弛，气道扩张。异丙托溴铵没有直接松弛气道平滑肌的作用，也无抗炎作用，不抑制炎症细胞释放炎症介质，亦无抗组胺作用及抗血小板激活因子作用，但对如屋尘等变应原导致的支气管痉挛及乙酰胆碱等诱发的支气管痉挛有较好的拮抗作用，但较 β_2 受体激动药的拮抗作用弱。不论在体内或体外试验中，异丙托溴铵对支气管上皮纤毛运动频率无明显影响，雾化吸入后气道痰量和痰液的黏滞性均无明显改变，故用药后不影响气道的黏液纤毛清除功能。异丙托溴铵对 M_1、M_2、M_3 受体没有选择性。吸入后不易被气道黏膜吸收，可在气道内形成较高的药物浓度，故对气道平滑肌有一定的选择作用。其舒张支气管的剂量仅为抑制腺体分泌和加快心率剂量的 $1/20\sim1/10$。气雾吸入本品 $40\mu g$ 所产生的支气管舒张效应与静脉注射 $150\mu g$ 相当，但吸入给药产生的血药浓度仅为全身用药血药浓度的 $1/10$。吸入后 5 分钟左右起效，$30\sim90$ 分钟作用达峰值，平喘作用维持 $4\sim6$ 小时。

【药动学】本品为季铵盐，口服后不易从胃肠道吸收。主要用于解痉平喘，解除支气管哮喘，喘息性支气管炎和 COPD 患者的支气管痉挛。气雾吸入的血药浓度与静脉注射、口服相比，是后两者的 $1/1\,000$，异丙托溴铵吸入给药通过局部的药物浓度升高引起支气管扩张。本品与 β_2 受体激动药或茶碱合用可增强疗效，因本品起效较慢，采用吸入给药时，一般不宜同时吸入，采用吸入 β_2 受体激动药后相隔 1 小时，再吸入本品。部分对吸入激素疗效较差者，加用本品可收到较好疗效。异丙托溴铵脂溶性小，不易通过血脑屏障与胎盘屏障，乳汁中含量很少。在体内部分代谢，但代谢物几乎无抗胆碱作用。主要经粪便和尿排出，吸入给药时有 48% 的药物由粪便排出。各种给药途径的消除半衰期接近，约 $3.2\sim3.8$ 小时。

【临床应用】吸入给药，临床适用于支气管哮喘、COPD。

【不良反应】不良反应少见，少数患者会有咳嗽、口干、味苦感，从而影响到患者用药顺应性。长期用药时,不会出现耐受现象,但可提高气道对拟胆碱药的反应性。测定气道反应性时应注意。

【药物相互作用】金刚烷胺、三环类抗抑郁药、吩噻嗪类抗精神病药、单胺氧化酶抑制剂以及某些抗组胺药可增强本品的作用。本品与非诺特罗、茶碱、色甘酸钠、沙丁胺醇等合用,可相互增强疗效。与 β 受体激动剂或黄嘌呤类药物合用可加强本品的支气管扩张作用。有闭角型青光眼病史的患者合用本品和 β 受体激动药时,可增加急性青光眼发作的危险。

氧托溴铵

【药理作用】本品为新的抗胆碱类平喘药,是东莨菪碱衍生物,也是季铵类化合物,口服不易从胃肠道吸收,主要采用气雾吸入给药。与异丙托溴铵一样,通过阻断气道胆碱能 M 受体而舒张支气管平滑肌。对 M_1、M_2、M_3 三种亚型受体无选择性,用药后均能阻断。气雾吸入后,对气道平滑肌具有较强的松弛作用,吸入后 15~30 分钟显效,90~180 分钟达高峰,持续时间 7~10 小时。本品 $100\mu g$ 的作用强度相当于 $40\mu g$ 异丙托溴铵,但作用时间比异丙托溴铵长,用于防止夜间哮喘比较适宜。本品与 β_2 受体激动药交替使用,可达到起效时间快,而作用维持时间长的效果。气雾吸入给药,$100~200\mu g/$ 次,2 次 /d。

【临床应用】主要用于解痉平喘和治疗喘息型支气管炎。临床用药特点与异丙托溴铵类似,本品用药次数少,作用时间长,用药依从性好,较适用于预防夜间哮喘发作和稳定期 COPD 治疗。

【不良反应】偶有眼干、口干、咽部不适等。

噻托溴铵

【药理作用】噻托溴铵是一种新型的长效抗胆碱类平喘药,化学结构与氧托溴铵类似,也属于季铵盐。药理作用则与异丙托溴铵相似,只是与异丙托溴铵相比,噻托溴铵有更强的 M 受体亲和力,明显强于异丙托溴铵,对 M_3 受体的亲和力大于异丙托溴铵约 15 倍。总体来看,噻托溴铵为目前抗胆碱作用最强的药物,且作用时间长,对 M_3 受体具有选择性。

【药动学】本品为季铵盐,口服后不易吸收,主要给药途径为气雾吸入法。噻托溴铵可在血液中蓄积。

【临床应用】适应证与异丙托溴铵相同。

【不良反应】与异丙托溴铵相似。有较少的不良反应,主要是口干,且程度较轻,不影响后续治疗。

【药物相互作用】本品吸入性粉末与其他用于治疗 COPD 的药物(包括有拟交感神经作用的支气管扩张药、甲基黄嘌呤、口服或吸入性甾体类药物等)同用时,未见不良反应。

五、茶碱类药物

茶碱的缓释或控释制剂,可以维持更稳定的血药浓度,作用更持久,不良反应也明显降低。传统上茶碱被划分为支气管扩张剂,起初用于急症支气管扩张,作为急性哮喘的治疗,现已被更有效地吸入性 β_2 受体激动药和静脉使用糖皮质激素所代替,因此后来主要在慢性哮喘维持治疗中发挥作用。作为控制慢性哮喘的维持治疗药物,茶碱除了支气管保护作用、抗炎和免疫调节作用,还具有支气管扩张作用。茶碱类药物治疗支气管哮喘的作用机制主要是通过抑制磷酸二酯酶的活性,拮抗腺苷受体,降低细胞内钙离子的浓度,刺激内源性儿茶酚胺的释放,抑制肥大细胞释放炎症介质,发挥抗炎作用及其他作用来实现。且茶碱是一种非特异性磷酸二酯酶抑制剂,可以在体外抑制多种炎症细胞的活化。茶碱的支气管保护作用,如对抗原早期反应的抑制,对抗白三烯 D4 诱导的支气管收缩作用,是由一种并不完全清楚的分子机制介导的,不能单由磷酸二酯酶抑制作用或腺苷受体拮抗作用来解释。茶碱类药物在世界范围内一直被广泛地应用于支气管哮喘的治疗。茶碱缓释剂与普通片剂相比,具有安全、有效、服用方便等优点,正在临床上广泛使用。

氨茶碱

【药理作用】本品具有解痉平喘、兴奋呼吸中枢、强心利尿和抗变态反应炎症等多方面的药理作用。至今为止,本品确切的治疗哮喘的作用机制尚未明了。其平喘作用可能与下列机制有关:①磷酸二酯酶(PDE)抑制作用;②通过抑制钙离子的内流,降低细胞内钙离子的浓度;③拮抗腺苷受体;④低浓度时具有的抗变态反应炎症作用;⑤抑制肥大细胞释放炎症介质;⑥刺激内源性儿茶酚胺的释放;⑦其他作用,如增强 β 受体激动药的抑制前列腺素作用、松弛气道平滑肌作用、增强膈肌收缩力等。

【药动学】氨茶碱的水溶性是茶碱的 20 倍,本品口服和注射给药都能迅速起效。口服用药的生物利用度为 96%。60~120 分钟血药浓度达峰值。吸收后药物分布到体内各部分,并可透过胎盘屏障。本品在体内释放出有效成分茶碱,茶碱的蛋白结合率约为 60%。本品的半衰期在正常成人中平均为(312 ± 84)分钟,儿童平均为 200 分钟。本品主要在肝脏内代谢灭活,在细胞色素 P450 和黄嘌呤氧化酶的作用下经 N- 去甲基化和 C- 去氧化反应,主要代谢为 3- 甲基黄嘌呤、1- 甲基尿酸和 1, 3- 二甲基尿酸,其转化率分别为 36%、17% 和 40%。约 7% 以原型经肾脏排出。3- 甲基黄嘌呤仍具有茶碱的药理活性,但其作用强度仅为茶碱原型的 1/5~1/2。

【临床应用】主要适用于平喘、利尿、强心、兴奋呼吸等。同时可用于器官移植后排异反应的治疗。

【不良反应】可能出现呕吐、恶心、胃部不适、食欲缺乏、焦虑、失眠等不良反应,出现后应酌情减少药量。肌内注射可引起局部疼痛,加用 2% 普鲁卡因注射液可减轻疼痛。当静脉快速推注大剂量氨茶碱,可能会引起心律失常等反应。偶见过敏性休克。

【药物相互作用】与其他茶碱类或黄嘌呤类药物合用,可使本品作用增强,不良反应增多。与地尔硫䓬、维拉帕米合用,可干扰氨茶碱在肝内的代谢,使血药浓度升高,毒性增强。稀盐酸可减少其在小肠内的吸收。与美西律合用可使氨茶碱清除率降低,血药浓度升高,需调整剂量。酸性药物可增加其排泄,而碱性药物则减少其排泄。西咪替丁、克林霉素、红霉素、四环素、林可霉素可降低本品在肝脏的清除率,使其 $t_{1/2}$ 延长,因此血药浓度可高于正常水平,易致中毒,合用时应适当减量或监测其血药浓度。普罗帕酮对本品代谢有竞争性抑制作用,可使氨茶碱血药浓度升高,甚至引起中毒,必要时应调整剂量。妥卡尼对本品代谢有轻度抑制作用,可使其清除率降低,半衰期延长。与别嘌呤合用可使本品血药浓度升高,并引起恶心、呕吐、心悸等不良反应。与麻黄碱及其他拟交感胺类支气管扩张药合用,具有协同作用,但是毒性也增加。与咖啡因合用,可使本品的半衰期延长,其作用与毒性均增强。与口服避孕药合用,可使本品血浆清除率降低。本品可提高心肌对洋地黄类药物的敏感性,合用时洋地黄毒性增强。与氟烷合用易导致心律失常。与巴比妥类药物、利福平、卡马西平及其他肝微粒体酶诱导剂合用,可使氨茶碱的代谢和清除加速,血药浓度降低。硫酸镁可拮抗本品所致的室性心律失常。与泼尼松合用可使本品的生物利用度降低。与异丙肾上腺素、呋塞米、异烟肼合用,可使本品的血药浓度降低。与普萘洛尔合用时,本品的支气管扩张作用可能受到抑制。与锂剂合用可加速肾脏对锂的排出,因而使锂剂的疗效下降。苯妥英钠使其代谢加速,血药浓度降低,应酌情增加用量。静脉滴注时,应避免与维生素 C、去甲肾上腺素、促肾上腺皮质激素、四环素族盐酸盐配伍。本品可使青霉素灭活而失效。与氯胺酮合用,可降低机体的惊厥阈值,从而促发惊厥。尼古丁可增加氨茶碱代谢,降低本品疗效,故吸烟者用量需增加。

二羟丙茶碱

【**药理作用**】本品是茶碱的中性衍生物,茶碱的 N-7 位上被二羟丙基所取代,使之水溶性增加,在胃液内稳定,对胃肠道的刺激性小。其药理作用与氨茶碱相似,但支气管扩张作用比氨茶碱弱。体外试验中本品的作用强度较小。有一定的利尿作用。其毒性约为氨茶碱的 1/5~1/4,对心脏的副作用约为后者的 1/20~1/10。

【**药动学**】口服的生物利用度为 72%,低于氨茶碱。肌内注射后 15~30 分钟达最大效应。本品半衰期为 2.1 小时,比氨茶碱短。在体内基本以原型经尿中排出。

【**临床应用**】临床适用于平喘和支气管哮喘等的治疗。适用于因胃肠道刺激症状明显而不耐受氨茶碱,或由于心动过速不宜应用氨茶碱的患者。

【**不良反应**】可有头痛、失眠、口干、食欲缺乏、恶心、呕吐、心悸等不良反应,副作用比氨茶碱小,大剂量应用时可有中枢兴奋症状。

【**药物相互作用**】本品与麻黄碱或其他拟交感胺类支气管扩张药合用会产生协同作用。与林可霉素、克林霉素、某些大环内酯类和喹诺酮类抗生素合用时,可降低本品在肝脏的清除率,使血药浓度升高,甚至出现毒性反应,应在给药前后调整本品的用量。与苯妥英钠、西咪替丁、卡马西平、咖啡因或其他黄嘌呤类药等合用,可增加本品作用和毒性。丙磺舒能升高本品的血药浓度,有导致过量中毒的危险,还会与本品竞争肾小管分泌,使本品半衰期延长。碳酸锂可加速本品清除,使本品疗效降低;本品还可使锂的肾排泄增加,影响锂盐的作用。与普萘洛尔合用时,本品的支气管扩张作用可能受到抑制。

羟丙茶碱

【**药理作用**】系茶碱 N-7 位被羟丙基取代的衍生物。其水溶性增加,但扩张冠状动脉、舒张支气管和兴奋中枢神经系统的作用均比茶碱弱。在体外试验中其舒张支气管平滑肌的作用约为氨茶碱的 15%,其强心作用和对中枢神经系统的兴奋作用约为氨茶碱的 1/3~1/2。

【**药动学**】口服后吸收完全,生物利用度为 100%。半衰期为 6.8 小时。

【**临床应用**】主要适用于不能耐受氨茶碱的支气管哮喘患者。

【**不良反应**】与氨茶碱相似,但程度轻。剂量大时可出现兴奋、失眠、胃肠道不适等。

六、色甘酸钠类药物

色甘酸钠为色酮类化合物,也是非皮质激素类抗炎药,可以抑制 IgE 介导的肥大细胞释放炎症介质,对其他炎症细胞介质的释放亦有选择性抑制作用。该药能有效改善肺功能、降低呼吸困难指数,但不能扩张支气管平滑肌,也不能拮抗炎症介质,故不能用于缓解急性哮喘发作。色甘酸钠的作用机制涉及多种通道的阻滞、辣椒素受体作用、热休克蛋白或 G 蛋白信号阻断等,最终共同的环节是阻滞肥大细胞活化。色甘酸钠发挥作用是通过阻止嗜酸性粒细胞、肥大细胞裂解和抑制变应原或运动诱导的支气管痉挛,并阻止中性粒细胞介质释放,防止速发相和迟发相哮喘反应。色甘酸钠还可抑制二氧化硫和缓激肽引起的支气管收缩。色甘酸钠具有对肥大细胞的膜稳定作用和对其他炎症细胞膜的保护作用,抑制迷走神经传导、降低气道内感受器的兴奋性,抑制黏附分子的基因表达。

曲尼司特

【药理作用】与色甘酸钠相似,可以抑制肥大细胞和嗜碱性粒细胞脱颗粒。与色甘酸钠不同的是,曲尼司特口服有效,作用时间持续较长,通过静脉注射给予色甘酸钠和曲尼司特后,两药均在 5 分钟后达到峰值,色甘酸钠的作用较强但仅仅持续 60 分钟,而曲尼司特在注射 120 分钟后仍然有显著的肥大细胞膜保护作用。曲尼司特与色甘酸钠的另一个不同点是,色甘酸钠仅仅抑制 IgE 介导的变态反应,而曲尼司特还可同时阻断阿蒂斯反应。

【药动学】口服给药 2~3 小时血药浓度达峰值,24 小时明显降低,半衰期为 8.6 小时。主要代谢产物为 4 位脱甲基曲尼司特的硫酸结合物以及葡糖醛酸结合物,经尿液排出体外。

【临床应用】主要用于支气管哮喘的预防与治疗。

【不良反应】胃肠道反应。

【药物相互作用】尚不明确。

哮喘临床治疗的目标应包括治疗和控制哮喘症状,根据哮喘发病机制和严重程度的不同,对应使用不同类型的药物或合理采用联合用药的方式进行治疗,以期达到最佳的治疗效果(表 29-3)。关于抗哮喘药的研发策略应从研究副作用少、效价强的抗炎药物,开发变应原疫苗、制备单克隆抗体药物(如抗IgE 单克隆抗体)和细胞因子调节剂等方面考虑;随着人类基因组计划的发展,抗哮喘药的长远研发目标为制备靶向基因药物(如抗哮喘基因药物和 DNA 疫苗)等。

表 29-3　哮喘患者的临床常用药物

分类	治疗症状	常用药物
缓解疗法	支气管痉挛、气短、胸闷、喘息、咳嗽	吸入或口服短效 β_2 受体激动药:沙丁胺醇、特布他林;吸入或口服长效 β_2 受体激动药:福莫特罗;抗胆碱能吸入剂:异丙托溴铵;全身用糖皮质激素:醋酸泼尼松;短效茶碱
维持治疗(轻度持续性哮喘单一维持疗法)	咳嗽、呼吸困难、或气喘等症状多于 1 次 / 周;夜间多于 2 次 / 月	吸入性糖皮质激素:二丙酸倍氯米松、布地奈德、丙酸氟替卡松;非皮质激素类抗炎药:色甘酸钠、奈多罗米钠;长效 β_2 受体激动吸入剂:福莫特罗、沙美特罗;抗白三烯类药物;5-脂氧合酶抑制剂:齐留通
维持治疗(中、重度持续性哮喘联合维持疗法)		日常控制疗法:吸入性糖皮质激素联合长效 β_2 受体激动药。 中度哮喘:联合使用吸入性糖皮质激素(500~1 000μg 二丙酸倍氯米松或等效的其他药物)和长效茶碱,或长效口服 β_2 受体激动药或抗白三烯类药物;高剂量(>1 000μg 二丙酸倍氯米松或等效的其他药物)的吸入性糖皮质激素单一疗法。 重度哮喘:在联合吸入性糖皮质激素和长效 β_2 受体激动药的基础上,加用一或多种疗法,包括长效茶碱、长效口服 β_2 受体激动药和 / 或抗白三烯类药物

思考题

1. 简述哮喘的临床分期以及临床特点。

2. 简述常见抗哮喘药的分类及其代表药物。

参考文献

［1］李俊.临床药物治疗学.北京:人民卫生出版社,2007.

［2］邱晨.现代分子生物学技术与哮喘.北京:人民卫生出版社,2012.

（李 俊）

第三十章　抗消化性溃疡药

第一节　概　述

消化性溃疡（pepticulcer）是指在各种致病因子的作用下，消化道黏膜发生炎症反应，坏死、脱落，形成溃疡，溃疡的黏膜坏死缺损穿透黏膜肌层，严重者可达固有肌层或更深。病变可发生于食管、胃或十二指肠，也可发生于胃 - 空肠吻合口附近或含有胃黏膜的麦克尔憩室内，其中以胃、十二指肠最常见，即胃溃疡（gastric ulcer, GU）和十二指肠溃疡（duodenal ulcer, DU）。溃疡的形成主要与黏膜的损伤因素和黏膜自身防御 - 修复因素之间失平衡有关，其主要症状表现为腹胀、反酸、嗳气，或伴有胃部疼痛，且疼痛呈慢性或周期性。消化性溃疡的自然病程因人而异，轻者不经干预即可自发缓解，重者可能引起重大并发症，甚至有死亡风险，如出血和穿孔。虽然胃自身为酸性消化环境，并常会摄入有害物质，但溃疡的发生并不常见，这提示胃黏膜具有强大的修复功能和保护性机制。因此，如果存在原发性分泌、防御或修复机制的功能异常，也可导致溃疡的发生。

一、消化性溃疡的发病因素

一般认为消化性溃疡的发生和发展是由于胃及十二指肠黏膜的防御 - 修复因素和损伤因素失衡导致的。黏膜损伤因素主要包括：①幽门螺杆菌（*Helicobacter pylori*, *H. pylori* 或 Hp）感染；②药物因素，如非甾体抗炎药（nonsteroidal anti-inflammatory drug, NSAID）；③胃酸和胃蛋白酶；④胆盐；⑤乙醇等。防御 - 修复因素包括：①胃黏膜屏障；②黏膜血流；③前列腺素及表皮生长因子；④细胞再生；⑤碳酸氢盐等。当胃黏膜的损伤因素明显强于防御 - 修复因素时，消化性溃疡就可能发生。近些年的研究及流行病学调查结果显示：Hp 感染、NSAID 的广泛应用是引起消化性溃疡最常见的损伤因素。发达国家消化性溃疡病的患病率在年轻人中已逐渐下降，但由于期望寿命的不断延长及 NSAID 的大量应用，年长成人中 NSAID 相关的消化性溃疡的发病率在逐年增加。此外，还有一种更为严重的消化性溃疡，即应激性溃疡（stress ulcer, SU），指机体在各类严重创伤、危重疾病等严重应激状态下，发生的以急性消化道糜烂、溃疡等病变为特征，最终可导致消化道出血、穿孔，并使原有病变恶化的一种疾病。其他一些药物，如糖皮质激素、部分抗肿瘤药和抗凝药的广泛使用也可诱发消化性溃疡，这也是上消化道出血不可忽视的原因之一。在临床诊疗过程中，临床医师尤其应重视目前已广泛使用的抗血小板药物，如噻吩吡啶类药物氯吡格雷，此类药物也可增加消化道出血的风险。此外，吸烟、饮食因素、遗传、应激与心理因素、胃十二指肠运动异常等在消化性溃疡的发生中也有一定作用。

消化性溃疡在全世界均常见,一般认为人群中约有 10% 的人在其一生中患过此类疾病。消化性溃疡以 20~50 岁居多,男性多于女性;临床上十二指肠溃疡多于胃溃疡,两者之比约为 3∶1;胃溃疡患者发病年龄多较十二指肠溃疡患者大。

二、消化性溃疡的药物治疗现状

消化性溃疡是一种慢性疾病,尽管目前临床死亡率较低,但复发率较高,且难以治愈,严重影响了患者的健康和生活质量。临床治疗的目标主要是消除病因、解除症状,促进溃疡愈合、避免并发症及防止复发。自 1910 年 Schwartz 提出“无酸,便无溃疡”的观点以来,抗酸成为了消化性溃疡的主要治疗措施。随着医学和医药技术的不断发展,针对消化性溃疡药物的研发以及临床应用也取得了一定程度的进展。20 世纪 80 年代初期,H_2 受体拮抗剂(H_2 receptor antagonist)问世,以及随后质子泵抑制剂(proton pump inhibitor, PPI)的临床应用,可称为消化性溃疡治疗史上的第一次革命。而近年来倡导的根除 Hp 治疗则是消化性溃疡治疗史上的第二次革命。

近期的研究结果显示除极少数病例外,药物对胃酸分泌进行完全抑制可诱使大部分患者溃疡愈合并防止复发,因此胃、十二指肠溃疡仍被认为是“消化性”的。随着对消化性溃疡发病机制的深入研究,针对消化性溃疡治疗的药物研发和治疗方案也有了很大进展。目前,临床治疗消化性溃疡的药物主要以抑制胃酸分泌和中和胃酸为基础,同时保护胃黏膜,调节胃动力,促进溃疡愈合,并根据病情应用抗菌药。质子泵抑制剂、H_2 受体拮抗剂、抗酸药或抗幽门螺杆菌等药物已在临床上用于治疗消化性溃疡多年,治疗方案也在不断优化,已从单一用药为主转变为联合用药为主;此外,各类药物的剂型也在不断改进,出现了定位释药剂型、速释剂型、缓控释剂型等,生物利用度进一步提高,临床疗效更好,使消化性溃疡患者受益良多。

此外,近年来越来越多的研究显示,除胃及十二指肠黏膜的防御-修复因素和损伤因素失衡外,心理应激、个性特征、社会支持等在消化性溃疡的发生、发展及转归过程中也发挥着重要作用。研究显示消化性溃疡与心理健康损害互为因果,心理损害可引起消化性溃疡,而消化性溃疡又可作为生活事件加重心理损害,形成恶性循环,使消化性溃疡难以治愈。一项 meta 分析显示,已确诊心理疾病的消化性溃疡患者,传统治疗联合抗焦虑抑郁治疗可提高消化性溃疡的愈合率。

第二节　抗消化性溃疡药的作用机制与进展

一、抗酸分泌的药物治疗

药物通过抑制胃酸分泌可诱使溃疡愈合并防止复发。目前降低胃内酸碱度的药物包括抗酸药(antacids)和抑酸药(acid inhibitory drugs),其中抗酸药为无机弱碱类,能直接中和胃酸;抑酸药则是抑制胃酸的分泌,主要包括 H_2 受体拮抗剂和质子泵抑制剂,这也是目前治疗消化性溃疡的一线药物。

（一）抗酸药

抗酸药为碱性物质，口服后直接中和胃酸而达到降低胃酸的目的，有些胶体制剂如氢氧化铝凝胶，能在溃疡面上形成一层保护性薄膜，覆盖于溃疡面和胃肠黏膜，可减少胃酸和胃蛋白酶对受损组织的腐蚀与消化作用。此类药物的疗效以水剂最好，粉剂次之，片剂最差，应用片剂时应嚼碎服用。因空腹服用的药物很快自胃排出，故抗酸药应在饭后 1.5 小时服用。为对抗夜间胃酸增高，睡前应服 1 次。

抗酸药的特点是作用时间短，服药次数多，容易发生便秘或腹泻等副作用。从临床疗效观察，抗酸药对消化性溃疡的止痛效果较好，但对胃酸的抑制作用可因增加促胃液素（gastrin）的分泌而减弱，不利于溃疡的愈合。现已很少单独应用，常制成复方制剂，以增强疗效，降低不良反应，可作为溃疡止痛的辅助治疗。

氢氧化铝（aluminium hydroxide）

【药理作用】氢氧化铝是一种经典的抗酸药，具有抗酸、吸附局部止血和保护溃疡的作用。其抗酸作用缓慢而持久，效力较弱。氢氧化铝与胃酸作用产生的氯化铝有收敛作用，可局部止血。氢氧化铝还可与胃液混合形成凝胶，覆盖在溃疡表面形成一层保护膜，起到机械保护作用。此外，因铝离子在肠内可与肠道磷酸盐结合成不溶解的磷酸铝自粪便排出，故尿毒症患者服用大剂量氢氧化铝后可减少肠道磷酸盐的吸收，从而减轻酸血症。

（二）抑酸药

抑酸治疗是缓解消化性溃疡症状、愈合溃疡的最主要措施。抑酸治疗可降低胃内酸度，与溃疡尤其是十二指肠溃疡的愈合存在直接关系。如果用药物抑制胃酸分泌，使胃内 pH 升高至 3.0 以上，每天维持 18~20 小时，则可使大多数十二指肠溃疡在数周内愈合。

胃酸（H^+）是消化性溃疡的始动因子，而胃酸主要由胃黏膜壁细胞分泌。壁细胞膜上有三种受体，即 H_2 受体、乙酰胆碱受体和促胃液素受体，阻断任一受体都可以抑制胃酸分泌。其中，抑制胃酸分泌效果最佳的药物为 H_2 受体拮抗剂，而抗胆碱药哌仑西平（pirenzepine）和促胃液素受体拮抗剂丙谷胺（proglumide）等对溃疡的疗效不理想，现已少用。胃黏膜壁细胞膜上三种受体介导的泌酸作用，最后均需通过唯一通路——质子泵来实现，故质子泵抑制剂的抑酸作用最强，目前已成为治疗溃疡病的首选药物。

1. H_2 受体拮抗剂 常用药物有西咪替丁（cimetidine）、雷尼替丁（ranitidine）、法莫替丁（famotidine）及尼扎替丁（nizatidine）等。

【药理作用】胃壁细胞上的 H_2 受体在接受刺激后，会促使细胞内 cAMP 水平增高，先激活蛋白激酶，继而激活碳酸酐酶，从而使胞内 H_2CO_3 分解成 H^+ 和 HCO_3^-。H_2 受体拮抗剂的化学结构与组胺相似，因而能竞争性阻断组胺与壁细胞表面 H_2 受体结合，抑制胃酸分泌。

【药动学】此类药物口服后，能被胃肠全部吸收，平均生物利用度在 30%~100% 之间，达峰时间在 1~3.5 小时，半衰期 1.5~4 小时不等，故抑酸作用较快，停药后不良反应亦迅速消失。

2. 质子泵抑制剂 常用药物有奥美拉唑（omeprazole）、兰索拉唑（lansoprazole）、泮托拉唑（pantoprazole）、雷贝拉唑（rabeprazole）和艾司奥美拉唑（esomeprazole）等。

【药理作用】质子泵（proton pump）也称酸泵（acid pump），是一种氢离子 ATP 酶（H^+-K^+-ATP 酶），可将壁细胞内的 H^+ 泵出至胃腔，同时将细胞外的 K^+ 泵入壁细胞内。因此，质子泵是各种原因所致壁细胞泌酸的共同的最终环节。质子泵抑制剂到达壁细胞内的酸性环境（分泌小管腔、小管泡腔），代谢为亚磺酰胺类化合物后，抑制 H^+-K^+-ATP 酶，具有强大的抑制胃酸分泌的作用。

【药动学】为苯并咪唑环类化合物，呈弱碱性，在酸性环境中不稳定，胃液中易降解，宜将其制成肠溶剂，在小肠中才被溶解吸收。奥美拉唑口服单次给药的生物利用度约为 35%，反复给药可达 60%。注射 1 分钟后可分布全身，血浆蛋白结合率约为 95%，半衰期为 0.5~2 小时。兰索拉唑、泮托拉唑的生物利用度分别为 85%、77%。质子泵抑制剂口服后 T_{max} 均在 1~3 小时内，由肝细胞中的细胞色素 P450 酶系代谢，代谢产物经尿排出体外。

质子泵抑制剂还具有保护胃黏膜和直接的抗幽门螺杆菌作用。另外，许多抗菌药在体外具有很强的抗 Hp 能力，但其化学性质不耐酸，在 pH 极低的胃液中易被降解，不能充分发挥活性。而质子泵抑制剂升高胃内 pH，从而使不耐酸的抗菌药能发挥其最大的杀菌能力，与抗菌药产生协同作用。例如，当阿莫西林或克拉霉素和质子泵抑制剂合用时，前两者在血浆和胃组织中的浓度均显著升高。

常用药物中，奥美拉唑、兰索拉唑、泮托拉唑对质子泵的抑制是不可逆的，停药后需要较长时间才能恢复；雷贝拉唑的抑酸作用是可逆的，且起效更快，作用更强，但持续时间较短。艾司奥美拉唑是奥美拉唑的 S- 异构体，其肝脏首关代谢明显小于奥美拉唑，血浆清除率亦低，药物浓度 - 时间曲线下面积比奥美拉唑大 5 倍，具有更强、更持久的抑酸作用。

二、保护胃黏膜的药物治疗

正常情况下，胃、十二指肠黏膜具有的一系列防御和修复机制，包括胃黏液 - 碳酸氢盐屏障、胃黏膜屏障、发挥细胞保护和黏膜修复作用的内源性前列腺素和表皮生长因子（EGF）等。在胃酸、胃蛋白酶、Hp、胆汁、乙醇、药物和其他有害物质侵袭时，黏膜保护机制失衡而发生消化性溃疡。胃黏膜保护药主要通过增强黏膜的防御和 / 或修复功能，促进溃疡的创面愈合，因而被广泛用于消化性溃疡的治疗。

硫糖铝（sucralfate）

【药理作用】硫糖铝在酸性环境下可形成不溶性胶体，且能与溃疡处炎症渗出蛋白质结合，在溃疡面形成一层薄膜，阻止胃酸及胃蛋白酶侵袭，促进溃疡愈合。同时，硫糖铝能吸附胃蛋白酶、促进内源性前列腺素 E 合成、刺激胃表面上皮细胞分泌碳酸氢盐，并能吸附表皮生长因子浓集于溃疡处，发挥胃黏膜保护作用。近些年的研究结果显示，硫糖铝还具有细胞保护作用，它能促进胃黏膜对黏液、巯基化合物、地诺前列酮、上皮细胞生长因子的分泌，保护局部血管和黏液层的完整性，改善微循环，促进上皮细胞再生和增殖，对抗白三烯和氧自由基等多种抗溃疡的作用。此外，硫糖铝还可能具有抗 Hp 作用。

【药动学】口服后仅有约 5% 经胃肠道吸收，大部分以原型从粪便排出，仅少量代谢产物经肾脏排出。硫糖铝可与食物及抗酸药结合，因而不宜与食物、抗酸药或其他药物同服。

枸橼酸铋钾（bismuth potassium citrate）

【作用机制】对胃黏膜有较强的保护作用，作用机制与硫糖铝相似；并能杀灭幽门螺杆菌，其机制可能与抑制细菌细胞壁合成、细胞膜功能、蛋白质合成以及 ATP 产生等有关。还可延缓 Hp 耐药性的产生。

【药动学】主要在胃内局部发挥作用，仅约 0.2% 的药物吸收入血。被吸收的微量铋剂主要分布在肝、肾及其他组织中，以肾脏分布最多，并主要经尿排出，未吸收部分从粪便排出。

米索前列醇（misoprostol）

【药理作用】米索前列醇为前列腺素 E_1 衍生物，前列腺素（PG）的细胞保护作用机制是加强胃黏膜屏障，减少氢离子逆弥散，增加胃、十二指肠黏液分泌，刺激碳酸氢盐分泌，保持胃黏膜供血，刺激基底细胞向黏膜表面移行等。目前使用的均属人工合成的前列腺素 E（PGE），克服了天然 PG 遇酸即灭活的缺点，且有作用时间长、效力高和副作用少的优点。PGE 可抑制基础胃酸分泌和各种刺激所致的胃酸分泌，作用时间长达 5 小时，还具有适应性细胞保护作用，主要表现在保护胃黏膜免受酸、NSAID、乙醇、胆汁酸、碱液和热水等的损害，防止深层黏膜坏死，加速黏膜修复。

【药动学】口服后吸收迅速，半小时即达血浆峰浓度，1.5 小时即可完全吸收，半衰期为 20~40 分钟，4~8 小时完全从血浆消失。米索前列醇的代谢通过脂肪酸氧化系统，不影响细胞色素 P450。因其代谢不在肝脏中进行，所以肝功能不全时不影响其代谢。约 75% 的药物以代谢产物的形式由尿排出，约 15% 自粪便排出。

第三节   抗消化性溃疡药的临床应用

一、常见抗消化性溃疡药

（一）抗酸药

现已很少单独应用，常制成复方制剂，以增强疗效，降低不良反应，用于溃疡止痛的辅助治疗。氢氧化铝凝胶是常用的抗酸药，产生抗酸、局部止血和保护溃疡面等作用。主要不良反应是便秘，长期便秘的患者要慎用。还有极少量的药物可在胃内转化为氯化铝而被吸收，从尿中排泄，可使肾功能不全患者血中铝离子浓度升高而有可能导致痴呆。

通常这类药物应在饭前 1 小时或睡前服用，可以发挥最佳疗效，药效可以维持 3~4 小时；若餐后立即服用，药效维持时间会大大缩短。

（二）H_2 受体拮抗剂

消化性溃疡合并上消化道出血时，多采用静脉滴注 H_2 受体拮抗剂的方法，待上消化道出血停止后，再改用口服制剂继续治疗。各种 H_2 受体拮抗剂的相对抑酸强度及其药动学参数虽有不同，但临床应用标准剂量时，其疗效基本相同。治疗十二指肠溃疡的愈合率为 70%~80%，疗程大多在 8 周左右；胃溃疡治疗疗程较十二指肠溃疡更长。

近年来临床开始推崇西咪替丁夜间 1 次 0.8g，口服，与常规的白天 4 次服用方法（总剂量 1.0g）相比，不仅总用药剂量减少，且不良反应的发生率也有下降。有报道，西咪替丁和维生素 A 联合治疗 4 周后，溃疡愈合率达 92.3%，明显高于单药治疗的溃疡面愈合率。

（三）质子泵抑制剂

质子泵抑制剂（PPI）治疗消化性溃疡的地位已被国内外大量临床实践所确立、证实，其对胃酸分泌的抑制作用强于 H_2 受体拮抗剂，且作用持久，能更快地促进溃疡愈合，不易发生耐药，为活动期消化性溃疡药的首选药。比如奥美拉唑对胃食管反流病（GERD）的治愈率约是 H_2 受体拮抗剂雷尼替丁的

2 倍。

各种质子泵抑制剂对胃、十二指肠溃疡均有很好的疗效,常规剂量下,通常治疗十二指肠溃疡的疗程为 4~6 周,胃溃疡为 6~8 周,胃镜下溃疡愈合率均高于 90%。对于存在高危因素和巨大溃疡的患者,则需适当延长疗程。质子泵抑制剂治疗后,溃疡愈合率、症状缓解速度明显优于 H_2 受体拮抗剂及其他溃疡治疗药物。此外,预防应激性溃疡(SU)是防治危重症患者发生消化道穿孔、出血的重要环节,因此合理利用 PPI 预防 SU 是治疗成功的关键。

临床 PPI 使用量统计,按近三年销售金额排序,前 3 位质子泵抑制剂是雷贝拉唑,泮托拉唑和奥美拉唑。雷贝拉唑(雷贝拉唑肠溶胶囊,雷贝拉唑肠溶片)具有的优势是作用于氢 - 钾泵(H^+-K^+-ATP 酶)的 4 个位点,抑酸作用更强,抑酸效果更好,且用药个体差异小;雷贝拉唑的体内代谢可通过细胞色素 P450 酶介导的代谢和非酶代谢两条途径,是受 CYP2C19 相关的多态性影响最小的质子泵抑制剂,与其他 PPI 相比,药物相互作用更少;奥美拉唑与雷贝拉唑比较,起效较慢,药动学个体差异大,与其他药物相互作用较常见。艾司奥美拉唑镁肠溶片的有效成分是埃索美拉唑镁(奥美拉唑的 *S*- 异构体),呈弱碱性,在壁细胞泌酸微管的高酸环境中浓集并转化为活性形式,特异性地抑制质子泵来减少胃酸分泌,缓解胃酸对黏膜的侵蚀,保护胃黏膜,副作用较小。但不具有明显的抵抗 Hp 干扰的效果,临床治疗中需联用抗幽门螺杆菌药物治疗。

消化性溃疡治疗通常采用标准剂量的 PPI,每天 1 次。因 PPI 的吸收受食物影响,所以应空腹服用,如果是每天服药 1 次,应建议患者在早餐前 30~60 分钟服用;如果是每天 2 次给药,则建议早餐前和睡前 30~60 分钟服用。如奥美拉唑每日 20~40mg(兰索拉唑 30mg 或泮托拉唑 40mg),1 次口服,一般于早餐前 0.5 小时服药。服药 1 周,可抑制 24 小时胃酸分泌的 90%,且持续时间长。

PPI 可经肝脏细胞色素 P450 酶系代谢,与其他经 P450 酶系代谢的药物(如地西泮、苯妥英、双香豆素等)合用,可减慢后者代谢,延长其消除半衰期。

(四)硫糖铝

适用于胃及十二指肠溃疡,疗效与 H_2 受体拮抗剂相似,治疗 4 周十二指肠溃疡和胃溃疡的愈合率分别为 59%~85% 和 36%~61%,8 周的愈合率分别为 79%~91% 和 75%~94%。

常见的不良反应是便秘,少数病例出现口干、恶心、腹泻、眩晕、消化不良等。硫糖铝可引起血浆内磷酸盐含量下降,长期使用可出现骨软化。

不宜与多酶片合用,可使二者疗效均降低。主要是由于多酶片中含有胃蛋白酶、胰酶和淀粉酶,作用与硫糖铝相拮抗;与西咪替丁合用疗效也会降低。

(五)枸橼酸铋钾

枸橼酸铋钾治疗消化性溃疡时,溃疡的 4 周和 8 周愈合率,在十二指肠溃疡中分别为 75%~84% 和 88%~97%,在胃溃疡中分别为 70%~75% 和 77%~87%,疗效与 H_2 受体拮抗剂相似。对 H_2 受体拮抗剂治疗无效的消化性溃疡,铋剂治疗 4 周的愈合率达 80%~85%。经铋剂治疗的患者溃疡复发率也显著下降,可能与其具有杀灭 Hp 的作用有关,与抗生素合用可根除 Hp。因而铋剂对难治性及复发性溃疡的治疗具有独特的优势。

枸橼酸铋钾服药期间口中可能带有氨味,舌、粪便可被染成黑色,需与上消化道出血引起的黑便相区别,不需停药。长期服用可能引起肾毒性和神经毒性。用药时需注意不宜与抗酸药或高蛋白饮食

（如牛奶）同服，二者可干扰枸橼酸铋钾的作用，如需合用，应至少间隔半小时以上。

（六）米索前列醇

主要用于胃、十二指肠溃疡及急性胃炎引起的消化道出血。米索前列醇连用 4 周的溃疡面愈合率在十二指肠溃疡中为 50%~80%，在胃溃疡中为 38%~54%（8 周治愈率为 60%~90%），与 H_2 受体拮抗剂西咪替丁疗效近似。对 H_2 受体拮抗剂无效者用本药也有效。特别强调的是，米索前列醇是目前预防和治疗 NSAID 类药物所致的胃和十二指肠黏膜损伤最有效的药物，保护作用可达 67%~90%，且在 25~200μg 范围内有剂量依赖性。

（七）抗抑郁药

有学者发现抗抑郁药能减轻压力性溃疡所致的胃黏膜损伤，反过来抑酸剂也能减轻抑郁样行为，因此认为抑郁症和压力性溃疡有共同的发病机制——受下丘脑 - 垂体 - 肾上腺（HPA）轴的影响，其中大脑的 H_2 受体发挥了重要作用。近年来的动物实验和临床研究表明，情绪既受大脑皮质的调节，又与边缘系统、自主神经系统及内分泌系统有着非常密切的联系。当情绪变化时，如紧张、悲伤、愤怒等，可引起大脑皮质功能失调及自主神经系统功能紊乱。当迷走神经异常兴奋时，通过刺激壁细胞和 G 细胞，使胃酸分泌过多，引起充血的胃黏膜脆性增加而发生糜烂性溃疡。当焦虑或抑郁等精神因素对下丘脑产生刺激时，下丘脑将刺激传递给垂体，垂体刺激肾上腺，通过内分泌系统使肾上腺皮质激素分泌增加，进而增加胃酸、胃蛋白酶的分泌，并抑制胃黏液的分泌，从而增强胃黏膜的损伤因素并削弱防御、保护因素，导致消化性溃疡发生或促使其复发。

现有研究表明，情绪应激最终是通过影响胃黏膜损伤因素的侵袭力（如 Hp 感染、胃酸或胃蛋白酶的消化作用等）和胃黏膜的防御因素（如高浓度的前列腺素和表皮生长因子、胃黏液 - 碳酸氢盐屏障等）使损伤因素对胃黏膜的侵袭力和胃黏膜的防御能力失去平衡，导致消化性溃疡的发生。研究显示，5- 羟色胺和去甲肾上腺素再摄取抑制剂（serotonin-norepinephrine reuptake inhibitor，SNRI）度洛西汀能降低利血平诱导的大鼠胃溃疡的胃黏膜溃疡指数或减轻黏膜出血。其能通过对神经递质、HPA 轴以及炎症免疫三条通路的调节保护胃黏膜，其作用机制可能为：①通过上调下丘脑或皮质内去甲肾上腺素（NE）和 5- 羟色胺（5-HT）含量，逆转应激诱导的胃壁 5-HT 含量降低，增强 NE 和 5-HT 功能。②通过减少应激诱导的大鼠下丘脑促肾上腺皮质激素释放激素（corticotropin releasing hormone，CRH）和血清促肾上腺皮质激素（adrenocorticotropic hormone，ACTH）含量，减少血清皮质酮含量，从而下调 HPA 轴的活性。③通过减少应激诱导的胃黏膜细胞凋亡因子配体、炎症细胞趋化因子 CINC-2a、CINC-3 和胸腺趋化因子 Thymus Chemokine-1 的含量，从而减少黏膜细胞的凋亡和炎症细胞的募集，减轻胃黏膜局部的炎症反应；通过减少应激诱导的机体淋巴细胞和中间细胞等炎症细胞的数目，减弱应激导致的炎症免疫反应。

很多情况下，消化性溃疡是生物因素和心理社会因素共同作用的结果。其中，心理因素对该病的发生、发展、治疗和预后有重要影响。传统临床治疗主要针对消化道症状，采取抑酸制剂、黏膜保护剂和抗菌药联用的治疗方法，并不能达到身心同治的效果，且复发率较高。从生物 - 心理 - 社会医学模式的角度来看，在消化性溃疡的治疗方面，需要打破临床的传统观念，重视心理社会因素对此类疾病的影响，强调身心同治。目前，抗抑郁药对消化性溃疡患者胃黏膜保护作用的具体机制尚不清楚，还需进一步的研究。

（八）其他药物

1. 幽门螺杆菌疫苗 该疫苗为口服冻干粉,具有长效缓释功能,用于预防 Hp 感染引起的相关胃疾病,可有效控制或减少人群 Hp 感染率,显著降低 Hp 感染所致慢性胃炎、胃和十二指肠溃疡等相关疾病。该疫苗在人群中具有良好的免疫原性,可刺激机体产生血清特异性 IgG,且在体内维持在保护性水平的持续时间较长。对人体安全性好,不良反应少见。

2. 瑞伐拉赞（revaprazan） 可逆性质子泵抑制剂或钾离子竞争性酸阻滞剂,用于治疗十二指肠溃疡和胃炎。治疗胃溃疡、胃食管反流病及根除 Hp 的适应证均已在临床研究中。

3. 替那拉唑（tenatoprazole,泰妥拉唑） 新型抑酸剂,稳定性较高,对各种溃疡均有效。

4. 伊曲谷胺（itriglumide） 抗促胃液素药物,降低促胃液素介导的酸分泌作用。

二、治疗方案的选择和疗程

所有消化性溃疡患者均应接受抑酸治疗以促进溃疡愈合,而抑酸治疗方案的选择及疗程取决于溃疡特点、消化性溃疡复发的危险因素（如持续使用 NSAID、幽门螺杆菌根除失败）,以及是否存在溃疡并发症（如出血、胃出口梗阻、溃疡穿透、穿孔等）。

那么抑酸药物应该首选哪种呢？一项前瞻性研究发现,与 H_2 受体拮抗剂相比,PPI 能更有效地治愈 NSAID 相关溃疡,因此 PPI 是治疗 NSAID 相关溃疡的首选抑酸药物,特别是对于需要继续使用 NSAID 的患者。此外,尽管抗酸剂和硫糖铝能使十二指肠溃疡愈合,但并不常规推荐其治疗消化性溃疡,因为大量的临床数据显示 PPI 治疗后,溃疡愈合的速度更快,效果更佳。那么,同时应用 PPI 和 H_2 受体拮抗剂是否会增加疗效呢？临床的研究结果显示,联合使用 PPI 和 H_2 受体拮抗剂仅仅增加了成本,而并未增加愈合率。

妊娠期和哺乳期的女性也会出现消化性溃疡,不适宜的用药不但对患者本身造成不利影响,也很可能危害到胎儿或新生儿。那么该如何保证这类患者的用药安全呢？当妊娠期女性被诊断为消化性溃疡病时,治疗的重点通常是用 PPI 抑制胃酸。如果存在幽门螺杆菌感染,抗菌治疗通常需推迟到分娩后。然而,有一些证据表明,幽门螺杆菌可引起妊娠期重度恶心、呕吐反应。因此,如有必要,妊娠期也可考虑抗幽门螺杆菌治疗。一项关于安全性研究的 meta 分析显示,妊娠期女性使用 PPI 没有显著不良结局。现有的妊娠期临床研究证据支持奥美拉唑和泮托拉唑等老一代 PPI 的安全性,而关于新一代 PPI 的数据很少。同样,关于奥美拉唑和泮托拉唑的有限数据显示,母乳中能检测到这些药物,但水平很低,是否会对婴儿造成影响,还需要更多的临床数据和相关研究。

三、抗幽门螺杆菌的药物治疗

Hp 感染与胃、十二指肠疾病相关性的研究进展迅速,现已有大量证据支持 HP 感染与胃、十二指肠疾病关系密切,其中与消化性溃疡的关系及其致病机制已越来越明确。Hp 感染致消化性溃疡的机制包括:Hp 的定植、毒素引起的胃黏膜损害、宿主的免疫应答介导的胃黏膜损伤以及 Hp 感染后促胃液素和生长抑素调节失衡所致的胃酸分泌异常等。早期研究发现十二指肠溃疡患者的 Hp 感染率较高;而后来的回顾性研究也证实,此类患者中约有 80%~95% 可检出 Hp。多方面的证据提示,持续存在 Hp 可以导致难治性或复发性消化性溃疡,这些证据包括:①大多数与使用 NSAID 无关的消化性溃疡患者都可检出 Hp；②Hp 感染在消化性溃疡发生之前即可检测到，极有可能是消化性溃疡的危险因素；③根除 Hp 可预防消化性溃疡复发。

在明确 Hp 与消化性溃疡发病关系后，抗 Hp 治疗已成为消化性溃疡治疗的重要环节。《幽门螺杆菌感染的处理——Maastricht V/Florence 共识报告》（2016 年）指出所有消化性溃疡患者均应行 Hp 感染的检测和治疗。通常，接受抗 Hp 治疗的患者均应在治疗完成后 4 周或 4 周后确认感染是否根除。临床数据显示，在消化性溃疡患者中根除 Hp 能使十二指肠和胃溃疡的治愈率更高。一项对 24 项随机试验（共 2 102 例消化性溃疡患者）进行的 meta 分析显示，与持续感染的患者相比，成功根除 Hp 感染的患者在 12 个月后胃和十二指肠溃疡的缓解率显著升高（分别为 61% 和 65% vs 97% 和 98%）。

根除 Hp 使绝大多数消化性溃疡不再是一种慢性、复发性疾病，而是可彻底治愈的。由于大多数抗菌药在胃内低 pH 环境中活性降低且不能穿透黏液层到达细菌，因此 Hp 感染不易清除。迄今为止，尚无单一药物能有效根除 Hp，而随着 Hp 耐药率上升，标准三联疗法（PPI+ 克拉霉素 + 阿莫西林或 PPI+ 克拉霉素 + 甲硝唑）的根除率已低于或远低于 80%，目前临床多推荐铋剂 + PPI+2 种抗菌药组成的四联疗法。延长四联疗法的疗程可在一定程度上提高疗效，故推荐的疗程为 10 天或 14 天。四联疗法中抗菌药组成的方案有 5 种，剂量和用法如表 30-1 所示。

表 30-1　Hp 根除四联疗法中抗菌药的剂量和用法 [a]

方案	抗菌药（1）	抗菌药（2）
1	阿莫西林 1 000mg/ 次，2 次 /d	克拉霉素 500mg/ 次，2 次 /d
2	阿莫西林 1 000mg/ 次，2 次 /d	克拉霉素 500mg/ 次，1~2 次 /d
3	阿莫西林 1 000mg/ 次，2 次 /d	呋喃唑酮 100mg/ 次，2 次 /d
4a	四环素 750mg/ 次，2 次 /d	甲硝唑 400mg/ 次，2~3 次 /d
4b	四环素 750mg/ 次，2 次 /d	呋喃唑酮 100mg/ 次，2 次 /d

[a] 推荐四联疗法：标准剂量 PPI+ 标准剂量铋剂（均为 2 次 /d，餐前 0.5 小时服）+2 种抗菌药（餐后即服）。标准剂量 PPI：艾司奥美拉唑 20mg、雷贝拉唑 10mg［《幽门螺杆菌感染的处理——Maastricht V/Florence 共识报告》（2016 年）推荐 20mg］、奥美拉唑 20mg、兰索拉唑 30mg、泮托拉唑 40mg，2 次 /d；标准剂量铋剂：枸橼酸铋钾 220mg，2 次 /d。

青霉素过敏者推荐的方案为：①克拉霉素 + 左氧氟沙星；②克拉霉素 + 呋喃唑酮；③四环素 + 甲硝唑或呋喃唑酮；④克拉霉素 + 甲硝唑。需注意的是，青霉素过敏者初次治疗失败后，抗菌药选择余地小，应尽可能提高初次治疗根除率。

患者感染 Hp 后，多重途径可导致其胃酸分泌量增加，进而使 pH 降低，影响细胞内许多代谢酶的功能，引起能量生成障碍，细胞膜的主动转运过程失常，导致细胞变性坏死。此外，氢离子过多，还能刺激肥大细胞分泌组胺，组胺通过旁分泌作用于壁细胞使胃酸分泌进一步增高。组胺还可刺激局部组织，引起毛细血管扩张，通透性增加，最终导致黏膜充血水肿、出血、糜烂甚至发生溃疡。无论是三联还是四联疗法，PPI 在 Hp 根除治疗中都发挥着重要作用。首先 PPI 可以提高 pH，使 Hp 处于生长活跃期，从而易于被抗菌药根除；PPI 也可通过提高 pH 来增加对酸敏感的抗菌药的浓度并降低抗菌药的最低抑制浓度（MIC），提高抗菌药稳定性和生物利用度；此外，PPI 还可以直接作用于 Hp 生存所必需的脲酶，从而抑制 Hp 的活性。

但目前将 Hp 阳性的消化性溃疡患者与 Hp 阳性的无消化性溃疡患者或 Hp 阴性的消化性溃疡患者对照的资料有限。同样,关于 Hp 阴性且不服用 NSAID 的溃疡患者的发病机制的研究也很有限。此外,尽管根除 Hp 感染的患者在 12 个月后的胃和十二指肠溃疡缓解率明显提高,但目前保守估计全世界约有 50% 的人口存在 Hp 感染,而幽门螺杆菌细菌学治愈后,每年仍有不足 2% 的成人会出现幽门螺杆菌再感染,关于这些患者再次出现胃和十二指肠溃疡的资料也有限。这些都可以作为未来研究的方向。

四、幽门螺杆菌促进消化性溃疡形成的机制

Hp 促进消化性溃疡形成的确切机制尚未完全清楚,该细菌可能会影响胃酸分泌、黏膜发生胃化生、免疫反应及黏膜防御机制等生理功能,进而促进消化性溃疡形成。参与 Hp 致病的因子分为定植因子和毒力因子等,其中定植因子是 Hp 感染的首要条件,Hp 可表达多种黏附因子,与人类胃黏膜相应的黏附受体结合,使其牢固定植于胃黏膜并进行繁衍生殖,同时 Hp 含有毒性作用的酶以及多种毒素也有利于其定植及有助于其在高酸环境下存活。Hp 自身也能产生保护酶,如脲酶,这种脲酶能分解胃液中低浓度的尿素,产生"氨气"包绕在 Hp 周围,营造中性环境,使 Hp 免受胃酸破坏。

Hp 感染引起的胃黏膜炎症免疫反应与免疫细胞及其分泌的细胞因子有关。除此之外,还有一些免疫细胞或免疫分子在 Hp 感染机体时介导了炎症反应。

(一)细胞免疫在 Hp 促进消化性溃疡形成过程中的机制研究

胃黏膜上皮细胞通过 Toll 样受体识别和结合 Hp 抗原分子脂多糖,激活细胞核因子 NF-κB 分子,引起不同 T 细胞亚群在胃黏膜组织中的炎症免疫反应。但是,其结果不仅不能完全清除 Hp 而且还会造成胃黏膜组织损伤。Hp 与辅助性 T 细胞介导的胃黏膜炎症反应:根据 T 细胞表面表达的 CD 分子将 T 细胞分为 CD_4^+ T 细胞、CD_8^+ T 细胞两大类。其中,CD_4^+ T 细胞是一种辅助性 T 细胞(helperTcell,Th 细胞),主要包括 Th1 型和 Th2 型两种。Th1 细胞主要分泌白细胞介素 2(IL-2)和干扰素 γ(IFN-γ),这两种细胞因子可以促进 Th1 细胞进一步增殖,进而发挥细胞免疫效应,同时抑制 Th2 细胞增殖;Th2 细胞主要分泌 IL-4、IL-5、IL-10 及 IL-13,这四种细胞因子可以促进 Th2 细胞的增殖,进而辅助 B 细胞活化,发挥体液免疫作用,同时抑制 Th1 细胞增殖。大量研究表明 CD_4^+ T 细胞和其分泌的炎症因子可控制 Hp 感染,并导致胃黏膜慢性炎症的存在和发展,其在胃黏膜损伤过程中起着关键作用。

(二)体液免疫在 Hp 促进消化性溃疡形成过程中的机制研究

B 淋巴细胞的主要功能是产生抗体、介导体液免疫应答。Hp 侵犯胃黏膜时,B 细胞通过分泌抗体使 Hp 局限在某一病灶,限制其侵袭和转移。利用流式细胞仪检测 Hp 感染患者血液中 CD_8^+ T 细胞增殖效应的实验发现,B 细胞结合 Hp 后可刺激 CD_8^+ T 细胞增加,这可能是 B 细胞参与抗 Hp 感染和介导胃黏膜组织炎症反应的机制之一。调节性 B 细胞与调节性 T 细胞(Treg 细胞)相似,可介导 Hp 感染胃黏膜组织时的炎症免疫反应。通过灌胃 Hp 悉尼菌株(HpSS1)制备幽门螺杆菌感染的 C57BL/6 小鼠模型,利用免疫组化技术检测发现 $FoxP3^+$ Treg 细胞和分泌 IL-10 的调节性 B 细胞($IL-10^+$ B 细胞)数量明显增加,且 $IL-10^+$ B 细胞数量增加早于 $FoxP3^+$ Treg 细胞,提示了 $IL-10^+$ B 细胞可在感染初期使 Hp 逃逸,免受攻击而持续定植于胃黏膜表面,进而释放炎症因子引起胃黏膜组织损伤。除此,小肠和结肠黏膜中的 $IL-10^+$ B 细胞和 $FoxP3^+$ Treg 细胞的含量均有明显增加,提示 Hp 感染可能引起小肠和结肠黏膜损伤。

（三）NK 细胞在 Hp 促进消化性溃疡形成过程中的机制研究

自然杀伤细胞（NK 细胞）是一类不同于 T 细胞和 B 细胞的，具有直接杀伤靶细胞效应的非特异性免疫淋巴细胞。NK 细胞通过释放 IFN-γ、TNF-α 等炎症因子对机体进行免疫功能调节，同时有些细胞因子，如 IL-12 和 TNF-α，可调控 NK 细胞功能，诱导 NK 细胞产生 IFN-γ。通常 Hp 感染胃黏膜时以分泌 IL-12、IFN-γ 的 Th1 型免疫应答为主。也有研究发现 NK 细胞可通过释放 IL-12、IFN-γ 参与 Hp 感染的胃黏膜组织的炎症反应。此外，有研究发现协同刺激分子 CD86 表达、CD56⁺NK 细胞增殖与 Hp 感染早期的高级别 MALT 淋巴瘤有关，提示了 CD56⁺NK 细胞可能参与了高级别胃 MALT 淋巴瘤的发病过程。NK 细胞可以分泌 IFN-γ，受 Hp 感染者的胃部慢性炎症主要以 IFN-γ 的分泌量增加为特征，表明了 NK 细胞在清除 Hp 感染的同时介导了炎症免疫应答。IL-12 可以通过 Hp 或 Toll 样受体 2（TLR2）配体刺激 NK 细胞产生 IFN-γ。一项研究发现通过将 Hp 菌株 Hel305 融菌产物（如 Hp）联合 IL-12 刺激 NK 细胞后，NK 细胞可引起 IFN-γ 和 TLR2 的高表达，说明 NK 细胞可能通过表达 TLR2 识别 Hp、分泌 IFN-γ。另外，髓样分化因子 88（MyD88）和 P38 丝裂原激活的蛋白激酶（p38 MAPK）是 NK 细胞介导胃黏膜炎症免疫反应的两个关键信号蛋白，两种蛋白受到抑制后可降低 IFN-γ 含量。进一步提示 NK 细胞是胃黏膜抗 Hp 感染时产生固有免疫应答的主要效应细胞，其通过分泌 IL-12、IFN-γ 等促炎因子杀伤 Hp，同时也引起胃黏膜受损。

（四）巨噬细胞在 Hp 促进消化性溃疡形成过程中的机制研究

巨噬细胞是胃黏膜组织防御 Hp 感染的重要免疫细胞，它主要通过分泌 TNF-α、IL-1、IL-6、IL-17 等炎症因子与活性氧、活性氮共同作用清除 Hp。在 Hp 感染胃黏膜组织时，巨噬细胞会从外周血中大量迁移至受感染的胃黏膜组织中进行免疫调节，同时巨噬细胞分泌的炎症因子可损伤胃黏膜组织。有研究发现感染 Hp 的慢性胃炎患者的 IL-17 和 B 细胞活化因子（BAF）表达较高，巨噬细胞释放的 BAF 不仅可改变免疫细胞活性，而且可以促进 Th17 细胞增殖，提示了巨噬细胞可通过 BAF/Th17 信号通路引起胃黏膜炎症免疫反应。在感染 Hp 的胃黏膜上浸润着大量巨噬细胞，并有诱导型一氧化氮合酶（iNOS）大量表达，从而加重了胃黏膜组织损伤，其原因可能与 *H. pylori* 毒力因子脲酶和脂多糖调节巨噬细胞表达 iNOS 而促进胃黏膜炎症反应有关。而且，Hp 可能有抗氧化和氮化应激的能力，使其持续浸润在胃黏膜组织中而引起疾病。Hp 入侵机体后可以促进胃黏膜组织中巨噬细胞大量增殖、活化，活化后的巨噬细胞通过分泌大量炎症因子引起局部胃黏膜组织强烈的炎症反应和免疫应答，而这些炎症因子又诱导巨噬细胞迁移、浸润在胃黏膜局部组织以清除 Hp，这同时也是一个损伤胃黏膜组织的过程。

（五）免疫因素参与 Hp 促进消化性溃疡发病机制研究的展望

免疫因素是否参与了消化性溃疡的发生与发展是目前国内外研究的焦点之一，且一直存在争议。Hp 感染可导致宿主发生 T 淋巴细胞耐受，T 淋巴细胞增殖不活跃，且幽门螺杆菌可抑制 T 淋巴细胞增殖，因而推测幽门螺杆菌能抑制人 T 淋巴细胞生长及其功能，从而使感染持续终生。但也有研究认为，Hp 感染后机体产生强烈的 T 淋巴细胞应答，其升高可导致炎症损伤甚至溃疡等病理反应。有研究发现，消化性溃疡合并 Hp 感染患者 CD3、CD4、CD8、CD19 的水平明显高于幽门螺杆菌阴性者。Hp 感染后胃黏膜调节性 T 细胞数量增加，保护胃黏膜免于过度炎症和组织损伤，其数量与消化性溃疡的风险呈负相关，同时可通过调节性 T 细胞的炎症反应减少幽门螺杆菌密度。

有研究发现，消化性溃疡出血患者 IgG、IgA、IgM、补体 C3、补体 C4 水平较单纯消化性溃疡患者均明显下降,有出血后并发症(休克、肺部感染、急性心肾功能不全等)的患者下降更明显。出血停止后第 1 天,出血亚组及出血后并发症组的以上指标水平均回升接近参考值;出血停止后第 7 天,出血亚组的以上指标水平明显高于单纯溃疡组,这可能是出血后早期的免疫球蛋白及补体的低值反馈刺激所致后期免疫功能增强的结果。此外,$CD_4^+CD_{25}^+$ 双阳性调节性 T 细胞表达过高,可导致消化道黏膜免疫屏障功能障碍,表现为黏膜下血管通透性增强,加重出血,提示消化性溃疡患者存在机体免疫功能紊乱,使消化道黏膜更易受损,外周血 CD_3、CD_4、CD_4/CD_8、CD_{19}、CD_{56}、补体 C3、C4 水平均明显低于健康者,IgG、IgM 水平高于健康者。其中,Hp^+ 患者外周血上述免疫指标明显高于 Hp^- 者;大便隐血试验阳性患者转阴后,上述免疫指标较治疗前明显升高,IgG、IgM 水平较治疗前明显降低,提示消化性溃疡患者 Hp 感染后促使机体产生强烈免疫反应,急性出血者免疫功能处于抑制状态,止血后免疫功能有所恢复。

关于免疫功能紊乱与消化性溃疡之间的关系及具体机制,尚需大样本研究进一步证实。

五、非甾体抗炎药相关的消化性溃疡治疗进展

非甾体抗炎药(NSAID)是一类具有抗炎、解热、镇痛等作用的药物,在临床上应用极为广泛,主要用于多种疼痛的对症治疗,改善风湿性疾病的炎性症状。近年来在预防心脑血管疾病方面也有广泛应用,是仅次于抗感染药物的第二大类药物。然而,使用 NSAID 可能导致消化道、心血管、肝脏、中枢神经系统等发生不良反应,其中消化道不良反应发生率最高。流行性调查结果显示,NSAID 的广泛应用是引起消化性溃疡最常见的损伤因素之一。即便在发达国家溃疡病的患病率在年轻人中已逐渐下降,但年长成人中 NSAID 相关性溃疡患病率却在增加。面对有继续应用 NSAID 指征,但又合并消化道溃疡的患者,我们该如何抉择?

长期口服 NSAID 的患者,消化性溃疡的发生率明显高于普通人,约 40% 的患者可发生内镜下消化性溃疡,且 NSAID 相关的胃溃疡的发病率高于十二指肠溃疡。NSAID 相关消化性溃疡的机制复杂,目前尚无明确定论,可能的机制包括:①NSAID 对胃黏膜的直接的损害;②NSAID 抑制环加氧酶 1(COX-1),可减少对胃肠道黏膜具有保护作用的前列腺素的合成,从而引起胃肠道黏膜供血减少,进一步损伤黏膜上皮,导致糜烂和溃疡形成;③抗血小板凝集效应,NSAID 可抑制血小板凝集,从而诱发十二指肠溃疡出血;④其他可能的机制,与白细胞功能和淋巴细胞的免疫调节有关。Hp 感染是 NSAID 相关的消化性溃疡的独立风险因素,针对合并 Hp 感染的 NSAID 相关的消化性溃疡患者的研究发现,根除 Hp 是溃疡愈合及预防复发的有效防治措施,但仅仅根除 Hp 并不能降低已接受长期 NSAID 治疗患者的消化性溃疡的发生率。确切的机制有待于进一步的研究。

随着 NSAID 的广泛使用,NSAID 相关的消化性溃疡的发生率在不断升高,然而因为此类药物具有镇痛作用,导致约 50%~85% 的患者无明显临床症状,因此对于高危 NSAID 服用者,仍需预防发生消化性溃疡和黏膜损伤,具体方法包括:①去除相关危险因素,如根除 Hp 等;②使用 PPI、高剂量(2 倍)的 H_2 受体拮抗剂,或前列腺素类似物;需要注意的是标准剂量的 H_2 受体拮抗剂协同治疗可预防十二指肠溃疡发生,但不预防胃溃疡发生;③用 COX-2 抑制剂替换非选择性 NSAID。

一旦确诊为 NSAID 相关的消化道溃疡,首先应尽可能停用 NSAID,并停用其他具有胃肠副作用的药物,积极给予抑酸治疗,尤其是抑酸效果强、作用持久的抑酸制剂。当病情需要不能停用 NSAID 时,应改用其他胃肠不良反应小的 NSAID,如选择性 COX-2 抑制剂,同时给予抑酸治疗,促进溃疡愈合。此

外,胃黏膜保护剂可增加前列腺素的合成、清除,并抑制自由基、增加胃黏膜血流等,对 NSAID 相关性溃疡有一定的治疗作用。

六、消化性溃疡复发的治疗及预防

消化性溃疡是一种慢性疾病,目前临床死亡率较低,但复发率较高,且难以治愈,严重影响患者的健康和生活质量。Hp 感染、长期服用 NSAID 和阿司匹林是导致消化性溃疡复发的主要原因,其他原因还包括吸烟、饮酒、不良生活习惯等。

(一)消化性溃疡复发的治疗

对于消化性溃疡复发的治疗,建议首先分析其原因,做出相应的处理。针对 Hp 感染的消化性溃疡患者,研究显示根除 Hp 后,溃疡复发率显著低于单用抑酸剂治疗组和未根除治疗组,提示 Hp 感染是导致消化性溃疡复发的主要因素。这其中包括未进行 Hp 根除治疗和根除治疗后 Hp 再次转为阳性者,后者包括再燃(recrudescence)和再感染(reinfection)两种可能,近年来多项研究表明再燃可能是 Hp 感染复发的主要因素,这类患者需再次进行根除治疗。

对非 Hp 感染、Hp 根除失败以及其他不明原因的复发性消化性溃疡的预防,目前临床仍建议应用 PPI 或 H_2 受体拮抗剂维持治疗。长期服用 NSAID 和阿司匹林是导致消化性溃疡复发的另一重要因素,因原发病需要不能停药者可更换为选择性 COX-2 抑制剂,并同时服用 PPI。

关于氯吡格雷是否可与 PPI 联用仍是目前争议的热点。一项由美国和意大利学者共同完成的 meta 分析显示,单独使用氯吡格雷与两药联用患者的病死率和缺血性事件发生率的差异均无统计学意义($P>0.05$),然而两药联用与消化道出血风险下降显著相关。据此,该研究提出对接受抗凝治疗的心血管疾病患者,建议临床医师应根据患者情况,适当使用 PPI 以降低消化道溃疡的发生风险,而无须过分担心心血管不良反应和缺血事件的发生。然而,目前我国尚缺乏相关的高质量临床研究,该结论有待更多研究结果证实。

(二)应激性溃疡的预防

目前临床上多通过消化道的应激性溃疡(stress ulcer, SU)预防来降低消化道出血的发生率,并认为 SU 预防是 ICU 危重患者的必要预防措施之一。近年来,对预防 SU 的必要性存在一定的争议。SU 的发生是多种因素综合作用的结果,其发病过程可能与神经内分泌系统失调、胃黏膜受损、胃黏膜屏障功能减弱、胃动力异常、氧自由基增加、局部血流动力学障碍以及机体诱导型一氧化氮浓度升高等诸多因素有关。临床研究发现有 SU 高危因素的患者中,内镜下消化道黏膜损伤的检出率高达 70%~100%,但是只有 5%~20% 的患者有应激性溃疡的临床表现。因此,对高危患者进行 SU 预防在患者的预后评估中具有十分重要的意义。其中机械通气超过 48 小时和凝血功能障碍是两大主要危险因素,此外,还包括原有消化道溃疡或出血病史、大剂量使用糖皮质激素或使用非甾体抗炎药史、急性肾衰竭、急性肝衰竭、急性呼吸窘迫综合征、器官移植等。

药物预防 SU 的指征:具有一项高危因素(机械通气超过 48 小时、凝血功能障碍、原有消化道溃疡或出血病史、重大心理应激事件、急性呼吸窘迫综合征、急性肾衰竭或急性肝衰竭、心血管意外、头颅或脊髓外伤、严重烧伤、休克等)者应使用预防性药物。若同时具有任意两项危险因素(大剂量使用糖皮质激素、使用非甾体抗炎药、连续 3 天粪便隐血试验阳性、ICU 住院时间超过 7 天)时也应考虑使用预防性药物。

预防 SU 的药物选择：临床常用于预防 SU 的药物包括抑酸药、抗酸药、胃黏膜保护剂等。

1. **抑酸药** 常用的抑酸药主要包括 H_2 受体拮抗剂和 PPI。PPI 通过作用于胃酸形成的最后一步，即抑制胃酸分泌，而发挥作用，并且作用维持时间长，可以更强的抑制胃酸分泌。有研究表明，与 H_2 受体拮抗剂相比，对 SU 的高危人群 PPI 能更持续稳定地升高胃内 pH、降低 SU 并发出血的风险。此外，与 H_2 受体拮抗剂相比，PPI 不易产生耐药性。

目前已证实临床应用 PPI 能够有效预防 SU 的发生发展，逐渐成为预防 SU 的首选药物。但其上市品种较多，可选择的用药方案多种多样，不同 PPI 预防 SU 的效价比也不相同。有研究结果显示，口服 PPI 收益高于静脉注射用药。

2. **抗酸药** 临床上常用的抗酸药包括碳酸氢钠、氢氧化铝、铝碳酸镁等。这类药物多为弱碱性无机盐，通过中和胃酸、减弱胃蛋白酶活性和保护溃疡创面发挥作用。一项 meta 分析结果显示抗酸药降低 SU 并发出血风险的效果弱于 PPI 和 H_2 受体拮抗剂针剂，并且容易引起高镁、高钙、低磷、便秘、腹泻等不良反应，目前临床已较少单独使用。

3. **胃黏膜保护剂** 临床上常用的胃黏膜保护剂有硫糖铝、枸橼酸铋钾等。此类药物直接在胃壁表面形成一层保护膜，从而发挥屏障作用，但是并不能提高胃内 pH。一项多中心双盲随机对照临床实验发现，此类药物降低 SU 相关出血风险的效果弱于 PPI 或 H_2 受体拮抗剂针剂，并且可引起便秘、肠内营养管堵塞、铝中毒等不良反应，且与多种药物如华法林、地高辛、茶碱、奎尼丁等之间有相互作用。

上述三类药物中 PPI 在疗效上具有明显的优势。但是，在临床工作中仅选用 PPI 类药物预防危重症患者 SU 的发生也是不合适的。PPI 是一把双刃剑，在拥有良好效益的同时，不可忽视因其局限性而引起的一系列问题。首先，临床预防 SU 用药中依旧存在 PPI 使用不合理的情况，不规范应用 PPI 反而会对患者造成更大的伤害；其次，虽然 PPI 比 H_2 受体拮抗剂疗效更优，成本更低，但有研究指出 PPI 是危重患者艰难梭菌感染的危险因素之一，而且 PPI 还可引起骨质疏松性骨折、贫血等不良反应，避免因 PPI 应用而导致相关疾病的发生是临床要注意的问题；第三，有前瞻性试验报道在超速阿片类解毒应激的危重患者中，大剂量应用 PPI 并不能有效提高胃内 pH，由此可以推测 PPI 并非对所有的 SU 均有效；第四，特殊人群的 SU 预防，对于 PPI 过敏者、孕妇、儿童、肝肾功能不全者、并发骨折者以及贫血患者等，要慎重选择 PPI。对于 PPI 的局限性，首先需要了解 SU 的发病原因，综合考虑利弊，采用替代疗法或联合用药，在循证医学的基础上选择合适的抑酸剂进行干预，并杜绝顾此失彼的现象发生。

七、抗消化性溃疡药的不良反应

1. **H_2 受体拮抗剂** 不良反应较轻，发生率也较低。其中以西咪替丁较多见。

（1）常见的有腹胀、腹泻、口干、一过性氨基转移酶升高，偶见严重肝炎、肝坏死等。

（2）轻度的抗雄激素作用，长期应用或用量较大（1 日 1.6g 以上）可出现男性乳房增大、阳痿、精子计数减少以及女性乳溢等。

（3）可通过血 - 脑脊液屏障，具有一定的神经毒性，症状类似抗乙酰胆碱药中毒，毒扁豆碱治疗有效。

（4）罕见的有间质性肾炎，粒细胞减少或血小板减少，停药后可恢复。

2. 质子泵抑制剂　此类药物安全性好,不良反应少。常见的有头痛、腹痛、腹泻、恶心、眩晕,停药后消失。但长期应用 PPI 可显著增加急慢性肾损伤、低镁血症、感染等风险。由于胃酸分泌减少可引起血清促胃液素水平增高,长期服用,应定期检查胃黏膜有无肿瘤样增生。近年来研究结果显示,长期应用 PPI 还可导致认知障碍,增加痴呆风险,其机制可能与 PPI 引起 β 淀粉样蛋白异常、维生素 B_{12} 缺乏等相关。此外,有 meta 分析证实,长期应用抑酸剂是院内获得性肺炎发生的高危因素之一。

美国 FDA 在 2010 年表示,尽管相关的流行病学研究存在局限性且缺少原始数据,但仍然认为长期使用 PPI 可能增加骨折风险。主要机制可能是:小肠对钙的吸收取决于肠内 pH,胃肠道的酸性环境有利于钙盐溶解,释放出钙离子继而被吸收,而高 pH 环境可能造成钙吸收减少。由于钙离子吸收减少,低钙血症可反馈性增加甲状旁腺素和 1, 25- 二羟维生素 D_3 的分泌。这两种激素刺激破骨细胞生成,增加破骨细胞活性。破骨细胞分泌各种水解酶和胶原酶,促进骨基质及骨盐溶解,导致骨质疏松发生,理论上在外力作用下更易发生骨折。因此应当建议临床医师为有适应证的患者开具 PPI 处方时,尽量使用较低剂量或较短疗程,对骨质疏松的患者应同时补充维生素 D 及钙剂。

国外多次报道长期口服不同种类的 PPI 可能出现低镁血症,表现为肢体抽搐和室性心律失常,推测其机制可能是小肠吸收镁离子减少和钙吸收受抑制引起继发性甲状旁腺功能亢进,尿镁增加,导致镁离子丢失过多。具体机制尚需进一步研究。

食物中的维生素 B_{12} 是以蛋白质复合物形式存在的,在胃内被胃蛋白酶消化后与内因子结合,于回肠内被吸收。胃内高 pH 被认为与维生素 B_{12} 吸收不良有关。一项病例对照研究显示,不论服用何种 PPI 或 H_2 受体拮抗剂超过 2 年的患者,维生素 B_{12} 缺乏的风险均明显增加。而服用超过每日标准剂量 PPI 的患者,相较于使用少于每日标准剂量者,发生维生素 B_{12} 缺乏的风险增加。目前尚无研究数据提示长期应用 PPI 等抑酸药的患者,是否需适量补充维生素 B_{12}、叶酸等营养物质以预防可能引发的贫血、神经系统症状,亦无相关指南及共识的推荐。

越来越多的研究证实,PPI 可导致胃液 pH 升高,促进肠道菌群的生长,增加细菌移位,并且改变多种免疫调节和抗炎作用。PPI 似乎会增加一些肠道病原体的易感性,如沙门菌、空肠弯曲杆菌、大肠埃希菌、艰难梭菌等,导致患者发生腹泻。2012 年,FDA 再次对 PPI 的使用发出警告,称其可能增加艰难梭菌相关性腹泻的风险。临床治疗过程中,如果应用 PPI 的患者存在腹泻并且无好转,则应考虑诊断为艰难梭菌相关性腹泻。

急性认知障碍在临床常见于谵妄发作。目前认为,谵妄是在应激状态下失代偿性的认知状态,其本身可导致永久性的神经损伤和痴呆。临床研究发现 PPI 可增加谵妄发生的风险,短期服用 PPI 即可引起认知功能损害。PPI 可能促进脑内 Aβ 沉积,降低血清维生素 B_{12} 水平,影响认知功能,长期使用可能增加痴呆发病风险。此外,PPI 在临床常与其他药物同时使用,其药物相互作用可能对认知功能有不良影响。例如,在心血管患者中,PPI 与氯吡格雷通常联合应用,二者在体内均需经 CYP2C19 进行代谢,相互竞争 CYP2C19,使氯吡格雷的活性代谢产物减少,从而减弱后者抗血小板作用。临床研究还发现,PPI 与氯吡格雷合用,可显著增加心血管疾病患者发生缺血性卒中的风险,而缺血性卒中可引起认知功能的下降。另外,PPI 类药物中奥美拉唑和埃索美拉唑为肝药酶抑制剂,与苯二氮䓬类药物合用时,可使后者代谢减慢,半衰期延长,从而可能增加苯二氮䓬类药物相关的痴呆风险。PPI 与其他药物相互作用及其对痴呆的影响仍需更多研究。

因此临床上使用 PPI 时,需明确其适应证,并避免过度或长期使用。

3. **硫糖铝** 口服不被吸收,故不良反应少。主要副作用为便秘,发生率 3%~4%,偶见口干、恶心、皮疹等,长期服用可导致低磷血症。治疗剂量的硫糖铝一般不引起铝蓄积中毒,但肾功能不全时慎用。

4. **枸橼酸铋钾** 在常规剂量下和服用周期内比较安全,不良反应少而轻,可有口内带有氨味、便秘、恶心、GPT 升高及舌苔发黑等。主要是重金属铋吸收导致的中毒,具有神经毒性,尤其在长期服用时应注意。用药期间会使大便颜色变成灰黑色,需与上消化道出血引起的黑便区别,一旦鉴定不是消化道出血引起的黑便则不必停药。

5. **米索前列醇** 主要是腹部痉挛性疼痛和腹泻,与食物同时服用可使其吸收延迟,表现为达峰时间延长,血药浓度降低,从而减少腹泻等不良反应的发生。

思考题
1. 试述抗消化性溃疡药的种类、作用特点及作用机制。
2. 举例说明消化性溃疡的发病因素和发病机制。
3. 简述消化性溃疡复发的治疗及预防措施。

参考文献

[1] 国家药典委员会. 中华人民共和国药典临床用药须知:化学药和生物制品卷. 北京:人民卫生出版社,2015.
[2] 杨冬华,陈旻湖. 消化系疾病治疗学. 北京:人民卫生出版社,2005.
[3] 李俊. 临床药理学. 6 版. 北京:人民卫生出版社,2018.
[4] 李俊. 临床药理学. 5 版. 北京:人民卫生出版社,2013.
[5] HUNT R, ARMSTRONG D, KATELARIS P, et al. World Gastroenterology Organisation global guidelines:GERD globalperspective on gastroesophageal reflux disease. J Clin Gastroenterol, 2017, 51(6):467-478.
[6] SHEARS M, ALHAZZANI W, MARSHALL JC, et al. Stress ulcer prophylaxis in critical illness:a Canadian survey. Can J Anaesth, 2016, 63(6):718-724.
[7] BAGHERI N, SHIRZAD H, ELAHI S, et al. Downregulated regulatory T cell function is associated with increased peptic ulcer in Helicobacter pylori-infection. MicrobPathog, 2017, 110:165-175.
[8] ZHOU LY, SONG ZQ, XUE Y, et al. Recurrence of Helicobacter pyloriinfection and the affecting factors:A follow-up study. J Dig Dis, 2017, 18(1):47-55.

（**郭秀丽**）

第三十一章　抗糖尿病药

糖尿病是因遗传和环境因素共同作用引起的胰岛素分泌绝对缺乏,或胰岛素分泌相对缺乏与胰岛素抵抗,以高血糖为临床特征的代谢紊乱综合征。糖尿病主要有 1 型糖尿病和 2 型糖尿病。药物治疗是糖尿病患者有效控制血糖及防治并发症的主要方式。本章在讨论抗糖尿病药的作用机制与进展的基础上,介绍各类药物的作用特点、临床应用及评价、不良反应与防治等内容。

第一节　概　　述

糖尿病(diabetes mellitus, DM)是一组由遗传和环境因素共同作用,胰岛素分泌缺陷和 / 或靶组织对胰岛素敏感性降低所引起的,以长期高血糖伴糖类、脂肪和蛋白质代谢障碍为特征的异质性代谢紊乱。临床可表现为多饮、多尿、多食及体重下降等特征性症状,严重时出现危及生命的糖尿病酮症酸中毒或高血糖高渗性昏迷。糖尿病患者长期的血糖升高和代谢紊乱可引起多器官损害,导致眼、肾、神经、心脏、血管的慢性进行性病变,功能减退和衰竭。按国际通用的 WHO(1999 年)糖尿病诊断标准:有糖尿病症状且随机血糖≥11.1mmol/L 或空腹血糖≥7.0mmol/L 或葡萄糖负荷后 2 小时血糖≥11.1mmol/L 可诊断为糖尿病。

一、糖尿病分型

目前的糖尿病分型采用 WHO(1999 年)的糖尿病病因学分型体系。根据病因学证据将糖尿病分为四大类:①1 型糖尿病(type 1 diabetes, T1DM;胰岛素依赖型糖尿病, insulin-dependent diabetes mellitus, IDDM);②2 型糖尿病(type 2 diabetes, T2DM;非胰岛素依赖型糖尿病, noninsulin-dependent diabetes mellitus, NIDDM);③特殊类型糖尿病;④妊娠期糖尿病。

不同类型糖尿病的病因不同,主要与遗传和环境因素有关。不同类型的糖尿病这两种因素在性质和程度上具有明显差异。如一些具有明确病因的单基因突变糖尿病以遗传因素为主,环境因素则是化学毒物所致糖尿病的主要发病原因。1 型糖尿病和 2 型糖尿病是临床最常见的糖尿病类型,其发病是遗传与环境共同参与和影响的结果。

(一)1 型糖尿病

1 型糖尿病的病理生理学特征为胰岛 β 细胞数量显著减少或消失所导致的胰岛素分泌功能显著下降或缺失,分为 1A 型糖尿病(免疫介导性)和 1B 型糖尿病(特发性)两个亚型。目前认为,1 型糖尿病是在遗传易感性的基础上,受到外界环境因素如病毒性感染、化学物质等影响,引起自身免疫功能减弱,胰岛 β 细胞损伤,导致胰岛素合成和分泌缺乏所致代谢紊乱,引发高血糖和糖尿病。胰岛素缺乏时,葡萄糖无法被有效利用,促使脂肪酸氧化增加,体内大量酮体蓄积,引起糖尿病酮症酸中毒,危及生命。

1 型糖尿病在尚未出现临床表现之前即可出现人胰岛素抗体(IAA)、胰岛细胞抗体(ICA)、人胰岛细胞抗原 2 抗体(IA-2A)、谷氨酸脱羧酶抗体(GADA)和锌转运蛋白 8 抗体(ZnT8A)等免疫指标,反映了引起 β 细胞破坏的自身免疫过程,提示为 1A 型糖尿病(免疫介导性糖尿病)。若 1 型糖尿病患者检测不到自身免疫抗体,但仍表现出进展较快的严重高血糖,最终需要胰岛素治疗,该亚型为 1B 型糖尿病即特发性糖尿病,其胰岛素缺乏的病理基础尚未明确。

1 型糖尿病多发生于儿童和青少年,发病年龄通常小于 30 岁;中至重度临床症状,以酮尿或酮症酸中毒起病,体型非肥胖,空腹或餐后的血清 C 肽浓度明显降低,出现自身免疫标记。临床检测空腹胰岛素及糖刺激后峰值均明显低于正常值。治疗需长期注射胰岛素控制血糖水平。

(二)2 型糖尿病

2 型糖尿病是糖尿病中最常见的一种类型,占糖尿病的 95% 以上,且患病率呈日益增高趋势。其病理生理学特征为胰岛素调控葡萄糖代谢能力下降(胰岛素抵抗)以及胰岛 β 细胞功能缺陷所致胰岛素分泌减少(或相对减少)。2 型糖尿病是由于胰岛素抵抗及胰岛素分泌相对不足引起的代谢紊乱,β 细胞功能通常随着糖尿病的病程进展而进行性下降。

2 型糖尿病可发生于任何年龄阶段,多发生于中老年人,在发病时体型肥胖,存在胰岛素抵抗。危险因素包括有糖尿病家族史、增龄、肥胖、高血压、血脂异常、缺乏体力活动及有妊娠糖尿病史等。起病缓慢且隐匿,早期病情较轻且不典型,可因出现糖尿病的并发症而就诊,故这些患者有发生大血管和微血管并发症的高风险。较少发生酮症酸中毒,但在感染、手术、创伤等应激情况下仍可出现。

临床检查空腹及葡萄糖刺激后血浆胰岛素水平正常、轻度降低或高于正常范围,葡萄糖刺激后胰岛素高峰延迟出现。但由于患者体内存在胰岛素抵抗,因此即使正常水平的胰岛素也不足以将血糖控制在正常范围,即胰岛素分泌相对不足。通常采用饮食控制和口服降糖药治疗可改善胰岛素抵抗并降低血糖。

二、糖尿病防治策略

21 世纪包括中国在内的全球发展中国家面临糖尿病高发流行的趋势,糖尿病的发病率和患病率不断攀升。流行病学调查数据显示,依据 WHO 诊断标准,中国 2 型糖尿病患病率已从 1980 年的 0.67% 上升至 2017 年的 11.2%。国际糖尿病联盟(IDF)数据统计(2019 年),全球糖尿病成人患者约为 4.63 亿,中国糖尿病患病人数超过 1 亿,居世界首位。预计到 2045 年,糖尿病患病人数可能达到 7 亿。糖尿病的急、慢性并发症正在严重威胁人们的健康。因此,积极开展糖尿病的有效防治势在必行。合理控制血糖,降低糖尿病并发症的发生风险及其危害是糖尿病防治的基本原则。

糖尿病治疗的主要目标是控制高血糖使其达到理想水平,科学且合理的治疗策略应包括糖尿病教育、医学营养治疗、运动疗法、血糖监测及应用降糖药物等综合治疗措施,以期控制血糖水平,纠正代谢紊乱,消除高血糖症状,预防或延缓并发症的发生,降低致残率和死亡率,并提高患者的生活质量。1 型糖尿病必须依赖胰岛素控制高血糖。近年来口服胰岛素、胰岛素笔和胰岛素泵技术的发展实现了历史性突破,为糖尿病治疗提供了新的思路和方法。2 型糖尿病的治疗仍然是以降低血糖水平、减轻糖尿病症状和防治并发症为主要目标,传统的口服降血糖药可有效控制血糖,近年来胰高血糖素样肽 -1(GLP-1)受体激动药、餐时血糖调节剂及钠 - 葡萄糖耦联转运体 2(SGLT-2)抑制剂等新型降血糖药的研发成功,为 2 型糖尿病治疗展现出新的用药前景。

目前临床治疗 1 型糖尿病药物主要是胰岛素类制剂,治疗 2 型糖尿病药物根据各种药物的作用及作用机制主要分为以下几类:

1. 胰岛素及胰岛素类似物　包括短效、中效、长效胰岛素,门冬胰岛素、赖脯胰岛素、甘精胰岛素等胰岛素类似物。

2. 促胰岛素分泌剂

(1)磺酰脲类药物:如格列美脲等。

(2)格列奈类药物:如瑞格列奈等。

3. 胰岛素增敏剂

(1)双胍类药物:如二甲双胍。

(2)噻唑烷二酮类药物:如吡格列酮等。

4. α- 葡萄糖苷酶抑制剂　如阿卡波糖等。

5. 肠促胰岛素类药物

(1)胰高血糖素样肽 -1(GLP-1)受体激动药:如艾塞那肽等。

(2)二肽基肽酶 -4(DPP-4)抑制剂:如西格列汀等。

6. 钠 - 葡萄糖耦联转运体 2(SGLT-2)抑制剂如达格列净等。

7. 其他如胰岛淀粉素类似物,醛糖还原酶抑制剂等。

第二节　抗糖尿病药的作用机制与进展

1 型糖尿病与部分 2 型糖尿病患者必须使用外源性胰岛素控制血糖。胰岛素作用于靶细胞膜上的胰岛素受体,引发胰岛素信号通路的激活,从而产生降低血糖的效应。其他各类药物的作用机制主要通过降低肝糖异生以减少肝葡萄糖输出、减缓肠道葡萄糖的吸收和转运、增加外周组织对葡萄糖的摄取和利用、改善胰岛素抵抗等降低血糖,以达到控制糖尿病患者血糖水平的目的。

一、胰岛素

胰岛素(insulin)为胰岛 β 细胞分泌的多肽类激素,人胰岛素由 51 个氨基酸残基组成,它可与细胞膜表面受体结合。胰岛素受体(insulin receptor,IR)是由两个 α 亚单位和两个 β 亚单位组成的四聚体酶。位于细胞胞外的 α 亚单位含胰岛素结合部位,跨膜蛋白 β 亚单位含酪氨酸蛋白激酶(tyrosine protein kinase,TPK)。当胰岛素与其受体 α 亚单位结合后,即可引起 β 亚单位的自身磷酸化,进而激活酪氨酸蛋白激酶,并由此引发细胞内其他蛋白的连续磷酸化反应,从而促进靶组织对葡萄糖的摄取和利用,促进糖原、脂肪和蛋白质合成,产生降低血糖等生物学效应。此外,胰岛素还可促进葡糖转运蛋白 4(glucose transporter4,GLUT4)从细胞内释放并转移到细胞膜上,促进葡萄糖的摄取和转运(图 31-1)。

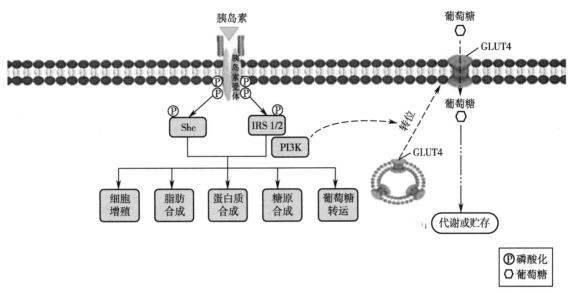

注：IRS，insulin receptor substrates，胰岛素受体底物；Shc，Src-homology-2-domain containing protein，Src 同源 2 结构域蛋白；GLUT4，glucose transporter 4，葡糖转运蛋白 4；PI3K，phosphatidylinositol-3-kinase，磷脂酰肌醇 3 激酶。

图 31-1　胰岛素受体及其作用机制

二、促胰岛素分泌剂

（一）磺酰脲类药物

促胰岛 β 细胞分泌胰岛素是磺酰脲类（sulfonylurea）药物降低血糖的主要作用机制（图 31-2）。其机制为：①刺激胰岛 β 细胞分泌胰岛素。该类药物与胰岛 β 细胞膜上磺酰脲受体亚单位结合后，可阻滞与之耦联的 ATP 敏感性钾通道（K_{ATP}）而阻止 K^+ 外流，使细胞膜去极化，电压门控钙通道开放，促进胞外 Ca^{2+} 内流，胞内游离 Ca^{2+} 浓度增加后，触发胰岛素的释放。②增加胰岛素与靶组织及受体的结合能力。长期服用且胰岛素已恢复至给药前水平时，其降血糖作用仍然存在，这可能与该类药物长期降低血糖后可减轻高糖毒性，或抑制胰高血糖素分泌，从而提高靶组织对胰岛素的敏感性有关。③增加糖原合成酶活性，减少肝糖输出，并促进外周组织对葡萄糖的摄取和利用。

（二）格列奈类药物

格列奈类药物是一类非磺酰脲类促胰岛素分泌剂，其作用机制与磺酰脲类药物相似，亦可通过与胰岛 β 细胞膜上特异性受体结合，促进与之相耦联的钾通道关闭，细胞膜去极化，钙通道开放，Ca^{2+} 内流增加，进而刺激胰岛素分泌。与磺酰脲类药物不同的是，该类药物的最大优点是模拟胰岛素的生理性分泌时相而有效控制餐后高血糖。

三、胰岛素增敏剂

胰岛素增敏剂（insulin action enhancers）对改善 2 型糖尿病的胰岛素抵抗具有重要的临床意义。双胍类代表药物二甲双胍作为最为经典和广泛应用的首选药物，可通过多种途径或机制改善 2 型糖尿病胰岛素敏感性。常用胰岛素增敏剂还有噻唑烷二酮类药物，新型胰岛素增敏剂还包括胰高血糖素受体拮抗药和脂肪酸代谢干扰剂等。

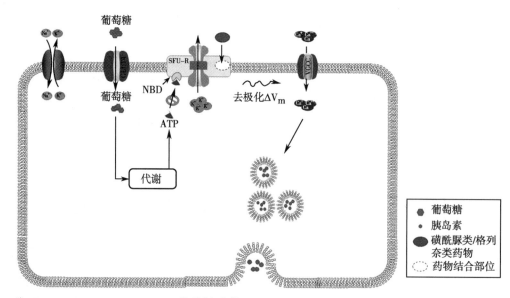

注：SFU-R, sulfonylurea receptor, 磺酰脲受体；ATP, adenosine triphosphate, 腺苷三磷酸；GLUT4, glucose transporter 4, 葡糖转运蛋白 4；NBD, nucleotide binding domain, 核苷酸结合域；V_m, cell membrane potential, 细胞膜电位；VGCC, voltage-gated Ca^{2+} channel, 电压门控钙通道。

图 31-2   磺酰脲类药物的作用机制

（一）双胍类药物

常用双胍类（biguanides）药物主要是二甲双胍（metformin），二甲双胍是临床应用最为广泛的治疗 2 型糖尿病的一线药物，具有良好的降糖效果及安全性。二甲双胍主要通过抑制肝糖异生而减少肝葡萄糖输出，促进 GLUT4 向细胞膜转位而增加肌肉组织对葡萄糖的摄取，减少和延缓肠道中的葡萄糖吸收，增加葡萄糖利用率和 GLP-1 分泌，进而改善糖代谢和胰岛素抵抗。增加细胞内脂肪酸氧化，抑制脂肪酸合成酶活性，减少甘油三酯合成，进而改善脂代谢，并减轻脂毒性对胰岛 β 细胞功能的损害，增强胰岛素敏感性。

二甲双胍的直接靶点并不清楚，目前认为，二甲双胍的作用机制主要是通过 AMP 活化蛋白激酶（AMP-activated protein kinase, AMPK）依赖和非 AMPK 依赖途径发挥抑制肝糖异生作用。AMPK 被认为是糖尿病治疗的主要靶点之一，活化的 AMPK 可磷酸化下游靶蛋白，参与调节糖异生相关的基因转录过程。然而，肝脏中缺乏 AMPK 的小鼠与野生型小鼠的血糖无明显差异，且应用二甲双胍仍有良好降糖作用，说明二甲双胍还存在其他的降糖机制。研究表明，二甲双胍可通过多种途径降低肝糖异生，包括减弱胰高血糖素升高 cAMP 水平及其促肝糖异生的能力，或者通过抑制线粒体甘油磷酸脱氢酶（mGPDH）来增强肝细胞氧化还原状态，降低乳酸在糖异生过程中的利用率，从而抑制肝脏糖异生和降低血糖水平。研究报道，果糖 -1, 6- 二磷酸酶 -1（FBP1）作为糖异生过程中的重要限速酶之一，在二甲双胍的治疗中发挥作用。研究发现 FBP1 具有一突变位点使其对 AMP 不敏感，敲入（KI）该突变位点的小鼠对二甲双胍治疗的反应显著下降，且与野生型对照组相比，高脂饮食喂养的糖尿病 FBP1-KI 小鼠二甲双胍的抗高血糖作用也明显减弱，由此揭示了二甲双胍新的潜在靶点和作用机制。

研究表明，肠道菌群在 2 型糖尿病的病理生理过程中发挥重要作用。肠道微生物组成和功能改变与高血糖、胰岛素抵抗等糖尿病表型密切相关。分析非肥胖和肥胖人群肠道微生物基因组成和肠道细菌丰度，发现与细菌丰度较高组相比，细菌丰度较低组具有更显著的整体肥胖、胰岛素抵抗、高胰岛素血症，伴有甘油三酯和游离脂肪酸增加、高密度脂蛋白（HDL）降低以及超敏 C 反应蛋白升高等炎症指标，表明肠道微生物丰富程度较低的肥胖个体罹患 2 型糖尿病和心血管疾病的风险更大。利用宏基因组测序分析，发现 2 型糖尿病患者具有肠道菌群失调的特征，如产丁酸盐细菌丰度下降，各种条件致病菌增加；乳杆菌属增加，而梭菌属减少，前者与血糖、糖化血红蛋白（HbA1c）呈正相关，而后者与血糖、HbA1c、胰岛素、甘油三酯呈负相关，但与脂联素、HDL 呈正相关。目前研究显示，肠道菌群可通过影响其代谢产物短链脂肪酸（SCFA）、胆汁酸代谢途径及炎症反应等多种机制调控机体糖代谢，而改变肠道菌群介导的二甲双胍的降糖作用是其重要机制，包括：①二甲双胍通过改变肠道菌群，使其代谢产物 SCFA 包括丁酸盐、乙酸盐、丙酸盐生成增加，SCFA 通过结合 G 蛋白耦联受体 GPR41（FFAR3）和 GPR43（FFAR2）调节肠道 L 细胞分泌 GLP-1，并通过其他多种途径降低血糖，改善胰岛素抵抗；②二甲双胍调节肠道内胆汁酸水平，经肠道微生物代谢产生的次级胆汁酸能激活 L 细胞 G 蛋白耦联胆汁酸受体 5（TGR5），通过 TGR5 信号转导调节 GLP-1 分泌；近期发现，二甲双胍通过抑制脆弱拟杆菌及其胆汁酸水解酶 BSH 活性，升高甘氨酸去氧胆酸（GUDCA）水平，抑制肠道法尼醇 X 受体（FXR）信号，即通过肠道脆弱拟杆菌 - 胆汁酸 GUDCA- 肠 FXR 代谢轴发挥降糖作用；③二甲双胍通过影响糖尿病患者肠道菌群参与的信号通路，调控其金属蛋白或金属转运蛋白的基因表达，进而影响 2 型糖尿病的病理生理进展；④二甲双胍通过调节特定菌属丰度改善炎症免疫反应，进而改善代谢相关指标。此外，二甲双胍还可通过调节肠道菌群增加肠道钠 - 葡萄糖耦联转运体 1（SGLT-1）表达、增强肠道的黏膜屏障功能等机制发挥降糖作用。

近年来流行病学研究发现，二甲双胍还具有保护心血管、调血脂、抗炎、抗癌等作用。有证据显示，二甲双胍可对癌症、肥胖、非酒精性脂肪肝病（NAFLD）、多囊卵巢综合征（PCOS）及代谢综合征等治疗有效；可预防心脏缺血再灌注损伤，延缓心力衰竭的发展；并可显著降低大血管事件和糖尿病相关的死亡率。二甲双胍的诸多有益作用引起了基础医学和临床医学的广泛关注，有待深入研究其作用机制，并通过临床试验确证其治疗效果。

（二）噻唑烷二酮类药物

噻唑烷二酮类药物（thiazolidinedione，TZD）是过氧化物酶体增殖物激活受体 γ（PPARγ）的选择性激动剂，主要通过激活脂肪组织中 PPARγ 发挥作用，属胰岛素增敏类降血糖药物。其改善胰岛素抵抗及降低血糖作用主要与竞争性激活 PPARγ，调节多种影响糖、脂代谢的胰岛素敏感基因转录有关。PPARγ 在脂肪组织和免疫系统中高表达，参与调节胰岛素敏感性和脂肪细胞分化、机体免疫等过程。TZD 进入靶细胞与核受体结合激活 PPARγ，促进脂肪组织中 GLUT4 的表达，增加脂肪组织对葡萄糖的摄取，同时上调与胰岛素敏感性相关基因的表达，从而发挥改善胰岛素敏感性和降低血糖的作用。

四、α- 葡萄糖苷酶抑制剂

α- 葡萄糖苷酶存在于小肠黏膜上皮刷状缘内，α- 葡萄糖苷酶抑制剂可通过竞争各种 α- 葡萄糖苷酶与糖的结合位点，抑制小肠葡萄糖淀粉酶、蔗糖酶和麦芽糖酶活性，降低多糖或双糖水解为单糖的速度,减少肠道葡萄糖产生并延缓吸收,有效降低餐后血糖峰值,使血糖平稳并维持在一定水平,减少高血糖对胰岛 β 细胞的刺激,同时可提高糖耐量和胰岛素敏感性。研究发现,α- 葡萄糖苷酶抑制剂可显著提高多种益生菌如双歧杆菌、乳酸菌的丰度,降低 2 型糖尿病患者血液中单核细胞趋化蛋白 -1 和脂多糖水平,增加血浆 GLP-1 浓度,并改变患者的胆汁酸代谢谱,提示 α- 葡萄糖苷酶抑制剂存在一种肠道降糖机制。该类药物可能通过改善肠道菌群和减少炎症因子,改变肠道微生物的胆汁酸代谢并调节GLP-1 分泌等作用达到降低血糖效果。

五、肠促胰岛素类药物

(一)胰高血糖素样肽 -1 受体激动药

胰高血糖素样肽 -1(glucagons-like peptide 1, GLP-1)是一种多肽类肠促胰岛素,由末端回肠和结肠内 L 细胞分泌。研究发现,口服葡萄糖可引起肠道细胞分泌肠促胰岛素,由此促进胰岛素分泌,从而调节血糖水平。GLP-1 由胰高血糖素原基因表达,该基因在不同组织表达为不同生物活性的多肽。在胰岛 α 细胞内主要表达为胰高血糖素,而在肠黏膜 L 细胞则主要表达为 GLP-1。GLP-1 可与胰岛 β 细胞膜上 GLP-1 受体结合,通过激活腺苷酸环化酶(AC)提高 cAMP 水平,阻断 ATP 敏感的钾通道,促进胞外钙离子内流,促进胰岛素分泌,从而增加外周组织对葡萄糖的摄取和利用,降低血糖。天然 GLP-1 在体内极不稳定,可迅速经二肽基肽酶 -4(DPP-4)等途径降解后从肾脏清除,$t_{1/2}$ 仅 1~2 分钟,无明显临床价值。GLP-1 受体激动药因改变其氨基酸序列,可免受 DPP-4 的快速降解。

研究发现,肥胖及 2 型糖尿病患者餐后 GLP-1 分泌显著低于正常人群,推测 GLP-1 分泌缺陷与餐后高血糖及 2 型糖尿病的发生发展有关。GLP-1 受体激动药主要是通过与胰岛 β 细胞膜上 GLP-1 受体结合,产生与内源性 GLP-1 类似的药理作用。包括以葡萄糖依赖方式作用于胰岛 β 细胞的相应受体,促进胰岛素基因的转录调控,增加胰岛素的合成和分泌;促进胰岛 β 细胞的增殖与再生,抑制其细胞凋亡,增加 β 细胞数量,改善胰岛 β 细胞功能,并能增加细胞对胰岛素的敏感性。亦可作用于胰岛 α 细胞,抑制葡萄糖依赖的胰高血糖素分泌异常增高。促胰岛 δ 细胞分泌生长抑素(somatostatin),从而介导生长抑素对胰高血糖素分泌的抑制作用。

GLP-1 受体广泛分布于胰腺、胃、小肠、心脏、肝、肾和脑等组织,研究发现,GLP-1 亦可作用于脑(增加神经保护,抑制食欲并减少摄入)、肝(减少肝糖异生和肝糖输出)和心脏(增加心输出量和心血管保护作用)等 GLP-1 受体发挥作用,有利于糖尿病患者减重和血糖控制(图 31-3)。多项临床研究结果显示,GLP-1 受体激动药相对于其他降血糖药物表现出更好的疗效及安全性,并有减轻体重的优势,且可降低高危风险糖尿病患者的心血管事件发生率。因此,近年来该类药物受到广泛关注,已成为治疗糖尿病药物开发研究的主要方向之一。

(二)二肽基肽酶 -4 抑制剂

二肽基肽酶 -4(dipeptidyl peptidase-4, DPP-4)是一种多功能蛋白水解酶,广泛表达于肝、肺、肾及肠道刷状缘细胞膜上。DPP-4 能使 GLP-1 转化成无活性的代谢产物。DPP-4 抑制剂主要通过与 DPP-4 的活性部位结合,抑制体内 DPP-4 酶活性,减少 GLP-1 在体内的降解,提高 GLP-1 水平,进而增强其胰岛素分泌作用,并延长葡萄糖调节效应。因此,目前临床应用的 GLP-1 受体激动药和 DPP-4 抑制剂为 2型糖尿病治疗提供了新的用药选择。

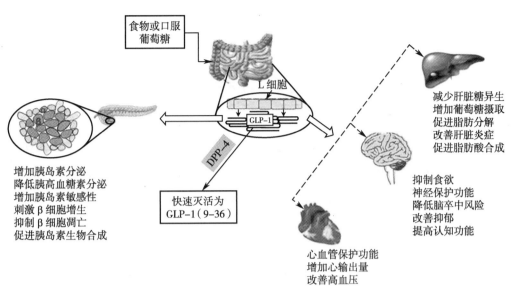

注：GLP-1, glucagons-like peptide 1, 胰高血糖素样肽 -1; DPP-4, dipeptidyl peptidase-4, 二肽基肽酶 -4。

图 31-3 GLP-1 作用机制

六、钠 - 葡萄糖耦联转运体 2 抑制剂

肾脏在调节机体血糖稳态的过程中发挥重要作用。肾脏中葡萄糖滤过和重吸收是血糖调节的关键环节。在正常成人肾糖阈范围内（血糖 <180mg/dl），经肾小球滤过的葡萄糖几乎全部通过近端肾小管上皮细胞顶端膜中的钠 - 葡萄糖耦联转运体 2（SGLT-2）和 SGLT-1 以继发性主动转运的方式被重吸收，故尿中几乎不含葡萄糖。SGLT-2 和 SGLT-1 是由 SLC 家族的 *SLC5A* 基因编码的蛋白质，编码 *SGLT-2* 的基因位于染色体 16p11.2，是最早被发现的 SGLT 家族成员。SGLT-2 主要分布于肾近端小管近段（S1 和 S2 段），是一种低亲和力（米氏常数 K_m=2mmol/L）、高载量的葡糖转运蛋白，约 90% 的葡萄糖通过 SGLT-2 重吸收。编码 SGLT-1 的基因位于染色体 22q13.1。SGLT-1 主要表达于小肠刷状缘和近端小管远段（S3 段），是一种高亲和力（K_m=0.4mmol/L）、低载量的葡糖转运蛋白，主要负责肠道葡萄糖的转运，仅约 10% 的葡萄糖通过肾脏 SGLT-1 重吸收。当葡萄糖超过肾糖阈、葡萄糖滤过负荷超过 375mg/min［或 350mg/（min·1.73m²）］或肾糖阈降低时，则出现尿糖。

在 2 型糖尿病患者中，近端小管 SGLT-2 的表达及活性上调，肾糖阈升高，可促进葡萄糖的重吸收，阻断肾脏滤出过量的葡萄糖，从而不出现尿糖升高，但会引起显著的血糖升高。SGLT-2 抑制剂是一类新型口服降血糖药物，主要通过选择性抑制近端小管的 SGLT-2，降低肾糖阈，减少肾脏的葡萄糖重吸收，促进尿糖排泄，从而降低血糖水平。传统降血糖药通常依赖于尚存的胰岛 β 细胞和胰岛素功能，随着 2 型糖尿病疾病进展，胰岛 β 细胞功能逐渐减弱甚至衰竭，使得降血糖药的疗效降低或失效。SGLT-2 抑制剂的降糖作用不依赖于胰岛素水平、胰岛 β 细胞功能和胰岛素抵抗程度，而表现出其独特的肾脏降糖机制，为 2 型糖尿病治疗提供了新的用药选择，SGLT-2 抑制剂已成为治疗糖尿病药物的研发热点。

近年来越来越多的研究表明，SGLT-2 抑制剂在降低血糖的同时还具有诸多降糖外效应。SGLT2 抑制剂可使 2 型糖尿病患者的主要不良心血管事件和肾脏事件复合终点发生风险显著下降，其心血管及

肾脏获益与减重、降压、降低血容量、调节脂代谢、促尿钠排出、改善肾脏高滤过、降血尿酸及保护胰岛 β 细胞等机制有关。

第三节　抗糖尿病药的临床应用

高血糖的药物治疗基于纠正胰岛素分泌受损和胰岛素抵抗的主要病理生理改变。1 型糖尿病治疗药物主要是胰岛素类制剂，对于 2 型糖尿病患者，在医学营养治疗和运动治疗不能使血糖控制达标时应合理采用药物治疗。本节主要介绍各类糖尿病治疗药物的临床应用。

一、胰岛素

胰岛素是胰岛 β 细胞分泌的一种酸性蛋白质，为多肽类激素。1921 年首次被 F. G. Banting 和 C. H. Best 发现，并于次年成功应用于第一例糖尿病患者的治疗。胰岛素由 51 个氨基酸以 A（21 个氨基酸）和 B（30 个氨基酸）两条多肽链组成，并通过两个二硫键以共价相连，分子量为 5 808Da。其前体物为胰岛素原，在体内合成时先以胰岛素原的形式存在于细胞质中，而后进入高尔基体，经蛋白水解酶分解为胰岛素和无活性的 C 肽。药用胰岛素可从猪、牛胰腺提取纯化，或采用基因工程技术制备生产。

根据胰岛素的结构和来源不同分为动物胰岛素、人胰岛素和胰岛素类似物。

（1）动物胰岛素：从猪、牛胰腺中提取的胰岛素，因其结构存在种属差异，可成为抗原，引起过敏反应。猪胰岛素中仅 1 个氨基酸与人胰岛素不同，免疫原性较弱。临床常用的普通胰岛素即为猪胰岛素，多是静脉使用的短时降糖制剂。

（2）人胰岛素：将猪胰岛素 B 链第 30 位的丙氨酸用苏氨酸替代，即获得人胰岛素；或通过基因重组技术获得高纯度的人胰岛素。重组人胰岛素的结构及生物活性与人胰岛素完全相同，注射后全身免疫反应、局部过敏反应等发生率均较动物胰岛素显著减少，降糖效率提高，是目前常用的皮下注射胰岛素种类。

（3）胰岛素类似物：胰岛素类似物通过对肽链进行修饰或改变理化性质，使其更符合人体的生理需要，能更好地模拟内源性胰岛素的分泌模式，且不改变人胰岛素的主要生物学功能。胰岛素类似物控制血糖的效能与人胰岛素相似，但在减少低血糖发生风险方面优于人胰岛素。目前临床常用的有超短效胰岛素类似物和长效胰岛素类似物。

按照起效快慢、活性达峰时间及作用持续长短，胰岛素制剂分为以下五类：

（1）超短效（速效）胰岛素：为胰岛素类似物。该类胰岛素起效快，持续时间短，皮下注射 10~15 分钟起效，高峰时间 1~2 小时，作用持续 4~6 小时。需在餐前或餐时即刻皮下注射，皮下注射后 10 分钟内需进食，以避免出现低血糖。主要用于控制餐后血糖，也可用于临时高血糖的降糖治疗。包括门冬胰岛素、赖脯胰岛素、谷赖胰岛素等。

（2）短效胰岛素：包括正规胰岛素（regular insulin, RI）和中性胰岛素（neutral insulin, NI）。该类胰岛素皮下吸收较快，起效时间和持续时间均较短，皮下注射 15~60 分钟起效，作用高峰 2~4 小时，持续时间 5~8 小时。此类胰岛素可静脉注射，适用于重症糖尿病的初始治疗及糖尿病酮症酸中毒等严重并发症者。

（3）中效胰岛素：有低精蛋白胰岛素（neutral protamine Hagedorn insulin，NPH，中性精蛋白胰岛素）等，皮下注射后吸收较慢，维持时间较长，皮下注射 2.5~3 小时起效，作用高峰 5~7 小时，作用持续 13~16 小时。

（4）长效胰岛素：包括精蛋白锌胰岛素（protamine zinc insulin，PZI，鱼精蛋白锌胰岛素）、甘精胰岛素和地特胰岛素等。精蛋白锌胰岛素含鱼精蛋白锌比 NPH 多，皮下注射后吸收缓慢，维持时间长，起效时间 3~4 小时，高峰时间 8~10 小时，作用时间 24~36 小时；甘精胰岛素是长效胰岛素类似物，皮下注射后的吸收类似于生理性基础胰岛素分泌模式，体内药物浓度相对平稳而无明显峰值，起效时间短，约 2~3 小时，作用时间可持续 24 小时以上。

（5）混合胰岛素：将短效胰岛素 RI 与中效胰岛素 NPH（或长效胰岛素）按照一定比例混合，如临床将 30% 短效胰岛素与 70% 中效胰岛素混合制备预混 30R，或将等量短效胰岛素与中效胰岛素混合制备预混 50R。此类胰岛素多为短效或超短效胰岛素与中效或长效胰岛素按一定比例预混而成，短效成分可快速降低餐后血糖，长效部分缓慢持续释放，起到代替基础胰岛素的作用。因此具有快速降糖且维持时间长的特点，临床应用较为广泛，注意使用前应混匀。常用胰岛素制剂类型及作用特点见表 31-1。

表 31-1　常用胰岛素制剂类型及作用特点

胰岛素制剂	作用时间		
类型	起效	高峰	持续
速效胰岛素类似物（门冬胰岛素）	10~15min	1~2h	4~6h
速效胰岛素类似物（赖脯胰岛素）	10~15min	1~1.5h	4~5h
短效胰岛素（RI）	15~60min	2~4h	5~8h
中效胰岛素（NPH）	2.5~3h	5~7h	13~16h
长效胰岛素（PZI）	3~4h	8~10h	24~36h
长效胰岛素类似物（甘精胰岛素）	2~3h	无峰	>24h
长效胰岛素类似物（地特胰岛素）	2~3h	无峰	>24h
预混胰岛素（50R）	30min	2~3h	10~24h

【药动学】胰岛素制剂易被胃肠道消化酶破坏，故口服无效，多采用皮下注射的方式，短效制剂可静脉注射。皮下注射吸收快，尤以腹壁和上臂外侧明显。血浆蛋白结合率低于 10%。胰岛素主要在肝、肾灭活，经组织中胰岛素酶降解，生成短肽或氨基酸，$t_{1/2}$ 为 9~10 分钟，作用可维持数小时。

中效及长效制剂加入碱性蛋白质（精蛋白）使其溶解度降低，再加入微量锌使之稳定，皮下注射后，药物在注射部位沉淀，并缓慢释放、吸收，使作用时间延长。长效胰岛素类似物皮下注射后，可在局部形成微沉淀，缓慢且持续地吸收，从而起到长效的作用。

【药理作用】胰岛素具有广泛的生物学效应，主要调节体内糖代谢、脂肪代谢和蛋白质代谢，并可促细胞生长。

1. 对代谢的影响

（1）糖代谢：增加 GLUT4 的合成并提高其活性，促进葡萄糖向细胞内的转运，加速肝脏、骨骼肌和脂肪组织对葡萄糖的摄取和利用;活化糖原合成酶,促进糖原合成和贮存,抑制糖原分解和糖异生,从而降低血糖。

(2)脂肪代谢:可抑制脂肪酶的活性,促进脂肪合成并抑制其分解,减少游离脂肪酸和酮体的生成,增加脂肪酸的转运,使其利用增加。

(3)蛋白质代谢:促进氨基酸进入细胞内,促进蛋白质的合成,抑制蛋白质的分解。

2. 促进钾离子转运　可激活细胞膜上的 Na^+-K^+-ATP 酶,促进 K^+ 进入细胞内。

3. 促生长作用　胰岛素的结构与胰岛素样生长因子(insulin like growth factor,IGF)相似,胰岛素可与 IGF-1 受体结合,发挥促生长作用。

4. 其他作用　能引起交感神经兴奋和骨骼肌血管扩张,可加快心率,加强心肌收缩力,减少肾血流量。

【临床应用】1 型糖尿病和部分 2 型糖尿病患者需用胰岛素才能控制血糖,胰岛素制剂对胰岛素缺乏的各型糖尿病均有效。主要用于下列情况:

1. 1 型糖尿病的维持治疗。

2. 2 型糖尿病　①发生糖尿病酮症酸中毒、高渗昏迷、乳酸酸中毒等急性并发症;②口服降糖药规范治疗后血糖控制仍未达标者;③合并严重感染、创伤、手术、急性心肌梗死等;④新诊断 2 型糖尿病伴明显高血糖症状和 / 或血糖及 HbA1c 水平明显升高,即采用胰岛素治疗。因糖尿病早期已出现胰岛 β 细胞损伤,目前认为早期短时应用胰岛素可保护胰岛功能,延缓甚至逆转 β 细胞损伤,有利于改善预后;⑤晚期,尤其是患有慢性并发症的患者,需要胰岛素和降糖药物联合治疗延缓胰岛 β 细胞功能衰竭。

3. 糖尿病合并妊娠。

4. 其他病因引起的糖尿病,如继发于胰腺疾病、内分泌疾病,以及伴糖代谢异常的某些遗传性疾病。

胰岛素治疗原则上应模拟生理性胰岛素分泌模式,临床常采用基础加餐时胰岛素治疗方案,以达到有效控制血糖的目的。如甘精胰岛素注射后,可在组织中少量持续释放,产生长效且平稳的药物浓度,从而控制基础血糖;而超短效或短效制剂起效快,常用于控制餐后血糖。2019 年 4 月报道,口服胰岛素拟正式在中国开展临床试验,胰岛素胶囊将以全新的给药方式面世,以实现糖尿病治疗的突破性进展,有望改善糖尿病的远期预后,造福于患者。

【不良反应】

1. 低血糖反应　是最常见和严重的不良反应,由胰岛素过量、注射胰岛素后未及时进食或进食量少所致。轻者出现饥饿感、头晕、出汗、心悸、震颤等症状,严重者可引起惊厥、休克和昏迷。用药过程中应时常警惕低血糖反应,发生后应迅速饮用糖水或摄食,严重者应立即静脉注射 50% 葡萄糖。

2. 过敏反应　发生率较低,多为局部反应,轻微而短暂,表现为荨麻疹、血管神经性水肿、紫癜,偶可引起过敏性休克。因动物来源胰岛素、制剂纯度较低或杂质所致,可用人胰岛素或高纯度制剂。

3. 胰岛素抵抗　靶组织对胰岛素的敏感性降低,应用超过常用量的胰岛素才能产生相应的效应,即发生胰岛素抵抗(insulin resistance)。

(1)急性抵抗:多因合并感染、创伤、手术等应激状态所致,可能与血中拮抗胰岛素作用的物质增多有关。临床上需及时发现并正确处理诱因,调整酸碱、水和电解质平衡,加大胰岛素用量,一般诱因消除后即可恢复正常用量。

（2）慢性抵抗：每日需用胰岛素在 200U 以上且无并发症者可认为出现慢性胰岛素抵抗。其产生原因复杂，可能与胰岛素抗体产生有关，抗体与胰岛素结合成复合物影响胰岛素转运及其生物活性；也可能与胰岛素受体水平以及受体与胰岛素亲和力变化有关，如高胰岛素血症及肥胖时靶细胞膜上胰岛素受体数目减少，酸中毒时受体与胰岛素的亲和力降低，由此而减弱胰岛素的降血糖作用；还可能与靶细胞膜上葡萄糖转运系统及某些酶系统失常有关。此外，生长激素、糖皮质激素、儿茶酚胺和胰高血糖素分泌过多，可降低组织对胰岛素的敏感性，亦与慢性抵抗产生有关。临床上应换用高纯度胰岛素或人胰岛素，并适当调整剂量。

4. **脂肪萎缩** 注射部位皮下脂肪萎缩。年轻女性多见，为胰岛素制剂不纯所引起的脂肪溶解反应。应用高纯度胰岛素后则少有发生。

【**药物相互作用**】

1. 口服降糖药与胰岛素有协同降血糖作用，可能增加低血糖的发生风险，联合使用时应密切监测血糖变化，合理调整胰岛素剂量。

2. 糖皮质激素、肾上腺素及 β 受体激动药、胰高血糖素、甲状腺素、噻嗪类利尿药、呋塞米、苯妥英钠等药物可升高血糖；钙通道阻滞药、可乐定、二氮嗪、肝素、吗啡、尼古丁等可影响糖代谢，亦可使血糖升高，合用时应调整这些药物或胰岛素的剂量。

3. 抗凝血药、水杨酸盐、磺胺类药物及甲氨蝶呤等可与胰岛素竞争与血浆蛋白的结合，使血中游离胰岛素水平增高，可能增加低血糖的发生风险；β 受体拮抗药可阻止肾上腺素升血糖反应，干扰机体调节血糖的功能，与胰岛素同用可增加低血糖风险；氯喹、奎尼丁、奎宁等可延缓胰岛素降解，使血中胰岛素浓度升高，从而增强其降血糖作用；血管紧张素转换酶抑制药、溴隐亭、氯贝丁酯、锂、茶碱等可降低血糖，胰岛素与上述药物合用时应适当减量。乙醇抑制糖原异生和肝糖输出，过量可引起胰岛素治疗的糖尿病患者发生严重持续的低血糖，甚至死亡。

【**用法与用量**】短效胰岛素一般为餐前 30 分钟皮下注射，每日 3~4 次，用药 30 分钟内须进食含碳水化合物的食物。速效胰岛素持续时间短，一般于餐前 15 分钟至进餐前皮下注射。中效胰岛素可每日早餐前 30 分钟注射 1 次，一般从小剂量开始，用量视病情而定。长效胰岛素一般为早餐前 30 分钟皮下注射 1 次，剂量根据病情而定。

【**注意事项**】

预混胰岛素使用前应缓慢摇动使其混匀，切勿猛烈振荡。甘精胰岛素起效较中效胰岛素慢，每日傍晚注射 1 次。

二、磺酰脲类药物

磺酰脲类药物（sulfonylurea，SU）是第一个问世且被广泛应用的口服降糖药，也是目前一些糖尿病指南中推荐的控制 2 型糖尿病患者高血糖的主要用药。第一代磺酰脲类药物包括甲苯磺丁脲（tolbutamide）与氯磺丙脲（chlorpropamide）等，因其具有肝毒性且易发生低血糖反应，现已少用；第二代磺酰脲类药物包括格列本脲（glibenelamide）、格列吡嗪（glipizide）、格列美脲（glimepiride）、格列齐特（gliclazide）和格列喹酮（gliquidone）等。第二代磺酰脲类药物较第一代的降血糖活性作用增加数十至上百倍,而且低血糖的发生率较低,故广泛应用于临床。

【药动学】磺酰脲类药物在胃肠道吸收迅速而完全,血浆蛋白结合率高(>90%)。多数药物主要在肝内氧化成羟基化合物后从尿中排出。格列齐特约95%经肝代谢,5%原型由尿排泄。常用磺酰脲类药物的药动学参数见表31-2。

表31-2 磺酰脲类药物的药动学参数

药物	达峰时间/h	维持时间/h	蛋白结合率/%	$t_{1/2}$/h	每日剂量 /(mg/d)	/(次/d)
格列本脲	2~6	10~24	90~95	10~16	2.5~20	1~2
格列齐特	2~6	24	95	10~12	40~320	1~2
格列吡嗪	1~2	10~24	>90	3~7	5~30	1~2
格列喹酮	2~3	8~24	>90	1.5	30~180	1~3
格列美脲	2~3	24	99.5	2.7~7	1~8	1~2

【药理作用】

1. **降血糖作用** 该类药物可降低正常人血糖,对胰岛功能尚存的糖尿病患者有降血糖作用,但对严重糖尿病患者或完全切除胰腺的糖尿病患者无效。

2. **抗利尿作用** 格列本脲可促进抗利尿激素的分泌并增强其作用,有抗利尿作用,可减少尿崩症患者的尿量。

3. **对凝血功能的影响** 格列齐特有抑制血小板聚集和黏附作用,可能对预防或减轻糖尿病微血管并发症有一定作用。

【临床应用】

1. 适用于饮食和运动疗法不能有效控制血糖的早期2型糖尿病,患者胰岛β细胞有一定的分泌胰岛素的功能。若单用磺酰脲类药物效果不佳,则与胰岛素或其他口服降糖药联合应用。磺酰脲类药物可使HbA1c下降1.0%~1.5%。多项前瞻性、随机对照临床试验结果显示,磺酰脲类药物的应用与糖尿病微血管病变和大血管病变发生风险下降相关。

2. 2型糖尿病肥胖者应用双胍类等药物治疗仍不能控制血糖或因胃肠道反应不能耐受者,可加用磺酰脲类药物。此类患者早期避免使用磺酰脲类药物,因其可加重高胰岛素血症,增加体重,导致胰岛素抵抗恶化。格列美脲既能促进胰岛素分泌又能增加胰岛素敏感性,故适用于2型糖尿病肥胖和非肥胖者的治疗。

3. 单独使用磺酰脲类药物治疗后未能有效控制血糖(空腹血糖仍高于10mmol/L)即为原发性失效,多见于胰岛β细胞储备功能低下者,此时可加用双胍类药物或其他口服降糖药,或胰岛素治疗。磺酰脲类药物长期用药及剂量较大时亦可发生继发性失效,其原因可能与药物持续刺激胰岛素分泌,加重高胰岛素血症和胰岛素抵抗,且使胰岛β细胞负荷加重、β细胞功能减退以及磺酰脲类受体下调有关,此时应消除诱因,如应激、饮食治疗依从性、药物服用方法等,若经处理后血糖仍未得到良好控制,可联用其他降糖药或胰岛素治疗。

【不良反应】

1. **低血糖反应** 是磺酰脲类药物最常见的不良反应,常因剂量过大或同时应用增强磺酰脲类药物降糖作用的药物所致,以氯磺丙脲和格列本脲为多见,老人和肝肾功能不全者较易发生。临床用药应从小剂量开始,对轻中度肾功能损伤者,宜选用主要经肝代谢、肾毒性低的格列喹酮或格列美脲。

2. **胃肠道反应**　可出现胃肠不适、恶心、呕吐、胃痛、厌食、腹泻,也可致肝损害和胆汁瘀积性黄疸。

3. **过敏反应**　皮肤瘙痒、皮疹、皮肤红斑、光敏性皮炎等。

4. **其他**　如嗜睡、眩晕及神经痛。少数出现粒细胞减少、再生障碍性贫血、溶血性贫血、血小板减少性紫癜等。磺酰脲类还可刺激食欲,导致体重增加。

禁忌证:2 型糖尿病并发严重感染、酮症酸中毒、高渗性高血糖状态等;围术期应暂停磺酰脲类,改为胰岛素治疗;合并严重慢性并发症或肝、肾功能不全;妊娠期和哺乳期糖尿病等。

【药物相互作用】磺酰脲类药物血浆蛋白结合率高,因此可与一些药物如水杨酸类药物、保泰松、磺胺类药物、青霉素、吲哚美辛、双香豆素、氯霉素、单胺氧化酶抑制剂、咪康唑、甲氨蝶呤等竞争血浆蛋白的结合,使其游离浓度升高而引起低血糖反应。糖皮质激素、噻嗪类利尿药、呋塞米、苯妥英钠、钙通道阻滞药、口服避孕药和氯丙嗪等亦可通过抑制胰岛素分泌、拮抗胰岛素作用而减弱磺酰脲类药物的降血糖效果。乙醇可抑制肝糖异生和肝葡萄糖输出,故患者饮酒会引起低血糖。

【用法与用量】通常从小剂量开始,每日 1 次或分次于餐前服用,必要时根据血糖调整剂量,直到获得满意降糖效果。不同个体所需剂量不同,但不应超过最大剂量(表 31-2)。

【注意事项】老年或肝、肾功能不全者需减量。本药对儿童患者的安全性和疗效研究较少,故不推荐儿童患者应用。

三、格列奈类药物

格列奈类药物是一种新型餐时血糖调节药,我国上市的有瑞格列奈(repaglinide)、那格列奈(nateglinide)和米格列奈(mitiglinide),其分别为苯甲酸和苯丙氨酸的衍生物,为非磺酰脲类促胰岛素分泌药。

【药动学】瑞格列奈口服吸收快,15 分钟起效,30 分钟血药浓度达峰值,达峰时间与餐后血糖高峰一致,血浆蛋白结合率大于 98%,$t_{1/2}$ 为 1 小时,经肝药酶 CYP3A4 代谢,代谢物无降糖活性,主要经胆汁排泄,肝功能不全者慎用,少量经肾排泄,适用于肾功能不全者。

【药理作用】最大优点是可以模拟胰岛素的生理性分泌时相而有效控制餐后高血糖。其作用机制与磺酰脲类药物相似,所不同的是,本类药物促进胰岛素分泌的作用具有葡萄糖依赖性,即血糖浓度较高时促胰岛素分泌,血糖浓度降低时,其作用也减弱,可产生类似于胰岛素的双时相分泌模式,有效降低餐后血糖水平,被称之为"餐时血糖调节剂"。本类药物起效快、作用持续时间短,避免了长时间刺激引起的 β 细胞功能衰竭。

【临床应用】本类药物主要降低餐后血糖,可将 HbA1c 降低 0.5%~1.5%。用于 2 型糖尿病患者,尤其适用于以餐后血糖升高为主的 2 型糖尿病患者,亦可用于老年糖尿病患者及糖尿病肾病患者。因其结构中不含硫,故对磺酰脲类药物过敏者仍可使用。可单独使用或与其他降糖药联合应用(磺酰脲类药物除外)。与胰岛素增敏剂合用仍不能控制血糖时应改用胰岛素治疗。与二甲双胍合用对控制血糖有协同作用。我国新诊断的 2 型糖尿病患者使用瑞格列奈与二甲双胍联合治疗,较单用瑞格列奈能更显著降低 HbA1c,但低血糖的风险亦显著增加。

【不良反应】安全性较好,主要不良反应是低血糖和体重增加,低血糖的发生率和程度低于磺酰脲类药物。少数出现胃肠道和神经系统反应,偶见过敏反应如皮疹、瘙痒、荨麻疹。禁用于对本品过敏者、1型糖尿病患者、糖尿病酮症酸中毒患者、孕妇或哺乳期患者等。

【药物相互作用】单胺氧化酶抑制剂、非选择性β受体拮抗药、血管紧张素转换酶抑制药、非甾体抗炎药、水杨酸盐、奥曲肽、乙醇等可增强本药的降血糖作用;口服避孕药、噻嗪类利尿药、皮质激素、甲状腺素等可减弱其降糖作用。

【用法与用量】瑞格列奈在餐前30分钟内(通常为餐前15分钟)服用。剂量因人而异,推荐起始剂量为0.5mg,以后根据血糖可每周或每两周进行剂量调整。最大推荐单次剂量为4mg,最大日剂量不超过16mg。

四、双胍类药物

双胍类药物是临床常用的口服降血糖药物,其化学结构由一双胍核加侧链构成。双胍类药物主要是二甲双胍(metformin)。而苯乙双胍(phenformin)因易引起乳酸性酸中毒等严重不良反应,在许多国家已停用。二甲双胍临床应用最为广泛,降糖效果良好且不良反应较低。许多国家和国际组织制定的糖尿病诊治指南中推荐,如果没有禁忌证且能够耐受,二甲双胍是2型糖尿病控制高血糖的一线用药和联合用药中的基础用药。

【药动学】二甲双胍口服吸收快,生物利用度为50%~60%,口服后2小时血药浓度达峰值,不与血浆蛋白结合,$t_{1/2}$为1.7~4.5小时,大部分以原型从尿中排出,故肾功能损害时半衰期延长,药物可在体内蓄积,引起乳酸性酸中毒。

【药理作用】

1. **降血糖作用**　双胍类药物可明显降低2型糖尿病患者空腹及餐后血糖,而对正常人血糖无明显影响,单独应用时一般不会引起低血糖。双胍类药物降血糖作用主要是通过抑制肝糖异生减少肝葡萄糖输出,增加外周组织对葡萄糖的摄取和利用,从而增强对胰岛素的敏感性,改善胰岛素抵抗。

2. **降脂减重作用**　双胍类药物可降低血浆游离脂肪酸、低密度脂蛋白、甘油三酯和胆固醇水平,减轻体重,延缓2型糖尿病微血管并发症的发生。

【临床应用】用于单用饮食控制无效的轻、中度2型糖尿病患者,尤其适用于超重或肥胖者。其他口服降糖药物治疗效果欠佳的2型糖尿病患者,联用二甲双胍可获满意疗效。二甲双胍与磺酰脲类药物联合用药,治疗初发的2型糖尿病效果优于单独用药,二者联合亦对磺酰脲类药物失效的糖尿病患者有效。胰岛素治疗1型糖尿病或2型糖尿病时,加用双胍类药物有助于稳定血糖,并减少胰岛素用量。

UKPDS研究证实,二甲双胍可减少肥胖的2型糖尿病患者心血管事件和死亡率。在我国2型糖尿病伴冠心病患者中开展的一项二甲双胍联合磺酰脲类药物的随机对照临床试验,结果表明二甲双胍治疗与主要心血管事件的显著下降相关。临床试验的系统评价显示,二甲双胍的降糖疗效为使HbA1c下降1.0%~1.5%,并可减轻体重。我国2型糖尿病人群中开展的临床试验结果显示,二甲双胍可使HbA1c下降0.7%~1.0%。

【不良反应】常见不良反应有口中有金属味、厌食、恶心、呕吐、腹泻等,进餐中服药或小剂量开始并逐渐加量可减轻。偶有过敏反应,表现为皮肤红斑、荨麻疹等。长期用药可抑制维生素 B_{12} 在肠道的吸收,引起巨幼红细胞性贫血。罕见的严重不良反应是诱发乳酸性酸中毒,可能与其促进肌肉组织中葡萄糖的无氧酵解,增加乳酸生成有关。禁用于肝、肾功能不全,慢性心功能不全,严重感染,慢性缺氧性肺疾病和尿酮体阳性者;使用碘造影剂及接受手术者应暂停双胍类药物;哺乳期妇女禁用。

【药物相互作用】单独使用二甲双胍不导致低血糖,但二甲双胍与胰岛素或促胰岛素分泌药联合使用可增加低血糖发生的风险。α- 葡萄糖苷酶抑制剂阿卡波糖可显著降低二甲双胍的生物利用度;乙醇可抑制肝糖异生,增强二甲双胍的作用;口服抗凝药如苯丙香豆素可增加二甲双胍的排泄,故后者需增加剂量;H_2 受体拮抗药西咪替丁竞争性抑制二甲双胍的肾小管分泌,减少其肾排泄率,提高其生物利用度,并使血乳酸 / 丙酮酸的比值升高。

【用法与用量】二甲双胍每日剂量 500~2 500mg,分 2~3 次餐前或餐后口服。起始宜小剂量,可根据病情调整用药,但不应超过最大剂量。

五、噻唑烷二酮类药物

噻唑烷二酮类药物(TZD)为胰岛素增敏剂,包括罗格列酮(rosiglitazone)、吡格列酮(pioglitazone)、曲格列酮(troglitazone)等。其中曲格列酮因具有严重的肝毒性而被淘汰。目前临床应用的主要有罗格列酮和吡格列酮。

【药动学】TZD 口服吸收迅速,生物利用度高,主要经肝代谢。严重肝功能损害者,其生物利用度显著增高,消除半衰期延长。

【药理作用】TZD 能减轻胰岛素抵抗,增强靶组织对胰岛素的敏感性,改善 β 细胞功能及相关代谢紊乱,对 2 型糖尿病及其心血管并发症有明显疗效。

1. **降血糖作用** 主要通过增加骨骼肌和脂肪组织对胰岛素的敏感性,减轻胰岛素抵抗,同时减少肝糖原生成,从而降低血糖,并改善胰岛 β 细胞功能。

2. **调血脂作用** 可纠正胰岛素抵抗患者的脂质代谢紊乱,降低血浆甘油三酯和游离脂肪酸水平,增加血浆高密度脂蛋白胆固醇(HDL-C)水平,增强低密度脂蛋白(LDL)对氧化修饰的抵抗能力。

3. **防治 2 型糖尿病血管并发症** 可抑制血小板聚集、炎症反应和内皮细胞增殖,抗动脉粥样硬化。

【临床应用】主要用于其他降血糖药疗效不佳的 2 型糖尿病,尤其适合于伴有明显胰岛素抵抗者。我国临床试验结果显示,TZD 可使 HbA1c 降低 0.7%~1.0%。可单用或与其他口服降血糖药、胰岛素联合应用。如磺酰脲类药物降糖效果不佳者,加服 TZD 可提高降糖效果;二甲双胍单用疗效欠佳时,加用 TZD 可增强疗效;胰岛素治疗血糖控制差的患者,加用 TZD 可控制血糖,并减少胰岛素用量。由于 TZD 具有改善脂质代谢紊乱的作用,适宜治疗伴血脂异常的 2 型糖尿病患者。

【不良反应】TZD 单独使用低血糖发生率低,但与胰岛素或胰岛素促分泌药联合使用时可增加低血糖发生的风险。常见不良反应有体重增加和水肿,尤其在与胰岛素联合使用时更加明显。其他不良反应还有嗜睡、肌肉和骨骼痛、头痛、消化道症状等。

罗格列酮在临床治疗中出现了较多副作用包括体重增加、水肿、骨质疏松和心力衰竭等,这些副作用的产生可能与药物激活 PPARγ,上调下游相关基因转录表达有关。罗格列酮因引发心血管事件等潜在风险已在欧盟和美国暂停或限制使用。我国要求只能在其他降糖药无法达到血糖控制目标的情况下，才可考虑使用。罗格列酮和吡格列酮目前尚未发现具有明显肝毒性，但仍建议患者定期检查肝功能。心力衰竭（心功能Ⅱ级以上）、活动性肝病或氨基转移酶升高超过正常上限 2.5 倍及严重骨质疏松和有非外伤性骨折病史的患者禁用本类药物。

【药物相互作用】吡格列酮与口服避孕药合用，可降低避孕药疗效；与伊曲康唑合用，可抑制吡格列酮代谢。

【用法与用量】罗格列酮的起始剂量为每日 4mg，1 次或分 2 次口服。治疗 12 周后，若空腹血糖控制不理想，可增加剂量至每日 8mg，1 次或分 2 次口服。使用罗格列酮及其复方制剂的患者，应评估心血管疾病风险，权衡利弊后方可继续用药。吡格列酮的起始剂量为 15~30mg，每日 1 次，根据患者血糖可调整剂量，每日最大推荐剂量为 45mg。水肿患者应慎用吡格列酮。

六、α- 葡萄糖苷酶抑制剂

α- 葡萄糖苷酶抑制剂（alpha glucosidase inhibitor, AGI）是一类以延缓碳水化合物在小肠上部吸收而控制血糖的药物。我国上市药物有阿卡波糖（acarbose）、伏格列波糖（voglibose）、米格列醇（miglitol），临床广泛应用的是阿卡波糖。

【药动学】口服阿卡波糖后很少被吸收，其原型生物利用度仅为 1%~2%。口服 200mg 后，消除 $t_{1/2}$ 为 9.6 小时，主要在肠道降解或以原型经粪便排出。长期服用未见蓄积。

【药理作用】该类药物通过竞争性抑制小肠的各种 α- 葡萄糖苷酶，使淀粉、麦芽糖、蔗糖等水解产生的葡萄糖减少，延缓葡萄糖的吸收，从而降低餐后高血糖。其中对葡萄糖淀粉酶的抑制作用最强，其次是蔗糖酶和麦芽糖酶等，但对乳糖酶无抑制作用，不影响乳糖的消化吸收。长期用药后，可降低空腹血糖和尿糖，亦可降低甘油三酯，并减轻体重。

【临床应用】可单用或与其他降血糖药联合治疗，尤其适用于肥胖型和以餐后血糖升高为主的早期 2 型糖尿病患者，可降低患者 HbA1c 和体重。对 2 型糖尿病的治疗可单独用药，亦可与双胍类药物、磺酰脲类药物、TZD 或胰岛素合用治疗，给予上述降糖药降糖效果不佳者，目的是增强降糖效果，减少药物用量，并降低不良反应。在我国冠心病伴糖耐量减低人群中的研究显示，阿卡波糖能降低糖耐量减低向糖尿病转变的风险，并减少其心血管事件的风险。

【不良反应】常见不良反应为胃肠胀气、排气增多，偶有腹泻，腹痛极少见，与糖类在肠道内滞留、酵解产气有关。从小剂量开始，逐渐加量可减少不良反应。用药数周后，小肠中下段 α- 葡萄糖苷酶可被诱导，糖类在肠内逐渐吸收，使上述消化道反应减轻或消失。阿卡波糖单用不引起低血糖，但与其他降血糖药联合应用可致低血糖反应，应静脉输注或推注葡萄糖予以纠正。因口服吸收很少，全身不良反应少见，大剂量使用（200mg，每日 3 次）可引起血清氨基转移酶升高，停药后可自行恢复。对药物过敏、肠道炎症、慢性胃肠功能紊乱、肠梗阻和结肠溃疡、疝气、肾功能损害（血肌酐 >2.0mg/dl）、肝硬化、合并感染、严重创伤或酮症酸中毒等患者禁用。

【药物相互作用】本品单独应用不引起低血糖，当与其他口服降血糖药或胰岛素合用时，可增强降糖效果，引起低血糖反应，故应减少这些药物用量。抗酸药、考来烯胺、肠吸附药等可减低本品的降糖作用，应避免同时服用。

【用法与用量】阿卡波糖起始剂量为每次 50mg,每日 3 次,在餐前吞服或开始进餐时与食物一起嚼服。每日最大剂量 300mg。伏格列波糖起始剂量 0.2mg,每日 3 次,每日最大剂量 0.9mg。米格列醇用法和用量同阿卡波糖。

七、胰高血糖素样肽 -1 受体激动药与二肽基肽酶 -4 抑制剂

(一)胰高血糖素样肽 -1 受体激动药

研究发现,GLP-1 受体激动药相对于其他降血糖药物表现出更好的疗效和安全性,具有依赖于人血糖变化进行血糖水平调节和保护胰岛 β 细胞的特点,且具有潜在的心血管获益及多器官保护的优势,因此近年来受到广泛关注。目前国内上市的 GLP-1 受体激动药有艾塞那肽(exenatide)、利司那肽(lixisenatide)、贝那鲁肽(benaglutide)、利拉鲁肽(liraglutide)和度拉糖肽(dulaglutide),均需皮下注射给药。新的长效制剂索马鲁肽(semaglutide)包括注射和口服剂型,多项临床研究数据显示,其在降糖、减重、心血管获益及安全性方面有望展现出更好的应用前景。

【药动学】皮下注射艾塞那肽约 2 小时达峰浓度,$t_{1/2}$ 约 3~4 小时,主要经肾小球滤过清除。利司那肽吸收较快,1~3.5 小时达峰浓度,$t_{1/2}$ 约 2~4 小时。利拉鲁肽吸收较缓慢,给药后 8~12 小时达最大浓度,$t_{1/2}$ 为 11~15 小时。度拉糖肽吸收缓慢,达峰时间约为 48 小时,$t_{1/2}$ 约 5 天。索马鲁肽达峰时间为 24~36 小时,血浆蛋白结合率很高(>99%),$t_{1/2}$ 约为 1 周,通过肽链的蛋白水解和脂肪酸侧链的 β 氧化,在各组织中广泛而缓慢地代谢,其降解产物主要通过尿液和粪便排泄。

【药理作用】该类药物可通过与胰岛细胞 GLP-1 受体结合,产生与内源性 GLP-1 相似的药理作用。GLP-1 主要是以葡萄糖依赖的方式增加胰岛素的分泌,抑制胰高血糖素分泌,改善胰岛 β 细胞功能,增加胰岛素的敏感性;并能延缓胃排空,通过中枢性抑制作用减少食欲和摄食。研究显示,GLP-1 还能作用于脑、肝和心脏等组织的 GLP-1 受体,有利于糖尿病患者减重和控制血糖。

【临床应用】GLP-1 受体激动药可有效降低血糖,控制体重,并改善血压和血脂。可单独使用,或与其他口服降糖药、胰岛素联合使用。多项临床研究表明,在二甲双胍和 / 或磺酰脲类药物血糖控制不佳时加用 GLP-1 受体激动药可获较好疗效。我国开展的临床研究结果显示,周制剂度拉糖肽控制血糖效果明显优于临床广泛使用的口服降糖药,可显著改善患者体重,避免低血糖反应,同时还可提高患者用药的依从性。

【不良反应】常见胃肠道不良反应,如恶心、呕吐、腹泻,多为轻到中度,主要发生于治疗初期,随用药时间延长可明显减轻或缓解。很少引起低血糖反应。偶有神经系统症状,如头晕、头痛等。有引发急性胰腺炎的风险,故对于疑似或确诊胰腺炎的患者应停用或禁用此类药物。严重胃肠道疾病和肾功能不全者禁用。

【药物相互作用】此类药物减缓胃排空,可降低对乙酰氨基酚或洛伐他汀的生物利用度。与对乙酰氨基酚合用时,可在本药使用前 1 小时给予对乙酰氨基酚;与洛伐他汀合用则需增加洛伐他汀用量,并监测血脂。此类药物与磺酰脲类药物或胰岛素联用,低血糖发生率增加。

【用法与用量】艾塞那肽皮下注射剂量为每日 0.01~0.02mg,每日 2 次(通常在早餐前和晚餐前)。利司那肽皮下注射剂量为 0.01~0.02mg,每日 1 次,餐前 1 小时内用药。利拉鲁肽皮下注射剂量为每日 0.6~1.8mg,每日 1 次。度拉糖肽皮下注射剂量为 0.75~1.5mg,每周 1 次。

（二）二肽基肽酶 -4 抑制剂

目前国内上市的 DPP-4 抑制剂有西格列汀、沙格列汀、维格列汀、利格列汀和阿格列汀。

【药动学】口服吸收迅速，经肾排泄，西格列汀 $t_{1/2}$ 约为 12 小时，约 79% 以原型从尿排出。

【药理作用】该类药物通过抑制 DPP-4，减少 GLP-1 在体内的降解，使血清 GLP-1 水平升高，从而促进胰岛素分泌，抑制胰高血糖素分泌，产生降血糖作用。西格列汀可抑制 DPP-4 水解 GLP-1，降低空腹血糖和餐后血糖水平。

【临床应用】可单用或与其他口服降血糖药合用，降低 2 型糖尿病患者 HbA1c 水平，配合饮食控制和运动疗法，用于改善 2 型糖尿病的血糖控制情况。我国临床研究结果显示，DPP-4 抑制剂可降低 2 型糖尿病患者的 HbA1c 0.4%~0.9%。在二甲双胍联用西格列汀的基础上加格列美脲、格列齐特缓释片、瑞格列奈或阿卡波糖可进一步降低 HbA1c。

【不良反应】单用不增加低血糖发生的风险，不增加体重。极少引起胃肠道反应。偶见过敏反应、血管性水肿、皮疹、荨麻疹、皮肤血管炎和剥脱性皮肤损害，包括重症多形红斑。过敏患者禁用。

【药物相互作用】DPP-4 抑制剂与 ACEI 联合应用可增加血管性水肿的风险。

【用法与用量】西格列汀口服给药，单药或与其他口服降糖药联用，推荐剂量为 100mg，每日 1 次。本品不可与食物同服。肾功能不全患者应调整剂量。

八、钠 - 葡萄糖耦联转运体 2 抑制剂

钠 - 葡萄糖耦联转运体 2（sodium-glucose cotransporter 2，SGLT-2）抑制剂是一类新型口服降糖药。我国已上市药物有卡格列净（canagliflozin）、达格列净（dapagliflozin）和恩格列净（empagliflozin）。

【药理作用】本类药物通过选择性抑制肾近端小管的 SGLT-2，降低肾糖阈，减少葡萄糖重吸收，增加尿糖排泄，从而发挥降血糖作用。SGLT-2 抑制剂的优势在于不依赖胰岛素分泌及胰腺功能来降低血糖。目前研究显示，SGLT-2 抑制剂在降低血糖的同时还具有减少心血管事件、减轻体重、降低血压、调节脂代谢、改善肾脏高滤过、保护肾功能及增加胰岛素敏感性等作用。

【临床应用】单独使用可降低 2 型糖尿病患者的 HbA1c、空腹血糖、体重及血压。SGLT-2 抑制剂降低 HbA1c 约 0.5%~1.0%，减轻体重 1.5~3.5kg，降低收缩压 3~5mmHg。多项临床研究结果显示，二甲双胍或其他口服降糖药血糖控制不佳的 2 型糖尿病患者加用本品可取得较好疗效。与其他降糖药联合使用亦可表现出良好的降 HbA1c、空腹血糖和改善体重的效果。在具有心血管高危风险的 2 型糖尿病患者中开展的临床研究结果显示，恩格列净或卡格列净可使主要心血管不良事件和肾脏事件复合终点发生发展的风险显著下降，亦可以降低心血管死亡率、全因死亡率和心力衰竭住院率。

【不良反应】主要不良反应有尿路感染、生殖系统感染。渗透性利尿也能引起血容量降低和低血压。卡格列净、恩格列净可引起低密度脂蛋白胆固醇增加。临床试验提示达格列净可能有增加乳腺癌、膀胱癌的风险，上市后监测有酮症酸中毒的报告。罕见不良反应还包括急性肾损伤、骨折和截肢风险（见于卡格列净）。该类药物在中度肾功能不全的患者中可减量使用，在重度肾功能不全患者中不建议使用。

【药物相互作用】单独使用不增加低血糖风险，但在合用胰岛素或磺酰脲类时可增加低血糖发生风险，应根据血糖波动调整胰岛素或口服降糖药剂量。

【用法与用量】卡格列净剂量为每日 100mg,达格列净每日 10mg,每日 1 次。恩格列净常用剂量为每日 10mg。根据肾功能损害程度(依据肾小球滤过率)调整剂量。不推荐重度肝损害使用。

九、胰岛淀粉素类似物

普兰林肽(pramlintide)是胰岛淀粉素的合成类似物,二者的氨基酸序列差异表现在胰岛淀粉素的 25 位丙氨酸、28 和 29 位丝氨酸以脯氨酸替代,使其具有稳定、可溶性和不易凝集的特点。普兰林肽可以延缓葡萄糖的吸收,抑制胰高血糖素的分泌,减少肝糖生成和释放,因而具有降低糖尿病患者体内血糖波动频率和波动幅度,改善总体血糖控制的作用。

普兰林肽皮下注射后吸收迅速,绝对生物利用度为 30%~40%,20 分钟达峰值,$t_{1/2}$ 约为 50 分钟。主要经肾脏代谢和排泄。临床用于 1 型和 2 型糖尿病患者胰岛素治疗的辅助治疗,但不能替代胰岛素。不良反应主要有低血糖和胃肠道症状。为防止低血糖风险,应注意血糖监测,降低餐时胰岛素用量。应注意不能与胰岛素或其他药物混合注射。其他不良反应还有关节痛、咳嗽、头晕、疲劳、头痛、咽炎等。

十、醛糖还原酶抑制剂

醛糖还原酶(aldose reductase, AR)是葡萄糖代谢多元醇通路中的关键限速酶,催化葡萄糖向山梨醇的转化,参与糖尿病多种并发症的发生与发展过程。临床常用药物有依帕司他(epalrestat)等,用于预防和延缓糖尿病并发症。

依帕司他为醛糖还原酶抑制剂,可逆性抑制与糖尿病并发症发病机制相关的多元醇代谢中将葡萄糖转化为山梨醇的醛糖还原酶而发挥作用。山梨醇能影响神经元功能,其在神经元内蓄积可引起糖尿病性外周神经症状。依帕司他降低糖尿病患者餐后高血糖,用于预防和治疗糖尿病性末梢神经障碍,如麻木感、疼痛等症状。与其他治疗糖尿病的药物合用时可引起低血糖。

【案例 31-1】

基本情况:49 岁,男性,发现血糖升高(空腹血糖 9.0mmol/L)5 个月,伴口渴、乏力 2 个月。入院检查:血压 130/80mmHg,血脂正常,尿常规显示尿糖(+++),尿酮体(−),肝肾功能正常,自身免疫性抗体阴性。血糖情况:空腹血糖 14.3mmol/L,餐后 2 小时血糖 18.9mmol/L,HbA1c 10.9%。尿蛋白定量及尿微量白蛋白正常,眼底检查未见异常,无糖尿病相关慢性并发症。既往无特殊病史,无糖尿病家族史。

入院诊断:2 型糖尿病。

治疗方案:胰岛素强化治疗方案。

案例分析:研究表明,早期糖尿病治疗的主要目标是保护甚至恢复部分胰岛 β 细胞功能。胰岛素的强化治疗可以帮助血糖较高的初发 2 型糖尿病患者迅速控制血糖,缓解高血糖毒性对 β 细胞的损害,部分减轻胰岛素抵抗和改善 β 细胞功能。胰岛素强化治疗方案,如多次皮下注射、胰岛素泵注射等。胰岛素泵能精确调整不同时段的胰岛素用量,更加模拟生理性胰岛素分泌。亦可选择餐时 + 基础胰岛素治疗方案,这种传统的治疗方法也较接近生理性胰岛素分泌模式,包括每日三餐前或餐时胰岛素和睡前基础胰岛素的 4 次皮下注射。胰岛素治疗应高度个体化,根据糖尿病患者的具体情况,因人而异实施药物治疗。

思考题

1. 存在心血管风险的 2 型糖尿病患者,应如何考虑降血糖药物的选择?

2. 1 型糖尿病可选择的药物有哪些? 其药理作用、作用机制和不良反应是什么?

参考文献

[1] MADIRAJU A K, ERION D M, RAHIMI Y, et al. Metformin suppresses gluconeogenesis by inhibiting mitochondrial glycerophosphate dehydrogenase. Nature, 2014, 510(7506): 542-546.

[2] HUNTER R W, HUGHEY C C, LANTIER L, et al. Metformin reduces liver glucose production by inhibition of fructose-1-6-bisphosphatase. Nat Med, 2018, 24(9): 1395-1406.

[3] CHATELIER L E, NIELSEN T, QIN J, et al. Richness of human gut microbiome correlates with metabolic markers. Nature, 2013, 500(7464): 541-546.

[4] FORSLUND K F, HILDEBRAND F, NIELSEN T, et al. Disentangling type 2 diabetes and metformin treatment signatures in the human gut microbiota. Nature, 2015, 528(7581): 262-266.

[5] WU H, ESTEVE E, TREMAROLI V, et al. Metformin alters the gut microbiome of individuals with treatment-naive type 2 diabetes, contributing to the therapeutic effects of the drug. Nat Med, 2017, 23(7): 850-858.

[6] SUN L, XIE C, WANG G, et al. Gut microbiota and intestinal FXR mediate the clinical benefits of metformin. Nat Med, 2018, 24(12): 1919-1929.

[7] SHARMA D, VERMA S, VAIDYA S, et al. Recent updates on GLP-1 agonists: Current advancements & challenges. BiomedPharmacother, 2018, 108: 952-962.

[8] ZINMAN B, WANNER C, LACHIN J M, et al. Empagliflozin, cardiovascular outcomes, and mortality in type 2 diabetes. N Engl J Med, 2015, 373(22): 2117-2128.

[9] NEAL B, PERKOVIC V, MAHAFFEY K W, et al. Canagliflozin and cardiovascular and renal events in type 2 diabetes. N Engl J Med, 2017, 377(7): 644-657.

（陈 汇）

第三十二章　抗炎免疫药

人们熟知炎症反应和免疫反应的基本概念、作用和机制,常常将它们分开来研究和描述,其实炎症反应和免疫反应在整体、组织、细胞和分子等各层次是密不可分的系统反应。炎症免疫反应(inflammatory immune responses,IIR)是机体炎症免疫相关细胞依据内外环境变化所表现出的适度或异常的系统反应,适度的 IIR 对保护机体免受内外环境病理损害具有重要作用;但过度的 IIR 是多个系统疾病发生发展的病理基础。抗炎免疫药是指对炎症免疫反应具有抑制、增强或调节作用的一类药物,主要用于炎症免疫反应异常相关疾病的治疗。对抗炎免疫药的认识,不仅有助于揭示炎症免疫反应异常相关疾病的病理机制,有利于此类药物的开发研究,而且对于合理选用药物治疗炎症免疫性疾病具有重要的指导意义。

第一节　概　　述

影响炎症免疫反应的因素较多,遗传因素对其影响明显,人类免疫应答与人类白细胞抗原(human leucocyte antigen,HLA)基因调控密切相关,主要表现在:①T 细胞在胸腺内的分化和成熟直接接受 HLA Ⅰ类和 HLA Ⅱ类分子的选择;②通过 HLA Ⅰ类和 HLA Ⅱ类分子抗原结合槽选择性地提呈内源性抗原和外源性抗原,直接参与 T 细胞的活化,启动免疫应答。参与炎症免疫反应的主要因素包括炎症免疫细胞的调节作用,抗原的免疫调节作用,补体活化片段的调节作用,特异性抗体的反馈调节,协同刺激分子与相应受体的炎症免疫反应调节,以及白细胞分化群(cluster of differentiation,CD)对炎症免疫反应的调节等。

一、参与炎症免疫反应的主要细胞及其亚型

1. **巨噬细胞**　参与先天性炎症免疫和获得性炎症免疫反应,M1 型巨噬细胞产生促炎细胞因子,M2 型巨噬细胞产生抗炎细胞因子,M1 和 M2 亚型比例的失衡参与自身免疫病、肿瘤等多种炎症免疫反应相关疾病病理进程。

2. **树突状细胞(dendritic cell,DC)**　为主要抗原提呈细胞,单核细胞来源的 DC 在感染、炎症免疫和同种异体反应时明显增加。

3. T细胞　T细胞分为不同亚群：初始、效应、记忆T细胞，$\alpha\beta^+$T细胞和$\gamma\delta^+$T细胞、辅助性T细胞（Th细胞）、细胞毒性T细胞（cytotoxic lymphocyte, CTL）和调节性T细胞（Treg细胞）等。Treg细胞在免疫耐受中发挥根本作用，IL-12、IL-23、IL-17A、IL-17RA等均是Th17细胞产生的重要炎症免疫因子，可以促进自身免疫反应的发生。

4. B细胞　自身免疫病患者体内有大量的自身反应性B细胞，产生多种自身抗体，参与炎症免疫反应相关疾病的发生和发展。调节性B细胞通过分泌抑制性细胞因子IL-10、IL-35和TGF-β，在控制炎症免疫反应、介导免疫耐受中发挥重要作用。

二、参与炎症免疫反应的细胞因子及受体信号转导通路

促炎细胞因子（TNF-α、IL-1、IL-6、IL-17、IL-12、IL-23等）、细胞表面分子（CD20、CD80/86等）及其介导的信号通路［MAPK、PI3K、NF-κB、Janus激酶（Janus kinase, JAK）/STAT等］均参与了炎症免疫细胞功能紊乱和炎症免疫反应相关疾病的病理进程。

第二节　炎症免疫反应相关疾病

当免疫系统功能紊乱时，会将自身的损伤组织或细胞当作外来"入侵者"，产生抗体或炎症免疫细胞攻击自身的正常组织或细胞，继而诱发强烈的炎症免疫反应，造成一系列自身免疫病（autoimmune disease, AID）。广义的炎症免疫反应相关疾病还包括移植物排斥反应和免疫缺陷病（immunodeficiency diseases, IDD）。

一、自身免疫病

（一）自身免疫病的分类

自身免疫病是由于自身免疫耐受被打破，机体产生自身反应性淋巴细胞和自身抗体，损伤引起组织和器官表达相应的自身抗原，从而引起疾病的发生，包括类风湿关节炎（rheumatoid arthritis, RA）、干燥综合征（Sjögrensyndrome, SS）、多发性硬化（multiple sclerosis, MS）和系统性红斑狼疮（systemic lupus erythematosus, SLE）等。

自身免疫病的重要特点是体内存在自身抗体。比如SLE患者体内有抗核抗体，RA患者体内有类风湿因子、抗胶原抗体等。自身抗体的存在与自身免疫病密切相关，但自身抗体的存在与自身免疫病并非两个同等的概念。随着年龄的增长，人体内的自身抗体越来越多，到老年时，自身抗体含量非常多，但不代表都患有自身免疫病。确定自身免疫病的存在一般需要根据：①有自身炎症免疫反应的存在，②排除继发性炎症免疫反应的可能，③排除其他病因的存在。

自身免疫病分为器官或细胞特异性自身免疫病和系统性自身免疫病。器官或细胞特异性自身免疫病指的是组织器官的病理损害和功能障碍仅限于抗体或致敏淋巴细胞所针对的特定细胞或某一器官，例如自身免疫性甲状腺炎（autoimmune thyroiditis, AIT）。系统性自身免疫病因为自身抗原为多器官、组织的共同抗原，如细胞核、线粒体等，可引起多器官组织的损害，例如SLE、RA等。

（二）自身免疫病的主要病理机制

自身免疫病的发病机制纷繁复杂，尚未完全明确。现有研究提示，自身免疫病的发生是遗传、环境、免疫等诸多因素相互作用的结果。

（1）遗传因素：很多自身免疫病如 SLE、自身免疫性溶血性贫血、自身免疫性甲状腺炎等均具有家族史；有些自身免疫病已被证实与特定的 HLA 等位基因具有相关性，例如人类强直性脊柱炎与 *HLA-B27* 关系密切。

（2）环境因素：微生物感染可能是诱发或促进自身免疫病产生的重要因素。目前发现的主要机制有：①通过分子模拟宿主抗原，活化反应性 T 细胞的炎症免疫反应，②作为 B 细胞的佐剂促进自身抗体形成，③感染、灭活抑制性 T 细胞，使自身反应性 B 细胞失去控制，产生大量自身抗体，④加速抗原提呈，⑤有些病毒基因可整合到宿主细胞的 DNA 中，引起体细胞变异（不能被识别）而引起自身炎症免疫反应。

（3）炎症免疫因素：免疫损伤、免疫耐受的丢失、自身抗体产生、炎症免疫反应调节异常皆是其发病的核心环节。机体的免疫损伤可能来源于微生物感染或基因异常，但免疫损伤所产生的免疫级联效应可打破免疫耐受，抑制性炎症免疫细胞功能降低，产生自身反应性免疫细胞，是最终导致自身免疫病发生的关键。多种炎症免疫细胞包括 DC、T 淋巴细胞、B 淋巴细胞和多种分子信号通路，包括 JAK/STAT、NF-κB、G 蛋白偶联受体信号等都参与了自身免疫病的发生和发展。

（三）代表性的自身免疫病

系统性红斑狼疮

系统性红斑狼疮（SLE）一种典型的自身免疫性结缔组织疾病，临床上可表现为多系统、多脏器受累。

1. **病因**　SLE 发病受遗传因素（存在一种或多种与疾病相关的易感基因）、炎症免疫、神经内分泌、环境（如紫外线照射、药物、病毒感染）等多因素影响。SLE 的家族患病率为 3%~12%，远较一般的人群患病率（3.2/10 万 ~7.0/10 万）高。有数据显示，同卵双生子的患病一致率为 24%~69%，而异卵双生子为 2%~9%。人类的单基因缺陷（如 *Fas* 基因、*Bcl-2* 基因等）可致 SLE 易感。绝大多数 SLE 患者带有多个遗传性易感基因。

2. **主要病理机制**　SLE 的发病机制涉及固有免疫参与的免疫耐受丧失、淋巴细胞异常活化以及免疫效应阶段的组织病理损伤等炎症免疫反应的多个层面。

（1）树突状细胞（DC）的异常改变：DC 作为最高效的抗原提呈细胞，在体内和体外都可以激活未致敏 T 淋巴细胞，是免疫反应的重要启动者和调节者。大量研究表明，在 SLE 患者体内无论是 B 细胞异常引起的体液免疫反应还是 T 细胞异常引起的细胞免疫反应，都与 DC 的功能改变有直接关系。SLE 患者循环 DC 的总数比正常对照组低，特别是浆细胞样 DC 数量明显降低，其原因可能与大量浆细胞样 DC 由外周血转移入组织有关。

（2）Treg 细胞异常：狼疮易感小鼠出生第 3 天行胸腺切除术以去除 Treg 细胞，与未切除胸腺的小鼠相比，出现了大量自身反应性 T 细胞，也更快出现自身抗体；相反，对该小鼠补充同型小鼠来源的 Treg 细胞能有效延缓 SLE 的进程。

（3）B 细胞活化：B 细胞作为经典的炎症免疫反应细胞在 SLE 自身免疫过程中发挥了不可替代

的作用。SLE 易感基因中,第 8 对染色体的 *BLK* 和 *BANK1*(编码 B 细胞支架蛋白)基因均为 Src 酪氨酸蛋白激酶家族成员,可能直接参与 B 细胞抗原受体信号通路的活化,导致 B 细胞免疫耐受的丧失。

类风湿关节炎

类风湿关节炎(RA)是一种病因未明的慢性、以炎性滑膜炎为主的系统性自身免疫病,其特征是手、足小关节的多关节、对称性、侵袭性关节炎症,经常伴有关节外器官受累,可以导致关节畸形及功能丧失。

1. 病因 RA 的病因尚未明确,可能包括遗传因素、环境因素及免疫系统紊乱等。现研究认为,在与 RA 相关 HLA Ⅱ类等位基因的肽结合槽内,存在共同氨基酸序列(共享表位),即 HLA-DRβ 链的 70~74 位点处 5 个氨基酸(QKRAA 或 QRRAA),是 RA 的强易感因子。目前虽未证实有导致本病的直接感染因子,但一些感染因素(如细菌、病毒或支原体等)通过某些途径参与了 RA 的发病和进展。炎症免疫系统紊乱被认为是 RA 的主要发病机制。

2. 主要病理机制 RA 的炎症免疫紊乱是 T、B 淋巴细胞共同作用的结果,其中以 T 细胞功能障碍最为关键。

(1)T 细胞参与 RA 的病理机制:在 T 细胞活化过程中,初始 CD4$^+$ T 细胞分化为具有特异效应功能和产生特异细胞因子的效应细胞,这些效应细胞除了传统上的 Th1 和 Th2 亚群,还包括 Th17 细胞、诱导性 Tregs 细胞(inducible Tregcell, iTreg 细胞)和天然胸腺衍生的 Treg 细胞(naturally thymus derived Tregcell, nTreg 细胞)。Th1 和 Th17 细胞是促炎症免疫反应细胞系,而 Th2、iTreg 和 nTreg 细胞是抗炎症免疫反应细胞系。

RA 自身免疫反应的激活与发展是由 T 细胞对 DC 及其他抗原提呈细胞呈递的抗原多肽的自身反应造成的。RA 滑膜中以处于激活状态的 T 淋巴细胞浸润为主,尤其是 CD4$^+$T 细胞。Th 细胞处于调节细胞免疫和体液免疫的关键位置,Th1 和 Th2 细胞所分泌的细胞因子之间相互限制,相互调节,Th17 细胞分泌 IL-17,是参与 RA 等多种自身免疫病的重要细胞群,Treg 细胞分泌 IL-10 及 TGF-β,具有较强的免疫抑制作用。Th1/Th2 以及 Th17/Treg 比例失衡是 RA 的重要病理特征。

(2)B 细胞参与 RA 的病理机制:在 RA 病程中,B 淋巴细胞通过作用于抗原提呈细胞,分泌促炎细胞因子,产生自身抗体,活化 T 淋巴细胞,促进 T 淋巴细胞浸润滑膜组织。类风湿因子和抗环瓜氨酸肽抗体是 RA 的特征之一,这些自身抗体与疾病的严重程度和预后有关。在 RA 血清和滑膜液中也检测到抗核抗体、抗Ⅱ型胶原抗体等。在滑膜中,包含类风湿因子在内的一些小的免疫复合物通过 Fc 受体可以活化巨噬细胞。

B 淋巴细胞表面的独特受体,如 TACI、BCMA 和 BAF-R,与其配体 B 淋巴细胞活化因子结合,调节 B 细胞池的大小和功能,促进 B 细胞存活、增殖、抗原提呈以及 B 细胞不同发育阶段的 Ig 类别转换和重组,在 B 细胞的发育中起着关键作用,也是自身免疫病中 B 细胞增殖和抗体产生的强力驱动子。

(3)巨噬细胞参与 RA 的病理机制:巨噬细胞招募和活化炎症细胞,通过细胞间接触和细胞因子介导临近免疫细胞的活化和分化,分泌基质降解酶,促进血管新生,扩大局部和全身炎症,参与组织破坏;另外,巨噬细胞分泌高水平的 IL-1β、TNF-α、PGE$_2$ 等促炎细胞因子,在 RA 滑膜炎中发挥重要作用。

银屑病

银屑病是一种以上皮增生、分化失控和大量 T 细胞浸润为特征的慢性复发性炎症性皮肤病。主要涉及淋巴细胞、角质形成细胞（keratinocyte，KC）、抗原提呈细胞等，而细胞因子、趋化因子是各种炎症免疫细胞之间相互作用的枢纽。

1. **病因**　遗传因素是银屑病发生的重要因素，一些病原体［如人类免疫缺陷病毒和马拉色菌］的感染也可能是银屑病的诱因，但机制尚未阐明。腺病毒对角质形成细胞有一定亲嗜性，感染后可使细胞由静止期进入 S 期，并抑制细胞凋亡，使受累的 T 细胞或 KC 处于活化状态，成为银屑病迁延不愈的原因。定位于人类染色体 6p21.3 区的 HLA 是第一个被发现与银屑病相关的遗传因子，其中 *HLA-Cw6* 是与银屑病最相关的等位基因，*CDSN* 基因、人内生反转录酶病毒 K 脱氧尿苷酸酶基因、*p63* 基因也是银屑病的易感基因。*ERAP1*、*PTTG1*、*CSMD1*、*GJB2*、*SERPINB8* 和 *ZNF816A* 为中国人易感基因。

2. **主要病理机制**　由抗原提呈细胞与自然杀伤细胞介导的天然炎症免疫及由 T 细胞介导的获得性炎症免疫发生紊乱，细胞因子、趋化因子及生长因子大量产生，进而导致皮损部位炎症免疫细胞浸润，炎症免疫反应的逐级放大，最终导致银屑病特有的浸润性鳞屑性红斑发生。

（1）T 细胞：T 细胞的活化是银屑病发病机制中的关键一步，需要两个信号刺激。第一信号是初始 T 细胞表面的 T 细胞受体与抗原提呈细胞表面的抗原肽 - 主要组织相容性复合体（major histocompatibility complex，MHC）分子复合物特异结合，称为抗原识别，是 T 细胞特异活化的第一步；第二信号是 T 细胞表面分子 CD28 与抗原提呈细胞表面 B7 分子相互作用产生的协同刺激信号，为抗原非特异性信号。

（2）角质形成细胞（KC）：KC 通过分泌多种细胞因子而参与局部炎症免疫反应，既是细胞因子的重要生产细胞，又是多种细胞因子作用的重要靶细胞。

（3）朗格汉斯细胞（Langerhans cell，LC）：LC 与银屑病的发生、发展及预后密切相关。银屑病皮损部位 KC 通过分泌 IL-12 等细胞因子促使 LC 成熟，成熟后的 LC 在银屑病皮损部位的炎症免疫反应中起着重要作用。

（4）肥大细胞：银屑病炎性皮损部位存在一定数量的肥大细胞聚集现象。

（5）树突状细胞（DC）：在银屑病患者皮损处有大量的 DC，其中一些 DC 是在正常皮肤中不存在的，例如浆细胞样 DC。DC 细胞在接受外界刺激后，例如细菌病毒感染、外伤等，会产生促炎细胞因子，趋化 T 淋巴细胞以及其他一些炎症免疫效应细胞到皮损处，一些由 DC 产生的细胞因子可以直接作用于 KC，引起病理改变。

自身免疫性甲状腺炎

自身免疫性甲状腺炎（AIT）是一类器官特异性自身免疫病，以桥本甲状腺炎、萎缩性甲状腺炎和产后甲状腺炎最为常见。

1. **病因**　AIT 具有明显家族性，高达 50% 患者的一级亲属具有甲状腺抗体。对白色人种的早期研究显示，HLA-DR3 及 HLA-B8 单倍体型与萎缩性甲状腺炎相关，而 HLA-DR5 单倍体型与肿大型甲状腺炎相关。补硒可改善 AIT 的炎症免疫过程，特别是在病情处于高活动时期，此种影响对 AIT 较特异。慢性 AIT 的患病率与碘的摄入过高密切相关。

2. 主要病理机制　体液免疫和细胞免疫共同参与了 AIT 的病理过程。

（1）T 细胞活化：本病始发于 Th 细胞针对甲状腺抗原特异性活化。其机制目前尚未清楚,可能的假说有两个,一个是病毒或细菌感染,因其含有与甲状腺类似的蛋白,产生交叉反应,诱发甲状腺特异性 T 细胞的活化;另一个是甲状腺上皮细胞向 Th 细胞提呈自身细胞内的蛋白。

（2）B 细胞活化：Th 细胞活化后,刺激自身反应性 B 细胞聚集于甲状腺组织,主要针对三种靶抗原产生抗体,甲状腺球蛋白、甲状腺微粒体抗原（又称过氧化物酶）和促甲状腺激素受体。自身抗体通过抗体依赖细胞介导的细胞毒性作用以及自身抗体改变靶细胞功能,共同损伤甲状腺。

（3）细胞因子：浸润的淋巴细胞和甲状腺上皮细胞均能产生高水平的促炎细胞因子,包括 TNF-α 以及 IL 等,促进炎症免疫细胞和甲状腺细胞之间的相互作用,并诱发甲状腺上皮细胞表达 MHC-II 类抗原和细胞间黏附分子 -1,使之成为抗原提呈细胞,触发并维持自身免疫反应。

二、移植物排斥反应

（一）移植物排斥反应的分类

移植物排斥反应是指在同种异体组织、器官移植时,受者的免疫系统常对移植物产生排斥反应,涉及细胞和抗体介导的多种免疫损伤机制,都是针对移植物中的 HLA 的反应。

移植物排斥反应分为宿主抗移植物反应（host versus graft reaction, HVGR）和移植物抗宿主反应（graft versus host reaction, GVHR）。

（二）移植物排斥反应的主要病理机制

HVGR 的发生机制主要包括细胞免疫和体液免疫两个方面。临床最常见的急性排斥反应主要由细胞免疫介导,也就是 T 细胞介导的排斥反应,而超急性排斥反应和慢性排斥反应主要由体液免疫介导,也就是抗体介导的排斥反应。

由于发生移植物排斥反应的原因主要是受体和移植物的 HLA 不同,供者与受者 HLA 的差异程度决定了排异反应的强弱,因此在供受者进行配型时,选择 HLA 配型尽可能接近的供者,是减少异体组织、器官移植后移植物排斥反应的关键。

通常所指的排斥反应是 HVGR。GVHR 是由移植物中的特异性淋巴细胞识别宿主抗原而发生的一种反应,这种反应不仅可导致移植失败,还可以给受者造成严重后果。GVHR 所引起的疾病称为移植物抗宿主病（graft versus host disease, GVHD）,往往导致受者多器官功能衰竭。常见于接受骨髓移植的患者,另外也可见于有大量淋巴组织的实质性器官移植受者,如小肠移植。受者的皮肤、肠道、眼是主要的受损器官。因此,GVHR 的程度与供体和受体的 HLA 差别程度有关。

三、免疫缺陷病

（一）免疫缺陷病的分类

免疫缺陷病（IDD）是由于免疫系统发育不全或遭受损害所致的炎症免疫功能缺陷引起的疾病。有两种类型：一个是原发性,原发性免疫缺陷病（primary immunodeficiencydisease, PID）是指由遗传因素或先天性炎症免疫系统发育不全导致炎症免疫系统功能障碍的一组综合征,可累及固有免疫和 / 或适应性免疫,多发生在婴幼儿时期;另一个是继发性,继发性免疫缺陷病（secondary immunodeficiencydisease,

SID），是由于严重的炎症免疫系统感染（如人类免疫缺陷病毒）、恶性肿瘤、应用免疫抑制剂、放射治疗和化疗等原因引起的疾病，可发生在任何年龄。

（二）免疫缺陷病的主要病理机制

1. **原发性免疫缺陷病** PID 分为 9 大类，目前已发现 300 余种 PID，最常见的是吞噬细胞障碍、抗体缺陷、补体缺陷、T 细胞缺陷和联合免疫缺陷病，是由单基因突变等遗传因素引起的机体炎症免疫细胞和炎症免疫分子缺陷。

2. **继发性免疫缺陷病** AID 中最具代表性的是获得性免疫缺陷综合征（acquired immune deficiency syndrome, AIDS），由感染人类免疫缺陷病毒（human immunodeficiency virus, HIV）引起。此外，恶性肿瘤组织中浸润的各种炎症细胞及活化的成纤维细胞可促进肿瘤发挥免疫抑制和免疫逃逸作用。

（1）AIDS：HIV 感染人体后在 $CD4^+T$ 细胞中进行快速复制，$CD4^+T$ 细胞被破坏后释放入循环血液中，继续感染和破坏其他或新生成的 $CD4^+T$ 细胞，导致该细胞比例明显下降。HIV 的感染伴随着 $CD8^+T$ 细胞的活化，其可以杀死 HIV 感染细胞，继而产生抗体并发生血清转化，控制 AIDS 的进展。$CD4^+T$ 细胞被大量破坏后导致炎症免疫系统功能低下，发生机会感染的概率增加。

HIV 感染早期和晚期破坏 $CD4^+T$ 细胞的机制不同：①病毒感染急性期：主要为病毒增殖导致细胞裂解和 $CD8^+T$ 细胞的细胞毒作用，细胞凋亡参与较少。趋化因子受体 CCR5 是 HIV 感染靶细胞需要的辅助受体，所以 $CCR5^+CD4^+T$ 细胞是急性感染阶段病毒感染的靶细胞；②病毒感染慢性期：普遍的炎症免疫异常活化与炎症免疫系统产生新生 T 细胞能力的衰退共同作用，导致 $CD4^+T$ 细胞逐渐减少。

（2）恶性肿瘤：肿瘤组织本质上是一种异常的炎症组织。机体炎症免疫系统在肿瘤的发生、发展过程中起双重作用。一方面，机体可通过先天性和后天性炎症免疫抵抗肿瘤形成；另一方面，肿瘤细胞可通过形成特殊的炎症免疫反应抑制微环境等多种机制，逃避机体炎症免疫系统的识别和攻击，产生免疫逃逸。

肿瘤免疫抑制和免疫逃逸发生的主要原因为：肿瘤表面抗原缺失、肿瘤细胞裂解受抑制、形成肿瘤炎症免疫抑制性微环境。肿瘤炎症免疫抑制性微环境主要由肿瘤细胞产生的炎症免疫抑制分子、基质成分和抑制性的炎症免疫细胞、抗炎细胞因子构成。其中炎症免疫抑制性细胞主要包括肿瘤相关巨噬细胞、Treg 细胞、骨髓来源的抑制性细胞、肿瘤相关成纤维细胞等。而抗炎细胞因子主要包括 IL-10、TGF-β1、IL-17，此外还有 PD-1/PD-L1 等免疫检查点相关分子及外泌体等。

第三节 抗炎免疫药的药理作用及机制

目前，治疗炎症免疫反应相关疾病的药物主要有甾体抗炎药（steroid anti-inflammatory drug, SAID）、非甾体抗炎药（nonsteroid anti-inflammatory drug, NSAID）、改善病情抗风湿药（disease modifyinganti-rheumatic drug, DMARD）三类，其中 DMARD 可分为化学合成类 DMARD（chemosynthetic disease modifying anti-rheumatic drug, c-DMARD）、生物类 DMARD（biologic disease modifying anti-rheumatic drug, b-DMARD），以及中药和天然药物类 DMARD（traditional Chinese and natural disease modifying anti-rheumatic drug, tn-DMARD）。

一、甾体抗炎药

一般说的甾体抗炎药（SAID）是肾上腺皮质激素，是一类由下丘脑 - 促肾上腺皮质激素释放激素 - 垂体 - 促肾上腺皮质激素 - 肾上腺轴分泌的甾体激素，也可由化学方法人工合成，具有调节糖、脂肪和蛋白质的生物合成和代谢的作用，还具有抑制免疫应答、抗炎、抗毒、抗休克作用。临床上应用较多的是糖皮质激素（GC），称其为"糖皮质激素"是因为其调节糖类代谢的活性最早为人们所认识。本节主要介绍 GC 的药理作用。

GC 是肾上腺皮质分泌释放的具有广泛生理效应的激素，参与生长发育、能量代谢、水电解质平衡等许多生理过程的调节，作用广泛且复杂。外源性大剂量或高浓度 GC 可以产生抗炎作用、免疫抑制作用和抗休克作用等，为常用的 SAID，已长期用于多种炎症免疫反应相关疾病的治疗。内源性生理剂量的 GC 同样具有抗炎作用，可能在维持体内致炎与抗炎的稳态中发挥重要作用。

（一）糖皮质激素的药理作用

1. 对代谢的影响 在代谢方面，GC 可增加血糖水平、刺激肝糖异生、氨基酸和脂肪酸动员（酪氨酸氨基酸转移酶和烯醇丙酮酸磷酸羧化激酶转录增加）。

2. 对炎症免疫反应的抑制作用 GC 对各种炎症免疫反应均有快速、强大而非特异性的抑制作用。在炎症免疫反应初期，GC 抑制毛细血管扩张，减轻渗出和水肿，且可抑制白细胞的浸润和吞噬，而减轻炎症症状。在炎症免疫反应后期，GC 抑制毛细血管和纤维母细胞的增生，延缓肉芽组织的生成，而减轻瘢痕和粘连等炎症后遗症。但须注意的是，GC 在抑制炎症免疫反应、减轻症状的同时，也降低了机体的防御功能，必须同时应用足量有效的抗菌药，以防炎症扩散和原有病情恶化。GC 抑制巨噬细胞对抗原的吞噬和处理；促进淋巴细胞的破坏和解体，促其移出血管而减少循环中淋巴细胞的数量；小剂量时主要抑制细胞免疫；大剂量时抑制浆细胞和抗体生成从而抑制体液免疫功能。

3. 抗休克作用 GC 常用于过敏性休克和感染中毒性休克等严重休克的治疗，主要机制为：

（1）抑制促炎细胞因子的产生，减轻全身炎症免疫反应及组织损伤。

（2）稳定溶酶体膜，减少心肌抑制因子的生成，加强心肌收缩力。

（3）抗毒作用，GC 本身为应激激素，可大大提高机体对细菌内毒素的耐受能力，但对细菌外毒素无效。

（4）解热作用，GC 可直接抑制体温调节中枢，降低其对致热原的敏感性，又能稳定溶酶体膜而减少内源性致热原的释放，对严重感染，如败血症、脑膜炎等具有良好的退热和改善症状的作用。

（5）降低血管对某些缩血管活性物质的敏感性，使微循环血流动力学恢复正常，改善休克。

4. 其他作用 GC 还有以下药理作用：

（1）对造血系统的作用：GC 刺激骨髓造血功能，使红细胞、血红蛋白、血小板增多；可使中性粒细胞数量增多，但却抑制其功能；使单核细胞、嗜酸性和嗜碱性粒细胞减少。

（2）对中枢神经系统的作用：GC 兴奋中枢神经系统，出现兴奋、激动、失眠、欣快等，可诱发精神病和癫痫。

（3）对消化系统的作用：GC 促进胃酸和胃蛋白酶的分泌，抑制黏液的分泌，可诱发或加重溃疡病。

（4）对骨骼系统的作用：长期大量应用 GC 可引起骨质疏松。

（5）对内分泌系统的作用：影响激素水平，特别是生长激素水平。

（二）糖皮质激素受体信号

GC 与位于胞质内的糖皮质激素受体（glucocorticoid receptor，GR）结合才能启动抗炎作用。静息状态下，GR 在胞质内与热休克蛋白（heat shock protein，HSP）结合形成复合物。GC 扩散进入胞质，与GR-HSP 结合，HSP 被分离。GC 和 GR 复合物进入细胞核，受体可以通过直接结合简单的或抑制型的糖皮质激素应答元件（glucocorticoidresponse element，GRE），或者结合到其他的转录因子上，或者与 GRE 结合后形成复合物再作用于其他的转录因子，最终促进或抑制靶基因的转录。GC 发挥抗炎免疫作用的另一个机制是诱导 TTP 表达，TTP 为锌指蛋白，是一种 mRNA 结合蛋白，能加速降解促炎细胞因子的mRNA。此外，GR 还可以调节 β- 制动蛋白 1 和 2 的表达，调节 G 蛋白偶联受体信号。据研究发现，β-制动蛋白 1 具有促炎作用，而 β- 制动蛋白 2 具有抗炎作用。

GR 信号的主要效应为：

1. 诱导抗炎细胞因子的合成　①诱导膜联蛋白 I 的合成，抑制磷脂酶 A2 活性而减少前列腺素和白三烯的产生；②诱导血管紧张素转换酶合成，促进缓激肽降解和增加血管紧张素 II 的生成；③诱导炎症蛋白质的合成，而抑制白细胞炎症蛋白酶的生成。④诱导具有抗炎作用的 IL-10 合成。

2. 抑制炎症因子的合成　①抑制白细胞介素（IL-1、IL-3、IL-2、IL-5、IL-6、IL-8）及 TNF-α 和粒细胞 - 巨噬细胞集落刺激因（GM-CSF）的合成分泌；②抑制巨噬细胞中 NOS 的活性而减少炎症因子 NO的合成；③从基因转录水平上抑制内皮细胞白细胞黏附分子 -1 和细胞间黏附分子 -1 等黏附分子的表达。

3. 诱导炎症细胞的凋亡。

4. 收缩血管并抑制蛋白水解酶的释放。

5. 抑制单核细胞、中性粒细胞和巨噬细胞等向炎症部位的募集和吞噬功能。

（三）糖皮质激素分类

GC 的制剂众多，根据半衰期分类：

1. 短效的 GC，包括可的松、氢化可的松。

2. 中效的 GC，包括泼尼松、泼尼松龙、甲泼尼龙、曲安西龙等。

3. 长效的 GC，包括地塞米松、倍他米松等。

二、非甾体抗炎药

非甾体抗炎药（NSAID）是相对于甾体类药而言，主要是指一大类具有抗炎、止痛和解热作用的非类固醇药物，常用于治疗慢性炎症。

（一）非甾体抗炎药的药理作用及机制

NSAID 主要通过抑制环氧合酶（cyclooxygenase，COX）活性，减少 PG 生成。PG 是一类二十烷基脂类物质，具有高度生物活性，参与机体发热、疼痛、炎症、血栓、速发性过敏等多种生理、病理过程。PG 的前体是花生四烯酸，游离的花生四烯酸通过脂氧合酶（lipoxygenase，LOX）和 COX 途径，最终代谢成为PG、血栓素和白三烯。NSAID 的作用机制基本相同，几乎都是通过与环氧化酶结合，掩盖了酶的活性中心,从而阻断了该酶催化的花生四烯酸转化为 PG 的代谢过程,而发挥镇痛、消炎和解热作用,可改善疾病症状和体征,主要用于自身免疫病的对症治疗。但是 NSAID 不能抑制 LOX,因此花生四烯酸可以代谢成白三烯。白三烯使毛细血管和微静脉通透性增加,造成局部水肿。

目前发现,COX 存在三种同工酶:COX-1、COX-2 和 COX-3。通常认为 COX-1 是机体本身固有的酶,其代谢产物 PG 参与调节机体的生理功能;COX-2 是诱导酶,其代谢产物 PG 则导致炎症反应;COX3 为 COX1 的变异体,在人体中不发挥作用。非选择性 NSAID 由于抑制了 COX-1,抑制了前列腺素的生理功能,例如促进平滑肌收缩,抑制胃酸分泌,防止强酸、强碱、无水酒精等对胃黏膜的侵蚀,可产生胃肠道不良反应;选择性抑制 COX-2 的 NSAID 具有较强炎症免疫反应抑制作用,阻止炎症免疫细胞向炎症部位聚集,抑制促炎细胞因子释放,抑制 T、B 淋巴细胞增殖和分泌功能,不良反应较小。NSAID 除了抑制 PG 合成外,还可抑制炎症免疫反应中缓激肽的释放,改变淋巴细胞反应,减少粒细胞和单核细胞的迁移和吞噬作用。

NSAID 主要具有解热、镇痛、抗炎和抗风湿及炎症免疫反应的调节作用。

(1)解热作用:NSAID 只使发热者的体温降至正常,而对正常体温没有影响。主要机制为:内源性致热原使中枢合成与释放 PG 增加,PG 作用于体温调节中枢,将调定点提高到 37℃以上,使产热增多、散热减少,因此体温升高。NSAID 抑制中枢 COX,减少 PG 的合成,阻断内源性致热原对体温调节中枢的作用,使体温调定点恢复到正常水平。

(2)镇痛作用:NSAID 具有中等程度镇痛作用,对慢性钝痛效果好,而对急性锐痛无效,镇痛时不产生欣快感或成瘾性。主要机制为:抑制 PG 合成;既阻止 PG 的致痛作用,又阻止其增敏作用;镇痛作用部位主要在外周;还兼有中枢与外周神经的抗知觉作用。

(3)抗炎和抗风湿作用:除苯胺类外,NSAID 均有抗炎、抗风湿作用,对炎症渗出期效果好,可迅速减轻炎症的红、肿、热、痛,明显缓解类风湿关节炎、强直性脊柱炎等自身免疫病的症状,但不能根除病因,也不能阻止病程的发展或并发症的出现。NSAID 抗炎作用强弱与抑制 PG 生成效应呈正相关,且有量效关系;可抑制 PG 向细胞外转运;抑制某些细胞黏附分子的活性表达;抑制转录因子 NF-κB 及 AP-1 的功能;抑制升高的诱导型一氧化氮合酶表达,一氧化氮合酶是炎症反应中的重要介质;激活热休克转录因子 1,促进热休克反应而抑制炎症细胞的激活及应激基因的表达。

(4)炎症免疫反应调节作用:炎症免疫细胞均能合成 PG,因此 NSAID 对炎症免疫系统具有调节作用。PG 对炎症免疫细胞的调节常是抑制性的,可抑制绝大部分与 T 细胞相关的细胞免疫功能。一些肿瘤细胞通过合成 PG 逃脱免疫系统的监视和杀伤,阿司匹林能促进干扰素和 IL-2 生成,并通过抑制 PG 的合成达到重新唤醒免疫系统的作用。

(二)非甾体抗炎药的分类

可根据对 COX-2 的选择性和化学结构特点对 NSAID 进行分类。

(1)按对 COX-2 的选择性强弱可将 NSAID 分为:

1)非选择性 COX 抑制剂:代表药物阿司匹林等。

2)COX-2 选择性抑制剂:代表药物塞来昔布和罗非昔布等。

(2)按结构特点可将 NSAID 分为:

1)水杨酸类药物:代表药物阿司匹林等。

2）苯胺类药物：代表药物对乙酰氨基酚和非那西丁等。

3）萘基烷酮类药物：代表药物萘丁美酮等。

4）有机酸类药物：有机酸类又可以分为四类：①昔布类药物，如罗非昔布和塞来昔布等；②吲哚类药物，如吲哚美辛、舒林酸和双氯芬酸等；③昔康类药物，如美洛昔康等；④丙酸类药物，如萘普生、布洛芬等。

三、化学合成类改善病情抗风湿药

化学合成类**改善病情抗风湿药**（c-DMARD）对于活化或静止的炎症免疫细胞功能均有抑制作用，没有选择性，因此不良反应也很明显。c-DMARD 种类较多，常用的药物有：甲氨蝶呤（methotrexate，MTX）、来氟米特、环孢素、JAK 抑制剂等，分别通过不同的机制发挥免疫抑制作用。

（一）化学合成类改善病情抗风湿药的药理作用

虽然 c-DMARD 的化学结构和药理作用机制不尽相同，但临床药理学特征相似，即可抑制炎症、改善症状、延缓组织破坏，但起效较慢，用药数周或数月后症状和体征逐渐减轻，需长时间连续用药方可获得比较稳定的疗效，广泛应用于炎症免疫反应相关疾病、肿瘤、移植物排斥反应等，但长期使用不良反应严重，可引起肾功能低下、骨髓抑制、皮疹、脱发等不良反应。

（二）化学合成类改善病情抗风湿药的作用机制

1. **抑制嘌呤合成**　硫唑嘌呤通过抑制嘌呤核苷酸的生物合成，起到抑制 DNA、RNA 的合成，下调 B 细胞、T 细胞功能的作用。

2. **抑制嘧啶合成**　来氟米特口服吸收后在肝脏和肠壁内迅速打开异噁唑环转化为活性代谢产物 A771726，A771726 能抑制增生细胞的二氢乳清酸脱氢酶的活性从而阻断嘧啶的从头合成途径，使增生活跃的细胞（如 T、B 淋巴细胞等）受到抑制，减少免疫球蛋白的产生，在体液免疫和细胞免疫过程中起到很强的抑制作用。MTX 可抑制胸腺嘧啶酸合成酶，减少胸腺嘧啶的生成。

3. **抑制叶酸合成**　MTX 通过抑制二氢叶酸还原酶减少二氢叶酸还原为四氢叶酸，减少 DNA 和 RNA 的合成，因而可以抑制细胞的分化增生。

4. **抑制 DNA 合成**　羟氯喹通过喹啉环与 DNA 双螺旋相互作用，从而形成喹啉-DNA 复合体，通过阻断脱氧核糖核酸酶的解聚作用，而稳定 DNA；并抑制 DNA 和 RNA 聚合酶反应，抑制 DNA 复制和 RNA 转录，因此干扰蛋白质的合成而发挥免疫抑制作用。

5. **抑制钙调神经磷酸酶**　环孢素和他克莫司等可抑制钙调神经磷酸酶的活性，从而抑制活化的 T 细胞核因子的去磷酸化，使其无法进入细胞核内，从而阻滞 IL-2、γ 干扰素和粒细胞-巨噬细胞集落刺激因子等促炎细胞因子基因的转录，最终导致 T 细胞的活化和增殖被抑制。

6. **抑制 T 细胞功能**　D-青霉胺可减少 T 细胞数量，抑制 CD4$^+$T 细胞产生 γ 干扰素；西罗莫司等抑制活化的 T 细胞内蛋白质合成，抑制 T 细胞的激活。环孢素对 T 细胞活化的早期具有抑制作用。低剂量的 MTX 可降低 ATP 和 GTP 水平，增加 UTP 水平，这些机制可在诱导 T 细胞增殖减少的同时促进其凋亡。

7. **抑制次黄嘌呤核苷单磷酸脱氢酶**　吗替麦考酚酯的活性代谢产物霉酚酸通过抑制嘌呤核苷酸

从头合成途径的关键限速酶——次黄嘌呤核苷单磷酸脱氢酶,使鸟嘌呤核苷酸的合成减少,因而能选择性抑制 T、B 淋巴细胞的增殖和功能。

8. 调节 1- 磷酸神经鞘氨醇受体功能 芬戈莫德为鞘氨醇类似物,在体内经代谢作用转化为芬戈莫德磷酸盐,与淋巴细胞膜表面的 1- 磷酸神经鞘氨醇受体 1~5 发生特异性结合,抑制淋巴细胞增殖和迁移。

9. 抑制 COX-2、细胞因子和免疫球蛋白 艾拉莫德为二酰胺基、甲酰基和甲基苯磺胺官能团的对氧奈酮衍生物,能够有效诱导外周血单个核细胞的凋亡,抑制 Th1 和 Th17 细胞的免疫应答,以及促炎细胞因子的释放,减少基质金属蛋白酶的生成;具有抑制 COX-2 的作用,阻止炎症反应中缓激肽的增加。

10. 激活腺苷信号 MTX 还可抑制 5- 氨基咪唑 -4- 羧酰胺核苷酸甲酰基转移酶,减少 5- 氨基咪唑 -4- 羧酰胺核苷酸的降解作用,促进细胞内 ATP 和腺苷的形成,同时减少腺苷的降解,腺苷通过其受体介导的信号通路发挥抗炎作用。

11. 抑制 JAK 活性 JAK/STAT 信号通路是近年来新发现的一条与细胞因子密切相关的细胞内信号传导通路,参与细胞的增殖、分化、凋亡以及免疫调节等许多重要的生物学过程。JAK 是一种非受体型酪氨酸蛋白激酶,有 4 个家族成员,分别是 JAK1、JAK2、TYK2 和 JAK3,前 3 者广泛存在于各种组织和细胞中,而 JAK3 仅存在于骨髓和淋巴系统,托法替尼为 JAK3 选择性抑制剂。

12. 抑制哺乳动物雷帕霉素靶蛋白(mammaliantargetofrapamycin, mTOR)活性 PI3K-AKT-mTOR 信号通路可影响 T 细胞中细胞因子的表达;通过激活核糖体激酶,调节肿瘤细胞的增殖、存活和侵袭转移。mTOR 抑制剂具有抗真菌和炎症免疫反应抑制作用。代表药物有西罗莫司(又称雷帕霉素)和依维莫司。

四、生物类改善病情抗风湿药

生物类**改善病情抗风湿药**(b-DMARD)是以细胞因子、受体和信号分子为治疗靶点的靶向生物制剂,包括细胞因子及受体靶向抑制剂、靶向 B 细胞抑制剂、靶向 T 细胞抑制剂和补体活化抑制剂等,用于治疗激素及 c-DMARD 不能耐受或无效的中、重度炎症免疫性疾病患者。

(一)细胞因子及受体靶向抑制剂

包括靶向抑制 TNF-α、IL-1、IL-6 和 IL-17 等的生物制剂。

1. 靶向抑制 TNF-α 的生物制剂 包括英夫利西单抗(infliximab)、阿达木单抗(adalimumab)、依那西普(etanercept)、赛妥珠单抗(certolizumabpegol)和戈利木单抗(golimumab)。其中,英夫利西单抗是人鼠嵌合的 IgG1K 型 TNF-α 的单克隆抗体;阿达木单抗是全人源性 TNF-α 单抗;依那西普是人肿瘤坏死因子受体 p75 Fc 融合蛋白;赛妥珠单抗是一种聚乙二醇人源化 Fab 片段的抗 TNF-α 单克隆抗体;戈利木单抗是一种完全人源化抗 TNF-α 单克隆抗体。

2. 靶向抑制 IL-1 的生物制剂 阿那白滞素(anakinra)为重组人 IL-1 受体拮抗剂,由于治疗效果弱于 TNF-α 抑制剂,且不良反应较严重,临床应用具有一定的局限性。

3. 靶向抑制 IL-6 的生物制剂 托珠单抗(tocilizumab)是抗 IL-6 受体单克隆抗体,通过结合 IL-6 跨膜受体来抑制 IL-6 介导的信号转导,抑制自身抗体和促炎细胞因子如 IL-17 等的产生,阻止"细胞因子风暴"的发生。

4. 靶向抑制 IL-17 的生物制剂 司库奇尤单抗（secukinumab）是一种重组人 IgG1κ 单抗，可与 IL-17A 结合抑制其作用。Brodalumab 为人 IL-17A 受体拮抗剂。

（二）靶向 B 细胞抑制剂

包括抑制 B 细胞活化因子（B cell-activating factor, BAF）和抗 CD20 的生物制剂。

1. 靶向抑制 BAF 的生物制剂 贝利尤单抗（belimumab）为人源化抗 BAF 单克隆抗体，可特异性阻断可溶性 BAF 与 B 细胞受体的结合，减少自身反应性 B 细胞数量及浆细胞的分化。阿塞西普（atacicept）是由 BAF 受体 TACI 分子的胞外区和人免疫球蛋白 IgG1 的 Fc 段组成的融合蛋白，作为人工合成的欺骗受体可以与 BAF 或其相似物 APRIL 的同源三聚体或者 BAF/APRIL 异源三聚体结合，减少它们与自身受体结合的机会，抑制 B 细胞活化。

2. 抗 CD20 单抗 利妥昔单抗（rituximab）是特异性针对 CD20 分子的人鼠嵌合型单克隆抗体。利妥昔单抗与 CD20⁺B 细胞有高亲和力，通过介导补体依赖性细胞毒作用、抗体依赖性细胞毒作用、抑制细胞增殖和直接诱导 B 细胞凋亡等作用，靶向性杀伤 CD20⁺B 细胞。

（三）靶向 T 细胞抑制剂

包括抑制共刺激信号、整合素和免疫检查点的生物制剂。

1. 抑制共刺激信号 阿巴西普（abatacept）和伊匹单抗（ipilimumab）是 2 个细胞毒 T 淋巴细胞抗原 -4（cytotoxic T lymphocyte-associated antigen 4, CTLA-4）分子的细胞外功能区与人 IgG1 的 Fc 段结合而成的可溶性融合蛋白，竞争性地与抗原提呈细胞表面的 CD80/CD86 结合，阻断这些分子与 T 细胞表面的 CD28 结合，干扰 T 细胞活化的第二信号产生，最终可以阻断 T 细胞活化和依赖 T 细胞的 B 细胞功能。

2. 抑制整合素 那他珠单抗（natalizumab）是针对整合素的 α4 亚单位的人源性单克隆抗体，其可能的作用机制是阻断 α4β1 整合素或 α4β7 整合素结合到位于内皮细胞上的相应受体，阻止 T 淋巴细胞进入血脑屏障（α4β1 和血管细胞黏附分子）和肠道（α4β7 和黏膜地址素细胞黏附分子）。

3. PD-1/PD-L1 抑制剂 B7 同源物 1（B7 homologue 1, B7-H1）与 T 细胞上的程序性死亡蛋白（programmed death-1, PD-1）结合后可提供抑制性信号，诱导 T 细胞凋亡，抑制 T 细胞的活化和增殖。纳武利尤单抗（nivolumab）、帕博利珠单抗（pembrolizumab）和 cemiplimab-rwlc 是一种通过基因工程改造的、人类 IgG4 单克隆抗体，靶向抑制 PD-1；atezolizumab、avelumab 和 durvalumab 为 PD-L1 抗体，可解除肿瘤细胞对 T 细胞的抑制，恢复 T 细胞的免疫活性，发挥抗癌作用。

（四）补体活化抑制剂

依库珠单抗（eculizumab）是重组人源抗 C5 单克隆抗体，可以阻止补体末端复合物 C5a 的释放和 C5b9 的形成，从而有效抑制补体末端级联反应，阻断细胞的溶解。

五、中药和天然药物类改善病情抗风湿药

与 c-DMARD 相比，因为中药和天然药物类 DMARD（tn-DMARD）的化学成分多样，药理学活性更加广泛，且具有多效性、免疫调节及不良反应小等特点，在临床上也被广泛用于炎症免疫反应相关疾病的治疗,常用的 tn-DMARD 有雷公藤多苷(tripterygium wilfordiimultiglucoside,TWM)、青藤碱和白芍总苷(total glucosides of paeony,TGP)等。

雷公藤多苷

雷公藤多苷(TWM)是从雷公藤的去皮根经中提取分离得到的活性组分混合物,可抑制 T 细胞增殖、降低丙种球蛋白含量,减少抗核抗体 ANA 等自身抗体,IL-1、IL-6、IL-8、TNF-α 和 PGE$_2$ 等促炎细胞因子产生,也可改善局部微循环,具有止痛、抗炎、抗癌及免疫抑制等作用。主要作用机制为:

1. **抑制巨噬细胞的分泌功能**　TWM 下调 Toll 样受体 4 和核因子 κB 信号,呈剂量依赖性地抑制巨噬细胞分泌 TNF-α、IL-1β 等促炎细胞因子。

2. **上调 Treg 细胞**　TWM 促进 Treg 细胞分化,增加抗炎细胞因子 IL-10 分泌,发挥抗炎作用。

3. **抑制炎症小体信号通路**　近期发现,TWM 可抑制 NADPH 氧化酶 - 活性氧簇 -NOD 样受体蛋白 3 炎症小体信号通路,降低 IL-1、TNF-α 等促炎细胞因子的表达。

青藤碱

青藤碱是从防己科植物青藤、毛青藤的干燥根茎中提取的一种生物碱,有较强的镇痛、抗炎、抗癌和免疫抑制作用等。

1. **镇痛作用**　青藤碱可抑制组胺和 PGE$_2$ 等内源性致痛分子,发挥镇痛作用。

2. **抗炎作用**　青藤碱可抑制淋巴细胞增殖,降低培养细胞上清液中 IL-1、IL-6、TNF-α 炎症细胞因子浓度。

3. **抗癌作用**　青藤碱可阻滞细胞 G$_1$ 和 S 期,抑制肿瘤细胞增殖;降低线粒体膜电位,促进细胞色素 C 的释放,激活 caspase-3 和 caspase-9,提高促凋亡的 Bax 蛋白表达并降低抑凋亡的 Bcl-2 蛋白表达水平,诱导肿瘤细胞凋亡;下调 COX 蛋白表达,抑制肿瘤细胞的迁移。

白芍总苷

白芍总苷(TGP)是从白芍中提取的有效部位,其成分包括芍药苷、羟基芍药苷、芍药花苷、芍药内酯苷、苯甲酰芍药苷等,其中芍药苷是 TGP 的主要活性成分。TGP 具有抗炎免疫调节作用,可影响细胞免疫和体液免疫,调节 T、B 细胞功能,抑制巨噬细胞活化,抑制 PGE$_2$、IL-1、LTB4、TNF-α 等细胞因子表达,降低炎症反应,维持机体的免疫耐受,从而减轻炎症免疫反应。可能的作用机制为:

1. **减少促炎细胞因子的表达**　TGP 通过作用于 T、B 淋巴细胞和巨噬细胞,下调促炎细胞因子的表达,是其治疗炎症免疫性疾病的根本机制。

2. **下调辅助性 T(Th)细胞比例**　Th 细胞在机体炎症免疫应答中发挥了重要作用,其不同亚型可分泌多种具有促炎作用的细胞因子,炎症免疫性疾病患者往往存在 Th 细胞比例升高,而 TGP 可显著抑制 Th 亚群,发挥免疫抑制作用。

3. **调节 Th1/Th2 细胞平衡**　炎症免疫性疾病患者普遍存在 Th1/Th2 细胞失衡,TGP 可增加 Th1 细胞占比,降低 Th2 细胞占比,维持 Th1/Th2 细胞平衡。

4. **上调 Treg 细胞比例及调节 Treg/Th17 平衡**　Treg 细胞是机体中一种具有负向免疫调节功能的 T 细胞亚群,可维持机体的自身免疫耐受,炎症免疫性疾病患者机体中存在 Treg 细胞功能及数量的缺失,以及 Treg/Th17 比率失衡,TGP 可上调 Treg 细胞百分比,下降 Th17 比例,调节 Treg/Th17 平衡。

第四节　抗炎免疫药的临床应用

炎症免疫相关性疾病多为慢性疾病,明确诊断后应尽早开始药物治疗。治疗目标有三个:第一是症状缓解和功能维持,第二是延缓组织损害进程,第三是恢复机体的动态平衡。

一、抗炎免疫药的临床应用原则

1. **SAID 的临床应用**　SAID 是治疗自身免疫病的常用药物,能有效减轻患者临床症状和体征,消除关节局部炎症反应,但是该类药只能治标,不能治本,不能控制疾病的活动及进展。该类药物共有的不良反应包括中枢神经系统症状(疼痛、眩晕、耳鸣等),心血管损害(高血压、水肿、心肌梗死、心力衰竭等),胃肠道症状(上腹痛、纳差、呕吐、溃疡、出血等),造血系统改变(血小板减少),肝、肾功能不全,哮喘和皮肤药疹等。选择性 COX-2 抑制剂可减少胃肠道副作用,疗效与传统 NSAID 相似,已得到临床的广泛应用,但需注意心血管不良事件的发生。

2. **NSAID 的临床应用**　NSAID 具有强大的抗炎作用和免疫抑制作用,是治疗多种炎症免疫相关性疾病的一线药物。在起始治疗时使用 GC 制剂可迅速控制病情,并未限定小剂量,但大剂量 GC 只宜短期使用。长期大量服用 GC 不良反应非常多,包括感染、高血压、高血糖、骨质疏松、停药反应、股骨头无菌性坏死、肥胖、精神兴奋、消化性溃疡等,故临床应用时要权衡其疗效和副作用,严格掌握适应证和药物剂量,并监测其不良反应。

3. **c-DMARD 的临床应用**　c-DMARD 的共同特点是具有改善病情和延缓病情进展的作用,可以防止和延缓 RA 的关节骨结构破坏,但起效慢,通常在治疗 2~4 个月后才显示出效果,病情缓解后宜长期维持。其中 JAK 抑制剂主要用于其他 c-DMARD 治疗效果不理想或不能耐受的患者。

4. **b-DMARD 的临床应用**　b-DMARD 通过特异性地针对细胞膜上或者细胞外的某些分子来发挥作用,疗效确切。与 c-DMARD 相比,具有起效快,作用强,对代谢影响较小,肝、肾毒性较小,可间断性服药等优点,但也存在胃肠道症状、免疫抑制、骨髓抑制、感染新生肿瘤等不良反应。主要用于 c-DMARD 治疗效果不理想或不良反应严重的患者。

5. **tn-DMARD 的临床应用**　tn-DMARD 作用靶点较多,具有抗炎镇痛、抗变态反应、改善微循环、调节免疫功能等多方面的药理作用。该类药物的作用温和而持久,不良反应较小,患者在长时间治疗过程中耐受性较好,但一般需与 c-DMARD 或 b-DMARD 联合应用。

二、抗炎免疫药在不同疾病治疗中的临床应用

抗炎免疫药在炎症免疫反应相关疾病中的应用需按照早期治疗、维持缓解和个体化治疗的原则。在这里我们以疾病为导向,阐明抗炎免疫药的临床合理应用。

(一)抗炎免疫药治疗类风湿关节炎的临床应用

美国风湿病学会类风湿关节炎的治疗指南指出,RA 用药策略的确定根据病程、预后不良因素及疾病活动度三者综合判定,且以疾病活动度作为选择治疗的主要考虑因素。

对早期 RA 患者,应尽早使用 c-DMARD,一般首选 MTX,剂量 7.5~15mg/周,与低剂量 GC 联合应用,最长可持续治疗 6 个月,患者临床状况出现好转后逐渐减少 GC 的用量。这种 GC 与 MTX 等 c-DMARD 联合应用能更快速地控制疾病活动度,并可减缓骨破坏进展。长病程 RA 患者可从单用 MTX 开始治疗。病情较轻者也可用羟氯喹。对较顽固病例可考虑使用硫唑嘌呤、环磷酰胺及环孢素。使用环磷酰胺时,有冲击疗法及小剂量用法,两者相比较,冲击疗法副作用更小。临床上还可根据病情在使用 MTX 的基础上联合使用其他 c-DMARD 或 tn-DMARD。当转入慢性期以关节炎为主要表现时,可联合用药,如 MTX+ 柳氮磺吡啶;MTX+ 羟氯喹;MTX+ 青霉胺;MTX+ 金制剂等。在多种药物治疗难以缓解时,也可用 MTX+ 环磷酰胺。如患者对 MTX 不能耐受可换用来氟米特,在使用来氟米特的基础上可与其他 c-DMARD 或 tn-DMARD 联合。

RA 患者应用 c-DMARD 和 tn-DMARD 治疗未达标且有预后不良因素时,可加用 b-DMARD 或 JAK 抑制剂进行治疗,但建议与 c-DMARD 联用;如果使用一种 b-DMARD 治疗无效可考虑换用另一种 b-DMARD 进行治疗,如使用一种 TNF 拮抗剂治疗无效可换用另一种 TNF 拮抗剂或其他作用机制的 b-DMARD。

使用 c-DMARD 或 b-DMARD 后仍处于中高活动度的患者,或治疗过程中出现复发的患者,应加用 GC,并遵循"最小剂量、最短疗程"的应用原则。其中氢化可的松、泼尼松龙和甲泼尼龙为 11 位羟基化合物,可不经过肝脏转化而直接发挥生理效应,因此肝功能不全患者优先选择此类 GC。

用药过程中,应密切观察所用药物的不良反应,如定期观察血象、血沉、肝肾功能。还可定期观察铁蛋白,如临床症状和体征消失,血象、血沉正常,铁蛋白降至正常水平,则提示病情缓解。病情缓解后首先要减停 GC,但为继续控制病情、防止复发,DMARD 应继续应用较长时间,但剂量可酌减。

(二)抗炎免疫药治疗系统性红斑狼疮的临床应用

SLE 治疗的首要目标是达到临床缓解或尽可能降低疾病活动度。疾病反复发作可加重器官的累积损伤,影响远期预后,因而维持缓解、预防复发亦是治疗的重要目标。

轻度非器官威胁性 SLE 治疗使用控制病情的药物羟氯喹和 MTX,以及控制症状的短期 NSAID 治疗。这些药物有助于避免应用 GC 或减少 GC 用量。小剂量泼尼松有助于控制病情,但不是轻型 SLE 的首选药物。维持治疗可用小剂量泼尼松龙(≤7.5mg/d)。羟氯喹可以降低疾病活动度,降低复发率,有助于减少 GC 用量,在预防狼疮肾炎和心血管并发症中也具有一定优势。MTX 对类固醇抵抗的 SLE 患者及类固醇高依赖患者同样有效,可减少 GC 的使用剂量,进而减少其不良反应的发生。MTX 的推荐剂量为 7.5~15mg/周,其常见不良反应包括口腔黏膜糜烂、胃肠道反应、骨髓抑制、肝功能损害,偶见肺炎及肺纤维化,与叶酸同时使用可减轻其不良反应,肾功能受损的 SLE 患者使用 MTX 时出现 MTX 中毒的风险有所增加。

中度 SLE 的治疗可分为两个阶段,即初始治疗和维持治疗。中度 SLE 的治疗包括较高剂量的泼尼松龙[可达 0.5mg/(kg·d)],或给予甲泼尼龙肌内注射或静脉滴注。控制疾病活动和减少类固醇药物用量常需要应用 DMARD,DMARD 还可降低长期累积损害的风险。在并发关节炎、皮肤损害、浆膜炎、血管炎或血细胞减少症的情况下,若应用羟氯喹难以控制病情时,可考虑使用 MTX、硫唑嘌呤、吗替麦考酚酯、环孢素或他克莫司。对于难治性病例,可考虑应用贝利尤单抗或利妥昔单抗。中重度 SLE 在

GC 诱导治疗 4~8 周后，每 1~2 周减原剂量 10%，减至泼尼松 0.5mg/（kg·d）后，减药速度可酌情减慢，直至泼尼松 10mg/d 维持。减药过程中如病情反弹，可暂时维持原剂量，或酌情加量，或加用 DMARD 治疗。

重度 SLE 的治疗亦分为初始治疗和维持治疗两个阶段。重度 SLE 治疗需要根据病因分别采用 c-DMARD 和 / 或抗凝药物。方案包括静脉使用甲泼尼龙或口服大剂量的泼尼松龙诱导缓解，GC 治疗可单用，但更多是与其他 c-DMARD 联合使用。吗替麦考酚酯或者环磷酰胺常用于治疗大部分的狼疮肾炎以及无肾脏累及的难治性重型 SLE。此外根据病情和实际情况还可选用硫唑嘌呤或环孢素。对于联合 c-DMARD 治疗失败，包括治疗无效或不能耐受的患者，可依据个体化原则考虑使用 b-DMARD，如贝利尤单抗或利妥昔单抗。

（三）抗炎免疫药治疗炎性肠病的临床应用

炎性肠病（inflammatoryboweldisease，IBD）为病因不清的慢性肠道炎症，包括溃疡性结肠炎（ulcerativecolitis，UC）和克罗恩病（Crohndisease，CD）。抗炎免疫药治疗 UC 或 CD 应根据病变部位和严重程度选择药物，药物治疗无效时应考虑手术切除病变组织。

1. 抗炎免疫药治疗 UC 的合理用药

（1）活动期 UC 的诱导缓解治疗

1）轻、中度直肠炎：首选 5- 氨基水杨酸（5-aminosalicylic acid，5-ASA）栓剂，也可用 5-ASA 泡沫灌肠剂，或联合口服 5-ASA。对于局部应用 5-ASA 不耐受的患者可局部应用 GC。

2）轻、中度左半结肠炎：口服 5-ASA+ 局部应用氨基水杨酸制剂为首选治疗方案。如果 5-ASA 不能获得很好的疗效，可以全身应用 GC。

3）轻、中度广泛性结肠炎：口服 5-ASA（>2g/d）+ 局部应用 5-ASA。若疗效不佳可全身应用 GC。

4）重度结肠炎：应住院静脉应用 GC 治疗（甲强龙或氢化可的松），GC 不耐受或 GC 抵抗型 UC 患者，可应用环孢素或英夫利西单抗。

5）难治性直肠炎和远段结肠炎：应静脉使用 GC，疗效不佳时可尝试应用环孢素、他克莫司或英夫利西单抗。

6）GC 依赖型活动性 UC：首选硫唑嘌呤，疗效不佳时可使用英夫利西单抗。

7）口服 GC 抵抗型 UC：应用硫唑嘌呤或巯嘌呤，可静脉应用 GC 或英夫利西单抗。

8）c-DMARD 抵抗型 UC：在没有禁忌证时可应用英夫利西单抗。

（2）复发性 UC 的治疗

1）对于复发的患者，通常使用初次诱导缓解的治疗方案。

2）对于早期复发者（<3 月），最好开始应用硫唑嘌呤或巯嘌呤。

（3）UC 的维持治疗：推荐长期使用 5-ASA 进行维持治疗。

2. 抗炎免疫药治疗 CD 的合理用药

（1）结肠活动性 CD 的治疗

1）轻度患者选用 5-ASA 或全身应用 GC。

2）中重度复发者选用 TNF-α 抑制剂和 / 或 c-DMARD。

3）频繁复发者应用 GC+c-DMARD。

（2）小肠广泛性活动性 CD 的治疗

1）全身应用 GC+ 巯基嘌呤或 MTX。

2）中重度复发者选用 TNF-α 抑制剂和 / 或硫唑嘌呤。

3）临床表现提示预后不佳者，尽早应用巯基嘌呤、MTX 或 TNF-α 抑制剂。

（3）食管、胃十二指肠活动性 CD 的治疗：首选质子泵抑制剂，必要时加用 GC、巯基嘌呤或 MTX。重度或 GC 抵抗者可使用 TNF-α 抑制剂。

（四）抗炎免疫药治疗干燥综合征的临床应用

目前干燥综合征（SS）的治疗目的主要是缓解患者症状，阻止疾病的发展和延长患者的生存期，尚无可以根治疾病的方法。对 SS 患者进行对症治疗，包括缓解口干燥症、干燥性角结膜炎、肾小管酸中毒合并低钾血症以及肌肉和关节痛，同时应给予改善外分泌腺体功能的治疗。SS 的抗炎免疫药治疗主要包括：

1. NSAID 的合理用药　可用布洛芬、吲哚美辛等缓解肌肉和关节痛。羟氯喹可用于缓解 SS 患者的疲劳、关节痛和肌痛等症状，在少数情况下可能需要短程使用小剂量 GC 以缓解关节剧痛等症状。

2. GC 和 c-DMARD 的合理用药　对于有重要脏器受累的患者，应使用 GC 治疗，对于病情进展迅速者可合用 c-DMARD，如环磷酰胺、硫唑嘌呤、MTX 和环孢素等。如果出现由 SS 导致的中枢神经系统病变，应采用大剂量 GC 静脉冲击治疗，同时应用环磷酰胺。羟氯喹可以降低 SS 患者免疫球蛋白水平，并改善唾液腺功能。局部用环孢素乳化剂滴眼和口腔含服小剂量干扰素，均可缓解口干和眼干症状。

3. b-DMARD 的合理用药　自身反应性 B 细胞的异常激活是 SS 发病的重要因素之一。常规治疗效果不佳的 SS 患者，可使用抗 CD20 和抗 CD22 抗体进行 B 细胞清除治疗。

（五）抗炎免疫药治疗自身免疫性肝病的临床应用

自身免疫性肝病是一组由异常自身免疫介导的肝胆炎症性损伤，包括自身免疫性肝炎、原发性胆汁性肝硬化、原发性硬化性胆管炎和 IgG4 相关硬化性胆管炎等。所有肝功能异常的患者均应进行治疗，首选熊去氧胆酸。虽然自身免疫性肝病是一种自身免疫病，但 DMARD 对其的疗效尚未被证实。对于合并 SS 或自身免疫性肝病伴 IgG 升高患者，可合并应用 DMARD，但需警惕不良反应。

（六）抗炎免疫药治疗移植物排斥反应的临床应用

1. 肾移植排斥反应治疗　临床上根据排斥反应发生的时间分为 4 种类型：超急性排斥反应（hyperacute rejection，HAR）、加速性排斥反应（acceleratedrejection，AAR）、急性排斥反应（acute rejection，AR）和慢性排斥反应（chronicrejection，CR）。肾移植手术术后常规使用 GC 冲击以预防移植排斥反应的发生。

（1）HAR 的治疗：迄今为止 HAR 尚无有效治疗方法，确诊后应尽早切除移植肾，防止其危及患者生命。

（2）AAR 的治疗：AAR 治疗困难，因其发生在术后常规预防性 GC 冲击过程中或冲击后，表明其对 GC 不敏感,一旦明确诊断应尽早应用抗胸腺细胞球蛋白或抗 T 细胞 CD3 单抗治疗。应用抗体治疗期间,需密切观察相关的不良反应。可在抗体首次应用前给予小剂量 GC 和抗组胺类药物,以减少不良反应。

（3）AR 的治疗:应区分急性细胞性排斥反应和体液性排斥反应,合理用药。

1）急性细胞性排斥反应的治疗:首选 GC 冲击疗法,对 GC 反应不佳的,应尽早给予抗胸腺细胞球蛋白治疗。

2）体液性排斥反应的治疗:尽可能清除抗体,或应用抗 B 细胞药物（CD20 单抗,如利妥昔单抗）或抗浆细胞活性制剂（蛋白酶抑制剂,如硼替佐米）等。

（4）CR 的治疗:应根据病因进行治疗。

2. 心脏移植排斥反应治疗

（1）IL-2 受体拮抗剂的应用:心脏移植常用 IL-2 受体拮抗剂减少术后早期排斥反应,且不增加感染的发生风险。

（2）c-DMARD 的应用:最常用三联疗法,包括钙调神经磷酸酶抑制剂（环孢素或他克莫司）;淋巴细胞增殖抑制剂（吗替麦考酚酯或硫唑嘌呤）;GC（泼尼松或泼尼松龙）。mTOR 抑制剂西罗莫司和依维莫司也具有减少急性排斥反应和延缓移植心脏血管病发生的作用。

（七）抗炎免疫药治疗获得性免疫缺陷综合征的临床应用

获得性免疫缺陷综合征（AIDS）的治疗主要分为抗反转录病毒治疗和对症支持治疗。

1. 抗反转录病毒治疗　抗反转录病毒药物有六大类,分别为核苷类反转录酶抑制剂、非核苷类反转录酶抑制剂、蛋白酶抑制剂、整合酶抑制剂、膜融合抑制剂及 CCR5 抑制剂。

2. 机会性感染的治疗　应使用合适的抗生素进行抗病原体治疗,严重时加用 GC。

3. 免疫重建炎症综合征　严重患者可短期应用 GC 或 NSAID 控制。

4. 艾滋病相关肿瘤　应根据病情给予个体化综合治疗,包括手术、免疫抑制剂化疗、介入和放疗等,将在肿瘤的合理用药中进行详细介绍。

（八）抗炎免疫药治疗肿瘤的临床应用

肿瘤也是一类重要的炎症免疫性疾病,化疗、放疗和手术是肿瘤的三大治疗手段。化疗药物主要有烷化剂、抗代谢药、抗癌抗生素、植物类抗癌药、GC 和免疫抑制剂。近来,肿瘤的炎症免疫反应调节研究发展很快,多种 b-DMARD、过继免疫疗法和肿瘤疫苗等药物或治疗手段层出不穷。

1. NSAID 的合理用药　动物实验发现 COX 抑制剂对胃癌、结直肠癌、肝癌、胰腺癌等消化道肿瘤,肺腺癌、非小细胞肺癌、小细胞肺癌等呼吸系统肿瘤,以及泌尿系统肿瘤等具有治疗作用,有关临床试验正在进行。目前塞来昔布被批准用于家族性结直肠腺瘤性息肉病的预防。

2. 环磷酰胺的合理用药　环磷酰胺是常用的化疗药之一,常用于恶性淋巴瘤、急慢性淋巴细胞白血病、多发性骨髓瘤、乳腺癌、睾丸肿瘤、卵巢癌、肺癌、头颈部鳞癌、鼻咽癌、骨肉瘤等。

3. b-DMARD 的合理用药　细胞因子和各种免疫检查点抑制剂可有效抑制肿瘤。

（1）细胞因子:IL-2 激活 NK 细胞和 T 细胞,干扰素 α 抑制癌细胞生长、促进细胞分化和增强免疫力,被用于黑色素瘤、白血病和肾癌等恶性肿瘤的治疗。

（2）免疫检查点抑制剂：主要是 PD-1/PD-L1 和 CTLA-4 抑制剂。

1）阿巴西普和伊匹单抗可用于治疗黑色素瘤。

2）纳武利尤单抗用于治疗黑色素瘤、铂类药物化疗后疾病进展的肺鳞状上皮细胞癌、非小细胞肺癌、接受过抗血管生成疗法的晚期肾细胞癌、霍奇金淋巴瘤、不可切除的晚期或复发性胃癌、索拉非尼耐药后的肝癌。对于晚期食管鳞状细胞癌，不论 PD-L1 的表达情况如何，纳武利尤单抗都有一定的疗效。

3）帕博利珠单抗用于治疗黑色素瘤、PD-L1 阳性的非小细胞肺癌、含铂类药物化疗后疾病进展的复发或转移性头颈部鳞状细胞癌、复发性局部晚期或转移性胃癌 / 胃食管结合部腺癌。

4）阿特珠单抗用于治疗铂类药物化疗后疾病进展或术前 / 术后接受铂类药物化疗 12 个月内疾病恶化的局部晚期或转移性尿路上皮癌、铂类药物治疗后疾病仍进展，以及适合接受表皮生长因子受体（EGFR）或间变性淋巴瘤激酶（ALK）靶向药物治疗后疾病仍进展的转移性非小细胞肺癌。

5）Avelumab 用于治疗转移性默克尔细胞癌、膀胱癌。

6）Durvalumab 用于治疗局部晚期或转移性尿路上皮癌，也可用于治疗非小细胞肺癌，可显著延长无法手术切除的局部晚期肺癌患者的无疾病进展生存期。

7）Cemiplimab-rwlc 用于治疗转移性皮肤鳞状细胞癌或局部晚期皮肤鳞状细胞癌。

4. 过继免疫疗法　T 细胞可特异性杀伤肿瘤细胞，因此 T 细胞免疫治疗具有较好的疗效，但 MHC 分子限制了其疗效的发挥。嵌合抗原受体 T 细胞免疫疗法（chimeric antigen receptor T-Cell immunotherapy，CAR-T）是将识别肿瘤相关抗原的单链抗体和 T 细胞的活化基序结合起来，通过基因转导方法转染 T 淋巴细胞，赋予 T 细胞肿瘤靶向性、更强的杀伤活性和持久的杀伤力，从而使其能特异性地识别和高效杀伤肿瘤细胞。目前，Kymriah（CTL-019）用于治疗复发性或难治性儿童、青少年 B 细胞型急性淋巴细胞白血病。Yescarta（KTE-C10）用于治疗复发性或难治性的特定类型成人大 B 细胞淋巴瘤。

5. 肿瘤疫苗　通过诱导特异性肿瘤免疫反应达到杀伤肿瘤细胞的目的。常见的肿瘤疫苗有病毒疫苗、细胞疫苗和蛋白质疫苗等，仍处于研究阶段。

上述抗炎免疫药在充分抑制炎症免疫细胞、炎症免疫分子、炎症免疫反应相关信号通路的同时，也损害了它们对于机体细胞的生理功能，对需要长期用药的炎症免疫反应相关疾病更是如此，这导致了对肝、肾、胃肠、呼吸、血液、心血管、骨髓、神经的严重毒性，以及恶性感染、诱发肿瘤等后果。因此需要研发控制炎症免疫反应相关细胞过度活化且不损害其生理功能的药物，即炎症免疫反应软调节（soft regulation of inflammatory immune response，SRIIR）药物。SRIIR 药物不是对细胞功能、基因和蛋白表达或活性的完全抑制，而是选择性调控其异常活性至生理水平，以恢复细胞的动态平衡，发挥治疗作用，并尽量减少不良反应。

思考题　　　1. 抗炎免疫药的分类及各类药物的作用机制是什么？

2. 抗炎免疫药的临床应用原则是什么？

3. 常见炎症免疫反应相关疾病如何合理应用各类抗炎免疫药？

参考文献

［1］魏伟,李晓辉,张洪泉,吴曙光.抗炎免疫药理学.北京:人民卫生出版社,2005.

［2］葛均波,徐永健.内科学.8版.北京:人民卫生出版社,2013.

［3］张玲玲,魏伟.治疗自身免疫病药物研究进展.中国药理学通报,2019,35(2):149-156.

［4］魏伟.炎症免疫反应软调节.中国药理学通报,2016,32(3):297-303.

（**魏　伟,汪庆童**）

第三十三章 抗 肿 瘤 药

恶性肿瘤是严重威胁人类健康和生命的常见和多发性疾病。自 1943 年氮芥用于淋巴瘤的治疗,开创了恶性肿瘤的化学药物治疗(简称化疗)时代,化疗与手术治疗和放射治疗已成为临床上治疗恶性肿瘤的三大重要手段。近几十年来,随着对肿瘤细胞分子生物学、细胞增殖动力学、药动学以及免疫学等方面的深入研究,抗癌药物的研发取得迅猛发展。传统抗恶性肿瘤药根据其作用机制主要分为:①干扰核酸代谢的药物;②直接影响和破坏 DNA 功能的药物;③抑制蛋白质合成的药物;④影响微管蛋白装配和纺锤丝形成的药物。由于大多数抗恶性肿瘤药对癌细胞和人体正常细胞的选择性较低,所以在临床应用时易引起毒副作用。另外,耐药性也是抗恶性肿瘤药临床应用时常遇到的问题。近二十年来,以肿瘤发生过程中的关键调控信号分子为靶点的靶向药物取得重要进展。以分子靶向药物为基础的生物治疗已成为临床治疗肿瘤新的重要手段,联合免疫治疗、基因治疗等手段,促进了恶性肿瘤的治疗向综合治疗的方向发展,有望大幅度提高恶性肿瘤的治愈率和改善患者的生活质量。

第一节 概 述

目前临床上常用的抗癌药根据其化学结构和来源可分为:烷化剂、抗代谢物、抗生素、植物药、激素和杂类六类。在本章节中,主要根据抗癌药的作用机制将其分成干扰核酸代谢的药物、直接影响和破坏 DNA 功能的药物、干扰转录过程的药物、抑制蛋白质合成的药物以及生物治疗药物五类。

近年来,对肿瘤细胞的分子生物学和群体动力学的深入研究,为临床上制定安全有效的治疗方案提供了理论依据。肿瘤细胞主要由增殖细胞群和非增殖细胞群(静止期细胞 G_0 期)组成。肿瘤细胞增殖周期可分为:①合成前期(G_1 期);②DNA 合成期(S 期),对干扰核酸合成的药物较敏感;③合成后期(G_2 期);④有丝分裂期(M 期),对长春新碱、秋水仙碱类及鬼臼毒素类药物敏感。一般将这些作用于某一增殖周期的药物称为细胞周期特异性药物(cell cycle specific agent, CCSA)。该类药物对癌细胞的作用慢而弱,需要一定的时间才能发挥其杀伤作用。因此,在浓度(C)和用药时间(T)的关系中,T 是主要因素,临床上以缓慢静脉滴注、肌内注射或口服为宜。而烷化剂、烷化剂类似物如金属离子络合物以及抗癌抗生素可直接影响和破坏 DNA 的功能,因而对整个细胞周期中的细胞均有杀伤作用,称为细胞周期非特异性药物(cell cycle nonspecific agent, CCNSA)。该类药物对癌细胞的作用快而强,能迅速杀死癌细胞,在浓度(C)和用药时间(T)的关系中,C 是主要因素,临床上以静脉推注为宜。

第二节　抗肿瘤药的作用机制与进展

应用化疗药物治疗恶性肿瘤的目的是有效地选择性地杀灭肿瘤细胞,药物对肿瘤细胞的杀灭作用遵循一级动力学的原则,即一定剂量的药物杀灭恒定百分率的肿瘤细胞,而不是杀灭恒定数量的肿瘤细胞。其作用机制如下。

一、抑制肿瘤细胞增殖

细胞增殖群在瘤体中不断分裂增殖使肿瘤增大,它在全部肿瘤细胞群中的比率称为生长比率(GF)。GF 对肿瘤细胞群体的增长速度起决定性作用,GF 接近 1.0 为增长迅速的肿瘤细胞群,瘤体增生也迅速,对化疗药物的敏感性亦高。

另外,在 G_1/S 期、S/G_2 期及 G_2/M 期的交界时段存在着细胞周期时相控制点,精密地控制着细胞周期运行。抗恶性肿瘤药物就是通过影响细胞周期的生化时间或细胞周期的调控机制,对不同时相的肿瘤细胞发挥细胞毒作用和延缓细胞周期时相过渡,进而发挥其抗癌作用。

1. **阻滞肿瘤细胞的细胞周期**　抗癌药物可以通过干预和调节细胞周期而发挥抗癌作用。例如,中药雷公藤内酯醇(TL)可使细胞周期停滞于 $G_0\sim G_1$ 期,低浓度的 TL 可诱导细胞老化,不可逆地引起细胞生长停滞。TL 能以浓度依赖的形式抑制多发性骨髓瘤细胞的增殖。此外,长春新碱类药物可干扰细胞周期的有丝分裂阶段(M 期),从而抑制肿瘤细胞的分裂和增殖。

2. **抑制端粒酶活性**　端粒是真核线性染色体的末端结构,端粒 DNA 与结构蛋白形成的复合物有多种功能,如保护染色体不被降解、丢失及避免端对端融合,帮助细胞识别完整或受损的染色体等。缺少端粒的染色体是不能稳定存在的。端粒酶是基本的核蛋白逆转录酶,具有依赖 RNA 的 DNA 合成酶活性,具有重新合成端粒重复序列的功能。端粒酶活性增高与恶性肿瘤发生密切相关。研究表明,表没食子儿茶素没食子酸酯(EGCG)对端粒酶有抑制作用,可抑制肿瘤细胞生长。

3. **抑制肿瘤血管的形成**　血管功能的调节也是肿瘤生长的重要决定因素。VEGF 是血管内皮细胞的生长因子,与新生血管的诱导及维持关系密切。研究报道,EGCG 可通过阻滞胞外信号调节激酶 1 和 2(ERK1/2)的激活,抑制 VEGF 的表达从而抑制血管生成,最终产生抑制肿瘤的效应。

4. **干扰相关的细胞信号传导通路**　活化蛋白 -1(AP-1)是一类由早期生长反应因子基因编码的核转录因子,细胞可通过多种机制活化 AP-1,参与细胞周期的调控,AP-1 的活化状态与细胞的增殖密切相关。

5. **其他**　脂肪酸合成酶(FAS)是体内内源性脂肪酸合成的关键酶。FAS 在癌细胞中异常高表达,在肿瘤细胞生长、侵袭和转移等过程中发挥重要作用。FAS 抑制剂可抑制肿瘤细胞增殖、诱导肿瘤细胞凋亡,但对正常细胞无影响。由此,FAS 抑制剂有可能成为一种新的抗肿瘤药物。

二、诱导肿瘤细胞凋亡

细胞凋亡或程序性细胞死亡,是细胞死亡的一种形式,诱导肿瘤细胞凋亡是抗肿瘤药物的重要作用机制。

1. 影响细胞凋亡基因表达   细胞凋亡是受基因调控的主动生物学过程,参与凋亡调控的 *bcl-2* 基因在细胞凋亡的分子调控中起着重要作用,它通过阻止氧自由基破坏细胞结构抑制细胞凋亡过程而导致肿瘤产生,且能抑制多种抗肿瘤药物诱导细胞凋亡。抑制 *bcl-2* 基因表达,可抑制肿瘤细胞的增殖与分化,促进细胞凋亡。

2. 活化细胞凋亡信号传导通路   活化的 c-Jun 氨基端蛋白激酶(JNK)又称应激活化蛋白激酶(SAPK),能够磷酸化多种转录因子,参与调控多种类型肿瘤细胞凋亡。例如,作用于微管的抗癌药物紫杉醇能通过 Ras 蛋白和凋亡相关蛋白激酶 I(ASK I)激活 JNK/SAPK,诱导肿瘤细胞凋亡。近年来的研究发现,Wnt 信号的异常调控和过度表达与肿瘤发生密切相关。抑制 Wnt 信号通路是多柔比星等多种化疗药物发挥抗肿瘤作用的机制之一。

3. 影响细胞周期蛋白而诱导细胞凋亡   细胞周期受细胞周期调控机制的精密控制。该调控系统的核心是一组细胞周期蛋白依赖性激酶(CDK),它们各自在细胞周期内的特定时间激活,通过磷酸化对应的底物,驱使细胞周期完成。CDK 的时相性激活依赖于时相表达的周期蛋白以及周期蛋白依赖性激酶抑制因子(CKI)的控制。在细胞的癌变过程中,通常都伴随着周期蛋白的过度表达和 CKI 的缺失,CDK 的活性失去控制,细胞周期处于失控状态;肿瘤细胞的另一个特点是细胞周期检查点缺陷,造成对细胞损伤应答的缺失。基于肿瘤细胞的上述特点,恢复肿瘤细胞的周期调控和阻断检查点等都成为潜在的抗肿瘤作用靶点。

4. 抑制核因子 κB   核因子 κB(NF-κB)是核转录基因家族的一员,它控制趋化因子、生长因子、细胞黏附分子和一些急性反应蛋白基因的表达,是基因表达调控的关键节点。在正常细胞的细胞浆中,NF-κB 与 NF-κB 抑制蛋白(IκB 蛋白)结合而保持失活状态。在肿瘤细胞中,细胞内的 NF-κB 可被激活、释放并转移至核内,诱导多种基因的转录,诱导细胞增殖、抑制细胞凋亡。白藜芦醇可抑制 IκB 蛋白降解,抑制 NF-κB 活化入核,可诱导肿瘤细胞凋亡。

三、细胞毒作用

1. 调控细胞微管的聚合   紫杉醇促微管蛋白聚合的发现,标志着抗肿瘤药物的研究进入了新的领域。埃博霉素是最近发现的产自粘细菌纤维堆囊菌的新型大环内酯类化合物,具有与紫杉醇相似的稳定细胞微管的活性。埃博霉毒对细胞有强烈的细胞毒活性,其中埃博霉毒 B 的作用效果最强,它通过结合在微管上的紫杉醇结合位点,增加微管的稳定性,抑制细胞纺锤体形成,抑制肿瘤生长。

2. ATP 的耗竭   线粒体是细胞的能量工厂,它的功能受阻,胞内的能量产生及贮备会受到影响。线粒体内的能量贮存形式是 ATP,ATP 含量通常维持在恒定水平,一旦 ATP 耗竭,可导致细胞死亡。例如,番荔枝内酯类化合物 SIOC-AA-005 是人工合成的一种全新化合物,它可降低线粒体膜的流动性,使线粒体膜电位显著升高;SIOC-AA-005 还可使人结肠癌细胞(HT29)内的 ATP 耗竭,ATP 酶活性受到抑制,使线粒体中能量产生过程受阻。在胞外反应体系中,SIOC-AA-005 对 NADH-CoQ 氧化还原酶有强烈的抑制作用,对细胞质膜 NADH 氧化酶也具有较强的抑制作用。SIOC-AA-005 可能是通过抑制线粒体 NADH-CoQ 氧化还原酶、抑制细胞质膜 NADH 氧化酶以及线粒体 ATP 酶活性,从而使线粒体膜流动性下降,膜电位升高,细胞内 ATP 耗竭,最终使肿瘤细胞死亡。

3. 抑制肿瘤细胞拓扑异构酶活性 DNA 复制过程中必须有拓扑异构酶参与。喜树碱及其类似物属于拓扑异构酶（TOPO Ⅰ）抑制剂,主要作用于 S 期,能选择性地抑制 TOPO Ⅰ修复 DNA,使 DNA 不可逆断裂,同时使 TOPO-DNA 断裂复合物复制。

4. 抑制肿瘤细胞 DNA 复制,干扰 RNA 转录、翻译 抗恶性肿瘤药物可嵌入 DNA 的碱基对之间,抑制肿瘤细胞 DNA 复制,干扰肿瘤细胞 RNA 转录翻译,使肿瘤细胞不能合成完整的蛋白质来发挥作用,例如蒽环类抗生素。

5. 清除自由基和抗氧化作用 人类生命代谢过程中会产生有害自由基,自由基极强的氧化能力会氧化不饱和脂肪酸形成过氧化脂质（LPO）。累积的 LPO 会削弱生物膜的正常功能,影响活性物质的正常代谢。研究发现茶多酚具有重要的清除自由基和抗氧化生物活性,是其抑癌抗癌药理作用的基础。它可通过抑制氧化酶而减少自由基生成,以及灭活自由基、保护抗氧化酶,提高体内抗氧化酶的活性,进而增强抗氧化作用。卟啉类化合物在光激发下,使血液中的氧变成单线态氧或自由基（如:超氧阴离子自由基）,对肿瘤细胞具有强烈的杀伤作用。在此过程中产生的单线态氧攻击以类脂双分子为骨架的生物膜,使膜通透性增加、细胞膜膨胀,亚细胞结构是卟啉类化合物光辐射杀伤作用的重要靶点。

6. 其他 柴胡皂苷对人肝癌细胞（HepG2）有细胞毒作用,是由于激活了胱天蛋白酶 -3 和 7,引起多腺苷二磷酸核糖聚合酶分裂,诱导细胞凋亡。柴胡皂苷对其他肿瘤细胞亦有强大的细胞毒作用,它诱导细胞凋亡也可能是通过下调蛋白激酶 C 的活性来实现的。

四、抑制肿瘤细胞的侵袭和转移

1. 抑制蛋白水解酶对基底膜和细胞外基质的降解 在肿瘤转移过程中,肿瘤细胞要多次穿过基底膜（BM）和细胞外基质（ECM）,所以 BM 和 ECM 的降解是肿瘤转移的关键步骤之一。BM 和 ECM 的降解依赖于肿瘤细胞和肿瘤间质细胞分泌的一系列蛋白水解酶来完成。基质金属蛋白酶（MMP）是迄今为止发现的与肿瘤侵袭转移关系最为密切的一类蛋白水解酶。有研究揭示了川陈皮素对直肠癌 HT-29 细胞基质金属蛋白酶表达的抑制作用,川陈皮素能够浓度、时间依赖性降低 AP-1 的 DNA 结合活性,从而降低前基质金属蛋白酶 -7 表达。

2. 抗细胞黏附作用和改变信号传导途径 肿瘤细胞与毛细血管内皮细胞的黏附性也与肿瘤发生转移有关。研究表明,活化型高分子量激肽原（HMWK）能抑制黏附蛋白与细胞之间的相互结合,产生抗黏附作用。

3. 抑制细胞因子信号和免疫调节效应 多种抗肿瘤药物通过诱导淋巴细胞产生细胞因子来促进机体的免疫调节、细胞毒活性和免疫监视功能。IL-2 主要是由辅助性 T 细胞产生的细胞因子,可活化巨噬细胞、NK 细胞、T 细胞、B 细胞等多种免疫效应细胞,增强其对病原微生物的杀伤能力,具有很强的免疫增强作用。淋巴因子激活的杀伤细胞（LAK 细胞）是一种由淋巴因子活化的杀瘤谱最广、效应最强的杀伤细胞。

五、干扰核酸的生物合成

抗恶性肿瘤药物具有特异性的影响体内叶酸、嘌呤、嘧啶等重要代谢物质的作用,干扰核酸尤其是 DNA 的生物合成的不同环节。突出表现在与内源性代谢物竞争酶或酶系,故又称这类药物为抗代谢药,如甲氨蝶呤、氟尿嘧啶等。

六、干扰蛋白质合成及其功能

作用于蛋白质合成过程的不同环节,使蛋白质的合成受阻,或影响蛋白质功能的发挥,从而抑制肿瘤细胞的生长增殖,如紫杉醇类等。

七、影响体内激素水平和平衡

这类抗肿瘤药物是特定地针对某些激素依赖性肿瘤起作用,通过调控相应激素的平衡,达到抑制肿瘤生长的目的,如雌激素、雄激素等激素类。

第三节　抗肿瘤药的临床应用

一、干扰核酸代谢的药物

这类药物主要通过干扰核酸代谢而影响 DNA 合成,进而抑制或杀伤癌细胞。它们的化学结构大多数与核酸代谢物(如叶酸、嘌呤碱、嘧啶碱)相类似,而与相应的代谢酶产生竞争,或以伪代谢物身份参与到代谢过程中,从而干扰正常细胞代谢过程,抑制核酸的合成。核酸代谢越旺盛的细胞,对该类药物越敏感。从细胞增殖周期看,细胞在 S 期合成代谢最旺盛,故这类药物主要作用于 S 期。但造血细胞、胃肠道黏膜上皮细胞及肝脏等正常组织的核酸代谢也比较旺盛,所以也会受到这类药物影响。因此,用药过程中要密切注意血象,对于严重贫血、肝功能障碍患者要慎用。

(一)二氢叶酸还原酶抑制剂

甲氨蝶呤(methotrexate,MTX)

【药理作用】本品的化学结构与叶酸相似,可抑制二氢叶酸还原酶,使二氢叶酸不能还原成具有生理活性的四氢叶酸,从而使嘌呤核苷酸和嘧啶核苷酸的生物合成过程中一碳基团的转移受阻,导致 DNA 的生物合成明显受到抑制。因此,此药选择性地作用于细胞增殖周期中的 DNA 合成期(S 期),故对于增殖比率较高的肿瘤(如白血病)作用较强。对 G_1/S 期的细胞也有延缓作用。

【药动学】口服时,小剂量(0.1mg/kg)吸收较好,大剂量(10mg/kg)吸收较不完全。MTX 不易通过血脑屏障,治疗脑部肿瘤时,需鞘内注射,但鞘内注射可达全身。吸收后有 50% 与血浆蛋白结合,故若与蛋白结合率高的药物同时应用时可增加疗效,但亦增加毒性。本品在体内基本不代谢,大部分在肾脏清除,约 90% 在用药后 48 小时以原型由尿排出。小于 10% 随胆汁排泄。

【临床应用】①急性白血病:对于急性淋巴细胞白血病和急性粒细胞白血病均有良好疗效,对儿童急性淋巴细胞白血病的疗效尤佳,对于成人白血病疗效有限,可用于白血病脑膜炎的预防。②绒毛膜上皮癌、恶性葡萄胎:疗效较为突出,对于早期诊断的患者疗效可高达 90%。③骨肉瘤、软组织肉瘤、肺癌、乳腺癌、卵巢癌:大剂量有一定疗效。④头颈部肿瘤:以口腔、口咽癌疗效最好,其次是喉癌,鼻咽癌疗效较差,常以动脉插管滴注给药。

【用法与用量】①急性白血病：口服每日 0.1mg/kg，也可肌内注射或静脉注射给药。一般有效疗程的安全剂量为 50~150mg，总剂量视骨髓情况和血象而定。脑膜白血病或中枢神经系统肿瘤：鞘内注射 5~10mg/d，每周 1~2 次。②绒毛膜上皮癌及恶性葡萄胎：成人一般 10~30mg/d，每日 1 次，口服或肌内注射给药，5 日为一个疗程。亦可以 10~20mg/d 静脉滴注（加入 5% 葡萄糖溶液 500ml 中 4 小时滴完），5~10 日为一个疗程。③骨肉瘤、恶性淋巴瘤、头颈部肿瘤等：常采用大剂量（3~15g/m² ）静脉注射，并加用甲酰四氢叶酸（CF）肌内注射或口服 6~12mg，每 6 小时 1 次，共 3 日，这称为救援（rescue）疗法。因为 CF 转化为四氢叶酸不受 MTX 所阻断的代谢途径的限制。为了充分发挥解救作用，应补充电解质、水分及碳酸氢钠以保持尿液为碱性，尿量维持在每日 3 000ml 以上，并对肝、肾功能、血象以及血浆 MTX 的浓度逐日检查，以保证用药的安全有效。

【不良反应】甲氨蝶呤的不良反应或毒性的发生取决于所用剂量、血药浓度及维持时间。①消化道症状：最常见为恶心、呕吐、食欲缺乏，一般停药后 3~5 日可消失，严重者口唇、牙龈、颊部、腭部黏膜可发生溃疡、糜烂。②骨髓抑制：主要是周围血中白细胞和血小板减少，可出现出血以致贫血。由于它的作用较缓慢，故白细胞低于 $3 \times 10^9/L$、血小板低于（0.5~0.7）$\times 10^9/L$ 或有消化道黏膜溃疡时，应停药或用醛氢叶酸救援及对症治疗。③肝、肾功能损害：长期大量应用可能引起药物性肝炎、肝硬化和门静脉高压。由于它主要经肾排泄，大量使用可致肾小管阻塞，形成肾损害，要多饮水及碱化尿液。④少数患者有生殖功能减退，月经不调，妊娠前三个月可致畸胎、流产或死胎。⑤偶可发生色素沉着、脱发、皮疹及剥脱性皮炎。⑥偶可见局限性肺炎、骨质疏松性骨折。

培美曲塞（pemetrexed）

【药理作用】培美曲塞是一种结构上含吡咯嘧啶基团的抗叶酸制剂，通过破坏细胞内叶酸依赖性的正常代谢过程，抑制细胞复制，从而抑制肿瘤的生长。培美曲塞能够抑制胸苷酸合成酶、二氢叶酸还原酶和甘氨酰胺核苷酸甲酰转移酶的活性，这些酶都是合成叶酸所必需的酶，因此培美曲塞为多靶点叶酸拮抗药。

【药动学】在给药后 24 小时内，70%~90% 的培美曲塞以原型从尿中排出。

【临床应用】临床联合顺铂用于治疗无法手术的恶性胸膜间皮瘤。对局部或转移性非小细胞肺癌亦有效。

【不良反应】常见不良反应是血液学毒性，以中性粒细胞减少为主；另外较常见的不良反应有恶心，腹泻，肝、肾功能异常，黏膜炎，皮疹，疲乏及感觉异常。

（二）嘌呤核苷酸互变抑制剂

巯嘌呤（6- 巯基嘌呤，6-mercaptopurine，6-MP）

【药理作用】巯嘌呤在次黄嘌呤鸟嘌呤磷酸核糖基转移酶（HGPRT）催化下转变成 6- 巯基嘌呤核苷酸，竞争性阻断次黄嘌呤转变为腺嘌呤核苷酸及鸟嘌呤核苷酸，干扰嘌呤代谢，阻碍核酸合成，阻止肿瘤细胞的分裂繁殖。它主要作用于细胞增殖周期的 S 期。

【药动学】口服吸收不完全，生物利用度个体差异较大，为 5%~37%，可能与首关代谢有关。静脉注射后，半衰期较短，约为 50 分钟。巯嘌呤（6-MP）有两个主要的代谢途径：其一为巯基甲基化之后再氧化失活，甲基化由巯嘌呤甲基转移酶（TPMT）催化。当 TPMT 活性低时，6-MP 代谢减慢，作用增强，易引起毒性反应。该酶活性在白色人种中为多态分布（约 15% 的人酶活性较低），而在中国人为均态分布。另一代谢途径为黄嘌呤氧化酶（XO）催化其氧化成 6- 硫代鸟嘌呤。别嘌醇可抑制 XO 的活性，在体内分布于全身各组织，少量药物可进入脑脊液，血浆蛋白结合率为 20%。部分经肝脏转化为硫脲酸等产物而失去活性。静脉注射后，半衰期约为 90 分钟，约 50% 经代谢后在 24 小时内迅速经肾脏排泄，其中 7%~39% 为药物原型。别嘌醇常用于预防治疗白血病及淋巴瘤过程中由于大量杀伤癌细胞而出现的高尿酸血症。所以，当巯嘌呤与别嘌醇合用时，虽能增强巯嘌呤疗效，但毒性也增加，其治疗指数没有改善，必须减量 1/4~1/3。

【临床应用】①急性白血病：主要用于急性淋巴细胞白血病的维持治疗及慢性粒细胞白血病或慢性粒细胞白血病急性变的治疗。②绒毛膜上皮癌和恶性葡萄胎：我国使用大剂量巯嘌呤治疗绒毛膜上皮癌收到一定疗效，但不如 MTX。③对恶性淋巴瘤、多发性骨髓瘤也有一定疗效。④近年也利用其免疫抑制作用，用于原发性血小板减少性紫癜、自身免疫性溶血性贫血、系统性红斑狼疮、器官移植、肾病综合征的治疗。

【用法与剂量】①白血病：2.5~3.0mg/（kg·d），分 2~3 次口服，根据血象调整剂量，由于其作用比较缓慢，用药后 3~4 周才起效，2~4 月为一疗程。②绒毛膜上皮癌：6mg/（kg·d），一疗程为 10 日。间隔 3~4 周后重复疗程。

【不良反应】①骨髓抑制：主要是白细胞和血小板减少。高度分叶核中性粒细胞的出现，常是毒性的早期征兆，严重者可发生全血细胞抑制。②消化系统反应：可出现呕吐、恶心、食欲减退，大剂量可致口腔炎、口腔溃疡、胃肠黏膜损害、水泻、血便，可造成胆汁淤积和黄疸，但停药即可消退。③本品具有肾毒性，敏感患者可有高尿酸血症、尿酸结晶尿及肾功能不全，若与别嘌醇合用可预防。

（三）胸苷酸合成酶抑制剂

氟尿嘧啶（5- 氟尿嘧啶，5-Fluorouracil，5-FU）

【药理作用】氟尿嘧啶是尿嘧啶 5 位的氢被氟取代的衍生物。氟尿嘧啶是嘧啶拮抗药，在体内先转变为 5- 氟 -2 脱氧尿嘧啶核苷酸，而抑制胸腺嘧啶核苷酸合成酶，阻断尿嘧啶脱氧核苷酸转变为胸腺嘧啶脱氧核苷酸，从而抑制 DNA 的生物合成。在体内转化变为的 5'- 氟尿嘧啶核苷则掺入 RNA 中，干扰蛋白质的合成。主要杀伤 S 期细胞，但对其他周期细胞亦有一定作用，故不是典型的周期特异性药物。与其他常用抗癌药物无交叉耐药性。

【药动学】口服吸收不规则，常采用静脉给药。静脉注射后血药浓度迅速下降，半衰期为 10~20 分钟，之后分布于全身体液中，在肿瘤组织中浓度较高，也可通过血脑屏障，静脉注射后 0.5 小时到达脑脊液中，并可维持 3 小时。氟尿嘧啶在体内主要通过二氢尿嘧啶脱氢酶催化还原失活。该酶在肝脏、肠黏膜等组织中有较高活性，对于该酶活性遗传缺损的患者，氟尿嘧啶代谢受阻，需调整剂量。本药主要经肝脏分解代谢，大部分分解为二氧化碳经呼吸道排出体外，约 15% 在给药 1 小时内以原型随尿排出体外。

【临床应用】临床主要用于：①消化道癌：为胃癌、结肠癌、直肠癌的最常用药物，常与丝裂霉素、阿糖胞苷、多柔比星、卡莫司汀、长春新碱、达卡巴嗪等合用。亦可于治疗原发性肝癌。②绒毛膜上皮癌：我国采用大剂量氟尿嘧啶与放线菌素 D 合用，治愈率较高。③头颈部肿瘤：用于包括鼻咽癌等的头颈部肿瘤的治疗。④皮肤癌：局部用药对多发性基底细胞癌、浅表鳞状上皮癌等有效，对广泛的皮肤老年性角化症及角化棘皮瘤等亦有效。⑤对乳腺癌、卵巢癌、肺癌、甲状腺癌、肾癌、膀胱癌和胰腺癌有效。

【用法与剂量】①静脉注射：10~12mg/（kg·d），隔日 1 次。国外常用"饱和"剂量法，即 12~15mg/（kg·d），连续应用 4~5 日后改为隔日 1 次，出现毒性反应后剂量减半；亦有以 500~600mg/m^2，每周给药 1 次。成人的疗程总量为 5.0~8.0g。②静脉滴注：毒性较静脉注射低，一般为 10~20mg/（kg·d），每日 1 次，连续 5 日，以后减半剂量，隔日 1 次，直至出现毒性反应。治疗绒毛膜上皮癌时，可加大剂量至 25~30mg/（kg·d），10 日为一疗程，但此量不宜静脉注射，否则将产生严重毒性反应。③动脉插管滴注：以 5~20mg/kg 溶于 5% 葡萄糖注射液中（500~1 000ml）滴注 6~8 小时，每日 1 次，总量为 5~8g。④胸腹腔内注射：一般每次 1.0g，5~7 日 1 次，共 3~5 次。⑤瘤内注射：如宫颈癌 250~500mg/ 次。⑥局部应用：治疗皮肤基底癌及癌性溃疡，可用 5%~10% 的软膏或 20% 霜剂外敷，每日 1~2 次。⑦口服：一般 5mg/（kg·d），总量为 10~15g 或连续服用至出现毒性反应即停药。

【不良反应】①消化道症状：常表现为迟发性，于用药后 5~7 日出现，恶心、呕吐、食欲缺乏、腹痛和血性腹泻等，可并发假膜性肠炎。另在下唇内缘出现小水泡，此为毒性的早期征兆。②骨髓抑制：主要为白细胞及血小板减少，对红细胞影响小。③神经系统毒性：为远期毒性反应，主要为小脑症状，部分患者可发生小脑变性，共济失调和瘫痪。④其他：心脏毒性，注射部位可引起动脉炎，动脉滴注可引起局部皮肤红斑、水肿、破溃、色素沉着，一般于停药后可恢复。也可见脱发、皮炎、甲床变黑等。孕妇使用时可致畸胎及死胎，故应慎用。

呋氟尿嘧啶（Ftorafur, FT-207）

本药是氟尿嘧啶的衍生物，在肝药酶的作用下转变为氟尿嘧啶而发挥抗癌作用。口服吸收良好，半衰期可达 5 小时。因脂溶性较高，可通过血脑屏障，毒性较低，仅为氟尿嘧啶的 1/7~1/4，故化疗指数是氟尿嘧啶的 2 倍。临床主要用于胃癌、结肠癌、直肠癌、胰腺癌、乳腺癌、肝癌的治疗。不良反应与氟尿嘧啶相似，但程度明显减轻，对神经系统的毒性亦不大，一般不必停药。

卡培他滨（capecitabine）

卡培他滨口服后经胃肠道完整地吸收，在肝脏羧酸酯酶催化下代谢为 5'- 脱氧 -5- 氟胞嘧啶核苷，然后经肝脏和肿瘤细胞中的胞苷脱氨酶催化转化为 5'- 脱氧 -5- 氟尿嘧啶，最后经胸苷磷酸化酶（TP）催化为氟尿嘧啶。TP 在肿瘤组织中浓度较高，因而卡培他滨对肿瘤具有高度选择性和特异性。卡培他滨血浆蛋白结合率低，70% 经尿排出。临床适用于紫杉醇和含蒽环类抗生素化疗无效的晚期原发性或转移性乳腺癌的治疗。其不良反应较轻，大多数为轻至中度，且易于处理和可逆。个别患者可出现中性粒细胞减少。

（四）核苷酸还原酶抑制剂

羟基脲（hydroxycarbamide）

【药理作用】羟基脲抑制核苷酸还原酶的活性，阻止胞苷酸转变为脱氧胞苷酸，破坏 DNA 合成。主要杀伤 S 期细胞。

【药动学】口服吸收好，服后 1~2 小时血药浓度达高峰，半衰期约为 2 小时，很易透过红细胞膜，亦能透过血脑屏障，12 小时内尿回收率约为 80%。

【临床应用】临床上主要用于黑色素瘤和慢性粒细胞白血病的治疗。

【不良反应】主要不良反应为骨髓抑制，可出现白细胞和血小板减少，停药 1~2 周后可恢复。亦可引起胃肠道反应，但不严重。另有致畸作用，孕妇慎用。

吉西他滨（gemcitabine）

【药理作用】吉西他滨为脱氧胞苷类化物,属细胞周期特异性药物。主要杀伤 S 期细胞,亦可阻滞 G_1 期细胞进入 S 期。吉西他滨在细胞内由核苷激酶代谢成有活性的二磷酸核苷和三磷酸核苷。二磷酸吉西他滨可抑制核苷酸还原酶,而三磷酸吉西他滨可与脱氧胞苷竞争性结合到 DNA 上,从而阻止 DNA 合成。吉西他滨的细胞毒活性来源于这两种核苷抑制 DNA 合成的联合作用。

【药动学】静脉注射后很快分布到体内各组织,能被胞苷脱氨酶在肝脏、肾、血液和其他组织中快速代谢。

【临床应用】可用于治疗局部晚期或已转移的非小细胞肺癌;局部晚期或已转移的胰腺癌。

【不良反应】①血液系统:有骨髓抑制作用,可出现贫血、白细胞和血小板减少。②胃肠道:约 2/3 的患者出现肝脏氨基转移酶异常,可见恶心、呕吐。③肾脏:轻度蛋白尿和血尿,有部分病例出现不明原因的肾衰竭。④过敏:皮疹,瘙痒。⑤其他:约 20% 的患者有类似于流感的表现;水肿 / 周围性水肿的发生率约为 30%。

（五）DNA 聚合酶抑制剂

阿糖胞苷（cytarabine, Ara-C, or cytosine arabinoside）

【药理作用】在体内经脱氧胞苷激酶催化转变为三磷酸阿糖胞苷及二磷酸阿糖胞苷,前者能强有力的抑制 DNA 聚合酶的合成,后者能抑制二磷酸胞苷转变为二磷酸脱氧胞苷,从而抑制细胞 DNA 的合成及聚合,也可掺入 DNA 中干扰 S 期复制,使细胞死亡。S 期细胞对其最敏感,本药属周期特异性药物。作用于细胞增殖周期 S 期;延缓或部分阻滞 G_1 期细胞进入 S 期,使细胞停留在 G_1 期。与常用的抗癌药物无交叉耐药现象。阿糖胞苷抗癌作用强大,其还有促分化、免疫抑制（对体液及细胞免疫均抑制）及抗病毒作用。

【药动学】本品不稳定,在胃肠道易被降解,又极易在胃肠道黏膜及肝脏的胞嘧啶脱氨酶作用下脱氨而失去活性,故不宜口服,通常为注射给药。静脉注射后,其分布相和消除相半衰期分别为 10 分钟及 2.5 小时,主要代谢途径为在肝脏被胞嘧啶脱氨酶迅速脱氨生成阿糖尿苷而失活。连续静脉滴注后,脑脊液中浓度可达血浓度的 50%。如鞘内注射,不易被脱氨代谢,可维持较长时间。

【临床应用】①急性白血病:对急性粒细胞白血病疗效最好,对急性单核细胞白血病及急性淋巴细胞白血病也有效。但单独使用缓解率差,常与 6-MP、长春新碱、环磷酰胺等合用。②对恶性淋巴肉瘤、消化道癌也有一定疗效。对多数实体瘤无效。

【用法与剂量】①静脉注射:1~3mg/kg,每日 1 次,连续 8~15 日。②静脉滴注:1~3mg/（kg·d）,溶于葡萄糖液中缓慢滴注,14~20 日为一疗程。③皮下注射:用于维持治疗,每次 1~3mg/kg,每周 1~2 次。④鞘内注射:25~75mg/ 次,每日或隔日注射 1 次,连用 3 次。

【不良反应】①骨髓抑制:可致白细胞和血小板减少、贫血。②消化道反应:可见恶心、呕吐、腹痛、腹泻等,也可致口腔溃疡、结肠炎、胃肠道黏膜出血。③可致脱发、皮疹和肝功能损害。④其他:大剂量使用可引起皮疹、小脑或大脑功能失调及抗利尿激素分泌失调综合征。

安西他滨（ancitabine）

安西他滨是阿糖胞苷的衍生物,在体内转变为阿糖胞苷而起作用,其特点是化疗指数较高,与常用的抗癌药无交叉耐药性。临床证实其对各类急性白血病均有效,对急性粒细胞白血病的疗效最佳;其次,对恶性淋巴瘤也有效。本药可口服、肌内注射和静脉注射,剂量均为每次 200~600mg,每日 1 次,5~10 天为一个疗程;也可作鞘内注射,预防脑膜白血病,用量为每次 50~100mg。

二、直接影响和破坏 DNA 结构及功能的药物

(一)烷化剂(alkylation agents)

烷化剂是能与细胞的功能基团发生烷化反应的一类化合物,其化学活性较强,通过活泼的烷基如 β- 氯乙胺基、乙撑亚胺基、磺酸酯基等起烷化作用,与 DNA 的两条互补链上各一个核酸碱基产生共价结合,形成交叉联结,导致 DNA 链断裂,直接抑制 DNA 的复制,阻止细胞分裂繁殖。它是细胞周期非特异性药物(CCNSA),因此,它既是一类广谱的抗癌药物,又是一类选择性不高且能对人体生长较快的正常组织,如骨髓、淋巴组织、胃肠道黏膜、性细胞及毛囊等,有抑制作用的抗癌药。

氮芥(chlormethine)

【药理作用】氮芥为最早应用于临床的烷化剂,是一种高度活泼的化合物,可与多种有机亲核基团结合。其最重要的反应是与鸟嘌呤第 7 位的氮呈共价结合,产生 DNA 双链内的交叉联结或链内不同碱基的交叉联结,从而阻碍 DNA 的复制或引起 DNA 链断裂。对 G_1 期和 M 期细胞作用最强,对其他各期以及非增殖细胞均有杀伤作用。

【药动学】注射给药后,在体内停留时间极短(0.5~1 分钟),其起效迅速,作用剧烈且无选择性。主要在体液和组织中代谢,20% 的药物以二氧化碳的形式经呼吸道排出,有多种代谢产物从尿中排泄。

【临床应用】氮芥是第一个被用于恶性肿瘤治疗的药物,在临床上主要用于恶性淋巴瘤,尤其适用于纵隔压迫症状明显的恶性淋巴瘤患者。也可用于肺癌,对未分化的肺癌疗效好。

【不良反应】最常见为骨髓抑制,可显著降低白细胞及血小板计数,严重者可出现全血细胞减少。可见食欲减退、恶心、呕吐或腹泻等胃肠道反应。局部刺激作用较强,多次注射可引起血管硬化、疼痛及血栓性静脉炎。

环磷酰胺(cyclophosphamide,CTX)

【药理作用】在体外无活性,在体内首先经肝药酶的作用转化为醛磷酰胺,进一步在肿瘤组织中分解出具有强大烷化作用的环磷酰胺氮芥,才与 DNA 发生烷化反应,形成交叉联结,影响 DNA 功能,抑制肿瘤的生长。本药虽属周期非特异性药物,但是它较其他烷化剂的选择性高、抗瘤谱广,毒性也较低,故为临床常用的烷化剂类药物。CTX 还具有免疫调节作用,在一般抗癌剂量下,CTX 可引起明显的体液和细胞免疫功能的全面抑制,使抗体反应、迟发性变态反应及淋巴细胞增殖反应明显下降。

【药动学】本品口服吸收良好,口服 100mg 时生物利用度可达 97%,服后 1 小时即达高峰血药浓度,吸收后迅速分布到全身,在肿瘤组织中浓度较正常组织高,脏器中以肝脏浓度较高,半衰期约为 7 小时。在肝内被混合功能氧化酶系的 P450 催化氧化为 4- 羟基环磷酰胺(4-hydroxycyclophosphamide),再开环成醛磷酰胺(aldophosphamide),后者又可代谢成两个主要的毒性代谢物丙烯醛及磷酰胺氮芥。丙烯醛与抗癌活性无关,但有膀胱刺激作用。CTX 主要经尿以代谢物形式排泄。

【临床应用】广谱抗瘤药,应用范围较广。①恶性淋巴瘤:疗效比较突出,包括霍奇金淋巴瘤、淋巴肉瘤、网织细胞肉瘤等,且毒性反应较低,与长春新碱、丙卡巴肼、泼尼松合用疗效更好。②急性白血病和慢性淋巴细胞白血病:CTX 有一定疗效,但其缓解率不及 MTX、6-MP 或长春新碱,但与抗代谢药物间

无交叉耐药性,因此可以联合应用。③其他肿瘤:肺癌、乳腺癌、卵巢癌、多发性骨髓瘤、神经母细胞瘤、胸腺瘤等均有一定疗效,亦有主张在肺癌、胃癌手术后,应用环磷酰胺以延缓或减少复发,提高生存率。

【用法与剂量】①静脉注射:15~20mg/kg 缓慢注射,7~10 日 1 次,一个疗程总量为 8~10g。亦可用 4mg/kg,每日或隔日 1 次。大剂量(每次 20~40mg/kg)给药,可每隔 3~4 周重复使用。②口服:3mg/(kg·d),每日约 50~150mg,分次服用,10~15g 为一个疗程。③静脉注射剂量亦可改作肌内注射,或 100~500mg/ 次动脉内注射,或 50~100mg/ 次鞘内注射。

【不良反应】①骨髓抑制:主要表现为白细胞减少,血小板减少不明显,本药虽易造成骨髓抑制,但多于停药后 2 周恢复。②消化道症状:表现为食欲减退、恶心,大剂量静脉注射可发生呕吐,但不严重,偶可发生胃肠道黏膜溃疡、出血。肝功能损害,故肝功能不全者慎用。③出血性膀胱炎等泌尿道症状:这是由于环磷酰胺在体内的活化产物——磷酰胺氮芥及丙烯醛由尿排泄时,在膀胱中浓集,引起膀胱刺激症状。用冲击剂量可引起肾损害,故用药期间应多饮水和碱化尿液以减轻症状,亦可与巯乙磺酸钠合用达到预防目的。④心脏毒性:大剂量可引起心肌病变,可致心内膜和心肌损伤。⑤其他:可引起肝损害,出现黄疸;少数患者有头昏、不安、幻视、脱发。偶见色素沉着,长期使用可抑制性腺。

塞替哌(thiophosphoramide, tespamin, TSPA)

【药理作用】本品在结构上具有三个乙撑亚胺基,可与 DNA 的碱基发生交叉联结,使碱基烷基化,从而干扰 DNA 和 RNA 的功能。虽是周期非特异性药物,但选择性高。

【药动学】口服完全不吸收。其血浆半衰期为 1.2~2 小时。快速静脉注射给药后 5 分钟内血药浓度达峰值。在体内广泛分布于各组织,主要在肝脏代谢。大部分药物于 24~48 小时内以代谢物形式经尿液排出。

【临床应用】抗瘤谱较广,对卵巢癌、乳腺癌均有一定疗效,对恶性淋巴瘤、黑色素瘤、肝癌、胃癌、膀胱癌也有效。

【不良反应】对骨髓有抑制作用,可引起白细胞和血小板减少,但较氮芥轻,胃肠道反应少见,局部刺激小。

白消安(busulfan, 又名马利兰, myleran)

【药理作用】该药属磺酸酯类化合物,在体内解离而起烷化作用。通过与细胞核 DNA 内的鸟嘌呤起烷化反应而破坏靶细胞 DNA 的结构和功能。主要作用于 G_1 及 G_0 期细胞,对非增殖细胞也有效。

【药动学】口服吸收良好,主要在肝脏代谢,血中半衰期为 2~3 小时,绝大部分经肾以甲基磺酸形式从尿中排出。

【临床应用】对慢性粒细胞白血病有显著疗效,缓解率可达 80%~90%,但对慢性粒细胞白血病急性病变和急性白血病无效,对其他肿瘤的疗效也不明显。

【不良反应】本药对骨髓有抑制作用。久用还可致闭经或睾丸萎缩,偶见出血、再生障碍性贫血及肺纤维化等严重反应。

卡莫司汀(carmustine, BCNU)

【药理作用】卡莫司汀为亚硝脲类烷化剂,能与 DNA 发生共价结合,使 DNA 的结构和功能被破坏;还可抑制 DNA 聚合酶,抑制 DNA 和 RNA 的合成。对 G_1/S 过渡期细胞作用最强,对 S 期有延缓作用。为细胞周期非特异性药物,抗瘤谱广。

【药动学】起效快、脂溶性高、解离度小，能透过血脑屏障。主要在肝脏代谢，以代谢物形式经肾排出。

【临床应用】主要用于原发或颅内转移瘤，是治疗脑恶性胶质瘤最常用的烷化剂。对恶性淋巴瘤、骨髓瘤等也有一定疗效。

【不良反应】主要不良反应包括骨髓抑制、胃肠道反应和肺纤维化等。

（二）破坏 DNA 的铂类配合物

顺铂（Cisplatin，DDP）

【药理作用】DDP 全名顺式 - 双氯双氨络铂，为含铂无机络合物。在体内先将氯解离，然后与 DNA 上的碱基共价结合，形成双链间的交叉联结或单链内两点的联结而破坏 DNA 的结构和功能，属细胞周期非特异性药物。抗瘤谱广。

【药动学】快速静脉注射后，α 相和 β 相半衰期分别为 20~50 分钟及 24 小时或更长。超过 90% 的 DDP 与血浆蛋白共价结合，不易通过血脑屏障，在肾、肝、肠和睾丸等组织中有较高浓度。由尿缓慢排出，24 小时内排出量约为 25%，用药后 5 天内仅排出约为 43%。

【临床应用】为目前联合化疗中常用药物之一。①睾丸肿瘤：对睾丸胚胎癌及精原细胞瘤均有较好疗效，因与其他常用抗癌药无交叉耐药性，故联合用药可根治。②对头颈部癌如鼻咽癌、甲状腺癌及膀胱癌、卵巢癌、淋巴瘤、软组织肉瘤疗效也较好。对乳腺癌、肺癌、宫颈癌也有效。其见效较快，但缓解期短。

【用法与用量】①静脉注射或静脉滴注：每日 20~30mg，4~5 日为一个疗程，连用 3~4 个疗程，疗程间隔 3~4 周；亦可用大剂量法，即 50~120mg/m²，每 3~4 周 1 次，配合水化，使尿量保持在 2 000~3 000ml。②也可动脉内、胸腔内和腹腔内注射。

【不良反应】①消化道症状：恶心、呕吐发生率高达 90% 以上，一般止吐药难以奏效，可用昂丹司琼（Ondansetron）或大剂量皮质类固醇控制。②骨髓抑制：主要是白细胞减少，多发生于剂量超过 100mg/（m²·d）时，但停药后恢复较快。③耳毒性：与总剂量有关，有耳鸣、耳聋、头昏，严重者可致高音听力丧失。④肾毒性：表现为血尿、蛋白尿，尿素清除率下降，肾浓缩能力减低，甚至发生尿毒症，这与所用总量有关，常发生于治疗后 7~14 天，配合水化以及保持尿量可大大降低其肾毒性。⑤其他：偶见过敏反应、外周神经病变及肝功能损害。

（三）破坏 DNA 的抗生素类药物

丝裂霉素（mitomycin C，MMC）

【药理作用】本品是放线菌族的发酵产物，化学结构中有乙基亚胺及氨甲酰酯基团，具有烷化作用，它能与 DNA 的双链交叉联结，抑制 DNA 复制，亦能使部分 DNA 断裂。对肿瘤细胞的 G_1 期最敏感，特别是晚 G_1 期及早 S 期，属周期非特异性药物。抗瘤谱广。

【药动学】口服可吸收，但不规则，常注射给药，静脉注射后半衰期为 25~90 分钟。不能透过血脑屏障。主要在肝脏代谢，经肾脏随尿排出。

【临床应用】临床常用于：①对消化道癌如胃癌、肠癌、肝癌、胰腺癌等疗效较好。②对肺癌、乳腺癌、宫颈癌、绒毛膜上皮癌也有效。③对恶性淋巴瘤有效。常用静脉注射，剂量为 4~6mg/ 次，每周 1~2 次，40~60mg 为一疗程，也可腔内注射，剂量为 4~10mg，每 5~7 日 1 次，4~6 次为一疗程。

【不良反应】不良反应主要是骨髓抑制,血小板减少尤为明显,一般停药 2~4 周后恢复;可见消化道反应、肾毒性、肺毒性、心脏毒性和肝静脉阻塞症;偶可见乏力、脱发及注射部位蜂窝织炎及致畸、致癌作用。

博来霉素（bleomycin, BLM）, 平阳霉素（bleomycin A5）

博来霉素是由轮生链霉菌发酵、提取、分离所得的碱性多肽类化合物;而平阳霉素系博来霉素的改良品种,毒性较博来霉素低,而抗癌作用基本相似。

【药理作用】本品能与铜或铁离子络合产生游离氧破坏 DNA,使 DNA 单链断裂,阻止 DNA 的复制,干扰细胞分裂繁殖。作用于 G_2 和 M 期,并延长 S/G_2 边界期及 G_2 期时间,属周期非特异性药物,其抗瘤谱广。

【药动学】口服无效。BLM 静脉注射（$15U/m^2$）后,血浆峰浓度可达 1~5mU/ml,α 相和 β 相半衰期分别为 24 分钟和 4 小时。在皮肤、肺、淋巴等组织中浓度较高。可透过血脑屏障。大部分经肾清除,故而肾功能不全时消除减慢。

【临床应用】主要用于治疗鳞状上皮癌,对淋巴瘤类,如霍奇金淋巴瘤、非霍奇金淋巴瘤、蕈样肉芽肿以及睾丸癌、黑色素瘤也有一定疗效。

【用法与剂量】BLM:肌肉和静脉注射 15~30mg/ 次,每日 1 次或每周 2~3 次,300~600mg 为一疗程量。平阳霉素:10mg/ 次,每日 1 次或每周 2~3 次。

【不良反应】对造血系统影响轻微,常可出现发热、食欲缺乏、脱发和皮肤色素沉着等迟发性皮肤黏膜反应。少见而严重者可因肺纤维化变性而致死,因此若有肺部症状者应立即停药,并给予肾上腺皮质激素促其恢复。长期静脉注射可致静脉炎、血管闭塞及硬化等。

（四）拓扑异构酶抑制剂

喜树碱类

喜树碱（camptothecin, CPT）是从我国特有的珙桐科植物喜树中提取的生物碱。羟喜树碱（Hydroxylcamptothecine）和伊立替康（irinotecan）是半合成喜树碱的衍生物。该类药物通过抑制 DNA 拓扑异构酶 I,干扰 DNA 合成,抑制肿瘤细胞增殖。主要作用于 S 期,对 G_1、G_2 与 M 期细胞有轻微杀伤力,为周期特异性药物。对胃癌、结肠癌、绒毛膜上皮癌有效,对急性和慢性粒细胞性白血病、膀胱癌、肝癌、头颈部肿瘤、口腔颌面部腺癌也有一定效果。羟喜树碱的常用量为每次 4~6mg,每日或隔日 1 次静脉注射,总量为 60~120mg。而喜树碱静脉注射剂量为每次 10mg,每日 1 次,总量为 140~200mg;动脉内注射,每次 5~10mg,每日或隔日 1 次,总量为 100~140mg;膀胱内注射,每次为 20mg,每周 2 次,总量为 200mg。不良反应主要是骨髓抑制,尿路刺激症状如尿频、尿痛、血尿,但羟喜树碱的尿路症状显著低于喜树碱,还可有恶心、呕吐、脱发。

依托泊苷（etoposide, VP-16）

VP-16 是鬼臼毒素的半合成衍生物。VP-16 主要抑制 DNA 拓扑异构酶 Ⅱ 的活性,可干扰拓扑异构酶 Ⅱ 修复 DNA 断裂链的作用,从而导致 DNA 链断裂。主要作用于 S 期及 G_2 期细胞,使 S 期和 G_2 期延长,为细胞周期非特异性药物。口服吸收不规则,静脉给药 α 相和 β 相半衰期分别为 1~2 小时和 6~8 小时。临床上主要用于治疗小细胞肺癌、淋巴瘤、睾丸肿瘤、急性粒细胞白血病,对卵巢癌、乳腺癌和神经母细胞瘤有较好的疗效。一般 60~100mg/m² 静脉注射,每日 1 次,连续 5 天,每 3~4 周重复 1 次。其不良反应为骨髓抑制,为剂量限制性毒性,可出现白细胞减少,血小板减少不常见;另有消化道反应。部分患者出现轻度神经炎。静脉注射可出现局部刺激症状。

三、影响转录过程的药物

多柔比星(doxorubicin,DOX)

【药理作用】DOX为醌环类抗生素,体外具有明显的细胞毒作用,体内具有广谱抗癌及免疫调节作用。它嵌入DNA的相邻碱基对之间,扰乱模板功能,抑制DNA聚合酶,引起合成障碍及DNA双链断裂。抗瘤作用强,抗瘤谱广,毒性较低,化疗指数较高,对各期细胞均有作用,其中对S期细胞最为敏感,为周期非特异性药物。

【药动学】口服无效。静脉注射后,呈多相消除,α相和β相半衰期分别为3小时和30小时。在心、肾、肺、肝和脾中浓度较高,不能通过血脑屏障。在体内主要通过肝代谢灭活,肝功能不全时用药应减量。

【临床应用】①急性白血病:对急性淋巴细胞及粒细胞白血病均有效。②恶性淋巴瘤:对霍奇金淋巴瘤及淋巴肉瘤、网状细胞肉瘤均有效,因与常用抗癌药物无交叉耐药,故与博来霉素、长春新碱、达卡巴嗪合用疗效更佳。对非霍奇金淋巴瘤,常与环磷酰胺、长春新碱、泼尼松合用。③乳腺癌:单用或与氟尿嘧啶、环磷酰胺合用都有较好的疗效。④骨肉瘤及软组织肉瘤:单用或与环磷酰胺、长春新碱、达卡巴嗪合用,有效率均较高,若作术后辅助治疗,治愈率较高。⑤肺癌:对鳞癌和大细胞未分化癌的疗效较好;对小细胞肺癌,与环磷酰胺、长春新碱合用,疗效亦较好。⑥对膀胱癌,睾丸肿瘤,甲状腺癌,神经和肾母细胞瘤,肝、胃、食管、卵巢、宫颈、前列腺及头颈部等癌亦有效,对胰腺癌、子宫内膜癌、脑瘤及多发性骨髓瘤等也有一定疗效。

【用法与剂量】静脉注射:①每次60~75mg/m²,每3周1次;②30mg/m²,连用3日,隔4周后复用;③25~30mg/m²,每周1次。总量不宜超过450~550mg/m²,以免发生严重的心脏毒性。

【不良反应】①骨髓抑制:约有60%~80%的患者可发生白细胞和血小板减少,所以应注意预防感染。②消化道反应:有恶心、呕吐、厌食等,但不严重。③心脏毒性:是多柔比星最为突出和最危险的毒性,一种是约有6%~30%的患者可出现一过性心电图改变,表现为室上性心动过速、室性期前收缩及ST波改变,好发于老年人,一般可恢复,故不影响用药;另一种是总量超过400mg/m²时,约有1%的患者出现心肌病变,引起急性心力衰竭,常致死。因此,使用本药应控制剂量,定期进行心电图检查。主张及早给予维生素B₆或早期应用强心苷可降低此毒性;另有报道与抗氧化剂普罗布考合用也可降低心脏毒性。另外,多柔比星脂质体制剂由于提高了在肿瘤组织的靶向性也可降低心脏毒性。

柔红霉素(Daunorubicin,DNR)

与多柔比星同属蒽环类抗生素,作用机制与多柔比星相同。主要用于对常用抗肿瘤药物耐药的急性淋巴细胞或粒细胞白血病。常以0.5~0.8mg/kg静脉滴注,每周2次,或以1mg/kg,每日1次,连用5日。本药骨髓抑制较严重,其次有恶心、呕吐、腹痛等胃肠道反应,也可发生心脏毒性,故总量不宜超过25mg/kg。

放线菌素D(dactinomycin,DACT)

【药理作用】为多肽抗生素,它能选择性地与DNA中的鸟嘌呤结合,插入DNA分子的鸟嘌呤和胞嘧啶碱基结构中,抑制以 DNA 为模板的 RNA 聚合酶,从而抑制 RNA 的合成,使蛋白质合成受阻。抗瘤谱广。

【药动学】口服疗效不好,在体内主要经胆汁和尿液以原型排出。

【临床应用】对霍奇金淋巴瘤和神经母细胞瘤有突出疗效,对绒毛膜上皮癌疗效也较好,但对睾丸绒毛膜上皮癌疗效较差,与放疗合用可提高瘤组织对放疗的敏感性。

【不良反应】食欲减退、恶心、呕吐、口腔炎和口腔溃疡等。用药 1~2 周后可出现白细胞和血小板减少,停药后可恢复;也有脱发、皮炎及肝功能损害。

四、抑制蛋白质合成的药物

(一)干扰氨基酸供应的药物

L- 门冬酰胺酶(L-asparaginase,ASP)

【药理作用】ASP 能将门冬酰胺水解为门冬氨酸和氨,而肿瘤细胞不能像正常细胞本身可合成门冬酰胺,引起体内门冬酰胺急剧缺乏,因此造成肿瘤细胞蛋白质合成受阻。

【药动学】肌内注射和静脉注射血浆半衰期分别为 39~49 小时、8~30 小时。排泄呈双相性,仅有微量随尿排出。

【临床应用】主要用于急性淋巴细胞白血病,对急性粒细胞白血病和急性单核细胞白血病也有一定疗效。常用剂量为每日 500~1 000U/kg,3~4 周为一疗程。

【不良反应】过敏反应、骨髓抑制和消化道症状较少见。

(二)干扰核糖体功能的药物

三尖杉酯碱(harringtonine,HRT)

HRT 是从三尖杉植物的枝叶和树皮中分离获得的一种生物碱,属于细胞周期非特异性药物。它抑制蛋白质合成的起步阶段,并使核糖体分解,释出新生肽链,与烷化剂、抗嘌呤类无交叉耐药性。它对急性粒细胞白血病和急性单核细胞白血病有较好疗效,其次对恶性淋巴瘤有效。剂量为每日 1~4mg,7~10日为一疗程,停药 2 周后可复用。它具有骨髓抑制和消化道反应,并可致心肌缺血与损害,应静脉缓慢滴注。

(三)影响微管蛋白装配和纺锤丝形成的药物

长春花碱类

长春花碱类是从夹竹桃科长春花植物中提取的抗癌生物碱,包括长春碱(vinblastin,VLB)和长春新碱(vincristin,VCR)。长春地辛(vindesine,VDS)和长春瑞滨(vinorelbine,NVB)为长春碱的半合成衍生物。

【药理作用】长春花碱类通过与微管蛋白结合,抑制微管聚合,阻碍纺锤体形成,使有丝分裂停止于中期,所以它主要作用于细胞增殖周期的 M 期,故属周期特异性药物。

【药动学】静脉给药,体内半衰期为 24 小时,末端相半衰期长达 85 小时。VCR 在肝代谢,代谢产物从胆汁排出。肝功能不全时要减低剂量。

【临床应用】VCR 对急性淋巴细胞白血病疗效突出,其次对恶性淋巴瘤疗效也较好,对绒毛膜上皮癌、乳腺癌、神经和肾母细胞瘤、脑瘤、平滑肌瘤及宫颈癌等也有一定疗效。

【用法与剂量】①静脉注射：成人剂量 1~2mg（或 1.4mg/m²）。儿童 75μg/kg 或 2mg/m²，每周 1 次静脉注射或冲入。2 周为一周期。②胸腹腔内注射：每次 1~3mg，用 0.9% 氯化钠注射液 20~30ml 稀释后注入。

【不良反应】VCR 神经系统的毒性较突出，多在用药 6~8 周后出现，可引起腹痛、便秘、四肢麻木和感觉异常、跟腱反射消失、颅神经麻痹、麻痹性肠梗阻、眼睑下垂及声带麻痹等。总量超过 25mg 时，应警惕出现永久性神经系统损害。也有局部刺激、脱发、恶心、呕吐及轻微的骨髓抑制。

紫杉醇（paclitaxel, Taxol）

紫杉醇是从短叶紫杉的树皮中提取的有效成分。

【药理作用】本品是新型抗微管药物，通过促进微管蛋白聚合，抑制解聚，保持微管蛋白稳定，抑制细胞有丝分裂，使细胞中止于 G_2 和 M 期，为周期特异性药物。

【药动学】静脉给药，蛋白结合率为 89%~98%。该药不易透过血脑屏障。主要在肝脏代谢，随胆汁进入肠道，经粪便排出体外（>90%）。

【临床应用】卵巢癌、乳腺癌及非小细胞肺癌的一线和二线治疗。也可用于头颈部癌、食管癌、精原细胞瘤、复发非霍奇金淋巴瘤等的治疗。

【用法与剂量】单药剂量为 135~200mg/m²。联合用药剂量为 135~175mg/m²，3~4 周重复。

【不良反应】①过敏反应：发生率为 39%。多数为 Ⅰ 型变态反应，表现为支气管痉挛性呼吸困难、荨麻疹和低血压。一般发生在用药后 10 分钟。治疗前应用地塞米松，苯海拉明和 H_2 受体拮抗药进行预处理。②骨髓抑制：有剂量依赖性毒性，表现为白细胞和血小板减少。③神经毒性：周围神经病变发生率为 62%，最常见的表现为轻度麻木和感觉异常。④心血管毒性：可有低血压和无症状的短时间心动过缓。⑤肌肉关节疼痛：发生率为 55%，发生于四肢关节，发生率和严重程度呈剂量依赖性。⑥其他：包括胃肠道反应和肝毒性等。

五、肿瘤生物治疗药物

自 20 世纪 80 年代中期以来，肿瘤生物治疗已取得了很大进展，并成为继手术、化疗和放疗之后的第四种治疗肿瘤的方法。肿瘤生物治疗主要包括免疫治疗、基因治疗以及抗血管生成三方面。免疫治疗包括抗癌效应细胞的激活，细胞因子的诱发，抗癌抗体的筛选和新型疫苗的研制等，这些都与免疫学理论的发展和分子生物技术的进步密切相关。根据肿瘤生长与转移有赖于血管生成这一基本现象，针对肿瘤血管形成的分子机制来设计的抗血管生成治疗策略，已成为目前肿瘤治疗的热点研究领域，许多抗血管生成剂已进入临床研究阶段。目前临床上的生物治疗药物主要包括酪氨酸激酶抑制剂，单克隆抗体以及抗血管生成药物。

（一）酪氨酸激酶抑制剂

伊马替尼（imatinib）

【药理作用】伊马替尼是一种特异性很强的酪氨酸激酶抑制剂。其抗癌的分子机制是作为 ATP 竞争性抑制剂，阻滞酪氨酸激酶的磷酸化，它可选择性抑制 Bcr-Abl、C-kit 和血小板衍生生长因子受体 PDGFR 等酪氨酸激酶，抑制下游信号转导途径，从而阻止细胞的增殖和肿瘤的形成。

【药动学】口服易于吸收，2~4 小时后达血药峰浓度，蛋白结合率为 95%。本品代谢途径除

CYP3A4 外,还有 CYP1A2、2D6、2C9 和 2C19;伊马替尼既是 CYP3A4 的底物,也是 3A4 的抑制剂。伊马替尼的清除半衰期为 18 小时,其活性代谢产物半衰期为 40 小时。

【临床应用】主要适用于费城染色体呈阳性(Ph⁺)的慢性髓细胞性白血病(CML)及急性非淋巴细胞白血病、胃肠道间质瘤(GIST)、小细胞肺癌(SCLC)和胶质母细胞瘤的治疗,且具有不良反应甚微、耐受性好等优点。

【用法与剂量】慢性髓细胞性白血病:对急变期和加速期患者推荐剂量为 600mg/d,对干扰素治疗失败的慢性期患者为 400mg/d。胃肠道间质瘤:对不能切除和/或转移的恶性 GIST 患者,本品的推荐剂量为 400mg/d。

【不良反应】常见不良反应有食欲缺乏、恶心、呕吐、水肿、腹泻、头痛、结膜炎、流泪增多、视力模糊、皮疹、疲劳、发热、腹痛、肌痛以及肌痉挛等,亦有肝毒性及骨髓抑制作用。

尼洛替尼(nilotinib)

尼洛替尼的作用机制与伊马替尼相似,但对 Bcr-Abl 酪氨酸激酶的选择性更强。临床适用于伊马替尼耐药或者不能耐受的费城染色体呈阳性(Ph⁺)的慢性髓细胞性白血病患者,疗效显著。

吉非替尼(gefitinib)

【药理作用】吉非替尼通过以下两方面机制发挥抗癌作用:①竞争表皮生长因子受体(EGFR)酪氨酸激酶催化区域上的 ATP 结合位点,抑制 EGFR 酪氨酸磷酸化,阻断 EGFR 信号传递,从而抑制细胞生长。由于多种上皮源性肿瘤均存在 EGFR 的功能异常,因此吉非替尼可显著抑制肿瘤增生;②抑制微血管生成、调节细胞周期和增加化疗敏感度。厄洛替尼(erlotinib)和埃克替尼(icotinib)的作用机制与吉非替尼相似。其中埃克替尼是我国自主研发的小分子靶向抗癌药。

【药动学】口服给药后,吸收较慢,T_{max} 为 3~7 小时。吉非替尼在组织内分布广泛。血浆蛋白结合率约为 90%。参与吉非替尼氧化代谢的 CYP450 同工酶主要是 CYP3A4。吉非替尼总的血浆清除率约为 500ml/min。主要通过粪便排泄,少于 4% 通过肾脏以原型和代谢物的形式清除。

【临床应用】本品适用于治疗既往接受过化学治疗(主要是指铂剂和多西他赛治疗)的局部晚期或转移性非小细胞肺癌。

【用法与剂量】本品的成人推荐剂量为 250mg(1 片),1 日 1 次,口服。

【不良反应】①消化系统:腹泻;肝功能异常,主要包括无症状性轻或中度氨基转移酶升高;呕吐;口腔黏膜炎;胰腺炎。②过敏反应:包括血管性水肿和风疹。③皮肤及附件:多泡状突起的皮疹,在红斑的基础上有时伴皮肤干燥发痒;指甲毒性;脱发、乏力。④眼科:结膜炎和眼睑炎,角膜糜烂,异常睫毛生长。⑤呼吸困难。

奥希替尼(osimertinib)

第一代/第二代酪氨酸激酶抑制剂(包括厄洛替尼、吉非替尼、埃克替尼、阿法替尼)治疗后,大约 2/3 耐药患者 EGFR 出现 T790M 突变,这一突变是引起耐药的主要分子机制。奥希替尼是第三代口服、不可逆的,突出特点是选择性针对 EGFR T790M 突变的抑制剂,主要用于治疗 T790M 突变阳性的局部晚期或转移性非小细胞肺癌。

索拉非尼(sorafenib)

【药理作用】索拉非尼是一种多激酶抑制剂。索拉非尼能同时抑制多种存在于细胞内和细胞表面的激酶,包括 RAF 蛋白激酶、血管内皮生长因子受体 -2 和 -3(VEGFR-2,VEGFR-3)、血小板衍生生长因子受体 -β(PDGFR-β)、KIT 和 FLT-3 等。因此,索拉非尼一方面,通过抑制 RAF/MEK/ERK 信号传导通路,直接抑制肿瘤生长;另一方面,通过抑制 VEGFR 和 PDGFR 而阻断肿瘤新生血管的形成,间接抑制肿瘤细胞的生长,具有双重抗癌效应,其除了发挥直接的抗癌细胞作用外,还能高效抑制肿瘤的新生血管形成。

【药动学】口服给药后,约 3 小时达到峰浓度。与人血浆蛋白的结合率高达 99.5%。索拉非尼主要在肝脏通过 CYP3A4 氧化代谢,平均消除半衰期约为 25~48 小时。

【临床应用】主要适用于无法手术的晚期肾细胞癌、肝细胞癌以及远处转移的肝细胞癌。

【用法与剂量】口服,每次 0.4g,每日两次。

【不良反应】常见不良反应有腹泻、皮疹/脱屑、疲劳、手足部皮肤反应、脱发、恶心、呕吐、瘙痒、高血压和食欲减退。

(二)单克隆抗体药

曲妥珠单抗(trastuzumab)

【药理作用】曲妥珠单抗是一种重组 DNA 衍生的人源化单克隆 IgG 型抗体,选择性地作用于人表皮生长因子受体 -2(HER-2)的细胞外部位。抑制 HER-2 受体的活化,加速 HER-2 蛋白受体的内化和降解。此外,还可通过抗体依赖细胞介导的细胞毒作用增强免疫细胞攻击和杀伤肿瘤靶细胞的功能。*HER-2* 原癌基因或 *C-erbB-2* 编码一个单一的受体样跨膜蛋白,分子量为 185kDa。在原发性乳腺癌患者中有 25%~30% 的患者 *HER-2* 过度表达。

【药动学】曲妥珠单抗血清清除慢[<0.7ml/(kg·h)],半衰期长(>1 周)。

【临床应用】适用于治疗 *HER-2* 过度表达的转移性乳腺癌:作为单一药物治疗已接受过一个或多个化疗方案治疗且失败的转移性乳腺癌;与紫杉类药物合用治疗未接受过化疗的转移性乳腺癌。

【用法与剂量】作为单一用药或与其他化疗药合用时,初次负荷量为 4mg/kg,90 分钟内静脉输入。维持剂量每周用量为 2mg/kg。

【不良反应】主要有胸痛、腹痛、肌肉痛、呼吸困难、心肌收缩力减弱,骨髓抑制、肝损害较少发生。单用曲妥珠单抗心功能不全发生率约 3%,联合化疗可明显增加,约 26%~29%,因此应用曲妥珠单抗治疗时应注意监测患者心功能状态。

利妥昔单抗(rituximab)

【药理作用】利妥昔单抗是一种人鼠嵌合型单克隆抗体,能特异性地与跨膜抗原 CD20 结合。CD20 抗原位于前 B 和成熟 B 淋巴细胞的表面,而造血干细胞、正常浆细胞或其他正常组织不表达 CD20。95% 以上的 B 细胞性非霍奇金淋巴瘤的瘤细胞表达 CD20,适用于靶向治疗。利妥昔单抗与 B 细胞上的 CD20 抗原结合后,启动介导 B 细胞溶解的免疫反应。B 细胞溶解的可能机制包括:补体依赖的细胞毒作用(CDC)和抗体依赖细胞介导的细胞毒作用(ADCC),以及提高细胞对细胞毒作用的敏感性和免疫接种作用等。

【药动学】每周静脉滴注 1 次,共 4 次。对于接受 375mg/m² 剂量的患者,第一次滴注后利妥昔单抗的平均血清半衰期是 68.1 小时,C_{max} 是 238.7μg/ml,而平均血浆清除率是 0.045 9L/h;第四次滴注后的血清半衰期、C_{max} 和血浆清除率的平均值分别为 189.9 小时、480.7μg/ml 和 0.014 5L/h,但血清水平的变异性较大。

【临床应用】本品适用于复发或耐药的中央型滤泡性淋巴瘤(国际工作分类 B、C 和 D 亚型的 B 细胞非霍奇金淋巴瘤）的治疗。CD20 阳性的弥漫大 B 细胞淋巴瘤（DLBCL）应与标准 CHOP 化疗方案（环磷酰胺、多柔比星、长春新碱、泼尼松）8 个周期联合治疗。

【用法与剂量】 每次静脉滴注利妥昔单抗前应预先使用止痛剂（例如对乙酰氨基酚）和抗组胺药（例如苯海拉明）（开始滴注前 30 到 60 分钟）。如果所使用的治疗方案不包括皮质激素，应预先使用皮质激素。成年患者利妥昔单抗单药治疗的推荐剂量为 $375mg/m^2$ 体表面积，每周静脉滴注 1 次，在 22 天内使用 4 次。对于弥漫大 B 细胞淋巴瘤，利妥昔单抗应与 CHOP 化疗联合使用。

【不良反应】 主要有发热，畏寒和寒战等与注射相关的流感样反应。其他症状有恶心、荨麻疹/皮疹、疲劳、头痛、瘙痒、支气管痉挛/呼吸困难、舌或喉头水肿（血管神经性水肿）、鼻炎、呕吐、暂时性低血压、潮红、心律失常、肿瘤性疼痛。患者偶尔会出现原有的心脏疾病如心绞痛和心力衰竭的加重。严重的血小板和中性粒细胞减少的发生率为 1.8%，严重贫血的发生率为 1.4%。

贝伐珠单抗（bevacizumab）

【药理作用】 贝伐珠单抗是一种重组的人源化抗血管内皮生长因子的单克隆抗体，可结合 VEGF 并防止其与内皮细胞表面的受体（Flt-1 和 KDR）结合，下调 VEGF 的生物学活性，抑制 VEGF 诱导的新生血管生成。

【药动学】 静脉给药后，平均消除半衰期为 20 天（范围 11~50 天），预测达到稳态的时间为 100 天。

【临床应用】 适用于联合以 5-FU 为基础的化疗方案作为转移性结直肠癌的一线治疗。

【用法与剂量】 静脉滴注，推荐剂量为 5mg/kg，每 2 周静脉注射 1 次。本品应在术后 28 天以后使用，且需伤口完全愈合。

【不良反应】 严重不良反应为胃肠穿孔/伤口并发症、出血、高血压危象、肾病综合征、充血性心力衰竭。常见不良反应为无力、腹痛、头痛、高血压、腹泻、恶心、呕吐、食欲下降、口腔炎、便秘、上呼吸道感染、鼻出血、呼吸困难、剥脱性皮炎、蛋白尿。

西妥昔单抗（cetuximab）和尼妥珠单抗（nimotuzumab）

西妥昔单抗和尼妥珠单抗均为人源化抗人表皮生长因子受体（EGFR）单克隆抗体，能够竞争性抑制内源性配体与 EGFR 的结合，阻断由 EGFR 介导的下游信号传导通路和细胞学效应，从而抑制肿瘤细胞增殖，促进肿瘤细胞凋亡，抑制肿瘤血管生成，抑制肿瘤细胞浸润和转移，增强放、化疗疗效。目前临床上，西妥昔单抗单用或与伊立替康联用于 EGFR 受体过度表达的转移性直肠癌的治疗。尼妥珠单抗适用于与放疗联合治疗 EGFR 阳性表达的 Ⅲ/Ⅳ 期鼻咽癌。

六、肿瘤免疫治疗药物

免疫治疗的目的是激活机体，进而杀伤肿瘤细胞。肿瘤的免疫治疗方法分为被动免疫治疗和主动免疫治疗。被动免疫治疗是指给机体输注外源性免疫效应物质达到治疗肿瘤的作用。主动免疫治疗包括非特异性主动免疫治疗和特异性主动免疫治疗两种类型。非特异性主动免疫治疗是指应用一些免疫调节剂通过非特异性地增强机体的免疫功能，激活机体的抗癌免疫应答，以达到治疗肿瘤的目的。特异性主动免疫治疗是指激活宿主自身的抗癌免疫机制，如使用"瘤苗"给患者接种以诱导特异性肿瘤免疫反应。目前治疗用的瘤苗主要有肿瘤细胞瘤苗、抗独特型抗体瘤苗以及抗原提呈细胞为基础的瘤苗等。肿瘤的主动免疫疗法不同于传统免疫疫苗，不是用于预防肿瘤，而是给机体输入具有抗原性的肿瘤疫苗,刺激机体产生特异性抗癌免疫,进而杀伤肿瘤细胞、预防肿瘤细胞的转移和复发。

本章重点介绍两类非常有前景的肿瘤免疫疗法。

(一) CAR-T 免疫疗法

CAR-T 免疫疗法(chimeric antigen receptor T-cell immunotherapy)即嵌合抗原受体 T 细胞免疫疗法,是目前较为有效的恶性肿瘤的治疗方式之一。和其他免疫疗法的基本原理类似的是利用患者自身的免疫细胞来清除癌细胞,但是不同的是,这是一种细胞疗法,而不是一种药。相较其他肿瘤治疗方法,如手术切除、放化疗、小分子靶向药物、单抗药物以及造血干细胞移植等,此方法具备更"精准"、更"灵活"、更"广谱"、更"持久"等多方面优势。这种新的治疗策略的关键之处在于识别靶细胞中被称作嵌合抗原受体(chimeric antigen receptor, CAR)的人工受体。嵌合抗原受体是 CAR-T 的核心部件,通过一种类似透析的过程提取出患者体内的 T 细胞,对它们进行基因修饰,将编码这种 CAR 的基因导入 T 细胞使其表达这种新的受体。经过 CAR 改造的 T 细胞相较于天然 T 细胞受体(TCR)能够识别更广泛的目标。赋予 T 细胞通过人类白细胞抗原(HLA)非依赖的方式识别肿瘤抗原的能力。CAR 的基础设计中包括一个肿瘤相关抗原(tumor associated antigen, TAA)结合区(通常来源于单克隆抗体抗原结合区域的单链 Fv 段),一个胞外铰链区,一个跨膜区和一个胞内信号区。目标抗原的选择对于 CAR 的特异性、有效性以及基因改造 T 细胞自身的安全性来讲都是关键的决定因素。

Tisagenlecleucel(kymriah)

Tisagenlecleucel 的作用是指引 T 细胞靶向并杀死细胞膜表面表达 CD19 特异性抗原的 B 细胞。该药于 2017 年 8 月由美国 FDA 批准上市,主要用于治疗复发性或难治性儿童、青少年 B 细胞型急性淋巴细胞白血病。治疗三个月内的总体缓解率为 83%。

Axicabtagene ciloleucel(yescarta)

Axicabtagene ciloleucel 于 2017 年 10 月由美国 FDA 初次批准,也是一种靶向 CD19T 细胞免疫治疗方法,适用于成人复发难治性滤泡性淋巴瘤患者,不适用有原发性中枢神经系统淋巴瘤的治疗。其 CAR 设计与 Tisagenlecleucel 存在明显差异。Tisagenlecleucel 的共刺激区使用的是 4-1BB,而 Axicabtagene ciloleucel 的 CAR 结构中共刺激区使用的是 CD28。CD28 CAR-T 细胞更加迅速的作用模式可能是导致患者出现严重细胞因子释放风暴(CRS)的一个很重要的因素。用 Axicabtagene ciloleucel 治疗后还会出现神经学毒性,超敏性反应,严重感染,血细胞减少,低丙种球蛋白血症等不良反应。

靶点决定适应证方向。在适应证方面,CAR-T 细胞免疫疗法在治疗血液肿瘤方面已经有了突破性进展,显示出良好的靶向性、杀伤性和持久性。相关统计数据显示,全球范围内 75% 左右的在研 CAR-T 临床试验项目主要用于白血病、淋巴瘤等血液肿瘤,仅有小部分是针对肝癌、肺癌等实体肿瘤。获批的两种 CAR-T 产品也在向其他血液肿瘤扩展,如滤泡性淋巴瘤、套细胞淋巴瘤、多发性骨髓瘤等。

(二) PD-1、PD-L1 单克隆抗体

正常情况下,免疫系统会对聚集在淋巴结或脾脏的外来抗原产生反应,促进具有抗原特异性的 T 细胞增殖。程序性死亡蛋白 -1(programmed death-1, PD-1)是一种重要的免疫抑制分子,属 CD28 超家族成员,是一种分子量约为 40kDa 的第一型跨膜蛋白。当细胞程序性死亡配体 1(programmed death ligand 1, PD-L1)与 T 细胞表面的 PD-1 结合,可抑制 T 细胞的增殖。肿瘤微环境会诱导浸润的 T 细胞高表达 PD-1 分子,肿瘤细胞会高表达 PD-1 的配体 PD-L1 和 PD-L2,导致肿瘤微环境中 PD-1 通路持续激活,T

细胞功能被抑制,肿瘤细胞因由此逃避 T 细胞的杀伤。因此,针对 PD-1 或 PD-L1 设计特定的蛋白质抗体,阻止 PD-1 和 PD-L1 的识别过程,可恢复 T 细胞杀伤肿瘤细胞的功能。

1. PD-1 单克隆抗体

纳武利尤单抗(nivolumab)

【药理作用】是一种针对 PD-1 受体的全人源性 IgG4 单克隆抗体,通过与 PD-1 结合,阻断其与 PD-L1 和 PD-L2 的相互作用,逆转肿瘤免疫微环境,恢复 T 细胞的抗癌活性,抑制肿瘤生长。

【临床应用】①不能切除或转移的黑色素瘤。②接受一线化疗/一线 TKI 治疗失败后的转移性鳞状非小细胞肺癌。

【用法与用量】每 2 周给药 1 次,每次 3mg/kg。

【不良反应】黑色素瘤患者中最常见的不良反应(≥20%)是皮疹。在晚期鳞状非小细胞肺癌患者中最常见不良反应(≥20%)是疲乏,呼吸困难,肌肉骨骼痛,食欲减退,咳嗽,恶心和便秘。

免疫介导不良反应包括免疫介导肺炎,结肠炎,肝炎,肾炎和肾功能不全,甲状腺功能减退或亢进等。根据反应严重程度可给予糖皮质激素治疗。

帕博利珠单抗(pembrolizumab)

帕博利珠单抗是 PD-1 抗体,在 2014 年 9 月获美国 FDA 批准上市,它通过抑制 PD-1 受体介导的免疫抑制信号,提高人体免疫系统发现和攻击肿瘤细胞的能力。这款重磅疗法自 2014 年首次获得 FDA 批准治疗晚期黑色素瘤以来不断扩展其适应证,在肺癌领域更是疗效显著,已经获得多项 FDA 批准,作为组合疗法或单药疗法用于一线治疗非小细胞肺癌。

2. PD-L1 单克隆抗体

阿特珠单抗(atezolizumab)

【临床应用】①局部进展或转移的尿路上皮癌。②转移性非小细胞肺癌。对其他类型肿瘤包括卵巢癌、肾细胞癌、三阴性乳腺癌、膀胱癌、黑色素瘤、结直肠癌等的疗效正在研究中。

【用法与用量】每 3 周给予 1 200mg 1 次,静脉输注(60 分钟)。

【不良反应】最常见不良反应(≥20%)包括:疲乏、食欲减退、恶心、尿路感染、发热和便秘。

Avelumab(bavencio)

Avelumab 是针对 PD-L1 单克隆抗体,其通过阻断 PD-L1 和 PD-1 的结合,消除 PD-L1 对 CD8⁺ 细胞毒 T 细胞的抑制作用,从而恢复 T 细胞的杀伤肿瘤作用。Avelumab 最初获 FDA 批准用于治疗非小细胞肺癌,2017 年获批用于治疗成年和 12 岁及以上儿童转移性 Merkel 细胞癌(MCC,一种侵袭性皮肤癌)患者。

度伐利尤单抗(durvalumab)

度伐利尤单抗是 2017 年获批的 PD-L1 阻断抗体药物,用于治疗局部晚期或转移性尿路上皮癌。度伐利尤单抗最常见的不良反应(≥15%)是疲劳、肌肉骨骼疼痛、便秘、食欲减退、恶心、外周性水肿和尿路感染。

七、其他抗肿瘤药

抗肿瘤药种类繁多,其作用机制也多种多样。某些激素及其拮抗药可改善激素失调,从而可抑制乳腺癌、前列腺癌、甲状腺癌、宫颈癌、卵巢癌及睾丸肿瘤等与激素失调有关的肿瘤;维 A 酸为癌细胞分化诱导剂；三氧化二砷（砒霜）和重组人 *p53* 腺病毒为癌细胞凋亡诱导剂；重组人血管内皮抑制素为肿瘤血管生成抑制剂等。

第四节　常用抗肿瘤药的合理应用

一、确定给药方法

（一）大剂量间歇给药

大多数化疗药物,特别是细胞周期非特异性药物,多在最大耐受量下采用大剂量间歇给药。临床实践证明,环磷酰胺、卡莫司汀、多柔比星、丝裂霉素、羟基脲、洛莫司汀、喜树碱等许多抗癌药,采用大剂量间歇疗法比每日连续小剂量给药法效果更好。这是因为一次大剂量所能杀伤的癌细胞数,远远超过小剂量分次用药所能杀灭癌细胞数之和,而且一次给予大剂量药物较多地杀伤增殖期细胞后,还可诱导 G_0 期细胞转入增殖期,增加了患者对抗癌药的敏感性,故可提高疗效。而小剂量连续用药使残存的癌细胞较多,易于产生抗药性和复发。此外,大剂量间歇用药还有利于机体造血系统功能的恢复,从而减轻抗癌药的毒性反应,这是因为保存在 G_0 期的造血干细胞比肿瘤细胞多,在停药间歇期,血液细胞可得到快速补充。

（二）短期连续给药

此种给药法适用于体积倍增时间短的肿瘤,如绒毛膜上皮癌、霍奇金淋巴瘤及弥漫大 B 细胞淋巴瘤等,一般细胞增殖的 1~2 个周期（约 5~14 日）为一疗程,然后间隔 2~3 周重复疗程,这样可反复 6~7 个疗程,例如,泼尼松、6-MP 和丙卡巴肼等药物常采用此方法,但往往毒性较大,有较大的危险性,不过也常获得较长的缓解期。

（三）序贯给药

随着肿瘤的生长,肿瘤细胞的数目和体积不断增加,但肿瘤的生长比率逐渐下降,即增殖细胞相对减少,而增殖细胞对抗癌药较非增殖细胞敏感,特别是细胞周期特异性药物,因此对生长比率不高的肿瘤,应先用细胞周期非特异性药物,如先用大量环磷酰胺,杀伤增殖期细胞后,促使 G_0 期细胞进入增殖期,继用甲氨蝶呤等周期特异性药物,以杀伤进入增殖周期的癌细胞,如此重复数个疗程,有可能消灭 G_0 期细胞,达到根治的目的。对于生长比率高的肿瘤如急性白血病等,则先用周期特异性药物,如阿糖胞苷加硫嘌呤或长春新碱加泼尼松,后再继用周期非特异性药物。

（四）同步化后给药

这是一种特殊的序贯给药法,是先用作用于 S 期的周期特异性药如羟基脲、阿糖胞苷,使癌细胞集中于 G_1 期,然后再使用 G_1 期敏感的药物如放线菌素 D,提高疗效;或者先用长春新碱使细胞停止于 M 期,经约 6~24 小时后,使癌细胞同步进入 G_1 期,再用环磷酰胺提高疗效。

二、联合用药的选择

联合用药是肿瘤化疗中常用的方法,其目的主要是增加疗效、降低毒性以及消除和延迟耐药性的发生。联合用药有先后使用几种不同药物的序贯疗法,也有同时采用几种药物的联合疗法,虽然通常认为联合用药较好,但是并非所有的用药都比单种药物治疗更优,故提出下列几点联合用药的原则:

(一)从抗癌药物的作用原理考虑

阻断同一代谢物合成的各个不同阶段(序贯阻断),如甲氨蝶呤与巯嘌呤合用疗效可增加,且对巯嘌呤有抗药性的白血病细胞对甲氨蝶呤更敏感。阻断产生同一代谢物的几条不同途径(同时阻断),如阿糖胞苷与巯嘌呤合用,前者阻断 DNA 多聚酶,后者可阻断嘌呤核苷酸互变,又能掺入 DNA 中,已证明此二药合用治疗急性粒细胞白血病疗效好。直接损伤生物大分子的药物与抑制核苷酸生物合成的药物合用(互补性阻断),如阿糖胞苷与烷化剂合用,在临床上观察到有明显的增效。

(二)从药物的敏感性考虑

因为肿瘤的种类和药物的种类均很多,不同的肿瘤对不同的药物具有不同的敏感性,这在治疗中是必须首先考虑的问题,如胃肠癌宜用氟尿嘧啶,也可用喜树碱、塞替派、环磷酰胺、丝裂霉素、羟基脲。鳞癌可用博来霉素、硝卡芥、甲氨蝶呤等。肉瘤类可用环磷酰胺、顺铂、多柔比星等。

(三)从细胞周期增殖动力学考虑

前述的序贯给药法就是基于这点。常将作用于细胞周期不同时期的药物合用,如选用长春新碱(主要作用 M 期),与作用于 S 期的氟尿嘧啶及周期非特异性药物环磷酰胺合用,分别杀伤各细胞周期细胞,故疗效可提高。

(四)从药动学关系上考虑

抗癌药物在体内的分布和代谢对其疗效有着重要的影响。抗癌药物要进入肿瘤细胞才能发挥抗癌作用,其疗效与细胞内浓度密切相关。如 VCR 可减少 MTX 向细胞外流出,使 MTX 在细胞内浓度增加,停留时间延长,因此可提高 MTX 的疗效,临床上在使用大剂量 MTX 之前常使用 VCR。抗癌药物的多药耐药性(multidrug resistance, MDR)与肿瘤细胞表面负责 P 糖蛋白(P-glycoprotein)的基因表达增加有关,P 糖蛋白可将药物从细胞内泵出,从而产生耐药性。钙通道阻滞药,如维拉帕米和汉防己甲素等可逆转该作用。另一方面,有些抗癌药物在体内经代谢酶的代谢而失活,如果抑制该代谢途径,则可提高其疗效。如 Ara-C 受胞苷脱氧酶催化脱氨变成阿糖鸟苷而失活,同时应用四氢鸟苷(tetrahydrouridine, THU)可逆性抑制该酶,可延缓 Ara-C 的灭活,增强其疗效。

(五)从药物的毒性考虑

往往选用毒性不同的药物联合应用,一方面可增强疗效,另一方面可减小毒性,特别要考虑的是将一些对骨髓抑制不明显的药物作为合并用药,如泼尼松、长春新碱、博来霉素、普卡霉素、L-门冬酰胺酶等。此外,雷佐生可减轻多柔比星与柔红霉素的毒性,故可考虑合用。

思考题

1. 按作用机制不同,抗癌药物分哪几类? 列举各类的代表药物。

2. 临床传统的化疗药物常见的不良反应有哪些?

3. 作用于 S 期的周期特异性抗癌药物有哪些? 请说明它们的作用机制。

4. 试述 PD-1 和 PD-L1 单克隆抗体抗癌作用的分子机制,探讨其抗癌作用的前景。

5. 试述抗癌药物的临床应用原则。

参考文献

［1］李俊.临床药理学.4版.北京:人民卫生出版社,2008.

［2］魏敏杰,杜智敏.临床药理学.2版.北京:人民卫生出版社,2014.

［3］董坚.肿瘤靶向治疗药物与临床应用.北京:科学出版社,2018.

［4］王怀良.临床药理学.3版.北京:高等教育出版社,2015.

［5］丁健.高等药理学.北京:科学出版社,2013.

［6］杨宝峰.基础与临床药理学.2版.北京:人民卫生出版社,2014.

［7］ECKHARDT B L, FRANCIS P A, PARKER B S, et al. Strategies for the discovery and development of therapies for metastatic breast cancer. Nat Rev Drug Discov, 2012, 11（6）: 479-497.

［8］REICHERT J M, VALGE-ARCHER V E. Development trends for monoclonal antibody cancer therapeutics. Nat Rev Drug Discov, 2007, 6（5）: 349-356.

（周家国　商金艳）

第三十四章 抗 菌 药

第一节 概 述

一、抗菌药的定义

抗菌药系指具有杀菌或抑菌活性、主要供全身应用（含口服、肌内注射、静脉注射、静脉滴注等，部分也可用于局部）的各种抗生素、磺胺类药物、异烟肼、吡咯类药物、硝咪唑类药物、喹诺酮类药物、呋喃类药物等化学药物，是对一系列感染有效的药物，如细菌（抗生素）、真菌（抗真菌药物）引起的感染。

抗菌药耐药是一种天然存在的现象，自第一代抗生素青霉素发现就已观察到抗生素耐药，某些细菌存在的耐药性基因早在抗生素发现前数百万年就已存在。近年来抗菌药耐药性问题愈发严峻，过度使用抗菌药增加了细菌耐药性发展和传播的速度，但目前仍缺乏对抗超级细菌的新型抗菌药，这对全球公共卫生造成了严重威胁。因此必须合理应用抗菌药，遏制细菌耐药。

二、抗菌药的合理应用

（一）临床应用抗菌药的基本原则

1. 抗菌药用药指征为病原微生物感染者。

2. 尽早明确感染性疾病的病原，并根据病原种类及药物敏感试验的结果选用抗感染药。

3. 根据感染特点给予抗感染药物经验治疗。

4. 根据药物抗菌活性、药动学特性、不良反应选择用药。

5. 按照患者的生理、病理状态合理用药。

6. 根据药动学/药效学（PK/PD）原则选用适当的给药方案，包括剂量、间期、给药方式和疗程。

7. 强调综合性治疗措施的重要性。

（二）抗菌药的预防性应用

抗菌药的预防性应用涉及临床各科，因此严格掌握预防性应用的适应证，合理选用抗菌药的剂量、疗程，对于降低高危患者的感染率以及提高外科手术的成功率是至关重要的。

1. 内科预防用药原则

（1）主要用于预防一两种特定细菌侵入体内,如伤口感染（金黄色葡萄球菌、大肠埃希菌等）或血流感染（甲型溶血性链球菌、脑膜炎球菌等）,可能获得一定效果;如目的在于防止所有细菌的侵入,则往往徒劳无功。

（2）在一段时间内预防用药可能有效,如长期预防用药,常不能达到目的。

（3）基础疾病可以恢复或纠正者,预防用药可能有效;基础疾病不能治愈或纠正,或免疫缺陷患者,预防用药应尽可能少用或不用。应密切观察病情,一旦出现感染征兆,立即采集有关标本进行培养,进行病原检查和药物敏感试验等检查或试验,并及早给予经验性治疗。

（4）对于普通感冒、麻疹、脊髓灰质炎、水痘等病毒性疾病患者和昏迷、休克、心力衰竭、应用免疫抑制药等患者,预防用药既缺乏指征也无效果,并易导致耐药菌感染,对上述患者不宜常规预防用抗菌药。

2. 外科预防用药原则　在外科领域中,抗菌药主要用于预防手术部位的感染（包括切口感染和手术涉及的器官或腔隙感染）,但不包括与手术无直接关系的、术后可能发生的其他部位感染。同时根据外科手术切口微生物污染情况（清洁切口、清洁 - 污染切口、污染切口、污秽 - 感染切口）,决定是否预防用抗菌药。若手术性质属清洁 - 污染或污染手术者尚应考虑手术部位可能污染细菌的种类给予预防用药。如手术前已有感染（如肺脓肿、腹膜炎等）,则患者往往在术前即已开始抗菌药治疗,不属预防用药范围。

（三）抗菌药的治疗性应用

诊断为病原微生物（主要为细菌）感染者,方有指征应用抗菌药。

临床上的发热并非均由感染所致,也包括非感染因素,如过敏反应、恶性肿瘤等,且感染性疾病中也并非均为细菌引起,也包括立克次体、螺旋体、衣原体、支原体及某些病毒感染。多数抗菌药主要对细菌性感染有效,同时抗菌药无一不伴有不良反应,如青霉素类药物的过敏反应特别是过敏性休克,氨基糖苷类药物的耳、肾毒性,氯霉素的骨髓抑制作用等,严重者可导致患者死亡或残疾。因此抗菌药的临床应用需要严格掌握用药指征,如无明确用药指征或无医嘱而自行服药,或轻微感染而用毒性较强的药物,则必然弊大于利,甚至发生严重后果。

鉴于上述原因,抗菌药的治疗性应用必须有明确的适应证,也需有较肯定的临床诊断,最好能有病原微生物的证实。

（四）抗菌药的联合应用

抗菌药的联合应用始终是医务人员关注的问题,但联合用药可能偏于滥用,导致不必要的浪费和不良反应增多,也增加了细菌的耐药性。临床上多数感染用一种抗菌药即可获得控制,无联合用药的必要。联合应用抗菌药的目的主要在于获得协同作用,至少也应取得累加作用。

1. 联合疗法的适应证

（1）病原未查明的严重感染:病原未查明的严重感染患者中有许多患者患有慢性病、免疫缺陷、肿瘤或白血病伴白细胞显著减少等基础疾病。

（2）单一抗菌药不能控制的严重感染:发生于感染性心内膜炎患者、免疫缺陷者或中性粒细胞减少者的各种严重感染,如血流感染、肺炎等（病原菌已明确）,单一抗菌药常不能有效地控制感染,此时宜联合应用杀菌药物。

（3）单一抗菌药不能有效控制的混合感染：严重混合细菌感染常见于肠穿孔所致的腹膜炎及胸、腹部严重创伤后。

（4）较长期用药细菌有可能产生耐药性者：这一情况主要见于结核病的治疗，其他尚有慢性尿路感染、慢性骨髓炎等。

（5）联合用药使毒性较大药物的剂量可相应减少的情况。

2. 抗菌药联合应用的结果　在体外或动物实验中，抗菌药联合可以获得"无关""累加""协同"和"拮抗"四种作用，在人体内除非有严格对照的临床试验，这些作用不易判断或鉴别。为鉴定所用联合是否有效，可作血清杀菌活性试验。从人体内，特别是从血液和脑脊液中分离出的病原微生物应予以保存，以供必要时复查和比较之用。

在临床实践中两种药物联合最为常用。无关作用指总的作用不超过联合中作用较强者，也即两药联合后未取得增强作用的效果，这在体外试验中比较常见。两种抗菌药联合的结果相当于两者作用相加的总和时，称为累加作用或相加作用，这也是一种较常见的现象。如两药合用时所得的效果比两药作用相加时更好，则称协同作用，在体外试验中比无关和累加作用少见。拮抗作用最少见，指两者合用时其作用相互抵消。

（五）抗菌药的用法

抗菌药的投药法如给药途径、给药间隔时间、给药方法（如餐前或餐后给药）、静脉滴注时间和速度、剂量和疗程等均会影响治疗效果，因此在采用任何抗菌药前必须充分了解其临床药理特性，尤其是药动学特性（如吸收、分布、排泄、消除半衰期和生物利用度等）和药物可能产生的不良反应。由于药物在不同个体中可存在药动学差异和耐受性不同，故应用毒性较大的抗菌药，如氨基糖苷类药物、万古霉素、多黏菌素类药物、两性霉素B等，应尽可能做到个体化用药，有条件的单位宜定时监测血药峰、谷浓度，并据此调整给药方案。

（六）抗菌药在特殊病理、生理状况患者中应用的基本原则

根据患者的肝、肾功能选择药物，对肝、肾功能不全者应选择无肝、肾毒性的药物。

老年人肾功能呈生理性减退，应选用毒性低并具有杀菌作用的抗菌药。接受主要自肾排出的抗菌药时，应按轻度肾功能减退情况减量给药，可用正常治疗量的1/2~2/3。

新生儿和小儿的肝、肾器官均未发育成熟，因此此类患者感染时应避免应用对组织、器官毒性大的抗菌药。

第二节　抗菌药的作用机制与进展

抗菌药的作用机制可分为：①干扰细菌细胞壁的合成，使细菌不能生长繁殖；②损伤细菌细胞膜，破坏其屏障作用；③影响细菌细胞蛋白质的合成，使细菌丧失生长繁殖的物质基础；④影响核酸的代谢，阻碍遗传信息的复制；⑤其他。参阅表34-1。

表 34-1 抗菌药的主要作用部位

部位	抗菌药	主要靶位或抗菌机制
细胞壁	β- 内酰胺类药物（青霉素类药物、头孢菌素类药物等）	转肽酶
	杆菌肽	异戊二烯磷酸盐
	糖肽类药物	胞壁肽聚糖侧链 D- 丙氨酰 -D- 丙氨酸
	环丝氨酸	丙氨酸消旋酶、丙氨酸合成酶
	磷霉素	丙酮酸转移酶
	棘白菌素类药物	抑制 β-（1,3）-D- 糖苷合成酶，抑制真菌细胞壁葡聚糖合成
细胞膜	多黏菌素类药物	磷脂类
	多烯类药物（两性霉素 B、制霉菌素等）	固醇类
	吡咯类药物（氟康唑等）	去甲基化酶（影响麦角固醇合成）
核糖体（蛋白质合成）	氯霉素	抑制肽基转移酶
	大环内酯类药物	染色体易位
	林可霉素类药物	抑制肽基转移酶
	夫西地酸	延伸因子 G
	四环素类药物	核糖体 A 位
	氨基糖苷类药物	与核糖体 30S 亚基结合
	噁唑烷酮类药物	抑制 70S 起始复合物形成
核酸	喹诺酮类药物	DNA 促旋酶（α 亚单位）
	利福平	RNA 聚合酶
	硝基咪唑类药物（甲硝唑等）	氧化 DNA，使 DNA 链断裂
	硝基呋喃类药物	干扰细菌氧化还原酶，抑制 DNA 合成
叶酸合成	磺胺类药物	二氢叶酸合成酶
	二氨基嘧啶类药物（甲氧苄啶等）	二氢叶酸还原酶

一、干扰细菌细胞壁的合成

所有细菌（除支原体外）都具有细胞壁，而哺乳动物细胞没有。细胞壁主要是由糖类、蛋白质和类脂质组成的聚合物相互镶嵌排列而成。革兰氏阳性菌细胞壁肽聚糖层厚而致密（占胞壁重量的65%~95%），内有磷壁酸镶嵌，类脂质、脂多糖、脂蛋白较少或缺少；革兰氏阴性菌细胞壁肽聚糖层薄而疏松（不足 10%），无磷壁酸或磷壁醛酸，含类脂质、脂多糖和脂蛋白等。但两者均含有呈链状交叉联结的肽聚糖，许多抗菌药可干扰肽聚糖的生物合成，从而干扰细胞壁的合成。

研究发现细菌的细胞膜上有特殊的蛋白分子，能与青霉素类药物或头孢菌素类药物结合，是 β- 内酰胺类抗生素的作用靶位，称为"青霉素结合蛋白"（penicillin binding protein，PBP）。β- 内酰胺类抗生素与 PBP 结合后，先引起细菌形态的改变，最终导致细菌被杀灭。

二、损伤细胞膜

细菌的细胞膜为一种半透膜,内外各为一层蛋白质,中间一层类脂质(以磷脂为主)。细菌的细胞膜具有选择性屏障作用、选择性输送营养物质及催化重要生化代谢过程的作用。多黏菌素类抗生素分子有两极性,一极为亲水性,与细胞膜的蛋白质部分结合;另一极为亲脂性,与细胞膜上磷脂的磷酸根相结合,使细胞膜裂开,该药尚可作用于革兰氏阴性杆菌的外膜,导致细胞内重要物质外漏和细菌死亡。达托霉素是一种环脂肽抗生素,与 Ca^{2+} 结合后,其亲脂端插入细菌细胞膜,形成跨膜的离子通道,导致 K^+ 及其他金属离子外流,抑制细菌内 DNA、RNA 及蛋白质等大分子物质合成,使细菌快速死亡。该药不能通过革兰氏阴性菌的细胞外膜,故对革兰氏阴性菌无抗菌活性。两性霉素 B、制霉菌素等多烯类抗生素主要与细胞膜上的麦角固醇结合,使细胞膜的通透性增加。吡咯类药物中的咪唑类如咪康唑,三唑类如氟康唑、伊曲康唑等可抑制真菌细胞膜中固醇类的生物合成而影响其通透性。

三、影响细菌蛋白质的合成

细菌细胞与哺乳动物细胞合成蛋白质的过程基本相同,两者最大的区别在于核糖体的结构及蛋白质、RNA 的组成不同。大环内酯类药物作用于核糖体的 50S 亚基,阻断转肽作用和 mRNA 上的位移,抑制肽链的延长和细菌蛋白质的合成。

氨基糖苷类药物与核糖体 30S 亚基结合,抑制肽链延长,并造成遗传密码错读,使细菌合成异常蛋白质,并可抑制 DNA 的复制。

四、抑制细菌核酸的合成

核酸包括脱氧核糖核酸(DNA)及核糖核酸(RNA),都是由许多单核苷酸相互连接而成的多核苷酸。每一单核苷酸由糖、碱基和磷酸组成。当细胞分裂时,以原有的 DNA 为模板,在 DNA 聚合酶的参与下,根据碱基互补配对原理,合成新的 DNA。RNA 有 3 种,即 mRNA、rRNA 和 tRNA。合成 RNA 的过程称为转录,在转录酶的作用下,以 DNA 为模板,合成新的 RNA。mRNA 带有 DNA 的全部遗传信息。

利福平可与转录酶的 β 亚单位结合,从而抑制 mRNA 的转录。喹诺酮类药物主要作用于细菌 DNA 复制过程中的 DNA 促旋酶(或拓扑异构酶Ⅱ)及拓扑异构酶Ⅳ。喹诺酮类药物对革兰氏阴性杆菌的主要作用靶位是 DNA 促旋酶的 A 亚单位,而拓扑异构酶Ⅳ为次要靶位;相反,喹诺酮类药物对革兰氏阳性球菌的主要作用靶位为拓扑异构酶Ⅳ,而 DNA 促旋酶则为次要靶位。但只有具有合成 RNA 和蛋白质能力的细菌才能为本类药物所杀灭。

第三节　细菌耐药的机制

随着抗菌药在临床上的广泛应用,细菌常会出现耐药性,造成临床治疗的困难。细菌耐药性可分为:①天然或固有的耐药性,即耐药性为某种细菌固有的特点。其原因可能是细菌缺少对药物敏感的靶位,或细菌具有天然屏障致药物无法进入细菌体内。例如万古霉素不能穿透革兰氏阴性杆菌的外膜进入菌体,因此革兰氏阴性杆菌对万古霉素天然耐药。肠球菌属的青霉素结合蛋白不易与头孢菌素类药物结合,造成肠球菌属对头孢菌素类药物天然耐药。②获得耐药性,由于细菌获得耐药基因或外排泵过表达等原因,使原来敏感的细菌变为耐药菌。耐受性细菌(即敏感的细菌)仍可为一定浓度的药物所抑制,但在药物达到原来杀菌浓度时仍能存活,即最低杀菌浓度/最低抑菌浓度(MBC/MIC)>32,亦应视为一种获得性耐药。

细菌可通过一种或多种机制对一种或多种不同类的抗菌药产生耐药性,或一种耐药机制可能导致细菌对几种不同类的抗菌药耐药(表34-2)。

表34-2 抗菌药的耐药机制

耐药机制	耐药性举例(耐药靶点)
通过外排泵减少细菌体内药物浓度	β-内酰胺类药物、氨基糖苷类药物、氯霉素、大环内酯类药物、林可霉素、四环素(TetA)、喹诺酮类药物(NorA)
减低外膜通透性(革兰氏阴性杆菌)	β-内酰胺类药物(外膜蛋白OmpF、OprD)、氨基糖苷类药物、氯霉素、大环内酯类药物、糖肽类药物、四环素、甲氧苄啶、喹诺酮类药物(外膜蛋白缺失)
产生灭活酶	β-内酰胺类药物(β-内酰胺酶)、氨基糖苷类药物(氨基糖苷钝化酶)、氯霉素、大环内酯类药物、林可霉素、四环素(灭活酶)
作用靶位改变	喹诺酮类药物(促旋酶变异)、利福平(RNA聚合酶变异)、β-内酰胺类药物(PBP改变)、大环内酯类药物(rRNA甲基化)、氨基糖苷类药物(核糖体改变)、糖肽类药物(VanA、VanB等)、林可霉素(核糖体变异)、甲氧苄啶(二氢叶酸还原酶变异)、四环素(幽门螺杆菌)
保护作用靶位	四环素类药物(TetM、TetO等)、喹诺酮类药物(QnrA、QnrB等)
靶位产生过多	磺胺类药物、TMP、糖肽类药物
建立被抑制过程的旁路	磺胺类药物、TMP
与抗生素结合	糖肽类药物
其他	磺胺类药物、TMP、β-内酰胺类药物(高产酶) 硝基咪唑类药物(还原减少)

1. 产生灭活酶或钝化酶的细菌可产生破坏抗生素或使之失去抗菌作用的酶,使药物在作用于菌体前即被破坏或失效。

(1)β-内酰胺酶:细菌对β-内酰胺类抗生素耐药主要由于产生β-内酰胺酶,使其β-内酰胺环的酰胺键断裂而失去抗菌活性。

(2)氨基糖苷钝化酶:是临床细菌对氨基糖苷类药物产生耐药性的最常见和重要的机制。

(3)氯霉素乙酰转移酶:某些金黄色葡萄球菌和革兰氏阴性杆菌可产生氯霉素乙酰转移酶,使氯霉素转化为无抗菌活性的代谢物。

(4)红霉素酯化酶:此酶由质粒介导,导致细菌对红霉素高度耐药。

(5)四环素降解酶:某些拟杆菌属和弧菌属可产生药物降解酶,使四环素失活,导致细菌耐药。

2. **抗生素的渗透障碍** 由于细菌细胞壁或细胞膜通透性的改变,抗生素无法进入细胞到达靶位而发挥抗菌作用。这一机制可能导致细菌对一种或多种抗生素耐药。

3. **靶位的改变** 细菌可改变抗生素与核糖体的结合部位,从而导致四环素、大环内酯类药物、林可霉素类药物与氨基糖苷类药物等抗菌药不能与其作用靶位结合,或阻断抗菌药抑制细菌合成蛋白质的能力而使细菌仍能生长。不同类别的耐药决定因子可位于细菌的质粒或染色体。

4. **产生靶位保护蛋白** 肺炎链球菌、淋病奈瑟球菌可产生一种蛋白,能保护核糖体靶位不受四环素作用。肠杆菌属细菌由于 *qnr* 基因由质粒携带,故耐药性可在不同细菌间水平转移,可能是导致细菌对喹诺酮类药物耐药性快速上升的原因之一。

5. **其他** 细菌可增加抗菌药拮抗物的产量而耐药。如金黄色葡萄球菌中磺胺类药物耐药菌株的对氨苯甲酸(PABA)产量可为敏感菌的 20 倍。此外,细菌代谢状态的改变、营养缺陷和外界环境变化等都可使细菌的耐药性增加。

总之,细菌耐药性的产生机制极为复杂。无疑,细菌灭活酶或钝化酶的产生具重要作用,但在不少病原菌中并非唯一的机制;除灭活酶外,细菌耐药性可能由细胞壁渗透障碍或细菌靶位的改变等两种或两种以上机制形成,使之对许多抗生素及抗生素新品种产生耐药性。

第四节 抗菌药的临床应用

一、抗菌药的分类及特点

抗菌药物按照结构可分为 β- 内酰胺类、氨基糖苷类、四环素类、氯霉素类、大环内酯类、林可霉素和克林霉素、多肽类、喹诺酮类、磺胺类等,本节将依次对各类抗菌药特点及代表性药物进行介绍。

(一)β- 内酰胺类抗生素

β- 内酰胺类抗生素系指化学结构式中具有 β- 内酰胺环的一大类抗生素,包括青霉素类药物、头孢菌素类药物、头霉素类药物、单环内酰胺类药物及其他非典型 β- 内酰胺类药物。此类抗生素具有抗菌活性强、毒性低、临床疗效好的优点。青霉素类药物的母核结构为 6- 氨基青霉烷酸(6-aminopenicilanic acid, 6-APA),头孢菌素类药物的母核结构为 7- 氨基头孢烷酸(7-aminocephalosporanic acid, 7-ACA),侧链的改变形成许多不同抗菌谱、抗菌作用以及不同临床药理学特性的抗生素。

1. 青霉素类药物

(1)青霉素:青霉素(penicillin,亦称苄青霉素或青霉素 G)系最早并且至今仍广泛应用于临床的低毒、高效、天然抗生素。其钾盐和钠盐在室温中均较稳定,但其水溶液在室温不稳定,20 万 U/ml 青霉素溶液于 30℃放置 24 小时后效价下降 56%,青霉烯酸含量增加 200 倍,因此临床应用本品时须新鲜配制。

【抗菌作用】本品对革兰氏阳性菌,包括不产 β- 内酰胺酶的葡萄球菌属、A 组和各组乙型溶血性链球菌、多数甲型溶血性链球菌和肺炎链球菌等,均具高度活性。自 20 世纪 60 年代第一株耐青霉素肺炎链球菌(PRSP)出现后,全球青霉素不敏感肺炎链球菌呈增多趋势。肠球菌属一般呈中度敏感,亦有高度耐药者。炭疽杆菌、白喉棒状杆菌、梭状芽孢杆菌属及厌氧革兰氏阳性杆菌,如产气荚膜梭菌、破伤风梭菌、艰难梭菌、丙酸杆菌、真杆菌、乳酸杆菌等,均对青霉素敏感。百日咳鲍特菌和流感嗜血杆菌等嗜血杆菌属对本品中度或高度敏感,产 β- 内酰胺酶的流感嗜血杆菌则耐药。李斯特菌属一般对青霉素敏感,偶有耐药者。脑膜炎球菌对青霉素高度敏感,耐药者罕见。淋病奈瑟球菌产 β- 内酰胺酶株日趋增多,对本品的敏感性呈下降趋势。嗜肺军团菌对本品中度敏感。多杀巴斯德菌、念珠状链杆菌、小螺菌等革兰氏阴性杆菌对本品敏感。肠杆菌科细菌、布鲁氏菌属、假单胞菌属、不动杆菌属等对本品耐药,弯曲杆菌属也比较耐药。本品对脆弱拟杆菌的作用差,产黑素拟杆菌和其他拟杆菌属中度敏感。各种致病螺旋体及放线菌属等对本品高度敏感。本品对分枝杆菌属、支原体属、衣原体属、立克次体、韦荣球菌属无作用。诺卡菌属、真菌、原虫等均对本品耐药。

【药动学】青霉素钠肌内注射后,0.5 小时达到血药峰浓度(C_{max}),肌内注射 100 万单位(600mg)的峰浓度为 12mg/L。新生儿按体重肌内注射青霉素 2.5 万单位 /kg(15mg/kg),经 0.5~1 小时后,平均血药浓度约为 22mg/L。成人每 2 小时静脉注射本品 200 万单位或每 3 小时注射 300 万单位,平均血药浓度约为 19.2mg/L。于 5 分钟内静脉注射 500 万单位(3g)青霉素,给药后 5 分钟和 10 分钟的平均血药浓度为 400mg/L 和 273mg/L。本品广泛分布于组织、体液中。胸、腹腔和关节腔液中浓度约为血清浓度的 50%。本品不易透入眼、骨组织、无血供区域和脓腔中,易透入有炎症的组织。青霉素可通过胎盘,难以透过血 - 脑脊液屏障,在无炎症脑脊液中的浓度仅为血药浓度的 1%~3%。在有炎症的脑脊液中浓度可达同期血药浓度的 5%~30%。青霉素血浆蛋白结合率为 45%~65%。血消除半衰期($t_{1/2\beta}$)约为 30 分钟,肾功能减退者可延长至 2.5~10 小时,老年人和新生儿也可延长。本品约 19% 在肝内代谢。肾功能正常情况下,约 75% 的给药量于 6 小时内自肾脏排出。青霉素主要通过肾小管分泌排泄,在健康成年人经肾小球滤过排泄者仅占 10% 左右;但在新生儿,青霉素则主要经肾小球滤过排泄。血液透析可清除本品,而腹膜透析则不能。

【临床应用】青霉素主要用于治疗 A 组和 B 组溶血性链球菌、敏感葡萄球菌属、革兰氏阴性球菌及其他敏感菌所致的心内膜炎、心包炎、脑膜炎、呼吸道感染、皮肤和软组织感染及血流感染等。本品仍为治疗气性坏疽、梅毒、雅司病、鼠咬热和放线菌病等的选用药物。

【不良反应】最常见的不良反应为变态反应,此外青霉素鞘内注射和全身大剂量应用可因脑脊液浓度过高引起腱反射增强、肌肉痉挛、抽搐、昏迷等神经系统反应（青霉素脑病),用青霉素治疗梅毒时可有症状加剧现象,称赫氏反应。对青霉素和青霉素类药物过敏者禁用本品。

（2）半合成青霉素:半合成青霉素主要分为以下几类:①耐酸青霉素:青霉素 V,可口服。抗菌谱与青霉素相似。②耐酸耐酶青霉素:包括苯唑西林、氯唑西林、氟氯西林等。抗菌谱与青霉素相似,但对耐青霉素的金黄色葡萄球菌甚至耐甲氧西林金黄色葡萄球菌(MRSA)有一定作用,可口服。③广谱青霉素:包括氨苄西林、阿莫西林等。抗菌谱较青霉素扩大,对革兰氏阴性杆菌有较强作用,可口服或注射。④抗铜绿假单胞菌青霉素:包括磺苄西林(耐酸不耐酶)、哌拉西林、美洛西林、阿洛西林、替卡西林、羧苄西林。该类药物特点为对革兰氏阴性杆菌尤其是铜绿假单胞菌有较强作用,部分药物可口服。⑤抗革兰氏阴性杆菌青霉素:包括美西林、替莫西林等。该类药物的特点为对革兰氏阴性杆菌有较强作用,对革兰氏阳性菌作用较弱。

2. **头孢菌素类药物:** 头孢菌素类药物是一类广谱半合成抗生素,其母核为 7- 氨基头孢烷酸(7-ACA)。头孢菌素类药物的作用机制同青霉素类药物,具有抗菌作用强、耐青霉素酶、临床疗效高、毒性低、过敏反应较青霉素类药物少等优点。根据抗菌谱、抗菌活性、对 β- 内酰胺酶的稳定性以及肾毒性的不同,目前将头孢菌素类药物分为五代。第一代头孢菌素主要作用于需氧革兰氏阳性球菌,包括甲氧西林敏感葡萄球菌、溶血性链球菌和肺炎链球菌,但耐甲氧西林金黄色葡萄球菌、耐青霉素肺炎链球菌(PRSP)和肠球菌属对其耐药;对部分大肠埃希菌、肺炎克雷伯菌、奇异变形菌(吲哚阴性)等革兰氏阴性杆菌亦有一定抗菌活性;对口腔厌氧菌亦具抗菌活性;常用品种有头孢唑林、头孢氨苄和头孢拉定,其中头孢唑林有轻度肾毒性。第二代头孢菌素对革兰氏阳性球菌的活性与第一代头孢菌素相仿或略差,但对大肠埃希菌、肺炎克雷伯菌、奇异变形菌等革兰氏阴性杆菌作用较强,对产 β- 内酰胺酶的流感嗜血杆菌、卡他莫拉菌、脑膜炎球菌、淋病奈瑟球菌亦具活性。对革兰氏阴性杆菌所产 β- 内酰胺酶的稳定性较第一代头孢菌素强;有轻度肾毒性或无肾毒性;常用品种有头孢克洛、头孢呋辛、头孢丙烯和头孢替安。第三代头孢菌素中的注射用品种如头孢噻肟、头孢曲松对革兰氏阳性菌的作用不如第一代头孢菌素,但对肺炎链球菌(包括耐青霉素菌株)、化脓性链球菌及其他链球菌属仍有良好抗菌作用;对大肠埃希菌、肺炎克雷伯菌、奇异变形菌等革兰氏阴性杆菌有强大抗菌作用;对流感嗜血杆菌、脑膜炎球菌、淋病奈瑟球菌及卡他莫拉菌作用强,对沙雷菌属、肠杆菌属、不动杆菌属及假单胞菌属的作用则不同品种间差异较大。具有抗假单胞菌属作用的品种如头孢他啶、头孢哌酮、头孢匹胺对革兰氏阳性球菌作用较差,对革兰氏阴性杆菌的作用则与其他第三代头孢菌素相仿,对铜绿假单胞菌具高度抗菌活性。多数第三代头孢菌素对革兰氏阴性杆菌产生的广谱 β- 内酰胺酶稳定,但可被肠杆菌科细菌产生的超广谱 β- 内酰胺酶(ESBL)和头孢菌素酶(AmpC 酶)水解。第四代头孢菌素对金黄色葡萄球菌等革兰氏阳性球菌的作用较第三代头孢菌素更强;对革兰氏阴性杆菌产生的 ESBL 及染色体介导 AmpC 酶的稳定性优于第三代头孢菌素,对后者耐药的肠杆菌属、柠檬酸杆菌属、普鲁威登菌属、摩根菌属及沙雷菌属仍可对第四代头孢菌素敏感;对铜绿假单胞菌的活性与头孢他啶相仿;临床应用品种有头孢吡肟、头孢匹罗、头孢噻利。第五代头孢菌素被称为抗 MRSA 头孢菌素,国外已上市品种有头孢洛林和头孢吡普,对多重耐药的革兰氏阳性菌如 MRSA、耐甲氧西林凝固酶阴性葡萄球菌(MRCNS)、PRSP 均具较强抗菌活性,但对肠球菌作用差,对部分革兰氏阴性菌仍具良好抗菌活性。

（1）第一代头孢菌素

头孢拉定（cefradine）

【抗菌作用】本品对不产青霉素酶和产青霉素酶金黄色葡萄球菌的 MIC 分别为 2.0mg/L 和 8.0mg/L。除耐甲氧西林金黄色葡萄球菌和肠球菌属外,其他革兰氏阳性球菌对本品均敏感。本品对部分大肠埃希菌、肺炎克雷伯菌和奇异变形菌有一定抗菌作用,其余肠杆菌科细菌和铜绿假单胞菌对本品大多耐药。流感嗜血杆菌对本品敏感性较差。淋病奈瑟球菌包括产酶株也对本品敏感。脆弱拟杆菌对本品耐药,厌氧革兰氏阳性球菌对本品敏感。本品对细菌产生的质粒介导的 β- 内酰胺酶较其他第一代头孢菌素稳定。

【药动学】本品静脉注射 500mg 后 5 分钟达血药峰浓度,为 46mg/L;空腹口服和肌内注射 1g 后的血药峰浓度于 1 小时到达,分别约为 24mg/L 和 12mg/L。口服后生物利用度 90%,肌内注射吸收较口服差,食物可延迟本品吸收。血清蛋白结合率为 8%~12%。在肺组织中浓度可达同期血药浓度的 40%,在痰液、骨组织中可达血药浓度的 20%。本品可透过胎盘屏障,在脑脊液中的药物浓度仅为同期血药浓度的 5%~10%。其余各组织中均可获有效浓度。本品在脐带血中浓度与母血浓度相近,在乳汁中含量甚微。本品消除半衰期为 0.8~1 小时,90% 以上的给药量于 6 小时内以原型自尿中排出。少量本品自胆汁排泄,胆汁中浓度为血药浓度的 4 倍。本品可经血液透析和腹膜透析清除。

【临床应用】本品主要用于治疗敏感细菌所致的急性咽炎、扁桃体炎、中耳炎、支气管炎、泌尿生殖道感染、皮肤软组织感染等轻至中度感染。本品亦为预防手术部位感染的选用药物之一。

【不良反应】临床应用不良反应的发生率为 6%。以胃肠道反应较为多见,药疹发生率为 1%~3%,少数患者可有血尿素氮或氨基转移酶升高。假膜性肠炎、嗜酸性粒细胞增多、直接 Coombs 试验阳性、白细胞或中性粒细胞减少等少见。

（2）第二代头孢菌素

头孢呋辛（cefuroxime）

【抗菌作用】本品对革兰氏阳性球菌的活性与第一代头孢菌素相似或略差,但对葡萄球菌属和革兰氏阴性杆菌产生的 β- 内酰胺酶相当稳定。对甲氧西林敏感金黄色葡萄球菌的抗菌活性较头孢唑林为差。甲氧西林敏感表皮葡萄球菌对本品也敏感。本品对青霉素敏感肺炎链球菌、化脓性链球菌和甲型溶血性链球菌均具抗菌活性。耐甲氧西林金黄色葡萄球菌、耐青霉素肺炎链球菌、肠球菌属和李斯特菌属对本品耐药。

本品对肠杆菌科细菌、流感嗜血杆菌和淋病奈瑟球菌产生的 β- 内酰胺酶稳定。本品对部分大肠埃希菌、奇异变形菌、摩氏摩根菌、肺炎克雷伯菌有良好抗菌作用。对肠杆菌属、沙门菌属和志贺菌属亦有一定作用。本品对流感嗜血杆菌和奈瑟菌属抗菌作用甚强。普通变形菌、柠檬酸杆菌属和不动杆菌属对本品的敏感性差,沙雷菌属大多耐药,铜绿假单胞菌、弯曲杆菌属完全耐药。

【药动学】本品静脉给药 750mg 和 1.5g 后 15 分钟的血药浓度分别为 50mg/L 和 100mg/L,有效血药浓度可分别维持 5.3 小时和 8.0 小时或更久。肌内注射 750mg 后的平均血药峰浓度为 27mg/L,达峰时间为 45 分钟（15~60 分钟）。本品口服制剂头孢呋辛酯,空腹和餐后口服 500mg 后血药峰浓度于 2~3 小时到达,餐后口服的血药浓度为 7~10mg/L,空腹口服者不足 5mg/L,空腹服药的生物利用度为 36%,餐后服药可达 52%。血清蛋白结合率约为 50%。肌内给药和静脉给药的消除半衰期均约 80 分钟。头孢呋辛酯的消除半衰期为 1.2~1.6 小时。本品静脉给药后约 89% 的给药剂量在 8 小时内以原型经肾脏排泄,空腹和餐后服药 500mg 后,24 小时尿中排泄量分别为给药量的 32% 和 48%。

【临床应用】主要用于治疗敏感菌所致的下列感染。①肺炎链球菌、流感嗜血杆菌（包括氨苄西林耐药菌株）、克雷伯菌属、甲氧西林敏感金黄色葡萄球菌、化脓性链球菌和大肠埃希菌所致的下呼吸道感染及肺炎。②大肠埃希菌及克雷伯菌属所致的尿路感染。③金黄色葡萄球菌（甲氧西林敏感株）及化脓性链球菌、大肠埃希菌、克雷伯菌属所致的皮肤软组织感染。④甲氧西林敏感金黄色葡萄球菌、肺炎链球菌、大肠埃希菌、流感嗜血杆菌（包括氨苄西林耐药菌株）和克雷伯菌属所致的血流感染。⑤肺炎链球菌、流感嗜血杆菌（包括氨苄西林耐药菌株）、脑膜炎球菌和甲氧西林敏感金黄色葡萄球菌所致的脑膜炎。⑥淋病奈瑟球菌所致的单纯性和播散性感染。⑦甲氧西林敏感金黄色葡萄球菌所致的骨、关节感染。⑧预防手术部位感染。

【不良反应】本品的不良反应轻而短暂,以皮疹多见;尚有胃肠道反应（偶见假膜性肠炎）,长期使用可导致不敏感或耐药菌过度生长。嗜酸性粒细胞增多、血红蛋白减低和 Coombs 试验阳性偶见。肌内注射区疼痛较多见,但属轻度。偶见血栓性静脉炎。少数患者可出现一过性血清氨基转移酶和胆红素升高。

（3）第三代头孢菌素

头孢他啶（ceftazidime）

【抗菌作用】本品具广谱抗菌作用,对甲氧西林敏感金黄色葡萄球菌具中度活性,其活性较头孢噻肟和头孢唑林低。绝大部分链球菌属、肺炎链球菌对头孢他啶敏感,但日渐增多的耐青霉素肺炎链球菌亦可对头孢他啶耐药。耐甲氧西林金黄色葡萄球菌属、肠球菌属及单核细胞性李斯特菌对本品耐药。本品对卡他莫拉菌、淋病奈瑟球菌、脑膜炎球菌具良好抗菌作用。对绝大部分肠杆菌科中的非产 ESBL 菌株如大肠埃希菌、肺炎克雷伯菌、奇异变形菌、普通变形菌、斯氏普鲁威登菌、沙门菌属、志贺菌属等具高度抗菌活性。本品对铜绿假单胞菌的抗菌作用为第三代头孢菌素中最强者。本品对流感嗜血杆菌、卡他莫拉菌（包括产 β- 内酰胺酶菌株）等呼吸道病原菌具高度抗菌活性,对百日咳鲍特菌、淋病奈瑟球菌和脑膜炎球菌的抗菌活性甚强。20 世纪 80 年代以来细菌对头孢他啶及其他第三代头孢菌素的耐药性不断增加,特别是肠杆菌科中产超广谱 β- 内酰胺酶及产 AmpC 酶等 β- 内酰胺酶的菌株,但头孢他啶仍为治疗严重感染,特别是医院感染及肺囊性纤维化合并感染的有效药物。

【药动学】5 分钟内静脉注射本品 500mg 和 1.0g 后的平均血药峰浓度分别为 45mg/L 和 90mg/L。20~30 分钟内静脉滴注本品 500mg、1.0g 和 2.0g 后的平均血药峰浓度分别为 42mg/L、69mg/L 和 170mg/L。肌内注射头孢他啶 500mg 和 1g 后,血药峰浓度约于 1 小时到达,分别为 17mg/L 和 39mg/L。消除半衰期为 1.9 小时。每次给药 1~2g,每 8 小时 1 次,连续应用 10 天,体内无蓄积现象。

本品组织分布良好,尿液中浓度甚高,在胆汁、滑囊液、腹腔液、痰液、房水、水疱液、骨组织、心肌、皮肤、骨骼肌和子宫肌层中均可达有效药物浓度。脑膜有炎症时脑脊液内可达有效浓度。

【临床应用】本品主要用于敏感革兰氏阴性杆菌尤其是铜绿假单胞菌等所致的下呼吸道感染、皮肤软组织感染、尿路感染、血流感染、骨和关节感染、中枢神经感染,由大肠埃希菌等肠杆菌科细菌所致的子宫内膜炎、盆腔炎性疾病和其他妇科感染,由大肠埃希菌、克雷伯菌属以及需氧菌和厌氧菌所致的腹腔内混合感染。

【不良反应】本品的不良反应轻而少见。常见不良反应有静脉炎和注射部位局部反应,荨麻疹、皮疹和发热等过敏反应,恶心、呕吐、腹泻等胃肠道反应。

3. 碳青霉烯类药物 碳青霉烯类（carbapenem）药物的化学结构与青霉素有两点差异:①其青霉噻唑环的 C_2 和 C_3 间为不饱和键;②1 位上硫原子为碳原子所替代。其中第一个品种硫霉素（thienamycin）自链霉菌的发酵液中分离,但由于性质极不稳定,不能用于临床。目前临床应用品种均为硫霉素的衍生物。

碳青霉烯类药物与革兰氏阳性菌、革兰氏阴性菌的大分子量青霉素结合蛋白（PBP）具有高度亲和力,通过抑制细菌细胞壁合成发挥杀菌作用。碳青霉烯类药物通过其独有的外膜孔蛋白 OprD 进入细菌胞内。该类药物对葡萄球菌属、肠杆菌科细菌、铜绿假单胞菌、脆弱拟杆菌等革兰氏阳性或革兰氏阴性细菌产生的大多数质粒或染色体介导的 β- 内酰胺酶稳定（Ambler A 组与 C 组）。细菌对碳青霉烯类药物的耐药机制包括:①产灭活碳青霉烯类药物的 β- 内酰胺酶（Ambler B 组金属酶如 NDM-1,A 组如 KPC 酶,D 组 OXA-23 等）;②革兰氏阴性菌外膜孔蛋白 OprD 表达下降造成的通透性下降,亚胺培南受此机制影响较美罗培南、多利培南更甚;③外排泵过表达,受影响者主要为美罗培南、多利培南;④细菌 PBP 靶位改变致与抗菌药亲和力下降,主要见于 MRSA、肠球菌属等革兰氏阳性耐药菌。革兰氏阴性细菌对碳青霉烯类药物耐药通常系产生 β- 内酰胺酶、外膜通透障碍和外排泵过表达共同作用的结果。

碳青霉烯类药物具有抗菌谱广、抗菌作用强、对多种 β- 内酰胺酶高度稳定的特点,尤其在治疗耐药革兰氏阴性菌感染中具有极其重要的地位。但近年来临床分离的铜绿假单胞菌、不动杆菌属等细菌对碳青霉烯类药物耐药率迅速上升,肠杆菌科细菌对碳青霉烯类药物的耐药率亦不断升高,尤以肺炎克雷伯菌更甚,严重威胁碳青霉烯类药物的临床应用。

亚胺培南(imipenem)

临床上亚胺培南与等量肾脱氢肽酶抑制剂西司他丁(cilastatin)配伍使用,后者可减少亚胺培南水解及其代谢产物的肾毒性。

【抗菌作用】本品对甲型溶血性链球菌具有高度抗菌活性,可抑制大多数耐青霉素肺炎链球菌。本品对甲氧西林敏感金黄色葡萄球菌和凝固酶阴性葡萄球菌等需氧革兰氏阳性菌具良好抗菌活性,对耐甲氧西林金黄色葡萄球菌、青霉素耐药粪肠球菌和屎肠球菌则无抗菌活性。本品可抑制大肠埃希菌、肺炎克雷伯菌、阴沟肠杆菌、柠檬酸杆菌属等大多数肠杆菌科细菌。本品对包括产或不产 β- 内酰胺酶嗜血杆菌属、铜绿假单胞菌等部分其他假单胞菌属具良好抗菌活性。多数黄杆菌属、嗜麦芽窄食单胞菌和部分洋葱伯克霍尔德菌则对本品耐药。本品对大多数厌氧菌具很强抗菌活性,与甲硝唑和氯霉素相仿。

【药动学】20 分钟内静脉滴注亚胺培南西司他丁 0.25g、0.5g 和 1.0g,亚胺培南的血药峰浓度分别为 14~24mg/L、21~58mg/L 和 41~83mg/L。与西司他丁合用时亚胺培南的浓度 - 时间曲线下面积可增加 5%~36%。亚胺培南在人体内分布广泛,在肺组织、痰液、渗出液、胆汁、皮肤等组织、体液和女性生殖系统中可达到对多数敏感菌的有效治疗浓度,在炎性脑脊液中亦可达较高浓度,且与脑组织亲和力强。亚胺培南血浆蛋白结合率约为 20%,西司他丁约为 40%。亚胺培南和西司他丁的血浆半衰期均约 1 小时。亚胺培南主要经肾小球滤过和肾小管分泌排泄,并在肾脏部分分解,在不配伍西司他丁时其代谢产物具有肾毒性。

【临床应用】本品适用于敏感菌所致的下呼吸道感染、复杂性尿路感染和上尿路感染、腹腔、盆腔感染、血流感染、骨和关节感染、皮肤软组织感染、感染性心内膜炎等。尤其应用于多重耐药的革兰氏阴性杆菌(如产 ESBL 肠杆菌科细菌)感染、严重需氧菌与厌氧菌混合感染的治疗以及病原未查明严重感染、免疫缺陷者感染的经验治疗,一般不宜用于治疗社区获得性感染,更不宜用作预防用药。

【不良反应】本品不良反应主要有:恶心、呕吐、腹泻等胃肠道反应(尤多见于静脉滴注速度过快时);静脉炎、注射部位疼痛等局部反应;皮疹、药物热;粒细胞减少、血小板减少;以及 GPT、GOT、碱性磷酸酶(ALP)和血肌酐轻度升高等实验室检查异常。

美罗培南(meropenem)

美罗培南与亚胺培南在结构上有两点不同:①$β_1$- 甲基修饰增加其对人类肾脱氢肽酶 -I 的耐受性;②C_2 位代以碱性弱的二甲基氨基甲酰吡咯烷侧链,增强其对需氧革兰氏阴性菌的抗菌活性并减轻了其肾毒性和中枢神经系统毒性。本品不需与肾脱氢肽酶抑制剂配伍应用。

【抗菌作用】本品抗菌谱与亚胺培南相仿。美罗培南对链球菌属、粪肠球菌、甲氧西林敏感葡萄球菌和革兰氏阳性菌的抗菌活性与亚胺培南相比稍逊，对耐甲氧西林金黄色葡萄球菌则无抗菌活性。本品对大肠埃希菌、肺炎克雷伯菌、阴沟肠杆菌、柠檬酸杆菌属等大多数肠杆菌科细菌的体外抗菌活性较亚胺培南强2~8倍，对铜绿假单胞菌的抗菌活性较亚胺培南强2~4倍。黄杆菌属、嗜麦芽窄食单胞菌和部分洋葱伯克霍尔德菌对本品敏感。本品对脆弱拟杆菌、产黑素普雷沃菌、产气芽孢梭菌、艰难梭菌、厌氧革兰氏阳性球菌和大多数厌氧菌具很强抗菌活性，与亚胺培南相仿或稍强。

【药动学】30分钟内静脉滴注本品0.5g和1.0g，血药峰浓度分别为14~16mg/L和39~58mg/L。静脉滴注本品0.5g，6小时后血药浓度降至1mg/L。5分钟内静脉注射本品0.5g和1g，血药峰浓度分别为18~65mg/L和83~140mg/L。本品在大多数组织和体液中分布良好，在正常脑脊液中浓度较低，静脉滴注本品1.0g后药物浓度仅为0.2mg/L，血浆蛋白结合率为2%。本品血浆半衰期为1小时，主要经肾小球滤过和肾小管分泌排泄，静脉给药后12小时内尿液中原型药回收率为70%。尚有约2%经胆管排泄。

【临床应用】本品与亚胺培南抗菌作用及药动学特性相仿，因此其适应证亦与后者基本相同。由于本品引起癫痫等严重中枢神经系统不良反应的发生率较亚胺培南低，因此可用于细菌性脑膜炎，尤其是耐药革兰氏阴性杆菌所致脑膜炎。本品主要用于多重耐药革兰氏阴性杆菌感染（如产ESBL肠杆菌科细菌）、严重需氧菌与厌氧菌混合感染的治疗以及病原未查明的严重感染、免疫缺陷者感染的经验治疗。

【不良反应】本品不良反应主要有注射部位疼痛和静脉炎等局部反应，恶心、呕吐、腹泻、便秘等胃肠道反应，皮疹、瘙痒、重型多形红斑，头痛、嗜睡、意识障碍、癫痫（偶见），中性粒细胞减少、血小板减少、嗜酸性粒细胞增多，以及GPT、GOT、ALP升高等实验室异常。

本品与中枢神经系统γ-氨基丁酸受体亲和力远较亚胺培南低，故癫痫等中枢神经系统不良反应发生率亦比后者低，在非脑膜炎患者中癫痫发生率仅为0.07%。本品所致肾功能损害和恶心、呕吐等胃肠道反应亦较亚胺培南少。

4. **头霉素类药物** 头霉素类（cephamycin）药物化学结构与头孢菌素相似，但其头孢烯母核的7α位碳原子上有甲氧基，该基团使其对革兰氏阴性菌产生的青霉素酶和头孢菌素酶高度稳定。亦有人将头霉素类药物归入第二代头孢菌素，但头霉素类药物对大多数超广谱β-内酰胺酶（ESBL）稳定，且对脆弱拟杆菌等厌氧菌抗菌作用较第二代头孢菌素显著增强。然而该类药物用于治疗产ESBL菌株所致感染的可靠性并未被证实。

5. **青霉烯类药物** 青霉烯类药物具有抗菌谱广、抗菌活性强和对β-内酰胺酶高度稳定的特点，现仅有口服品种法罗培南（faropenem）。法罗培南有2种剂型，其中法罗培南钠（faropenem sodium）已在中国、日本等国上市；而法罗培南酯（faropenemmedoxomil）为前体药，口服后经酯酶的作用水解产生法罗培南而起抗菌作用，该药在美国完成了多项临床试验，但尚未获准上市。

6. **单环类药物** 青霉素类药物、头孢菌素类药物等β-内酰胺类药物均为双环结构，除β-内酰胺环外，还包含一个噻唑烷环或双氢噻嗪环。而单环β-内酰胺类（monobactam）药物仅有一个β-内酰胺环。单环β-内酰胺类药物对需氧革兰氏阴性菌具有良好抗菌活性，而对需氧革兰氏阳性菌和厌氧菌无抗菌活性。该类不良反应少，与青霉素类药物、头孢菌素类药物等其他β-内酰胺类药物交叉过敏反应发生率低。常用品种为氨曲南(aztreonam)。

7. β- 内酰胺酶抑制剂及其复方制剂 细菌产生 β- 内酰胺酶是对 β- 内酰胺类抗生素最常见且重要的耐药机制,影响 β- 内酰胺类抗生素的临床应用,β- 内酰胺酶抑制剂可以抑制 β- 内酰胺酶,与 β- 内酰胺类药物组成的复方制剂可以恢复对产 β- 内酰胺酶细菌的抗菌活性,因此具有一定的应用前景。目前,临床上主要应用的 β- 内酰胺酶抑制剂有克拉维酸、舒巴坦、他唑巴坦和阿维巴坦 4 种。

目前临床上应用的 β- 内酰胺酶抑制剂与 β- 内酰胺类复方制剂有阿莫西林克拉维酸、氨苄西林舒巴坦、替卡西林克拉维酸、哌拉西林他唑巴坦、头孢哌酮舒巴坦和头孢他啶阿维巴坦等。

阿莫西林克拉维酸(amoxicillinandclavulanic acid)

【抗菌作用】克拉维酸与阿莫西林合用,可保护后者免遭 β- 内酰胺酶水解,使阿莫西林抗菌活性增强、抗菌谱增宽。

【药动学】阿莫西林与克拉维酸配伍后对各自的药动学参数无显著影响。药物在胃酸中稳定,口服后阿莫西林和克拉维酸均吸收良好,食物对两者吸收的影响不显著。口服本品 375mg(阿莫西林 250mg,克拉维酸 125mg),阿莫西林达峰时间为 1.5 小时,血药峰浓度为 5.6mg/L;克拉维酸达峰时间为 1 小时,血药峰浓度为 3.4mg/L。服药后 6 小时分别有 50%~70% 的阿莫西林和 25%~40% 的克拉维酸以原型自尿中排出。静脉注射本品 600mg(阿莫西林 500mg,克拉维酸 100mg)和 1 200mg(阿莫西林 1 000mg,克拉维酸 200mg),阿莫西林血药峰浓度分别为 32.2mg/L 和 105.4mg/L,克拉维酸血药峰浓度分别为 10.5mg/L 和 28.5mg/L,静脉注射本品后 6 小时内分别有 66.5%~77.4% 的阿莫西林和 46.0%~63.8% 的克拉维酸以原型自尿中排出。本品在多数组织和体液中分布良好,但血脑屏障通透性差。阿莫西林和克拉维酸的蛋白结合率分别为 18% 和 25%,二者均可经血液透析清除。

【临床应用】阿莫西林克拉维酸有口服和静脉制剂,口服给药适用于产 β- 内酰胺酶的下列细菌所致的感染:流感嗜血杆菌和卡他莫拉菌所致鼻窦炎、中耳炎和下呼吸道感染;大肠埃希菌、克雷伯菌属和肠杆菌属所致的尿路、生殖系统感染;金黄色葡萄球菌、大肠埃希菌和克雷伯菌属所致皮肤、软组织感染。体外试验中,肠杆菌属细菌对阿莫西林克拉维酸耐药,但在尿液中药物浓度非常高,因此,产酶肠杆菌属细菌所致尿路、生殖系统感染仍可用阿莫西林克拉维酸治疗。静脉应用时,除上述适应证外,阿莫西林克拉维酸还可用于上述细菌所致骨、关节感染,腹腔内感染,血流感染。

【不良反应】阿莫西林克拉维酸不良反应多轻微且常呈一过性,常见者有腹泻、消化不良、恶心、皮疹和阴道炎,恶心多发生于应用高剂量本品时。

(二)氨基糖苷类抗生素

氨基糖苷类抗生素包括:①从链霉菌属的培养滤液中获得者,如链霉素、新霉素、卡那霉素、妥布霉素等;②从小单胞菌属的滤液中获得者,如庆大霉素;③半合成氨基糖苷类抗生素,如阿米卡星为卡那霉素的半合成衍生物,奈替米星为西索米星的半合成衍生物。

氨基糖苷类抗生素的共同特点为:①水溶性好,性质稳定;②抗菌谱广,对葡萄球菌属、需氧革兰氏阴性杆菌均具良好抗菌活性,某些品种对结核分枝杆菌及其他分枝杆菌属亦有良好作用,其抗菌作用在碱性环境中较强;③其作用机制主要为抑制细菌合成蛋白质;④细菌对不同品种之间有部分或完全性交叉耐药;⑤血清蛋白结合率低,大多低于 10%;⑥具有不同程度的肾毒性和耳毒性,后者包括前庭功

能损害和 / 或听力减退,并偶可有神经肌肉接头阻滞作用;⑦胃肠道吸收差,注射给药后大部分以原型经肾脏排出。肾功能减退时其血浆半衰期没有显著延长,因此用药时应根据肾功能损害的程度调整给药方案。

【抗菌作用】氨基糖苷类抗生素为浓度依赖性杀菌剂,药物浓度高时杀菌速率加快,研究证实药物峰浓度与 MIC 的比值 >8 时可防止细菌产生耐药性。

本类药物还具有抗生素后效应(post-antibiotic effect, PAE),即药物与细菌停止接触的一段时间内细菌仍处于抑制状态而停止生长。不同药物品种对不同细菌的 PAE 持续时间不同,增加药物剂量可使 PAE 时间延长。

氨基糖苷类抗生素对需氧革兰氏阴性杆菌有强大抗菌活性。链霉素为最早应用于临床的氨基糖苷类抗生素,它对结核分枝杆菌、鼠疫耶尔森菌、土拉菌有良好作用,但近年来结核分枝杆菌对本品的耐药性日益增多,链霉素对于大多数革兰氏阴性杆菌的作用亦较差。卡那霉素、庆大霉素、妥布霉素、奈替米星及阿米卡星等对各种需氧革兰氏阴性杆菌如大肠埃希菌、克雷伯菌属、肠杆菌属、变形杆菌属、志贺菌属、柠檬酸杆菌属等具强大抗菌活性;此外,对沙雷菌属、气单胞菌属(Aeromonad)、产碱杆菌属、莫拉菌属(Moraxella)、不动杆菌属、布鲁氏菌属、沙门菌属、嗜血杆菌属及分枝杆菌属等也具一定抗菌作用。普鲁威登菌属对本类药物有一定程度耐药性。近年来出现的产 ESBL 大肠埃希菌、克雷伯菌属、奇异变形杆菌对氨基糖苷类抗生素的耐药率均显著高于不产酶株。

氨基糖苷类抗生素对甲氧西林敏感葡萄球菌(产青霉素酶株)包括金黄色葡萄球菌、表皮葡萄球菌仍有较好抗菌活性,但甲氧西林耐药株则多数耐药。氨基糖苷类抗生素对各组链球菌(A 组链球菌、甲型溶血性链球菌及肺炎链球菌)的作用微弱,肠球菌属常中度耐药;但庆大霉素与青霉素(或氨苄西林)或万古霉素联合对部分肠球菌属常可获协同作用(对庆大霉素高度耐药株的 MIC>500mg/L 或链霉素 MIC>2 000mg/L 者除外)。多数星形诺卡菌对庆大霉素耐药,但对阿米卡星敏感。单核细胞性李斯特菌对庆大霉素呈中度敏感。结核分枝杆菌对卡那霉素和庆大霉素亦有一定敏感性,但临床通常不用。

【药动学】氨基糖苷类抗生素为高度极性化合物,水溶性好,不易溶于脂肪。在胃肠道中不吸收或很少吸收,口服后的吸收量不足给药量的 1%。在肾功能正常者中血药浓度很低,但在肾功能损害的患者多次口服或直肠内给药后,血药浓度可逐渐增高至中毒水平。创面、烧伤溃疡面或关节腔内局部用药后亦有引起中毒者,甚至个别肾功能正常的患者也可能在口服或局部用药后引起耳毒性或肾毒性。静脉内给药后的血药浓度随剂量而不同,成人 1 次静脉推注庆大霉素 80mg,10 分钟后血药浓度可达 5~7.5mg/L。

氨基糖苷类抗生素与血清蛋白很少结合,除链霉素(35%)外,蛋白结合率大多低于 10%。其在体内主要分布于细胞外液;分布容积在成人约为 15L(0.25L/kg)。

注射给药后,氨基糖苷类抗生素在多数组织中的浓度低于血药浓度,肺组织中的浓度一般不到血药浓度的半,脑脊液药物浓度则不到血药浓度的 1%,即使脑膜有炎症时,也不能达到有效浓度,因此采用本类药物治疗革兰氏阴性杆菌脑膜炎时,除全身给药外,常需合并鞘内或脑室内给药使脑脊液中达到有效浓度,但脑室内给药不宜用于新生儿。

【临床应用】氨基糖苷类抗生素对于各种革兰氏阴性杆菌有强大杀菌作用。本类药物为浓度依赖性杀菌剂,其杀菌活力在一定范围内和药物浓度成比例。本类药物主要用于敏感需氧革兰氏阴性杆菌所致的全身感染,如血流感染、肺炎、腹腔感染、尿路感染等,临床上多采用联合治疗。

【不良反应】氨基糖苷类抗生素可引起各种过敏反应和毒性反应。过敏反应较少见,主要的过敏反应,如嗜酸性粒细胞增多、各种皮疹、发热等,占用药者的 1%~3%,而最主要的毒性作用为对肾脏、听力、前庭器官的毒性和神经肌肉阻滞作用。不同品种的毒性与其在生理 pH 条件下所带的正电荷有关。氨基糖苷类抗生素无肝毒性、光毒性;对造血系统及凝血机制亦无影响。

(三)四环素类抗生素

四环素类抗生素(tetracyclines)由链霉菌属发酵、分离获得,包括四环素(tetracycline)、金霉素(chlortetracycline)、土霉素(oxytetracycline)、地美环素(demeclocycline,去甲金霉素,demethylchlortetracycline),及半合成四环素类多西环素(doxycycline,强力霉素)、美他环素(methacycline,甲烯土霉素)和米诺环素(minocycline)。目前临床应用的品种主要为四环素、多西环素和米诺环素。

多西环素(doxycycline)

【抗菌作用】本品的抗菌谱及抗菌活性与四环素相仿,但对鼠疫耶尔森菌的抗菌活性优于四环素。多西环素在体外对嗜麦芽窄食单胞菌、嗜肺军团菌具一定抗菌活性,与四环素相仿。

【药动学】口服多西环素经胃及小肠吸收完全,生物利用度为 93%。单剂口服多西环素 200mg 后,约 2 小时达血药峰浓度,为 2.8~4.5mg/L。进食可使多西环素血药峰浓度下降 20%。同服牛奶、乳制品、碳酸氢钠、铁剂、氢氧化铝及镁盐,使本品吸收减少。

多西环素的脂溶性高,对组织穿透力强,分布容积约为 0.7L/kg,能很好地渗透到大多数组织和体液中,如肺、痰、腮腺、胆汁、前列腺及女性生殖器官,能分布于肝、脾、骨、骨髓、牙质及牙釉质中,在乳汁中的浓度相当高。多西环素的血浆蛋白结合率为 60%~95%。

多西环素口服或静脉给药后 24 小时,35%~60% 的多西环素由肾脏排泄,部分由粪便排出,消除半衰期为 14~22 小时。肾功能减退时本品由尿液排泄减少,粪便排出呈代偿性增加,无尿症患者 77% 的口服给药量由粪便排出。

【临床应用】本品可用于:①立克次体病,包括流行性斑疹伤寒、地方性斑疹伤寒、恙虫病;②肺炎支原体所致感染;③衣原体感染,包括鹦鹉热、性病淋巴肉芽肿(衣原体淋巴肉芽肿)、非特异性尿道炎、输卵管炎及沙眼;④回归热;⑤布鲁氏菌病(与氨基糖苷类药物联用);⑥霍乱;⑦鼠疫(与氨基糖苷类药物联用);⑧兔热病;⑨也可用于治疗敏感菌所致的呼吸道、胆道、尿路、皮肤软组织和前列腺炎感染;⑩还可短期服用作为旅行者腹泻的预防用药。

【不良反应】主要包括胃肠道反应,肝毒性,对牙齿及骨骼发育的影响,神经系统毒性等,多西环素引起肾功能损害者少见。

(四)氯霉素类抗生素

氯霉素(chloramphenicol)

【抗菌作用】氯霉素具广谱抗微生物作用,对流感嗜血杆菌、肺炎链球菌、淋病奈瑟球菌及脑膜炎球菌具高度抗菌活性,具杀菌作用。氯霉素对厌氧菌的抗菌活性强,也是对脆弱拟杆菌等厌氧革兰氏阴性菌抗菌活性最强的药物之一。氯霉素对梅毒螺旋体、钩端螺旋体、支原体属、立克次体属、贝纳柯克斯体亦具有抗微生物作用。

【药动学】氯霉素口服后吸收迅速且完全,生物利用度高,为76%~93%,成人口服1g后1~2小时达血药峰浓度,为13.8~14.9mg/L,6~8小时后仍可测到有效浓度。剂量加倍,血药浓度也成倍增加。血浆蛋白结合率为44%~60%,血浆半衰期为1.5~3.5小时。

【临床应用】近年来常见病原菌对氯霉素耐药性的增长,氯霉素的严重不良反应,以及头孢菌素类药物、氟喹诺酮类药物的广泛临床应用,使氯霉素在国内外应用普遍减少。由于氯霉素具有组织体液穿透性极好的药理学特点,易穿透血脑、血眼屏障,及对细胞内病原菌有效,因此仍有一定临床应用指征,主要应用于某些严重感染。

【不良反应】氯霉素可引起严重骨髓抑制、再生障碍性贫血及灰婴综合征等严重不良反应,因而临床应用受到限制。

(五)大环内酯类抗生素

大环内酯类(macrolide)抗生素按其化学结构可分为,①十四元环:红霉素、克拉霉素、罗红霉素、地红霉素等;②十五元环:阿奇霉素;③十六元环:麦迪霉素、乙酰麦迪霉素、螺旋霉素、乙酰螺旋霉素、交沙霉素、吉他霉素。

阿奇霉素(azithromycin)

【抗菌作用】本品对葡萄球菌属、肺炎链球菌、其他链球菌属、肠球菌属的抗菌活性较红霉素略差(MIC高1~2倍)。对革兰氏阴性菌的抗菌活性较红霉素明显增强,对流感嗜血杆菌及淋病奈瑟球菌的抗菌活性为红霉素的4倍以上,对卡他莫拉菌、弯曲菌属的抗菌活性也有增强。对军团菌属的抗菌活性与红霉素相仿。肠杆菌属细菌如大肠埃希菌、沙门菌属、志贺菌属等细菌中部分菌株对本品敏感(MIC$_{90}$为1~16mg/L)。对厌氧菌的抗菌活性与红霉素相仿。对支原体属、衣原体属、解脲支原体均具有强大的抗微生物活性,对肺炎支原体的作用为大环内酯类药物中最强者,对包柔螺旋体的作用较红霉素强。阿奇霉素对某些非结核分枝杆菌如鸟分枝杆菌以及对弓形虫具抗微生物活性。

【药动学】阿奇霉素口服后,37%的药物被吸收,单剂口服500mg后2~4小时达血药峰浓度,为0.4~0.45mg/L。药物在体内分布容积大,组织药物浓度明显高于同期血药浓度,在鼻窦分泌物、扁桃体、肺、前列腺及其他泌尿生殖系组织中可达有效药物浓度,为同期血药浓度的10~100倍。阿奇霉素在中性粒细胞及巨噬细胞中有药物聚集现象,在中性粒细胞内的浓度为细胞外的79倍。组织内药物消除半衰期为2~3天。阿奇霉素主要以原型自胆管(约50%)排出,少部分自尿(12%)中排出,血清消除半衰期长达35~48小时。

【临床应用】①化脓性链球菌引起的急性咽炎、急性扁桃体炎;②流感嗜血杆菌、卡他莫拉菌或肺炎链球菌引起的细菌性窦炎、急性支气管炎、慢性支气管炎急性发作;③肺炎链球菌、流感嗜血杆菌、肺炎支原体、衣原体及军团菌所致的社区获得性肺炎;④沙眼;⑤杜克雷嗜血杆菌所致软下疳,衣原体属所致的尿道炎和宫颈炎;⑥金黄色葡萄球菌或化脓性链球菌敏感株所致的皮肤软组织感染;⑦与其他药物联合,用于HIV感染者的鸟分枝杆菌复合体感染的预防与治疗。

【不良反应】阿奇霉素不良反应发生率为12%,其中胃肠道反应为9.6%,较红霉素为低,偶可出现肝功能异常、外周血白细胞计数下降等实验室异常。

(六)林可霉素和克林霉素

林可霉素(lincomycin)和克林霉素(clindamycin)适用于敏感厌氧菌及需氧菌所致的下列感染:

①厌氧菌、肺炎链球菌、其他链球菌属及金黄色葡萄球菌所致的下呼吸道感染,包括肺炎、脓胸及肺脓肿;②化脓性链球菌、金黄色葡萄球菌及厌氧菌引起的皮肤软组织感染;③妇产科感染,如子宫内膜炎、非淋球菌性卵巢输卵管脓肿、盆腔炎、阴道侧切术后感染;④腹腔感染,如腹膜炎、腹腔脓肿,妇产科及腹腔感染需同时与抗需氧革兰氏阴性菌药物联合应用;⑤静脉制剂尚可用于:金黄色葡萄球菌、链球菌属及敏感厌氧菌引起的血流感染、骨髓炎,也可用于敏感菌所致的慢性骨、关节感染手术后治疗。

(七)多肽类抗生素

1. 糖肽类抗生素 糖肽类(glycopeptide)抗生素的化学结构具有相似的糖和肽链,作用靶点为细菌胞壁成分 D- 丙氨酰 -D- 丙氨酸。所有的糖肽类抗生素都对革兰氏阳性细菌有活性,包括耐甲氧西林葡萄球菌(MRSA,MRSE 等)、JK 棒状杆菌、肠球菌属、李斯特菌属、链球菌属、梭状芽孢杆菌等。目前临床上应用的有万古霉素、去甲万古霉素和替考拉宁等。

万古霉素

【抗菌作用】 万古霉素对各种革兰氏阳性球菌均有强大抗菌作用,包括金黄色葡萄球菌、凝固酶阴性葡萄球菌、化脓性链球菌、肺炎链球菌、甲型溶血性链球菌及肠球菌属。革兰氏阳性杆菌如白喉棒状杆菌等棒状杆菌属对其敏感。对厌氧革兰氏阳性杆菌具良好抗菌活性,包括艰难梭菌等梭菌属、放线菌属、炭疽杆菌等芽孢杆菌属、乳酸杆菌属、痤疮丙酸杆菌及单核细胞性李斯特菌。本品对 MRSA、耐甲氧西林表皮葡萄球菌(MRSE)、PRSP 和肠球菌属仍保持良好的抗菌活性。万古霉素对革兰氏阴性菌、分枝杆菌属、拟杆菌属、立克次体属及衣原体属均无抗菌作用。

【药动学】 本品口服后不易吸收。成人静脉滴注万古霉素 0.5g 后,血药峰浓度达 13~22mg/L,有效浓度可维持 6 小时;静脉滴注 1g 后,血药峰浓度达 25~40mg/L。多次给药后,药物在体内轻度积蓄。药物能迅速分布到各种组织与体液中,在肾、肝、肺、心脏、骨及脑等组织均能达较高药物浓度,能透入胸腔积液、腹水、心包液、骨、关节液及脓肿,并能通过胎盘进入胎儿体内,但不易渗入房水。本品不易透过无炎症的脑膜,脑膜有炎症时,脑脊液内浓度可达 2.5~5mg/L,为同期血药浓度的 7%~20%。消除半衰期为 4~6 小时,肾功能不全者半衰期明显延长,药物清除与肌酐清除率呈线性相关。静脉给药时几乎全部以原型经肾排泄,24 小时尿排泄率为给药量的 80%~90%,少量经胆汁排泄。仅少部分药物在体内代谢。血液透析与腹膜透析均不能清除药物。本品的血浆蛋白结合率为 55%。

【临床应用】 万古霉素仅适用于耐药革兰氏阳性菌所致的严重感染,特别是耐甲氧西林葡萄球菌属(MRSA 及 MRCNS)、肠球菌属及耐青霉素肺炎链球菌所致感染;也可用于对青霉素类药物过敏患者的严重革兰氏阳性菌感染。

【不良反应】 ①休克、过敏样症状;②急性肾功能不全(0.5%),间质性肾炎(频率不明);③多种血细胞减少(少于 0.1%)、无粒细胞血症、血小板减少(频率不明);④皮肤黏膜综合征(重型多形红斑)、中毒性表皮坏死松解症(Lyell 综合征)、脱落性皮炎(频率不明);⑤第 8 脑神经损伤(少于 0.1%);⑥假膜性肠炎(频率不明):⑦肝功能损害、黄疸(频率不明)。

2. 脂糖肽类抗生素 脂糖肽类(lipoglycopeptide)抗生素是糖肽类抗生素的衍生物,通过在糖肽结构上修饰脂质侧链形成,目前批准上市的有 3 个品种,分别是替拉万星(telavancin)、奥利万星(oritavancin)和达巴万星(dalbavancin)。奥利万星对耐万古霉素肠球菌有抗菌作用。

3. **环脂肽类抗生素**　达托霉素（daptomycin）对革兰氏阳性菌具有良好的抗菌活性,对革兰氏阴性菌无抗菌活性。抗菌谱包括:金黄色葡萄球菌（包括甲氧西林耐药株）、表皮葡萄球菌（包括甲氧西林耐药株）、溶血性葡萄球菌等凝固酶阴性葡萄球菌,肠球菌属（包括万古霉素耐药菌株）、链球菌属（包括青霉素敏感和耐药的肺炎链球菌、化脓性链球菌、无乳链球菌和甲型溶血性链球菌）,JK 棒状杆菌,艰难梭菌和痤疮丙酸杆菌等。

4. **多黏菌素 B 和黏菌素**　多黏菌素类（polymyxin）药物于 1947 年被发现,包括 5 种分子结构的化合物,其中临床上仅选用多黏菌素 B 及多黏菌素 E（黏菌素,colistin）,多黏菌素类药物对需氧革兰氏阴性杆菌有强大抗菌作用,但有明显肾毒性,因此多年来两者的全身用药应用较少。近年来,多重耐药革兰氏阴性菌在临床上日益增多,包括多重耐药铜绿假单胞菌、鲍曼不动杆菌和产碳青霉烯酶的肠杆菌科细菌等对多黏菌素类药物耐药率低,因此本类药物重新成为治疗多重耐药革兰氏阴性菌感染的可选用药物之一。临床应用为多黏菌素 B 硫酸盐和黏菌素甲磺酸盐（CMS）,后者为无抗菌活性的前体药,给药后在体内转变为黏菌素而发挥抗菌作用。

【**抗菌作用**】多黏菌素 B 和黏菌素对绝大多数肠杆菌科细菌具强大抗菌作用,如大肠埃希菌、克雷伯菌属、肠杆菌属、沙门菌属、志贺菌属等,但变形杆菌属、沙雷菌属通常呈现耐药。铜绿假单胞菌、不动杆菌属也呈敏感;流感嗜血杆菌、百日咳鲍特菌、嗜肺军团菌、霍乱弧菌常呈敏感,但埃尔托生物型霍乱弧菌及脆弱拟杆菌耐药,其他拟杆菌属和真杆菌属则呈敏感。所有革兰氏阳性菌对本类药物呈耐药。本类药物与复方磺胺甲噁唑、利福平联合,对革兰氏阴性菌具协同作用。多黏菌素 B 的抗菌活性优于黏菌素。

【**药动学**】黏菌素甲磺酸盐（CMS）150mg（以黏菌素基质计）单剂静脉给药后,血药峰浓度为 5~7.5mg/L,血浆半衰期 CMS 1.5~2 小时,黏菌素 >4 小时。肾功能受损者,血浆半衰期延长,肌酐清除率 <20ml/min 者,其血浆半衰期为 10~20 小时。该药主要通过肾小球滤过后以原型和转化形式排泄。24 小时内可自尿中排出注射给药量的 80%,肾功能受损者排泄减少。黏菌素可通过胎盘屏障,但进入脑脊液量极少,可分布至乳汁中。黏菌素的血浆蛋白结合率约 50%。多黏菌素 B 1.5mg/kg,每 12 小时 1 次静脉给药后,稳态时平均血药峰浓度为 2.8mg/L,24 小时 AUC 为 66.9mg/（h·L）。多黏菌素 B 在体内分布至各组织,并与细胞膜相结合,其血浆蛋白结合率为 60%,在危重患者中测得为 79%~92%。多黏菌素 B 重复给药可导致药物在体内蓄积,药物不能进入脑脊液中,也不能透过胎盘屏障,其血清半衰期为 4.5~6 小时,仅有少量以原型自尿中排出。

【**临床应用**】近年来随着临床上多重耐药及广泛耐药革兰氏阴性菌感染日益增多,本类药物注射剂的临床使用逐渐增加。目前多黏菌素 B 硫酸盐和甲磺酸黏菌素注射剂主要用于多重耐药,但对多黏菌素类药物呈现敏感的铜绿假单胞菌、鲍曼不动杆菌、肺炎克雷伯菌及大肠埃希菌等需氧革兰氏阴性杆菌感染的重症病例。此外,CMS 可用于上述细菌,尤其是铜绿假单胞菌所致的复杂性尿路感染病例。经其他抗菌药治疗无效时可选择多黏菌素类药物,并常需与其他抗菌药联合应用。

【**不良反应**】常见不良反应主要为肾毒性和神经毒性。

（八）喹诺酮类抗菌药

喹诺酮类（quinolone）抗菌药是吡酮酸类化学合成抗菌药,具有 4-喹诺酮结构。萘啶酸为该类药物最早用于临床的品种。用氟原子和哌嗪环取代 4-喹诺酮结构,合成第一个氟喹诺酮类抗菌药——

诺氟沙星,此后又相继合成一系列含氟的喹诺酮类衍生物,统称为氟喹诺酮类（fluoroquinolone）抗菌药。该类药物抗革兰氏阴性菌的活性明显提高,尤其对常用抗菌药耐药的革兰氏阴性菌具有较强抗菌活性,同时扩大了抗革兰氏阳性菌的活性,目前国内临床常用的环丙沙星（ciprofloxacin）、左氧氟沙星（levofloxacin）、莫西沙星（moxifloxacin）等品种明显增强了对肺炎链球菌等呼吸道感染常见病原菌的抗菌活性,同时对肺炎支原体、肺炎衣原体等非典型病原体具有良好抗微生物活性,也被称为"呼吸喹诺酮类抗菌药"。近年来,新的不含氟的喹诺酮类抗菌药,如加诺沙星（garenoxacin）、奈诺沙星（nemonoxacin）等,也已应用于临床,其中奈诺沙星增强了对革兰氏阳性菌的抗菌作用,抗菌谱可覆盖耐甲氧西林葡萄球菌。

氟喹诺酮类抗菌药具有下列共同特点：①抗菌谱广,对需氧革兰氏阳性菌和革兰氏阴性菌均具良好抗菌作用,尤其对革兰氏阴性杆菌具有强大抗菌活性；②体内分布广,在多数组织体液内药物浓度高于同期血药浓度,可达有效抑菌或杀菌水平；③半衰期较长,可以减少服药次数,使用方便；④多数品种有口服及注射剂,对于重症或不能口服用药的患者可先静脉给药,病情好转后改为口服进行序贯治疗；⑤不良反应大多程度较轻,患者易耐受。由于上述优点,氟喹诺酮类抗菌药成为近几十年来发展迅速的抗菌药种类之一。伴随着氟喹诺酮类抗菌药的广泛应用,常见临床分离菌对该类药物耐药性的增长已成为临床高度关注的问题。

由于氟喹诺酮类抗菌药全身用药时可导致肌腱损害、神经系统和心血管系统反应等致残性和潜在的永久性严重不良反应。急性细菌性窦炎、慢性支气管炎急性细菌感染、单纯性尿路感染患者使用氟喹诺酮类抗菌药治疗引发相关严重不良反应的风险通常大于其受益,仅可用于无其他药物可供选择的患者。

左氧氟沙星（levofloxacin）

【**抗菌作用**】本品具广谱抗菌作用,在体外和体内显示出对下列细菌或病原微生物具活性：①需氧革兰氏阴性菌：含大肠埃希菌在内的肠杆菌科大多数细菌,包括肺炎克雷伯菌等克雷伯菌属、产气肠杆菌和阴沟肠杆菌等肠杆菌属、伤寒和副伤寒沙门菌属、志贺菌属、变形杆菌属、沙雷菌属、柠檬酸杆菌属等,但50%~60%的大肠埃希菌呈现耐药。②流感嗜血杆菌、不动杆菌属、铜绿假单胞菌等假单胞菌属,80%以上淋病奈瑟球菌对本品呈现耐药。③需氧革兰氏阳性菌：金黄色葡萄球菌（甲氧西林或苯唑西林耐药者除外）、化脓性链球菌、肺炎链球菌,但其作用较对肠杆菌科细菌低。此外对支原体属、衣原体属、军团军属亦有作用。

【**药动学**】本品口服后吸收迅速而完全,口服给药后1~2小时达到峰浓度,绝对生物利用度可达90%及以上,每日口服500mg多剂给药,达稳态浓度时血药峰浓度为5.7mg/L。进食可使血药峰浓度降低14%,达峰时间推迟1小时。连续给药500mg,每24小时1次,48小时内达稳态浓度,峰、谷浓度分别为6.4mg/L和0.6mg/L。本品500mg口服或静脉滴注后的血药浓度相近。该药血浆蛋白结合率为24%~38%。给药后广泛分布于全身各组织体液中,表观分布容积为89~112L。在大部分组织和体液中药物浓度可达到或超过同期血药浓度。在肺、肾组织中的药物浓度可达血药浓度的2~5倍。本品尚可穿过胎盘进入胎儿体内,也可通过乳汁分泌。左氧氟沙星主要自肾排泄,约87%的给药量自尿中以原型排出,其中<5%以代谢物形式排出。消除半衰期为6~8小时,肾功能减退患者,本品自体内清除减缓,消除半衰期延长。

【临床应用】左氧氟沙星适用于敏感菌所致的下列感染：①由肺炎链球菌、流感嗜血杆菌或卡他莫拉菌所致急性窦炎；②由肺炎链球菌、流感嗜血杆菌、副流感嗜血杆菌、卡他莫拉菌或金黄色葡萄球菌甲氧西林敏感株所致慢性支气管炎急性细菌感染；③由肺炎链球菌、流感嗜血杆菌、副流感嗜血杆菌、卡他莫拉菌、金黄色葡萄球菌甲氧西林敏感株、肺炎支原体、肺炎衣原体和嗜肺军团菌所致肺炎；④由甲氧西林敏感金黄色葡萄球菌或化脓性链球菌所致单纯性皮肤软组织感染；⑤由大肠埃希菌、肺炎克雷伯菌、奇异变形杆菌、铜绿假单胞菌、粪肠球菌、腐生葡萄球菌所致急性肾盂肾炎、单纯性和复杂性尿路感染。近年来本品也作为联合用药之一用于多重耐药性结核病。治疗急性细菌性窦炎、慢性支气管炎急性细菌感染、单纯性尿路感染时，因潜在的严重不良反应风险，仅限于无其他药物可供选择者。

【不良反应】本品较常见的不良反应有：恶心、腹泻、头痛、失眠等。较少见的不良反应有：皮疹、味觉异常、腹痛、消化不良、胃肠胀气、呕吐、便秘、眩晕、焦虑、睡眠异常、多汗、全身不适等。常见实验室检查异常有：肝功能异常、白细胞减少等。

莫西沙星（moxifloxacin）

【抗菌作用】莫西沙星具广谱抗微生物作用，对下列革兰氏阳性菌和革兰氏阴性菌均有较高抗菌活性：肠杆菌科大多数细菌，包括柠檬酸杆菌属中的枸橼酸杆菌、阴沟肠杆菌、产气肠杆菌等肠杆菌属，克雷伯菌属、变形杆菌属、沙门菌属、志贺菌属、普鲁威登菌属、沙雷菌属、摩根菌属等，但 50%~60% 的大肠埃希菌呈现耐药，对不动杆菌属和铜绿假单胞菌等假单胞菌属的大多数菌株、洋葱伯克霍尔德菌、嗜麦芽窄食单胞菌亦具有抗菌作用。本品对流感嗜血杆菌、卡他莫拉菌均有抗菌活性。莫西沙星对甲氧西林敏感葡萄球菌、肺炎链球菌、溶血性链球菌亦具较高抗菌活性。此外，本品尚对肺炎衣原体、支原体、军团菌具有抗微生物作用。本品对脆弱拟杆菌等厌氧菌具较高抗菌作用。

【药动学】本品口服吸收完全，口服生物利用度 91%，进食可使达峰时间推迟约 2 小时，峰浓度下降 16%，但不影响生物利用度。每日 1 次口服本品 400mg，3 天后达稳态浓度，峰、谷浓度为 3.2mg/L 和 0.6mg/L。每日 1 次本品 400mg 静脉给药，达稳态浓度后，血药峰、谷浓度分别为 4.1~5.9mg/L 和 0.43~0.84mg/L。莫西沙星的血浆蛋白结合率为 45%，表观分布容积 1.7~2.7L/kg。本品广泛分布于组织和体液中，在支气管、肺组织、鼻窦组织、肌肉、皮肤水疱液、唾液及组织间液中的药物浓度可高于或等于同期血浓度。莫西沙星给药量的 45% 以原型排泄，经肾脏排出 20%，经粪便排出 25%。消除半衰期约 12 小时，轻度肝、肾功能损害不影响其代谢。

【临床应用】莫西沙星适用于敏感菌所致下列感染：①肺炎链球菌、流感嗜血杆菌、卡他莫拉菌所致急性细菌性窦炎；②肺炎链球菌、流感嗜血杆菌、肺炎克雷伯菌、金黄色葡萄球菌甲氧西林敏感株、卡他莫拉菌所致慢性支气管炎急性加重与急性细菌感染；③肺炎链球菌、流感嗜血杆菌、金黄色葡萄球菌甲氧西林敏感株、肺炎克雷伯菌、肺炎支原体、肺炎衣原体、卡他莫拉菌所致社区获得性肺炎；④金黄色葡萄球菌甲氧西林敏感株、化脓性链球菌所致非复杂性皮肤软组织感染；⑤金黄色葡萄球菌甲氧西林敏感株、大肠埃希菌、肺炎克雷伯菌、阴沟肠杆菌所致复杂性皮肤软组织感染；⑥大肠埃希菌等肠杆菌科细菌和脆弱拟杆菌等厌氧菌所致腹腔感染，但仅用于轻症患者。治疗急性细菌性窦炎、慢性支气管炎急性细菌感染因潜在的严重不良反应风险，仅限于无其他药物可供选择者。

【不良反应】较常见的不良反应有恶心、腹泻、头痛和头晕，Q-T 间期延长。

环丙沙星（ciprofloxacin）

【抗菌作用】本品同左氧氟沙星一样,具广谱抗菌作用,其抗菌谱和抗菌活性基本相仿,不同的是本品对铜绿假单胞菌的作用是目前上市的氟喹诺酮类药物中最强者。

【药动学】本品空腹口服后吸收迅速,生物利用度为49%~70%,进食可使吸收延迟;口服250mg、500mg、750mg后,平均血药峰浓度于1~2小时到达,分别为1.2~2.4mg/L、2.4~2.6mg/L、3.4~4.3mg/L。静脉滴注环丙沙星200mg、400mg,滴注时间60分钟,1小时达血药峰浓度,分别为2.1mg/L、4.6mg/L。本品广泛分布到各组织体液中,在脑脊液中的浓度为同期血药浓度的30%以上;分布容积为2~3L/kg,血浆蛋白结合率为20%~40%,血消除半衰期5~6小时,肾功能减退时有所延长。给药后24小时内以原型经肾排出给药量的40%~50%(主要经肾小管分泌),以代谢物形式(仍具活性,但较弱)排出约15%;经胆汁与粪便于5日内排出20%~35%,虽经胆汁仅排出少量,但胆汁内的药物浓度仍可达到同期血药浓度的10倍以上。

【临床应用】本品可用于敏感菌所致的泌尿生殖道感染、呼吸道感染、胃肠道细菌感染、伤寒、骨和关节感染、皮肤软组织感染及腹腔感染(常需与甲硝唑同用)。

【不良反应】本品临床应用的不良反应发生率为5.4%~10.2%,主要为胃肠道反应。

奈诺沙星（nemonoxacin）

【抗菌作用】本品为无氟喹诺酮类药物,对需氧革兰氏阳性菌及需氧革兰氏阴性菌均具有良好抗菌作用,体外药效学特点为不仅对金黄色葡萄球菌的甲氧西林敏感株(MSSA),也对甲氧西林耐药株(MRSA)、肺炎链球菌的青霉素敏感株(PSSP)、青霉素中介株(PISP)和青霉素耐药株(PRSP)、其他喹诺酮类药物不敏感株、化脓性链球菌、无乳链球菌等均具有高度抗菌活性。对粪肠球菌亦具良好抗菌作用,但对屎肠球菌的抗菌作用差。本品对上述细菌中MRSA、PRSP、粪肠球菌的作用优于其他喹诺酮类抗菌药。对需氧革兰氏阴性杆菌较环丙沙星、左氧氟沙星略低。对艰难梭菌抗菌活性高,对脆弱拟杆菌、消化链球菌亦具良好抗菌作用。对肺炎支原体、肺炎衣原体、嗜肺军团菌均具有高度抗微生物活性。对结核分枝杆菌抗菌作用差。

【药动学】本品口服后吸收迅速而完全,1~2小时内达到血药峰浓度,绝对生物利用度达106%。单剂口服本品,250~750mg范围内呈线性药动学特征。空腹口服本品500mg,每日1次,连续给药至第3天达到稳态,稳态时平均血药峰浓度分别为(7.02±1.77)µg/ml。进食高脂餐后口服本品500mg使达峰时间延迟约3小时,$AUC_{0~\infty}$仅降低18%。本品平均表观分布容积为200L左右,提示该药广泛分布于人体各组织体液中。血浆蛋白质结合率约16%。不被CYP450酶等代谢。单次口服本品后半衰期11小时左右,主要经肾脏排泄。单次口服给药后72小时内,约70%的给药量以原型自尿中排出,约6%以原型自粪便排出。

【临床应用】本品适用于由下列敏感细菌或其他病原微生物所致的成人(≥18岁)社区获得性肺炎,包括肺炎链球菌、金黄色葡萄球菌、流感嗜血杆菌、副流感嗜血杆菌、肺炎克雷伯菌等以及肺炎支原体、肺炎衣原体和嗜肺军团菌等所致轻至中度肺炎。

【不良反应】本品临床不良反应主要为恶心、呕吐、腹泻等消化道反应,头晕、头痛等神经系统反应;与药物相关的实验室检查异常主要有白细胞计数降低、GPT、GOT和γ-谷氨酰转移酶升高。本品的不良反应发生率低,多数为轻度,并呈一过性,患者耐受性良好。

（九）其他抗菌药

磷霉素（fosfomycin）

磷霉素有口服制剂磷霉素钙、磷霉素氨丁三醇和注射剂磷霉素钠。

【抗菌作用】本品对需氧革兰氏阳性菌和革兰氏阴性菌具广谱抗菌作用。该药在体外及体内对下列细菌具良好抗菌作用：大肠埃希菌、志贺菌属、金黄色葡萄球菌、凝固酶阴性葡萄球菌（包括甲氧西林敏感及耐药株）和肠球菌属。磷霉素在体外对以下细菌亦具抗菌活性：流感嗜血杆菌、沙门菌属、霍乱弧菌、脑膜炎球菌、链球菌属、屎肠球菌、克雷伯菌属、变形杆菌属、柠檬酸杆菌属、沙雷菌属，但抗菌活性较青霉素类药物及头孢菌素类药物差，对假单胞菌属具有不同程度的敏感性，对不动杆菌属作用差。磷霉素对于部分产 ESBL 和碳青霉烯酶的肠杆菌科细菌具有良好的抗菌活性。

【药动学】单剂空腹口服磷霉素钙盐 1g 和 2g 后，血药峰浓度于服药后 2 小时到达，分别为 5.98mg/L、8.89mg/L，单剂口服磷霉酸氨丁三醇 3g 后迅速吸收，并在体内转化为磷霉素游离酸，2 小时内达血药峰浓度，为 26.1mg/L，单剂空腹口服绝对生物利用度为 37%~42%，进食后服药的生物利用度下降至 30%，高脂饮食后血药峰浓度延迟至 4 小时到达，为 17.6mg/L。口服磷霉素钙盐的生物利用度为 12%。肌内注射磷霉素钠盐 2g 后，血药峰浓度于 2 小时后到达，为 33.73mg/L。静脉注射磷霉素钠 1g 后，30 分钟达血药峰浓度，为 74mg/L。本品的血浆蛋白结合率为 2.16%。磷霉素可广泛分布于各种组织和体液中，表观分布容积 136.1L。肾组织内药物浓度最高，其次为心脏、肺、肝等。脑膜炎时，本品在脑脊液中可达同时期血药浓度的 50% 以上。磷霉素在体内不代谢，口服磷霉素氨丁三醇后主要以原型自尿和粪中排泄。

【临床应用】口服磷霉素钙盐可用于治疗敏感菌所致急性单纯性下尿路感染和肠道感染（包括细菌性痢疾）。单剂口服磷霉素氨丁三醇用于单纯性下尿路感染的治疗。磷霉素钠注射剂可用于治疗敏感菌所致呼吸道感染、尿路感染、皮肤软组织感染等；也可与 β- 内酰胺类药物、氨基糖苷类药物等其他抗菌药联合应用，治疗由敏感菌所致中至重症感染，如血流感染、腹膜炎、骨髓炎，需用大剂量；与万古霉素、利福平联合可用于金黄色葡萄球菌（甲氧西林敏感或耐药株）等革兰氏阳性菌所致的严重感染。磷霉素与其他抗菌药之间无交叉耐药和交叉过敏。

【不良反应】较常见不良反应为轻度胃肠道反应，如恶心、纳差、中上腹不适、稀便或轻度腹泻，一般不影响继续用药，偶可表现为假膜性肠炎。静脉给药可引起静脉炎。

利奈唑胺（linezolid）

利奈唑胺属于全合成抗菌药噁唑烷酮类（oxazolidinones）。

【抗菌作用】利奈唑胺对葡萄球菌属、肠球菌属、链球菌属均显示良好的抗菌作用，包括金黄色葡萄球菌（甲氧西林敏感或耐药菌株）、凝固酶阴性葡萄球菌（甲氧西林敏感或耐药菌株）、粪肠球菌（万古霉素敏感或耐药菌株）、屎肠球菌（万古霉素敏感或耐药菌株）、肺炎链球菌（包括青霉素耐药株）、无乳链球菌、化脓性链球菌、甲型溶血性链球菌。利奈唑胺对厌氧菌亦具抗菌活性，对艰难梭菌的作用与万古霉素相似，对拟杆菌属和梭杆菌属具有一定抗菌作用。利奈唑胺对革兰氏阴性菌作用差。

【药动学】利奈唑胺口服吸收快速且完全，绝对生物利用度 100%。进食可使利奈唑胺 T_{max} 延迟 1.5~2.2 小时，但对 AUC 和生物利用度没有影响。17 名健康受试者静脉注射利奈唑胺 625mg，每日 2 次，7.5 天后达稳态时，血药谷浓度为 3.84mg/L，在 12 小时的给药间期内，血药浓度维持在 >4mg/L 的时间为 9~10 小时。利奈唑胺在体内广泛分布于血液灌注良好的组织,血浆蛋白结合率为 31%。表观分布容积为 50L。利奈唑胺在体内缓慢氧化为羧酸化合物,氨基乙氧乙酸(A)和羟乙基氨基乙酸(B)。非肾脏清除率约占利奈唑胺总清除率的 65%。稳态时,约有 30% 的药物以原型、40% 以代谢产物 B、10% 以代谢产物 A 的形式随尿排泄。消除半衰期为 4.5~5.5 小时。

【临床应用】本品用于由金黄色葡萄球菌(甲氧西林敏感和耐药的菌株)或肺炎链球菌引起的院内获得性肺炎;由肺炎链球菌引起的社区获得性肺炎,包括伴发的菌血症,或由金黄色葡萄球菌(仅为甲氧西林敏感的菌株)引起的社区获得性肺炎;由金黄色葡萄球菌(仅为甲氧西林敏感的菌株)或化脓性链球菌引起的非复杂性皮肤和皮肤软组织感染;万古霉素耐药屎肠球菌感染,包括伴发的菌血症。

【不良反应】本品较常见的不良反应(≥2%)包括:腹泻、头痛、恶心、呕吐、失眠、便秘、皮疹、头晕、发热;实验室检查可有血小板减少、白细胞减少、贫血、肝功能异常、尿素氮升高。

替加环素(tigecycline)

替加环素属甘氨酰环素类(glycylcycline)抗生素。

【抗菌作用】替加环素对金黄色葡萄球菌(甲氧西林敏感及耐药株)、凝固酶阴性葡萄球菌(甲氧西林敏感及耐药株),糖肽类中介金黄色葡萄球菌和异质性耐药金黄色葡萄球菌有很高的抗菌活性。替加环素对肺炎链球菌、甲型溶血性链球菌以及乙型溶血性链球菌亦有高度抗菌活性,包括青霉素耐药株。其他革兰氏阳性菌如棒状杆菌、乳酸杆菌、明串珠菌属、单核细胞性李斯特菌也对替加环素敏感。

替加环素对大肠埃希菌、肺炎克雷伯菌、产酸克雷伯菌、阴沟肠杆菌、产气肠杆菌和弗氏柠檬酸杆菌有良好的抗菌作用,包括对产或非产 ESBL 大肠埃希菌、肺炎克雷伯菌、产酸克雷伯菌的抗菌活性相仿。对奇异变形杆菌、普通变形杆菌、摩氏摩根菌和黏质沙雷菌的抗菌活性较差。对不发酵糖类的革兰氏阴性菌的作用不一。其中对鲍曼不动杆菌属、嗜麦芽窄食单胞菌在体外具有抗菌活性,但对洋葱伯克霍尔德菌的活性较差,铜绿假单胞菌对该药呈现耐药。

替加环素对于拟杆菌属、产气荚膜梭菌以及微小消化链球菌等厌氧菌有较好作用。对肺炎支原体和人型支原体亦有良好作用,对解脲支原体作用略差。尚未发现替加环素与其他抗生素存在交叉耐药。

【药动学】单剂静脉滴注替加环素 100mg,血药峰浓度为 0.9~1.45mg/L。静脉应用替加环素首剂 100mg 继以 50mg,每 12 小时 1 次达稳态时,血药谷浓度为 0.13mg/L。替加环素体外血浆蛋白结合率为 71%~89%。本品分布容积为 500~700L,提示其组织分布广,分布超过血浆容量。本品在体内给药剂量的 59% 通过胆道/粪便排泄消除,33% 经尿液排泄。总剂量的 22% 以替加环素原型的形式经尿液排泄。清除率为 51ml/min,消除半衰期为 42.4 小时。

【临床应用】本品适用于 18 岁以上患者由敏感菌所致的复杂性腹腔内感染、复杂性皮肤和皮肤结构感染及社区获得性肺炎的治疗。

【不良反应】临床研究中最常见不良反应为恶心(26%)与呕吐(18%),多为轻、中度,通常发生于治疗的第 1~2 天。其余较常见的不良反应(≥2%)包括:腹痛、脓肿、乏力、头痛、感染、静脉炎、腹泻、消化不良、贫血、伤口愈合欠佳、头晕、皮疹;实验室检查可有肝功能异常、ALP 升高、淀粉酶升高、高胆红素血症、血尿素氮升高、低蛋白血症等。

（十）磺胺类药物与磺胺增效剂等抗菌药

1. **磺胺增效剂与复方磺胺类药物**　目前临床应用较多的为口服易吸收磺胺类药物,包括磺胺甲噁唑、磺胺嘧啶及其与甲氧苄啶（TMP）的复方制剂如复方磺胺甲噁唑（SMZ-TMP）。

磺胺甲噁唑 - 甲氧苄啶（sulfamethoxazole-trimethoprime,SMZ-TMP）

【抗菌作用】本品为磺胺甲噁唑与甲氧苄啶的复合制剂,具广谱抗菌作用,与单药相比,对大肠埃希菌、流感嗜血杆菌、金黄色葡萄球菌的抗菌作用增强 4~8 倍,但耐药菌株仍多见。本品对肺孢菌有作用,在体外对霍乱弧菌、鼠疫耶尔森菌、杜克雷嗜血杆菌、嗜麦芽窄食单胞菌、类鼻疽伯克霍尔德菌、洋葱伯克霍尔德菌、脑膜脓毒性黄杆菌、沙眼衣原体、诺卡菌属、李斯特菌、弓形虫等亦具良好抗微生物活性。

【药动学】本品中磺胺甲噁唑和甲氧苄啶口服后自胃肠道吸收完全,均可吸收给药量的 90% 以上,血药峰浓度在服药后 1~4 小时达到。给予 TMP160mg、SMZ800mg,每日 2 次服用,3 日后达稳态血药浓度,TMP 为 1.72mg/L,SMZ 的血浆游离药物浓度及药物总浓度分别为 57.4mg/L 和 68.0mg/L。SMZ 及 TMP 均主要自肾小球滤过和肾小管分泌,尿药浓度明显高于血药浓度。单剂口服给药后 72 小时内自尿中排出 SMZ 总量的 84.5%,其中 30% 为包括代谢物在内的游离磺胺类药物,TMP 以游离形式排出 66.8%。SMZ 和 TMP 两药的排泄过程互不影响。SMZ 和 TMP 的消除半衰期分别为 10 小时和 8~10 小时,肾功能减退者半衰期延长,需调整剂量。口服吸收后两者均可广泛分布于痰液、中耳液、阴道分泌物等全身组织和体液中,并可穿透血脑屏障至脑脊液中,达有效治疗浓度。也可穿过胎盘屏障进入胎儿血液循环,并可分泌至乳汁中。

【临床应用】本品主要适用于敏感菌株所致的尿路感染、呼吸道感染、小儿急性中耳炎、伤寒和其他沙门菌属感染、肠道感染、肺孢菌肺炎、诺卡菌病、韦氏肉芽肿病,本品可作为单核细胞性李斯特菌感染的可选药物,也可用于洋葱伯克霍尔特菌、嗜麦芽窄食单胞菌、溶血葡萄球菌感染及耶尔森菌结肠炎等的治疗。

【不良反应】过敏反应较为常见,血液系统可发生中性粒细胞减少或缺乏症,血小板减少症,可同服叶酸制剂缓解,胃肠道反应表现为恶心、呕吐等,症状一般较轻微。

2. **呋喃类药物**　呋喃类药物是硝基环类药物的一种,临床应用的主要为呋喃妥因和呋喃唑酮。本类药物的共同特点为:①对许多需氧革兰氏阳性球菌和革兰氏阴性杆菌均具一定抗菌作用,但对铜绿假单胞菌无活性。②细菌对之不易产生耐药性。药物主要通过干扰细菌的氧化还原酶系统影响 DNA 合成,使细菌代谢紊乱而死亡。③口服吸收差,血药浓度低,且药物的组织渗透性差,不宜用于较重感染,仅适用于肠道感染及下尿路感染。④局部用药时,药物接触脓液后仍可保持抗菌效能。

3. **硝基咪唑类**　目前用于临床的硝基咪唑类药物主要包括:甲硝唑（metronidazole）、替硝唑（tinidazole）、奥硝唑（ornidazole）、左奥硝唑（levornidazole）和吗啉硝唑（morinidazole）。本类药物对厌氧菌有强大抗菌活性,对原虫包括滴虫、阿米巴原虫和蓝氏贾第鞭毛虫也具强大抗原虫作用。目前该类药物仍为治疗原虫和厌氧菌感染的重要药物。本类药物临床应用以来,耐药株很少发生。

甲硝唑

甲硝唑早年用于治疗原虫感染,如滴虫、阿米巴原虫及贾第鞭毛虫等,至 20 世纪 60 年代发现本品对厌氧菌具强大抗菌作用后,被广泛用于治疗厌氧菌感染,至今仍为治疗厌氧菌感染的首选药物。

【抗菌与抗原虫作用】甲硝唑对多种革兰氏阴性和厌氧革兰氏阳性菌均具良好抗菌活性,在体外对梭菌属、真杆菌属、消化球菌、消化链球菌等厌氧革兰氏阳性菌,拟杆菌属、梭杆菌属、普雷沃菌属等厌氧革兰氏阴性菌均具良好抗菌活性。甲硝唑对阴道滴虫、肠梨形鞭毛虫、结肠小袋纤毛虫均有良好抗原虫作用,是目前治疗阿米巴病、阴道滴虫病、肠梨形鞭毛虫病、结肠小袋纤毛虫病等的较好药物。

【药动学】本品口服吸收完全,生物利用度 90%,消除半衰期为 6~14 小时,血浆蛋白结合率小于20%。本类药物在体内分布广,能透过血脑屏障,脑膜无炎症时,甲硝唑在脑脊液中的浓度为同期血药浓度的 43%;脑膜有炎症时,脑脊液中药物浓度可达同期血药浓度的 90% 以上。

【临床应用】各种厌氧菌感染(需与其他抗需氧菌药物联合使用)、肠道及肠外阿米巴病、阴道滴虫病、贾第鞭毛虫病、结肠小袋纤毛虫病等寄生虫病的治疗,口服可用于艰难梭菌所致的假膜性肠炎,与其他药物联合用于幽门螺杆菌所致的胃窦炎、牙周感染、加德纳菌阴道炎。

【不良反应】以胃肠道最常见,长程治疗者消化道反应可高达 15%。也可见可逆性中性粒细胞减少;过敏反应、皮疹、荨麻疹、瘙痒等;中枢神经系统症状,如头痛、眩晕、晕厥、肢体麻木、多发性神经炎、共济失调和精神错乱等。

(十一)抗结核药

根据抗结核药物的杀菌活性、临床疗效和安全性,可分为一线和二线抗结核药物。抗结核药物中部分具有程度不等的抗非结核分枝杆菌的作用,目前尚无专用于非结核分枝杆菌病的治疗药物。已知部分抗生素如利奈唑胺,也具有较好的抗分枝杆菌作用。

异烟肼(isoniazid, isonicotinic acid hydrazide, INH)

【抗菌作用】本品对各型结核分枝杆菌(以下简称结核菌)都有高度选择性抗菌作用,是目前抗结核药物中杀菌作用最强的合成抗菌药,对其他细菌几乎无作用。

【药动学】口服本品后迅速自胃肠道吸收,生物利用度为 90%,如与食物同服,药物的吸收将减少。口服后 1~2 小时血药浓度达峰值,但 4~6 小时后血药浓度则因药物在患者肝脏内乙酰化的快慢而不一。快乙酰化者 $t_{1/2}$ 为 0.5~1.6 小时,慢乙酰化者 3~6 小时,肝、肾功能损害者可能延长。血浆蛋白结合率低,仅为 0%~10%。异烟肼主要在肝脏中乙酰化成无害性代谢产物,乙酰化的速度受遗传因素决定,欧美国家人群中 50% 为慢乙酰化型,亚洲国家人群中 80% 为快乙酰化型。异烟肼可广泛分布于全身组织和体液中,能透入细胞内,故对细胞内结核菌亦有作用。能透入结核空洞和干酪样物质中杀死结核菌。在胸腔积液和脑脊液中浓度比较高,脑膜有炎症时,脑脊液浓度可达到同时期血药浓度的 90%~100%。并可快速穿过胎盘屏障进入胎儿循环。口服异烟肼后,75%~95% 在 24 小时内经肾脏排泄,45%~55% 以原型排出,其余为无活性代谢产物。快乙酰化型 93% 以乙酰化型从尿中排出,慢乙酰化型为 63%。本品亦可从乳汁、唾液、痰液和粪便中排出。异烟肼可经血液透析和腹膜透析清除。

【临床应用】①结核病的预防:本品可单用,也可与其他抗结核药物联合使用,用药一般不超过 2种。适用于 HIV 感染者、与新诊断传染性肺结核患者有密切接触的结核菌素阳性的幼儿和青少年、未接种卡介苗的 5 岁以下儿童结核菌素试验阳性者,以及结核菌素皮试阳性的下述人员:糖尿病患者、硅沉着病患者、长期使用肾上腺皮质激素治疗者、接受免疫抑制疗法者。②结核病的治疗:不可单独用药,需与其他抗结核药物组成不同的化疗方案,治疗不同类型的结核病。异烟肼是治疗结核病的首选药物,适用于各种类型结核病。对于重症患者或不能口服用药的患者可采用静脉滴注。③非结核分枝杆菌病的治疗：异烟肼对部分非结核分枝杆菌病有一定的治疗效果。

【不良反应】可引起肝毒性、神经系统毒性、变态反应、内分泌失调、胃肠道症状、血液系统症状。以上不良反应多在大剂量或长期使用时发生。慢乙酰化者较易引起血液系统、内分泌系统和神经精神系统的反应，而快乙酰化者则较易引起肝脏损害。

利福平（rifampicin，RFP）

利福平为半合成广谱杀菌剂，又称甲哌力复霉素，抗菌作用强，抗菌谱广，是抗结核化疗中最为主要的两种药物（异烟肼和利福平）之一。

【抗菌作用】利福平在低浓度时抑菌，高浓度时杀菌。其作用原理是利福平与依赖于 DNA 的 RNA 聚合酶的 β 亚单位牢固结合，抑制细菌 RNA 的合成，但对哺乳动物的酶无影响。利福平对细胞内外繁殖期和偶尔繁殖的结核分枝杆菌均具杀菌作用。利福平常与异烟肼联合应用，单用利福平极易产生耐药性，1 个月耐药发生率 10%，3 个月为 67%，6 个月可高达 100%。除利福霉素类药物外，本品与其他抗结核药物无交叉耐药性。

利福平对革兰氏阳性和阴性细菌，部分非结核分枝杆菌、麻风分枝杆菌和某些病毒均有抑制作用。

【药动学】本品吸收良好，口服后 1.5~4 小时血药浓度达高峰，生物利用度 90%~95%。成人于 30 分钟内静脉滴注 600mg 后，血药峰浓度可达 17.5mg/L，口服吸收后可弥散至全身大部分组织和体液中，包括脑脊液，本品可穿过胎盘屏障。利福平为脂溶性，故易于进入细胞内杀灭其中的敏感细菌。分布容积为 1.6L/kg。血浆蛋白结合率为 80%~91%。本品在肝脏中可被自身诱导微粒体氧化酶的作用而迅速去乙酰化，成为具有抗菌活性的代谢物 25- 去乙酰利福平，水解后形成无活性的代谢物由尿排出。

本品消除半衰期为 3~5 小时，主要经胆和肠道排泄，可进入肠肝循环，但其去乙酰活性代谢物则无肠肝循环。60%~65% 的给药量经粪便排出，6%~15% 的药物以原型、15% 以活性代谢物的形式经尿排出，7% 则以无活性的 3- 甲酰衍生物排出，亦可经乳汁分泌。

【临床应用】用于预防结核病时本品不可单用，常与异烟肼联合。用于治疗结核病时，本品是短程化疗方案的重要组成部分，本品常与其他抗结核药联合用于各种类型结核病的治疗。利福平治疗结核病的疗效与异烟肼相近，单独用于治疗结核病时可迅速产生耐药性，因此常与异烟肼、吡嗪酰胺和乙胺丁醇等抗结核药物配伍，增强抗菌作用，延缓耐药性的发生，缩短疗程。但应注意联合用药时有不利的一面，如与异烟肼合用可使肝功能损害发生率增高，与乙胺丁醇联用可加重后者对视神经的损害等。临床上使用时常将一日量于晨起后早餐前 1~2 小时空腹顿服。治疗可能需持续 6 个月或更长。

【不良反应】包括肝毒性、过敏反应、流感样综合征等。

（十二）抗麻风分枝杆菌药

麻风病是由麻风分枝杆菌引起的慢性传染病，细菌主要侵犯皮肤和周围神经，引起皮肤麻木和周围神经损伤，导致肢体畸残。砜类化合物是目前临床最重要的抗麻风病药，常用有氨苯砜（dapsone，DDS）、苯丙砜（solasulfone）和醋氨苯砜（acedapsone）。

（十三）抗真菌药

真菌感染包括浅部真菌感染及深部真菌感染。目前用于治疗深部真菌感染的药物主要有以下 4

类：多烯类（两性霉素 B 及其含脂制剂）、吡咯类、棘白菌素类和氟胞嘧啶。两性霉素 B 为广谱抗真菌药，该药曾为治疗深部真菌感染的标准药物，目前仍为深部真菌感染的主要选用药物之一，然其明显的肾毒性和输注相关不良反应限制了其临床应用，两性霉素 B 含脂制剂的抗菌谱、抗菌活性和临床疗效与两性霉素 B 去氧胆酸盐相仿，但毒性反应明显减低。吡咯类抗真菌药包括咪唑类（imidazole）和三唑类（triazole）。咪唑类中以酮康唑应用最多，但由于该药严重的肝毒性反应，目前仅用于外用制剂；克霉唑、咪康唑和益康唑均主要为局部用药。三唑类中有氟康唑、伊曲康唑、伏立康唑和泊沙康唑，除伊曲康唑胶囊剂外均具有良好的药动学特点，是治疗深部真菌感染的可选用药物。氟康唑主要作用于念珠菌和隐球菌，对球孢子菌、组织胞浆菌和皮炎芽生菌亦具抗菌活性；伊曲康唑抗真菌谱已拓展至曲霉等；伏立康唑主要作用于曲霉，其抗真菌谱进一步拓展至镰孢菌属和赛多孢子菌属；泊沙康唑的作用尚可覆盖毛霉、根霉、根毛霉、犁头霉等接合菌属。棘白菌素类抗真菌药如卡泊芬净、米卡芬净、阿尼芬净，具广谱抗真菌活性，对耐氟康唑及两性霉素 B 的念珠菌属、曲霉属、组织胞浆菌属、芽生菌属、球孢子菌属等均具较好的活性，但对隐球菌作用差。氟胞嘧啶抗菌谱较窄，且单独应用时真菌对其易产生耐药性，故常与两性霉素 B 或吡咯类联合治疗深部真菌感染。

两性霉素 B 去氧胆酸盐（Amphotericin B deoxycholate）

【抗菌作用】本品为多烯类抗真菌药物，体外对多种真菌具高度抗菌活性，如荚膜组织胞浆菌、粗球孢子菌、念珠菌属、皮炎芽生菌、红酵母、新型隐球菌、申克孢子丝菌、高大毛霉（*Mucor mucedo*）和烟曲霉等均可被本品 0.03~1mg/L 的浓度所抑制。念珠菌属中白念珠菌对本品极为敏感，而非白念珠菌则敏感性略差。波氏阿利什霉和镰孢霉属对本品通常耐药；部分曲霉对本品耐药；皮肤和毛癣菌则大多耐药；本品对细菌、立克次体、病毒等无抗微生物活性。

【药动学】口服本品后自胃肠道吸收少且不稳定。成人每日口服 1.6~5g，连续 2 天后血药浓度仅为 0.04~0.5mg/L。本品每日静脉滴注 0.65mg/kg，4~6 小时的血药峰浓度为 1.8~3.5mg/L，达峰时间为开始滴注后 1 小时，谷浓度为 0.2~0.5mg/L。成人血浆消除半衰期约为 24 小时。本品分布容积为 4~5L/kg。血浆蛋白结合率为 91%~95%。尸体解剖证实本品在肝组织中的浓度最高，占给药总量的 27.5%，在其余组织中依次递减：脾（5.2%）、肺（3.2%）、肾（1.5%），胰腺、心脏、骨骼肌、脑、脂肪、食管、甲状腺和骨组织中均 <1%。在体液（除血液外）中浓度甚低。本品在炎性胸腔积液、腹水和滑膜腔液中的药物浓度通常低于同期血药浓度的 50%。脑脊液内药物浓度极少超过同时期血药浓度的 2.5%。支气管分泌物中药物浓度亦低。

本品在体内经肾脏缓慢排泄（2 周至数个月），每日给药量的 2%~5% 以原型排出，7 日内自尿排出给药量的 40%。停药后自尿中排泄至少持续 7 周，在碱性尿液中药物排泄量增多。本品不易经透析清除。

【临床应用】本品适用于下列真菌感染的治疗：隐球菌病、皮炎芽生菌病、播散性念珠菌病、球孢子菌病、组织胞浆菌病，由毛霉属、根霉属、犁头霉属、内孢霉属和蛙粪霉属等所致的毛霉病，由申克孢子丝菌引起的孢子丝菌病，由烟曲霉所致的曲霉病等。两性霉素 B 可用于治疗上述真菌引起的血流感染、心内膜炎、脑膜炎（隐球菌及其他真菌所致者）、腹腔感染（包括与透析相关者）、肺部感染、尿路感染和眼内炎等。两性霉素 B 尚可作为美洲利什曼原虫病的替代治疗药物。

由于两性霉素 B 的毒性明显，故本品主要用于治疗已经确立的深部真菌感染（如获培养或组织学真菌检查阳性则更佳），且病情危重呈进行性发展者。本品不宜用于皮肤、黏膜真菌感染，如免疫功能正常者的口腔念珠菌病、阴道念珠菌病和食管念珠菌感染。

【不良反应】包括输注相关不良反应、肾功能损害、低钾血症、血液系统毒性反应、消化系统反应、心血管系统反应、局部反应和神经系统毒性反应等。

伏立康唑（voriconazole）

【抗菌作用】本品具广谱抗真菌作用。对黄曲霉、烟曲霉、土曲霉、黑曲霉、构巢曲霉具杀菌作用；对赛多孢子菌属和镰孢霉属，包括腐皮镰孢霉的作用有差异；对白念珠菌及部分都柏林念珠菌、光滑念珠菌、平常念珠菌、克柔念珠菌、近平滑念珠菌、热带念珠菌和吉列蒙念珠菌，包括耐氟康唑的克柔念珠菌、光滑念珠菌和白念珠菌耐药菌株均具抗菌活性。

其他本品治疗有效的真菌感染包括新型隐球菌、皮炎芽生菌、粗球孢子菌、链格孢属、头状芽裂殖菌、支孢霉属、冠状耳霉、喙明脐霉、棘状外瓶霉、裴氏着色霉、足菌肿、淡紫拟青霉、拟青霉属（包括马尔尼菲青霉）、烂木瓶霉、短尾帚霉和丝孢酵母属，包括白吉利丝孢酵母菌感染。

【药动学】口服本品吸收迅速而完全，给药后 1~2 小时达血药峰浓度。多剂量给药后大多数受试者约在第 6 天时达到血药稳态浓度。伏立康唑血药平均浓度和血药峰浓度分别为 2.4mg/L 和 3.7mg/L。口服后绝对生物利用度约为 96%。呈非线性药动学特点。稳态浓度下伏立康唑的分布容积为 4.6L/kg，提示本品在组织中广泛分布。血浆蛋白结合率约为 96%。伏立康唑主要在肝脏通过细胞色素 P450 同工酶，包括 CYP2C19，CYP2C9 和 CYP3A4 代谢。仅有少于 2% 的药物以原型经尿排出。本品的消除半衰期与剂量有关，口服 200mg 后消除半衰期约为 6 小时。

【临床应用】本品适用于治疗侵袭性曲霉病；非粒细胞缺乏患者念珠菌血症及念珠菌所致播散性皮肤感染、腹部、肾脏、膀胱壁及伤口感染；食管念珠菌感染；不能耐受其他药物或其他药物治疗无效的赛多孢子菌属和镰孢霉属，包括腐皮镰孢霉所致的严重感染。

【不良反应】最为常见的不良反应为视觉障碍、发热、皮疹、恶心、呕吐、腹泻、头痛、周围性水肿和腹痛。这些不良反应通常为轻度到中度。最常导致停药的相关不良反应为肝功能异常、皮疹和视力障碍。

米卡芬净（micafungin）

【抗菌作用】本品对白念珠菌（包括氟康唑敏感及耐药菌株）、光滑念珠菌、克柔念珠菌、近平滑念珠菌、热带念珠菌具有杀菌作用；对曲霉属有抑菌作用，可抑制孢子发芽和菌丝生长；对隐球菌属、镰孢霉属、毛孢子菌无效。

【药动学】本品每日给药 50mg、100mg 和 150mg 的血药峰浓度分别为 5.1mg/L、10.0mg/L 和 16.4mg/L，达稳态时 AUC 分别为 54mg·h/L、115mg·h/L 和 167mg·h/L。分布容积（0.39±0.11）L/kg。多剂量给药后蓄积系数 1.5，血浆蛋白结合率 >99%。脑脊液内药物浓度低。$t_{1/2\beta}$14.0~17.2 小时。米卡芬净主要经肝脏代谢，给药后 28 日经粪便和尿液共排出给药量的 82.5%，其中 71% 经粪便排出，主要为代谢物。

【临床应用】米卡芬净适用于：①治疗念珠菌属血流感染、急性播散性念珠菌病、念珠菌腹膜炎和腹腔脓肿；②食管念珠菌感染；③造血干细胞移植患者移植前预防念珠菌病。

【不良反应】本品耐受性好，不良反应有胃肠道反应、发热、血胆红素增高、转氨酶增高、白细胞减少等。

二、抗菌药的药动学、药效学特点及临床应用实践

抗感染药物治疗感染性疾病时的疗效评价，除临床疗效外，病原学疗效至关重要。以细菌性感染为例，只有感染灶内的病原菌被清除，才能达到治愈的目的；同时病原菌被杀灭也防止了细菌耐药性的产生和耐药菌播散的可能，对减少耐药菌感染的发生亦具重要作用。

有效的抗感染治疗方案需基于药效学（pharmacodynamics，PD）和药动学（pharmacokinetics，PK）两者相结合的原则制订，缺一不可。以细菌性感染抗菌治疗方案的制订为例，抗菌药药效学的重要指标包括药物对细菌的最低抑菌浓度（MIC）、最低杀菌浓度（MBC），但 MIC 或 MBC 值只能反映该药对某种细菌抑菌或杀菌活性的高低，并不能说明药物抑菌或杀菌活性持续时间的长短，也不能反映药物与细菌停止接触后是否有持续抗菌作用或抗生素后效应（PAE）等。药动学可以了解抗菌药在人体血液循环、其他体液和组织中浓度的高低及其持续时间，但药动学参数与药物抗菌作用之间的关系并不明确。因此，只有将药动学和药效学（PK/PD）两者结合，才能制订有效的治疗方案，达到最佳的临床和细菌学疗效。

1. **应用 PK/PD 原则选择抗菌药** 抗菌药的疗效取决于体内感染灶中的药物能否达到有效浓度，并清除其中的病原菌。经各种途径给药后，药物在血液和其他体液、组织中达到杀灭或抑制细菌生长的浓度，并能维持一定时间者，即可认为该抗菌药已达到有效治疗药物浓度。组织、体液内（除血液外）药物浓度通常与血药浓度呈平行关系，因此在制订给药方案时可将血药浓度与细菌药敏，即抗菌药对细菌的 MIC、MBC 之间的关系，作为主要依据。通常抗菌药的组织体液浓度低于血药浓度，前者常仅为后者的 1/10~1/2，因此为确保感染部位药物浓度达到有效抑菌或杀菌水平，血药浓度应达到 MIC 值的若干倍。通常各类抗菌药应用常规剂量后，所达到的血药浓度范围是已知的，但抗菌药对不同细菌的 MIC 值则各不相同。一般根据药敏试验中抗菌药对细菌的 MIC 值，结合药物在常用剂量时的血药浓度来判定细菌药敏试验的结果为敏感或耐药，据此指导临床选用合适的抗菌药。

2. **应用 PK/PD 原则制订给药方案** 各种抗菌药对不同病原菌具有不同的抗菌活性，在人体内有不同药动学（PK）特点，因此其临床疗效和细菌学疗效亦不相同。动物实验及临床研究结果显示，抗菌药的体内杀菌活力大致可分为，①浓度依赖性：即药物浓度愈高，杀菌力愈强。此类药物通常具有较长的抗菌药后续作用，即抗生素后效应（PAE）。PAE 是指抗菌药作用于细菌一定时间并停止接触后，其抑制细菌生长的作用仍可持续一段时间，此时间即为 PAE。属此类型者有氨基糖苷类药物、氟喹诺酮类药物、两性霉素 B、达托霉素、甲硝唑等。②时间依赖性：药物浓度在一定范围内与杀菌活性有关，通常在药物浓度达到对细菌 MIC 的 4~5 倍时，杀菌速率达饱和状态，药物浓度继续增高时，其杀菌活性及速率并无明显改变，但杀菌活性与药物浓度超过细菌 MIC 时间的长短有关，血液或组织内药物浓度低于 MIC 值时，细菌可迅速重新生长繁殖。此类抗菌药通常无明显 PAE。β- 内酰胺类抗生素，包括青霉素类药物、头孢菌素类药物、碳青霉烯类药物、氨曲南等均属此类。有些抗菌药具有时间依赖性特点，但其杀菌作用呈现持续效应，有明显的 PAE。属此类型者有阿奇霉素、克拉霉素、克林霉素、四环素类药物和糖肽类药物等。

在制订给药方案时应根据抗菌药的上述 PK/PD 特点，属于时间依赖性的抗菌药，体内药物浓度超

过 MIC 的时间占给药间隔时间（T）百分比，即 %T>MIC 是重要的 PK/PD 指数，并与临床疗效和细菌学疗效相关。动物实验及临床研究结果均显示当青霉素类药物、头孢菌素类药物等 β- 内酰胺类抗生素的 %T>MIC 为 40%~50% 时，预期可达 85% 以上的临床疗效，如 %T>MIC 为 60%~70% 时，则预期可获最佳细菌学疗效。浓度依赖性抗菌药，其血药峰浓度（C_{max}）和 MIC 的比值（C_{max}/MIC）以及 24 小时浓度 - 时间曲线下面积（AUC_{0-24}）与 MIC 的比值（AUC_{0-24}/MIC），为该类药物的重要 PK/PD 指数，与清除细菌和防止细菌产生耐药性也密切相关。既属时间依赖性，又有较长 PAE 的药物，AUC_{0-24} 是与疗效密切相关的 PK/PD 指数。抗菌药 PK/PD 指数考虑了宿主、致病菌和药物的动态过程，在评估药物杀菌或抑菌效果方面比单纯 MIC 更可靠。抗菌药的 PK/PD 指数达到抑菌或杀菌效果，即获得细菌学疗效或临床疗效所需满足的目标值，称为 PK/PD 靶值（或称 PD 靶值）。需要说明的是，在计算 PK/PD 靶值时药物浓度应以游离浓度而非总浓度计算。获得杀菌效果的 PK/PD 靶值主要来自不同细菌的体外 PK/PD 模型或不同感染动物 PK/PD 模型的实验数据，即当细菌菌落形成单位降低值（$\Delta logCFU$）为 –1 或 –2 时的 C_{max}/MIC、AUC_{0-24}/MIC 或 %T>MIC 值。临床疗效 PK/PD 靶值来自不同患者群体 PK/PD 的临床数据。不同抗菌药对同一种菌种所需的 PK/PD 靶值可能不同，同一种抗菌药对不同细菌菌种所需的 PK/PD 靶值亦可能不相同。如氟喹诺酮类药物对革兰氏阳性菌（肺炎链球菌）的 AUC_{0-24}/MIC 为 25~63，对革兰氏阴性菌（铜绿假单胞菌等）的 AUC_{0-24}/MIC 为 100~125 或更高。C_{max}/MIC 为 8~10 或更高时可明显降低氨基糖苷类抗生素治疗革兰氏阴性杆菌血流感染的病死率，并能显著改善治疗革兰氏阴性杆菌医院获得性肺炎的疗效。

治疗细菌性感染时，除根据患者感染部位、感染严重程度和病原菌种类选用抗菌药外，制订的给药方案应首先能保证患者的安全性和耐受性，然后根据 PK/PD 原理选择能取得最佳临床和微生物疗效的剂量，并有效防止细菌耐药性产生。对于浓度依赖性抗菌药可减少每日给药次数或单次给药，使 C_{max}/MIC 和 AUC_{0-24}/MIC 值达较高水平；对于时间依赖性无 PAE 的抗菌药则将每日剂量分多次给药或延长每次输注时间（静脉制剂），使高于 MIC 的时间延长；对于时间依赖性长 PAE 的抗菌药，一般相同每日剂量的情况下，可减少给药次数。但仍需注意：①浓度依赖性药物每日 1 次给药的治疗方案并非适用于所有感染患者，例如氨基糖苷类抗生素每日 1 次给药不宜用于治疗感染性心内膜炎、革兰氏阴性杆菌脑膜炎、大面积烧伤、骨髓炎、肺囊性纤维化、肾功能减退等患者及新生儿、孕妇。②时间依赖性抗菌药延长输注时间并非适用于所有的 β- 内酰胺类抗生素，其中有些药物在室温下输注超过一定时间后药物活性可能降低。③通常，组织中药物浓度与血药浓度呈平行关系。但由于药物进入组织内需经穿透过程，因此组织内药物峰浓度较血药峰浓度滞后到达，组织内药物谷浓度亦滞后于血药谷浓度，因此基于血药浓度获得的 C_{max}/MIC 值可能被过高估计，而 %T>MIC 值则过低估计。在制订给药方案时需综合考虑上述影响因素。

3. **治疗药物监测及个体化给药**　抗菌药治疗药物监测（therapeutic drug monitoring, TDM）是临床药理学的重要组成部分。TDM 通过测定患者治疗用药的血或其他体液内浓度，根据药动学原理和计算方法拟订适用于不同患者的最佳个体化给药方案，包括药物剂量、给药间期和给药途径，以提高疗效和降低不良反应，从而达到有效而安全治疗的目的。抗菌药广泛用于临床各种不同感染性疾病的治疗，对于某些毒性大的抗菌药进行 TDM 并据此个体化给药，是提高感染性疾病治愈率和降低毒性反应的重要措施。

抗菌药治疗药物监测主要包括一些治疗指数低、治疗浓度范围与中毒浓度甚为接近的药物,如氨基糖苷类药物庆大霉素、阿米卡星等,糖肽类药物万古霉素和替考拉宁,抗真菌药物伏立康唑等。抗菌药的治疗浓度范围参见表34-3,可参照此范围拟订适用于不同个体的给药方案。最简单的个体化给药方案的拟订采用峰-谷浓度法,如测定峰浓度过高,可减少每日的给药总量;如谷浓度过高,则可延长给药间期。但此方法不易迅速调整至有效治疗浓度范围内。近年来采用贝叶斯(Bayesian)反馈法:当给予初始剂量未获得预定的治疗效果时,采集患者的稳态谷浓度,利用贝叶斯反馈程序,估算得到患者的个体药动学参数,之后结合下一剂给药剂量和时间间隔计算血药浓度预测值,根据该预测值对给药方案进行调整。以上两种方法均需在疗程中重复测定峰、谷浓度1~2次,如未达预期结果可再次调整,直至建立最适宜的给药方案。

表34-3 抗菌药的治疗浓度范围和可能中毒浓度 单位:mg/L

药物	治疗浓度范围		可能中毒浓度		注
	峰浓度	谷浓度	峰浓度	谷浓度	
庆大霉素、妥布霉素、奈替米星	4~10	1~2	>12	>2	常规测定
阿米卡星、卡那霉素	15~30	<5	>35	>10	常规测定
异帕米星	25~30	5~8[②]			
链霉素	20	>5	>40		常规测定
万古霉素	20~40	5~10[③]	>50	>10	常规测定
两性霉素 B			>2		常规测定
氯霉素[①]	20	<5	>25	>5	新生儿常规测定
磺胺甲噁唑			>115		肾功能减退时测定
甲氧苄啶			>3		肾功能减退时测定
氟胞嘧啶	40~60		>80		肾功能减退时测定

注:①不能测定血药浓度时新生儿、早产儿避免使用;②危及生命感染时的治疗浓度范围;③治疗耐甲氧西林金黄色葡萄球菌所致严重感染,美国感染病学会指南推荐血清谷浓度为15~20mg/L。

思考题

1. 简述抗菌药临床合理应用的基本原则。

2. 简述抗菌药的作用机制。

3. 产生细菌耐药性的机制主要有哪几类?如何减缓细菌耐药性的产生,临床上有哪些对策?

4. 如何基于PK/PD原则优化抗菌药给药方案?

5. 哪些药物有必要开展治疗药物浓度监测,有何意义?

参考文献

［1］国家食品药品监督管理总局.抗菌药物药代动力学／药效学研究技术指导原则.［2020-07-15］. https：//www.nmpa. gov.cn/xxgk/ggtg/qtggtg/20170821170301371.html.

［2］国家卫生计生委办公厅,国家中医药管理局办公室,解放军总后勤部卫生部药品器材局.抗菌药物临床应用指导原则.［2020-07-15］. http：//www.nhc.gov.cn/yzygj/s3593/201508/c18e1014de6c45ed9f6f9d592b43db42.shtml.

［3］汪复,张婴元.实用抗感染治疗学.3版.北京：人民卫生出版社,2020.

［4］朱依谆,殷明.药理学.8版.北京：人民卫生出版社,2016.

［5］GILBERT DN, CHAMBERS HF, ELIOPOULOSGM, et al. THE SANFORD GUIDE To Antimicrobial Therapy. 48th ed. Sperryville：Antimicrobial Therapy, 2018.

（张 菁）

第三十五章 抗病毒药

第一节 概　述

病毒（virus）是由核酸分子（DNA 或 RNA）与其外面包裹的蛋白衣壳构成的非细胞颗粒，是靠寄生生活的有机物种，它既不是生物也不是非生物，目前不把它归于五界（原核生物、原生生物、真菌、植物和动物）之中。它借由感染机制，利用宿主细胞进行自我复制。

病毒根据核酸类型分为单链 DNA 病毒、双链 DNA 病毒、DNA 与 RNA 反转录病毒、双链 RNA 病毒、单链 RNA 病、裸露病毒及类病毒等八大类群。

医学上将病毒分为：①呼吸道病毒及肠道病毒，如流感病毒、麻疹病毒、脊髓灰质炎病毒、呼吸道合胞病毒、柯萨奇病毒等；②虫媒病毒和出血热病毒，如乙型脑炎病毒、登革病毒、汉坦病毒、埃博拉病毒等；③狂犬病病毒与反转录病毒，如狂犬病病毒、人类免疫缺陷病毒、人类嗜 T 细胞病毒等；④肝炎病毒，如甲型肝炎病毒、乙型肝炎病毒、丙型肝炎病毒、丁型肝炎病毒、戊型肝炎病毒等；⑤疱疹病毒，如单纯疱疹病毒、水痘 - 带状疱疹病毒、巨细胞病毒、EB 病毒等；⑥其他病毒，如人类乳头瘤病毒、轮状病毒、冠状病毒、风疹病毒等。

病毒增殖的方式称为复制，病毒复制的过程分为吸附（attachment）、穿入（penetration）、脱壳（uncoating）、生物合成（biosynthesis）、装配（assembly）和释放（release）五个步骤，又称复制周期。抗病毒药正是作用于上述环节，从而抑制病毒的复制。

1. 病毒复制第一步是与细胞吸附，封闭与细胞受体特异结合的病毒抗原或封闭与抗原结合的细胞表面上的特异性受体，均可以达到阻止病毒进入细胞内复制的目的。

2. 膜融合是有膜病毒穿入细胞的必经之路，含有苯醌或氢醌的化合物在低 pH 时可有效抑制流感病毒血凝素介导的膜融合。人工合成的多肽片段，与人类免疫缺陷病毒（HIV）跨膜蛋白 gp41 相似，可竞争性抑制 HIV 与细胞膜的结合，从而达到抑制 HIV 穿入细胞的目。

3. 穿入细胞内的病毒，如不能完成脱壳，即基因组不释放，复制就会停止。螺纹核衣壳的有膜病毒，脱壳与穿入同步进行；呈二十面体的有膜病毒是在细胞内完成脱壳；无膜病毒的脱壳步骤在病毒与细胞膜接触时，其衣壳发生构象改变，释放核酸，穿入细胞膜。

4. 病毒核酸的复制需多种病毒酶的协同合作才能完成，这些病毒酶不同于人体细胞复制所需的酶蛋白，寻找这些病毒酶活性抑制剂可以阻断病毒核酸的复制。这是目前研究最热门的领域之一，并已有药物成功问世。抑制病毒基因组核酸复制的药物分为核苷类和非核苷类，核苷类多为病毒复制酶的底物衍生物，通过竞争机制抑制病毒复制；非核苷类可直接与病毒酶特异性结合，使酶的构象发生改变，导致病毒酶失活，此为非竞争抑制机制。

5. 病毒颗粒的装配与释放，病毒感染细胞后形成的病毒前蛋白，在蛋白酶的作用下切割成有功能的蛋白，这些蛋白与病毒核酸一起装配成完整的病毒颗粒。乙型肝炎病毒的 p22 蛋白在装配中起重要作用，因此抑制 p22 蛋白合成的药物就可阻止病毒装配。抗流感病毒药奥司他韦可通过抑制神经氨酸酶而阻止病毒颗粒的释放。

病毒性疾病是人类的主要传染病之一，病毒可侵犯不同组织器官，感染细胞引起疾病。病毒引起的常见疾病类型有：①急性感染，包括流行性感冒、普通感冒、麻疹、腮腺炎、脊髓灰质炎、严重急性呼吸综合征（severe acute respiratory syndrome，SARS，又称传染性非典型肺炎）等；②慢性感染，包括乙型和丙型肝炎、艾滋病等；③潜伏感染，包括疱疹性角膜炎、单纯疱疹、带状疱疹等。病毒不仅引起许多严重的感染性疾病，而且与不少恶性肿瘤等严重的慢性疾病密切相关。

抗病毒药可以靶向病毒复制的任何一个步骤，包括：①阻止病毒吸附穿入或脱壳，如入胞抑制剂包括膜融合抑制剂和 CCR5 受体抑制剂，金刚烷胺能通过抑制流感病毒的脱壳而预防和治疗流感。②阻碍病毒生物合成，如阿糖腺苷干扰 DNA 聚合酶，阻碍 DNA 的合成；吗啉胍对病毒增殖的各个阶段几乎均有抑制作用（主要抑制 RNA 聚合酶的活性及蛋白质合成）。

以病毒编码酶为靶位，可能成为抗病毒药的发展方向。一是抗病毒药直接作用于病毒基因组复制的关键酶，从而抑制子代病毒核酸的合成；二是抗病毒药被病毒编码酶转换成活性抑制剂，选择性地抑制病毒基因组复制。如阿昔洛韦被疱疹病毒的胸腺嘧啶脱氧核苷激酶磷酸化形成活性抑制物，进而干扰病毒 DNA 复制，该作用对宿主细胞毒性甚小，对单纯疱疹病毒、水痘病毒、带状疱疹病毒等具有高度选择性。③抑制病毒装配成熟与释放，在感染晚期，病毒蛋白与核酸装配，形成完整的病毒体从细胞释放。乙型肝炎病毒（hepatitis B virus，HBV）的 p22 蛋白在装配中起重要作用，因此抑制 p22 蛋白合成的药物就可阻止病毒装配。④产生增强宿主抗病毒能力的物质，如干扰素可激活宿主细胞的某些酶，从而抑制病毒合成。

第二节　抗病毒药的作用机制与进展

一、抗人类免疫缺陷病毒药物

人类免疫缺陷病毒（HIV）复制过程中有三个由病毒基因编码的复制关键酶，即反转录酶（reverse transcriptase，RT）、蛋白酶（protease，PR）及整合酶（integrase），它们均为发展抗 HIV 药物的重要靶点。HIV-1 外膜糖蛋白 gp120 与 T4 淋巴细胞表面的 CD4 受体特异性结合而吸附于细胞，在辅助性受体 CCR5 或 CXCR4 的协助下，HIV-1 外膜糖蛋白 gp41 与宿主细胞膜融合而使病病毒颗粒进入细胞内，继而脱去衣壳裸露出核酸。在病毒反转录酶和核糖核酸酶 H 的催化下，HIV-1 单链 RNA 反转录为单链 DNA，进而在细胞核内由细胞 DNA 聚合酶催化生成双链 DNA。HIV-1 的整合酶使双链 DNA 原病毒整合于宿主细胞的染色体内,形成 HIV-1 潜伏感染。以整合的病毒 DNA 为模板合成的病毒的 mRNA 翻译出多聚蛋白,进而在病毒蛋白酶作用下,这些多聚蛋白被剪接及加工,形成成熟的病毒结构蛋白。最后,病毒核酸与结构蛋白结合,装配出新的病毒颗粒,并以出芽的方式释放到细胞外。目前上市的抗 HIV 品种,可分为核苷类反转录酶抑制剂,非核苷类反转录酶抑制剂,蛋白酶抑制剂,HIV 入胞抑制剂等。

HIV-1 反转录酶是一个由 p51 和 p66 亚基组成的异二聚体酶,是 HIV-1 *pol* 基因的产物。p5l 和 p66 亚基前 440 个氨基酸序列相同,但是在空间构象上却有着显著差异,表现为 p51 亚基的活性部位序列呈闭合构象而不具有催化功能,仅起构象调节作用。因此每个 p66/p51 异二聚体只有一个具有活性的聚合酶功能域,它位于 p66 亚基上的 N 末端部位,p66 亚基 C 末端为核糖核酸酶 H 的活性部位。

HIV-1 反转录酶主要有两种功能,依赖于 RNA 的 DNA 聚合酶活性(RDDP)和 DNA 聚合酶活性(DDDP)。前者在复制最初阶段以病毒自身的 RNA 链为模板催化底物生成 RNA/DNA 杂化双链,后者则是以新生成的 DNA 链为模板催化底物生成双链 DNA,完成病毒基因由单链 RNA 转变为双链 DNA 的反转录过程。反转录酶催化的 DNA 聚合反应是反转录过程中至关重要的一步,此反应是有序、逐步进行的:首先酶与模板引物相结合(步骤 1);然后适当的底物结合到酶 - 模板引物复合物上,在此过程中酶的构象将发生变化(步骤 2);接着金属离子通过亲核反应使单个的(脱氧)核苷酸结合到延长的 DNA 链中(步骤 3),同时产生磷酸二酯键释放焦磷酸(步骤 4);最后酶从模板引物中分离出来或沿着产物 DNA 易位到下一个新生成的 3' 末端,即从 N 位点易位到 P 位点(步骤 5),引物易位前后存在的两个暂时动态中间体分别称为复合物 N、复合物 P,开始下一轮的催化反应。

1. **核苷类反转录酶抑制剂**(nucleoside reversetranscriptase inhibitor,NRTI) 属于 NRTI 的抗 HIV 药物有,齐多夫定(zidovudine,AZT)、去羟肌苷(didanosine,ddI)、扎西他滨(zalcitabine,ddC)、司他夫定(stavudine,d4T)、拉米夫定(lamivudine,3TC)、阿巴卡韦(abacavir,ABC)、富马酸替诺福韦酯(tenofovir disoproxil fumarate,TDF)、恩曲他滨(emtricitabine,FTC)等。NRTI 为 DNA 合成天然底物的衍生物,AZT 及 d4T 为脱氧胸苷的类似物,ddC、3TC 及 FTC 为脱氧胞苷的类似物,ddI 及 TDF 为脱氧腺苷及开环脱氧腺苷酸的类似物,ABC 为脱氧鸟苷的类似物,它们均需在细胞内转化为活性三磷酸或二磷酸衍生物,才能发挥抑制 HIV-1 反转录酶的作用。它们全部是 HIV-1 反转录酶底物的竞争性抑制剂,抑制反转录酶活性,阻碍原病毒 DNA 合成;并由于在结构上 3' 位缺乏羟基,当它们结合到原病毒 DNA 链的 3' 末端时,不能再进行 5' → 3' 磷酸二酯键的结合,终止了病毒 DNA 链的延长,又称为链末端终止剂。通过上述作用机制,抑制 HIV 复制。它们与 HIV-1 的反转录酶亲和力远比与细胞内正常 DNA 聚合酶亲和力强,因此具有一定的选择性和治疗指数。艾滋病的治疗多采用联合用药,即高效抗反转录病毒治疗(highly active anti-retroviral therapy,HAART),又称"鸡尾酒疗法"。

2. **非核苷类反转录酶抑制剂**(non-nucleoside reverse transcriptase inhibitor,NNRTI) 属于 NNRTI 的抗 HIV 药物有奈韦拉平(nevirapine,NEV)、地拉韦平(delavirdine,DEI)和依法韦伦(efavirenz,EFV)等。NNRTI 与接近反转录酶活性中心的 p66 亚单位疏水口袋结合,与 NRTI 的结合位置不同,是反转录酶的非竞争性抑制剂,它们直接与反转录酶活性位点结合,造成酶蛋白构象改变,导致其失活。它们还能与细胞外如血浆中的反转录酶结合,减少游离病毒颗粒反转录。NNRTI 易引起耐药及交叉耐药,单一氨基酸取代可引起空间障碍,减少 NNRTI 与反转录酶的结合,如 T181C 对 NEV 敏感性可降低到 1/100 以下,并有交叉耐药。

3. **蛋白酶抑制剂**(protease inhibitor, PI)　HIV 蛋白酶由 99 个氨基酸组成,其活性形式为对称性的二聚体(相同两个亚单位的聚合体),属天冬氨酰蛋白酶类。HIV 基因组中 *gag* 及 *gag/pol* 基因各编码一种多聚蛋白前体(p55 及 pl60),它们均需病毒蛋白酶酶解加工为成熟的结构蛋白和功能蛋白(蛋白酶)。如 H1V-1 蛋白酶发生变异或酶活性受到抑制,可生成没有感染能力的不成熟的病毒颗粒,说明 HIV 蛋白酶是病毒复制的必需酶。属于 PI 的抗 HIV 药物有沙奎那韦(saquinavir, SQV)、利托那韦(ritonavir, RTV)、茚地那韦(indinavir, IDV)、奈非那韦(nelfinavir, NFV)、安普那韦(amprenavir, APV)、洛匹那韦 - 利托那韦(lopinavir-ritonavir)复合制剂、阿塔扎那韦(atazanavir sulfate, ATV)、福司安普那韦(efosam-prenavir, FAV)及替拉那韦(tipranavir)等。

4. **HIV 入胞抑制剂**　HIV-1 进入细胞的第一步是 gp120 外区与细胞 CD4 的 D1 区特异性结合,造成 gp120/gp41 糖蛋白构象改变,暴露出与辅助受体的结合位点(gp120 V3 区是与辅助受体特异性结合的主要决定簇),使 gp120 与辅助受体的亲和力增加 100~1 000 倍。gp120 与 CCR5 或 CXCR4 中任一辅助受体结合,进一步触发 HIV 外膜糖蛋白构象的改变,使 gp41 的 7 个氨基酸重复片段形成卷曲螺旋结构(coiled-coil structure),强迫融合多肽进入靶细胞膜,最后完成病毒的进入。入胞抑制剂可有效控制 HIV 进一步感染其他的靶细胞。该类抑制剂有两类,即 CCR5 辅助受体拟似物和融合抑制剂。目前用于临床的融合抑制剂为恩夫韦肽(enfuvirtide),CCR5 辅助受体拟似物为马拉韦罗(maraviroc)。恩夫韦肽为具有 36 个氨基酸的肽类化合物,可与 HIV 跨膜蛋白 gp41 相结合,使病毒与细胞膜融合发生障碍,阻断病毒进入细胞,从而抑制感染。马拉韦罗为小分子 CCR5 拮抗剂,可阻断 HIV gp120 和辅助受体 CCR5 结合,阻断 HIV 的穿入。

5. **整合酶抑制剂**(integrase inhibitor)　阻断 HIV 整合酶的正常功能,该酶是插入到宿主细胞基因组中的整合前复合物的关键成分。HIV 整合酶(integrase, p32)是由病毒 *pol* 基因编码的共含 288 个氨基酸残基的蛋白质,含有 3 个区,即 N 末端、C 末端和核心区。C 端由 213~288 个氨基酸残基组成,是与 DNA 结合的区域。N 末端由 1~49 个氨基酸残基构成,结合锌离子形成锌指结构,此结构在整合酶与病毒 DNA 形成稳定复合物方面具有关键作用。核心区由 50~212 位氨基酸残基组成,其中 Asp64、Asp116 和 Glu152 为酶活性中心,负责催化活性。整合酶为均一的二聚体,属多核苷酸转移酶类,并具有核酸内切酶的活性,其 Asp64、Asp116 和 Glu152 氨基酸残基高度保守,其中任何一个改变均使整合酶的活性丧失。拉替拉韦(raltegravir)可抑制 HIV 整合酶活性,致使 HIV 原病毒基因组 DNA 不能插入宿主细胞基因内,因而不能进一步产生子代病毒。患者对该药的耐受性良好,在为期 96 周的 II 期临床试验中没有患者中途停药。

二、抗肝炎病毒药物

抑制病毒生命周期中的各个时期都能治疗病毒感染。HBV 是大小为 3.2kb 的,具有包膜的双链松弛 DNA(relaxed circular DNA, rcDNA)嗜肝病毒,包括 S、C、P 和 X 四个开放阅读框(open reading frame, ORF),其中 S 和 C 区是保守区。HBV 感染过程包括,①侵入:HBV 与受体结合后进入肝细胞,脱去包膜形成含有 rcDNA 的核心颗粒,然后进入细胞核,在 DNA 聚合酶的作用下形成共价闭合环状 DNA(covalently closed circular DNA, cccDNA)。②转录:以 cccDNA 作为模板,转录成前基因组 RNA(pre-genomicRNA, pgRNA)

和信使 RNA（messenger RNA，mRNA），并进入细胞质。③翻译：pgRNA 和 mRNA 共同作用翻译成 HBV 各种蛋白，包括 HBX、乙型肝炎表面抗原（HBsAg，外膜蛋白）、乙型肝炎 e 抗原 / 乙型肝炎核心抗原（HBeAg/HBcAg，即核衣壳蛋白）、DNA 聚合酶等。④反转录：以 pgRNA 为模板经一系列酶促反转录先后形成负链 DNA，正链 DNA，含有 rcDNA 的核心颗粒。⑤装配：上述步骤中形成的各种病毒蛋白、酶和含有 rcDNA 的核心颗粒装配形成完整的 HBV，并释放至肝细胞外。此外，还有部分 rcDNA 的核心颗粒再次入核补充 cccDNA 库。乙型肝炎病毒入侵细胞后，释放衣壳中的 rcDNA 进入肝细胞核，并在病毒 P 蛋白及宿主因子的帮助下形成 cccDNA，病毒在体内的持续性感染主要依赖于肝细胞核内的 cccDNA。cccDNA 可以结合到组蛋白上形成微小染色质，作为病毒转录的模板转录成 pgRNA。乙型肝炎反复发作主要是由于 cccDNA 难以完全清除及免疫逃逸。

1. **DNA 聚合酶抑制剂** 抗乙肝病毒药物的作用靶位均为 HBV DNA 聚合酶 / 反转录酶。HBV 聚合酶（HBVpol）是一个多功能蛋白，包含末端蛋白（terminal protein，TP）、间隔区、反转录酶（reverse transcriptase，RT）、核糖核酸酶 H（ribonuclease H，RNase H），目前上市的药物主要靶向 RT 活性。HBV DNA 聚合酶 / 反转录酶可分五个保守的功能亚区，耐药突变常发生在 HBV DNA 聚合酶 C 区高度保守的 YMDD 基序（酪氨酸 - 甲硫氨酸 - 天冬氨酸 - 天冬氨酸）内，甲硫氨酸被异亮氨酸（YIDD）或缬氨酸（YVDD）取代较常见。现用的抗乙肝病毒的核苷类似物有拉米夫定、阿德福韦酯、恩替卡韦、替比夫定和替诺福韦，它们分别是碱基 C、A、G、T、A 的核苷酸的类似物。在乙肝病毒 DNA 合成时，它们冒充正常的核苷酸连接到 DNA 链，使得乙肝病毒 DNA 链合成终止。

2. **核心蛋白变构调节剂（core protein allosteric modulator，CpAM）** HBV 核心蛋白在 HBV 的生命周期中具有多种功能，近年来作为抗 HBV 研究的新的热点。HBV 核心蛋白（hepatitis B virus core protein，HBc）是一个多功能蛋白，经自组装形成核衣壳。HBc 不仅可以影响 pgRNA 的衣壳化，在细胞核内还可以通过募集组蛋白甲基化酶来调节 cccDNA 及宿主基因的表达。核衣壳抑制剂或 HBc 构象调节剂通过影响核衣壳的形成来抑制 HBV 的复制，而且 CpAM 能够有效抑制耐药病毒的复制，形成特异性耐药的概率小，对不同基因型都有效。

3. **其他抗 HBV 药物** 慢性乙型肝炎感染患者中高表达 HBsAg，可以通过降低血清中 HBsAg 的水平来抑制 HBV 的感染。一种核酸聚合物（NAP），通过干扰组装成亚病毒颗粒，可以抑制 HBsAg 的合成。穿入性抑制剂通过干扰 HBV 包膜蛋白与 Na^+ 牛黄胆盐共转运多肽（Na^+/taurocholate cotransporting polypeptide，NTCP）的结合，抑制 HBV 感染细胞。Myrcludex B，作为一种靶向特异性结合受体 NTCP 的 HBV 包膜蛋白 pre-S1 区域分离出的合成脂肽，目前已被证实可以有效清除 HBV。有研究表明在感染 HBV 的人源化免疫缺陷小鼠中，Myrcludex B 可以降低小鼠血清中的病毒载量和 HBsAg 水平，还可以抑制肝内 cccDNA 的增殖，从而阻止病毒传播。

4. **抗 HCV 药物** 近年来抗丙型肝炎病毒（hepatitis C virus，HCV）的直接抗病毒药（direct-acting antiviral agent，DAA）发展迅速。HCV 基因组编码 3 个结构蛋白质和 7 个非结构蛋白质，目前全球范围上市的 DAA 作用靶点主要针对 HCV 基因组编码的非结构蛋白（nonstructural protein，NS）NS3/4A、NS5A 和 NS5B。这些蛋白质在病毒生命周期的不同环节发挥作用，其中 NS3/4A 蛋白酶负责 HCV 多聚蛋白前体的裂解，NS5A 是在病毒装配和复制过程中起重要作用的酶，NS5B 是复制酶，直接参与病毒 RNA 的复制过程。索非布韦是 2'- 脱氧 -2'- 氟 -2'-C- 甲基尿苷单磷酸酯的前体药物，其在肝细胞内转化为有生理活性的三磷酸尿苷形式,通过与丙型肝炎病毒非结构蛋白 5B(nonstructural protein 5B,NS5B)的 RNA 聚合酶结合,掺入 HCV RNA 链中,导致 HCV 基因组复制中断,从而发挥抗病毒作用。

三、抗流感病毒药物

1. **流感病毒复制周期**　流感病毒是一种负螺旋单链 RNA 病毒,根据其核蛋白(nucleoprotein,NP)和基质蛋白(matrix protein,MP)抗原决定簇的不同,将流感病毒分为甲(A)、乙(B)、丙(C)3 个类型。流感病毒的 RNA 片段含有 11 个基因,分别编码 11 个蛋白,包括血凝素(hemagglutinin,HA)、神经氨酸酶(neuraminidase,NA)、核蛋白(nucleoprotein,NP)、基质蛋白(M1、M2)、核转运蛋白(NS1、NS2)和多聚酶(PA、PB1、PB1-F2、PB2)。流感病毒的包膜上嵌有两种糖蛋白:血凝素和神经氨酸酶。在流感病毒入侵宿主细胞及传播的过程中,这两种蛋白扮演着非常重要的角色。流感病毒的复制周期主要包括以下几个阶段:①黏附——病毒通过其表面的血凝素吸附在宿主细胞表面;②内吞——通过细胞内吞作用,病毒进入宿主细胞形成内体(endosome);③膜融合——病毒包膜与内体膜融合,病毒核糖核蛋白(vRNP)进入宿主细胞质;④入核——病毒核糖核蛋白进入细胞核;⑤RNA 合成——在细胞核内进行病毒遗传信息的复制;⑥出核——合成且组装好的 vRNP 被运送出细胞核;⑦组装——装配成成熟病毒,在宿主细胞表面出芽;⑧释放——神经氨酸酶水解唾液酸释放新病毒。阻断流感病毒复制周期中的任何一个阶段,都可以有效地抑制病毒的感染。

2. **广谱抗流感病毒药物作用机制**　目前临床使用的直接针对流感病毒靶点的药物只有 2 类,即病毒 M2 蛋白和 NA。M2 蛋白抑制剂金刚烷胺和金刚乙胺已经临床使用 40 余年,但是明显的毒副作用和迅速产生耐药毒株的弊端大大限制了其临床使用,加之针对 NA 靶点的新型药物进入临床,致使金刚烷胺和金刚乙胺作为抗流感病毒药物逐渐淡出医生们的处方。金刚烷胺为笼状化合物,作用于病毒四聚体穿膜蛋白 M2 离子通道,阻碍 H⁺ 由酸化的内体通过 M2 离子通道进入病毒内部,不能降低病毒内部 pH,从而不能诱导酸依赖的 HA 构型改变,阻碍病毒外膜与内体膜(浆膜)融合,使病毒基因组复合体不能进入细胞质。利巴韦林(ribavirin,RBV)和干扰素 α、β 有时也应用于流感的治疗,但它们不是针对流感病毒特异靶点的药物。RBV 具有广谱抗 DNA 和 RNA 病毒活性,它抑制流感病毒的机制,一是干扰病毒 mRNA 加帽(capping)形成与延伸,二是直接抑制病毒 RNA 聚合酶。RBV 仅适用于严重的流感病毒感染,如流感病毒肺炎和心肌炎等。干扰素 α、β 也具有广谱抗 DNA 和 RNA 病毒活性,而且干扰素诱导的抗病毒机制是多途径的,既能直接抑制病毒复制,也能诱导细胞毒 T 淋巴细胞(CTL)和自然杀伤细胞(NK)活性而间接控制病毒感染。

3. **NA 抑制剂作用机制**　临床使用的 NA 抑制剂主要有奥司他韦(oseltamivir)、扎那米韦(zanamivir)和帕拉米韦(peramivir)等。NA 广泛存在动物和微生物中,又称唾液酸酶,可将细胞表面连接在糖蛋白和糖脂上的唾液酸(sialic acid,SA)水解,在流感病毒的感染和传播中发挥重要作用。流感病毒 NA 是病毒复制周期的关键酶,该酶协助子代病毒从感染细胞表面释放,防止病毒颗粒聚集,促使病毒颗粒通过呼吸道黏液,有利于病毒颗粒在呼吸道黏膜扩散。1983 年报道了流感病毒 NA 的晶体结构,1985 年又报道了 NA 与其天然底物唾液酸的复合结构,该研究促进了 NA 抑制剂的设计发现。NA 是流感病毒表面一种四聚体结构的包膜糖蛋白,其活性中心位于各个亚基中央较深的口袋内。NA 抑制剂与流感病毒 NA 活性点不同的保守残基特异性结合,造成酶失活。病毒颗粒通过血凝素与宿主细胞外膜的唾液酸形成糖苷键阻止病毒的释放。NA 与流感病毒的复制和传播过程关系密切。首先，NA 能够通过水解细胞唾液酸与病毒血凝素之间的糖苷键来促进病毒在上呼吸道的传播和新一代病毒的释放。其次，NA 可以将子代病毒表面的唾液酸残基清除，从而防止子代病毒因血凝素与唾液酸之间的相互作用而发生聚集。因此，神经氨酸酶抑制剂可以通过阻断病毒的生命周期，有效控制病毒在呼吸道的进一步传播。

四、抗疱疹病毒药物

疱疹病毒（herpes viruses）是一类有包膜的双链 DNA 病毒。能感染人的疱疹病毒有 8 种，包括单纯疱疹病毒 1 型（herpes simplex virus 1,HSV-1），单纯疱疹病毒 2 型（herpes simplex virus 2,HSV-2），水痘-带状疱疹病毒（varicella-zoster virus, VZV），EB 病毒（Epstein-Barr virus, EBV），人类巨细胞病毒（human cytomegalovirus, HCMV），人类疱疹病毒 6 型（human herpes virus 6, HHV-6），人类疱疹病毒 7 型（HHV-7）和卡波西肉瘤相关疱疹病毒（Kaposi ssarcoma-associated herpesvirus,KSHV）。疱疹病毒具有人群高携带性、易致病性及病症反复发作性等特点，严重威胁人们的生命健康。

疱疹病毒能在隐性感染与溶细胞感染两种模式间转换。隐性感染时病毒基因表达受限，仅少数甚至无病毒蛋白表达，使病毒能逃避免疫系统的监视。隐性感染的病毒保留了再激活进入溶细胞感染生活周期的能力。溶细胞感染时病毒基因组扩增组装成为病毒颗粒，能在细胞间传播。

临床应用的抗疱疹病毒药绝大部分为核苷或核苷酸衍生物，作用靶点为 HSV 编码的 DNA 聚合酶（DNAP），作为酶天然底物的竞争性抑制剂，抑制酶活性，阻碍病毒 DNA 合成，并终止病毒 DNA 链的延长。它们均需在细胞内转化为活性三磷酸或二磷酸衍生物，才能发挥抑制 HSV 的 DNAP 作用，其第一步磷酸化是限速步骤，与 HSV 编码的胸腺嘧啶核苷激酶（thymidine kinase, TK）有关。阿昔洛韦（aciclovir, ACV）是一种开环核苷，其活性化合物为阿昔洛韦三磷酸。阿昔洛韦的磷酸化依赖单纯疱疹病毒基因编码的 TK，该酶只存在于单纯疱疹病毒感染的细胞内，正常细胞内无此酶。因此只有在感染的细胞内阿昔洛韦才能进行关键的第一步磷酸化，生成阿昔洛韦一磷酸，然后在细胞核苷酸激酶的催化下，相继生成阿昔洛韦二磷酸及阿昔洛韦三磷酸，后者发挥抗病毒 DNAP 的作用。

五、其他常见抗病毒药

其他常引起人类疾病的病毒有轮状病毒（rotavirus, RV），这是一种双链 RNA 病毒，人类感染从无症状、轻微发病到严重发病，严重时发生致命性胃肠炎、脱水及电解质失衡，儿童多见。轮状病毒疫苗是减毒重组的活疫苗，对轮状病毒感染有预防作用。汉坦病毒为负链单链 RNA 病毒，可引起肾综合征出血热（hemorrhagic fever with renal syndrome, HFRS），潜伏期一般为两周左右，典型病例具有三大主症，即发热、出血和肾脏损害。HFRS 病毒感染目前尚无特效疗法。呼吸道合胞病毒（respiratory syncy-tial virus, RSV）是一种 RNA 病毒，是引起小儿病毒性肺炎最常见的病原体，可引起间质性肺炎及毛细支气管炎，较重者可用利巴韦林雾化治疗。

其他抗病毒药如干扰素，抗病毒机制之一是激活、降解病毒 mRNA 的内核酸酶，阻止 RNA 的形成；福米韦生（fomivirsen）含有 21 个核苷酸的反义序列，能与巨细胞病毒的 mRNA 一部分区域互补结合，从而抑制病毒翻译蛋白的过程。病毒蛋白合成后的加工修饰也是抗病毒药的作用的靶点，如甲吲噻腙（methisazone）和利福霉素（rifamycin）衍生物等，可分别作用于天花、牛痘病毒和沙眼衣原体合成蛋白的折叠、卷曲过程，抑制其病毒蛋白发挥作用。国外常用甲吲噻腙和利福霉素衍生物来预防和治疗天花。

第三节　抗病毒药的临床应用

一、抗流感病毒药物

金刚烷胺（amantadine）和金刚乙胺（rimantadine）

金刚烷胺为对称的三环癸烷。金刚乙胺是金刚烷胺的 α- 甲基衍生物，具有相似的药效，抗流感病毒 A 的活性比金刚烷胺强 4~10 倍，但副作用小。

【药动学】口服吸收快而完全，2~4 小时血药浓度达峰值，每日服药者 2~3 日内可达稳态浓度。可通过胎盘屏障及血脑屏障。半衰期为 11~15 小时。口服后 90% 以上以原型随尿排出，部分可被动重吸收，在酸性尿中排泄率增加，少量经乳汁排泄。总清除率为 16.5L/h。老年人肾清除率下降。

【药理作用】通过抑制 M2 蛋白阻止病毒脱壳及其 RNA 释放，干扰病毒进入细胞，中断病毒早期复制，也可以改变血凝素的构型而抑制病毒装配，从而发挥抗流感病毒作用。由于 M2 蛋白为甲型流感病毒所特有，因此仅对甲型流感（包括 H5N1 或 HIN1）病毒有预防和治疗作用，而对乙型流感病毒无效。

【临床应用】患者应在发病后 24~48 小时内服用，否则疗效差或无效。在甲型流感流行期服用本品可防止 50%~90% 的接触者发病，尤其适用于老年人或患流感可使原发病（如心血管疾病、肺病、神经肌肉疾病以及免疫缺陷病）恶化者。

【不良反应】口服一般耐受性良好，无严重的肝、肾和造血系统的毒性。常见的不良反应有中枢神经系统和胃肠道反应，包括焦虑、头晕、失眠、共济失调和食欲缺乏等。停药后不良反应多可立即消失。

【药物相互作用】①与中枢神经兴奋药同服时，可增加中枢神经的兴奋性，严重者可引起惊厥或心律失常等不良反应；②不宜与乙醇同用，后者会加强中枢神经系统的不良作用，如头晕、头重脚轻、昏厥、精神错乱及循环障碍；③与抗震颤麻痹药、抗胆碱药、抗组胺药、吩噻嗪类药物或三环类抗抑郁药合用，可加强阿托品样副作用，特别是有精神错乱、幻觉及噩梦的患者，需调整这些药物或本品的用量。

【用法与用量】预防用药，成人每日口服 100mg，服用整个流行期（通常 4~8 周），接种疫苗者至少服用 2 周。

奥司他韦（oseltamivir）

【药动学】口服后在体内大部分转化为有效活性物质，可进入气管、肺泡、鼻黏膜及中耳等部位，并由尿液排泄，少于 20% 的药物由粪便排泄，半衰期为 6~10 小时。

【药理作用】本品是前体药物，其活性代谢产物是强效的选择性的流感病毒 NA 抑制剂，但对人的 NA 的抑制作用较弱。通过抑制病毒 NA，阻止新形成的病毒颗粒从被感染的细胞中向外释放，阻止病毒在宿主细胞之间感染的扩散。

【临床应用】本品用于成人和≥1岁儿童的甲型或乙型流感治疗,以及成人和≥13岁青少年的甲型或乙型流感的预防。

【不良反应】最常见的不良反应为恶心、呕吐,其次为失眠、头痛和腹痛。症状为一过性,常发生于初次用药。绝大多数患者不影响继续治疗。

【药物相互作用】在使用减毒活流感疫苗两周内不应服用本品,在服用磷酸奥司他韦后48小时内不应使用减毒活流感疫苗。

【用法与用量】口服奥司他韦每日75mg,连续10天,可预防流感;成人及13岁以上青少年流感患者,口服奥司他韦75mg,每日2次,连续5天,可使症状减轻,病程缩短;对1岁以上的儿童推荐:体重<15kg,服用30mg;体重15~23kg,服用45mg;体重23~40kg,服用60mg;体重>40kg,服用75mg。最好在发病36小时内服用,否则可能导致发热等症状和病毒核酸阳性持续时间延长,并可能导致病死率增加。

扎那米韦(zanamivir)

【药动学】口服吸收差,生物利用度仅2%,滴鼻及口腔吸入的生物利用度分别为10%和20%,血浆峰浓度30~50ng/ml,血浆半衰期为2.5~5小时,表观分布容积约16L,几乎不在体内代谢,以原型经肾排出,故肝肾毒性小,患者耐受性好。

【药理作用】作用机制和临床应用与奥司他韦相同。可抑制甲型和乙型流感病毒的复制,包括对金刚烷胺和金刚乙胺耐药的病毒株,以及严重耐奥司他韦的变种。

【临床应用】临床使用喷雾吸入式粉剂,患者通过特制的装置将粉剂经口吸入呼吸道。

【不良反应】常见不良反应与流感的症状难以区别,如头痛,鼻塞,咳嗽及胃肠道症状等。偶有引起支气管痉挛、慢性阻塞性肺病加重并伴肺水肿的报道。

【药物相互作用】用本药前2周内及后48小时不要接种减毒活流感疫苗。

【注意事项】扎那米韦对有慢性呼吸道疾病的患者有增加支气管痉挛的危险,需慎用。

帕拉米韦(peramivir)

帕拉米韦是一个新颖的环戊烷类抗流感病毒药物,是继扎那米韦和奥司他韦研发成功之后的又一新型流感病毒NA抑制剂。

【药动学】帕拉米韦在150~600mg剂量范围内,基本呈线性动力学特征,主要以原型经肾脏消除,多次给药未见蓄积现象,性别间差异也很小。清除率在7L/h左右,和人体正常肌酐清除率相近。

【药理作用】帕拉米韦氯化钠注射液是首个静脉给药的NA抑制剂,抗病毒机制与奥司他韦相同,适用于治疗甲型流感。帕拉米韦分子上多个基团分别作用于流感病毒NA分子的多个活性位点,强烈抑制NA的活性,阻止子代的病毒颗粒在宿主细胞的释放,从而有效地预防流感和缓解流感症状。

【临床应用】适用于甲型或乙型流行性感冒,特别是那些重症流感患者、无法接受吸入或口服NA抑制剂的患者和对其他NA抑制剂疗效不佳或产生耐药的患者。

【不良反应】主要不良反应为腹泻、恶心、呕吐、网织红细胞降低、谷丙转氨酶升高、甘油三酯升高、头晕、头痛、出汗、乏力、失眠、胸闷、心悸、咳嗽、胸痛、腰背疼痛等,以上不良反应均为轻度,停药后可恢复。未见严重不良反应。

【用法与用量】患者应在首次出现症状48小时以内使用。临床使用剂量为,普通患者300~600mg,

静脉滴注，1 次给药；重症患者 300~600mg，静脉滴注，每日 1 次，可连用 1~5 天。儿童通常情况下建议 10mg/kg 体重，1 次给药；也可以根据病情，连日重复给药 1~5 天；单次最大剂量为 600mg。

【注意事项】对特殊人群，如肝功能不全患者、肾功能不全患者、老年患者及合并其他严重疾病的患者，应在医生指导下使用。

利巴韦林（ribavirin，RBV）

【药动学】口服生物利用度为 40%~45%，血浆半衰期为 24 小时。静脉注射 500mg 后血浆峰浓度为 12~20μg/ml。利巴韦林易潴留于红细胞，不易透过血脑屏障。主要以原型经肾排出，少量经粪便排出。

【药理作用】本品为鸟苷类似物。进入细胞后磷酸化为利巴韦林单磷酸，能竞争性地抑制多种细胞酶，阻断鸟苷单磷酸的合成，因而抑制多种 RNA、DNA 病毒的复制。其抗病毒谱较广，在体外对甲型和乙型流感病毒、腺病毒、呼吸道合胞病毒、麻疹病毒、乙型脑炎病毒、汉坦病毒等均有抑制作用。

【临床应用】①气雾剂用于幼儿呼吸道合胞病毒肺炎；②本品静脉滴注或口服可治疗拉沙热或流行性出血热（具肾病综合征或肺炎表现者）；③适用于血清 HCV RNA 阳性、抗 HCV 阳性和 GPT 增高的慢性丙型肝炎和代偿期肝硬化患者，以及 HCV 感染需要进行肝移植的患者。

【不良反应】长期大量应用可引起血管外溶血、骨髓抑制，为可逆性。此外，可有头痛、乏力、失眠等不良反应，偶有胃肠道出血、血清胆红素增加、血清铁和血尿酸增高。孕妇忌用。

【药物相互作用】①利巴韦林可抑制齐多夫定转变成活性型的磷酸齐多夫定，同时使用有拮抗作用；②与核酸类似物、去羟肌苷合用，可引发致命或非致命的乳酸酸中毒。

【用法与用量】口服，每日 0.8~1g，分 3~4 次服用。肌内注射或静脉缓慢滴注，每日 10~15mg/kg，分 2 次。用于早期出血热，每日 1g，静脉滴注，连续应用 3~5 日。

【注意事项】

活动性结核患者、严重心脏病患者不宜使用。严重贫血者、肝肾功能异常者慎用。

二、抗疱疹病毒药物

阿昔洛韦（aciclovir，ACV）和伐昔洛韦（valacyclovir）

阿昔洛韦又名无环鸟苷，属于人工合成的鸟嘌呤核苷酸类似物。伐昔洛韦是阿昔洛韦的前体药，口服后在肠壁和肝脏经酶水解后几乎完全转变为阿昔洛韦而发挥其抗病毒作用。

【药动学】阿昔洛韦口服吸收率低（约 15%），伐昔洛韦口服生物利用度高（约 65%）。阿昔洛韦脑脊液中药物浓度可达血药浓度的 50%。体内大部分药物以原型自尿排泄，尿中有占总量 14% 的代谢物。部分药物随粪排出。正常人的半衰期为 2.5 小时，肌酐清除率 15~50ml/（1.73m^2·min）者半衰期为 3.5 小时，无尿者可延长到 19.5 小时。

【药理作用】对单纯疱疹病毒 I 型和 II 型作用最强，对带状疱疹病毒的作用则较差（弱 8~10 倍），对 EB 病毒亦有一定作用，对巨细胞病毒仅高浓度时具有抑制作用。阿昔洛韦在感染细胞内，被疱疹病毒基因编码的特异性胸苷激酶磷酸化，生成三磷酸型，掺入病毒 DNA 中并抑制疱疹病毒 DNA 聚合酶和病毒 DNA 合成，对宿主细胞影响较小。

【临床应用】阿昔洛韦是治疗单纯疱疹病毒感染的首选药，主要适用于：①单纯疱疹病毒感染，包括免疫缺陷患者中初发或复发性 HSV（Ⅰ型和Ⅱ型）所致皮肤及黏膜感染，新生儿 HSV 感染、单纯疱疹脑炎、初发或复发性外生殖器病毒感染、疱疹病毒角膜炎等；②免疫缺陷患者的带状疱疹病毒感染；③其他水痘。口服伐昔洛韦可用于初发或复发性外生殖器 HSV 感染，免疫缺陷者 HSV 皮肤黏膜病，HSV 所致复发性口周疱疹。

【不良反应】不良反应较少，偶有发热、头痛、皮疹等，停药后迅速消失。口服可引起恶心、呕吐、腹泻等；静脉给药可引起静脉炎、局部疼痛、暂时性 ALT 增高；大剂量静脉滴注用于免疫缺陷患者，偶可引起意识障碍、嗜睡、幻觉、昏迷等，停药可恢复；大剂量静脉滴注偶可发生尿路结晶致肾小管阻塞、尿素氮和肌酐升高，故肾功能减退者慎用。

【药物相互作用】①与磷钾酸钠联用，能增强对 HSV 感染的抑制作用；②与更昔洛韦、膦甲酸、干扰素合用，具有协同或增加作用；③与齐多夫定联用，可引起肾毒性；④丙磺舒可使本品的排泄减慢，半衰期延长，体内药物量蓄积；⑤与肾毒性药物合用可增加肾毒性，特别是肾功能不全者更易发生。

【用法与用量】阿昔洛韦口服，每次 200mg，每 4 小时 1 次，或 1 日 1g，分次给予。伐昔洛韦口服每次 300mg，每日 2 次。疗程根据病情不同。肾功能不全者酌情减量。急性或慢性肾功能不全者，不宜用本品静脉滴注，因为滴速过快时可引起肾衰竭。

喷昔洛韦（penciclovir）和泛昔洛韦（famciclovir）

【药动学】口服泛昔洛韦生物利用度为 75%~77%，喷昔洛韦的血浆蛋白结合率小于 20%。口服泛昔洛韦后在体内经醛类氧化酶催化为喷昔洛韦而发生作用。

【药理作用】喷昔洛韦是无环鸟苷类化合物，其抗疱疹病毒作用与阿昔洛韦相似；泛昔洛韦是喷昔洛韦的二乙酰酯化物，为一种前体药，本身并无抗病毒作用，口服后在肠壁吸收，经去乙酰化和氧化成为喷昔洛韦而起作用。

【临床应用】喷昔洛韦主要对Ⅰ型和Ⅱ型 HSV 及水痘-带状疱疹病毒具良好抑制作用，其作用强度与阿昔洛韦相仿。本品对于因胸苷激酶或 DNA 聚合酶改变而耐阿昔洛韦的 HSV 或 VZV 毒株以及某些膦甲酸钠耐药株有作用。本品适用于：①急性带状疱疹；②免疫功能正常者中复发性外生殖器 HSV 感染以及 HIV 感染者中反复发作性皮肤黏膜 HSV 感染。

【不良反应】可引起头痛、恶心、呕吐、腹泻、乏力、皮肤瘙痒等反应。

【药物相互作用】与丙磺舒或其他由肾小管主动排泄的药物合用时，可能导致血浆中喷昔洛韦浓度升高。

【用法与用量】喷昔洛韦口服吸收低，常用于局部给药。泛昔洛韦口服，成人 1 次 0.25g，每 8 小时 1 次，治疗带状疱疹的疗程为 7 天，治疗原发性生殖器疱疹的疗程为 5 天。

更昔洛韦（ganciclovir）与缬更昔洛韦（valganciclovir）

更昔洛韦是去氧鸟苷类化合物，化学结构与阿昔洛韦相似，但在侧链上多一个羟甲基。缬更昔洛韦是更昔洛韦的酯化物，口服后在体内迅速转变为更昔洛韦而起作用。

【药动学】更昔洛韦口服生物利用度约为 5%，餐后服用可增至 6%~9%。缬更昔洛韦口服吸收的生物利用度为 60%，并且很快吸收和水解成更昔洛韦。口服单剂量缬更昔洛韦 360mg 和单剂量静注更昔洛韦 5mg/kg，其终点时的消除半衰期（t1/2β）相似，半衰期静脉滴注为（3.5±0.9）小时，口服为（4.8±0.9）小时，肾功能不全者半衰期明显延长。

【药理作用】更昔洛韦对 HSV-Ⅰ、HSV-Ⅱ及水痘带状疱疹病毒具良好的抑制作用,但其最大特点是对巨细胞病毒(cytomegalovirus,CMV)有强大抑制作用。其在 CMV 感染细胞中分解较慢,在感染细胞中,更昔洛韦的浓度明显高于阿昔洛韦,存留时间长达 18~20 小时。

【临床应用】两药适用于:①免疫缺陷者,如艾滋病或器官移植患者合并 CMV 视网膜炎因而危及视力者;②艾滋病患者合并危及生命的感染,如巨细胞病毒性肺炎或胃肠道感染;③骨髓移植或器官移植患者其移植物对 CMV 血清试验阳性,或骨髓移植供体为排 CMV 者。

【不良反应】更昔洛韦毒性较大,常见的不良反应有:①骨髓抑制作用,用药后约 40% 的患者中性粒细胞减少,约 20% 患者的血小板计数减少,严重时需停药;②中枢神经系统症状,如头痛、精神错乱,偶可引起昏迷、抽搐等,发生率约 5%;③其他,如皮疹、药物热、肝功能异常、恶心、呕吐等。

【药物相互作用】①与齐多夫定或去羟肌苷联合应用,更昔洛韦 AUC 减少,而上述两药的 AUC 则增大。②与丙磺舒联用,更昔洛韦的肾清除率明显减少。③不宜与亚胺培南 - 西司他丁联用。与有可能抑制骨髓的药物联用可增大更昔洛韦的毒性。

【用法与用量】更昔洛韦诱导治疗:静脉滴注 5mg/kg(至少 1 小时),每 12 小时 1 次,连用 14~21 日(预防用药则为 7~14 日)。维持治疗:静脉滴注,5mg/kg,每日 1 次,每周用药 7 日;或 6mg/kg,每日 1 次,每周用药 5 日。缬更昔洛韦口服,每次 900mg,每日 2 次,与食物同服。

膦甲酸钠(foscarnet,phosphonoformate,PFA)

【药理作用】膦甲酸钠为焦磷酸盐衍生物。本品可与病毒的 RNA 聚合酶的焦磷酸盐解离部位结合,因而抑制病毒复制;也可非竞争性地抑制反转录病毒。本品对 VZV、甲型流感、乙型肝炎、CMV、HIV 等病毒均有抑制作用;对许多耐更昔洛韦的 CMV 毒株和耐阿昔洛韦的单纯疱疹和带状疱疹病毒株仍具抑制作用。

【临床应用】本品主要用于:①免疫缺陷者(艾滋病患者或接受器官移植者)合并 CMV 视网膜炎,疗效与更昔洛韦相仿。对更昔洛韦耐药的患者可采用膦甲酸钠与更昔洛韦联合治疗,但应注意本品不可与两性霉素 B 或环孢素合用,以免增加肾毒性。②免疫缺陷者对阿昔洛韦耐药的皮肤黏膜单纯疱疹病毒感染。本品用于治疗先天性或新生儿 CMV 感染以及免疫功能正常者的上述感染的有效性和安全性尚未确立。

【药动学】血浆蛋白结合率为 14%~17%,按(57±6)mg/kg 量滴注,每日 3 次,第一日 C_{max} 为 573μmol/L(213~1 305μmol/L),C_{min} 为 78μmol/L(33~139μmol/L),连用 2 周后 C_{max} 变化不大,C_{min} 则略有增加。平均血浆清除率为(130±44)ml/min。

【不良反应】①肾毒性是最主要的不良反应,患者可出现轻度蛋白尿、氮质血症,约 50% 的患者可能出现急性肾小管坏死,结晶尿和间质性肾炎亦有报道。此外,可有低血钙、高钙血症、血磷过高或过低及低钾血症等,故治疗过程中应密切观察肾功能和电解质;②头痛、震颤、易激惹、幻觉、抽搐等神经系统症状;③发热、恶心、呕吐、肝功能异常等;④贫血、粒细胞减少亦可发生,但其引起的骨髓抑制的程度通常较更昔洛韦轻。

【用法与用量】静脉滴注:初始剂量 60mg/kg,每 8 小时 1 次,至少需 1 小时恒速滴入,用 2~3 周。剂量、给药间隔、连续应用时间需根据患者的肾功能与用药耐受程度予以调整,维持量为每日 90~120mg/kg,静脉滴注 2 小时。肾功能不全者根据肌酐清除率减量。

三、抗肝炎病毒药物

病毒性肝炎有甲、乙、丙、丁和戊型等,甲型和戊型为潜伏期短的急性肝炎,一般可自愈,而乙型、丙型和丁型肝炎潜伏期长,往往演变为慢性肝炎、肝硬化甚至肝癌。因此,它们是抗肝炎病毒药物的主要治疗对象。慢性乙型肝炎治疗主要包括抗病毒、免疫调节、抗炎、抗氧化、抗纤维化和对症治疗,其中抗病毒治疗是关键,只要有适应证且条件允许,就应进行规范的抗病毒治疗。抗肝炎病毒药物主要包括干扰素(interferon, IFN)、核苷(酸)类似物(nucleoside analogues/nucleotide analogue, NA)以及抗丙型病毒性肝炎(HCV)的直接抗病毒药(directly acting antivirals, DAA)。

(一)干扰素(interferon, IFN)

干扰素是人体受各种诱导物刺激而产生的一类具有多种生物活性的糖蛋白,具有抗病毒、免疫调节及抗增殖等作用。IFN 可分为 α、β、γ 三种主要类型,分别为人白细胞干扰素(IFN-α)、人成纤维细胞干扰素(IFN-β)和人免疫细胞干扰素(IFN-γ)。IFN-α、β 主要与抗病毒作用有关。目前临床所用者大多为基因重组产物,如重组人干扰素 α-2b、重组人干扰素 α-2α 以及 IFN-α 与聚乙二醇(Peg)的复合物(Peg-IFN),Peg-IFN 由于分子量增加,清除率减慢,使 IFN 在体循环内停留时间明显延长,以提高抗病毒的效果。

【药动学】肌内注射或皮下注射的吸收超过 80%。其主要清除途径为肾脏分解代谢,胆汁分泌与肝脏代谢清除是次要途径。

【药理作用】IFN 并不直接进入宿主细胞损伤或抑制病毒,而是在细胞表面与特殊受体结合,产生20 余种细胞蛋白,其中某些蛋白对不同病毒具特殊抑制作用。针对不同宿主细胞和不同病毒,IFN 可通过阻止病毒进入宿主细胞,影响脱壳、mRNA 的合成或甲基化、病毒蛋白的翻译或病毒装配和释放等过程而抑制病毒生长繁殖。另一方面 IFN 还可作用于机体免疫系统,包括增加炎症细胞因子的产生,增强(低浓度时)或抑制(高浓度时)抗体生成,增强 NK 细胞、巨噬细胞的活性,增强淋巴细胞和辅助细胞Fc 受体表达等作用从而有利于消除病毒。IFN 亦可产生一些全身症状和由免疫反应引起的组织损伤。

【临床应用】用于治疗慢性乙型肝炎和慢性丙型肝炎。聚乙二醇干扰素联合利巴韦林在我国仍用于抗 HCV 治疗,可应用于所有基因型 HCV 感染,同时无治疗禁忌证的患者。HBeAg 阳性的乙型肝炎患者亦可选用 IFN-α 治疗。

【药物相互作用】与安眠药或镇静剂合用,可增强本药对中枢神经系统的毒副作用,故合用时应谨慎;与齐多夫定合用,可增加贫血、粒细胞减少的血液学毒性;因本药可抑制肝细胞色素 P450,故与苯巴比妥合用时可增加苯巴比妥的血药浓度;本药可降低茶碱的清除率,导致茶碱中毒(即恶心、呕吐、便秘、癫痫发作);用药期间接种活疫苗,被活疫苗感染的风险增加。

【不良反应】流感样症状、发热、寒战、全身不适、关节酸痛等,多见于用药初期,可逐渐减轻。以后可有乏力、纳差、体重减轻、肌肉酸痛、恶心、脱发、白细胞或血小板减少。长期应用可引起精神激动、抑郁、失眠、嗜睡、甲状腺功能异常,自身免疫病等。

(二)核苷(酸)类似物(nucleoside analogues/nucleotide analogues, NA)

核苷类似物主要通过病毒产生的胸腺嘧啶核苷激酶,使药物磷酸化为三磷酸核苷类似物,抑制病毒DNA 聚合酶和反转录酶活性,并与核苷酸竞争性掺入病毒 DNA 链,终止 DNA 链延长和合成,使病毒的复制受到抑制而发挥抗病毒作用。主要分为三类：①L-核苷类：如拉米夫定、替比夫定；②脱氧鸟苷类似物：如恩替卡韦；③无环核苷磷酸盐化合物：如阿德福韦酯、替诺福韦酯。

拉米夫定（lamivudine，LAM）

【药动学】口服后吸收良好，成人口服 0.1g 拉米夫定约 1 小时左右达血药峰浓度（C_{max}），为 1.1~1.5μg/ml，生物利用度为 80%~85%，血浆蛋白结合率低。拉米夫定主要（>70%）以药物原型经肾脏清除，仅 5%~10% 被代谢成反式硫氧化物的衍生物，消除半衰期为 5~7 小时。在治疗剂量范围内，拉米夫定的药动学呈线性关系。

【药理作用】对 HBV 和 HIV 有明显抑制作用。口服吸收后，在外周单核细胞和肝细胞内，经磷酸激酶作用，形成具有抗病毒作用的 5'-三磷酸拉米夫定。后者通过竞争性作用，抑制 HIV 和 HBV 的反转录酶和 DNA 聚合酶，终止 DNA 链延长，从而阻止 HBV 和 HIV 的合成和复制。

【临床应用】适用于伴有 GPT 升高和病毒活动复制的肝功能代偿的成年慢性乙型肝炎患者的治疗。艾滋病患者的抗病毒治疗中，拉米夫定亦可作为联合治疗的药物之一。

【药物相互作用】由于本品的药物代谢和血浆蛋白结合率低，并主要以药物原型经肾脏清除，故与其他药物之间的潜在相互作用的发生率很低。拉米夫定与具有相同排泄机制的甲氧苄啶（160mg）/磺胺甲噁唑（800mg）同时服用后，可使拉米夫定的暴露量增加 40%。但拉米夫定并不影响甲氧苄啶/磺胺甲噁唑的药动学特性。同时使用拉米夫定和扎西他滨（zalcitabine）时，拉米夫定可能抑制后者在细胞内的磷酸化，因此建议，不要同时使用这两种药物。

【不良反应】不良反应较轻，常见的有上腹不适、头晕、乏力、口干，罕有皮疹。少数患者可有血小板减少，肌酸激酶增高，一般不需停药。

阿德福韦酯（adefovir dipivoxil，ADV）

【药动学】文献报道健康志愿者与慢性乙肝患者服用阿德福韦酯的药动学相似。口服给药后，阿德福韦酯迅速地转化为阿德福韦。单剂口服阿德福韦酯的生物利用度约为 59%，服用 0.58~4.00 小时（中值 1.75 小时）阿德福韦最大血药浓度（C_{max}）为（18.4 ± 6.26）ng/ml。血浆阿德福韦以二室模型消除，末端消除半衰期为（7.48 ± 1.65）小时。阿德福韦通过肾小球滤过和肾小管主动分泌的方式经肾脏排泄，轻度肾损害（肌酐清除率 >50ml/min）对阿德福韦酯的清除影响不大；中度和重度肾损害患者（肌酐清除率 <50ml/min）或肾病末期患者需进行血液透析和调整服药间隔。

【药理作用】阿德福韦酯是阿德福韦的前体，在体内水解为阿德福韦发挥抗病毒作用。阿德福韦为无环腺嘌呤核苷同系物，在细胞内被磷酸激酶转化为具有抗病毒活性的二磷酸盐，通过对天然底物二脱氧三磷酸腺苷的竞争作用，抑制 HBV 的 DNA 聚合酶（反转录酶），终止 DNA 链的延长，从而抑制 HBV 的复制。对宿主 DNA 聚合酶 α 和 γ，有轻微的抑制作用。与拉米夫定无交叉耐药性。

【临床应用】适用于 HBsAg 和 HBV DNA 阳性，GPT 增高的慢性乙型肝炎患者，特别是对拉米夫定耐药的患者。

【药物相互作用】阿德福韦酯对任何一种下列常见的人体 CYP450 酶都无抑制作用：CYP1A2、CYP2C9、CYP2C19、CYP2D6 及 CYP3A4，但是尚不清楚阿德福韦是否诱导 CYP450 酶。根据体外试验结果和阿德福韦的肾脏清除途径，阿德福韦由 CYP450 介导与其他药物发生相互作用的可能性很小。

阿德福韦酯 10mg 与其他经肾小管分泌的药物或改变肾小管分泌功能的药物合用可以增加阿德福

韦酯或合用药物的血药浓度。10mg 阿德福韦酯和 100mg 拉米夫定合用，两种药物的药动学特征都不改变。

【不良反应】发生率低，一般较轻，常见的有乏力、头痛、腹痛、恶心、食欲缺乏等。在较大剂量时有一定肾毒性，主要表现为血肌酐升高和血磷降低。

恩替卡韦（entecavir，ETV）

【药动学】健康人群口服用药后，吸收迅速，0.5~1.5 小时达到血药峰浓度（C_{max}）。每天给药 1 次，6~10 天后可达稳态。进食标准高脂餐或低脂餐会明显影响药物的药动学参数，因此，本品宜空腹服用（餐前或餐后至少 2 小时）。药物吸收后广泛分布于各组织，并可通过血脑屏障和胎盘屏障。血浆蛋白结合率为 13%，血浆清除半衰期约 128~149 小时。主要（62%~73%）以原型经肾脏清除，肾清除率为 360~471ml/min，且不依赖于给药剂量。

【药理作用】恩替卡韦为鸟嘌呤核苷类似物。在肝细胞内转化为恩替卡韦三磷酸盐，可以抑制 HBV 复制过程中的三个环节，包括抑制 DNA 聚合酶的启动、前基因组到 HBV DNA 负链的反转录过程及 HBV DNA 正链合成过程。

【临床应用】用于 HBsAg 和 HBV DNA 阳性的慢性乙型肝炎患者。

【药物相互作用】恩替卡韦不是细胞色素 P450（CYP450）酶系统的底物、抑制剂或诱导剂。由于恩替卡韦主要通过肾脏清除，服用降低肾功能或竞争性主动通过肾小管分泌的药物时，再服用恩替卡韦可能增加其血药浓度，要密切监测不良反应的发生。同时服用恩替卡韦与拉米夫定、阿德福韦、替诺福韦不会引起明显的药物相互作用。

【不良反应】有头痛、腹痛、鼻炎、乏力、恶心、头晕、腹泻等，发生率多低于 5%，大多为轻度或中度。禁忌证与拉米夫定相同。长期治疗应注意诱发肿瘤的可能。

替比夫定（telbivudine，LdT）

【药动学】健康志愿者在服用 1~4 小时（中值为 2 小时）后，替比夫定最大血药浓度为（3.69 ± 1.25）μg/ml。每天 1 次 600mg，连续给药 5~7 天后达到稳态浓度，药物半衰期为 15 小时。单剂量 600mg 服用时，食物不影响替比夫定的药动学。本品通过被动扩散的方式以原型通过肾脏排出。替比夫定与人血浆蛋白结合率低（3.3%），口服后迅速在周围组织中分布。

【药理作用】替比夫定是 D-胸腺嘧啶核苷的左旋对映体。口服吸收后经细胞激酶的作用转化为有活性的三磷酸替比夫定，可抑制 HBV DNA 聚合酶的活性，并掺入病毒 DNA，导致 DNA 链合成终止，抑制 HBV 复制。替比夫定在体外试验和临床试验中均表现出强大的抗病毒作用。

【临床应用】适用于有病毒复制证据以及血清氨基转移酶（GPT 或 GOT）持续升高，或肝组织活动性病变证据的慢性乙型肝炎患者。

【药物相互作用】替比夫定通过肾小球滤过和肾小管被动扩散的方式经肾脏排泄，故与其他经肾小管分泌的药物发生相互作用的可能性很小。

【不良反应】服用后不良反应较轻，常见的有头晕、头痛、乏力、恶心、腹泻、血肌酸激酶升高、咳嗽、流感样症状。严重不良反应有乳酸酸中毒、肝肿大、横纹肌溶解综合征等。

替诺福韦酯（tenofovir disoproxil，TDF）

【药动学】几乎不经胃肠道吸收，因此将其酯化成盐，成为替诺福韦酯富马酸盐。替诺福韦酯具有水溶性,可被迅速吸收并降解成活性物质替诺福韦,替诺福韦被转变为活性代谢产物替诺福韦双磷酸盐。给药后 1~2 小时内替诺福韦达血药浓度峰值。本品与食物同服时生物利用度可增大约 40%。替诺福韦双磷酸盐的胞内半衰期约为 10 小时。本品和替诺福韦均不经 CYP450 酶系代谢,主要经肾小球过滤和肾小管主动分泌排泄,约 70%~80% 以原型经尿液排出体外。

【药理作用】替诺福韦酯为替诺福韦的前体药,是腺苷单磷酸的无环核苷酸类似物。口服后在体内首先水解产生替诺福韦,继而被磷酸化形成活性产物二磷酸替诺福韦,后者可抑制 HIV-1 反转录酶,对哺乳类 DNA 聚合酶和线粒体 DNA 聚合酶亦有轻度抑制作用,对乙型肝炎病毒有抑制作用,可抑制 HBV DNA 聚合酶,并可掺入病毒 DNA,终止 DNA 链的延长,抑制 HBV DNA 的合成。

【临床应用】替诺福韦酯为治疗成人 HIV-1 感染联合治疗的药物之一,也可用于治疗成人慢性乙型肝炎患者。

【药物相互作用】与富马酸替诺福韦酯同时给药时,去羟肌酐的最大血药浓度和血药浓度 - 时间曲线下面积(AUC)显著升高,这种相互作用的机制尚不清楚。在体重 >60kg 的成人中,与富马酸替诺福韦酯合用时去羟肌酐的剂量应当减至 250mg。接受联合用药的患者应当密切监测与去羟肌酐有关的不良事件。富马酸替诺福韦酯与能够导致肾功能减低或与肾小管竞争主动分泌系统的药物合用时,可使替诺福韦和 / 或合用药物血药浓度增高。此类药物包括但不限于阿德福韦酯、西多福韦、阿昔洛韦、更昔洛韦和缬更昔洛韦。阿扎那韦和洛匹那韦 / 利托那韦可使替诺福韦血药浓度增加,合用时需监测不良反应。

【不良反应】全身无力;轻至中度的胃肠道不适,常见的有腹泻、腹痛、食欲减退、呕吐和胃肠胀气、胰腺炎;低磷酸盐血症(1% 发生率);脂肪蓄积和重新分布,包括向心性肥胖、水牛背、末梢消瘦、库欣综合征;可能引起与脂肪变性相关的肝肿大等;神经系统反应有头晕、头痛;可有药疹。

(三)直接抗病毒药(directly acting antiviral,DAA)

直接抗病毒药在多个国家已有多种药物获批上市。以 DAA 为基础的抗病毒方案包括 1 个 DAA 联合 PR(聚乙二醇干扰素联合利巴韦林),DAA 联合利巴韦林,以及不同 DAA 联合或复合制剂。可以涵盖几乎所有类型的 HCV 感染的治疗,尤其适用于 PR 治疗后复发或是对 PR 应答不佳的患者。这类抗 HCV 的直接抗病毒药包括非结构蛋白(nonstructural protein,NS)3/4A 蛋白酶抑制剂、NS5B 聚合酶抑制剂和 NS5A 抑制剂。

西米普韦(simeprevir)

【药动学】西米普韦在口服给药后 4~6 小时达到最大血药浓度,血浆蛋白结合率较高(大于99.9%),广泛分布于肠道和肝脏。西米普韦主要通过肝脏 CYP3A 系统进行氧化代谢。主要经胆汁排泄,在肾脏的清除作用不显著。在 HCV 未感染受试者中西米普韦的末端消除半衰期是 10~13 小时,而在 HCV 感染受试者中清除半衰期为 41 小时。

【药理作用】西米普韦是一种 HCV NS3/4A 蛋白酶抑制剂,此酶在病毒复制过程中发挥重要作用。西米普韦通过抑制 HCV NS3/4A 蛋白酶的蛋白分解活性,阻止病毒 RNA 的复制。

【临床应用】西米普韦作为组合抗病毒治疗方案的一个组分,与索非布韦联用治疗 HCV 基因 1 型患者(无肝硬化或者代偿期肝硬化),与聚乙二醇干扰素 α 和利巴韦林联用治疗 HCV 基因 1 型或 4 型患者(无肝硬化或者代偿期肝硬化),一般不用作单药治疗。

【药物相互作用】西米普韦是 CYP3A 的底物和轻度抑制剂及 P 糖蛋白（P-glycoprotein，P-gp）和有机阴离子转运多肽 1B1/3（OATP1B1/3）的底物和抑制剂。与相关药物（如他汀类、钙通道阻滞剂、红霉素、地高辛、胺碘酮等抗心律失常药）合用时可能显著影响西米普韦的血药浓度，治疗前和期间必须考虑药物 - 药物相互作用的潜能。

【不良反应】西米普韦与胺碘酮、索非布韦联合治疗时可出现严重的症状性心动过缓，与聚乙二醇干扰素 α 和利巴韦林或与索非布韦联合治疗的患者肝功能失代偿和肝衰竭风险增加，使用西米普韦联合治疗期间观察到皮疹、光敏感等不良反应。

索非布韦（sofosbuvir）

【药动学】索非布韦血浆蛋白结合率为 61%~65%，在肝脏中被代谢成活性尿嘧啶类似物三磷酸（GS-461203），再经去磷酸化形成核苷代谢物 GS-331007，后者主要经肾脏清除。

【药理作用】索非布韦是一种核苷酸前体药物，在细胞内代谢形成活性尿嘧啶类似物三磷酸（GS-461203），抑制病毒复制所必需的 HCV NS5B 聚合酶，使 HCV RNA 在复制期间致链终止，阻止病毒 RNA 的复制。索非布韦有全基因型有效性和高耐药性屏障，每天服用 1 次有良好的耐受性。

【临床应用】索非布韦作为抗病毒组合治疗方案的一个组分，可与聚乙二醇干扰素和利巴韦林联用治疗慢性丙型肝炎病毒基因 1 型或 4 型患者（无肝硬化或代偿期肝硬化），与利巴韦林联用治疗 HCV 基因 2 型或 3 型患者（无肝硬化或代偿期肝硬化）。

【药物相互作用】索非布韦是药物转运蛋白（P-gp）和乳腺癌耐药蛋白（BCRP）的底物，与抑制 P-gp（如利福平、圣约翰草）和 / 或 BCRP 的药物共同给药可能增加索非布韦的血药浓度。与卡马西平、苯妥英钠、苯巴比妥、替拉那韦和利托那韦共同给药，会减低索非布韦的血药浓度，降低索非布韦的治疗作用。

【不良反应】索非布韦与胺碘酮联合使用时可致严重的心动过缓；索非布韦与利巴韦林联用，观察到的最常见不良事件（发生率至少 20%）是疲乏和头痛；索非布韦与聚乙二醇干扰素 α 和利巴韦林联用，观察到的最常见不良事件（发生率至少 20%）是疲乏、头痛、恶心、失眠和贫血。

达拉他韦（daclatasvir）

【药动学】HCV 感染受试者多次口服达拉他韦，剂量范围从 1mg 至 100mg，每天 1 次，血浆峰浓度发生在给药后 2 小时内，消除半衰期约 12~15 小时。在健康受试者中单剂量口服给予 25mg 的 ^{14}C- 达拉他韦后，在粪中回收到 88%（剂量的 53% 为原型）。在健康受试者中发现高脂肪高热量饮食可降低达拉他韦的吸收。达拉他韦是 CYP3A 的底物，CYP3A4 是其主要的代谢酶。

【药理作用】达拉他韦是 HCV 编码的非结构蛋白 NS5A 的抑制剂，结合至 NS5A 的 N 端，抑制病毒 RNA 复制和病毒组装。

【临床应用】达拉他韦与索非布韦联合（有或无利巴韦林）适用于对慢性丙型肝炎基因 1 型或 3 型感染者的治疗。

【药物相互作用】达拉他韦是 CYP3A 的底物。因此，CYP3A 的诱导剂可能减低达拉他韦的血浆水平和疗效。CYP3A 的强抑制剂（如克拉霉素、伊曲康唑、利托那韦等）可能增加达拉他韦的血浆水平。达拉他韦还是 P-gp、OATP1B1 和 1B3、BCRP 的抑制剂，可能增加 P-gp、OATP1B1 或 1B3、BCRP 的底物的全身暴露量，可能增加后者的治疗作用或不良反应。

【不良反应】达拉他韦、索非布韦和胺碘酮联合治疗时可出现严重的症状性心动过缓；达拉他韦与索非布韦联用观察到最常见不良反应（>10%）是头痛和疲乏；达拉他韦、索非布韦和利巴韦林联用观察到最常见不良反应（>10%）是头痛、贫血、疲乏和恶心。

维帕他韦（Velpatasvir）

【药动学】口服维帕他韦的 T_{max} 为 3 小时，进食标准餐和高脂餐会使维帕他韦的达峰时间延长 34% 和 21%，血浆蛋白结合率超过 99.5%。维帕他韦主要通过 CYP2B6、CYP2C8、CYP3A4 代谢，维帕他韦的半衰期为 15h，主要通过粪便（94%）排泄，少量（0.4%）通过尿液排泄。

【药理作用】丙肝病毒 NS5A 蛋白在丙肝病毒生命周期的不同阶段均发挥重要作用，包括参与病毒复制和病毒颗粒的组装。维帕他韦是第二代泛基因型 NS5A 抑制剂，对所有基因型 HCV 以及常见的 NS5A 突变和耐药性突变均有良好的体外抗病毒活性。

【临床应用】每天口服一次，每次 100mg，可与或不与食物同服，对于无肝硬化或伴有代偿性肝硬化的丙肝患者，需口服 12 周，对于失代偿性肝硬化的丙肝患者，需与利巴韦林或其他抗 HCV 药物（如索非布韦）联用 12 周。

【不良反应】常见不良反应有乏力、头痛、皮疹、咽喉不适、恶心、呕吐等。

四、抗人类免疫缺陷病毒药物

目前共有六大类、30 余种抗反转录病毒药物（包括复合制剂）通过美国 FDA 批准，分别为核苷类反转录酶抑制剂（nucleotide reverse transcriptase inhibitor，NRTI）、非核苷类反转录酶抑制剂（non-nucleoside reverse transcriptase inhibitor，NNRTI）、蛋白酶抑制剂（protease inhibitor，PI）、整合酶抑制剂（integrase inhibitor）、融合抑制剂（fusion inhibitor，FI）及 CCR5 受体抑制剂。国内的抗反转录病毒治疗（antiretroviral therapy，ART）药物主要为前四类。

（一）核苷类反转录酶抑制剂

齐多夫定（zidovudine，AZT）

本品是 1987 年美国 FDA 第一个批准上市的用于治疗艾滋病的核苷类药物，为当时的首选药物。

【药动学】本品口服吸收迅速，经过首关代谢，生物利用度为 52%~75%。应用 2.5mg/kg 静脉滴注 1 小时后，血药浓度可达 4~6μmol/L。V_d 为 1.6L/kg，血浆蛋白结合率约 34%~38%，主要在肝脏内被葡糖醛酸化为非活性产物。口服 $t_{1/2}$ 为 1 小时，静脉滴注 $t_{1/2}$ 为 1.1 小时。约有 14% 的药物通过肾小球滤过和肾小管主动分泌而排泄，代谢物有 74% 也由尿排出。

【药理作用】本品进入宿主细胞后，经过磷酸化，转化成活性产物三磷酸齐多夫定，后者竞争性抑制 HIV 病毒的反转录酶的活性，作用于 HIV 病毒复制的早期，抑制病毒 DNA 的合成、运送和整合至宿主细胞核，从而抑制病毒的复制。长期应用易产生耐药性，机制为病毒的反转录酶分子中某些氨基酸产生突变，致药物不能与之结合。

【临床应用】本品可与其他抗 HIV 药物联合用于艾滋病的治疗。本品亦用于妊娠患者预防 HIV 的母婴传播，母婴传播的发生率自 24.9% 减少至 7.8%。

【不良反应】主要不良反应为骨髓抑制，患者可出现贫血、粒细胞减少，但对巨核细胞影响小。此外还可能有恶心、呕吐、腹泻、乏力、肌肉酸痛、发热、头痛、头晕、麻木、皮疹等。动物实验有致突变作用，妊娠期患者须充分权衡利弊后决定是否应用本品。

【药物相互作用】与更昔洛韦同时给药可能会引起严重的中性粒细胞减少和贫血；与阿昔洛韦合用可引起严重嗜睡。与抑制葡糖醛酸化作用的药物如丙磺舒、氟康唑、萘普生、吲哚美辛合用会增加齐多夫定的骨髓毒性。肝微粒体酶诱导剂利福平可降低其血药浓度，克拉霉素则可减少齐多夫定的吸收。

【用法与用量】成人口服剂量 300mg/ 次，2 次 /d；新生儿 / 婴幼儿剂量 2mg/kg，4 次 /d；儿童 160mg/m^2（体表面积），3 次 /d。

【注意事项】骨髓抑制患者、有肝病危险因素者、肌病及肌炎患者长期使用本品时应慎重。用药期间应定期进行血常规检查。进食高脂食物可降低本品的生物利用度。

司他夫定（stavudine, d4T）

【药动学】本品口服吸收迅速，1 小时后血药浓度达峰值。成人口服生物利用度（86.4 ± 18.2）%，儿童口服生物利用度（76.9 ± 31.7）%，与血浆蛋白结合很少。其体内代谢途径尚不明确，约有 40% 经肾消除，消除半衰期为 0.9~1.6 小时，肾功能降低时消除半衰期相应延长。

【药理作用】本品为胸腺嘧啶类似物，在体内经细胞酶的作用转变成三磷酸司他夫定，后者与三磷酸去氧胸腺嘧啶竞争性抑制 HIV 反转录酶，从而抑制病毒的复制，并终止 DNA 链的延长而抑制病毒 DNA 的合成。此外，三磷酸司他夫定尚可抑制宿主细胞的 DNA 聚合酶 β 和 γ，减少线粒体 DNA 的合成。

【临床应用】本品与其他抗 HIV 药物联合用于 HIV-1 感染者的治疗。

【不良反应】主要不良反应为疼痛性周围神经病变，发生率 15%~21%，患者出现肢端（手与脚）麻木、针刺感，停药后症状可缓解。骨髓抑制作用少见。其他不良反应有恶心、呕吐、腹痛、腹泻、胰腺炎（约 1%），以及失眠、发热、皮疹、躁狂、GPT 增高等。

【药物相互作用】本品与去羟肌苷或羟基脲联用时，乳酸酸中毒、胰腺炎及严重脂肪肝发生风险可能增加。与利巴韦林合用，曾有引起致死性或非致死性乳酸酸中毒的报道。禁止与齐多夫定联用，后者可竞争性抑制本药的细胞内磷酸化，导致本药失效。

【用法与用量】成人：体重 >60kg 者，口服 1 次 40mg，每日 2 次；体重 <60kg 者，1 次 30mg，每日 2 次。儿童：体重 >30kg 者，按成人剂量；体重 <30kg 者，1 次 1mg/kg，每日 2 次。

【注意事项】肾功能低下者，需根据其肌酐清除率调整剂量。注意事项：有外周神经病变危险因素的患者，肝、肾功能不全者，有胰腺炎病史者慎用；用药期间监测血象，凝血酶原时间，肝、肾功能；治疗中发生如手足麻木、刺痛症状，应立即停药，症状消退后可考虑再次用药，如再发生上述症状，则应完全停药。

拉米夫定（lamivudine, 3TC）

本品是在我国和全球被批准治疗慢性乙型病毒性肝炎的第一个口服药，能有效治疗 HBV 感染，也被用于 HIV 感染的治疗。

【药动学】口服后吸收迅速，生物利用度为 80%，血浆半衰期平均为 9 小时，70% 以原型从尿中排出。约有 5% 被代谢为无活性的反式亚砜代谢物。其三磷酸代谢物在感染 HBV 细胞内的半衰期平均为 17~19 小时，而在 HIV 感染细胞中的半衰期为 10.5~15.5 小时。

【药理作用】拉米夫定是胞嘧啶核苷的类似物，被宿主细胞活化为三磷酸代谢物后，可选择性抑制

HIV 的反转录酶和 HBV 的 DNA 聚合酶,因此对 HIV 和 HBV 均具有抗病毒活性。

【临床应用】本品对齐多夫定耐药的 HIV 也有活性,其细胞毒性低于齐多夫定。单用拉米夫定治疗 HIV 感染易产生抗药性,且与齐多夫定、去羟肌苷等交叉耐药。本品与齐多夫定联合应用的临床研究证实患者经治疗后血中病毒量显著减少、CD4 细胞计数增加,其疗效优于其他联合治疗方案,且作用可持续达 2 年之久,故主要与齐多夫定合用。

【不良反应】不良反应少见,与齐多夫定联合治疗中出现的不良反应多数由于后者引起。本品不良反应有头痛、不适、恶心、呕吐、腹泻、发热、乏力、肌肉酸痛等。此外,可有眩晕、失眠、皮疹、脱发、麻木等;实验室检查有白细胞减少、贫血;儿童患者中胰腺炎的发生率可达 15%。

【药物相互作用】本品可使齐多夫定的血药浓度增加 13%,血药峰浓度升高约 28%,但生物利用度无显著变化。本品可抑制扎西他滨在细胞内的磷酸化,故不宜合用。

【用法与用量】成人:慢性乙型肝炎,每日 1 次,100mg 口服;HIV 感染,推荐剂量 1 次 150mg,每日 2 次,或 1 次 300mg,每日 1 次。

【注意事项】

哺乳期妇女慎用,严重肝肿大、乳酸性酸中毒者慎用;肌酐清除率 <30ml/min 者不宜使用。用药期间应定期做肝、肾功能及血常规检查。

阿巴卡韦(abacavir, ABC)

【药动学】本品口服吸收迅速,片剂绝对生物利用度约 83%,血浆蛋白结合率约 50%,表观分布容积 0.86L/kg,主要分布于血管外部位。主要由醇脱氢酶代谢为无活性的羧基化合物。对 CYP450 无抑制作用。大部分由尿(大于 70%)、少量由粪(16%)排泄。$t_{1/2}$ 为 1.5~2 小时。静脉注射后的消除率为每小时 0.8L/kg。

【药理作用】本品为新的碳环 2′- 脱氧鸟苷核苷类药,在体内经细胞酶的作用转变为活性代谢物三磷酸阿巴卡韦,抑制 HIV 反转录酶,竞争性抑制 2′- 脱氧鸟苷三磷酸酯(dGTP)结合和进入核酸链,以及通过阻止新碱基的加入而有效终止 DNA 链的合成。本品具有显著的抗 HIV-1 活性。

【临床应用】本品可与其他抗反转录病毒药联合用于 HIV-1 感染。患者用药后可见 CD4 计数增加,病毒 RNA 拷贝数下降。治疗过程中曾发现 HIV 反转录酶的编码基因发生点突变,导致病毒对本品的敏感性下降。

【不良反应】严重并可能导致死亡的过敏反应约见于 5% 的服药者,表现为高热、皮疹、乏力、恶心、呕吐、腹泻等胃肠道症状,关节痛、头痛、咳嗽、气急等。实验室检查可见肝功能异常、淋巴细胞减少、肌酸激酶增高。多数发生在开始服药的 6 周内。一旦出现发热、皮疹等可疑过敏反应应立即停药,并且今后不再应用本品。偶见乳酸性酸中毒。

【药物相互作用】本品与其他核苷类反转录酶抑制剂以及奈韦拉平等联合时有协同抗 HIV 的作用。与乙醇合用可使本品的 AUC 增加 41%,$t_{1/2}$ 延长 26%。本品与利巴韦林合用,可致乳酸酸中毒。

【用法与用量】与其他抗反转录酶药物合用,成人:1 次 300mg,每日 2 次。3 月龄至 16 岁儿童:1 次 8mg/kg,每日 2 次。

【注意事项】

65 岁以上老年患者慎用,妊娠期妇女和哺乳期妇女需权衡利弊。

替诺福韦（tenofovir）

替诺福韦是新型核苷酸类反转录酶抑制剂,有抗 HIV-1 和乙型肝炎病毒活性,该药几乎不经胃肠道吸收,因此进行酯化、成盐,制成前体药物富马酸替诺福韦二吡呋酯（tenofovir disoproxil fumarate, TDF）用于临床。该药于 2001 年被美国 FDA 批准用于治疗 HIV 感染,2008 年被美国 FDA 和欧盟批准用于治疗成人 HBV 的感染。

【药动学】替诺福韦酯具有水溶性,可被迅速吸收并降解成活性物质替诺福韦,替诺福韦被转变为活性代谢产物替诺福韦双膦酸盐。给药 1~2 小时内替诺福韦达血药浓度峰值。替诺福韦双膦酸盐的胞内半衰期约 10 小时,故每日给药 1 次即可。本品主要经肾小球滤过和肾小管主动分泌系统排泄,70%~80% 以原型经尿液排出。

【药理作用】替诺福韦酯的活性成分替诺福韦双膦酸盐可通过直接竞争性地与天然脱氧核糖底物相结合而抑制病毒聚合酶,导致 DNA 链合成中断。

【临床应用】本品抗病毒活性强而持久,靶点选择性高,很少发生耐药性。临床可单用替诺福韦治疗未使用过任何药物的 HIV-1 感染患者（首次治疗）,亦可和其他反转录酶抑制剂联合用于 HIV-1 感染、乙型肝炎的治疗。

【不良反应】常见不良反应有乏力、头痛、恶心、呕吐、胃肠胀气,其他不良反应包括骨质疏松、骨密度下降（发生率约 28%）、严重肾功能不良事件（发生率约 0.5%）、范科尼综合征（发生率 <0.1%）。HBV 合并 HIV 感染者停用 TDF 时有可能出现肝炎的急性加重。

【用法与用量】作为抗 HIV 治疗药物时,用于首次治疗患者,成年人 1 次 300mg,每日 1 次口服。

恩曲他滨（emtricitabine, FTC）

本品是替诺福韦的同类药,于 2003 年由美国 FDA 批准在美国上市。

【药动学】口服吸收良好,吸收迅速,分布广泛,给药 1~2 小时后血浆药物浓度达峰值,生物利用度为 93%。主要以原型经肾脏排泄,同时通过肾小球滤过和肾小管主动分泌,半衰期为 8~10 小时。可空腹服用或与食物同服,与食物同服时其 AUC 不变,C_{max} 下降。

【药理作用】本品对 HIV-1 和 HBV 有良好的抑制作用,对哺乳动物 DNA 聚合酶 α、β、ε 和线粒体 DNA 聚合酶 γ 的抑制活性弱。体外试验中,本药对 HIV-1 的 50% 抑制浓度为 10~20nmol/L（是拉米夫定的 4~10 倍）,对 HBV 的 50% 抑制浓度为 10~40nmol/L。抗 HIV-1 的机制是通过体内多步磷酸化,形成活性三磷酸酯,竞争性地抑制 HIV-1 反转录酶;同时与天然 5- 磷酸胞嘧啶竞争,渗入到病毒 DNA 合成的过程中,导致 DNA 链合成中断。

【临床应用】本品适用于与其他抗反转录病毒药物联合治疗成人 HIV 感染。

【不良反应】最常见不良反应包括轻至中度的头痛、腹泻、恶心和皮疹,约 1% 的患者因上述反应终止服药。

【用法与用量】成年人口服每日 200mg,儿童口服每日 6mg/kg。

齐多拉米夫定（zidovudine and lamivudine）

本品为齐多夫定与拉米夫定的复方制剂,每片薄膜片含齐多夫定 300mg,拉米夫定 150mg。齐多夫定与拉米夫定均为核苷类反转录酶抑制剂,两者联合有协同抗病毒作用。本品与其他抗 HIV 药物联合用于治疗 HIV 感染。不良反应参见齐多夫定和拉米夫定章节。

阿巴卡韦双夫定（compound abacavir sulfate，lamivudine and zidovudine）

本品为阿巴卡韦、齐多夫定和拉米夫定三种核苷类抗反转录病毒药的复方制剂，每片含阿巴卡韦300mg，齐多夫定300mg，拉米夫定150mg。三者的抗HIV作用和作用机制参见前文。本复方制剂可单独或与其他抗反转录病毒药物联合用于HIV感染的治疗。不良反应参见阿巴卡韦、齐多夫定和拉米夫定。

（二）非核苷类反转录酶抑制剂

奈韦拉平（nevirapine，NVP）

本品是1996年6月上市的第一个HIV-1非核苷类反转录酶抑制剂。

【药动学】口服吸收迅速，绝对生物利用度超过90%。给药后2~4小时达血药浓度峰值。体内分布广泛，可通过血-脑脊液屏障及胎盘屏障，可进入乳汁。血浆蛋白结合率50%~60%。经肝药酶P450代谢后，80%以上的代谢物经尿液排泄，10%经粪便排泄。消除半衰期平均为40小时。

【药理作用】在体内能直接特异性地与HIV-1的反转录酶结合，并阻断此酶的催化部位，抑制依赖RNA和依赖DNA的DNA聚合酶活性。本品不与三磷酸核苷产生竞争。本品对HIV-2反转录酶及人类DNA聚合酶无活性。

【临床应用】因本品诱导产生耐药株的速度很快，具有交叉耐药性，因而不应单独使用，应与其他抗HIV-1药物联合用于治疗HIV-1感染。本品可单独用于预防HIV-1母婴传播。

【不良反应】最常见的不良反应为皮疹和肝功能异常，其他常见的不良反应有恶心、疲劳、发热、头痛、嗜睡、呕吐、腹泻、腹痛和肌痛。出现严重或可致命性的皮疹、重症肝炎或肝功能不全时，应终身停用本药。

【药物相互作用】本品可诱导CYP3A代谢酶，可使美沙酮等的血药浓度降低。与利福平类药物合用时应监测血药浓度。与西咪替丁、大环内酯类药物同用，可明显抑制本品羟化代谢，升高本品血药浓度。

【用法与用量】单独口服用药可预防母婴传播，孕妇分娩期间先200mg，每天1次，用药14天后，改为200mg，每天2次。对于2个月到8岁的儿童，本药的口服推荐剂量是用药初始2周按4mg/kg，一天1次给药，之后为7mg/kg，一天2次给药。对于8岁以上的儿童患者，推荐剂量为初始2周按4mg/kg，一天1次，之后为4mg/kg，一天2次。任何患者每日用药总剂量不得超过400mg。

【注意事项】

本品主要在肝代谢，并由肾排泄，肝、肾功能低下者慎用，用药期间应监测肝功能。

依非韦仑（efavirenz，EFV）

【药理作用】药理作用同奈韦拉平。

【临床应用】本品与其他NNRTI之间存在交叉耐药。本品适用于HIV-1感染者的抗病毒联合治疗。

【不良反应】本品耐受性良好，最常见的不良反应为皮疹、恶心、眩晕、腹泻、头痛、失眠、乏力和注意力降低。需予以关注的不良反应为皮疹（发生率26%，其中18%被认为与治疗有关，严重皮疹不超过1%）和神经系统症状（中重度发生率19.4%，其中2.0%为重度症状）。

【用法与用量】每日600mg，空腹口服，睡前空腹服用较好。

依曲韦林（etravirine，ETV）

本品是 2008 年 1 月上市的高活性 NNRTI，对 NNRTI 耐药的 HIV-1 病毒仍有抗病毒活性。

【药理作用】通过结合反转录酶，阻断 RNA 依赖性和 DNA 依赖性 DNA 聚合酶活性，抑制 HIV-1 复制，而发挥作用。其抗病毒活性不需要细胞内磷酸化。

【临床应用】与其他抗反转录病毒药合用，治疗有病毒复制证据和对 NNRTI 及其他抗反转录病毒药物抵抗的 HIV-1 病毒株感染。依曲韦林可与其他抗反转录病毒药物联合应用于经抗反转录病毒药物治疗后出现耐药的成年 HIV-1 感染患者。

【不良反应】常见的不良反应为皮疹，多为轻中度。其他不良反应包括腹泻、恶心、腹痛、呕吐、疲劳、手足感觉异常、头痛、尿量改变或黑尿、眼睛或皮肤黄染、精神或情绪改变（如神经质或意识错乱）、癫痫发作或高血压等。

【用法与用量】每次 200mg，每日 2 次，饭后服用。

利匹韦林（rilpivirine，RPV）

本品是第二代非核苷类反转录酶抑制剂，于 2011 年 5 月由美国 FDA 批准上市。

【药理作用】阻止 HIV 病毒复制，从而降低血液中 HIV 病毒载量。

【临床应用】与其他抗反转录病毒药物联用治疗 HIV-1 感染，主要适用于之前未曾接受过药物治疗的成人 HIV 感染者。

【不良反应】包括皮疹 [中等强度以上（>2 级）的发生率为 3%]、头痛、抑郁、失眠、肝毒性等。

【用法与用量】本品每次 25mg，每日 1 次服药，与食物同服。

（三）蛋白酶抑制剂

近年来 HIV 蛋白酶已成为抗 HIV 药物的另一作用靶位。抑制 HIV 蛋白酶可导致生成无感染性的不成熟病毒颗粒，因而抑制病毒复制。蛋白酶有第一代的沙奎那韦（saquinavir）、茚地那韦（indinavir）、利托那韦（ritonavir）、奈非那韦（nelfinavir）和第二代的洛匹那韦（lopinavir）、阿扎那韦（atazanavir）、替拉那韦（tipranavir）和达芦那韦（darunavir）等药物。第一代蛋白酶抑制剂生物利用度低，有明显的毒副作用，容易产生耐药性。第二代蛋白酶抑制剂针对耐药性设计，对目前第一代蛋白酶抑制剂耐受的 HIV-1 病毒株仍然保持敏感性。临床使用中，蛋白酶抑制剂需与其他抗艾滋病药物联合使用，即所谓的"鸡尾酒疗法"。

利托那韦（ritonavir，RTV）

【药动学】口服吸收良好，动物实验生物利用度约 60%~80%。食物可影响其吸收。分布容积约 0.4L/kg，血浆蛋白结合率为 98%~99%。主要经肝脏代谢，其主要代谢产物具有抗病毒活性。$t_{1/2}$ 约 3~4 小时，儿童的稳态消除率比成人快 1.5 倍。主要通过粪便和尿液排泄，分别为 86.4% 和 11.3%。

【药理作用】本品系合成的 HIV-1 和 HIV-2 蛋白酶抑制剂。可抑制病毒 Gag-Pol 多蛋白前体裂解为功能蛋白，而形成无感染活性的病毒颗粒。

【临床应用】利托那韦与其他抗反转录病毒药物合用，用于治疗 HIV 感染。用药后可减少 AIDS 相关并发症的发生、降低病死率。

【不良反应】不良反应以全身乏力、不适等全身症状较多见。其他尚有恶心、呕吐、腹痛、腹泻等消化道症状；头晕、头痛、失眠、口唇及周围神经麻木或感觉异常等神经系统症状；皮疹等过敏反应表现；

肝功能异常、高脂血症、贫血、中性粒细胞减少等。

【药物相互作用】在体外细胞培养中,利托那韦与齐多夫定、去羟肌苷联合,对抑制 HIV-1 呈相加作用。蛋白酶编码基因的突变,可导致病毒对本品的耐药,本品与其他蛋白酶抑制剂呈部分交叉耐药。与氟康唑合用,可使本品生物利用度增加。本品可使茚地那韦血药浓度升高。

【用法与用量】口服,成人初始剂量 1 次 300mg,每日 2 次,之后每 2~3 日用量增加 100mg,直至达推荐剂量(每次 600mg,每日 2 次)。2 岁以上儿童,初始剂量 1 次 250mg/m²,每日 2 次,之后每 2~3 日用量增加 50mg/m²,直至达推荐剂量(每次 400mg/m²,每日 2 次)。最大剂量不超过每次 600mg,每日 2 次。

茚地那韦(indinavir, IDV)

【药理作用】本品可使多种病毒蛋白不能裂解为功能蛋白,而形成无感染性的病毒颗粒。对 HIV 包括实验室病毒株及临床分离株(包括对核苷类及非核苷类 HIV 反转录酶抑制剂耐药株)均具抗病毒活性。

【临床应用】与其他抗反转录病毒药物联合,用于 HIV 感染的治疗。

【不良反应】肾结石发生率为 3.1%~9.3%,其中少数患者需停药。用药期间多饮水可预防或减少其发生。无症状性高胆红素血症见于 10% 用药患者,少部分同时有氨基转移酶上升和恶心、呕吐、腹痛、腹泻等消化道反应。也可有头痛、失眠等神经症状,皮疹等过敏症状。

【药物相互作用】茚地那韦与齐多夫定、去羟肌苷具协同抗病毒作用。对本品耐药的病毒株常对利托那韦交叉耐药,但其中对沙奎那韦耐药者不足 50%。本品可通过抑制 CYP3A4 而使特非那定、西沙必利、阿司咪唑、三唑仑、咪达唑仑、匹莫齐特或麦角衍生物的血药浓度增高,引起严重的甚至危及生命的不良反应,故不能与上述药物同时服用。本品与去羟肌苷合用时,应在空腹时至少间隔 1 小时分开服用。对 CYP3A4 诱导作用弱于利福平的其他药物,如苯巴比妥、苯妥英、卡马西平和地塞米松,与茚地那韦合用时应谨慎,可能降低茚地那韦的血药浓度。

【用法与用量】推荐的起始剂量为 800mg,每 8 小时口服 1 次。与利福布汀联合治疗建议将利福布汀剂量减半,而本药剂量增加至每 8 小时 1g。肝功能不全者剂量应减至每 8 小时 600mg。3 岁以上(可口服胶囊的儿童),本品的推荐剂量为每 8 小时口服 500mg/m²,儿童剂量不能超过成人剂量(即每 8 小时 800mg)。本品不可与食物同服,宜在餐前 1 小时或餐后 2 小时用水送服。

【注意事项】

肝功能不全患者、妊娠及哺乳期妇女慎用。患者应注意摄取足够的水量,建议患者在 24 小时内至少饮用 1.5L 水。如果出现肾结石的症状和体征,可考虑暂停或中断治疗。如发生急性溶血性贫血,应实施相应的治疗,包括中断使用本药。

阿扎那韦(atazanavir, ATV)

【药理作用】本品是一种氮杂肽类 HIV-1 蛋白酶抑制剂。作用机制是选择性抑制 HIV-1 感染细胞中病毒 Gag 和 Gag-Pol 多聚蛋白的特定加工过程,从而阻断成熟病毒的形成。

【不良反应】常见的不良反应为恶心、呕吐、腹泻、腹痛、皮疹、发热、失眠、眩晕、抑郁、肌痛、黄疸,可诱发糖尿病和血糖升高,对血液病患者可能会增加出血倾向,可使心电图 P-R 间期延长,黄疸发生率与剂量相关。

【用法与用量】本品与食物同时服用可增加生物利用度,避免与抑酸剂同时服用。口服,推荐剂量为 400mg,每日 1 次,与食物同服。或本品 300mg 与利托那韦 100mg 合用,与食物同服。

达芦那韦(darunavir,DRV)

【药理作用】选择性抑制感染细胞内 Gag-Pol 多聚蛋白前体裂解为功能蛋白,继而抑制形成成熟的病毒颗粒。达芦那韦与 HIV 的蛋白酶发生作用,对于蛋白酶抑制剂发生多重耐药突变的经治患者,达芦那韦仍可能发挥有效抗病毒作用。

【临床应用】达芦那韦被美国健康与人类服务部(DHHS)推荐用于治疗初治患者及经治成年患者。达芦那韦适用于小剂量利托那韦及其他抗 HIV 药治疗无效的成人 HIV 感染。达芦那韦的抗病毒效力优于洛匹那韦/利托那韦及其他蛋白酶抑制剂,2008 年 10 月被 FDA 批准用于初治患者抗 HIV治疗。

【不良反应】常见的不良反应有恶心、呕吐、腹泻、腹痛、便秘等胃肠道反应。少数患者可能发生严重的皮疹,如重型多形红斑也曾被报道。临床研究中 0.3% 的患者因为皮疹停药。可有肝脏损伤,血脂升高,血糖升高,脂肪分布异常综合征。其他较为少见的不良反应包括药物超敏反应、血管性水肿、荨麻疹。

替拉那韦(tipranavir,TPV)

【药理作用】本品能够抑制 HIV 感染细胞中病毒 Gag 及 Gag-Pol 多聚蛋白的加工过程,可以阻止成熟病毒体的形成。从理论上说,替拉那韦的非肽类结构在与耐药的 HIV 蛋白酶变异体结合时更具有灵活性,而且也有利于延缓 HIV 耐药性产生的速度,可用于抑制对其他蛋白酶抑制剂产生耐药的 HIV 病毒的复制。

【临床应用】本品可用于治疗对其他蛋白酶抑制剂产生耐药的患者。

【不良反应】本品与利托那韦联用可引起糖尿病、既往糖尿病恶化、高血糖及高脂血症、支气管炎、咳嗽、虚弱、疲劳、头痛、失眠。大剂量使用本药可出现眩晕、情绪变化、思维不集中和思考(或运动)减慢、抑郁、肝功能损害、腹痛、腹泻、恶心、呕吐、轻至中度皮疹(包括风疹、斑丘疹)和潜在的光敏性。也有关节痛和僵硬的报道。

洛匹那韦利托那韦(lopinavir/ritonavir,LPV/RTV)

【药理作用】本品为洛匹那韦与利托那韦的复方制剂,利托那韦可抑制肝脏 CYP3A 酶对洛匹那韦的代谢而使后者的血浓度增高。洛匹那韦与利托那韦均可抑制病毒 Gag-Pol 多蛋白前体裂解为功能蛋白,形成无感染活性的病毒颗粒。

【临床应用】本品与其他 HIV 蛋白酶抑制剂之间可能有交叉耐药。本品可与其他抗反转录病毒药联合治疗 HIV 感染。

【不良反应】常见的不良反应有腹泻,大多为轻中度。此外,可有乏力、恶心、呕吐、无力、胸痛、失眠、皮疹、发热、心悸、气急等。实验室检查可有血糖升高、氨基转移酶升高、γ- 谷氨酰转肽酶升高、胆固醇及甘油三酯升高、中性粒细胞减少等。

(四)整合酶抑制剂

拉替拉韦(raltegravir,RAL)

拉替拉韦是 2007 年 10 月美国 FDA 批准上市的第一个 HIV 整合酶抑制剂(国内已上市)。

【药动学】口服吸收迅速,血浆半衰期为 7~12 小时,重复多次给药,2 天达稳态血药浓度。

【药理作用】对 HIV- 病毒整合酶有很强的抑制活性,阻止未整合的单链 HIV-DNA 共价插入宿主细胞的基因内,阻止原病毒的产生,从而抑制病毒复制。

【临床应用】本品与其他敏感抗反转录病毒药物联合使用,适用于对多种抗反转录病毒药物耐药的 HIV-1 感染的成年患者。本品长期疗效较好,但抗耐药性较低。

【不良反应】与其他抗 HIV 感染药物合用可能出现腹泻、恶心、疲倦、头痛和皮肤瘙痒。其他报道的不良反应包括便秘、气胀、出汗和发热,偶有肝功能异常。对轻中度肝、肾功能不全的患者无须调整剂量。药物相互作用较少。也有引起肌病和横纹肌溶解的报道,故对肌病患者需慎用。

【用法与用量】每次 400mg,每日 2 次;与利福平合用时,每次 800mg,每日 2 次。服药与进食无关。

艾维雷韦（elvitegravir, ELV）

艾维雷韦于 2012 年由美国 FDA 批准上市,是 HIV-1 整合酶链转移抑制剂,化学结构为喹诺酮类药物。

【药理作用】本品具有良好的耐受性,可对病毒产生快速和持续的抑制作用。临床试验表明:艾维雷韦、考比司他（cobicistat）、恩曲他滨、丙酚替诺福韦的四药复方制剂艾考恩丙替对病毒有抑制作用,可与标准治疗方案的依非韦伦、恩曲他滨、富马酸替诺福韦酯的复方制剂等效,而其中枢神经系统和精神方面的不良事件发生率降低。其中,考比司他为一种新型的能改善抗 HIV 药物药动学参数,从而提高药效的增效剂,它本身无抗 HIV 活性,通过抑制肝药酶 CYP3A 活性,降低药物代谢而提高抗 HIV 药物的血药浓度。

【临床应用】艾维雷韦复方片剂用于初治及复治 HIV 感染,每日 1 次。

多替拉韦（dolutegravir, DTG）

多替拉韦于 2013 年由美国 FDA 批准上市,是新一代整合酶抑制剂（国内已上市）。

【临床应用】本品用于成年患者,年龄 12 岁以上和体重至少 40kg 的儿童患者。与其他抗反转录病毒药联合用于 HIV 感染的治疗,能够快速降低病毒载量,无须合并使用考比司他,交叉耐药性较少。

【药物相互作用】目前研究表明,此药由尿苷二磷酸葡糖醛酸转移酶 1A1（UGT1A1）代谢灭活,因此与其他药物的相互作用较多,但可通过临床调整剂量来降低药物间的相互作用。禁止与抗心律失常药多非利特合用。

（五）融合抑制剂

恩夫韦肽（enfuvirtide）

【药理作用】为 HIV-1 跨膜融合蛋白 gp41 内高度保守序列衍生而来的一种合成肽类物质,对不同辅助受体的 HIV-1 亚型株都有很强的抑制活性。对 HIV-2 的复制无影响。恩夫韦肽能与 HIV-1 病毒跨膜糖蛋白 gp41 亚单位的 HR1 相结合,阻止病毒膜和宿主靶细胞膜融合,阻断病毒入侵宿主细胞而阻止感染。

【临床应用】用于 HIV 感染,推荐用于抢救治疗。皮下给药 32 周可明显降低患者 HIV RNA 病毒载量,增加 CD4 细胞数目。对用其他抗 HIV 药治疗 24 周后的患者,再联用恩夫韦肽,可获得更为明显的疗效。

【不良反应】可有失眠、焦虑、周围神经病变、疲乏,也可产生抑郁、食欲缺乏、胰腺炎、腹泻、恶心等。

有报道可引起嗜酸性粒细胞增多,中性粒细胞、血小板减少,肾功能不全及肾衰竭。皮肤注射部位反应发生率高达 98%,包括疼痛、红斑、硬结、囊肿等,宜选择上臂、大腿前侧、腹部等健康部位依次轮流注射。已发生注射反应的部位不可再次给药。

【**用法与用量**】每次 90mg,每日 2 次,上臂、前大腿、腹部皮下注射。与进食无关。肝、肾功能不全者慎用。

(六) CCR5 受体抑制剂

马拉韦罗(maraviroc)

【**药理作用**】本品对通过 CCR5 受体感染的 HIV-1 病毒株有强抗病毒作用。可阻断 HIV-1 的 gp120 与 T 细胞的 CCR5 受体结合,阻止病毒膜与细胞膜融合,使病毒不能进入 CD4 细胞,防止感染。

【**临床应用**】马拉韦罗作为抗 HIV-1 联合化疗的药物之一,适用于对其他抗 HIV 药物耐受,而且是以 CCR5 作为入侵靶细胞的辅助受体的病毒株感染。

【**不良反应**】常见的不良反应有咳嗽、发热、上呼吸道感染、腹痛、腹泻、头晕和皮疹等。偶有肝功能异常。

【**用法与用量**】马拉韦罗推荐剂量可为每次 150mg、300mg 或 600mg,每日两次。当与 PIs(替拉那韦、利托那韦除外)、地拉夫定、伊曲康唑、克拉霉素 / 泰利霉素等合用时,马拉韦罗剂量宜调整为 150mg 口服,BID。

思考题
 1. 病毒的生命周期有哪些主要步骤? 常见人类致病病毒的生命周期各有哪些异同点?
 2. 抗病毒药的作用靶点和作用机制有哪些?
 3. 查阅文献,学习艾滋病、乙型肝炎、丙型肝炎、流感、SARS 治疗药物和治疗方案的最新研究进展。

参考文献

[1] 张兴权. 抗 HIV 药物的最新研究进展. 药学学报, 2015, 50(5): 509-515.
[2] 张兴权. 抗流感病毒临床药物的进展. 中国病毒杂志, 2015, 5(4): 241-245.
[3] 陈宝龙, 邓旭, 曾光尧, 等. 神经氨酸酶抑制剂抗流感病毒的研究进展. 中国药学杂志, 2015, 50(1): 7-14.
[4] 徐在超, 赵凯涛, 江应安, 等. 乙型肝炎抗病毒药物研究进展. 科学通报, 2019, 64(30): 3123-3141.
[5] 杨杰, 袁洪波, 尹军, 等. 丙型肝炎直接抗病毒药物的治疗现状. 中南药学, 2019, 17(5): 700-705.

(姜远英)

第六篇　药物的研究与开发

第三十六章　药物的发现过程

第一节　概　　述

1. **新药研发的过程**　新药研发传统上分为两大阶段,一是临床前研发阶段,包括候选药物确定和临床前规范评价;二是临床研究阶段,包括Ⅰ期、Ⅱ期、Ⅲ期、Ⅳ期临床试验。新药研发也可以分为新药发现和规范化评价两大阶段,新药发现包括靶点确定、先导化合物发现、先导化合物优化直至候选药物确定几个步骤,此阶段具有明显的科技创新特征;规范化评价包括临床前评价和临床评价两大步骤,评价阶段研究工作的"规范化"最为重要。

药物研发是一个长周期的科技创新行动,许多临床疾病还没有有效的治疗手段。药物研发是医药产业发展的核心驱动力,也是社会经济发展和人类健康的重要需求。当前,尽管药物研发模式和技术有了巨大革新,但最终成功上市的新药品种仍很少。许多分子在临床前研究甚至早期临床研究中都显示出良好的发展前景,但在临床研发后期甚至上市后却以失败而告终。这使具有投入大、周期长、风险高等特征的药物发现工作陷入瓶颈,不仅造成了新药研发企业损失惨重,也使医师和患者失去了更多的药物选择和疾病治疗机会。

新药研发失败主要归因于其有效性、安全性或药动学特征达不到目标要求。影响药物有效性、安全性和药动学的因素多种多样,包括药物靶点的功能机制、药物本身化学结构及理化性质、患者的病理生理状况乃至遗传背景等。随着现代医学、化学、生物技术的进步,药物发现的策略和理念逐渐在新药研发过程中起到了关键性的作用,而药物发现工作的优劣则直接影响到新药研发的成功率。因此,重新审视、梳理、优化药物发现策略值得我们关注。

2. **新药发现的途径**　药物的源头发现是新药研发的重大事件,特别是具有新结构或新作用机制的先导化合物的发现,可能引发一系列同类新药发现。早期人类在与疾病作斗争的过程中会发现某些物质能达到防病治病的效果,中华民族从"神农尝百草"开始到"本草纲目"的诞生积累了几千年同疾病作斗争的经验,这些经验的积累为后续天然药物研发奠定了重要的基础。1805年德国科学家Friedrich Wilhelm Sertürner提取并证实天然阿片中存在活性成分吗啡(morphine),以此为标志开创了药物发现的天然药物化学方式,此后发现的阿司匹林、麻黄素(ephedrine)、青蒿素(artemisinine)都是通过天然药物化学方式发现的。从合成化合物中发现新药也是有效的新药研发路径,根据已知的化合物构效关系可以设计合成出更优效或低毒的化合物,但早期的合成药物化学没有这么多活性化合物作为分子模板,合成的结构多样性化合物需要在细胞模型、组织器官或整体模型上进行药理活性的筛选。这种盲目的筛选效率低下,据估计每一个上市的新药,平均要筛选数万乃至数十万个化合物才能发现先导物。上述药物发现的方式具有较大的不确定性,在获得化学物质时可能完全不知道其可能的药理作用,即使发现其药用价值,在很长一段时间内也不清楚其作用机制。

另一种药物发现的方式是通过研究机体(如人体、脊椎动物、其他哺乳动物等)功能而获得化学物质,包括各类自体活性物质(如乙酰胆碱、组胺)及其衍生物,以及基因编码产物(如反义核酸、非编码RNA、多肽类、各种细胞因子、胰岛素等)。如迷走神经末梢释放的乙酰胆碱,交感神经末梢释放的儿茶酚胺类物质等。研究机体功能所获得的药物可以分为小分子类和大分子类,大分子类一般与分子生物学的中心法则直接相关。代表性的大分子类药物如胰岛素。更值得一提的是,近二十年来各类单克隆抗体药物的成功上市,其作用更具有针对性、靶向性。

当科学家认识了药物的化学本质、靶点的本质(特别是靶点的空间结构)以及药物与靶点相互作用的本质后,根据靶点设计药物成为新药发现的必然,标志着药物发现进入了一个新阶段。该药物发现方式既考虑小分子结构功能,也考虑靶点结构功能,甚至还考虑药物与靶点的相互作用方式,具有更好的针对性。如靶向受体酪氨酸激酶的小分子抗癌药物的发现、靶向二肽基肽酶的小分子口服降血糖药物的发现等。这种方式发现的新药具有高效、低毒、针对性强的特点,为临床用药提供了新的选择,显示出巨大的创造力。这种方式又分为以下三种情况:一是基于现有靶点的药物发现,二是基于新靶点的药物发现,三是基于已知活性分子的药物发现。

基于细胞功能的高通量药物筛选,尽管有成功的一面,但也存在一些问题。如先导化合物的优化与其作用机制和靶点结构分离,导致先导化合物的优化盲目且困难。即使发现了先导化合物,在后续的研发过程中,也可能因为许多不可预测的原因而导致失败,如不可接受的毒性,缺乏体内药效,较差的药动学特性等,值得注意的是,研究还经常发现某些化合物的药理毒理效应在啮齿类动物和人类中缺乏一致性。合理的药物发现是针对某些特殊生物靶点设计化合物,并经过分子和细胞水平上的活性测试来发现先导物的,这种方法在设计分子时,既要考虑到化合物分子与靶点的特异性结合,也要避免可能产生的毒副作用,还要尽量使化合物有较好的药动学特性,这有利于早期淘汰失败的候选药物以减少损失,所以早期成药性评价至关重要。

第二节 药物靶点的发现

药物靶点是药物与之作用产生药理效应并达到防治疾病目的的生物大分子。药物靶点是现代新药研发的源头,是药物发挥作用的基础,可以为重大疾病的防治提供重要信息。根据生物大分子的生物学特点,药物靶点可以分为受体、酶、离子通道、核苷酸、激素与生长因子等几种类型。近年来,分子生物学、人类基因组学、蛋白质组学等生命科学和技术方法的发展,为新型药物靶点的发现提供了有力的技术支持。鉴于药物作用靶点的重要价值和作用,其发现和确证已成为生命科学领域的研究热点。

细胞内挤满了有功能的蛋白质,一个小分子化合物进入细胞可以遇到许多不同的蛋白质,并产生不同程度的相互作用。这种相互作用强弱不一,可以是可逆的,也可以是不可逆的;可以是亲和力强的,也可以是亲和力弱的；可以是快结合快解离的，也可以是慢结合慢解离的；其结果是对机体的病理生理学过程或药物的作用产生不同的影响。在药物靶点研究中应用的技术方法几乎囊括了生命科学研究中可能应用的所有技术方法。但事实证明，在药物靶点的发现和确证研究方面，我们还缺乏有效的方法和技术，还需要进行创造性的研究。下面介绍几种有效的药物靶点的确定方法。

1. **化学蛋白质组学**　利用能够与靶蛋白质发生特异性相互作用的化学小分子探针来探测蛋白质组，在分子水平上揭示特定蛋白质与化学小分子的相互作用，从而准确找到化学小分子的结合部位即药物靶点的组学研究方法。化学蛋白质组学研究方法的一般流程是，先将化学探针或小分子化合物与细胞总蛋白质提取液进行共孵育，然后利用亲和层析等方法将这些与小分子相互作用的蛋白质加以分离，再通过高灵敏度的质谱进行鉴定，最后还要对发现的蛋白质分子做进一步的生物信息学分析和功能验证。

2. **蛋白质芯片**　蛋白质芯片的发明为蛋白质生化活性的全面分析带来了变革，其中包括对小分子化合物与蛋白质相互作用的研究。蛋白质芯片是高通量、微型化和自动化的蛋白质分析技术，它是指在硅物质如玻璃等固相支持物表面高密度排列的探针蛋白微阵列，通过抗原-抗体特异性结合或小分子-靶蛋白特异性结合等各种相互作用，可特异地捕获样品中与芯片上探针蛋白相互作用的小分子或蛋白质，然后通过检测器对相互作用分子进行定性或定量分析。在这种方法中，需要标记探针蛋白，使其能被跟踪到蛋白质芯片上的结合位置。蛋白质芯片上的探针蛋白可根据研究的目的不同，选用抗体、抗原、受体、酶等具有生物活性、高度特异性和亲和性的蛋白质。蛋白质芯片技术的关键优势在于其可以在一个芯片中探测到小分子与多个蛋白质的相互作用信息。

3. **网络生物学**　网络生物学认为蛋白质执行生物功能时的表现是多样的、动态的、呈级联因果和形成网络的。网络生物学技术通过建立网络模型，可以将生物体内复杂的蛋白质相互作用抽象表达成网络，通过对复杂网络的成分关系和特性分析，得出与目标分子相互作用蛋白质的功能定位。网络生物学利用蛋白相互作用的数据库信息可以构建针对某种疾病或某个药物的靶蛋白网络，选择恰当的生物信息学方法进行数据分析，从网络生物学角度阐明药物的作用机制及作用靶点。但分子间是否存在真实的相互作用还要靠生物学实验来进一步确证。

4. **化学基因组学**　化学基因组学（chemical genomics）指使用小分子化合物去探测复杂的、以前未知的基因组靶标和路径的方法。将得到的活性小分子与模式细胞中基因敲除或基因条件表达细胞库中的每种细胞相互作用，观察活性小分子对细胞生长状况的影响，细胞生长受到显著影响且对小分子最敏感的细胞中的缺失基因可能为药物的作用靶点。将该基因在细胞中高表达，则细胞对小分子的敏感性显著降低，可进一步证明该基因可能为小分子的作用靶点。

上述利用各种方法发现的与小分子相互作用的蛋白质是不是小分子的作用靶点，还需要做进一步的验证工作。可以利用基因敲除与敲入技术或基因沉默技术（如RNA干扰）研究靶蛋白的生物学功能，观察其与小分子的药理学效应是否有关联；也可以利用分子生物学技术表达纯化靶蛋白，进一步检测小分子与靶蛋白有无相互作用；还可以利用基因芯片、RNAseq技术或蛋白质组学技术研究在小分子作用下，细胞的基因表达谱或蛋白表达谱变化，观察靶蛋白及其关联分子在病理过程中或在小分子作用下的表达量变化；若已知靶蛋白功能，则可以建立检测方法，研究小分子对靶蛋白功能的影响。上述验证工作都证明候选靶蛋白与小分子的药理效应有关，则确认该靶蛋白为小分子的药物靶点。

上述发现药物靶点工作的前提是已知小分子的药理作用，然后探索小分子的作用靶点和分子机制，是一个由小分子到药物靶点的发现过程。另一个是由药物靶点到新药发现的过程，在基础研究过程中，有时会发现某生物大分子（如蛋白质、核酸）在某病理过程中发挥关键性作用，从病理生理的角度预判该生物大分子是否是好的药物靶点，主要看以下几条标准：①生物大分子与病理进程密切相关，影响该生物大分子的功能能显著影响疾病的病理进程；②生物大分子在特定的组织细胞上表达，影响生物大分子的功能对机体的其他生理功能不会产生明显的不良影响；③能找到与其产生相互作用的小分子或单克隆抗体，小分子或抗体能显著调控其功能。符合上述标准的生物大分子值得开展深入研究。

从研发新药的角度判断生物大分子能不能成为药物的作用的靶点，首先，要表达纯化该生物大分子并研究其结构（特别是通过 X 线衍射获得其晶体结构）和功能；第二，利用其结构信息，采用计算机辅助药物设计的方法开展基于靶点结构的合理药物设计，如果该生物大分子是细胞表面蛋白（如单次跨膜受体）或细胞外游离蛋白，也可以通过杂交瘤等技术获得其单克隆抗体；第三，建立该生物大分子功能的检测方法（筛选模型），通过高通量筛选化合物库或通过检测上述设计合成的化合物或单抗对生物大分子功能的影响获得先导物；第四，进一步优化改造该先导物，进而获得高效、低毒、药动学特征好的候选药物；第五，对候选药物进行规范的临床前和临床评价；最后，那些经过规范化评价认为有治疗学价值的分子获准上市成为新药。这种产生了新药的生物功能大分子也就是得到了确认的药物靶点，这是一个由药物靶点到药物的发现过程。

第三节　筛选模型的建立

药物筛选（drug screening）是指对天然或合成的化合物进行初步生物活性的测试，从而筛选出有一定生物活性的先导化合物的过程。发现先导化合物后对其分子进行进一步的结构优化改造或修饰，以发现具有新型结构和更强药理作用和安全性的新药，所以，筛选只是个初步的药理活性发现的过程。

狭义的药物筛选作为现代药物开发研究的重要步骤仅有几十年的历史；但广义的药物筛选经历了一个人类发现药物的漫长过程。"神农尝百草"就是人类主动进行药物筛选的具体实践和最早记载，是人类寻找、认识药物过程的第一次飞跃。但是，人类靠自身试验进行药物筛选的过程受到很多因素的制约和限制，毒性反应就是很难跨越的一个巨大障碍。因此，经过长期的探索，人类开始有意识地使用动物进行药物筛选。通过实验动物的应用，发现了大量的新型药物，大大促进了现代药物学的发展，形成了药物发现的第二次飞跃。用实验动物筛选药物的历史持续很久，直到 20 世纪 70 年代中期，动物实验一直是药物筛选的基本方法。但动物实验受需要时间长、劳动强度大、操作要求严，实验成本高、受试样品用量大等因素的限制，不能满足人们对药物发现的要求。现代科技的发展为高效率地进行药物筛选提供了技术条件，随后出现的基于靶点、细胞或离体组织器官的高通量药物筛选（high-throughput drug screening, HTS）实现了药物筛选的快速、微量、灵敏和大规模化，可以说是药物发现过程中的又一次飞跃。

对大量化合物进行筛选，发现具有生物活性的先导化合物，是研究开发新药的源头和起点。一般来说，筛选的样品量越大，比较的范围越广，获得品质优异的先导化合物的可能性就越大。因此，新型的高通量药物筛选比以往的传统筛选方法拥有更大的优势。另外,新药发现除了药物筛选这种主动的方式之外,也有从偶然科学现象中发现的,如青霉素的发现。许多药物在临床应用过程中,也会发现对某些疾病的非预期作用,或根据药物的副作用进行改造而得到新的适应证,如1932年发现的抗坏血病物质维生素C、近年上市的西地那非等。药物筛选的目的是尽可能多地发现、比较可作为药用的物质,因此,收集的被筛选的样品数量越多,发展成为新药的可能性就越大。偶然机会发现新药只是极少数的例子,更多的新药是通过药物筛选主动发现的。

药物筛选模型(drug screening model, drug screening assay method)是用于证明某种物质具有某种药理活性的模型。药物筛选模型的建立受很多因素的影响,如动物种属差异、病理模型与人体发病过程的差异等。不同的筛选模型有不同的优缺点,如动物模型能更好地模拟人体内的情况,但有操作复杂、耗时长、样品用量大等缺点;分子模型具有更好地靶点针对性且灵敏性高等优点,但缺点是不能反映在体内的真实情况;组织细胞模型介于两者之间,兼具他们的优点和缺点,可根据新药研发的具体需要选用。因此,根据所选用的材料和药物作用的对象以及操作特点,可以将药物筛选模型大致分为三类:整体动物模型、组织器官模型和细胞分子模型等。不同的筛选模型建立的理论基础不同,因此在药物发现中的作用和意义也不同。

1. **整体动物模型** 应用整体动物的疾病模型,是现代药物筛选和评价最常用的模型之一,也是长期以来备受重视的方法。整体动物模型包括正常动物模型和病理动物模型。在药物筛选评价中应同时使用正常动物模型和病理动物模型做对比观察。研究和制备能更好地与人体病理过程吻合的整体病理动物模型,成为药物研究领域长期的重要课题。理想的整体动物模型应具备的基本条件有:病理机制与人类疾病的相似性;病理表现的稳定性;药物作用的可观察性;变化指标的可检测性。在选择动物模型时,应选择那些最适于观察药理作用、与人的生理或病理状况接近的动物,如用豚鼠作为抗过敏药的筛选模型,把人体肿瘤组织原位移植到小鼠体内制备的各种肿瘤模型等。

单纯从新药筛选的角度看,整体动物筛选模型的最大优点是可以从整体水平客观地反映出药物的治疗作用、不良反应以及毒性作用。从整体动物模型获得的筛选结果,对预测被筛选样品的临床价值和应用前景具有十分重要的意义。但是,整体动物的特点决定了药物筛选的过程主要依赖于手工操作,需要样品的用量大,而且只能对有限的样品进行筛选。特别是人类目前在实验动物身上复制出的病理模型还十分有限,使用整体动物模型筛选新药具有明显的低效率和高成本等局限性。因此,整体动物模型经常用于细胞分子模型和组织器官模型筛选后确定的少数样品,进行精细化比较筛选或评价。近年来,在制备模拟人类疾病的动物模型方面取得了较大进展,出现了一些新的动物模型,如遗传性病理动物、基因敲除和转基因动物模型以及用化学、物理或其他方法制备的新的动物模型等。遗传性病理动物模型如高血压大鼠、糖尿病大鼠和小鼠、肥胖症小鼠、心肌病大鼠等。

2. **组织器官模型** 随着现代医学和现代药理学的发展,采用动物的组织、器官制备的药物筛选模型越来越多,如离体血管实验、心脏灌流实验、离体脑片灌流等模型。通过观察药物对特定组织或器官的作用,可以分析药物的作用机制和可能的药理作用。组织、器官水平的筛选模型可以反映生理条件下的药物作用,也可以制备成病理模型,观察药物对病理条件下的组织、器官的作用。应用离体组织器官模型筛选药物,在一定程度上克服了整体动物模型的不足,降低了筛选样品的用量,降低了劳动强度,减少了动物用量等,特别是有些模型仅使用一小部分组织器官(如血管、小段回肠),同一时间内可以进行多样品的筛选,提高了筛选效率,降低了筛选成本,同时减少了干扰药物作用的因素,易于评价药物的作用。应用组织器官水平的筛选模型进行药物筛选也存在明显的缺点,主要是效率低,反应药物作用的能力有限,检测指标的确定比较难,对样品的需求量仍然比较大等。人工操作技术要求高也是影响其在药物筛选中应用的主要原因之一。

3. **细胞分子模型** 细胞水平的筛选模型是观察被筛选样品对细胞的生理生化功能的影响。用于筛选的细胞模型包括各种正常细胞、病理细胞如肿瘤细胞、基因敲除(减)细胞、病毒感染细胞等经过不同手段处理过的细胞,药物对细胞的作用可以有多种表现,但是由于检测方法、检测手段和设备条件的限制,可供药物筛选的检测指标有时还很有限。基于细胞的高内涵筛选(high content screening, HCS)是指在保持细胞结构和功能完整的前提下,同时检测被筛样品对细胞形态、生长、分化、迁移、凋亡、代谢途径及信号转导各个环节的影响,在单一实验中获取大量与基因、蛋白及其他细胞成分和功能相关的信息,确定其生物活性和潜在毒性的过程。该方法应用高分辨率的荧光数码影像系统,旨在获得被筛样品对细胞产生的多维立体和实时快速的生物效应信息。可见,建立细胞模型,增加检测指标(如细胞超微结构变化、细胞生化代谢变化等),是应用细胞模型的重要研究内容。由于多种细胞筛选模型的检测指标多是细胞的生殖状态,因此,在药物筛选方面应用最广泛的细胞模型是用于观察化合物样品的细胞毒性。

以酶、受体、离子通道等作为靶点建立的模型,均属于分子水平的药物筛选。随着分子生物学技术在药理学领域的渗透,新的受体及其亚型的不断发现,国际上一些大的制药公司竞相开展以纯化受体、重组受体为靶标的药物筛选工作。近年来分子生物学技术和细胞生物学技术快速发展,分子药理学研究不断深入,新的药物作用靶点、功能蛋白质、功能基因等不断被发现,为药物筛选提供了大量新的靶点,这些靶点为新药筛选提供了新的信息和机会。

生物芯片技术是近年来发展的新技术,应用生物芯片进行药物筛选,能够在微小的芯片上获得大量的生物活性数据。其主要特点是:高通量、微型化和自动化。利用生物芯片可进行大规模筛选,通用性强,适用范围广泛,能够从基因水平或蛋白质水平上解释药物的作用机制。它不仅为药物的应用奠定坚实的理论基础,还为药物的进一步优化和设计提供理论指导。用芯片进行大规模的药物筛选可以节省大量的动物实验,缩短药物筛选所需的时间,从而带动药物开发和研究的速度,具有广阔的应用前景。

与整体动物和组织器官水平的筛选模型相比较,细胞分子水平的药物筛选模型具有材料用量少、药物的作用机制比较明确、可实现大规模的筛选等特点,已经成为目前药物筛选的主要方法。细胞分子水平药物筛选模型的应用为自动化操作奠定了基础,使药物筛选由传统的手工筛选形式转变为由计算机控制的自动化大规模筛选的新技术体系。采用细胞水平和分子水平筛选模型进行药物筛选,在两个方面表现出极大的优势,一是大样本量的筛选,由于药物筛选是对未知情况的探索和发现的过程,只有扩大筛选对象和筛选范围,才有可能发现真正高水平的药物;二是实现了一药多筛,由于这类筛选模型消耗的样品很少(微克级),因此可以使微量的样品在多个模型上进行筛选,扩大发现新药的范围。尽管分子水平的筛选方法具有方法多样、操作简单、检测灵敏度高等诸多优点,但是在后续的药物评价实验中,筛选得到的化合物由于种种原因被淘汰的概率也较大。与分子水平筛选相比,细胞水平的筛选免去了对靶标蛋白的纯化,使靶标蛋白的构象及所处的环境更接近天然的状态,同时那些具有细胞毒性和/或不能透过细胞膜的化合物将被排除。

4. **计算机虚拟筛选模型**　计算机虚拟药物筛选从原理上来讲可以分为两类,即基于受体的虚拟筛选和基于配体的虚拟筛选。基于受体的虚拟筛选从靶蛋白的三维结构出发,研究靶蛋白立体结构的特征性质以及它与小分子化合物之间的相互作用模式,包括静电作用、氢键作用、疏水作用、范德华引力等,对蛋白和小分子化合物的结合能力进行评价,探索配体小分子与受体生物大分子的具体作用方式和结合构型,解释化合物产生活性的原因,为合理地优化化合物结构提供指导,最终从大量的化合物分子中挑选出结合模式比较合理的、预测得分较高的化合物,用于后续的生物活性测试。基于配体的虚拟筛选一般是利用已知活性的小分子化合物,根据化合物的形状相似性或药效团模型在化合物数据库中搜索能够与它匹配的化学分子结构,最后对这些挑选出来的化合物进行实验筛选研究。计算机辅助药物设计和虚拟药物筛选方法,可大量减少化学合成和生物筛选的工作量,提高新药发现的概率。该技术可在很短的时间内对上万种待筛选样品进行筛选,从而使筛选药物的速度加快,但虚拟筛选有假阳性和假阴性的问题,因此对虚拟筛选的样品还要经生物筛选进一步验证。

第四节　先导化合物的发现与优化

一、先导化合物的发现

先导化合物是指通过生物测定从海量化合物中发现的具有某种药理活性的新化合物,一般具有新颖的化学结构,并有衍生化和改变结构的发展潜力,经过结构优化,甚至可开发出受专利保护的新药品种。发现有生物活性的先导化合物,是创新药物研究的前提。先导化合物可通过下列多种途径发现。

1. **从天然产物中发现先导化合物**　大自然种类繁多的植物、动物和微生物,为我们提供了足够多的结构多样性化合物,这些天然产物是发现新药的重要源泉。从天然产物中寻找有活性的化合物作先导化合物创制新药是世界药学工作者公认的有效途径之一。天然产物包括动植物分离提取物和微生物发酵产物两大类,有结构多样性和生物活性多样性,在新药和先导化合物的发现中起着重要作用。采用简单、灵敏、可靠的活性测试方法作指导,在提取分离的每一阶段对分离所得的组分进行活性测定,追踪其中活性部位,这种方法因为目标明确,容易从大量的天然产物中"锁定"目标产物。例如,从阿片中分离出的吗啡,从毛花洋地黄叶中分离出的强心苷,从颠茄中分离出的阿托品,从金鸡纳树皮中分离的奎宁,从短叶紫杉树皮中分离出来的紫杉醇,从微生物发酵产物中发现的抗生素等。

中医理论指导下的先导化合物的发现,为天然产物的挖掘提供了重要的线索,在我国古代,天然产物是治疗疾病的重要手段。我国中医文化源远流长,民间偏方口口相传,为新药发现提供了丰富的资源。比如从清热解毒中药中发现的抗病毒成分,从活血化瘀中药中发现的治疗心脑血管疾病的成分等。从天然产物中提取分离得到的活性成分,有些甚至无须修饰即可直接作为药物应用于临床,如万古霉素、奎宁、利血平等。而紫杉醇、长春碱等活性成分,作为先导化合物,经过成药性优化后,顺利被应用于临床。三氧化二砷(砒霜的主要成分)用于治疗急性早幼粒细胞白血病(APL),被视为传统的"以毒攻毒"验方的成功挖掘。

色谱技术的发展加快了活性天然产物的发现速度,特别是近年来联用技术的发展[液相色谱-质谱法(LC-MS)、液相色谱-核磁共振谱联用(LC-NMR)、LC-NMR-MS]实现了化合物的分离和结构测定的在线分析,解决了天然产物难分离和分离过程中微量的活性化合物可能丢失的难题,从而建立了天然产物高效、快速、微量的分析方法。多种筛选模型的建立,实现了一物多筛,最大限度地发现有潜在生物活性的天然产物。与此同时随着各种化学、生物学技术的发展,天然产物的结构修饰和改造的方法也出现多样化,因此,从天然产物中发现有生物活性的化合物,将仍然是先导化合物发现甚至是创制药物的重要途径。

2. **广泛筛选发现先导化合物**　指利用器官、细胞或分子模型相对高通量的特点,对各种化合物库进行广泛的筛选,以期发现有某种药理活性的先导化合物。广泛筛选是获得先导化合物的传统方法,虽然能够发现全新结构的化合物,但其成功率不可预测,通常要测试数万甚至数十万个化合物,才能发现有一定药理活性的先导化合物。广泛筛选能否发现满意的先导化合物,一方面取决于筛选的化合物的数量和结构多样性,筛选的化合物的数量和结构类型越多,发现高质量先导物的可能性越大;另一方面,取决于筛选模型的质量和可靠性,越是能反映病理机制的高特异性、高灵敏度、高重现性(人为影响因素少)的筛选模型,越有助于发现高质量的先导化合物。

3. **科学研究中偶然发现先导化合物**　科学研究中有许多有潜在意义的现象值得留心观察和记录,有些看似无价值的结果可能蕴含着重大科学发现。靠偶遇发现新药的典型例子是青霉素的发现,1929年英国细菌学家Fleming在进行葡萄球菌培养时发生了霉菌污染,他发现靠近霉菌的一些葡萄球菌不能生长,经过深入研究之后终于发现了青霉素,从此拉开了从微生物中发现新药的序幕,相继发现了头孢菌素、大环内酯类药物、氨基糖苷类药物等各种各样的抗菌抗生素和抗癌抗生素。又例如,扎普司特最初作为临床抗过敏药来研究,后来发现其在体外有扩张血管和降低麻醉犬血压的作用,根据其结构合成了类似物西地那非作为治疗心血管疾病的候选药物,在临床研究过程中偶然发现西地那非可增强男性患者特别是阴茎勃起功能不全者的勃起程度,继而研制者将西地那非作为了治疗勃起功能不全的药物。

4. **高通量虚拟筛选发现先导化合物**　随着计算机技术以及大数据技术的发展,应用虚拟筛选策略发现先导化合物逐渐成为重要的先导化合物发现途径。根据药物作用的靶标结构是否已知将虚拟筛选方法分为基于靶点结构的虚拟筛选和基于配体的虚拟筛选。基于结构的虚拟筛选是对蛋白质靶标结构进行分析,选定适当的生物大分子作用靶点,针对该靶点利用现有的小分子库进行一对一的模拟分子对接,然后预测小分子的构象和结合亲和力。与高通量筛选相比,虚拟筛选方法可以富集活性化合物,降低筛选成本,提高生物筛选的成功率。基于配体的虚拟筛选一般是利用已知活性的小分子化合物,根据化合物的形状相似性或利用药效团模型在化合物数据库中搜索能够与它匹配的化学分子结构。最后再对这些虚拟筛选发现的化合物进行生物活性确证研究。

5. **基于靶点设计筛选发现先导化合物**　指以靶标生物大分子的三维结构为基础,运用量子化学、分子力学等方法,设计出从空间形状和物理化学性质两方面都能很好地与靶标分子"结合口袋"相匹配的药物分子。例如,基于分子对接技术的虚拟筛选(virtual screening)是指在计算机中将生物大分子模型与有潜在生物学效应的小分子模型进行形状和能量的互相匹配,并且使用一定的评价函数对二者之间的形状、能量、化学环境的匹配程度进行评价。通过快速的分子对接,能将整个化合物数据库中的所有小分子与目标生物大分子进行亲和能力评价。基于生物大分子结构的药效团模建和数据库搜索（pharmacophore modeling and database search）通常是对一系列作用于相同靶点的小分子进行模型建立，将与生物活性相关的抽象的特征提取，这些抽象特征包括亲/疏水性、氢键供/受体、富电子基团等。根据这些药效团信息，可以构建三维的药效团模型，对化合物数据库进行搜索。从头设计方法（de novo design）能够根据生物大分子的活性位点特征产生一系列的结构片段，通过连接这些结构片段可以构成一个全新的分子；或者在结合腔内对一个已知的结构骨架进行化合物的衍生化，产生新的分子结构。

6. 基于配体设计筛选发现先导化合物　从生物活性分子出发，计算机软件能够帮助科学家进行结构和生物学效应的相关性研究，包括活性、毒性、代谢以及药动学效应与分子结构的关系；帮助科学家分析活性相近的分子的共性和差异性，构建药效基团模型，了解化合物生物活性的真正来源，并用来发现新的先导化合物，也可预测其活性的大小；帮助科学家计算活性分子的关键性参数，将活性分子放置到特定的化学空间内，根据其聚类分布的特性，发现同样可能具有类似或更强活性的分子。

先导化合物具有或强或弱的生物活性，具有或好或差的药动学特征，具有或大或小的毒副作用，距离成为药物还有很大的差距，还需要药物化学家和药理学家密切配合，对其分子进行进一步的优化改造，目的是增强其生物学活性，降低毒副作用，改善其药动学特征，使其具有更好的成药性，然后才值得耗费大量的时间和经费进行规范性的临床前和临床评价。所以，创新药物研究从大的方面来说，可以分为两个阶段，一是新药发现阶段，从选定靶点到成药性较好的候选药物的确定；二是新药评价阶段，从确定候选药物到成为新药前的有效性、安全性和药动学评价。在新药研发过程中这两个阶段是有交叉重叠的，但人为把这两个阶段混为一谈，不利于科学、规范、严谨的新药创制。

二、先导化合物的优化

新药研发包括先导化合物的发现、先导化合物的结构优化、候选药物的规范评价等一系列过程。在药物发现过程中，经常遇到先导化合物类药性差、药动学特性不佳、毒副作用大、药效不强等问题，为了提高先导化合物的成药性，加速新药研发的进程，对先导化合物进行结构优化已经成为目前新药研发的关键环节。

1. 提高生物活性　新药研发按照创新的层次，一般可分为原创性药物和模拟创新药物。原创性药物的目标是发现作用于新靶点，具有全新机制及全新骨架结构的化学实体分子。模拟创新药物是有别于原创药物的另一种研发模式，它是以已知的活性先导化合物或药物作为模板分子，根据靶点结构或药效团特征进行设计，以发现作用机制明确、结构新颖的先导化合物或候选药物。原创性先导化合物和模拟创新性先导化合物的优化都要依据靶点三维结构或已有的药效基团或靶点与药效基团的相互作用模式来进行。基于蛋白/配体复合物晶体结构叠合的分子杂合策略是一种经典的药物设计优化方法，它是根据现有的构效关系和先导化合物的结构特征，将不同类生物活性分子的基本药效团片段进行"移花接木"，组合得到新化学实体的过程。分子杂合策略有望提高化合物的活性、药代学性质，以及规避原专利的保护。随着结构生物学的迅速发展，基于蛋白/配体复合物晶体结构叠合的分子杂合策略得到了广泛应用。相比传统的基于配体的分子杂合，该策略更加依赖分子与靶点的精确作用模式，与全新药物设计技术及基于配体的分子杂合相比，这种基于结构的方法成功率更高，具有非常广阔的应用前景。

优势结构再定位策略是指利用靶点的生物信息学信息、结构多样性导向策略,在已有的优势分子骨架的基础上,优化改造出具有更强药理学活性的先导化合物分子的过程。具体方法有基于靶点相似性的结构再利用、基于优势结构片段的活性再开发和基于靶点杂泛性的功能再评估。优势结构再定位策略是大数据时代一种典型的以数据驱动的药物研发模式。在药物化学及化学信息学领域,它需要充分利用结构多样性导向合成策略,新型计算机辅助药物设计技术,高品质化合物库的构建及快速筛选技术的发展,从而提高候选药物发现的成功率、缩短药物研发周期及降低药物研发成本。

2. 提高代谢稳定性 代谢稳定性一般用来描述化合物代谢的速度和程度,是决定药物小分子生物利用度的一个重要因素。代谢稳定性差是药物发现过程中经常遇到的问题,因此,在早期先导化合物结构优化时,应尽早开展药动学的初步研究,通过此类研究预测化合物的代谢稳定性。通过对先导化合物进行结构优化,改变其主要的代谢途径和代谢位点,能够有效地提高化合物的代谢稳定性、延长药物在体内的作用时间、增加体内的暴露量、降低化合物的清除率、提高生物利用度、减少给药剂量和频率等。提高代谢稳定性的先导化合物结构优化策略,主要包括:封闭代谢位点、降低化合物的脂溶性、修饰骨架以及修饰前药等。

3. 降低药物毒性 药物毒性是中断药物研发的重要因素之一,同时也是上市药物受到黑框警告甚至被撤市的常见原因。药物研发中缺乏准确的药物安全性评价,也使制药公司承受巨大的经济和名誉损失。拜耳公司的"西立伐他汀"事件和默沙东公司的"罗非昔布"事件都是近些年发生的惨痛案例。

药物产生毒副作用的主要原因包括两个方面:一方面是药物的脱靶作用(off-target),即由于药物分子本身能与体内多个靶标相互作用,在与非目的靶标过量结合后,产生药理副作用;另一方面是药物分子本身产生的与靶点作用相关特异性不良反应。一般而言,药物毒副作用可以通过药理学研究进行分析预测,所以在临床前研究阶段就可以判断候选药物是否适合进一步研究。也有些药物毒副作用由于其产生机制复杂,或仅见于某些特定人群,常在药物临床研究阶段甚至上市使用以后才能逐渐被人们准确认知。因此,减少候选药物的毒性风险是先导化合物结构优化的重要方面。

对大量上市药物和其代谢产物结构进行总结分析,认识到产生毒副作用的药物分子通常含有某些特定结构,易在体内引发毒副作用。这些结构被称为警惕结构(alert structure),在药物研究过程中应尽可能避免使用或者通过合理的先导化合物结构改造降低毒性风险。改造策略主要包括封闭代谢位点、改变代谢途径、降低警惕结构反应性等。

4. 提高水溶性 在药物发现的初期阶段,人们往往会更强调对化合物活性的优化。在此过程中,亲脂性结构往往由于与蛋白靶标作用更强从而被引入药物分子中,使得化合物的水溶性问题变得突出。药物水溶性的降低会带来一系列问题。主要包括以下几个方面:①较差的水溶性会降低化合物的暴露量,影响药效的发挥;②低水溶性会影响药物在体内的代谢;③水溶性差的药物为了达到药效往往需要增大给药剂量,这会造成药物在体内蓄积或产生结晶,增加了毒副作用的风险;④水溶性差的药物不易制成口服或静脉制剂,会造成后期研发投入的增加。所以,在药物研发的各个时期都应该注重对药物水溶性的关注。良好的水溶性可以提升化合物的类药性质,提高药物在人体内的吸收(absorption)分布(distribution)、代谢(metabolism)、排泄(excretion)等药动学(ADME)特性。改善先导化合物水溶性的主要策略包括成盐、引入极性基团、降低脂溶性、构象优化、前药修饰等。

5. 改善化合物的血脑屏障通透性　血脑屏障是人体的天然屏障,它在保护中枢神经系统免受外来物质干扰和伤害的同时,也阻碍了许多潜在的中枢神经系统药物进入中枢,增加了中枢神经系统药物研发的难度。血脑屏障几乎阻挡了 100% 的大分子药物及大于 98% 的小分子药物。因此,除了需要具有较好的活性、代谢性质以及较低的毒性等性质之外,中枢神经系统药物还需要能透过血脑屏障,在中枢系统达到足够的暴露量,这是中枢药物研发成功的关键前提。改善化合物透过血脑屏障的策略包括:增加脂溶性、减少氢键供体、简化分子、增加刚性、降低极性表面积、修饰为主动转运蛋白底物及规避易被 P 糖蛋白识别的结构等。

6. 降低对 hERG 钾通道抑制活性　由人类果蝇相关基因(*hERG, KCNK2*)编码的钾离子通道在人类生理病理过程中扮演着十分重要的角色。在心肌细胞中,hERG 钾通道影响心脏动作电位的复极过程。一些药物因阻断该通道引起 Q-T 间期延长而被撤市。药物引起心脏毒性的主要原因为:抑制 hERG 钾通道,阻断心脏的快速延迟整流电流,造成心脏动作电位时程中 Q-T 间期延长,进而诱发尖端扭转型室性心动过速(TdP),严重时可引起突然死亡。各国的药物监管部门规定,新化学实体必须按照人用药品技术要求国际协调理事会(The International Council for Harmonisation of Technical Requirements for Pharmaceuticals for Human Use, ICH)指南进行全面的 hERG 活性和 Q-T 间期评价,尽早有效地预测、评价、优化,避免药物对 hERG 钾通道的抑制活性。有助于降低药物的开发成本,提高药物开发的成功率。降低脂溶性、降低碱性、引入羟基、引入酸性片段和构象限制是降低药物对 hERG 钾通道抑制的常用化学结构改造策略。由于脂溶性和 hERG 抑制之间关系紧密,使其成为降低 hERG 抑制活性首选的结构优化策略,应用也最为广泛。

7. 提高血浆稳定性　在药物发现过程中,先导化合物的代谢稳定性(包括肝代谢稳定性和血浆稳定性)是影响其成药性的关键因素。因此,改善化合物的代谢稳定性是在寻找候选药物过程中亟待解决的重要问题。尽管化合物的肝代谢稳定性被普遍认为是药物发现过程中所面临的最主要的挑战之一,但是化合物的血浆稳定性仍然是新药研发过程中另一个重要的影响因素。一些含有特定官能团的化合物在血液中易分解而不稳定,常常具有较高的清除率和较短的半衰期,从而导致体内药动学和药效学性质不佳。如果在新药研发过程中只关注化合物的肝代谢稳定性而忽视其血浆稳定性,就可能无法有效地解决化合物在体内的稳定性问题。因为肝脏中的代谢酶和血液中的酶不同,在体外稳定性评估中,化合物在肝微粒体中稳定并不能代表它在血浆中也同样稳定。因此,提高先导化合物的血浆稳定性对于新药研发同样具有重要意义。血浆中的水解酶主要有胆碱酯酶、脱氢肽酶、脂肪酶和磷酸酶等。血浆和肝脏中的水解酶是存在差异的。例如假性胆碱酯酶(pseudocholinesterase)由肝脏合成,但主要存在于血浆中,可水解乙酰胆碱和其他胆碱类化合物。血浆中还存在淀粉酶和脂肪酶,其主要来源于胰腺和唾液腺等,淀粉酶和脂肪酶对多糖类及脂肪类化合物的水解起重要作用,而肝脏中则不含该类水解酶。提高化合物血浆稳定性的策略包括:增加空间位阻、成环修饰以及骨架跃迁等。

思考题　　1. 发现新药物靶点的策略有哪些?

2. 先导化合物发现的策略有哪些?各有什么特点?

3. 试述药物筛选和药物评价的模型有哪些异同点?

参考文献

［1］杨红芹,李学军.化学蛋白质组学与药物靶点的发现.药学学报,2011,46(8):877-882.

［2］庞晓丛,刘艾林,杜冠华.药物靶点数据库的应用进展.中国药学杂志,2014,49(22):1969-1972.

［3］周圣斌,王江,柳红.先导化合物结构优化策略(五)——降低药物 hERG 心脏毒性.药学学报,2016,51(10):1530-1539.

［4］展鹏,刘新泳.先导化合物发现及优化新策略评述(一).中国科技论文,2015,10(24):2918-2928.

［5］吴小伟,王江,柳红.先导化合物结构优化策略(六)——改善化合物血浆稳定性.药学学报,2018,53(2):192-201.

（**姜远英**）

第三十七章　人体药动学参数的预测

第一节　概　　述

创新药物研发是一个高风险、高淘汰率、长周期的过程。创新药物的研发过程从药效物质的发现到临床试验,经过很多中间环节,受很多复杂因素影响。在创新药物开发失败的例子中,有近40%是药动学原因所致。因此,药动学在创新药物开发过程中的重要性不言而喻。药动学通过揭示药物的吸收、分布、代谢和排泄等,理解和认识体内药物浓度随时间变化规律的速率过程及其机制,成为连接药物分子及其理化性质与其生物学效应的桥梁。自20世纪90年代以来,药动学评价全面进入新药发现和开发过程,改善了因药动学性质差而导致较高研发失败率的状况,并逐渐将药动学研究的关注点从描述性向预测性转移。

从实验室研究到临床研究,动物和人的种属差异以及体外实验体系和人体内环境的差异是最难预测的。创新药物临床前开发的药效学评价和安全性评价大多应用酶、受体、细胞和器官等体外实验体系或利用动物进行体内(in vivo)研究。在此过程中,尽管在很多实验中应用了人源性材料,或在种属方面尽可能选择与人接近的动物,但从体内和动物实验结果与临床应用的相关性分析来看,传统的房室模型的外推,不能满足人体药效和安全性预测的要求。近年来,国际制药企业和各国法规部门不懈地寻找准确、快速、适用性广的体内 - 体外(in vitro-in vivo)、动物 - 人体的外推和预测方法,目的是实现人体药代、药效和毒性的模拟预测,从而避免新药研发的盲目性,降低临床试验的淘汰率。近十几年来,生理药动学(physiologically based pharmacokinetic, PBPK)模型在创新药物研发中对药动学评价的价值逐渐被业内认可,PBPK模型能提供有说服力的科学和系统的方法预测药物在人体的全身暴露情况,以及影响药物血液和器官浓度的因素,将体外 - 体内、动物实验 - 人体PBPK模型相结合,形成系统的药动学人体预测体系,预测药物的人体药效学及可能发生的毒性。PBPK等模型的不断改进和成熟,促进了药动学人体预测技术的快速发展。应用动物体外 - 体内和人体内试验结果,可以对重要的人体药动学性质进行预测,包括肝清除率、肾清除率、表观分布容积、生物利用度以及药物相互作用等。

为了规范以支持注册为目的的PBPK研究,FDA和欧洲药品管理局(EMA)均在2016年出台了关于PBPK平台规范和PBPK研究报告规范的指南,以更好地利用PBPK模型支持创新药物开发。

第二节 生理药动学模型基础

一、概述

经典的药动学房室模型有许多局限性，它不能直接了解不同组织器官药物浓度的精确情况。当药物在体内分布到具有高亲和力的组织器官、效应靶器官或特殊毒性器官时，不考虑生理、生化、解剖学等参数的房室模型不能描述其特殊的体内过程，特别是疾病情况下，一些重要的生理、解剖等参数发生了明显的变化，利用房室模型解析有很大的误差。PBPK 模型是建立在机体的生理、生化、解剖和药物热力学性质基础上的一种整体模型。通常将每个组织器官作为一个单独的房室看待，房室间模拟生理情况，以血液循环连接（图 37-1）。PBPK 模型主要包括三部分：①系统特异的参数；②药物特异的参数；③模型结构。系统特异的参数包括组织重量或大小、血流速度、组织组成（如酶、转运蛋白的表达、细胞百分比等）；药物特异的参数包括组织亲和力、血浆蛋白结合率、膜渗透性、酶动力学参数（如 V_{max} 和 K_m）、转运蛋白活性等。PBPK 模型结构是建立一系列数学微分方程，每个器官中的药物浓度的速率过程可用单个微分方程或微分方程组进行动态描述，并利用微分方程整合该器官中的系统特异参数和所需要的药物特异参数，最后根据所有器官中的药物均随血液循环回流至静脉这一特征，再利用整体微分方程建立各个器官的药物浓度和血药浓度的定量关系，从而实现对全身各组织器官中药物浓度的动态描述。PBPK 模型结构可以与药物的 PK 数据无关，并且适用于所有哺乳类动物。综上所述，PBPK 模型不仅可以根据血药浓度预测靶组织浓度，还可以从整体水平理解该药物的 ADME 过程。并且，研究者可通过合理改变系统特异参数来模拟肝、肾衰竭，孕妇及老年人等特殊人群，在保持相同的药物特异参数值和 PBPK 模型结构的情况下预测人体不同生理条件的药动学及药效学特征。同样地，也可以通过机制性药物特异参数被外界环境（如吸烟、饮酒、联合用药等）影响而预测不同外界环境下的药动学及药效学特征，从而达到支持临床开发策略选择、辅助临床试验设计和提高临床试验效率的目的。理论上，该模型有下列功能：①预测任何组织器官中药物浓度及代谢产物的经时过程；②定量地描述病理情况下药物的药动学变化；③将在动物中获得的结果外推至人，从而预测药物在人体的药动学过程。生理药动学模型虽然近似机体的环境，但是建立模型比较复杂，需要大量的信息参数和较强的对复杂数学的解析能力。此外，一些生理、生化参数也不易获得。PBPK 模型可通过整

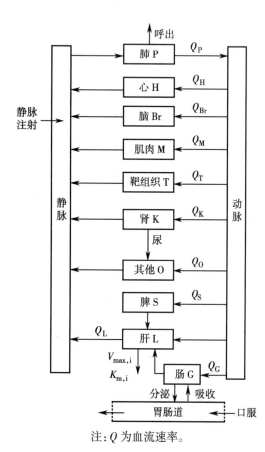

注：Q 为血流速率。

图 37-1 生理药动学模型示意图

合人体生理系统参数、药物理化性质和机制性药动学数据来提早预测人体内的药物药动学特征。借用该方法预测新条件（新给药方案、新人群特征）下药物药动学特征，促进更有策略、更安全、更经济地进行临床开发。目前，PBPK 模型已经在美国、欧盟的创新药开发中得到广泛应用，并有相关指南出台指引 PBPK 研究。

二、药物在组织中的过程

利用生理药动学模型，可以计算很多药动学参数。这些参数的获得，利用房室模型是做不到的。在此仅代表性的介绍肝清除率、肾清除率、组织中药物分配系数（K_p）和动物种属间比放。

（一）利用生理药动学模型计算肝清除率

以计算肝清除率为例，如果不考虑肝脏的血流速度、血浆游离药物浓度以及肝脏本身清除药物的能力等生理因素，利用非生理药动学模型，药物的肝清除率为单位时间内肝脏清除药物的总量与当时血浆药物浓度的比值。而考虑到上述生理因素，利用生理药动学模型，药物的肝清除率（Cl_H）用式（37-1）表示：

$$Cl_H = Q \times f_u \times \frac{Cl_{int}}{(Q + f_u \times Cl_{int})} \qquad 式（37-1）$$

其中 Q 为肝血流速度、f_u 是血浆游离药物浓度与总药物浓度的比例分数、Cl_{int} 为内在清除率（intrinsic clearance）。Cl_{int} 反映了肝脏药物代谢、排泄的能力。其定义为药物在消除脏器中的消除速度与从该脏器流出血液中游离药物浓度的比值。由公式（37-1）可知，药物的肝清除率与 Q、f_u 和 Cl_{int} 有关。在肝疾患情况下，若能掌握这三种因素的变化动向，便可在一定程度上计算 Cl_H 的变化。当 $f_u \times Cl_{int} >> Q$ 时，根据公式（37-1），Q 可忽略不计，此时 $Cl_H = Q$，即药物的肝清除率与肝血流速度大致相等。符合这种条件的药物被称为肝血流限速药物（flow-limited drug），如利多卡因。当 $f_u \times Cl_{int} << Q$ 时，根据公式（37-1），$f_u \times Cl_{int}$ 可忽略不计，此时 $Cl_H = f_u \times Cl_{int}$，符合这种条件的药物被称为肝代谢活性限速药物（capacity-limited drug），如华法林。此时药物的肝清除率受肝药物代谢酶和血浆游离药物比例的影响。当血浆蛋白结合率 >90% 时，肝代谢活性限速药物的蛋白结合变化对药物的肝清除率有很大影响。这类药物被称为蛋白结合敏感型药物（protein binding sensitive drug）。

进入肝脏的药量为血流速度（Q）与进入肝脏时的血药浓度（C_A）的乘积，肝脏摄取药物的速度为 $Q（C_A - C_V）$，C_V 是离开肝脏时的血药浓度（图 37-2A）。如果将进入肝脏的药物量设定为 1，被肝摄取的药物的比率为 E，则从肝脏排出药物的比率为 $1-E$（图 37-2B）。E 的定义及它与清除率的关系（图 37-2C）可用以下二式表示：

$$E = \frac{Q（C_A - C_V）}{Q \times C_A} = \frac{C_A - C_V}{C_A} \qquad 式（37-2）$$

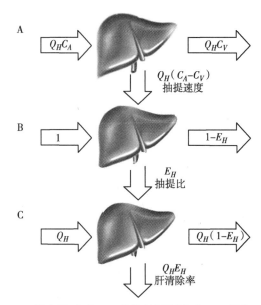

A. 肝血流速度；B. 药物的肝摄取比；C. 药物肝清除率的关系。

图 37-2 肝血流速度、药物的肝摄取比与药物肝清除率的关系

$$Cl_H = Q \times E = Q \frac{(C_A - C_V)}{C_A} \qquad \text{式（37-3）}$$

根据公式（37-1），E 也可以表示为

$$E = f_u \times \frac{Cl_{int}}{(Q + f_u \times Cl_{int})} \qquad \text{式（37-4）}$$

如果药物仅从肝脏清除，则药物的生物利用度（F）与 E 的关系为：

$$F = 1 - E \qquad \text{式（37-5）}$$

当 $C_A = C_V$，则表明肝脏几乎没有摄取药物，根据公式（37-2），$Cl_H = 0$；当 $C_V \ll C_A$，$C_V = 0$，则表明药物几乎均被肝脏摄取，此时根据公式（37-2），$E = 1$，代入公式（37-3），$Cl_H = Q$。

值得注意的是，公式（37-1）是利用全血中药物浓度计算的 Cl_H，而在实验或临床研究中，往往测定的是血浆中的药物浓度。因此，此时还要计算出药物的血液 - 血浆浓度比（R_B）来矫正。R_B 可通过分别测定全血和血浆中药物浓度获得。如用血浆中药物浓度计算 Cl_H，则公式 37-1 可改写为：

$$Cl_H = Q \times f_u \times \frac{Cl_{int}}{(Q + f_u / R_B Cl_{int})} \qquad \text{式（37-6）}$$

此时肝内在清除率用下式表示：

$$Cl_{int} = \frac{Cl_H Q}{f_u (Q - Cl_H / R_B)} \qquad \text{式（37-7）}$$

有多种模型描述药物在肝脏清除，常用的有三种。一种是充分搅拌模型（well-stirred model），即假定组织静脉血中药物浓度与肝组织中药物浓度瞬间达到动态平衡，药物在肝中混合完全，其离散数（dispersion number，D_N）无穷大。理论上肝脏中游离药物浓度等于肝静脉中游离药物浓度。另一种模型为平行管模型（paralleled tube model）或称窦管灌注模型，假定药物在肝组织完全不混合，其离散数 $D_N = 0$。即药物沿窦管壁消除，窦管和肝细胞中药物浓度由动脉端向静脉方向逐渐降低。理论上，肝脏中药物浓度等于进入肝（动脉）和离开肝（静脉）浓度的几何均数值。第三种模型为散射模型（dispersion model），其药物沿肝血流路径分散，在肝中有一定程度的混合，$D_N > 0$，理论上肝药物浓度介于充分搅拌模型和平行管模型之间。

（二）利用生理药动学模型计算肾清除率

肾清除率（renal clearance，Cl_R）的定义是单位时间内，肾脏清除血液中含有某物质或药物的血浆容积。即肾脏在单位时间内能将多少容积血浆中含有的某物质或药物清除出去。肾清除率反映了肾脏对不同物质或药物的清除能力，为总体清除率（血浆清除率）中由肾脏清除的部分。掌握肾清除率的概念对临床安全合理用药及解毒有重要的意义。

肾清除率是肾小球滤过率（GFR）、肾小管分泌率（Cl_{RS}）及肾小管重吸收率（F_R）三者相互作用的结果，又因为只有游离型药物才能从肾小球滤过，只有游离型药物才能跨膜转运，因此只有用没有和血浆蛋白结合的游离药物（f_u）计算的 GFR 才能反映真正的 GFR。

$$\text{即游离药物的肾小球滤过率} = f_u \times \text{GFR} \qquad \text{式（37-8）}$$

$$Cl_R = (f_u \times \text{GFR} + Cl_{RS})(1 - F_R) \qquad \text{式（37-9）}$$

如果 Cl_{RS} 根据生理药动学模型的充分搅拌模型考虑,采用肾血流速度(Q_R)、肾内在清除率($Cl_{R.int}$),则有生理意义的 Cl_{RS} 由下式求得:

$$Cl_{RS}=\frac{Q_R \times f_u \times Cl_{R,int}}{Q_R + f_u \times Cl_{R,int}}$$ 式(37-10)

肾内在清除率又称肾固有清除率,表示肾脏代谢、排泄药物的固有能力,不受血流速度、蛋白结合等因素的影响。

通过对各种物质肾清除率的测定,可以推测哪些物质能被肾小管净重吸收(net tubular reabsorption),哪些物质能被肾小管净分泌(net tubular secretion),从而推论肾小管对不同物质的转运功能。如葡萄糖可自由通过肾小球滤过,但其肾清除率趋近于零,表明葡萄糖可全部被肾小管重吸收;尿素的肾清除率小于 GFR,表明尿素被肾小球滤过后,可被肾小管和集合管净重吸收。当 $Cl_R > f_u \times$ GFR 时,表示有肾小管分泌存在,但是不能确定是否存在肾小管重吸收,如有重吸收,其一定小于肾小管分泌;当 $Cl_R < f_u \times$ GFR 时,表示有重吸收存在,但是不能确定是否存在肾小管分泌,如有肾小管分泌,其一定小于肾小管重吸收。判断某药是否有重吸收,可给予甘露醇或利尿药,在尿量增多的情况下测定 Cl_R。如果由于利尿,使尿的流速加快,且重吸收率下降而导致 Cl_R 增大,则意味着该药有肾小管重吸收。肾清除率模式图见图37-3。

肾清除率是临床药动学的重要参数,根据此参数可以判断肾脏排泄药物的障碍程度,从而调整给药剂量,减轻肾毒性。很多临床上有肾毒性的药物和某些疾病都可以导致肾清除率的改变。

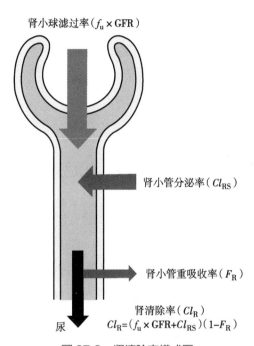

图37-3　肾清除率模式图

（三）利用生理药动学模型计算组织中药物分布系数

多数组织仅参与药物分布,符合血流灌注限制模型特征,组织中药物速率为:

$$V_T\frac{dC_T}{dt}=Q \times C_{in}-Q \times C_{out}$$ 式(37-11)

式中 V_T 为组织大小, C_T 为组织中药物浓度, C_{in} 和 C_{out} 分别相当于动脉血和静脉血中药物浓度(肝和肺除外)。组织大小 V_T 和血流灌注速率 Q_T 可用实验测得或通过文献查得。

实验中测得的往往是外周静脉血中的药物浓度,而组织静脉血中的药物浓度难以测得的。通常用组织与血浆中药物浓度的比值 K_p 反映两种浓度间的关系。 K_p 称为组织中药物分配系数(partition coefficient of drug)或组织/血浆中药物浓度比。

$$K_p=\frac{C_{T,ss}}{C_{in,ss}}=\frac{C_{T,ss}}{C_{out,ss}}$$ 式(37-12)

如果组织属于血流限制性的,则可以认为组织中的药物浓度与静脉血中的药物浓度瞬间达到动态平衡,即该房室符合充分搅拌模型,任意时间的 C_T/C_{out} 等于稳态时的比值。

将 K_p 代入 37-11 式,得到:

$$\frac{\mathrm{d}C_\mathrm{T}}{\mathrm{d}t}=\frac{Q\times C_\mathrm{A}}{V_\mathrm{T}}-\frac{Q\times C_\mathrm{T}}{V_\mathrm{T}\times K_\mathrm{p}} \hspace{3cm} 式（37-13）$$

如果动脉中血药浓度为常数,则稳态时组织中药物浓度为:

$$C_\mathrm{T,ss}=K_\mathrm{p}\times C_\mathrm{A} \hspace{3cm} 式（37-14）$$

任意时间 t 时,组织中药物浓度与达稳药物浓度的比值为:

$$\frac{C_\mathrm{T}}{C_\mathrm{T,ss}}=1-e^{-k_\mathrm{T}\cdot t} \hspace{3cm} 式（37-15）$$

其中常数 $k_\mathrm{T}=Q_\mathrm{T}/(V_\mathrm{T}\cdot K_\mathrm{p})$,分布半衰期 $t_{1/2}=0.693/k_\mathrm{T}$。可见对于给定药物,药物在组织中达平衡的时间取决于组织大小 V_T、血流灌注速率 Q_T 和组织/血浆中药物浓度比 K_p。对于特定的药物 $Q_\mathrm{T}/V_\mathrm{T}$ 越大,达分布平衡速度越快。

稳态分布容积 $V_\mathrm{T,ss}$ 为:

$$V_\mathrm{T,ss}=\frac{A_\mathrm{T,ss}}{C_\mathrm{A,ss}}=V_\mathrm{T}\frac{C_\mathrm{T,ss}}{C_\mathrm{A,ss}} \hspace{3cm} 式（37-16）$$

对于非消除性组织,则有:

$$V_\mathrm{T,ss}=V_\mathrm{T}\times K_\mathrm{p} \hspace{3cm} 式（37-17）$$

而对于消除性组织,则有:

$$V_\mathrm{T,ss}=V_\mathrm{T}\times K_\mathrm{p}(1-E) \hspace{3cm} 式（37-18）$$

（四）动物种属间比放

生理药动学模型研究的主要目的之一是动物间的比放,即由一种动物或多个动物中获得的信息对另一种属动物(特别是人)预测,即种属间比放(species scaling)。因此,生理药动学模型在新药研究中的作用是显而易见的。它的假设前提是许多生理过程如血流灌注速率、组织大小、肾小球滤过率以及能量代谢等在哺乳动物中是可以预测的。有两种方法完成这种比放。

1. 生理药动学模型 该方法假定 K_p 等在动物间是不变的,在这种情况下,由动物中建立的药物在组织房室中的速率方程,将有关人体的生理、生化参数代入相应的方程中,求解方程,就可对药物在人体各组织中浓度-时间过程进行预测,由于人组织中的药物浓度难以测定,但可利用血药浓度-时间数据进行验证。成功的例子如利多卡因、普鲁卡因胺、乙酰普鲁卡因胺和地西泮等。

2. 异速增大方程 研究发现许多生理参数如血流灌注速率、器官大小、肾小球滤过率等与机体的体重间 (B) 的关系满足异速增大方程(allometric expression),即:

$$F(B)=\alpha B^{\beta} \hspace{3cm} 式（37-19）$$

公式中 $F(B)$ 为有关的参数,α 和 β 为常数,利用 $\log F(B)$ 对 $\log B$ 作直线回归,得斜率为 β,截距为 α。大多数组织的重量,其 $\beta\approx1$,而与机体功能有关的 β 为 0.65~0.8(如肝血流灌注速率、耗氧量、肾小球滤过率等)。由于药物在体内的处置,受生理因素控制,因此药物的处置也可以用异速增大方程进行动物间的比放。以内在清除率的预测为例,根据公式 37-19,两边取对数,则得到 Cl_int 和体重(BW)的关系式:

$$\mathrm{Log}\,Cl_\mathrm{int}=\log\alpha+\beta\log\mathrm{BW} \hspace{3cm} 式（37-20）$$

三、生理药动学模型的临床意义

利用生理药动学模型计算肝清除率时,患肝脏疾病时肝血流速度的减少对于游离型肝血流限速药物和肝代谢活性限速药物浓度的影响是不同的。肝硬化时肝血流速度降低,肝血流限速药物利多卡因的肝清除率明显下降(图 37-4B),而肝代谢活性限速药物华法林的肝清除率下降则不明显(图 37-4A)。这说明对肝硬化患者来说,在使用利多卡因等肝血流限速药物时,一定要进行剂量调整,否则将导致药物中毒;反之,对肝硬化患者来说,在使用华法林等肝代谢活性限速药物时,如果没有其他因素干预,肝内在清除率不变,不一定需要进行剂量调整。这些结果利用房室模型计算是得不到的,因此,生理药动学模型较房室模型更具临床意义。

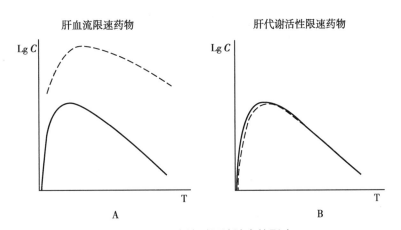

图 37-4　肝血流对肝清除率的影响

(实线代表正常时,虚线代表肝血流速度减少时;条件:假设肝内在清除率不变)

四、常用的生理药动学模型相关软件

PBPK 模型的解析非常繁琐复杂,需要大量的数学知识和迅速的计算速度,因此往往要借助计算机软件操作。目前,常用的可以进行 PBPK 模型研究的软件大体可分为三类:①用户界面友好并整合了系统特异性参数和 PBPK 模型结构的客户化 PBPK 软件,包括 SIMCYP、GastmPlus 和 PK-Sim。前两款软件在开发初期分别侧重于临床药物相互作用和剂型开发,随着应用后不断改进,两款软件互补,不但功能日趋满足用户的需求,且性能也日趋完善。但由于是商业开发,均需要支付使用费。PK-sim 软件在 2017 年开放源代码,可供科研院所免费使用。②药动学行业内软件,包括 NONMEM、Pheonix、ADAPT 5 等,这类软件也可进行 PBPK 模型研究,但需要建立 PBPK 模型结构,并确定药物依赖和系统依赖的参数。③通用目的的软件,包括 Berkeley madanrIa、MATLAB,这类软件需要对基本药动学方程和计算方法进行确定。

目前用于创新药开发的软件主要有前述的 SIMCYP、GastroPlus 和 PK-Sim。

五、生理药动学模型的局限性

和房室模型相比,尽管生理药动学模型更接近机体生理状态,其解析更符合临床真实情况,但是由于生理药动学模型在建立之前,一般要设定一些假定条件才能运行,这些假定条件不一定完全符合机体的实际情况,因此生理药动学模型有其应用上的局限性。这些局限性主要表现在以下几个方面:①药动学参数的假设,如假定药物的分布为血流速率限制型或膜限制型;药物在组织内的分布是均匀的,药物的组织 / 血液分配系数与时间无关(瞬间分配平衡)等。这些假设有时与实际情况不符,如对于一些分子量较大的极性药物,影响它们的分配速度和程度的主要原因不是器官的血流速率,而是药物在该组织器官的扩散速率。同一组织的不同部位,药物的浓度不是均匀相等的,某些药物的组织/血液分配系数不一定与实验无关。②因无法获得某些参数而人为随意简化条件,如尽管肝脏是主要的代谢场所,但有时因无法获得肝代谢数据而忽略或简化肝代谢,进而将肾排泄作为主要或唯一的消除途径。③拟合缺乏科学的统计学依据,校正因子的获得有时缺乏科学依据,有经验性之嫌等。期待这些不足和局限性在今后不断的探索中得到改善。

第三节 人体药动学参数的预测方法

人体药动学参数的预测主要有虚拟(in silico)计算方法、异速增大方程法、生理药动学模型法以及这些方法的组合等。

一、虚拟计算方法

虚拟法即替代具体实验的计算机模拟方法。这种方法往往优先于人体药动学预测的其他方法。如果虚拟法能良好地预测人体药动学的参数,则为最省时、省力、经济的方法。在虚拟法中,最常用的是定量结构-活性关系(quantitative structure-activity relationship,QSAR)方法。早期的QSAR方法大部分局限于预测系列化学结构的活性或选择性,随着药动学参数预测问题的出现,QSAR方法被沿用于人体药动学的预测。QSAR方法的优点是不需要前期合成新化合物,所需费用较低。因此很多制药公司、软件商和教育机构根据其拥有的大量数据库或从发表的数据中进行编辑,开发了QSAR模型,用于人体药动学预测。QSAR模型应用广泛,在文献中QSAR模型出现的频率较高,例如口服吸收、生物利用度、P-gp结合、代谢、分布容积以及对药物相互作用的预测等。此外,还用于对CYP3A4、CYP2C9、CYP2C19和CYP2D6等重要酶的抑制预测。虚拟计算方法的发展会影响未来的合成方向,根据模型的预测价值寻找合适的或者排除不合适的化合物,以及用于人体药动学的参数预测的高通量筛选。

二、异速增大方程法

如前所述,许多生理参数如血流灌注速率,器官大小,肾小球滤过率等与机体的体重间的关系满足异速增大方程式(37-19),利用多种动物的生理参数预测人体药动学参数是目前常用的简单方法。

根据前述异速增大方程[式(37-19)],安替比林在各种动物体内的肝内在清除率和相应动物的体重有良好的相关性。如图37-5(A)所示,除了人以外,其他动物的肝内在清除率和体重之间的相关性良好,但是根据公式(37-19)计算的人肝内在清除率预测值比较低,距离拟合线较远。利用最大寿命潜力(maximum lifespan potential,MLP)矫正后,人肝内在清除率预测值和体重的相关性得到了明显改善[图37-5(B)]。

三、生理药动学模型法

以人 in vitro 肝内在清除率数据预测 in vivo 肝内在清除率为例,介绍用 in vitro 数据预测 in vivo 药动学参数。

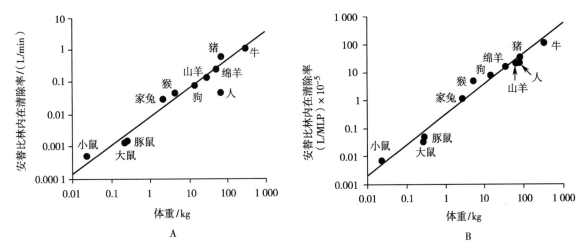

图 37-5　利用异速增大方程预测人肝内在清除率和体重的关系

　　用体外代谢数据来预测化合物在体内的内在清除率,前提条件是假设肝代谢是药物的主要清除途径,其他消除途径(如胆汁分泌以及非肝清除等)均可忽略不计。通过体外代谢研究可以获得内在清除率,再借助转换因子和体外肝模型,就可以预测人体内的清除率。

　　常用的体外肝系统为肝脏的亚细胞部分,如肝微粒体或 S9 部分(肝匀浆 9 000g 离心后的上清液)、肝细胞、肝切片等。应用大鼠体外肝微粒体或肝细胞成功预测大鼠体内清除率的研究已有报道。采用人体体外肝代谢系统预测人体药动学参数也已成为可能。肝代谢内在清除率,表示酶对药物代谢活性的参数,不受其他生理参数如肝血流量、药物与血浆蛋白结合率等影响,它表示药物的代谢速率与酶底物浓度的关系。图 37-6 表示的是 25 种药物根据体内 - 体外人肝微粒体测得的肝代谢内在清除率的预

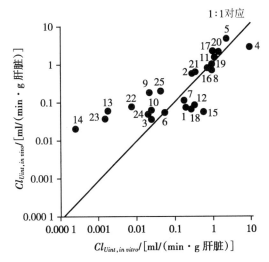

注:1. 阿普唑仑;2. 地西泮;3. 多非利特;4. 丙米嗪;5. 利多卡因;6. 洛克替丁;7. α- 羟基美托洛尔;8. O- 去甲基美托洛尔;9. 羟甲基美西律;10. p- 羟基美西律;11. 非那西丁;12. 奎尼丁;13. 1,3- 二甲基尿酸 +1- 甲基黄嘌呤;14. 3- 甲基黄嘌呤;15. 甲苯磺丁脲;16. 去甲维拉帕米(R- 型);17. 去甲维拉帕米代谢物(R- 型);18. 维拉帕米代谢物(R- 型);19. 去甲维拉帕米(S- 型);20. 去甲维拉帕米代谢物(S- 型);21. 维拉帕米代谢物(S- 型);22. 6- 羟基华法林(R- 型);23. 7- 羟基华法林(R- 型);24. 6- 羟基华法林(S- 型);25. 7- 羟基华法林(S- 型)

图 37-6　*In vitro-in vivo* 人肝微粒体测得的肝代谢内在清除率的预测

测。Y 轴表示的是根据体内试验得到的肝清除率,采用散射模型算出的人肝内在清除率,X 轴表示的是用人肝微粒体在体外测得的肝代谢内在清除率。可见半数以上化合物有 1∶1 的良好相关性。但是仍然有一部分化合物相关性较差。

在使用 *in vitro* 实验数据进行解析的时候,要注意以下问题:

1. 在进行 *in vitro* 实验时,要保证随着温孵时间计算的代谢初速度在直线范围内。

2. 实验中使用的药物浓度要和临床血浆游离药物浓度接近,要用范围较广的药物浓度计算 K_m 和 V_{max}。

3. 要测定反应溶液中游离药物比率。

在使用 *in vivo* 实验数据进行解析的时候,要注意以下问题:

1. 如有代谢产物,要分别测定原型药和代谢产物。

2. 要测定血浆游离药物比率(f_u)、血液 / 血浆中药物浓度比(R_B)。因为临床药动学描述的不是血浆中药物浓度,描述的是全血中的药物浓度,因此必须测定血液 / 血浆中药物浓度比。

四、药物相互作用的预测

药物相互作用(drug interaction, DI)关系到临床用药的安全性、有效性。预测联合用药时是否发生药物相互作用以及药物相互作用导致的后果,是临床安全合理用药的重要内容。药物相互作用有三种作用方式:药动学方面的药物相互作用、药效学方面的药物相互作用和体外药物相互作用(如配伍禁忌)。在临床上,药动学介导的药物相互作用是最常见、最不容易预料的,导致不利药物相互作用时,也是后果最严重的一种。因此在药物开发阶段或是在临床前研究阶段进行药动学药物相互作用的预测是极为重要的。

影响药物代谢而产生的药物相互作用约占药动学相互作用的 40%,是临床最常见、最容易导致药物中毒反应的一类药物相互作用。这类药物相互作用主要由 CYP 所介导。药物对 CYP 的影响可分为酶抑制作用(enzyme inhibition)和酶诱导作用(enzyme induction)。一般来说,酶抑制作用的临床意义大于酶诱导作用。

(一)代谢的药物相互作用类型

1. 酶抑制作用 酶抑制作用的类型包括竞争性抑制(competitive inhibition)、非竞争性抑制(noncompetitive inhibition)、反竞争性抑制(uncompetitive inhibition)、不可逆抑制作用(irreversible inhibition)等。

在竞争性抑制中,抑制剂的酶抑制常数(K_i)必须数倍于 K_m 时,体内药物相互作用才可能发生。动力学特点为:当有足量的抑制剂存在时,K_m 增大,V_m 不变,因此 K_m/V_m 也增大,表观为 K_m 随抑制剂浓度的增加而增大。抑制程度与抑制剂浓度成正比,与底物浓度成反比。如同 CYP2D6 的底物丙米嗪和地昔帕明,在与氟西汀合用时,前两种药物的浓度均升高几倍,因此在临床上联合应用这些药物时,一定要注意适当减量。

非竞争性抑制的动力学特点为:当有抑制剂存在时,K_m 不变而 V_m 减小,K_m/V_m 增大。表观 V_m 随抑制剂浓度的增大而减小。抑制程度只与抑制剂浓度成正比,而与底物浓度无关。例如,地拉韦啶对 S- 美芬妥英的 4′- 羟化(CYP2C19)的抑制作用为非竞争性抑制作用。

抑制剂不与游离酶结合,而和酶 - 底物中间复合体结合,但酶 - 抑制剂 - 底物复合体不能释放出产物,此为反竞争性抑制。其动力学特点为:当抑制剂存在时,K_m 和 V_m 都减小,因此 K_m/V_m 不变。有抑制剂存在时,表观 K_m 和表观 V_m 都随抑制剂浓度的增加而减小。抑制程度既与抑制剂浓度成正比,也和底物浓度成正比。例如,美洛昔康对奎尼丁的 3- 羟化(CYP3A4)的抑制作用为反竞争性抑制作用。临床研究表明,反竞争性抑制并不多见,因为体内出现酶与底物饱和的现象并不常见。另外,当底物的浓度远低于反应的 K_m 值时反竞争性抑制不具明显的临床意义。

如果药物破坏了肝药酶结构或修饰蛋白质,则可造成不可逆抑制。酶代谢作用的恢复时间取决于新酶的合成速度,而不是像可逆性抑制那样取决于抑制剂的解离和消除。不可逆抑制作用由 CYP 介导生成的具反应活性的代谢物引起,分为两种类型。第一种与 CYP 形成代谢诱导复合物(metabolite-intermediate complex)有关,例如红霉素抑制 CYP3A 所产生的抑制作用;第二种是由活性中间体对 CYP 的共价修饰作用引起的。如氯霉素通过对 CYP 蛋白质的共价修饰而抑制 CYP2C9,炔雌醇通过对血红素的共价修饰而抑制 CYP3A4 等。

2. 酶的诱导作用　肝脏 CYP 受某些药物(如巴比妥类药物、利福平等)诱导后活性增强,从而可以增加药物代谢的速率,这一过程称为肝药酶诱导。能够促使肝药酶活性增强的药物称为肝药酶诱导剂。加入酶诱导剂可使该酶的底物浓度降低,代谢产物浓度升高。酶诱导的结果一般是导致目标药的药效减弱,但如果药物的效应是由其活性代谢物引起的,则可导致药效增强。酶的诱导剂还能促进自身代谢,连续用药可因自身诱导而使药效降低。具有酶诱导作用的临床常用药物有苯巴比妥和其他巴比妥类药物、苯妥英钠、卡马西平、利福平、水合氯醛等多种药物,这些药物的共同特点是:亲脂、易与 CYP 结合并具有较长的半衰期。

(二)设计代谢药物相互作用实验时的注意事项

各国的新药开发相关权力机构提倡研究性新药的代谢应在药物的研发过程中进行确定,该新药与其他药物的药物相互作用应作为对其安全性和有效性进行充分评估的组成部分而予以探索。

在新药开发阶段,在临床前药动学研究中,针对药物相互作用,一般通过高通量的测试技术,采用人肝细胞、微粒体成分、转染人类基因的细胞系、重组 CYP 方法进行酶抑制、酶诱导作用的筛选。当获得了临床前的动物实验数据后,结合体外研究的结果,如酶抑制常数 Ki、抑制剂浓度等数据,可以预测药物在人体内可能发生的药物相互作用。另外,还可以研究药物相互作用机制,从作用机制上排除容易发生药物相互作用的新化合物实体进入临床研究。

(三)代谢性药物相互作用的预测

在临床前药动学研究中,如果能预测到可能发生的代谢性药物相互作用,则可避免药物联合应用导致的不良反应或毒性反应,对开发安全、高效的新药有重要的指导意义。预测的方法有很多,体外筛选法被认为是较安全、高通量的常用方法。

1. 体外筛选法及其局限性　常用在体外试验利用杂合表达的酶、微粒体、肝及肾脏薄切片、分离培养的肝细胞、膜囊、重组人 DNA 转染细胞等估测 CYP 及药物转运蛋白对药物相互作用的影响。人肝细胞是常用的方法,但是如果药物相互作用的抑制作用仅与 CYP 有关,则采用杂合表达的酶系较好。然而当抑制作用还有其他因素参与时,一般采用新鲜制备或冷藏保存的人肝细胞进行研究;杂合表达的酶系的优点是可以进行单一代谢酶的抑制研究,可获得准确的酶动力学参数。此外,还可以用高通量的方式进行筛选。需注意,在使用单一酶时,要考虑该单一酶对药物代谢的总体贡献。人肝微粒体等肝亚细胞成分以其易于制备、可长期保存等优点在抑制实验中被广泛利用。其缺点是无法区别因酶合成或降解速率变化引起的酶抑制。因为这种变化的原因可能是酶自身所致,也可能是由于辅酶变化所引起。

此外,人肝微粒体的来源不同,其含有的CYP同工酶的数量和活性可能有较大差异。体外筛选法对评价药物相互作用有其局限性。这些局限性表现在以下几个方面:①多数体外筛选法只能用来估测抑制作用而不能预测诱导作用;②对于既可以影响多种代谢途径又可以诱导酶的抑制剂来说,体外预测可能与临床的实际情况有差异;③体外筛选法鉴别出的抑制剂可能只在高浓度时才能抑制酶或转运蛋白;④因为不是经常能预测到药物或代谢产物在体内某一特定位置的浓度,故确定研究结果的临床意义有困难;⑤疾病状态、器官功能低下、肥胖、吸烟等环境因素以及遗传、性别等生理、病理因素对CYP及药物转运蛋白有影响,从而对预测的准确性有干扰。很多研究者根据药物代谢清除率和总体清除率的比值以及药物代谢酶的数量制定了评价潜在药物相互作用的策略,这些策略在临床前药动学研究中对新药研究和评价有参考意义(表37-1)。

表37-1 评价潜在的药物相互作用的策略

项目	体外研究结果	代谢相关的相互作用的危险性评价	是否需要临床研究
涉及的CYP同工酶	$Cl_{代谢}/Cl_{总}$比值低或没有CYP代谢	无	否
	由1种CYP酶代谢	危险	是
	由几种CYP酶代谢	无	否
CYP抑制	没有抑制	无	否
	抑制至少1种CYP酶,如果$IC_{50} \leqslant 100 \mu mol/L$时需要测定$Ki$	如肝脏底物浓度$\geqslant K_i$时存在危险	是
		如肝脏底物浓度$\leqslant K_i$	否
CYP诱导	没有诱导	无	否
	诱导至少1种CYP酶	危险	是

2. 体外代谢数据预测临床代谢性药物相互作用 利用酶活性位点抑制剂的浓度$[I]$以及抑制速率常数K_i来计算合用抑制剂和不合用抑制剂时目标药的AUC比值,从而进行体内药物相互作用预测,是美国FDA所推荐的预测有无药物相互作用的方法。

预测抑制剂与目标药的体内代谢性药物相互作用常利用下式:

$$R = \frac{AUC'}{AUC} = 1 + [I]/K_i \qquad\qquad 式(37-21)$$

其中,AUC′表示合用抑制剂时目标药的浓度-时间曲线下面积,AUC表示单用目标药时浓度-时间曲线下面积。目前对$[I]$尚无直接的测定方法,但是可以采用以下数据进行估算,如血浆药物总浓度、血浆游离药物浓度、肝组织-血浆分配比与血浆药物总浓度的乘积、肝内游离药物最大浓度等。应用公式37-21进行体内药物相互作用预测有下列条件限制:①假设目标药的酶动力学为一级动力学;②酶抑制作用类型为可逆性抑制。若为不可逆抑制,则会低估R值;③目标药清除依赖于CYP酶活性。若目标药的肝清除是血流限速型,特别是静脉给药时肝清除率高的药物如利多卡因,则模型不适用;④不考虑小肠壁CYP与P-gp对目标药在系统前清除的影响;⑤若抑制剂同时还具备CYP诱导作用,则预测的准确性降低。如利托那韦除对CYP3A4和CYP2D6有抑制作用外,还对CYP1A2和CYP2C9有诱导作用,此时预测的可信度降低。

美国 FDA 建议,在开展某项药物临床试验前应进行 CYP1A2、CYP2C9、CYP2C19、CYP2D6、CYP2E1、CYP3A4 相关的体外抑制实验,获得 $[I]/K_i$ 数据。根据表 37-2 判断 $[I]/K_i$ 值与发生体内药物相互作用的可能性。

表 37-2　预测体内药物相互作用的判断标准

	$[I]/K_i<0.1$	$[I]/K_i=0.1\sim1.0$	$[I]/K_i>1.0$
DI 风险性	低	中等	高
代谢性 DI	可免做	推荐做	

表 37-2 提示,在分析药物相互作用风险时,要综合考虑 CYP 的抑制能力和药物浓度。如果药理作用的浓度与药物相互作用的浓度非常接近,药物相互作用就比较容易发生。

如果药物在体内的消除主要为代谢消除时(>50%),发生代谢相关的药物相互作用的概率比较大。相反,如果药物在体内不经过代谢消除,或代谢消除只占体内消除的一小部分,则不易发生药物代谢方面的药物相互作用。

在新药开发的不同阶段,药物相互作用筛选方法和模式是不同的,所要求的化合物的数量也是有很大差别的。表 37-3 介绍了理想化的药物相互作用筛选模式。

表 37-3　理想化的药物相互作用筛选模式

抑制	新药发现阶段	化合物数量	诱导
依靠预测的 K_i 值进行虚拟计算筛选	虚拟计算筛选阶段	极大	依靠受体结合(如核受体)的预测进行虚拟筛选
使用重组 CYP 和荧光底物进行筛选(测定 IC_{50})	先导化合物优化阶段	大	使用受体基因或受体结合实验进行初筛(测定 EC_{50})
使用人肝微粒体和 LC-MS 再次进行筛选(测定 K_i)	先导化合物优化阶段	大	使用原代肝细胞测定 EC_{50}(使用 RT-PCR 或高通量活性测定)
in vivo 动物实验(*in vitro* K_i 与抑制剂 PK 进行比较)	动物实验阶段	少	*in vivo* 动物模型(比较 *in vitro* EC_{50} 和诱导剂的 PK)

举例　假设药物 A 主要经肝 CYP 代谢,总体清除率和肝清除率相等,各种动物分别静脉内注射药物 A 1mg/kg 后,药动学参数如表 37-4 所示,请根据生理药动学模型理论回答下列问题。

表 37-4　各种动物体内药物 A 的药动学参数

动物	体重 /kg	AUC/ (g·h/ml)	f_u	R_B	Q/ (ml/kg)
小鼠	0.02	1.34	0.2	0.6	82
大鼠	0.25	1.60	0.3	0.6	59
家兔	2.50	1.38	0.5	0.6	68
狗	10.00	2.63	0.4	0.6	27
人	70.00		0.1	0.6	21

1. 根据表 37-4 的参数,利用充分搅拌模型,计算药物 A 的肝清除率(Cl_H)和肝代谢固有清除率(Cl_{int})。

2. 将各种动物的 Cl_{int} 和体重的关系用双对数作图,根据异速增大方程[式(37-16)]计算出 α 和 β。

3. 用异速增大方程预测体重 70kg 人的 Cl_{int}、Cl_H 和 AUC 值(给药量为 1mg/kg)。假定条件为人的 Cl_{int} 值定为从动物外推值的 11.2%。

解答

各动物的 Cl_H(以血浆药物浓度计算)可从公式 Cl_H= 剂量 /AUC 求出,根据充分搅拌模型,依据式(37-6)和表 37-4 的各个数据,可计算出相应的 Cl_{int},各动物的 Cl_H 和 Cl_{int} 的计算结果见表 37-5。将各种动物的 Cl_{int} 和体重的关系用双对数作图,根据异速增大方程[式(37-20)]计算出 α 和 β。从图 37-7(A)可见,Cl_{int} 和体重相关良好。截距为 1.6,斜率为 0.816。从充分搅拌模型各模型得到的斜率和截距看,$\alpha=10^{1.6}=39.8$,根据式(37-19),$Cl_{int}=39.8BW^{0.816}$。代入人的体重 70kg,则 $Cl_{int}=39.8 \times 70^{0.816}=$ 1 275ml/min,将此值放到图 37-8(A)与横坐标 70kg 对应的纵坐标上,发现人的 Cl_{int} 预测值与各动物的相应值有良好的相关性。换算后,每公斤体重的 Cl_{int}=1 275/70=18.2ml/(min·kg)。人的 Cl_{int} 值假定为从动物外推值的 11.2%,因此 $Cl_{int}=18.2 \times 0.112=2.04$ml/(min·kg)。将表 37-4 的人的 f_u、R_B 和 Q 代入式 37-6,则人的 $Cl_H=0.201$ml/(min·kg)。静脉内注射药物 A 1mg/kg 后的 AUC 值,根据 Cl_H= 剂量 /AUC,AUC= 83g·h/ml。各种动物用各自的 MLP 校正后,预测值的相关性进一步得到了改善[图 37-7(B)]。

表 37-5 Cl_H 和 Cl_{int} 的计算结果

动物	Cl_H/[ml/(min·kg)]	Cl_{int}/[ml/(min·kg)]
小鼠	12.4	83.3
大鼠	10.4	49.2
猴	12.1	34.3
狗	6.34	26.0

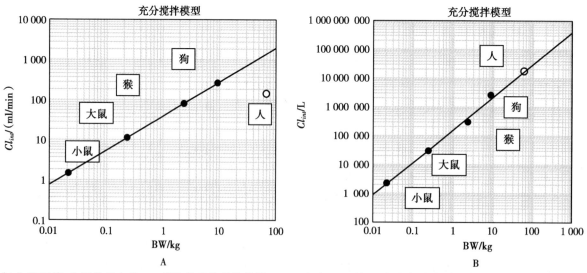

(A)校正前,白圈代表人的 Cl_{int} 值为从动物外推值的 11.2%;(B)MLP 校正后,人的内在清除率和体重相关性得到了改善,白圈位于回归线上。

图 37-7 充分搅拌模型预测药物 A 在人和各种动物的体重与肝内在清除率的相关性

思考题

1. 如何利用生理药动学模型计算肝清除率？并说明各参数的生理学意义。

2. 简述如何利用体外代谢数据预测临床代谢性药物相互作用，并说明公式各参数的意义。

3. 利用生理药动学模型计算肾清除率时需要哪些参数？这些参数有什么临床意义？

参考文献

[1] 刘克辛. 药理学. 2版. 北京：人民卫生出版社，2018.

[2] 李丽，杨进波. 基于生理的药代动力学模型在创新药临床研发中的应用进展. 中国临床药理学杂志，2017，33（17）：1728-1732.

[3] 刘克辛. 临床药物代谢动力学. 3版. 北京：科学出版社，2016.

[4] 刘克辛. 临床药物代谢动力学. 2版. 北京：人民卫生出版社，2014.

[5] 杉山雄一. 分子薬物動態学. 東京：南山堂，2008.

[6] 杉山雄一. 医薬品開発における薬物動態研究. 東京：薬業時報社，1999.

（刘克辛）

第三十八章　药物的临床前研究

药物的临床前研究主要包括药物的合成工艺、提取方法、理化性质及纯度、剂型选择、处方筛选、制备工艺、检验方法、质量指标和稳定性等药学研究以及药理、毒理、临床前药动学研究等。中药和天然药物制剂还包括原药材的来源、加工及炮制等的研究；生物制品还包括菌毒种、细胞株、生物组织等起始原材料的来源、质量标准、保存条件、生物学特征、遗传稳定性及免疫学的研究等。

药物临床前研究是药物研发的基础性工作，应当确保行为规范，数据真实，准确，完整，必须执行《药品注册管理办法》等有关管理规定，其中安全性评价研究必须执行《药物非临床研究质量管理规范》。药物临床前研究应当具有与研究项目相适应的组织机构、人员、场地、设备、仪器和管理制度等；所用实验动物、试剂和原材料应当符合国家有关规定和要求；应参照国家药监部门发布的有关技术指导原则进行，申请人采用其他评价方法和技术的，应当提交证明其科学性的资料。

第一节　临床前药学研究

化学药物的临床前药学研究主要包括药物的合成工艺、提取方法、理化性质及纯度、剂型选择、处方筛选、制备工艺、检验方法、质量指标和稳定性研究等，应围绕安全、有效和质量可控的根本原则进行充分的研究。中药和天然药物以及生物制品根据药物特点开展特定的临床前药学研究。

1. **化学药物原料药制备和结构确证研究**　原料药的制备是药物研究和开发的基础，是药物研发的起始阶段。原料药制备研发过程一般包括六个阶段：确定目标化合物、设计合成路线、制备目标化合物、结构确证、工艺优化、中试研究和工业化生产。应遵循一般规律性的要求，即工艺可行、稳定，能够工业化生产，同时能制备出质量合格的原料药。

2. **化学药物质量研究**　临床前的质量研究工作可采用有一定制备规模的样品（至少三批）进行。研发者需注意工业化生产规模产品与临床前研究样品和临床研究用样品质量的一致性，必要时在保证药品安全有效的前提下，亦可根据工艺中试研究或工业化生产规模产品质量的变化情况，对质量标准中的项目或限度做适当的调整。新的对照品应当进行相应的结构确证和质量研究工作，并制定质量标准。

3. **质量标准的制定和修订**　质量标准制定的一般原则：质量标准主要由检测项目、分析方法和限度三方面内容组成。在全面、有针对性的质量研究基础上，充分考虑药物的安全性和有效性，以及生产、流通、使用各个环节的影响，确定控制产品质量的项目和限度，制定出合理、可行的，并能反映产品特征和质量变化情况的质量标准,有效地控制产品批间质量的一致性及验证生产工艺的稳定性。质量标准中所用的分析方法应经过方法学验证,应符合"准确、灵敏、简便、快速"的原则,而且要有一定的适用性和重现性,同时还应考虑原料药和其制剂质量标准的关联性。

4. **化学药物制剂处方及工艺的研究**　药物剂型种类很多,制剂工艺也各有特点,研究中会面临许多具体情况和特殊问题。但制剂研究的总体目标是一致的,即通过一系列研究工作,保证剂型选择的依据充分,处方合理,工艺稳定,生产过程能得到有效控制,适合工业化生产。制剂研究的基本内容一般包括剂型的选择、处方研究、制剂工艺研究、药品包装材料(容器)的选择、质量研究和稳定性研究。

5. **稳定性研究**　稳定性研究设计的要点:稳定性研究的设计应根据不同的研究目的,结合原料药的理化性质、剂型的特点和具体的处方及工艺条件进行。根据研究目的不同,稳定性研究内容可分为影响因素试验、加速试验、长期试验等。通过上述试验获得的药品稳定性信息进行系统的分析,确定药品的贮存条件、包装材料/容器和有效期。

6. **中药和天然药物临床前药学研究**　中药和天然药物稳定性试验中,有效成分及其制剂应考察有关物质的变化;有效部位及其制剂应关注其同类成分中各成分的变化;复方制剂应注意考察项目的选择,注意试验中信息量的采集和分析。为了确定药物的稳定性,可对同批次不同取样时间点及不同批次样品所含成分的一致性进行比较研究。

7. **生物制品临床前药学研究**　生物制品还应对生产用原材料进行研究,包括生产用动物、生物组织或细胞、原料血浆的来源和收集以及质量控制等研究;生产用细胞的来源、构建(或筛选)过程及鉴定等研究资料;种子库的建立、检定、保存及传代稳定性资料;生产用其他原材料的来源及质量标准;原液或原料生产工艺的研究;保存条件、生物学特征、遗传稳定性及免疫学的研究。稳定性试验中应重点考察生物制品的生物学活性、纯度、含量、外观,是否有可见异物、不溶性微粒,pH,注射用无菌粉末的水分含量,是否无菌等。

第二节　临床前药效学研究

新药临床前药效学研究包括一般药理学研究和主要药效学研究。一般药理学研究在这里指安全药理学研究的内容,是研究药物在治疗范围内或治疗范围以上的剂量时,潜在的不期望出现的对生理功能的不良影响,即观察药物对中枢神经系统、心血管系统和呼吸系统的影响,将在临床前药物毒性研究中介绍。主要药效学指的是新药申报注册的药理学研究内容。

主要药效学研究是在机体(主要是动物)器官、组织、细胞、亚细胞、分子、基因水平等模型上,采用体内-体外结合的方法,进行综合分析的试验研究,以阐明药物防治疾病的作用及其作用机制。通过药效学研究,可以明确新药是否有效(有效性、优效性),药理作用的强弱和范围(量效关系、时效关系、构效关系)。应遵循随机、对照、重复的原则。须清楚的是,动物试验不能代替临床试验,动物试验具有一定的局限性,人与动物间存在种属差异,临床疾病与动物模型之间存在差异,动物和人存在精神因素和机体感知的差异。但因为临床试验存在伦理等问题,所以动物试验是必需的,动物试验中选择的药效学模型应与人类疾病的治疗作用具有相关性。

一、动物体内试验

1. 动物选择　总的原则为：符合相应的国际规范（good laboratory practice，GLP）和"3R"原则，即减少、替代和优化；选择的动物必须是健康、符合实验动物管理要求的动物；选用与实验动物模型要求相适应的年龄、性别和体重等；选用生理特点和解剖结构符合试验目的的动物，同品种不同品系的动物存在特殊的反应，应注意选择；选择与人的功能、代谢、结构和疾病相似的动物；除特殊研究外，一般需要雌雄各半。

2. 模型建立　药效学研究要选用合适的动物模型，模型可以是自发性的，也可以是人工诱发的，转基因的或基因敲除的，但要能够反映人类疾病。药效学研究动物模型的建立，一般有三种情况：

（1）动物模型的治疗结果与人体使用结果基本相同：如抗感染动物模型、小鼠镇痛模型、豚鼠过敏性哮喘模型等。

（2）无满意的模型或模型不易建立：前者如银屑病、脱发、颈椎病、骨质增生、痔疮、红斑狼疮和视网膜炎等，可采用一些间接指标，如改善皮肤微循环，测量毛发生长速度、数量与弹性，测定皮肤胶原蛋白含量及观察眼结膜的微循环等。后者如癫痫、慢性萎缩性胃炎等，虽然也评选了一些药物，但与人体相比，在病原和病理上还有相当差距，需要经过多种方法验证，特别是要临床验证后才能肯定。

（3）无恰当的模型：如神经官能症、精神病、眩晕症、四肢麻木、夜尿和幻觉等。

主要药效学研究至少需要一种整体动物模型，但也并非不能用离体试验模型，只要特异性好，能反映药理作用的本质就可，如青蛙坐骨神经腓肠肌标本可用做横纹肌松弛药的药效学研究。

3. 给药剂量及途径

（1）受试药物：受试药物应采用能充分代表临床试验拟用样品和/或上市样品的质量和安全性的样品。应采用工艺路线及关键工艺参数确定后的工艺制备，一般应为中试或中试以上规模的样品，否则应有充分的理由。应注明受试药物的名称、来源、批号、含量（或规格）、保存条件、有效期及配制方法等，并提供质量检验报告。中药和天然药物建议现用现配，否则应提供数据支持配制后受试药物的质量稳定性及均匀性，当给药时间较长时，应考察配制后体积是否存在随放置时间延长而膨胀造成终浓度不准的因素。如果由于给药容量或给药方法限制，可采用原料药进行试验。

（2）给药途径：应与临床相同，如确有困难，也可选用其他给药途径进行试验，但应说明原因。

（3）试验分组：需设正常动物空白对照组、阳性药物对照组（必要时增设溶媒或赋形剂对照组）、模型动物对照组，阳性对照药应选用正式批准生产的药品，根据需要设一个或多个剂量组。试验药至少应设大、中、小三个剂量组，大动物（猴、狗等）试验或在特殊情况下，可适当减少剂量组。

（4）剂量设置：剂量选择应合理，可参考临床等效剂量（不同种属动物和人的剂量按公斤体重或体表面积换算）、体外试验结果、同类药物的有效剂量、急性毒性试验结果或预实验结果。大、中、小剂量差为2~3的等比级数为宜。能否得到有效剂量范围，包括起效剂量、最佳有效剂量和量效关系是判断剂量设置是否合理的标准，量效关系不明确的药物应说明原因。注意起始给药时间、给药持续时间和给药间隔，区分预防用药和治疗用药。

（5）阳性药的选择：应选择选已批准上市的药物作对照，所选药物尽量是同类药，以便比较作用强度,或为公认的有效药物。设阳性对照组的目的是考察试验方法的可靠性、稳定性;考察受试药物的作用性质、强度,从而发现受试药物的优缺点。阳性对照药的给药途径尽量与受试药物组相同。

二、体外试验

考察药物对酶、受体、细胞、组织、病原体等的直接作用,可为体内试验方案的设计提供依据,并帮助探讨药理作用机制。

例如利用体外抗癌活性试验对候选化合物进行初步筛选,了解候选化合物的抗瘤谱,为随后进行的体内抗癌试验提供参考,如剂量范围、肿瘤类别等。选用 10~15 株人癌细胞株,根据试验目的选择相应细胞系及适量的细胞接种浓度,四氮唑盐还原法(microculture tetrozolium,MTT 法)或磺酰罗丹明B(sulforhodamine B,SRB)比色法计算肿瘤细胞生长抑制率;生长曲线法反映药物对肿瘤细胞生长的影响;染料排斥试验计算被杀死的细胞比例;集落形成法测定抗癌药的活性。阳性对照用一定浓度的标准抗癌药,阴性对照为溶媒对照。

第三节　临床前药动学研究

临床前药动学研究是通过体外和动物体内的研究方法,揭示药物在体内的动态变化规律,获得药物的基本药动学参数,阐明药物的吸收、分布、代谢和排泄的过程和特征。

一、基本原则

进行临床前药动学研究,要遵循以下基本原则:

1. 研究目的明确。
2. 研究设计合理。
3. 分析方法可靠。
4. 所得参数全面,满足评价要求。
5. 对研究结果进行综合分析与评价。
6. 具体问题具体分析。

二、研究设计

(一)总体要求

1. **受试药物**　同主要药效学研究。
2. **实验动物**　一般采用成年和健康的动物。常用动物有小鼠、大鼠、兔、豚鼠、犬、小型猪和猴等。动物选择的一般原则如下:

(1)首选动物:尽可能选择与毒理学和药效学研究相同的动物。

(2)尽量在动物清醒状态下进行研究,最好从同一动物多次采样获取药动学参数。

(3)选取与人代谢性质相近的动物进行非临床药动学评价。创新性药物应选用两种以上动物,一种为啮齿类动物,另一种为非啮齿类动物。其他药物可选用一种动物,首选非啮齿类动物。

（4）经口给药不宜选用兔等食草类动物。

3. 剂量选择 设置至少三个剂量组,低剂量与动物最低有效剂量基本一致,中、高剂量按一定比例增加。主要考察在所设剂量范围内,药物的体内动力学过程是属于线性还是非线性,以利于解释药效学和毒理学研究中的发现。

4. 给药途径 应尽可能与临床用药一致,也要兼顾药效学研究和毒理研究的给药途径。

（二）研究项目

1. 血药浓度 - 时间曲线

（1）受试动物数：一般以每个采样点不少于 5 个数据为限计算所需动物数。建议受试动物采用雌雄各半。对于单一性别用药,可选择与临床用药一致的性别。

（2）采样点：给药前需要采血作为空白样品。为获得给药后一个完整的血药浓度 - 时间曲线,采样时间点的设计应兼顾药物的吸收相、平衡相（C_{max} 附近）和消除相。在 C_{max} 附近需要 3 个时间点。整个采样时间应持续到 3~5 个半衰期,或持续到血药浓度为 C_{max} 的 1/20~1/10。

（3）口服给药：一般在给药前应禁食 12 小时以上,以排除食物对药物吸收的影响。在研究中应注意根据具体情况统一给药后的禁食时间,以避免由此带来的数据波动及食物的影响。

（4）多次给药：多次给药研究时,一般可选用有效剂量。根据单次给药药动学研究结果求得的消除半衰期,并参考药效学数据,确定药物剂量、给药间隔和连续给药的天（次）数。

（5）血药浓度测定：按照已验证的分析方法,对采集的生物样品进行处理及分析测定。

（6）药动学参数：静脉注射给药应提供消除半衰期（$t_{1/2}$）、表观分布容积（V_d）、血药浓度 - 时间曲线下面积（AUC）、清除率（Cl）等参数值；血管外给药还应提供 C_{max} 和 T_{max} 等参数,以反映药物吸收、消除的规律。另外应提供统计矩参数,如：平均滞留时间（MRT）、$AUC_{0\sim t}$ 和 $AUC_{0\sim\infty}$ 等。

（7）应提供的数据

1）单次给药：

a. 各个受试动物的血药浓度 - 时间数据、曲线和各组平均值、标准差及曲线。

b. 各个受试动物的主要药动学参数及各组平均值、标准差。

c. 对受试物单次给药非临床药动学的规律和特点进行讨论和评价。

2）多次给药

a. 各个受试动物首次给药后的血药浓度 - 时间数据、曲线,主要药动学参数,及各组平均值、标准差和曲线。

b. 各个受试动物的 3 次稳态谷浓度数据及各组平均值、标准差。

c. 各个受试动物血药浓度达稳态后末次给药的血药浓度 - 时间数据、曲线,主要药动学参数,及各组平均值、标准差和曲线。

d. 比较首次与末次给药的血药浓度 - 时间曲线和有关参数。

e. 对受试物多次给药的非临床药动学的规律和特点进行讨论和评价。

2. 吸收 对于经口给药的新药,进行整体动物研究时应尽可能同时进行血管内给药的研究,提供绝对生物利用度。对于其他血管外给药的药物及某些改变剂型的药物,应提供绝对生物利用度或相对生物利用度。建议采用非啮齿类动物（如犬或猴等）进行自身交叉实验设计,用同一受试动物比较生物利用度。

3. **分布** 一般选用大鼠或小鼠进行组织分布研究,但必要时也可在非啮齿类动物中进行。通常选择一个有效剂量给药后,至少测定药物及主要代谢产物在心、肝、脾、肺、肾、胃肠道、生殖腺、脑、体脂、骨骼肌等组织的浓度。特别需注意药物浓度高、蓄积时间长的组织和器官,以及在药效靶组织或毒性靶组织的分布。必要时建立和说明血药浓度与靶组织药物浓度的关系。参考血药浓度 - 时间曲线的变化趋势,选择至少 3 个时间点分别代表吸收相、平衡相和消除相的药物分布。若某组织的药物或代谢产物浓度较高,应增加观测点,进一步研究该组织中药物消除的情况。每个时间点,一般应有 6 个动物（雌雄各半）的数据。

4. **排泄** 建议同时提供啮齿类和非啮齿类动物的排泄数据,啮齿类每个性别 3 只动物,非啮齿类每个性别 2~3 只动物。

（1）尿和粪的药物排泄:将动物放入代谢笼内,选定一个有效剂量给药后,按一定的时间间隔分段收集尿或粪的全部样品,直至收集到的样品中药物和主要代谢产物低于定量下限或小于给药量的 1%。记录总重量或体积,取部分尿或粪样品进行药物和主要代谢产物浓度测定或代谢产物谱（metabolite profile）分析,计算药物和主要代谢产物经此途径排泄的速率及排泄量。每个时间段至少有 5 只动物的研究数据。

（2）胆汁排泄:一般在动物麻醉的情况下做胆管插管引流,待动物清醒且手术完全恢复后给药,并以合适的时间间隔分段收集胆汁,进行药物和主要代谢产物测定。

（3）记录药物及主要代谢产物自粪、尿、胆汁排出的速度及总排出量（占总给药量的百分比）,提供物质平衡的数据。

5. **与血浆蛋白的结合** 可采用平衡透析法、超过滤法、分配平衡法、凝胶过滤法或色谱法等进行至少 3 个浓度（包括有效浓度）的血浆蛋白结合率实验,每个浓度至少重复实验 3 次,以了解药物与血浆蛋白的结合率以及可能存在的浓度依赖性和血浆蛋白结合率的种属差异。对血浆蛋白结合率高,且安全范围窄的药物,建议开展体外药物竞争结合试验,即选择临床上有可能合并使用的高蛋白结合率药物,考察对所研究药物血浆蛋白结合率的影响。

6. **生物转化** 对于创新性的药物,尚需了解在体内的生物转化情况,包括转化类型、主要转化途径及其可能涉及的代谢酶表型。对于新的前体药物,除对其代谢途径和主要活性代谢产物的结构进行研究外,尚应对原型药和活性代谢产物进行系统的药动学研究。而对主要在体内以代谢消除为主的药物（原型药排泄 <50%）,临床前应分离出可能存在的代谢产物,并用色谱 - 质谱联用等方法初步推测其结构。当多种迹象提示可能存在有较强活性或毒性的代谢产物时,应尽早开展活性或毒性代谢产物的研究。

7. **药物代谢酶及转运蛋白研究** 对细胞色素 P450 同工酶抑制的考察可以通过使用类药性探针底物完成,药物对 CYP450 酶的诱导应该重点对人 CYP3A4、CYP1A2 和 CYP2B6 进行评估。具有重要临床意义的外排和摄入转运蛋白主要包括 P-gp、BCRP、OATP1B1、OATP1B3、OAT1、OAT3 和 OCT2 等。

8. **物质平衡** 在毒性剂量和有效治疗剂量范围确定的情况下运用放射性标记化合物,可通过收集动物和人的粪、尿和胆汁以研究药物的物质平衡。

9. **食物对药物吸收的影响**　口服制剂应进行食物对药物动力学的影响研究,以观察口服药物在饮食前、饮食后给药的药动学的特征变化,特别是食物对药物吸收过程的影响。

10. **生物利用度**　生物利用度(F)是指制剂中药物被吸收进入体循环的速度与程度,是评价药物吸收程度的重要指标。可分为绝对生物利用度和相对生物利用度,前者用于比较两种给药途径的吸收差异,计算公式为:$F = (AUC_{血管外给药} \times D_{静脉给药}) / (AUC_{静脉给药} \times D_{血管外给药}) \times 100\%$;后者用于评价两种制剂的吸收差异,计算公式为:$F = (AUC_{受试制剂} \times D_{参比制剂}) / (AUC_{参比制剂} \times D_{受试制剂}) \times 100\%$。

11. **中药和天然药物的临床前药动学研究**　对于活性成分单一的中药和天然药物,其非临床药动学研究与化学药物基本一致。对于非单一活性成分但物质基础基本清楚的中药和天然药物,其中药效或毒性反应较强、含量较高的成分,一般需要进行药动学探索性研究。对于活性成分复杂且物质基础不太清楚的中药和天然药物,应根据在部分已知成分的文献研究的基础上,重点考虑是否进行有明确毒性成分的非临床药动学研究。此外,在进行中药和天然药物非临床药动学研究时,应充分考虑中药、天然药物所含化学成分不同于化学合成药物的特点,结合其特点选择适宜的方法开展药动学或活性代谢产物的研究,为后续研发提供参考。

12. **生物样品的临床前药动学研究**　生物样品中药物及代谢产物的药动学分析可使用色谱法、放射性同位素标记法和微生物学方法等。方法学验证是生物样品分析的基础,由于生物样品取样量少、药物浓度低、内源性物质(如无机盐、脂质、蛋白质、代谢产物)及个体差异等多种因素影响生物样品测定,所以必须根据待测物的结构、生物基质和预期的浓度范围,建立适宜的生物样品分析方法,并对方法进行验证。

（三）数据处理与分析

应有效整合各项试验数据,选择科学合理的数据处理及统计方法。

（四）试验结果与评价

对所获取的数据应进行科学和全面的分析与评价,综合论述药物在动物体内的药动学特点。在评价的过程中注意进行综合评价,分析药动学特点与药物的制剂选择、有效性和安全性的关系,推测临床药动学可能出现的情况,为药物的整体评价和临床研究提供更多有价值的信息。

第四节　临床前药物毒性研究

临床前药物毒性研究包括急性毒性、长期毒性、特殊毒性、一般药理学研究和其他有关毒性试验,目的是发现中毒剂量、毒性反应、确定安全范围、寻找毒性靶器官和判断毒性的可逆性。中药、天然药物应结合处方组成特点、方中药味毒性情况、临床应用背景等对临床前毒性进行综合分析。

一、动物急性毒性试验

动物急性毒性试验研究动物 1 次或 24 小时内多次给予受试药物后,一定时间内所产生的毒性反应。急性毒性试验处在药物毒理研究的早期阶段,对阐明药物的毒性作用和了解其毒性靶器官具有重要意义。急性毒性试验所获得的信息对长期毒性试验的剂量设计和某些药物Ⅰ期临床试验起始剂量的选择具有重要参考价值,并能提供一些与人类药物过量急性中毒相关的信息。

（一）基本原则

1. **试验管理**　药物的急性毒性试验属于安全性评价研究,根据《中华人民共和国药品管理法》的规定,必须执行《药物非临床研究质量管理规范》。

2. **具体问题具体分析**　应根据化合物的结构特点、理化性质、适应证特点和试验目的等选择合理的试验方法,设计适宜的试验方案,并结合其他药理毒理研究信息对试验结果进行全面的评价。

3. 急性毒性试验应符合一般动物实验的基本原则,即随机、对照和重复。

（二）研究内容

1. **受试药物**　同主要药效学研究。

2. **动物**

（1）种属:急性毒性试验应采用至少两种哺乳动物。一般应选用一种啮齿类动物加一种非啮齿类动物进行急性毒性试验。若未采用非啮齿类动物进行急性毒性试验,应阐明其合理性。

（2）性别:通常雌雄各半。若采用单性别动物进行试验,则应阐明其合理性。

（3）年龄:通常采用健康成年动物进行试验。如果受试药物拟用于儿童或可能用于儿童,必要时采用幼年动物进行试验。

（4）动物数:动物数应符合试验方法及其结果分析评价的需要。应在获得尽量多信息的前提下,使用尽量少的动物数。

（5）体重:动物初始体重不应超过或低于平均体重的20%。

3. **给药途径**　给药途径应至少包括临床拟用途径和一种能使原型药物较完全进入循环的途径(如静脉注射)。如果临床拟用途径为静脉给药,则仅此一种途径即可。经口给药前,动物一般应进行一夜的禁食,不禁水。

4. **给药剂量**　给药剂量应从未见毒性剂量到出现严重毒性(危及生命的)剂量,同时设空白和/或溶媒对照组。

5. **观察时间及指标**　给药后,一般连续观察至少14天,观察的间隔和频率应适当,以便能观察到毒性反应出现的时间及其恢复时间、动物死亡时间等。观察的指标包括一般指标(如动物外观、行为、对刺激的反应、分泌物、排泄物等)、死亡情况(死亡时间、濒死前反应等)、动物体重变化(给药前、试验结束处死动物前各称重1次,观察期间可多次称重)等。记录所有的死亡情况、出现的症状,以及症状的起始时间、严重程度、持续时间等。

6. **病理学检查**　所有的实验动物均应进行大体解剖,包括试验过程中因濒死而处死的动物、死亡的动物以及试验结束时仍存活的动物。任何组织器官出现体积、颜色、质地等改变时,均应记录并进行组织病理学检查。

（三）数据分析及评价

1. **结果处理和分析**

（1）根据所观察到的各种反应出现的时间、严重程度、持续时间等,分析各种反应在不同剂量时的发生率、严重程度。根据观察结果归纳分析,判断每种反应的剂量-反应及时间-反应关系。

（2）判断出现的各种反应可能涉及的组织、器官或系统等。

（3）根据大体解剖中肉眼可见的病变和组织病理学检查的结果，初步判断可能的毒性靶器官。

（4）确定最大无毒性反应剂量、严重毒性反应剂量、最小毒性反应剂量和最小致死剂量等，以初步判断受试药物的安全范围。

（5）对于需要测定半数致死量（median lethal dose，LD_{50}）的药物，应采用合理的统计学方法对其进行计算。

（6）说明所使用的计算方法和统计学方法，提供所选用方法合理性的依据。

2. 综合评价　根据各种反应在不同剂量下出现的时间、发生率、剂量-反应关系、不同种属动物及实验室的历史背景数据、病理学检查的结果以及同类药物的特点，判断所出现的反应与药物作用的相关性。总结受试药物的安全范围、出现毒性反应的严重程度及可恢复性；根据毒性可能涉及的部位，综合大体解剖和组织病理学检查的结果，初步判断毒性作用的靶器官。

（四）急性毒性试验常用试验方法

1. 近似致死剂量法　一般采用 6 只健康的 Beagle 犬或猴。根据小动物的毒性试验结果、受试药物的化学结构和其他有关资料，估计可能引起毒性和死亡的剂量范围。按 50% 递增法，设计出含数个剂量的剂量序列表，测出最低致死剂量和最高非致死剂量，然后用二者之间的剂量给一只动物。如果该剂量下动物未发生死亡，则该剂量与最低致死剂量之间的范围为近似致死剂量范围；如果该剂量下动物死亡，则该剂量与最高非致死剂量间的范围为近似致死剂量范围。

2. 最大给药量法　对于某些低毒的受试药物可采用该方法。以允许的最大剂量单次给药或 24 小时内多次给药（剂量一般不超过 5g/kg），观察动物出现的反应。

3. 固定剂量法　以明显的毒性体征作为终点进行评价。选择 5、50、500 和 2 000mg/kg 四个固定剂量进行预实验。根据预试的结果，在上述四种剂量中选择一个可能产生明显毒性但又不引起死亡的剂量进行正式试验。

4. 上下法　最大的特点是节省实验动物，不但可以进行毒性反应的观察，还可以估算 LD_{50} 及其可信区间，适合于能引起动物快速死亡的药物。该方法分为限度试验和主试验。限度试验主要用于有资料提示受试药物毒性可能较小的情况。在相关毒性资料很少或没有时，或预期受试药物有毒性时，应进行主试验。

（1）限度试验：最多用 5 只动物进行的序列试验，剂量一般采用 2 000mg/kg，特殊情况下可考虑使用 5 000mg/kg。

（2）主试验：每次给药 1 只动物，间隔至少 48 小时。给药间隔取决于毒性的出现时间、持续时间和严重程度。在确信前一只动物给药后能存活之前，应推迟按下一剂量给药。

（3）停止试验：在决定是否及如何对下一只动物给药之前，每只动物都应认真观察达 48 小时。当满足停止试验标准之一时，停止给药，同时根据停止时所有动物的状态计算 LD_{50} 的估计值和可信区间。停止试验标准为：①连续 3 只动物存活；②任意连续 6 只实验动物中有 5 只连续发生存活/死亡转换；③第一只动物发生转换之后至少有 4 只动物进入试验，并且其 LD_{50} 估算值的范围超出临界值（2.5 倍）。

5. 累积剂量设计法　在非啮齿类动物中进行急性毒性试验时可采用此方法。剂量的设计可以是 1、3、10、30、100、300、1 000、3 000mg/kg，也可以采用 10、20、40、80、160、320、640、1 280mg/kg，通常隔日给予下一个高剂量，剂量逐渐加大，直到出现动物死亡或达剂量上限时为止。

6. 半数致死量法 这是一种经典的急性毒性试验方法,试验结果经统计学处理可获得受试物的 LD_{50}。

二、动物长期毒性试验

长期毒性试验(重复给药毒性试验)是药物非临床安全性评价的核心内容,其目的是通过重复给药的动物试验表征受试药物的毒性作用,预测其可能对人体产生的不良反应,降低临床试验受试者和药品上市后使用人群的用药风险。具体包括以下五个方面:①预测受试药物可能引起的临床不良反应,包括不良反应的性质、程度、剂量 - 反应关系和时间 - 反应关系、可逆性等;②判断受试药物反复给药的毒性靶器官或靶组织;③推测临床试验的起始剂量和重复用药的安全剂量范围;④提示临床试验中需重点监测的指标;⑤还可以为临床试验中的解毒或解救措施提供参考。

(一)基本原则

同急性毒性试验,此外长期毒性试验不能与药效学、药动学和其他毒理学研究割裂,试验设计应充分考虑其他药理毒理研究的试验设计和研究结果。

(二)基本内容

1. 受试药物 同主要药效学研究。

2. 实验动物

(1)实验动物种属或品系的选择:一般采用两种实验动物,一种为啮齿类,另一种为非啮齿类。理想的动物应具有以下特点:①对受试药物的生物转化与人体相近;②对受试药物敏感;③已有大量历史对照数据。通常以大鼠和 Beagle 犬或猴作为长期毒性试验的实验动物。

(2)实验动物的质量控制:一般选择正常、健康和未孕的动物,动物体重差异应在平均体重的 20% 之内。动物应符合国家有关规定的等级要求,来源、品系、遗传背景清楚,并具有实验动物质量合格证。动物年龄应尽量一致,一般大鼠为 6~9 周龄,Beagle 犬为 6~12 月龄。

(3)实验动物的性别和数量:每组动物的数量应能够满足试验结果的分析和评价的需要。一般大鼠为雌、雄各 10~30 只,Beagle 犬或猴为雌、雄各 3~6 只。

3. 给药方案

(1)给药剂量:长期毒性试验一般至少设高、中、低三个剂量给药组和一个溶媒(或辅料)对照组,必要时还需设立空白对照组或阳性对照组。原则上,高剂量应使动物产生明显的毒性反应;低剂量应高于动物药效学试验的等效剂量,并不使动物出现毒性反应。为考察毒性反应的剂量 - 反应关系,应在高剂量和低剂量之间设立中剂量。

(2)给药途径:原则上应与临床用药途径一致,否则应说明原因。

(3)给药频率:原则上长期毒性试验中动物应每天给药,给药期限长(3 个月或以上)的药物每周应至少给药 6 天。特殊类型的受试药物应根据具体药物的特点设计给药频率。

(4)给药期限:通常与拟定的临床疗程、临床适应证和用药人群有关。

4. 检测指标和检测时间 试验期间,应对动物进行对外观体征、行为活动、摄食量、体重、粪便性状、给药局部反应、血液学指标、尿常规、血液生化学指标等的观测。非啮齿类动物还应进行体温、心电图和眼科检查。给药结束后,应对动物(除恢复期的观察动物)进行全面的大体解剖,计算主要脏器系数,并作病理检查。应在给药结束后对部分动物进行恢复期观察,以了解毒性反应的可逆程度和可能出现的延迟性毒性反应。应根据受试药物的药动学特点、靶器官或靶组织的毒性反应和恢复情况确定恢复期的长短。

5. **毒物代谢动力学** 指结合长期毒性试验进行的考察药物系统暴露的代谢动力学研究。应选择合适的时间点采样测定,从而获得浓度 - 时间曲线下面积(AUC)、峰浓度(C_{max})、达峰时间(T_{max})等参数。某些药物应结合药物血浆蛋白结合率来评价系统暴露量。毒物代谢动力学数据应来自长期毒性试验全部或部分低、中、高剂量组的动物。

（三）结果分析和评价

长期毒性试验的最终目的在于预测人体可能出现的毒性反应。只有对通过研究结果的科学分析和评价才能够清楚描述动物的毒性反应,并推断其与人体的相关性。

1. **研究结果分析** 分析长期毒性试验结果的目的是判断动物是否发生毒性反应,描述毒性反应的性质、程度(包括毒性起始时间、程度、持续时间以及可逆性等)和靶器官,确定安全范围,并探讨可能的毒性作用机制。

（1）正确理解试验数据的意义:啮齿类动物长期毒性试验中组均值的意义通常大于单个动物数据的意义。非啮齿类动物数量少、个体差异大,因此单个动物的试验数据往往具有重要的毒理学意义。非啮齿类动物试验结果必须与给药前数据、对照组数据和实验室历史背景数据进行多重比较,文献数据参考价值有限。

（2）正确判断毒性反应:在分析试验结果时,应关注参数变化的剂量 - 反应关系、组内动物的参数变化幅度和性别差异,同时综合考虑多项毒理学指标的检测结果,分析其中的关联和作用机制,以正确判断药物的毒性反应。单个参数的变化往往并不足以判断化合物是否可能引起毒性反应,需要进一步进行相关的研究。

2. **动物毒性反应对于临床试验的意义** 动物长期毒性试验的结果一般不会完全再现于人体临床试验。但如果没有试验或文献依据证明受试药物对动物的毒性反应与人体无关,在进行药物评价时必须首先假设人最为敏感,长期毒性试验中动物的毒性反应将会在临床试验中再现。进行深入的作用机制研究将有助于判断动物和人体毒性反应的相关性。

3. **综合评价** 长期毒性试验是药物非临床毒理学研究中综合性最强、获得信息最多和对临床指导意义最大的一项毒理学研究。对其结果进行评价时,应结合受试物的药学特点,药效学、药动学和其他毒理学研究的结果,以及已取得的临床研究的结果,进行综合评价。

三、动物特殊毒性试验

狭义的特殊毒性试验指遗传毒性试验、生殖毒性试验、致癌试验,即一般常说的"三致"试验。广义的特殊毒性试验还包括依赖性试验、过敏性试验、局部刺激性试验、溶血性试验、免疫毒性试验、光敏试验、眼毒试验、耳毒试验等。这里主要介绍"三致"试验。

（一）遗传毒性试验

遗传毒性试验是指用于检测受试药物通过不同机制直接或间接诱导遗传学损伤的体外和体内试验,这些试验能检测出 DNA 损伤,其结果对致癌试验的结果分析有重要作用。

1. 基本原则　同急性毒性试验。

2. 基本内容

（1）受试药物：同主要药效学研究。

（2）标准试验组合：根据试验检测的遗传终点，可将检测方法分为三大类，即基因突变、染色体畸变、DNA损伤；根据试验系统，可分为体内试验和体外试验。标准试验组合应反映不同遗传终点，应包含细菌回复突变试验和哺乳动物细胞体外和体内试验。

组合一：一项细菌回复突变试验；一项检测染色体损伤的体外细胞遗传学试验（体外中期相染色体畸变试验或体外微核试验），或一项体外小鼠淋巴瘤细胞 *TK* 基因突变试验；一项体内遗传毒性试验。

组合二：一项细菌回复突变试验；采用两种不同组织进行的体内遗传毒性试验。

体内试验可采用单次给药或重复给药的试验设计。完成上述任何一种标准试验组合，若试验结果为阴性，通常可提示受试药物不具有遗传毒性，如试验组合结果为阳性，根据其治疗用途，可能需要进一步的试验。体内体细胞遗传毒性试验的阴性结果通常可提示受试药物对生殖细胞无影响。体内体细胞试验结果为阳性时，在综合评价及指导用药时应关注受试药物对生殖细胞的影响。

标准试验组合不包含为检测非整倍体而设计的特定试验。在某些情况下，标准试验组合中的一项或多项试验对于受试药物不适合或因技术原因无法实施时，可采用其他经过验证的试验作为替代试验，但应提供充分的科学合理性依据。

3. 体外试验基本要求　无论体外、体内试验，方法学均应经过充分验证。各实验室应建立历史背景对照数据库（包括阴性和阳性对照数据库）。

（1）细菌回复突变试验中采用的菌株：应采用5种菌株，包括用于检测组氨酸靶基因中鸟嘌呤-胞嘧啶（G-C）位点碱基置换或移码突变的4种组氨酸营养缺陷型鼠伤寒沙门菌（TA98；TA100；TA1535；TA1537/TA97/TA97a）以及检测组氨酸或色氨酸靶基因中腺嘌呤-胸腺嘧啶（A-T）位点碱基置换以及检测交联剂的鼠伤寒沙门菌 TA102 或大肠埃希菌 WP2 uvrA 或大肠埃希菌 WP2 uvrA（pKM101）。

（2）体外试验中最高浓度的确定：主要取决于受试药物对细菌/细胞的毒性和溶解度。

1）最高浓度：对不受溶解度或细胞毒性限制的受试药物，细菌回复突变试验应达到的最高浓度为5mg/皿（液体受试药物为5μl/皿），哺乳动物细胞试验为1mmol/L或0.5mg/ml（选用较低者）。

2）要求达到的细胞毒性水平：浓度不应超过1）中的规定。细菌回复突变试验中，进行评价的浓度应能显示明显的毒性，如回复突变菌落数目减少、背景菌苔减少或消失；哺乳动物细胞体外遗传学试验中，最高浓度产生的细胞毒性应约为50%；对于小鼠淋巴瘤细胞 *TK* 基因突变试验，最高浓度产生的细胞毒性应为80%~90%。

3）难溶受试物的检测：对于细菌回复突变试验，如果沉淀不干扰计数，应对产生沉淀的浓度进行计数，且最高浓度不超过5mg/皿或5μl/皿。当未观察到细菌毒性时，应以产生沉淀的最低浓度作为计数的最高浓度；当观察到剂量相关的细菌毒性或诱变性时，应按上述细胞毒性的要求来确定最高浓度。对于哺乳动物细胞试验，若沉淀不干扰计数，最高浓度应是培养液中产生最少可见沉淀的最低浓度。

（3）体外试验的重现性：当采用新方法或试验出现非预期结果时，有必要进行重复试验。但是，当采用标准的、已广泛应用的常规体外试验方法时，若这些试验经过了充分验证且进行了有效的内部质量控制，得到明确的阳性或阴性结果，通常不需要重复试验。但是，若得到可疑结果，则需要进一步试验。

4. 体内试验基本要求

（1）检测染色体损伤的体内试验：采用骨髓细胞分析染色体畸变或检测含微核的嗜多染红细胞的体内试验方法均可用于检测染色体断裂剂和非整倍体诱导剂。

大鼠和小鼠均适用于骨髓微核试验。微核也可通过小鼠外周血中未成熟红细胞（如嗜多染红细胞）或大鼠血液新生网织红细胞测定。啮齿类动物给药后，取外周血淋巴细胞进行体外培养，也可用于分析染色体畸变。

（2）其他体内遗传毒性试验：DNA 链断裂试验，如单细胞凝胶电泳试验（彗星试验）、碱洗脱试验、转基因小鼠体内突变试验、DNA 共价结合试验。

（3）体内试验的给药途径：一般情况下，给药途径应与临床拟用途径一致。若不一致，应说明理由。但是，为获得全身暴露，在适当时可进行调整，如局部给药的受试药物。

（4）体内试验的啮齿类动物性别的选用：短期给药的体内遗传毒性试验一般可单用雄性动物。若已有的毒性、代谢或暴露资料提示在所用动物种属上存在毒理学意义的性别差异，则应采用两种性别的动物。当遗传毒性试验整合在重复给药毒性试验中时，应对两种性别动物进行采样，如果毒性、代谢方面没有明显性别差异，可仅对单一性别进行评价。如果受试药物拟专用于单一性别，可选用相应性别的动物进行试验。

（5）体内试验的剂量选择：通常应对有代表性的三个剂量水平进行分析检测。

对于短期试验（通常是给药 1~3 次），推荐的最高剂量是 2 000mg/kg（若可耐受），或最大耐受量（为产生毒性的剂量）。剂量选择时还应考虑对骨髓红细胞生成的抑制。最高剂量之下的其他剂量一般间距约 2~3 倍。

对于多次给药试验，分为两种情况：①当采用标准试验组合一时，如果该重复给药毒性试验符合支持人体临床试验的一个充分试验的标准，则通常认为对于遗传毒性评价剂量是合适的，该原则适用于体外哺乳动物细胞试验结果为阴性或不相关的阳性时。②当进行追加试验或采用标准试验组合二时，应对多种因素进行评价以确定高剂量是否适合用于遗传毒性评价。

5. 试验的阶段性 细菌回复突变试验可支持单次给药的临床试验；哺乳动物细胞进行一项评估染色体损伤试验可支持多次给药的临床试验；建议在临床试验开始前完成遗传毒性标准试验组合。

6. 试验结果评价与追加研究策略 试验结果的评价最终应落实到临床试验受试者范围限定、风险收益评估以及必要防治措施的制定和应用上。常规的遗传毒性试验方法一般不适用于生物制品，因此通常不需要进行此项试验；但如果制品存在特殊的安全性担忧，则应报送相关的研究资料。

（二）生殖毒性试验

生殖毒性研究（reproductive toxicity study）的目的是通过动物试验反映受试药物对哺乳动物生殖功能和发育过程的影响，预测其可能产生的对生殖细胞、受孕、妊娠、分娩、哺乳等亲代生殖功能的不良影响，以及对子代胚胎 - 胎儿发育、出生后发育的不良影响。

1. 基本原则 同遗传毒性研究。

2. 基本内容

（1）受试药物 同主要药效学研究。

（2）试验系统

1）实验动物：应采用哺乳动物进行生殖毒性试验。在选择动物种属和品系时，应考虑动物的背景资料、实用性、与人的相关性等。大鼠可作为生殖毒性试验首选的啮齿类动物，家兔为优先选用的非啮齿类动物。家兔不适合时，可根据具体情况，选择另一种替代的非啮齿类动物或第二种啮齿类动物。

通常选用年轻、性成熟的成年动物，雌性动物未经产。个体动物初始体重不应超出平均体重 ±20%。动物应符合国家有关规定的等级要求，来源、品系、遗传背景清楚，并具有实验动物质量合格证。

2）其他试验系统：指哺乳动物或非哺乳动物的细胞、组织、器官，体外或体内培养体，但这些试验系统尚不能替代目前生殖毒性试验常用的整体动物。

（3）给药

1）剂量选择：可根据已有的研究资料（药理、急性毒性、长期毒性和药动学研究）、预实验以及受试药物的理化性质和给药途径来选择高剂量，高剂量范围内应该出现一些轻微的母体毒性反应，在大多数情况下，1g/（kg·d）为最大给药限量。低剂量应在生殖毒性方面无可见有害作用。高剂量与低剂量间根据具体情况可设计 1~2 个剂量，以观察可能的剂量 - 反应关系。

2）给药途径：给药途径应与临床拟用途径一致，建议采用暴露量较高的给药途径。一般不用腹腔注射。

3）给药频率：通常每天给药 1 次。但应参考药动学参数、预期临床给药情况来增加或减少给药次数。

4）对照组：应设赋形剂对照组，其给药途径、频率应与受试药物组相同。当赋形剂可能产生作用或影响受试药物的作用时，应另设空白对照组。此外，根据具体情况考虑是否设阳性对照组。

（4）试验方案选择：对大多数药物而言，三段试验方案通常比较合适，能够识别有可能发生损害的生殖发育阶段。但根据具体药物情况的不同，也可选择其他能充分反映受试药物生殖毒性的试验方案，如单一试验设计或两段试验设计等。联合进行多项生殖毒性试验时，应注意在动物成年期和从受孕到幼仔性成熟的各发育阶段给药。为发现给药所致的速发和迟发效应，试验观察应持续一个完整的生命周期，即从某一代受孕到其下一代受孕间的时间周期。

（5）常用的试验方案：常用的试验方案相当于对下述三段影响的联合研究，即生育力与早期胚胎发育、胚胎 - 胎仔发育和围产期发育（包括母体功能）。

1）生育力与早期胚胎发育毒性试验（Ⅰ段）

a. 试验目的：评价配子成熟度、交配行为、生育力、胚胎着床前阶段和着床等。

b. 动物选择：推荐用大鼠，每组各性别不少于 20 只。

c. 给药期：交配前给药期可定为雄性动物交配前 4~10 周，雌性动物交配前 2 周；雄性动物给药期应持续整个交配期直至被处死，雌性动物至少应持续至胚胎着床（妊娠第 6~7 天）。应对交配前给药期长短的选择进行说明并提供依据。

d. 动物处理：建议雌雄动物按 1∶1 交配。

e. 观察指标：试验期间观察体征和死亡情况，至少 1 次 /d；体重和体重变化，至少 2 次 / 周；摄食量，至少 1 次 / 周（交配期除外）。交配期间至少每日进行阴道涂片检查，以检查受试药物是否对交配或交配前所需时间有影响。其他毒性研究中已证明受试药物可能会影响的指标。试验结束剖检所有亲代动物、保存肉眼观察到出现异常的器官，必要时进行组织学检查，同时保留足够的对照组动物的相应器官以便比较、保存所有动物的睾丸、附睾、卵巢或子宫,必要时进行组织学检查,计数附睾中的精子数,并进行精子活力检查,计算黄体数、活胎、死胎、吸收胎和着床数。

2)胚胎-胎仔发育毒性试验(Ⅱ段)

a. 试验目的:评价妊娠动物较非妊娠雌性动物增强的毒性、胚胎/胎仔死亡情况、生长改变和结构变化等。

b. 动物选择:通常采用两种动物,一种为啮齿类动物,推荐用大鼠;另一种为非啮齿类动物,推荐用家兔。大鼠不少于 20 只/组,家兔不少于 12 只/组。

c. 给药期:给药由胚胎着床到硬腭闭合。大鼠为妊娠第 6~15 天给药,家兔为妊娠第 6~18 天给药。

d. 动物处理:在大约分娩前处死并检查雌性动物,正常情况下,大鼠约为妊娠第 20 或 21 天,家兔约为妊娠第 28 或 29 天。检查所有胎仔的存活和畸形情况。

e. 观察指标:除Ⅰ段指标外,还应检测胎仔体重、胎仔冠-臀长、胎仔异常(包括外观、内脏、骨骼)情况,肉眼观察胎盘。

3)围产期发育毒性试验(Ⅲ段)

a. 试验目的:评价妊娠动物较非妊娠雌性动物增强的毒性、出生前和出生后子代死亡情况、生长发育的改变以及子代的功能缺陷,包括 F1 代的行为、性成熟和生殖功能,试验应持续观察至子代性成熟阶段。

b. 动物选择:至少采用一种动物,推荐用大鼠,通常不少于 20 只/组。

c. 给药期:雌性动物给药期应从胚胎硬腭闭合至哺乳结束,通常大鼠为妊娠第 15 天至断乳(出生后第 21 天)。为了检测可能用于婴幼儿和儿童期的药物不良影响,可选择特定年龄段子代直接给药,进行相关试验研究。

d. 动物处理:雌性动物分娩并饲养其子代至断乳,每窝选择雌、雄子代各 1 只,饲养至成年,然后进行交配检测其生殖能力。

e. 观察指标:除Ⅰ段指标外,还应检测出生时存活的子代、出生时死亡的子代、子代出生时体重、断乳前后的存活率、生长/体重、性成熟程度、生育力、体格发育、感觉功能、反射以及行为。

(6)其他试验方案:根据受试药物、拟用适应证及临床用药等特点,综合考虑其他试验方案,以全面、合理地反映受试药物的生殖毒性特点。

3. 结果分析与评价 动物生殖毒性试验的最终目的在于预测人体可能出现的生殖、发育相关的毒性反应,应对研究结果进行科学全面的分析和评价。对用于育龄人群的生物制品,应结合其制品特点、临床适应证等因素对制品的生殖毒性风险进行评价。

(1)统计分析:应说明所选用统计学方法的合理性。显著性检验可帮助分析试验结果。应用统计学程序时,应注意组间比较所采用的指标单位。

(2)数据报告:建议将试验数据制成表格,以说明每只动物的试验结果。

(3)结果分析:如果出现阳性的生殖毒性或发育毒性结果,应评估人体中出现生殖毒性和发育毒性风险的可能性。常规需要分析评价的毒性有:①生殖毒性,为可能影响 F0 代生殖能力的结构和功能性改变,包括对生育力、分娩和哺乳的毒性影响等;②发育毒性,为对 F1 代的毒性影响,包括死亡、畸形(结构异常)、生长异常和功能性毒性等;③其他,应结合相关毒性研究结果,如长期毒性研究等,判断表现出来的生殖毒性是否为母体毒性的继发结果。

（4）综合评价：应结合①受试药物的药学特点；②药效学、药动学和其他毒理学研究的结果，特别是长期毒性试验和遗传毒性试验结果，进行综合分析。

（三）致癌试验

致癌试验的目的是考察药物在动物体内的潜在致癌作用，从而评价和预测其可能对人体造成的危害。由于致癌试验耗费大量时间和动物资源，只有当确实需要通过动物长期给药研究评价人体中药物暴露所致的潜在致癌性时，才应进行致癌试验。

1. 进行致癌试验的考虑因素

（1）期限和暴露量：一般预期临床用药至少连续 6 个月的药物应进行致癌试验。

大多数疗程为 3 个月的药物通常不会仅用到 3 个月，可能连续用药达 6 个月。某些类型的化合物可能不会连续用药达 6 个月，但可能以间歇的方式重复使用。治疗慢性和复发性疾病（包括过敏性鼻炎、抑郁症和焦虑症），需经常间歇使用的药物，一般也需进行致癌试验。某些可能导致暴露时间延长的药物释放系统，也应考虑进行致癌试验。

（2）潜在致癌因素：应考虑的几个因素包括①已有证据显示此类药物具有与人类相关的潜在致癌性；②其构效关系提示致癌的风险；③重复给药毒性试验中有癌前病变的证据；④导致局部组织反应或其他病理生理变化的化合物或其代谢产物在组织内长期滞留。

（3）适应证和患者人群：当特定适应证人群的预期寿命较短时（如 2~3 年），可能不要求进行长期致癌试验。用于晚期全身肿瘤的抗肿瘤药，通常不需要进行致癌试验。当抗肿瘤药较为有效并能明显延长生命的情况时，后期有继发性肿瘤的担忧，当这些药物拟用于非带瘤患者的辅助治疗或非肿瘤适应证长期使用时，通常需要进行致癌试验。常规的致癌试验方法不适用于大部分生物制品，但应结合制品的生物活性、临床用药时间、用药人群等因素对制品的致癌风险进行评价。内源性多肽、蛋白质及其类似物在下述情况下可能仍需要进行长期致癌性评价，①其生物活性与天然物质明显不同；②与天然物质比较显示修饰后结构发生明显改变；③药物的暴露量超过了血液或组织中的正常水平。

（4）给药途径：尽可能与拟用的临床途径相一致。如果不同给药途径下代谢及系统暴露量相似，可采用其中一种给药途径开展致癌试验，此种情况下，应充分关注与临床给药途径相关的组织器官（如与吸入剂使用相关的肺部）中受试药物是否得到充分暴露。药动学分布数据可提供受试药是否得到充分暴露的证据。

（5）全身暴露的程度：局部用药（如皮肤和眼科用药）可能需要进行致癌试验。系统暴露量非常小的局部用药不需要以经口给药途径来评价其对内脏器官的潜在致癌作用；若有潜在光致癌性担忧，可能需要进行皮肤给药致癌试验（通常用小鼠）。除非有明显的全身暴露或相关担忧，经眼给予的药物通常不需要进行致癌试验。

2. 附加试验的必要性　当动物致癌试验出现阳性结果时，可能需要做进一步的研究，探讨其作用机制，以帮助确定是否存在对人体的潜在致癌作用。

3. 进行致癌试验的时间安排　通常应在申请上市前完成。若对患者人群存在特殊担忧，在进行大样本临床试验之前需完成啮齿类动物的致癌试验。对于开发用于治疗某些严重疾病（如艾滋病）的药物，申请上市前可不必进行动物致癌试验，但在上市后应进行这些试验。

（四）一般药理学研究

一般药理学研究的目的是确定药物可能关系到人的安全性的非期望药理作用；评价药物在毒理学和/或临床研究中所观察到的不良反应和/或病理生理作用；研究所观察到的和/或推测的不良反应机制。

1. 基本原则

（1）试验方法：选用国内外公认的方法，根据药效学模型、药动学的特征、实验动物的种类等来选择试验方法，可采用体内和/或体外的方法。

（2）研究的阶段性：一般药理学研究贯穿在新药研究全过程中，可分阶段进行。在药物进入临床试验前，应完成对中枢神经系统、心血管系统和呼吸系统影响的核心组合试验的研究。追加和/或补充的安全药理学研究可在申报生产前完成。

（3）执行要求：一般药理学研究属于安全性评价的范畴，必须执行《药物非临床研究质量管理规范》。对一些难以满足 GLP 要求的特殊情况，也要保证适当的试验管理和数据保存。

（4）可免做一般药理学研究的药物：①体内血药浓度低或其他组织器官分布很少的局部用药；②只用于治疗晚期癌症患者的细胞毒类药物，但不包括具有新作用机制的此类药物。

2. 试验设计的基本要求

（1）生物材料：包括整体动物，离体器官和组织，体外培养的细胞、细胞片段、细胞器、受体、离子通道和酶等。整体动物常用小鼠、大鼠、豚鼠、家兔、犬等。动物选择应与试验方法相匹配，同时还应注意品系、性别及年龄等因素。生物材料选择应注意敏感性、重现性和可行性，以及与人的相关性等因素。

（2）受试药物：同主要药效学研究。

（3）样本量：试验组的组数及每组动物数的设定，应以能够科学合理地解释所获得的试验结果，恰当地反映有生物学意义的作用，并符合统计学要求为原则。一般要求每组小型动物不少于 10 只，每组大型动物不少于 6 只，雌雄各半。

（4）剂量：体内安全药理学试验要对所观察到的不良反应的剂量-反应关系进行研究，如可能也应对时效关系进行研究。产生不良反应的剂量应与产生主要药效学的剂量或人拟用的有效剂量进行比较。安全药理学试验的剂量应包括或超过主要药效学的有效剂量或治疗范围。如果安全药理学研究中缺乏不良反应的结果，试验的最高剂量应设定为相似给药途径和给药时间的其他毒理试验中产生中等强度不良反应的剂量。

（5）对照：一般可选用溶媒和/或辅料作对照。如果为了说明受试药物的特性与已知药物的异同，也可选用阳性对照药。

（6）给药途径：首先应考虑与临床拟用途径一致的给药途径。当有多个临床拟用途径时，分别采用相应的给药途径。对于在动物试验中难以实施的特殊的临床给药途径，可根据受试药物的特点选择其他途径，并说明理由。

（7）给药次数：一般采用单次给药。但若主要药效学研究表明，该受试物在给药一段时间后才能起效，或者重复给药的非临床研究和/或临床研究结果出现令人关注的安全性问题时，应根据具体情况合理设计给药次数。

（8）观察时间：结合受试药物的药效学和药动学特性、受试动物、临床研究方案等因素选择观察时间点和观察时间。

3. **主要研究内容**　一般药理学主要进行核心组合试验,目的是研究受试药物对重要生命功能的影响。通常中枢神经系统、心血管系统、呼吸系统作为重要器官系统,是核心组合试验要研究的内容。根据科学合理的原则,在某些情况下,可增加或减少部分试验内容,但应说明理由。

（1）中枢神经系统:定性和定量评价给药后动物的运动功能、行为改变、协调功能、感觉/运动反射和体温等的变化。

（2）心血管系统:测定给药前后血压(包括收缩压、舒张压和平均压)、心电图(包括 Q-T 间期、P-R 间期、ST 段和 QRS 波等)和心率等的变化。

（3）呼吸系统:测定给药前后动物的呼吸频率和呼吸深度等的变化。

思考题　　　　　1. 简述新药临床前药学研究的主要内容。
　　　　　　　　　　2. 简述新药临床前药效学和药动学研究的主要内容。
　　　　　　　　　　3. 简述临床前药物毒性研究的主要内容。

参考文献

［1］国家药典委员会. 中华人民共和国药典. 北京:中国医药科技出版社,2020.

［2］全国人民代表大会常务委员会. 中华人民共和国药品管理法.［2020-07-15］. https://www.nmpa.gov.cn/xxgk/fgwj/flxzhfg/20150424120001309.html.

［3］国家市场监督管理总局. 药品注册管理办法.［2020-07-15］. https://www.nmpa.gov.cn/directory/web/nmpa/xxgk/fgwj/bmgzh/20200330180501220.html.

［4］KATZUNG B G. Basic & clinical pharmacology. 14th ed. New York:McGraw-Hill Education,2018.

［5］BRUNTON L L, KNOLLMANN B, HILAL-DANDAN R. Goodman & Gilman's the pharmacological basis of therapeutics. 13th ed. New York:McGraw-Hill Education,2018.

［6］ATKINSON A J, HUANG S M, LERTORA J J L, ET AL. Principles of clinical pharmacology. 3rd ed. Amsterdam:Elsevier, 2012.

（**魏　伟　汪庆童**）

第三十九章　药物的临床研究

第一节　药物的临床研究概述

药物临床研究是以药学研究、药理学研究、毒理学研究及药物临床研究方案为基础,以药物的作用机制研究结果、药物临床前动物安全性和药效学研究结果、类似药物的安全性和有效性及临床应用现状为依据,以受试者为对象,在临床上开展的有关药物的系统研究。

药物临床试验,指以人体(患者或健康受试者)为研究对象的试验,意在发现或验证某试验药物的临床医学、药理学以及其他药效学作用、不良反应,或者试验药物的吸收、分布、代谢和排泄,以确定药物的疗效与安全性的系统性试验。药物临床试验应当经批准,其中生物等效性试验应当备案;药物临床试验应当在符合相关规定的药物临床试验机构开展,并遵守《药物临床试验质量管理规范》。

我国药物临床试验始于 20 世纪 80 年代。1985 年卫生部颁布《新药审评办法》。1998 年卫生部颁布《药物临床试验质量管理规范(试行)》。2003 年国家食品药品监督管理总局颁布《药物临床试验质量管理规范》。2011 年出台《药物 I 期临床试验管理指导原则(试行)》《药物临床试验严重不良事件报告程序与要求》《药物临床试验管理指南》。2020 年国家市场监督管理总局通过了《药品注册管理办法》,2020 年 7 月 1 日起施行。国家药品监督管理局会同国家卫生健康委员会组织修订了《药物临床试验质量管理规范》,2020 年 7 月 1 日起施行。

临床试验的申办者,指负责临床试验的发起、管理、提供临床试验经费的个人、组织或者机构。临床试验的研究者,指实施临床试验并对临床试验的质量、受试者的权益和安全负责的试验现场的医务人员。临床试验的受试者,指参加一项临床试验,并作为试验用药品的接受者,包括患者及健康受试者。

药物临床试验应符合世界医学大会《赫尔辛基宣言》的原则及相关伦理要求,受试者的权益和安全是要考虑的首要因素,优先于对科学和社会的获益。伦理审查与知情同意是保障受试者权益的重要措施。研究者和临床试验机构应具备相应的资格和要求,具有完成临床试验所需的必要条件。药物临床试验机构承担着药物临床试验项目的运行管理、相关人员的培训、管理制度和标准操作规程(standard operating procedure, SOP)的制定、全过程的质量控制、试验药品和试验资料的管理等职责,对推动我国药物临床研究的迅速发展发挥着重要的作用。

第二节　药物临床研究方法

一、生物统计学在药物临床研究中的应用

1938 年美国颁布的《联邦食品、药品和化妆品法案》，第一次要求制药企业提供关于新药安全性的报告。1962 年通过的《科夫沃 - 哈里斯修正案》（*Kefauver-Harris Amendments*）首次提出了新药的有效性要求。通过临床对照试验证明试验药物的安全性和有效性，是各国药监部门对新药临床试验的指导思想。同时临床试验也应该考虑试验的可重复性和外延性，即临床试验结果能否再现，临床试验结果能否推广到不同地区的相似人群中。

生物统计学是临床研究的主要工具。根据临床研究的目的，采用适当的统计学模型，将临床科学原理转化为有效的统计学假设，通过高质量的临床试验数据，从统计学角度解决临床研究的未知与不确定之处，对药物的安全性和有效性进行评估。临床试验选择的统计方法应具备无偏性和最小变异性。通过合理的统计设计，避免偏倚、减少试验的潜在变异性。

对照、随机化和设盲是临床试验质量和可信性的重要保障。随机化和设盲有助于避免偏倚。随机化方法分为完全随机化、随机化区组和适应性随机化。应根据临床研究的目标、研究终点、分层、协变量和试验样本量来选择合适的随机化方法。随机化为评估药物提供了可靠的统计学方法。为了避免识别出试验药物造成的主观性和判断性偏倚，影响甚至扭曲统计学推断，必须采取措施避免对药物的识别，即设盲。设盲有助于避免治疗效果比较的个人偏倚。临床试验中的设盲分为四种：开放式（不设盲）、单盲、双盲、三盲。开放式试验主要考虑伦理学；单盲试验是受试者对于治疗分组是盲态；双盲是受试者与研究者对治疗分组均为盲态；三盲是受试者、研究者及与试验有关申办方的所有临床研究团队成员对治疗分组均处于盲态。在药物临床研究中，三盲试验对有效性、安全性评估的偏倚最小。

临床研究相关的统计学设计有：平行组设计、交叉设计、剂量递增设计、富集设计、整群随机化设计、成组随机化设计、成组序贯设计、安慰剂激发设计、评估者盲法设计等。根据临床试验目的选择合适的统计学设计，如生物等效性试验应选择交叉设计；药物的安全性和有效性研究，应选择平行组设计。

抗癌药物临床设计有特殊性。考虑到受试者病程不可逆、预期寿命有限，且试验药物治疗窗窄，试验设计的指导思想是减少受试者对治疗干预的暴露，并以最有效的方式选出安全性可接受的药物。抗癌药物 I 期临床试验常见设计有：标准的剂量递增设计、单阶段或二阶段上下法设计、加速剂量滴定设计、持续再评估法。

临床试验包括多中心临床试验、优效性临床试验、序贯临床试验、阳性对照和等效性 / 非劣性临床试验、剂量 - 效应试验、联合治疗试验、桥接研究和疫苗临床试验等。可根据研究目的采用适宜的临床试验。多中心试验可将不同研究中心的临床试验结果复制推广至目标人群。如果临床试验目的是验证试验药物的主要临床终点优于平行对照，即为优效性临床试验。序贯临床试验适合临床科研中患者陆续就医，陆续试验，陆续分析。实验无效立即停止，可节约样本数 30%~50%，但只适用于单指标的试验。如果临床试验目的是验证试验药物的有效性与阳性对照相似或不劣于阳性对照药物，即为等效性 / 非

劣性临床试验。在Ⅱ期临床试验研发阶段,需要剂量 - 效应试验确定试验药物的治疗窗,以及治疗窗内安全性/有效性与剂量之间的关系。如果研究药物包含一种以上的活性成分,考虑潜在的药物相互作用,需联合治疗试验评估疗效。桥接研究,即将外国数据推广至新地区。疫苗试验则需特殊考虑。

治疗药物的有效性评价需要考虑:①受试者特征的基线可比性;②意向数据集和可评价数据集的比较;③协变量的校正;④多中心分析;⑤亚组分析;⑥多终点分析;⑦期中分析和数据监察;⑧阳性对照研究;⑨脱落或缺失数据处理;⑩基因组信息评价药物疗效。

治疗药物的安全性评价需要考虑:①试验药物的暴露风险;②常见的不良事件和实验室检查变化;③严重不良事件和其他不良事件。

二、药物临床试验原则

药物临床试验的基本原则是保证药物临床试验过程的规范性、安全性,结果的科学性和可靠性,以及最大限度地保护受试者的权益。

药物临床试验的实施应遵循如下要点:

1. 受试者的权益和安全是考虑的首要因素,优先于社会和科学获益。

2. 药物临床试验应当有充分的科学依据。权衡受试者和社会预期的风险和获益,只有当预期的获益大于风险时,方可实施或者继续临床试验。

3. 药物临床试验方案应当清晰、详细、可操作。试验方案在获得伦理委员会同意后方可执行。

4. 数据与资料有可追溯性,保护受试者隐私和确保保密性。

5. 试验药物的制备、使用应当符合相关规范及试验方案的要求。

6. 质量管理体系应当覆盖临床试验的全过程。

7. 药物临床试验的设计与实施应遵守利益冲突回避原则。

第三节 药物的临床研究过程

我国药物临床试验分为Ⅰ期临床试验、Ⅱ期临床试验、Ⅲ期临床试验、Ⅳ期临床试验以及生物等效性试验。根据药物特点和研究目的,临床研究内容包括临床药理学研究、探索性临床试验、确证性临床试验和上市后研究。2006 年美国食品药品管理局(FDA)发布了探索性新药研究申请(investigational new drug, IND)(药物 0 期临床试验)指导原则。我国目前无药物 0 期临床试验指导原则及相关法律法规。

一、药物临床试验分期

药物 0 期临床试验是指新药在完成临床前实验后尚未正式进入临床试验之前,研制者使用微剂量在少量人群进行的单剂量或不超过 7 天的多剂量给药的药物临床试验。微剂量是指低于临床前毒理学研究获得的动物安全性数据推算出的拟用于人体可能产生临床药理学作用的剂量的 1/100,最大剂量 ≤100μg,蛋白质类受试药物最大剂量 ≤30nmol。药物 0 期临床试验的主要目的:①验证候选药物在临床前研究中发现的作用机制是否适用于人体;②提供候选药物重要的药动学信息;③从候选药物中确定最有希望的先导化合物；④探索候选药物的生物分布特征。药物 0 期临床试验的主要优势：①给药剂量低，临床试验前不需要大规模的毒理学研究；②缩短开发周期，可将非临床研究时间缩短至 3~6 个月；③受试者数量少，给药时间短，费用低；④临床试验风险较 I 期临床试验小；⑤更早获得候选药物的靶点活性，更早进行研发决策；⑥早期获得人体药动学（PK）数据；⑦及时发现有毒副作用的候选药物，及早终止研究。目前，只推荐在恶性肿瘤、心血管系统疾病、神经系统疾病等严重威胁人类生命健康的疾病领域的药物研发中开展 0 期临床试验研究。适合 0 期临床试验研究的候选药物特点：①靶向候选药物，靶指标的变化可产生预期的效果；②治疗窗较宽的候选药物；③在非毒性的低剂量和短暴露时间（≤7 天）的情况下，候选药物可以调节靶分子或生物标记物；④在相对小样本的情况下可评价药效的靶向效果。

（一）药物 0 期临床试验

药物 0 期临床试验所需受试者低于 30 例，分微剂量试验、单次给药与多次给药试验和 PK/PD 结合试验 3 种不同类型。微剂量试验是在不伤害受试者的前提下进行的药物研究，评价候选药物的人体 PK 特性，需受试者 10 人。单次给药和多次给药试验可实现药物临床前实验与临床试验的直接转换，评价候选药物的人体药效学（PD）特性。单次给药爬坡试验，设 5 个剂量组，每组需受试者 2~5 人，来确定单次给药或多次给药 PD 试验的给药剂量。单次给药或多次给药 PD 试验是指单次或多次（连续给药≤7 天）给予达到预期治疗剂量的候选药物，需受试者 10 人，于 PD 试验给药剂量确定后进行试验，评价候选药物的 PD 特性。PK/PD 结合试验，是在新药研究早期进行的结构类似候选药物的临床研究，为从多种类似候选药物中筛选出最佳候选药物提供了平台。药物 0 期临床研究作为新药探索性研究，尚存在一些问题需要进一步探讨。

（二）药物 I 期临床试验

药物 I 期临床试验是初步的临床药理学及人体安全性评价试验，通常情况下在健康志愿者中进行。主要目的是考察候选药物的人体耐受性、人体药动学，为 II 期临床试验给药方案提供依据。人体耐受性试验分单次给药试验和多剂量给药试验。单次给药试验，需受试者 20~40 人，确定起始剂量和最大剂量后，在起始剂量和最大剂量范围内预设 6~8 个剂量组。试验从低剂量组开始，每组受试者 2~4 人，在接近预设的治疗剂量后，每组受试者 6~8 人。每个受试者给药 1 次。上一个剂量组试验结束后方可进行下一个剂量组的试验。剂量递增方案主要有改良斐波那契法、连续性评估法、等比递增法、上下增减计量法等；多剂量给药试验设计，需受试者 12~16 人，预设 2 个试验组，每组 6~8 人，每天给药 1 次，受试者连续给药 5~10 天，患者可按预期疗程连续给药。给药剂量可选择单次给药耐受试验未出现不良反应的次大耐受剂量，如果试验中出现了明显的不良反应，则下降一个剂量组进行另一组试验，如果试验中未出现明显的不良反应，则上升一个剂量组进行另一组试验。

人体药动学试验分单次给药人体药动学、多次给药人体药动学和食物对口服制剂药动学的影响。单次给药人体药动学试验，需受试者 8~10 人。设低、中、高 3 个剂量组，3 个剂量组的给药剂量均应在耐受试验的起始剂量和最大剂量范围内，高剂量应小于最大耐受剂量，中剂量为拟定 II 期临床试验的治疗剂量。试验采用 3×3 设计。采集受试者服药后各时相血样，测定各时相的血药浓度，计算药动学参数。多次给药人体药动学试验，需受试者 8~10 人。采用拟定 II 期临床试验的治疗剂量。根据单次给药人体药动学的消除半衰期和拟定的 II 期临床试验给药间隔时间，设定每天的服药次数。根据单次给药人体药动学的消除半衰期,估算新药达到稳态浓度的时间,预计达稳态后连续测定 3 天的谷浓度。确定已达稳态浓度,在末次给药后,采集各时相血样,测定血药浓度,计算稳态药动学参数。食物对口服制剂药动学的影响试验,需受试者 6~8 人。将受试者随机分 2 组,一组空腹给药,另一组餐后给药,试验采用 2×2 设计。口服给药剂量为拟定Ⅱ期临床试验的治疗剂量。服药后采集各时相血样,测定血药浓度,计算药动学参数。人体耐受试验的观察指标依据候选药物的药理作用而定,主要包括神经系统、呼吸系统、消化系统、泌尿系统等症状和体征;肝、肾功能,血常规,血小板计数,凝血功能,心电图等项目检查;针对候选药物所需的特殊检查;生命体征检查;自觉症状描述等。试验结束后对候选药物人体耐受性和人体药动学进行总结,并进行统计分析。确定Ⅰ期临床试验的安全剂量范围,说明推荐Ⅱ期临床试验给药方案的理由;统计出未发生不良反应、发生不良反及发生中度以上不良反应的给药剂量,列出不良反应详表,并逐一分析;绘制单次给药和餐前、餐后给药的血药浓度 - 时间曲线图,T_{max} 和 C_{max} 为实测值,AUC 以梯形面积法求得,$t_{1/2}$、V_d、K_e、Cl 等参数可用药动学软件计算。根据单次给药药动学试验结果,阐明新药在人体内的吸收、分布、代谢、排泄的过程,确定候选药物在人体内属于线性药动学过程还是属于非线性药动学过程。根据食物对口服制剂药动学的影响试验结果,阐明食物对候选药物的生物利用度、C_{max}、T_{max} 等药动学参数的影响;绘制多次给的药血药浓度 - 时间曲线图,$C_{ss\ max}$ 和 $C_{ss\ min}$ 为实测值,AUC_{ss} 以梯形面积法求得,并计算 C_{av}、DF 等药动学参数。根据多次给药药动学试验结果,阐明候选药物是否在人体内蓄积。

（三）药物Ⅱ期临床试验

药物Ⅱ期临床试验是新药在患者身上进行的试验。主要目的是初步评价新药的有效性和安全性;确定临床适应证;推荐Ⅲ期临床试验给药方案;评价新药不良反应,并提供治疗方法。Ⅱ期临床试验设计有单臂试验、随机对照试验、随机撤药试验等多种形式。试验设计应符合代表性、重复性、随机性及合理性原则。选择患有目标适应证的患者,试验组最低病例数为 100 例。单臂试验仅设试验组,不设对照组。单臂试验又分为单臂单阶段试验和单臂多阶段试验。单臂单阶段试验入组的受试者均接受新药治疗,根据治疗效果得出试验结论。单臂多阶段试验为探索性研究,当新药有效率较低时,可在早期终止试验,避免更多的受试者接受无效治疗,也可在试验早期淘汰不良反应高的新药。随机对照试验应遵循随机、对照和重复三原则,分试验组、阳性对照组或安慰剂组,可科学评估试验药物的有效率。选择有效率最佳的给药剂量进入Ⅲ期临床试验;随机撤药试验是通过一定时间的新药治疗,受试者病情呈稳定状态后,将受试者随机分配到继续使用新药治疗组或安慰剂治疗组,以两组之间出现的观察指标差异评价新药的疗效。观察指标分为主要观察指标和次要观察指标,必须在设计方案中有明确的定义,并阐明被选指标的可靠性和选择依据。观察指标一旦确定,不能随意修改。主要指标是指与试验目的有本质联系,并能准确反应新药有效性和安全性的指标,又称目标指标或终点指标。主要指标应具备易于量化、客观性强、重复性好等特点,最好选择所涉及领域公认的准则或标准作为主要指标。如果从多个指标中难以确定单一的主要指标,可将多个指标组合成一个复合指标作为主要指标;次要指标是指与主要目的相关的附加支持指标,也可是与试验次要目的有关的指标。次要指标的数目应有所限制,应能回答与试验目的相关的问题。不良反应观察指标主要有受试者用新药后发生的不适、实验室检查、受试者在试验期间发生的意外事件等。试验结束后对实验结果进行统计分析和总结。描述性统计分析用于人口学资料、基线资料、安全性资料、主要指标和次要指标等的统计分析与总结;参数估计、可信区间和假设检验用于主要指标和次要指标的评价和估计；协变量分析用于新药有效性的评价，还可用于不同治疗中心受试者间差异的统计分析与总结。

（四）药物Ⅲ期临床试验

药物Ⅲ期临床试验是将新药用于更大范围的受试者，是扩大的多中心临床试验。主要目的是进一步验证新药对目标适应证患者的治疗作用和安全性；评价受试者应用新药后的利益和风险关系；为新药注册申请获批提供依据；为新药药品说明书和医生处方提供数据。在具体试验方案中，试验设计类型的选择最为重要。试验类型决定了样本量、研究过程及质量控制。研究者应根据试验目的和试验条件选择试验设计方案。受试者为患有目标适应证的患者，试验组最低病例数为 300 例。平行组设计是将受试者随机分到各试验组，各组同时进行试验。平行组设计不一定只有试验组和对照组，可为试验药物设多个对照组，试验药物也可设多个剂量组；自身交叉设计是一种特殊的交叉设计，每个受试者在两个或两个以上的试验阶段接受指定的处理。最简单的自身交叉设计是 2×2 形式；析因设计是将试验中各因素的所有水平进行完全交叉而形成的分组试验设计，用于检验各试验药物间是否存在交互作用，或探索两种或两种以上药物不同剂量的最佳组合；成组序贯设计是将临床试验分成几批，逐批进行序贯试验，每一批受试者试验结束后，及时分析和总结试验药物的有效性和安全性，一旦得出结论即可终止试验；加载设计是受试者除了维持标准治疗外，还被随机给予试验药或安慰剂。观察指标和统计分析同Ⅱ期临床试验。

（五）药物Ⅳ期临床试验

药物Ⅳ期临床试验是新药上市后的再评价，是新药临床试验的继续，是多中心开放性临床试验。主要目的是考察在广泛使用条件下新药的疗效和不良反应；评价新药在普通人群或特殊人群中使用的风险与收益关系，以及给药剂量改进；解决药品注册前因样本量小、给药时间短等未能考察的问题，包括药物的长期疗效和毒性、次要作用、给药方案调整、药物相互作用等。Ⅳ期临床试验不设对照组，试验病例数应符合相关统计学要求（不低于 2 000 例）。试验设计应简明，观察指标应少而精。观察受试者临床症状、体征、实验室检查等主要药效学指标的变化；观察血常规、尿常规、血液生化、肝肾功能、凝血功能等主要安全性指标的变化，还应考察试验药物对神经系统、呼吸系统、消化系统等影响。

生物等效性试验是仿制药品申请注册的基础，主要目的是证明仿制药品与参比药品生物等效，以桥接与参比药品相关的临床前试验和临床试验。仿制药品应与参比药品的活性物质组成和含量相同，药剂学形式相同，通过生物利用度试验证明与参比药品生物等效。生物利用度是指活性物质从药物制剂中释放并被吸收后在作用部位可利用的速度和程度，通常用血药浓度 - 时间曲线来评估。生物利用度试验提供关于分布、消除、食物对药物吸收的影响、剂量比例关系、活性物质以及某些情况下非活性物质药动学的线性等其他有用的药动学信息。如果含有相同活性物质的两种药品的药剂学等效或药剂学可替代，并且在给相同摩尔剂量后，生物利用度（速度和程度）落在预定的可接受限度内，则被认为生物等效。

二、药物基因组学在药物临床研究过程中的应用

药物基因组学（pharmacogenomics）是研究基因多态性与药物反应关系的一门学科，旨在阐明药物转运蛋白、药物代谢酶、药物的作用靶分子基因多态性与药物效应及不良反应之间的关系，为新药研发、

药物临床试验、个体化给药等提供科学依据。将药物基因组学应用于药物临床研究，可缩短药物研发周期，降低研究成本，降低不良反应发生率。药物基因组学是一门新兴学科，其临床应用尚处于初期阶段，将药物基因组学的研究方法和技术应用于的药物临床研究尚需更多的实例验证。

（一）药物基因组学研究的相关基因及作用

药物从进入体内到发挥作用直至被清除，是一个复杂的过程。在这一过程中任何环节的改变都会影响药物的药动学、药效动力学及不良反应。应用于药物临床研究的编码基因主要有 4 类：①药物代谢酶基因；②药物受体基因；③药物转运蛋白基因；④信号传导蛋白基因。这些编码基因发生遗传性变异均会引起受试者间药动学过程、药物效应及不良反应的差异，也会影响药物临床研究结果的分析和判断。

传统的药物临床研究不需要区分受试者的遗传背景，缺点是纳入了大量的具有不同遗传背景的受试者，使受试者间的药物疗效、不良反应及药动学特性等差异大，影响了药物的安全性和有效性评价的准确性。用药物基因组学的理论指导药物临床研究，可避免上述缺陷，确保新药上市后临床应用的安全性和有效性。药物基因组学在药物临床研究中的主要作用：①根据受试者的基因型分层分组，研究不同基因型的受试者用药后的药动学特性、药物疗效及不良反应；②根据不同药物代谢酶基因型或表型受试者的药动学参数，估算用药剂量；③根据药动学参数极端值受试者、出现毒性反应受试者、有效和无效受试者的基因差异，分析判断用药后可能受益的受试者基因结构和功能；④用药物基因组学的理论解释药物临床研究中出现的严重和异常的不良反应。

（二）药物基因组学在Ⅰ期临床试验中的应用

药物基因组学应用于药物Ⅰ期临床试验中，研究新药的体内过程，以及药物反应与药物代谢酶、药物的作用受体或靶点、药物转运蛋白等基因多态性的关系。药物基因组学可验证临床前有关药物的作用机制、药物代谢途径等研究结果，可用基因多态性解释受试者间药动学过程、药效动力学过程和不良反应的差异，可根据Ⅰ期临床试验获得的药物基因多态性信息指导后期的临床试验，降低药物临床研究失败的风险。

以临床前新药的药物代谢酶、转运蛋白、作用受体或靶点的种类的研究结果及人群中相关基因多态性分布情况为依据，对受试者进行特定基因检测，再以特定基因型为依据，筛选药物Ⅰ期临床试验受试者。将入选的受试者按相关基因型特征分层分组，进行Ⅰ期临床耐受性试验，获得不同特定基因型受试者的安全性及耐受程度数据，分析和判断可获益的受试者基因型。

药物代谢酶和药物转运蛋白基因型多态性是受试者间药动学特征出现差异的主要原因。以新药临床前研究确定的药物代谢酶和药物转运蛋白的种类及人群中相关基因多态性分布情况为依据，将入选的受试者按基因型特征分层分组，进行Ⅰ期临床试验药动学研究，获得不同基因型受试者的药动学参数，分析和判断不同基因型受试者的药动学特性。细胞色素 P450（cytochrome P450，CYP450）基因多态性是药物代谢酶基因组学研究的重点，CYP3A4、CYP2C9、CYP2C19、CYP2D6 等基因多态性与 C_{max}、AUC、$t_{1/2}$ 等药动学参数的个体间差异相关。P 糖蛋白（P-glycoprotein，P-gp）、多药耐药蛋白（multidrug resistance protein，MRP）、乳腺癌耐药蛋白（breast cancer resistance protein，BCRP）、有机阴离子转运多肽（organic anion-transporting polypeptide，OATP）家族、有机阴离子转运蛋白（organic anion transporter，OAT）家族、有机阳离子转运蛋白（organic cation transporter，OCT）等基因多态性是药物转运蛋白基因组学研究的重点,P-gp、MRP、OATP 等基因多态性与 C_{max}、AUC、$t_{1/2}$ 等药动学参数的个体间差异相关。

两种或两种以上药物合用会引起药物疗效和安全性的改变。若药物代谢酶多态性对药物的体内过程有明显影响,则需要在 I 期临床研究中增加药物相互作用研究。根据新药的药物代谢酶和药物转运蛋白的基因多态性筛选受试者,进行开放、双周期交叉试验,评价合并用药后新药的药动学、不良反应等的变化情况。在 I 期临床试验评价药物相互作用设计方案中,应重点考虑药物代谢酶活性在人群中分布的基因多态性。

(三)药物基因组学在 II 和 III 期临床试验中的应用

药物基因组学在 II 期临床试验中的作用是根据新药的药物代谢酶、药物转运蛋白、药物的作用受体或靶点的基因型对受试者进行分层分析。药物基因组学在 III 期临床试验中的作用是:①确定新药产生较好药效的人群及其基因型特征;②排除因基因变异而易发生不良反应的人群;③获得药品使用说明书中关于基因多态性的循证数据;④通过药物基因组学研究制定治疗原则,以及发现新的药物作用靶点。

在新药已知的药物代谢酶、药物转运蛋白、药物的作用受体或靶点的基因多态性基础上,对 II 期和 III 期临床试验受试者进行不同基因型分层分组,选取疗效好、毒性低的可获益的特定基因型受试者,排除无效、毒性高的特定基因型受试者,进行 II 期和 III 期临床试验,评估受试者的基因型与新药的疗效、不良反应的关系。

抗癌药物的药效受药物作用靶点基因变异的影响。例如,克唑替尼的高度易感人群为间变性淋巴瘤激酶(anaplastic lymphoma kinase, ALK)阳性患者,在 III 期临床试验时,对接受克唑替尼治疗的非小细胞肺癌受试者进行基因型分层分析,选择 ALK 阳性的非小细胞肺癌(non-small cell lung carcinoma, NSCLC)受试者,排除 ALK 阴性的 NSCLC 受试者,结果显示克唑替尼治疗非小细胞肺癌疗效显著。

不良反应受药物代谢酶和药物转运蛋白的基因多态性的影响。例如,曲格列酮可引起氨基转移酶升高和严重肝毒性,谷胱甘肽硫转移酶 M1(glutathione S-transferase M1, GSTM1)和谷胱甘肽硫转移酶 T1(glutathione S-transferase T1, GSTT1)基因同时沉默是导致氨基转移酶升高和严重肝毒性的主要原因。在 II 期临床试验时,对接受曲格列酮治疗的糖尿病受试者进行基因型分层分析,剔除 GSTM1 和 GSTT1 基因突变受试者,结果显示受试者出现肝毒性的风险大大降低,在可获益人群中曲格列酮安全有效。

将药物基因组学应用于 II 期和 III 期临床试验中,有助于提升平均药效、减少不良反应,节省临床研发成本,提高新药研究成功的可能性,缩短药物临床研究周期。

(四)药物基因组学在 IV 期临床试验中的应用

药物基因组学在 IV 期临床试验中的主要作用:①发现不良反应的遗传标记物;②应用药物基因组学理论对不良反应进行解释,判断不良反应是否是由基因多态性导致的;③完善药品使用说明书,以降低药物在临床应用过程中严重不良反应的发生率。

药物的安全性与患者个体的基因型密切相关,不同基因型的患者,给药剂量应有所不同。在 IV 期临床试验阶段,收集受试者的基因信息,并进行基因学分析,根据基因型分层分组,进行 IV 期临床试验,评价受试者基因型与药物安全性和疗效的关系。例如,阿巴卡韦的超敏反应与 *HLA-B*5701* 基因变异有关,*HLA-B*5701* 基因阳性患者使用阿巴卡韦超敏反应发生率高,而阴性患者超敏反应发生率低。在进行Ⅳ期临床试验时,试验组对受试者进行 *HLA-B*5701* 基因筛查,阴性受试者入选,阳性受试者剔除。对照组不进行基因筛查。两组均给予阿巴卡韦标准治疗。结果显示,试验组阿巴卡韦超敏反应发生率为 3.4%,对照组则为 7.8%。美国 FDA 建议对使用阿巴卡韦的患者进行 *HLA-B*5701* 等位基因筛查,阳性者不建议使用阿巴卡韦治疗。

将药物基因组学应用于Ⅳ期临床试验,可避免一些药物被无辜淘汰,节省药物临床研发成本,还可为药物个体化治疗提供理论依据。但是,目前多数上市药物在临床研究时尚未引入药物基因组学的研究内容。

三、药物临床研究过程中的质量控制

质量控制指在临床试验质量保证系统中,为确证临床试验所有相关活动是否符合质量要求而实施的技术和活动。临床试验的质量管理应当覆盖临床试验的全过程,重点是受试者保护、试验结果可靠,以及遵守相关法律法规。

(一)药物临床试验质量控制的流程

在临床试验中建立有计划的系统性措施,以保证临床试验的实施和结果可靠。

药物临床试验严格遵守现行的《药品注册管理办法》《药物临床试验伦理审查工作指导原则》《药物临床试验质量管理规范》等临床试验相关的法律法规及指导原则。

1. 明确药物临床试验的各方职责。申办者应当建立临床试验的质量管理体系,基于风险进行质量管理,加强质量保证和质量控制。药物临床试验机构建立科学、有效的质量控制体制和运行机制,明确各方责任。研究者应当监管所有研究人员执行试验方案,实施临床试验质量管理,确保源数据真实可靠。伦理委员会保护受试者的权益和安全,特别关注弱势受试者。

2. 制定药物临床试验方案及标准操作规程(SOP)。临床试验方案是指说明临床试验目的、设计、方法学、统计学考虑和组织实施的文件。试验方案包括方案及其修订版。试验方案中应包括实施临床试验质量控制和质量保证。标准操作规程,指为保证某项特定操作的一致性而制定的详细的书面要求。药物临床试验过程的每个步骤均应依据《药物临床试验质量管理规范》、临床试验方案、技术规范、工作职责、管理规定等制订科学、规范、可行的标准操作规程。

3. 药物临床研究队伍的建设与培训是药物临床试验质量保证的关键,以确保药物临床试验过程中试验方案和各项 SOP 的顺利实施。

药物临床试验应严格按试验方案进行试验,严格遵循 SOP,保证药物临床试验过程规范,结果科学可靠,保障受试者安全和权益不受侵害。

(二)药物临床试验质量控制的分级

完整、科学、可行的药物临床试验质量控制体系,对提高药物临床试验质量,保证试验数据的完整性、真实性和规范性等均具有重要意义。

临床试验通常采用三级质量控制体系。一级质量控制由药物临床试验的专业组质控员负责,主要内容包括:①药物临床试验方案的启动和培训情况;②伦理委员会审核情况;③药品临床试验管理规

范（good clinical practice, GCP）和 SOP 执行情况；④药物临床试验过程中的方案执行情况；⑤原始记录与病例报告表（case report form, CRF）的核对与追溯；⑥临床试验进度的监督与协调。二级质量控制由药物临床试验的主要研究者负责，主要内容包括：①监督和检查药物临床试验相关人员对试验方案的执行情况；②监督和检查偏离试验方案的纠正情况；③处理严重不良事件的情况；④监督和检查试验进度；⑤原始数据及 CRF 审核。三级质量控制由药物临床试验机构质控员负责，主要内容包括：①协助药物临床试验专业组进行试验前的准备和相关培训；②定期巡查试验进展情况；③抽查临床试验原始病历，检查实验室检查结果、CRF、知情同意书等记录的完整性、真实性及可追溯性；④抽查与临床试验相关的仪器使用、保养、维修、校准等情况，以及操作人员是否严格按 SOP 操作；⑤检查试验档案的归档情况。

药物临床试验机构是药物临床试验质量控制的主体，临床试验相关各方的监察、稽查也是药物临床试验质量控制的关键。

（三）药物临床试验质量控制的关键点

药物临床试验前准备阶段，质量控制的关键点包括：①临床试验文件审查。如试验用药品的临床批件、伦理委员会批件、试验用药品检验合格证、SOP 等。②研究者相关资料。如研究者及项目组成员资料，分工、项目启动记录、研究人员培训记录、签名样张等。③药物临床试验方案。药物临床试验方案与 SOP 的一致性、可行性和完整性。④知情同意书完备性。⑤源文件设计合理、完整。⑥独立的数据监查委员会，对临床试验的安全性数据和重要的有效性终点进行评估。

药物临床试验中，质量控制的关键包括：①试验实施与方案的一致性。如受试者入组和随访时间、实验室检查、疗效评价等。②源文件记录及时、准确。如原始病历、CRF、实验室报告单。③不良事件及严重不良事件。如不良事件及严重不良事件的判断是否符合相关法律法规和试验方案，受试者是否得到及时处理，是否按试验方案的要求跟踪随访，是否完整记录；严重不良事件是否及时上报伦理委员会并有相应审查记录。④试验药品管理。如试验药品的接收、保管、发放、使用、回收、退回或销毁等全过程的执行及记录是否与试验方案、SOP 一致。⑤数据与统计的质量管理。如试验过程中是否严格执行随机原则，源文件与数据库中的数据是否一致等。⑥异常事件管理。如偏离试验方案，受试者退出与失访的详细记录，有临床意义的异常数据的判断、复查及记录等。

药物临床试验完成后，质量控制的关键包括：①临床试验资料完整。②数据管理。统计分析报告中的数据是否与源文件、数据库中的数据一致。③总结报告是否与试验方案一致。

（四）药物临床试验质量控制的新模式

目前我国药物临床试验多采用申办方委托合同研究组织完成临床试验的模式，即申办者签订合同授权，将临床试验的部分或者全部工作委托给合同研究组织。这种模式无法保证临床试验的全程跟踪，因此药物临床试验质量控制新模式探索势在必行。

临床试验管理系统（clinical trial management system, CTMS）是供所有参与药物临床试验人员使用的完整的信息系统。CTMS 可将药物临床试验各环节连接起来，实现全流程统一监控管理。其功能可覆盖项目申请、伦理审查、执行、经费管理等全流程。CTMS 可与医院管理信息系统、实验室信息系统连接，自动化收集和存储药物临床试验数据，减少人为干扰和差错，保证数据采集的及时性、真实性、可靠性和完整性，从而实现全面的质量控制。

临床研究协调员（clinical research coordinator，CRC）是指经研究者授权，在药物临床试验中协助研究者进行非医学判断相关工作的人员。CRC的主要作用：①保护受试者的合法权益和生命安全；②确保药物临床试验的科学性和数据的准确性、完整性和可追溯性；③配合监查和药物临床试验机构三级质控。我国CRC行业处于快速发展阶段，CRC的管理水平、行业准入标准、人才培养等与欧美等发达国家相比还有一定差距。加强临床研究协调员对药物临床试验质量的监管可帮助研究者及时发现问题，解决问题，减少工作失误，有助于提高药物临床试验的质量和效率。

临床研究监查员（clinical research associate，CRA）是由申办者授权，负责药物临床试验项目的监查。CRA的主要作用：①监查研究者执行药物临床试验方案情况。如确认在药物临床试验前受试者均签署知情同意书，确认入选的受试者合格。②确认数据记录与报告的完整性、CRF与原始资料的一致性。如确认所有错误或遗漏均已改正和注明，确认受试者剂量改变、治疗变更、合并用药、伴发疾病、失访、检查遗漏等情况均被记录，确认入选受试者的退出与失访均已在CRF中予以说明；③确认不良事件（adverse event，AE）记录在案，严重不良事件（severity adverse event，SAE）在规定时间内作出报告并记录在案；④核实试验药品按照有关法律法规进行接收、保存、分发、收回，退回或销毁，并有相应的记录；⑤监查并如实记录研究者未能做到的随访，未进行的试验，未做的检查，以及是否对错误、遗漏作出纠正。加强临床研究监查员对药物临床试验质量的监管，可保障药物临床试验项目的顺利进行，减少和控制药物临床试验过程中的错误和偏差，提高药物临床研究的质量和效率。

第四节　药物临床研究的发展方向

药物临床试验是新药研究过程中的重要阶段，是新药疗效和安全性评价的主要环节，也是新药能否上市的主要依据。建立一套完整的、科学的、可行的药物临床试验管理模式，获得高水平的临床试验结果是药物临床研究者的共同目标。提高药物临床研究的质量和管理水平，将药物基因组学、蛋白质组学和药物代谢组学的理论和研究方法引入到药物临床研究中，是我国药物临床研究者面临的新挑战。

随着我国药物临床试验的发展，对伦理审查能力的要求不断提高。目前有医疗机构的伦理委员会，也有借鉴欧美等国家伦理审查的经验，整合现有的伦理审查资源，建立区域性的伦理委员会，有利于提高药物临床试验伦理审查能力。

药物0期临床试验有利于恶性肿瘤、心血管系统疾病和神经系统疾病等的新药研究，可降低药物研发成本，控制药物临床研究风险，提高新药开发效率。药物0期临床试验已经成功应用于抗恶性肿瘤药等新药临床研究领域。目前，我国尚未制定药物0期临床试验的相关法律法规和规范。

药物基因组学是药物临床研究的新领域。2005年，FDA发布了《药物基因组学数据提交指南》；2010年，欧洲药品管理局提出在临床药动学研究中需考虑药物代谢酶基因多态性的问题。国外以药物基因组学为基础的研究平台成功开发了维莫非尼等抗恶性肿瘤靶向药物。将药物基因组学应用于药物临床研究，可降低药物临床研究的失败风险和严重不良事件的发生率，提高药物治疗的安全性和有效性。药物基因组学在药物临床研究中的应用尚处于起步阶段，随着基因检测技术的发展，相关法律法规的制定,药物基因组学在药物临床研究中的应用将会有更为广阔的前景。

蛋白质组学(proteomics)是以蛋白质组为研究对象,研究细胞、组织或生物体蛋白质组成及其变化规律的科学。蛋白质组学在药物临床研究中的主要作用包括:①药物作用靶点的发现和确证。通过比较健康与患病个体组织、细胞或体液的蛋白质表达谱和表达量差异,找出患病前后的差异蛋白质,对差异蛋白质进行分析鉴定,确定疾病状态下的标志性蛋白质。还可对疾病发生不同阶段的蛋白质组图谱进行分析,确定疾病发生不同阶段的标志物蛋白质。这些标志性蛋白质可能是药物作用的靶点。②药物的作用机制研究。通过比较健康状态下个体与患病状态下个体、给药前个体与给药后个体蛋白质谱的变化,分析判断药物的作用的靶点、药物的作用和不良反应发生的分子机制。③不良反应发生机制研究。通过比较给药前后个体组织、细胞或体液的蛋白质表达谱和表达量差异,找出服药前后的差异蛋白质,对差异蛋白质进行分析鉴定,这些差异性蛋白质可能是药物作用或不良反应发生的分子基础。目前,蛋白质组学在药物临床研究领域的应用尚处于探索阶段,随着蛋白质组学研究技术的突破、分析方法的完善和蛋白质数据的逐渐积累,蛋白质组学将在药物临床研究领域发挥重要作用。

代谢组学(metabolomics)是继基因组学和蛋白质组学之后发展起来的又一门新兴学科,是系统生物学的组成部分。代谢组学是对生物体内的代谢物进行定量分析,探讨代谢物与生理病理的关系。药物代谢组学是代谢组学的研究领域之一,是通过比较给药前和给药后个体的反应表型和代谢表型的变化来预测和评价药物的疗效或毒性。药物代谢组学研究最常用的生物样本是血样和尿样,最常用的仪器设备是核磁共振(nuclear magnetic resonance,NMR)、气相色谱-质谱联用仪(gas chromatograph-mass spectrometer,GC-MS)和高效液相色谱-质谱联用仪(liquid chromatograph-mass spectrometer,LC-MS)。目前,药物代谢组学已应用到药学研究的各方面和各阶段,在药物临床研究领域的应用主要有:①药物毒性的预测;②药物疗效的预测;③药动学性质的预测;④药物个体化治疗。目前,药物代谢组学在理论、技术和研究方法上还有很多问题尚未解决,在一定程度上限制了其在药物临床研究中的应用。现代分析技术的不断发展和进步、各种生物信息学新算法的不断涌现,将会推动药物代谢组学在药物临床研究领域的应用。

思考题
1. 药物Ⅰ、Ⅱ和Ⅲ期临床试验的主要目的是什么?
2. 简述药物临床试验应遵循的原则。
3. 简述蛋白质组学在药物临床研究中的主要作用。
4. 简述药物代谢组学在药物临床研究中的应用。

参考文献

[1] 国家市场监督管理总局.药品注册管理办法.[2021-1-15].http://www.gov.cn/zhengce/zhengceku/2020-04/01/content_5498012.htm.

[2] 国家药品监督管理局,国家卫生健康委员会.药物临床试验质量管理规范.[2021-1-15].http://www.gov.cn/zhengce/zhengceku/2020-04/28/content_5507145.htm.

[3] 国家药典委员会.中华人民共和国药典.北京:中国医药科技出版社,2020.

［4］EFPLA. The pharmaceutical industry in figures. Brussels：EPPLA, 2006.

［5］SAAG M, BALU R, PHILLIPS E, et al. High sensitivity of human leukocyte antigen-B*5701 as a marker for immunologically confirmed abacavir hypersensitivity in white and black patients. Clin Infect Dis, 2008, 46（7）: 1111-1118.

［6］BAUER J A, CHAKRAVANHY A B, ROSENBLUTH J M, et al. Identification of markers of taxane sensitivity using proteomic and genomic analyses of breast tumors from patients receiving neoadjuvant paclitaxel and radiation. Clin Cancer Res, 2010, 16（2）: 681-690.

［7］王广基. 药物代谢组学与个体化用药的精准医疗. 药学进展, 2017, 41（4）: 241-244.

［8］周贤忠, 刘仁沛. 临床试验的设计与分析——概念与方法学. 2 版. 北京: 北京大学医学出版社, 2010.

（**杜智敏**）

第四十章　药品注册与管理

药品安全关系到公众健康。新药研究设计与注册管理过程中,如何保证药品的质量特性能够达到预期的药品质量标准? 到底该设置什么样的药品注册准入门槛,既能够保障药品的可获得性,也能够科学管理药品的安全风险?

20 世纪以来,世界医药发展的历史与人们在"药害"事件中付出的惨痛代价并行,在新药研制过程中应引以为戒,理解国家药品注册管理法制化的重要意义。我国在 2019 年 12 月 1 日修订实施《中华人民共和国药品管理法》、2020 年 7 月 1 日修订实施《药品注册管理办法》国家药品监督管理部门又相继颁布了关于药品注册分类及申报资料要求、《药品附条件批准上市申请审评审批工作程序(试行)》《药品上市许可优先审评审批工作程序(试行)》等相关规定,逐步完善了我国药品注册的法规体系。

第一节　国内药品注册和管理

一、我国《药品注册管理办法》的历史与发展

《药品注册管理办法》是我国药品研发和注册管理领域的一部基础法规。随着医药科技和产业的发展,我国的药品监管法规体系不断完善,《药品注册管理办法》也经历了从无到有、逐步完善的过程。

我国《药品注册管理办法》的最初雏形可追溯至 1979 年国家卫生部与国家医药管理局共同制定并颁布试行的《新药管理办法》。该《办法》对新药的定义、新药的分类、新药审批的资料要求及临床试验手续等进行了明确,还规定新药要由卫生管理部门审批。但限于当时的管理水平以及配套制度的欠缺,当时制订的法规并未能得到切实地落实执行。

1985 年 7 月,《中华人民共和国药品管理法》(以下简称《药品管理法》)正式施行,同年,根据《药品管理法》中关于新药和新生物制品审批的规定,制定颁布了《新药审批办法》和《新生物制品审批办法》,全国从此开始实行新药统一审批的管理模式。之后,国家卫生管理部门还相继颁布实施了《仿制药品审批办法》《进口药品管理办法》《新药保护和技术转让的规定》等与药品审批有关的规章。

1987 年,国家卫生部对《新药审批办法》中有关中药问题做了补充规定和说明。1988 年,颁布了《关于新药审批管理若干补充规定》。1992 年,发布《关于药品审批管理若干问题的通知》,再次对中药

部分做了修订和补充规定。1998 年国家药品监督管理局成立,对上述《新药审批办法》《新生物制品审批办法》《仿制药品审批办法》《进口药品管理办法》《新药保护和技术转让的规定》等 5 个部门规章进行了修订完善,并于 1999 年 5 月 1 日开始实施。2002 年 12 月,为适应修订的《药品管理法》《药品管理法实施条例》以及我国加入世贸组织的需要,国家药品监督管理局全面整合药品注册管理相关规章制度,颁布施行了《药品注册管理办法》(试行),明确了"药品注册"的概念。

2005 年 2 月,为适应新施行的《中华人民共和国行政许可法》,进一步鼓励药物研发创新,国家食品药品监督管理局颁布了新修订的《药品注册管理办法》,并于 2005 年 5 月 1 日开始正式施行。2007 年7 月,再次修订《药品注册管理办法》,并从 2007 年 10 月 1 日开始执行。根据新修订的《药品注册管理办法》,国家食品药品监督管理局又于 2008 年至 2009 年间颁布实施了《中药注册管理补充规定》《新药注册特殊审批管理规定》《药品注册现场核查管理规定》等配套法规文件。

随着药品研发全球化趋势的加剧和我国医药产业的快速发展,现行注册管理的立法背景和诸多规定已不能适应当前药物创新发展和药品风险管理的要求。2013 年 11 月,国家食品药品监督管理总局发布《关于征求〈药品注册管理办法〉修正案意见的通知》。修正案对 2007 年版《药品注册管理办法》中相关内容进行了修订,主要包括增加鼓励药物创新的条款、修订与专利法衔接的条款、完善监测期管理相关条款、调整仿制药注册生产现场检查程序等方面。基于药品审评审批制度改革要求,国家食品药品监督管理总局于 2015 年 4 月再次启动了对现行 2007 年版《药品注册管理办法》的修订工作,成立了由国家药监部门药化注册司牵头,法制司、药审中心、核查中心、投诉举报和受理中心以及中国食品药品检定研究院参与的专项工作小组,研究确定了修订的原则、目标和总体思路。2016 年 7 月 22 日,国家食品药品监督管理总局在官方网站公开征求《药品注册管理办法(修订稿)》(主体文件)意见。2019年 8 月 26 日,新修订的《中华人民共和国药品管理法》经十三届全国人大常委会第十二次会议表决通过,于 2019 年 12 月 1 日起施行。其中,明确提出国家支持以临床价值为导向、对人的疾病具有明确或者特殊疗效的药物创新,鼓励具有新的治疗机理、治疗严重危及生命的疾病或者罕见病、对人体具有多靶向系统性调节干预功能等的新药研制。为了促进新药研发,新修订的《药品管理法》明确了国家实施药品上市许可持有人制度(marketing authorization holder, MAH),依法取得药品注册证书的企业或者药品研制机构等均可成为药品上市许可持有人,依法对药品研制、生产、经营、使用全过程中药品的安全性、有效性和质量可控性负责。经国务院药品监督管理部门批准,药品上市许可持有人可以转让药品上市许可。药品上市许可持有人制度,使药品研发和生产松绑,使得研发机构等不具备药品生产资质的主体,得以通过合作或委托生产的方式获得药品上市许可,有效保护了其研发积极性,同时也有利于减少重复建设、促进产业升级、优化资源配置、落实主体责任。

2020 年 1 月 15 日经国家市场监督管理总局 2020 年第 1 次局务会议审议通过,新修订的《药品注册管理办法》自 2020 年 7 月 1 日起施行。我国药品注册制度的不断发展和完善促进了医药科技创新和成果转化,有力推动了我国医药产业的发展。新修订的《药品注册管理办法》梳理了修订过程中重点关注和存在争议的问题,对既往国内药品注册管理的理念、思路以及程序设计等都进行了较大调整和改革,将国际上通行的药物临床试验管理机制、鼓励创新和仿制药质量提高机制、药品全生命周期管理理念等体现在修订稿中,涉及如下几方面问题:

(1)改革"药物创新"的定义:由"成分论"和"新化合物论"转为"以临床价值为导向的药物创

新",并相应地体现在注册分类和审评审批原则的调整中。

（2）构建新的药物临床试验管理机制:将仿制药、生物等效性试验改为备案审查制;对于创新药,通过建立探索性新药(investigational new drug, IND)机制,探索更为国际化和符合新药研发规律的临床试验管理机制。

（3）引入药品上市许可持有人制度:衔接药品上市许可持有人制度试点工作,引入药品上市许可管理模式。将药品上市许可与生产许可分离,旨在鼓励创新,并从源头上扼制药品研发的低水平重复。

（4）明确仿制药和生物类似药的审批标准:明确了仿制药和生物类似药的上市标准是"与原研药质量和疗效的一致或类似",为后续开展仿制药质量和疗效一致性评价奠定法律基础。

（5）改革优先审评机制:根据临床需求和药品特点设立优先审评制度,改变原来主要将注册分类作为特殊审批程序设定依据的做法。

（6）强化沟通交流:引入审评机构项目管理人和申请人药品注册专员概念,改革申请人(包括研究者)与药品审评机构间的沟通交流制度,将沟通交流贯穿于药品研发注册的全过程。拟通过沟通交流解决技术资料补充、临床试验分期批准、重大关键技术问题共商等注册环节中的问题。

（7）确立药品全生命周期管理理念:调整了药品注册受理、初步审查、注册现场检查、注册检验、补充资料等环节的节点设置和操作模式,以及药品再注册相关的规定,引入药品注册原始编号制度、年度报告制度,新增了药品日常监管与注册工作衔接、上市后安全性问题及备案信息管理等方面条款内容,以确立药品全生命周期管理的理念。

二、药品注册分类及申请

根据 2020 年 7 月修订实施的《药品注册管理办法》规定,药品注册是指药品注册申请人(以下简称申请人)依照法定程序和相关要求提出药物临床试验、药品上市许可、再注册等申请以及补充申请,药品监督管理部门基于法律法规和现有科学认知进行安全性、有效性和质量可控性等审查,决定是否同意其申请的活动。申请人取得药品注册证书后,为药品上市许可持有人(以下简称持有人)。药品注册管理是控制药品市场准入的前置性药品管理制度,根据这一管理模式,任何称为药品或作为药品使用的物质,在上市之前,必须首先通过国家法定药品注册机构的注册管理程序审查,这是国际通用的药品管理模式之一。

我国《药品注册管理办法》适用范围是,在中华人民共和国境内以药品上市为目的,从事药品研制、注册及监督管理活动。

我国法定的药品注册管理机构是国家药品监督管理局,负责建立药品注册管理工作体系和制度,制定药品注册管理规范,依法组织药品注册审评审批以及相关的监督管理工作。国家药品监督管理局药品注册管理司是具体负责药品注册管理的业务部门;国家药品监督管理局药品审评中心(以下简称"药品审评中心")主要负责对化学药品、生物制品、体外诊断试剂、中药新药申请以及进口药品、仿制药品申请进行技术审核,国家药典委员会负责国家药品标准的制定工作;中国食品药品检定研究院(以下简称"中检院")负责药品质量标准复核工作;国家药品监督管理局药品审核查验中心(以下简称"药品核查中心")负责药物临床试验、非临床研究机构资格认定(认证)和研制现场检查以及药品注册现场检查等。

省、自治区、直辖市药品监督管理部门负责本行政区域内以下药品注册相关管理工作：①境内生产药品再注册申请的受理、审查和审批；②药品上市后变更的备案、报告事项管理；③组织对药物非临床安全性评价研究机构、药物临床试验机构的日常监管及违法行为的查处；④参与国家药品监督管理局组织的药品注册核查、检验等工作；⑤国家药品监督管理局委托实施的药品注册相关事项。省、自治区、直辖市药品监督管理部门设置或者指定的药品专业技术机构，承担依法实施药品监督管理所需的审评、检验、核查、监测与评价等工作。

药品注册工作应当遵循公开、公平、公正的原则，以临床价值为导向，鼓励研究和创制新药，积极推动仿制药发展。国家药品监督管理局对药品注册实行主审集体负责制、相关人员公示制和回避制、责任追究制，受理、检验、审评、审批、送达等环节接受社会监督。

药品研发及注册管理中，除麻醉药品、精神药品、毒性药品、放射性药品等特殊管理药品外，药物的临床前研究一般不需要经过审批即可进行。临床研究是以人为受试对象，为了保护受试者的安全与权益，保证试验数据及结果的科学、准确与可靠，必须对临床前研究结果进行严格的综合评价，并将此结果提交药品注册有关机构，审查批准后获得临床试验批件方可进行临床试验研究。临床研究结束后，应对临床研究结果、生产药品现场情况考察结果进行综合评价，将结果提交药品注册有关机构，审查拟上市药品是否可以合法地生产，以获得药品注册分类相应的药品生产上市批件。因此，药物临床研究的申报与审批和药品生产上市的申报与审批，成为药物研究与开发过程中的主要环节，即药品注册管理的核心内容。药品注册申请的流程见图 40-1。

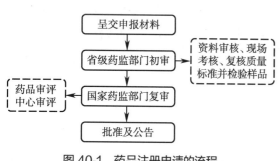

图 40-1　药品注册申请的流程

（一）药品注册标准和分类

1. 药品注册标准　药品应当符合国家药品标准和经国家药品监督管理局核准的药品质量标准。经国家药品监督管理局核准的药品质量标准，为药品注册标准。药品注册标准应当符合《中华人民共和国药典》通用技术要求，不得低于《中华人民共和国药典》的规定。申报注册品种的检测项目或者指标不适用《中华人民共和国药典》的，申请人应当提供充分的支持性数据。

药品审评中心等专业技术机构，应当根据科学进展、行业发展实际和药品监督管理工作需要制定技术指导原则和程序，并向社会公布。

2. 药品注册分类

根据我国《药品注册管理办法》，我国按照中药、化学药和生物制品等进行分类注册管理（图 40-2）。

中药注册按照中药创新药、中药改良型新药、古代经典名方中药复方制剂、同名同方药等进行分类。

化学药注册按照化学药创新药、化学药改良型新药、仿制药等进行分类。

生物制品注册按照生物制品创新药、生物制品改良型新药、已上市生物制品（含生物类似药）等进行分类。

中药、化学药和生物制品等药品的细化分类和相应的申报资料要求，由国家药品监督管理局根据注册药品的产品特性、创新程度和审评管理需要组织制定，并向社会公布。境外生产药品的注册申请，按照药品的细化分类和相应的申报资料要求执行。

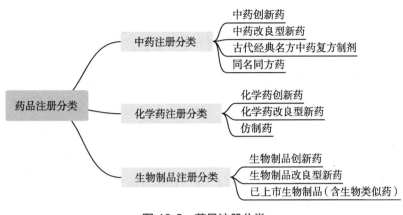

图40-2　药品注册分类

具体分类如下所示。

1. 中药注册分类

（1）中药注册分类理念

1）尊重中药研发规律,突出中药特色。充分考虑中药注册药品的产品特性、创新程度和审评管理需要,不再仅以物质基础作为划分注册类别的依据,而是遵循中医药发展规律,突出中药特色,对中药注册分类进行优化。

2）坚持以临床价值为导向,鼓励中药创新研制。中药创新药注重满足尚未满足的临床需求,中药改良型新药需体现临床应用优势和特点。不再仅强调原注册分类管理中"有效成分"和"有效部位"的含量要求。

3）加强古典医籍精华的梳理和挖掘,促进中药传承发展。新增"古代经典名方中药复方制剂"注册分类,发挥中医药原创优势,促进古代经典名方向中药新药的转化。丰富古代经典名方中药复方制剂范围,明确按古代经典名方目录管理的中药复方制剂和其他来源于古代经典名方的中药复方制剂的注册申报路径。

4）完善全生命周期管理,鼓励中药二次开发。拓宽改良型新药范畴,鼓励持有人对已上市中药开展研究,推动已上市中药的改良与质量提升,促进中药产业高质量发展。

（2）注册分类

1类:中药创新药。

2类:中药改良型新药

3类:古代经典名方中药复方制剂

3.1类:按古代经典名方目录管理的中药复方制剂

3.2类:其他来源于古代经典名方的中药复方制剂

4类:同名同方药

前三类均属于中药新药。中药注册分类不代表药物研制水平及药物疗效的高低,仅表明不同注册分类的注册申报资料要求不同。古代经典名方中药复方制剂两类情形均应采用传统工艺制备,采用传统给药途径,功能主治以中医术语表述。对适用范围不作限定。药品批准文号采用专门格式:国药准字C+四位年号+四位顺序号。

2. 化学药品注册分类

为鼓励新药创制,严格审评审批,提高药品质量,国家药品监督管理局(National Medical Products Administration, NMPA)2020年发布《化学药品注册分类及申报资料要求》(2020年第44号),对化学药品注册分类类别进行调整,分为创新药、改良型新药、仿制药、境外已上市境内未上市化学药品,5个类别,具体如下(表40-1)。

1类:境内外均未上市的创新药。指含有新的结构明确的、具有药理作用的化合物,且具有临床价值的药品。

2类:境内外均未上市的改良型新药。指在已知活性成分的基础上,对其结构、剂型、处方工艺、给药途径、适应证等进行优化,且具有明显临床优势的药品。

3类:境内申请人仿制境外上市但境内未上市原研药品的药品。该类药品应与参比制剂的质量和疗效一致。

4类:境内申请人仿制已在境内上市原研药品的药品。该类药品应与参比制剂的质量和疗效一致。

5类:境外上市的药品申请在境内上市。

表40-1 化学药品注册分类、说明及包含的情形

注册分类	分类说明	包含的情形
1类	境内外均未上市的创新药	含有新的结构明确的、具有药理作用的化合物,且具有临床价值的药品。
2类	境内外均未上市的改良型新药	1. 含有用拆分或者合成等方法制得的已知活性成分的光学异构体,或者对已知活性成分成酯,或者对已知活性成分成盐(包括含有氢键或配位键的盐),或者改变已知盐类活性成分的酸根、碱基或金属元素,或者形成其他非共价键衍生物(如络合物、螯合物或包合物),且具有明显临床优势的药品。
		2. 含有已知活性成分的新剂型(包括新的给药系统)、新处方工艺、新给药途径,且具有明显临床优势的药品。
		3. 含有已知活性成分的新复方制剂,且具有明显临床优势。
		4. 含有已知活性成分的新适应证证的药品。
3类	仿制境外上市但境内未上市原研药品的药品	具有与参比制剂相同的活性成分、剂型、规格、适应证、给药途径和用法用量的药品。
4类	仿制境内已上市原研药品的药品	具有与参比制剂相同的活性成分、剂型、规格、适应证、给药途径和用法用量的药品。
5类	境外上市的药品申请在境内上市	1. 境外上市的原研药品和改良型药品申请在境内上市。改良型药品应具有明显临床优势。
		2. 境外上市的仿制药申请在境内上市。

注:1. 原研药品是指境内外首个获准上市,且具有完整和充分的安全性、有效性数据作为上市依据的药品。

2. 参比制剂是指经国家药品监管部门评估确认的仿制药研制使用的对照药品。参比制剂的遴选与公布按照国家药品监管部门相关规定执行。

3. 治疗用生物制品注册分类

1类：创新型生物制品：境内外均未上市的治疗用生物制品。

2类：改良型生物制品：对境内或境外已上市制品进行改良，使新产品的安全性、有效性、质量可控性有改进，且具有明显优势的治疗用生物制品。

2.1 在已上市制品基础上，对其剂型、给药途径等进行优化，且具有明显临床优势的生物制品。

2.2 增加境内外均未获批的新适应证和/或改变用药人群。

2.3 已有同类制品上市的生物制品组成新的复方制品。

2.4 在已上市制品基础上，具有重大技术改进的生物制品，如重组技术替代生物组织提取技术；较已上市制品改变氨基酸位点或表达系统、宿主细胞后具有明显临床优势等。

3类：境内或境外已上市生物制品：

3.1 境外生产的境外已上市、境内未上市的生物制品申报上市。

3.2 境外已上市、境内未上市的生物制品申报在境内生产上市。

3.3 生物类似药。

3.4 其他生物制品。

4. 预防用生物制品注册分类

1类：创新型疫苗：境内外均未上市的疫苗：

1.1 无有效预防手段疾病的疫苗。

1.2 在已上市疫苗基础上开发的新抗原形式，如新基因重组疫苗、新核酸疫苗、已上市多糖疫苗基础上制备的新的结合疫苗等。

1.3 含新佐剂或新佐剂系统的疫苗。

1.4 含新抗原或新抗原形式的多联/多价疫苗。

2类：改良型疫苗：对境内或境外已上市疫苗产品进行改良，使新产品的安全性、有效性、质量可控性有改进，且具有明显优势的疫苗，包括：

2.1 在境内或境外已上市产品基础上改变抗原谱或型别，且具有明显临床优势的疫苗。

2.2 具有重大技术改进的疫苗，包括对疫苗菌毒种/细胞基质/生产工艺/剂型等的改进。（如更换为其他表达体系或细胞基质的疫苗；更换菌毒株或对已上市菌毒株进行改造；对已上市细胞基质或目的基因进行改造；非纯化疫苗改进为纯化疫苗；全细胞疫苗改进为组分疫苗等）

2.3 已有同类产品上市的疫苗组成的新的多联/多价疫苗。

2.4 改变给药途径，且具有明显临床优势的疫苗。

2.5 改变免疫剂量或免疫程序，且新免疫剂量或免疫程序具有明显临床优势的疫苗。

2.6 改变适用人群的疫苗。

3类：境内或境外已上市的疫苗：

3.1 境外生产的境外已上市、境内未上市的疫苗申报上市。

3.2 境外已上市、境内未上市的疫苗申报在境内生产上市。

3.3 境内已上市疫苗。

（二）药物临床前研究管理

1. 药物临床前研究内容　为申请药品注册而进行的药物临床前研究包括合成工艺、提取方法、理化性质及纯度剂型选择、处方筛选、制备工艺、检验方法、质量标准、稳定性、药理、毒理、动物药动学研究等。中药制剂还包括原药材的来源、加工及炮制等。生物制品还包括菌毒种、细胞株、生物组织等起始材料的质量标准、保存条件、遗传稳定性及免疫学研究等。

药物临床前研究可概括分为：文献研究、药学研究、药理毒理研究。以化学药品为例，临床前研究工作具体申报资料项目包括以下内容。

（1）综述资料：包括药品名称，证明性文件，立题目的与依据，主要研究结果的总结及评价，药品说明书、起草说明及相关参考文献，包装、标签设计样稿等6项。

（2）药学研究资料：包括药学研究资料综述，原料药生产工艺的研究资料及文献资料、制剂处方及工艺的研究资料及文献资料，确证化学结构或者组分的试验资料及文献资料。质量研究工作的试验资料及文献资料，药品标准及起草说明，并提供标准品或者对照品及样品的检验报告书，原料药、辅料的来源及质量标准、检验报告书，药物稳定性研究的试验资料及文献资料，直接接触药品的包装材料和容器的选择依据及质量标准等9项。

（3）药理毒理研究资料：包括药理毒理研究资料综述，主要药效学试验资料及文献资料，一般药理学的试验资料及文献资料，急性毒性试验资料及文献资料，长期毒性试验资料及文献资料，过敏性（局部、全身和光敏毒性）、溶血性和局部（血管、皮肤、黏膜、肌肉等）刺激性等特殊安全性试验资料和文献资料，复方制剂中多种成分药效、毒性、药动学相互影响的试验资料及文献资料，致突变试验资料及文献资料，生殖毒性试验资料及文献资料，致癌试验资料及文献资料，依赖性试验资料及文献资料，非临床药动学试验资料及文献资料等12项。

（4）临床试验资料：包括国内外相关的临床试验资料综述，临床试验计划及研究方案，临床研究者手册，知情同意书样稿、伦理委员会批准件，临床试验报告等5项。

2. 基本要求　药物非临床安全性评价研究应当在经过药物非临床研究质量管理规范认证的机构开展，并遵守药物非临床研究质量管理规范。申请人应当对申报资料中的药物研究数据的真实性负责。

从事药物研究开发机构的，要求具备与试验研究项目相适应的人员、场地、设备、仪器和管理制度；所用试验动物、试剂和原材料符合国家有关规定；保证所有试验数据和资料的真实性。

对研究用原料药的，要求必须具有批准文号、《进口药品注册证》或者《医药产品注册证》；若不具有，须经国家药品监督管理部门批准后方可使用。

对研究药品生产工艺的，要求申请人获得药品批准文号后，应按国家药品监督管理部门批准的生产工艺生产。

境外药物试验研究资料的处理，要求须附有境外药物研究机构出具的经公证的证明文件并经国家药品监督管理部门认证。

委托研究要求应当与被委托方签订合同，并在申请注册时予以说明；申请人对研究数据的真实性负责。

3. 药物非临床研究质量管理规范　药物非临床研究是指为评价药物安全性，在实验室条件下，用实验系统进行各种毒性试验，包括单次、反复给药毒性试验，生殖毒性、致突变、致癌试验及与评价药物安全性有关的其他试验。为了提高药物非临床研究质量,确保试验资料的真实性、完整性和可靠性,药物非临床研究应按照药物非临床研究质量管理规范要求进行。

三、药品上市注册

(一)药物临床试验管理

1. 药物临床研究的内容　临床研究(clinical study)是药品注册管理核心内容之一,包括临床试验(clinical trial)和生物等效性研究(bioequivalence trial)。其实施必须经国家药品监督管理部门批准。

临床试验分为Ⅰ期、Ⅱ期、Ⅲ期和Ⅳ期,各期临床试验的目的和设计不同,详见表40-2。根据药物特点和研究目的,药物临床试验研究内容包括临床药理学研究、探索性临床试验、确证性临床试验和上市后研究。临床试验步骤明确,早期小规模临床试验研究信息用于支持后续规模更大、目的性更强的临床试验研究。药物临床试验应当在具备相应条件并按规定备案的药物临床试验机构开展。其中,疫苗临床试验应当由符合国家药品监督管理局和国家卫生健康委员会规定条件的三级医疗机构或者省级以上疾病预防控制机构实施或者组织实施。新药在批准上市前,一般应当进行Ⅰ期、Ⅱ期、Ⅲ期临床试验。批准上市后进行Ⅳ期临床试验。

表40-2　临床试验的分期及相关要求

分期	研究内容	受试者	最低试验例数要求	备注
Ⅰ期	耐受性试验药动学	健康志愿者(必要时为患者)	20~30例	初步临床药理学和人体安全性试验
Ⅱ期	多中心临床试验(随机盲法对照)	患者	≥100例	治疗作用初步评价阶段
Ⅲ期	扩大多中心临床试验	患者	试验组≥300例	治疗作用确证阶段
Ⅳ期	上市后监测	患者	开放试验≥2 000例	申请人自主进行的应用研究阶段

生物等效性研究是指以药动学参数为指标,比较同一种药物的相同或者不同剂型的制剂,在相同的试验条件下,其活性成分吸收程度和速度有无统计学差异的人体试验。生物利用度试验的病例数一般为18~24例。

2. 基本要求

(1)药物临床研究实施前要求:申请人完成支持药物临床试验的药学、药理毒理学等研究后,提出药物临床试验申请的,应当按照申报资料要求提交相关研究资料。经形式审查,申报资料符合要求的,予以受理。药品审评中心应当组织药学、医学和其他技术人员对已受理的药物临床试验申请进行审评。对药物临床试验申请应当自受理之日起60日内决定是否同意开展,并通过药品审评中心网站通知申请人审批结果;逾期未通知的,视为同意,申请人可以按照提交的方案开展药物临床试验。申请人拟开展生物等效性试验的,应当按照要求在药品审评中心网站完成生物等效性试验备案后,按照备案的方案开展相关研究工作。

开展药物临床试验,应当经伦理委员会审查同意。

临床试验机构经国家药品监督管理部门审批批准后,申请人应当从具有药物临床试验资格的机构中选择承担药物临床试验机构。临床试验机构应认真执行药物临床试验质量管理规范。

药物临床试验用药品的管理应当符合药物临床试验质量管理规范的有关要求。应当在符合药品生产质量管理规范的车间制备。制备过程应当执行药品生产质量管理规范的要求。试验用药物经检验合格后方可用于临床,药品监督管理部门可以对其抽查检验,其中疫苗类制品、血液制品、国家药品监督管理部门规定的其他生物制品,必须经国家药品监督理局指定的检验场所进行检验。申请人对试验用药物质量负责。

（2）药物临床研究实施要求:

1）药品监督管理部门应当对批准的临床试验进行监督检查。

2）临床研究必须执行药物临床试验质量管理规范。

3）申请新药注册,必须进行临床试验。

4）申请仿制药品注册,一般不需要进行临床试验;其中化学药品一般进行生物等效性试验;需要用工艺和标准控制药品质量的药品,应当进行临床试验。

5）境外生产药品注册,按照药品的细化分类和相应的申报资料要求进行临床试验。

6）药品补充申请,已上市药品增加新的适应证或者生产工艺等有重大变化的,需要进行临床试验。

7）获准开展药物临床试验的药物拟增加适应证（或者功能主治）以及增加与其他药物联合用药的,申请人应当提出新的药物临床试验申请,经批准后方可开展新的药物临床试验。获准上市的药品增加适应证（或者功能主治）需要开展药物临床试验的,应当提出新的药物临床试验申请。

8）药物临床研究被批准后应当在3年内实施,逾期作废,应当重新申请。

9）申请人完成临床试验后,应当向国家药品监督管理部门提交临床试验总结报告统计分析报告等。

（3）变更处理和试验终止

临床研究机构和临床研究者有义务采取必要措施,保障受试者安全。密切注意不良反应,按照规定进行报告和处理。药物临床试验期间,发生药物临床试验方案变更、非临床或者药学的变化或者有新发现的,申办者应当按照规定,参照相关技术指导原则,充分评估对受试者安全的影响。申办者发生变更的,由变更后的申办者承担药物临床试验的相关责任和义务。药物临床试验期间,发现存在安全性问题或者其他风险的,申办者应当及时调整临床试验方案、暂停或者终止临床试验,并向药品审评中心报告。有下列情形之一的,可以要求申办者调整药物临床试验方案、暂停或者终止药物临床试验:

1）伦理委员会未履行职责的;

2）不能有效保证受试者安全的;

3）申办者未按照要求提交研发期间安全性更新报告的;

4）申办者未及时处置并报告可疑且非预期严重不良反应的;

5）有证据证明研究药物无效的;

6）临床试验用药品出现质量问题的;

7）药物临床试验过程中弄虚作假的;

8）其他违反药物临床试验质量管理规范的情形。

药物临床试验中出现大范围、非预期的严重不良反应,或者有证据证明临床试验用药品存在严重质量问题时,申办者和药物临床试验机构应当立即停止药物临床试验。药品监督管理部门依职责可以责令调整临床试验方案、暂停或者终止药物临床试验。

(二)药品上市许可

1. 上市许可申请条件　申请人在完成支持药品上市注册的药学、药理毒理学和药物临床试验等研究,确定质量标准,完成商业规模生产工艺验证,并做好接受药品注册核查检验的准备后,提出药品上市许可申请,按照申报资料要求提交相关研究资料。经对申报资料进行形式审查,符合要求的,予以受理。

2. 仿制药上市许可申请　仿制药、按照药品管理的体外诊断试剂以及其他符合条件的情形,经申请人评估,认为无须或者不能开展药物临床试验,符合豁免药物临床试验条件的,申请人可以直接提出药品上市许可申请。豁免药物临床试验的技术指导原则和有关具体要求,由药品审评中心制定公布。

仿制药应当与参比制剂质量和疗效一致。申请人应当参照相关技术指导原则选择合理的参比制剂。

3. 非处方药上市许可申请　符合以下情形之一的,可以直接提出非处方药上市许可申请:

(1)境内已有相同活性成分、适应证(或者功能主治)、剂型、规格的非处方药上市的药品;

(2)经国家药品监督管理局确定的非处方药改变剂型或者规格,但不改变适应证(或者功能主治)、给药剂量以及给药途径的药品;

(3)使用国家药品监督管理局确定的非处方药的活性成分组成的新的复方制剂;

(4)其他直接申报非处方药上市许可的情形。

4. 审评过程

(1)审评要求及内容:药品审评中心应当组织药学、医学和其他技术人员,按要求对已受理的药品上市许可申请进行审评。审评过程中基于风险启动药品注册核查、检验,相关技术机构应当在规定时限内完成核查、检验工作。药品审评中心根据药品注册申报资料、核查结果、检验结果等,对药品的安全性、有效性和质量可控性等进行综合审评,非处方药还应当转药品评价中心进行非处方药适宜性审查。

(2)药品注册证书及载明事项:综合审评结论通过的,批准药品上市,发给药品注册证书。综合审评结论不通过的,作出不予批准决定。药品注册证书载明药品批准文号、持有人、生产企业等信息。非处方药的药品注册证书还应当注明非处方药类别。

药品注册证书有效期为5年,药品注册证书有效期内持有人应当持续保证上市药品的安全性、有效性和质量可控性,并在有效期届满前6个月申请药品再注册。

经核准的药品生产工艺、质量标准、说明书和标签作为药品注册证书的附件一并发给申请人,必要时还应当附药品上市后研究要求。上述信息纳入药品品种档案,并根据上市后变更情况及时更新。药品批准上市后,持有人应当按照国家药品监督管理局核准的生产工艺和质量标准生产药品,并按照药品生产质量管理规范要求进行细化和实施。

(三)关联审评审批

1. 关联审评审批的内容　药品审评中心在审评药品制剂注册申请时,对药品制剂选用的化学原料药、辅料及直接接触药品的包装材料和容器进行关联审评。化学原料药、辅料及直接接触药品的包装材料和容器生产企业应当按照关联审评审批制度要求,在化学原料药、辅料及直接接触药品的包装材料和容器登记平台登记产品信息和研究资料。药品审评中心向社会公示登记号、产品名称、企业名称、生产地址等基本信息,供药品制剂注册申请人选择。

2. 关联审评审批程序和结果

(1)关联审评审批的分类:①可以直接选用已登记的化学原料药、辅料及直接接触药品的包装材料和容器。②选用未登记的化学原料药、辅料及直接接触药品的包装材料和容器的,相关研究资料应当随药品制剂注册申请一并申报。③仿制境内已上市药品所用的化学原料药的,可以申请单独审评审批。

(2)关联审评审批结果:①关联审评通过或者单独审评审批通过:药品审评中心在化学原料药、辅料及直接接触药品的包装材料和容器登记平台更新登记状态标识,向社会公示相关信息。其中,化学原料药同时发给化学原料药批准通知书及核准后的生产工艺、质量标准和标签,化学原料药批准通知书中载明登记号;不予批准的,发给化学原料药不予批准通知书。②未通过关联审评审批:化学原料药、辅料及直接接触药品的包装材料和容器产品的登记状态维持不变,相关药品制剂申请不予批准。

(四)药品注册核查

药品注册核查,是指为核实申报资料的真实性、一致性以及药品上市商业化生产条件,检查药品研制的合规性、数据可靠性等,对研制现场和生产现场开展的核查活动,以及必要时对药品注册申请所涉及的化学原料药、辅料及直接接触药品的包装材料和容器生产企业、供应商或者其他受托机构开展的延伸检查活动。药品注册核查启动的原则、程序、时限和要求,由药品审评中心制定公布;药品注册核查实施的原则、程序、时限和要求,由药品核查中心制定公布。

1. **药品注册研制现场核查** 药品审评中心根据药物创新程度、药物研究机构既往接受核查情况等,基于风险决定是否开展药品注册研制现场核查。药品审评中心决定启动药品注册研制现场核查的,通知药品核查中心在审评期间组织实施核查,同时告知申请人。药品核查中心应当在规定时限内完成现场核查,并将核查情况、核查结论等相关材料反馈药品审评中心进行综合审评。

2. **药品注册生产现场核查** 药品审评中心根据申报注册的品种、工艺、设施、既往接受核查情况等因素,基于风险决定是否启动药品注册生产现场核查。

对于创新药、改良型新药以及生物制品等,应当进行药品注册生产现场核查和上市前药品生产质量管理规范检查;对于仿制药等,根据是否已获得相应生产范围药品生产许可证且已有同剂型品种上市等情况,基于风险进行药品注册生产现场核查、上市前药品生产质量管理规范检查。

药品审评中心应当在受理药品注册申请后40日内进行初步审查,需要药品注册生产现场核查的,通知药品核查中心组织核查,提供核查所需的相关材料,同时告知申请人以及申请人或者生产企业所在地省、自治区、直辖市药品监督管理部门。药品核查中心原则上应当在审评时限届满40日前完成核查工作,并将核查情况、核查结果等相关材料反馈至药品审评中心。

需要上市前药品生产质量管理规范检查的,由药品核查中心协调相关省、自治区、直辖市药品监督管理部门与药品注册生产现场核查同步实施。上市前药品生产质量管理规范检查的管理要求,按照药品生产监督管理办法的有关规定执行。申请人和生产企业在申请药品上市许可时,应当已取得相应的药品生产许可证。

（五）药品注册检验

1. **药品注册检验的内容**　包括标准复核和样品检验。与国家药品标准收载的同品种药品使用的检验项目和检验方法一致的，可以不进行标准复核，只进行样品检验。其他情形应当进行标准复核和样品检验。

标准复核，是指对申请人申报药品标准中设定项目的科学性、检验方法的可行性、质控指标的合理性等进行的实验室评估。

样品检验，是指按照申请人申报或者药品审评中心核定的药品质量标准对样品进行的实验室检验。

药品注册检验启动的原则、程序、时限等要求，由药品审评中心组织制定公布。药品注册申请受理前提出药品注册检验的具体工作程序和要求以及药品注册检验技术要求和规范，由中检院制定公布。

2. **药品注册检验机构**

中检院或者经国家药品监督管理局指定的药品检验机构承担以下药品注册检验：①创新药；②改良型新药（中药除外）；③生物制品、放射性药品和按照药品管理的体外诊断试剂；④国家药品监督管理局规定的其他药品。

境外生产药品的药品注册检验由中检院组织口岸药品检验机构实施。

其他药品的注册检验，由申请人或者生产企业所在地省级药品检验机构承担。

3. **药品注册检验申请与受理**

（1）境内生产药品的注册检验，申请人在药品注册申请受理前提出药品注册检验，向相关省、自治区、直辖市药品监督管理部门申请抽样，省、自治区、直辖市药品监督管理部门组织进行抽样并封签，由申请人将抽样单、样品、检验所需资料及标准物质等送至相应药品检验机构完成药品注册检验。

（2）境外生产药品的注册检验，申请人在药品注册申请受理前提出药品注册检验，并按规定要求抽取样品，并将样品、检验所需资料及标准物质等送至中检院。

药品检验机构应当在5日内对申请人提交的检验用样品及资料等进行审核，作出是否接收的决定，同时告知药品审评中心。需要补正的，应当一次性告知申请人。药品检验机构原则上应当在审评时限届满40日前，将标准复核意见和检验报告反馈至药品审评中心。

在药品审评、核查过程中，发现申报资料真实性存疑或者有明确线索举报，或者认为有必要进行样品检验的，可抽取样品进行样品检验。审评过程中，药品审评中心可以基于风险提出质量标准单项复核。

四、药品加快注册程序

（一）突破性治疗药物程序

1. **适用情形**　药物临床试验期间，用于防治严重危及生命或者严重影响生存质量的疾病，且尚无有效防治手段或者与现有治疗手段相比有足够证据表明具有明显临床优势的创新药或者改良型新药等，申请人可以申请适用突破性治疗药物程序。

2. **药物临床试验的政策支持**　申请适用突破性治疗药物程序的，申请人应当向药品审评中心提出申请。符合条件的，药品审评中心按照程序公示后纳入突破性治疗药物程序。对纳入突破性治疗药物程序的药物临床试验，给予以下政策支持：

（1）申请人可以在药物临床试验的关键阶段向药品审评中心提出沟通交流申请,药品审评中心安排审评人员进行沟通交流;

（2）申请人可以将阶段性研究资料提交药品审评中心,药品审评中心基于已有研究资料,对下一步研究方案提出意见或者建议,并反馈给申请人。

对纳入突破性治疗药物程序的药物临床试验,申请人发现不再符合纳入条件时,应当及时向药品审评中心提出终止突破性治疗药物程序。药品审评中心发现不再符合纳入条件的,应当及时终止该品种的突破性治疗药物程序,并告知申请人。

（二）附条件批准程序

1. 适用情形　为鼓励以临床价值为导向的药物创新,加快具有突出临床价值的临床急需药品上市,药物临床试验期间,符合以下情形的药品,可以申请附条件批准:

（1）治疗严重危及生命且尚无有效治疗手段的疾病的药品,药物临床试验已有数据证实疗效并能预测其临床价值的;

（2）公共卫生方面急需的药品,药物临床试验已有数据显示疗效并能预测其临床价值的;

（3）应对重大突发公共卫生事件急需的疫苗或者国家卫生健康委员会认定急需的其他疫苗,经评估获益大于风险的。

2. 附条件审批应满足的条件　根据 2020 年 11 月 19 日,国家药监局药审中心关于发布《药品附条件批准上市技术指导原则（试行）》（2020 年第 41 号）,附条件批准上市的药品应能提供有效治疗手段,具体应满足下列条件之一:

（1）与现有治疗手段相比,对疾病的预后有明显改善作用;

（2）用于对现有治疗手段不耐受或无疗效的患者,可取得明显疗效;

（3）可以与现有治疗手段不能联用的其他关键药物或治疗方式有效地联用,并取得明显疗效;

（4）疗效与现有治疗手段相当,但可通过避免现有疗法的严重不良反应,或明显降低有害的药物相互作用,显著改善患者的依从性;

（5）可以用于应对新出现或预期会发生的公共卫生需求。

现有治疗手段是指在境内已批准用于治疗相同疾病的药品,或者标准治疗方法等。通常,这些治疗手段应为当前对该疾病的标准治疗。附条件批准上市的药品,在临床获益未经证实前不作为现有治疗手段。

3. 沟通要点　与药品监管部门的沟通交流,在创新药的研发过程中非常重要。在临床试验过程中,沟通交流的内容主要涉及临床试验方案的更新、临床试验中的相关问题的讨论等。对于符合附条件批准情形的药物,申请人可以在临床试验期间提出附条件批准的申请。申请人应针对支持附条件批准的临床试验设计以及临床试验结果与国家药品监督管理局药品审评中心进行沟通交流。

申请附条件批准上市前,申请人应当就已获得的临床试验数据、药学和药理毒理学数据、申请附条件批准上市的意向以及上市后临床试验的设计和实施计划、上市后风险管理计划等与药品审评中心进行沟通交流。沟通交流前,申请人应向药品审评中心提交已经完成的所有临床试验结果、申请附条件批准的理由和依据、上市后临床试验方案及完成期限、上市后风险管理计划等,经沟通交流认为符合附条件批准要求的,可提出药品上市许可（NDA）申请;对于不符合附条件批准条件和要求的,应视临床试验结果,决定是否继续产品的研发以及继续开展临床试验的方案设计等。

沟通交流会议纪要将作为附条件批准上市申请的受理、立卷审查和审评的重要依据。在上市申请审评期间,申请人仍可就上述内容与药品审评中心进一步沟通交流并达成一致意见。

4. 附条件批准上市所附条件

(1)明确该药品为"附条件批准":附条件批准上市的药品在说明书"适应证""功能主治"和"临床实验"项下,注明本品为基于替代终点(或中间临床终点或早期临床试验数据)获得附条件批准上市,暂未获得临床终点数据,有效性和安全性尚待上市后进一步确证。"批准文号"项下应注明"附条件批准上市"字样。药品标签中相关内容应与说明书保持一致。

(2)上市后要求:鉴于附条件批准上市药品尚未满足常规上市注册的全部要求,因此申请人应与药品审评中心就上市后承诺完成的研究等内容共同讨论并达成共识。应至少包括如下内容:上市后临床研究计划、研究完成日期、最终临床研究报告提交日期以及上市后风险管理计划等,申请人应承诺按时完成所有的临床试验。

1)上市后临床研究计划:上市后临床研究计划应包括临床试验总体计划、申请人承诺并经药审中心审评认可的各项临床试验方案。如,根据替代终点和早期临床试验数据而附条件批准上市的,应设计并完成以临床终点为主要终点指标的确证性临床试验。根据中间临床终点而附条件批准上市的,应继续完成确证性临床试验。

2)研究完成日期:申请人应综合考虑临床研究实际情况,明确并承诺上市后研究完成的日期。

3)临床研究报告提交日期:申请人应综合考虑临床研究完成后统计分析和撰写临床研究报告等实际情况,明确并承诺预计的临床研究报告提交日期。

4)上市后风险管理计划:附条件批准上市后开展新的或继续进行的临床试验,仍需符合 ICH E6 以及药物临床试验质量管理规范的相关要求,并需定期提交药物研发期间安全性更新报告,直至药品常规上市。

药品上市许可持有人应按照药品注册证书中所附的特定条件,在规定期限内完成新的或正在进行的药物临床试验,以补充申请方式报药审中心申请常规批准上市。

(三)优先审评审批程序

1. 适用情形　药品上市许可申请时,以下具有明显临床价值的药品,可以申请适用优先审评审批程序:

(1)临床急需的短缺药品、防治重大传染病和罕见病等疾病的创新药和改良型新药;

(2)符合儿童生理特征的儿童用药品新品种、剂型和规格;

(3)疾病预防、控制急需的疫苗和创新疫苗;

(4)纳入突破性治疗药物程序的药品;

(5)符合附条件批准的药品;

(6)国家药品监督管理局规定其他优先审评审批的情形。

2. 政策支持　对纳入优先审评审批程序的药品上市许可申请,给予以下政策支持:

(1)药品上市许可申请的审评时限为一百三十日;

(2)临床急需的境外已上市境内未上市的罕见病药品,审评时限为七十日;

(3)需要核查、检验和核准药品通用名称的,予以优先安排;

（4）经沟通交流确认后，可以补充提交技术资料。

（四）特别审批程序

1. 适用情形 在发生突发公共卫生事件的威胁时以及突发公共卫生事件发生后，国家药品监督管理局可以依法决定对突发公共卫生事件应急所需防治药品实行特别审批。对实施特别审批的药品注册申请，国家药品监督管理局按照统一指挥、早期介入、快速高效、科学审批的原则，组织加快并同步开展药品注册受理、审评、核查、检验工作。

2. 限定应用 对纳入特别审批程序的药品，可以根据疾病防控的特定需要，限定其在一定期限和范围内使用。对纳入特别审批程序的药品，发现其不再符合纳入条件的，应当终止该药品的特别审批程序，并告知申请人。

五、药品上市后变更和再注册

（一）药品上市后研究和变更

药品上市许可持有人应当主动开展药品上市后研究，对药品的安全性、有效性和质量可控性进行进一步确证，加强对已上市药品的持续管理。药品批准上市后，持有人应当持续开展药品安全性和有效性研究，根据有关数据及时备案或者提出修订说明书的补充申请，不断更新完善说明书和标签。药品监督管理部门依职责可以根据药品不良反应监测和药品上市后评价结果等，要求持有人对说明书和标签进行修订。

药品上市后的变更，按照其对药品安全性、有效性和质量可控性的风险和产生影响的程度，实行分类管理，分为审批类变更、备案类变更和报告类变更。

1. 审批类变更 以下变更，持有人应以补充申请方式申报，经批准后实施：

（1）药品生产过程中的重大变更；

（2）药品说明书中涉及有效性内容以及增加安全性风险的其他内容的变更；

（3）持有人转让药品上市许可；

（4）国家药品监督管理局规定需要审批的其他变更。

2. 备案类变更 以下变更，持有人应当在变更实施前，报所在地省、自治区、直辖市药品监督管理部门备案：

（1）药品生产过程中的中等变更；

（2）药品包装标签内容的变更；

（3）药品分包装；

（4）国家药品监督管理局规定需要备案的其他变更。

境外生产药品发生上述变更的，应当在变更实施前报药品审评中心备案。

3. 报告类变更 以下变更，持有人应当在年度报告中报告：

（1）药品生产过程中的微小变更；

（2）国家药品监督管理局规定需要报告的其他变更。

（二）药品再注册

1. 药品再注册 持有人应当在药品注册证书有效期届满前6个月申请再注册。境内生产药品再注册申请由持有人向其所在地省、自治区、直辖市药品监督管理部门提出,境外生产药品再注册申请由持有人向药品审评中心提出。药品再注册申请受理后,省、自治区、直辖市药品监督管理部门或者药品审评中心对持有人开展药品上市后评价和不良反应监测情况,按照药品批准证明文件和药品监督管理部门要求开展相关工作情况,以及药品批准证明文件载明信息变化情况等进行审查,符合规定的,予以再注册,发给药品再注册批准通知书。

2. 不予再注册　不予再注册的情形如下:

(1)有效期届满未提出再注册申请的;

(2)药品注册证书有效期内持有人不能履行持续考察药品质量、疗效和不良反应责任的;

(3)未在规定时限内完成药品批准证明文件和药品监督管理部门要求的研究工作且无合理理由的;

(4)经上市后评价,属于疗效不确切、不良反应大或者因其他原因危害人体健康的;

(5)法律、行政法规规定的其他不予再注册情形。

对不予再注册的药品,药品注册证书有效期届满时予以注销。

六、药品注册申请的驳回

药品注册申请有下列情形之一的,不予批准:

1. 药物临床试验申请的研究资料不足以支持开展药物临床试验或者不能保障受试者安全的;

2. 申报资料显示其申请药品安全性、有效性、质量可控性等存在较大缺陷的;

3. 申报资料不能证明药品安全性、有效性、质量可控性,或者经评估认为药品风险大于获益的;

4. 申请人未能在规定时限内补充资料的;

5. 申请人拒绝接受或者无正当理由未在规定时限内接受药品注册核查、检验的;

6. 药品注册过程中认为申报资料不真实,申请人不能证明其真实性的;

7. 药品注册现场核查或者样品检验结果不符合规定的;

8. 法律法规规定的不应当批准的其他情形。

第二节　国外的新药管理

国外药物研究开发中相关法规体系贯穿药品注册整个过程,规范药品注册行为可为合格药品顺利上市提供可遵循的原则。1906年美国国会针对防掺假和标签有关事项、通过并颁布了第一部综合性药品管理法律(《纯净食品和药品法》),在此之前,基本上没有药品注册管理的规定。1937年磺胺酏剂药害事件等带来的严重后果促使美国于1938年修订《联邦食品、药品和化妆品法案》,规定上市药品必须向美国FDA提供新药安全性证明,美国此项规定当时尚未引起其他国家注意。

"反应停"药害事件的严重后果使美国于1962年再次修订《联邦食品、药品和化妆品法》(又称Kefauver-Harris修订案),确定了新药上市审批的必要程序,规定上市药品必须向FDA提供临床实验证明的新药安全性证明外还要提供有效性证明,并且要求制药商保留药品不良反应记录。同时规定FDA

有权力将已经上市销售的但被认为缺乏安全性的药品或缺乏有效性实质证据的药品从市场上取缔。在此规定影响下,20 世纪 70 年代开始各国纷纷制定药品注册法律法规,明确定义新药,明确药品注册范围;明确新药注册集中于中央政府有关部门,由专门机构负责审批注册;规定申请和审批程序以及上市后监测;规定申请者必须提交的研究资料;制定各项试验研究指南;实行《药物非临床研究质量管理规范》(GLP)和《药物临床试验质量管理规范》(GCP);规定已在国外上市而未曾在本国上市的进口药品,按新药对待等。现阶段,各国药品注册法规内容大体一致,但在具体技术指标上有差别。

20 世纪 70 年代初,美国 FDA 发现新药临床前毒性试验进行中导致新药安全性隐患的包括研究人员、实验流程、管理者等方面许多问题。1979 年通过 GLP 并将其收载于联邦法规汇编。根据 GLP,FDA 负责对药物毒性试验研究实验机构进行认证,新药临床前安全性评价试验研究必须在经 GLP 认证的机构进行。现阶段,GLP 已成为国际上认可新药非临床研究的一种规范,各国均制定了适用于自己国家的 GLP。20 世纪 60 年代中期,一些发达国家注意到新药研究与开发临床试验管理中存在一些问题,1964 年第 18 届世界国学会大会发表赫尔辛基宣言,声明医生的首要职责是保护受试者的生命和健康。随后,部分国家针对新药临床研究管理制定了指南或规范。WHO 在 1968 年提出"药物临床评价原则",1985 年又提出"人用药物评价的指导原则"。美国 FDA 发现在临床试验中欺诈行为的证据,1990 年前后以法律的形式在美国执行 GCP。根据 GCP 要求,伦理委员会批准并获得受试者知情同意书才能开展临床试验,实施中保证临床试验的科学性。随后,英国、日本、加拿大等国也先后制定并颁布了各自 GCP。

当代医药市场趋于全球化,为便于药品在不同国家之间的注册与流通,协调不同国家之间人用药品注册技术规定方面的差异,节省大量的人力和物力,1990 年欧洲共同体(欧共体)欧洲制药工会协会联合会、日本厚生省、日本制药工业协会、美国 FDA、美国药物研究和生产联合会共同建立了人用药品注册技术要求国际协调会(现已更名为人用药品技术要求国际协调理事会,ICH)。ICH 指导文件大多数已被采纳和执行,作为共同标准被美国、欧共体(欧盟)、日本以及参加国采用使用其统一的技术文件格式(CTD)和技术要求提交注册申报资料,从而实现产品注册合理化、国际化,推进制药企业和监管机构之间更有效的沟通。目前,ICH 技术性文件被越来越多的国家采纳,便于药品在不同国家之间的注册与流通,协调不同国家之间人用药品注册技术规定方面的差异而为规范新药研究开发行为,对保证新药安全、有效发挥着越来越重要的作用。

一、美国的新药管理

(一)药品管理法律法规的演变及新药定义和有关审批政策

美国在 1906 年颁布了最早的联邦食品药品法,即《纯净食品和药品法》。该法案旨在禁止销售假药,没有规定新药上市前必须经政府批准。面对农业向工业转化的早期,市场上的混乱,大量假食品及假药充斥的情况,美国 1906 年的该部法案只是规定了产品标签必须真实标明产品所含之物。

美国国会于 1938 年对 1906 年的《纯净食品和药品法》进行了修改,终止了此法。修改后的法称为《联邦食品、药品和化妆品法》(Federal Food, Drug, and Cosmetic Act)。之后该法虽仍有修订,但一直沿用到今日。1938 年的法主要是针对 1937 年磺胺酏剂造成 108 人死亡的事件,要求新药必须要有科学数据证明其安全性,并且要经政府批准方可上市。1938 年的法注重了药品的安全性,但是没有提出有效性要求。因此美国后来发现一大批疗效不确的药品充斥市场。

1962 年针对"反应停"事件,美国公众支持美国政府更加严格审批药品。美国国会又重新修订了此法,要求厂家申请新药上市要提供更多的毒理实验数据,同时还必须证明药品的有效性。此外,还要求对 1938 年至 1962 年期间仅根据安全性而批准上市的所有药品进行回顾性的有效性评价。根据该法,相应的法规对新药审批有详细的规定,如:任何人不得生产、销售和使用未经批准的新药,并规定了新药申请的具体内容、应报送的资料和程序,以及临床申请(Investigational new drug application, IND)和新药申请(New drug application, NDA)的相关内容。

1962 年以后,《联邦食品、药品和化妆品法》又经历了几次修改,如 1984 年的修订强调了仿制药生物等效的概念。就法的修订对新药审批发展的影响来讲,1938 年的修订(强调药品安全性)和 1962 年的修订(强调有效性)一直被认为具有历史里程碑意义。这两次修订是在美国国内严重死亡事件和国际严重不良反应事件背景下进行的,反映了公众和政府对药品上市审批的极大关注以及药品审批的国际性问题。同时,也反映了美国药品审批随着医学科学的发展日趋成熟,使药品审批由初期的真伪判断、质量控制阶段发展到质量、安全性和有效性现代控制阶段,即奠定了从一维到三维的全方位坐标系的科学管理基础。

FDA 根据国会颁布的药品管理法案,结合实践可以不断地修订或增补法规,这些规定先以文件草案形式公布,通常是在 60 天内,征求公众意见,然后以正式文件公布。所有正式文件收载于"联邦法规集"(Code of Federal Regulations),每年四月出版一次新集,并放到 FDA 的网站上。

美国的新药定义为:新研制的化合物;在医学上还没有使用过的化合物或物质;在医学上曾经使用过但不是目前人用的剂型或适应证;药品已有研究使用,但还没有相当范围或时间的使用。根据这样的定义,一个药品,如要求销售(即上市、生产或进口),而在其之前,美国市场上没有销售过与其同样的药品,这个药品就被认作新药。所以美国对新药的判断不是根据美国是否国内已生产该药品,而是根据美国市场或根据法规的术语"医学"上是否在此之前销售过或使用过而判定,或以往是否有国内生产或进口来确定。由此,药品审批就将国内生产新药或进口国外药品审批纳入统一的新药审批体系。因此,无论是进口,还是国内生产,都需要提出同样的新药申请(NDA)。有趣的是,即便在某个国家是一个老掉牙的药品,但如果美国市场上从未出现过,这个老药还是会给予新药的"待遇"。

美国的新药定义原则是国际上很多国家采用的原则。在谈论新药审批时,通常人们想到的还是那些首次在国际上研发的全新化合物质。但是一个从未在本国使用的别国已有的药品,将与世界范围全新的药品一样,按照新药要求进行审批。这也是国际上的共识。习惯上,人们将世界范围全新的药品称为创新药或先锋药(innovator or pioneer drug)。不言而喻,凡是生产或进口美国市场上已有的品种,则不认为是新药上市。但是需要强调的是,根据美国的法规,即便是这样的药品,需要填报的仍旧是新药申请表,不过是"简略的新药申请表(abbreviated new drug application)"。人们称这些药品为仿制药或普药(generic drug 或 copy,"metoo"drug)。这些药品大都是原已批准的新药的仿制品,通常是在新药的专利过后进行仿制。

从美国药品法律法规的发展中可以看到每个国家都有自己独特的药品注册制度发展历史和国情。

(二)新药审批的组织机构

美国的新药审批由美国食品药品管理局(FDA)负责进行。该局隶属美国卫生与人类服务部。尽管 FDA 隶属卫生部,与该部所管辖的疾病控制中心(CDC)及国立卫生研究院(NIH)等单位同级,但是由于药品审批对工业及经济的影响,1988 年美国相关法案规定该局的局长由总统任命,并必须经参议院知晓同意。FDA 有 7 大中心,药品审批由其中的药品审评研究中心(CDER)管辖,生物制品审批由生物制品审评研究中心(CBER)管辖。药品审评与研究中心规模庞大,承担着繁重、复杂的监管职能。根据职能,可以将药品审评与研究中心的部门分为五类,分别是药品审评、政策法规制定与监管、专业支持、行政支持和药品质量管理。其中,药品审评部门是核心部门(包括新药办公室和仿制药办公室),其他部门为该部门提供支持。

新药办公室负责在药品研发期间,对调查研究进行监督,决定新药(创新药或非仿制药)的上市许可,包括审批已上市药品的相关改变。它还为受监管的企业提供临床、科学和监管事务的指南。新药办公室分为 6 个办公室,分别对各类适应证不同的新药进行审评:

(1)抗感染药办公室负责对抗菌新药的审评,具体包括抗菌素、抗分支杆菌药、抗真菌剂、抗病毒药、抗寄生虫药、眼科药品、器官移植受体免疫抑制药;

(2)第一药品审评办公室负责对心血管、肾脏、神经以及精神类疾病新药的审评;

(3)第二药品审评办公室负责对麻醉、止痛、成瘾类、代谢、内分泌、呼吸、风湿类疾病新药的审评;

(4)第三药品审评办公室负责皮肤、消化、先天性代谢缺陷、骨、生殖、泌尿疾病新药的审评;

(5)第四药品审评办公室负责医学影像产品的审评;

(6)血液和肿瘤药品审评办公室负责对血液和肿瘤疾病新药的审评。

仿制药办公室负责进行监管和监督,以加快患者获得安全、有效、高质量的仿制药,它还为企业提供与仿制药相关的临床、科学和监管事务指南。仿制药办公室下设研究标准办公室、生物等效性办公室、仿制药政策办公室和监管运行办公室。

(三)新药审评的主要程序步骤

美国 FDA 药品审评与研究中心的新药申请和生物制品申请审评程序包括 6 个主要步骤,其中,提交前活动和决定后对申请人的反馈,这两个步骤发生在实际审评时间的框架外。在审评过程中,对审评进度的监控是自始至终的。自申请提交之日起,新分子实体申请和生物制品申请的标准审评时限是 12 个月,优先审评则为 8 个月,而其他许可申请的审评时限是,标准审评的时限为 10 个月,优先审评的时限为 6 个月。

1. **提交前准备**　审评程序的第一步是提交前的准备工作,在向 FDA 提交申请之前,申请人可以利用这些活动来改善新药申请和生物制品申请的质量和内容,确保申请准备就绪。

2. **提交**　FDA 文件管理室人员收到申请并处理,随即分发到适当的审评处室。监管项目经理对新药申请生物制品申请进行初始评估,以确定其满足特定监管要求,并已缴纳使用者费用,或审定该申请免除费用。在这个过程中,由学科团队主管任命审评员。

3. **审评**　审评团队对新药申请 / 生物制品申请进行预评估。在第 45 天(优先审评为第 30 天)举行的会议上,每个学科就申请的可立卷性提出建议。如果申请是可立卷的,那么,在计划会议上将进一步讨论时间轴安排,如何以较高的水平,来审查标签,审评药品。

4. **申请的科学 / 监管审评**　在审评阶段,初级审评员分析指定的申请部分,提出标签修改,撰写审评意见;团队主管与审评员互动,并提供常规指导。对于《处方药使用者费用法案》中的(Prescription Drug User Fee Act,PDUFA)V 项目审评,在审评团队和申请人之间要举行审评后期会议。在 PDUFA V

项目下,可以给申请再多出两个月的时间,以解决复杂的审评问题,并试图为申请中的次要问题给出补救之道。

5. **做出官方决定**　基于授权签字人对文件的审评以及它与审评团队的讨论,授权签字人对申请做出最终决定。最终行动决定被传达给全体团队成员。

6. **决定后的反馈**　在决定后为申请人提供反馈,这有助于从审评经验中学习。这可以在审评结束后,虽没有给予许可,但就此与申请人一起开会讨论。也可以在给予药品许可后,召开相关经验教训的反馈交流会。在适当时,可以将这两个会议合并为一个会议。

(四)新药的临床研究

新药临床研究分为4期,但是美国以往的法规没有规定第Ⅳ期临床试验的要求。新药上市按规定需要完成Ⅲ期临床试验。快速审批的新药有例外。Ⅳ期临床试验通常是指上市后,FDA与申请者商议,针对特殊人群,如肾病者、儿童等进行的临床研究。这种上市后进行的临床研究不是普遍要求的。也不同于上市后药品不良反应监测。将上市后不良反应监测与Ⅳ期临床试验等同,是概念上的混淆,因为两者的目的和方法学是完全不同的。目前,FDA按照ICH规定,在法规里规定了Ⅳ期临床试验的要求。同时明确阐明了临床试验的不同目的与分期的关系。要求临床试验例数必须根据医学临床评价及医学统计要求确定的临床样本量来决定,必须考虑统计检验的效能(power),不能"一刀切"。FDA认为将各期临床试验例数固定化是不科学的,有时会造成检验效能不足,有时又会造成不必要的过多患者参加试验,拖长新药上市的时间,影响患者尽早受益于新药,同时造成临床医生的浪费和增加药品研究申请者的研究费用。

为保证临床试验的科学性和准确性,美国FDA规定了临床试验总体要求或称基本准则(General Considerations of Clinical Study)以及GCP。前者是对临床试验方法的规范,后者是对临床试验操作的规范。对于临床试验方法的规定,主要的内容涉及试验的设计,如对照、盲法和随机等。美国FDA在对临床试验方法学上非常坚持对照试验,认为临床对照试验是说明药品有效性的根本依据性试验,其他试验只能是有效性的支持试验。在对照试验中,只要不违反伦理道德或在可能的情况下,美国FDA首推安慰剂对照,认为这种试验是最好的"空白"对照,可以最大限度的避免误差。而对该宣言要求临床试验应选用最好的现有药做对照认为是不妥的并且不可行,因为无法确定什么是最好的药。

至于临床试验规范,美国FDA很重视GCP,但并没有向GMP那样做常规监督检查,通常是审批人员对数据或结果感到怀疑或不了解一个临床单位时,才通知监督检查部门进行GCP检查,有时审批人员也参与其检查。FDA不指定临床试验单位,但要求所有进行临床试验的医院都要建立临床研究审批委员会(IRB)。试验研究的伦理问题在临床试验规范里有所要求,由IRB或伦理委员会审批。FDA还规定试验者对临床试验给患者造成的伤害负完全责任。

临床试验的总体要求或基本规则明确规定FDA接受国外进行的临床试验数据作为申报资料,只要临床试验是由有知名度的临床单位和医生进行,同时执行了GCP即可。但是FDA经常会就试验设计的不足,要求国外申请者再在美国本土进行一个关键试验(pivotal study),在这种情况下,国外申请者原来做的试验就只能作为支持数据了。国内到FDA申请的药品,就曾遇到要求增加关键性临床试验。

按照规定,FDA需要在30天内批准临床试验申请。如果30天内,FDA认为没有问题,临床试验者可以自行开始试验。当然试验者的试验计划在此之前已得到本医疗单位的IRB的通过,确认无伦理问题。美国 FDA 之所以 30 天可以批准临床,是认为申请者已研究了临床前的毒理问题以及临床用药品的质量。申报上市时,又要提供所有的数据,包括任何临床试验用制剂配方的变动和相关生物等效性数据,因此临床试验用药品的质量控制由厂家负责。需要提出的是,临床试验研究不仅仅是为了药品上市,按照规定,还有一种研究性的临床试验,通常是由临床试验医生提出的,FDA 收到的临床试验申请中有很大一部分是属于这种研究。

近年来,面对艾滋病、癌症及其他一些严重疾病的挑战,FDA 的快速审批制度日趋成熟。很多新药是在临床试验 II 期结束后,就被批准上市,以满足急需治疗的患者的需求。这种快速审批不是行政上的加班加点或特别签字,而是针对临床试验或临床阶段的完成情况给予的快速通道。这种快速通道旨在尽早拯救患者,特别是针对无任何药品能够治疗的情况。患者和医生,消费者和政府都知晓这种快速审批的风险和意义所在。获得快速审批的研究者或厂家需要继续完成原定的临床试验研究,如一个 II 期临床试验结束后上市的药品,需要继续完成其 III 期临床试验。同时,研究者或厂家还要收集并向 FDA 报告使用快速审批药品的患者所发生的不良反应情况。预定的临床试验结束后,FDA 将对药品做出能否最后上市的决定。对于有重大临床治疗意义的药品,对于罕见病或公众需要,但市场利润很小的药品,美国法律都给予了积极鼓励,以满足临床需要。如对儿童用药的研究,因为利润等因素,很少有厂家自愿研究,美国就采取提供研究资金招标进行,并提供市场的独占权或专有权等其他激励机制。

为指导临床试验,FDA 制定了一系列的指导原则。2004 年制定的一个指南是针对固定剂量的复方制剂(fixed dose combination,FDC)开发中出现的问题而制定的原则,主要考虑了由临床上联合给药而转为要制成复方制剂的药品的有关新药报批试验数据要求。如抗逆转录病毒复方制剂,抗结核复方制剂,抗疟复方制剂等。

1992 年美国颁布了《处方药使用者费用法》(Prescription Drug User Fee Act),旨在加快新药审批速度。该法是应研发制药企业向国会提出的要求而制定的,由新药申请者向 FDA 交费。FDA 相应地利用这笔收费增加审批人员,并与国家正常经费一起使用,用于支持新药审批的日常工作(仿制药企业没有提出这种要求,并认为仿制药的审批时间还可以接受,因此,仿制药没有交费的规定)。该法原定 5 年试行期,1997 年审核时,认为有必要延长,就又定了 5 年期限。2002 年及 2007 年国会先后两次继续延长。

按照交费法的规定,FDA 必须向国会报告对该法的执行情况。其重要评价指标是看 FDA 对新药申请的审批时间以及审批的质量。根据 FDA 的报告,目前,FDA 完全达到了该法规定的目标,即平均审批时间为 6 个月左右。有些药的批准很快,甚至超过了这个标准。FDA 在其服务准则和公务员守则中制定了关于提供高效服务、遵守伦理道德和防止利益冲突方面的规定。

二、日本的新药管理

日本在 1943 年制定了第一部药事法,该法修改过几次,1997 年进行的一次修订旨在加强对新药的审批。2002 年 7 月,日本众议院通过《药事法》(Pharmaceutical Affairs Law,即为 PAL)的修订,基本构建了现有药事法规体系的框架。日本卫生劳动福利部的药品食品安全局(Pharmaceutical and Food Safety Bureau)负责新药的审批。但大量日常技术工作依靠设在日本国立卫生研究所的药品审评中心承担。新药申请经审评中心技术审查后,再经中央药事和食品卫生委员会(Pharmaceutical Affairs and Food Sanitation on Council,PAFSC)提出咨询意见,最后由药品监管部门决定是否批准上市。日本的新药审批原由中央药事委员会审定,1997 日本生物制品的重大事故引起日本政府和民众广泛的讨论,经讨论决定由日本政府,即日本药品监督管理部门负责药品的最后审批,专家委员会只起咨询的作用。

2004 年 4 月,日本整合了与审批相关的机构,原药品审评中心并入新组建的药品和医疗器械机构,即 Pharmaceuticals and Medical Devices Agency(PMDA),该机构隶属日本卫生福利部。2007 年 2 月,该机构与欧盟药品审批局签署保密合作协定,共享药品审批方面的有关信息。

日本对新药的定义是:新药应当包括全新的化学品;过去用于别的目的而现在要用于药用的物质;具有新的适应证的药品;给药途径有所改变的药品;剂量有所改变的药品;以及国外药典已收载而日本未生产或进口过的药品。

日本新药的临床研究历史上曾经不需要申报批准,从 1980 年 10 月开始,进行新药临床研究需要向厚生省备案。新药申请需报送的资料:药品的来源,发明此药的详细情况,在国外的使用情况等;药品的物理化学性质,测定化学结构的基本数据及制定标准和检验方法的有关数据;药品稳定性数据;急性毒性实验数据;长期毒性实验数据;药品的吸收、分布、代谢和排泄;临床试验的结果等。历史上,日本的临床研究分为三期,并统一规定试验例数不少于 150 例,无统计学的要求,需要在 5 个医院以上进行临床试验。因此,国际上对日本的临床试验的科学性看法不一。1998 年日本颁布了经 ICH 活动协调统一的 GCP 规定,加强了对临床试验的管理。

日本参加了 ICH 活动,日本在药品的安全性、有效性和质量方面的技术评价等均以 ICH 原则为准。如果新药是在国外开发研究的、日本接受其在国外进行的动物实验数据,但是临床研究需要根据情况而定,根据 ICH 的原则,日本已对一些药品不再要求在日本进行完整的临床研究,只要求进行桥接试验。

三、英国的新药管理

英国的卫生与社会保障部下设药品监管部门负责整个英联邦的药品监管工作,包括新药审批。该药品监管部门(MCA)于 2003 年与主管医疗器械的监管部门(MDA)合并,组建成目前的药品和医疗产品监管当局,即 Medicines and Health Care Products Regulatory Agency(MHRA)。

英国对新药的管理主要依据 1968 年颁布的《药品法》,分为两次审批,即临床研究审批和上市审批。但对健康人进行的 I 期临床试验在临床前不需要报批。临床试验申请一般在一个月内给予批复。

英国的新药管理与其他欧盟成员国家大致相同。技术要求上采用 ICH 的原则。英国自 1995 年起对欧盟要求集中程序审批的品种不再审批,如生物技术产品和厂家自愿申请的一些全新化学药物。主要审批非集中审批的药品,即欧盟规定的需要双方认可的药品。同时,英国在脱欧前也要参与欧盟欧洲药品审批局组织的集中审批工作。新组建的英国药品和医疗产品监管当局在其发展规划中提出要成为欧洲领先的药品审批部门。

四、加拿大的新药管理

加拿大卫生福利部里设有主管药品审批的治疗产品局。该局现有的审评官员,不包括行政管理文秘人员。按照专业分工,由临床、化学及药学、药理及毒理、统计等领域专业技术官员完成审批工作。专家咨询委员会提供技术咨询意见供技术官员参考。加拿大《食品药品法》规定:凡是在加拿大从未上市过的药品,没有一定使用经验的药品都为新药。因此,从法的定义上讲,加拿大的新药可以是一个已经批准过的药品,因为刚批准的药品一定是还没有很多的使用经验。实际中,加拿大的新药和仿制药之分,还是以市场上是否有已经批准的药品为准。凡是首次上市的药品,无论是进口还是国内厂家要生产,均按照新药规定申报。

加拿大只是作为观察员身份参加 ICH 会议。但是加拿大密切观察 ICH 的进展并基本采用了其新药注册技术要求。

五、欧盟的新药审批

欧盟的药品法规制度是由欧盟药品管理局及其成员国的法规制度共同组成的。2004 年 5 月,欧盟实施新修订的药品法并颁布了两个新的法规。依据新的法规,1995 年成立的欧洲药品审批局(The European Agency for the Evaluation of Medicinal Products, EMEA),总部设在伦敦,现改为欧洲药品局(European Medicines Agency),以体现其更多的职能,但是缩写 "EMEA" 将继续沿用。

EMEA 是欧盟的下属机构,设立在英国。EMEA 主要的职能是审批药品,欧盟的药品部门负责药品的法规指令(directive)及政策的制定和颁布。原 EMEA 成立的宗旨是适应欧盟单一市场的要求,集中审批欧盟的生物技术药品,应对生物技术带来的高科技挑战,免除各成员国承受审批这类新药的重担。同时考虑通过集中使用欧盟各国的审批技术力量,以求最高水平的审批药品。

EMEA 的管理委员会由各成员国代表组成,另外还有欧洲议会和欧洲委员会的代表。EMEA 原设立了 3 个委员会,负责审批新药。即专利药委员会、兽用药委员会和罕见病用药委员会。委员会委员由各成员国派出的代表组成。此外,将近 3 000 名欧洲专家网络为 EMEA 的三个委员会工作。2004 年新修订的法案不仅使 EMEA 的名称改变,而且还增加了 EMEA 新的责任和新的管理结构。例如,EMEA 的原专利药委员会现改名为人用药委员会(CHMP),同时正式建立了草药委员会,使 EMEA 原来的 3 个委员会变成 4 个委员会。EMEA 组织构架图见图 40-3。

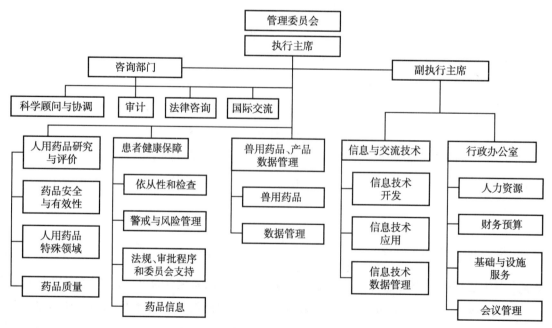

图 40-3　EMEA 组织构架图

新修订的法案及新指令加强了 EMEA 的作用,要求 EMEA 对企业提供科学指导;与世界卫生组织(WHO)合作,对在欧盟以外使用的药品提供有关意见;对成员国通过医生同情给药(compassionate)渠道使用的,尚未批准上市的药品提供意见。法令还加强了 EMEA 在提供患者和公众药品信息方面的作用,包括提供关于所有在欧盟批准的药品的数据库,同时该法令还要求 EMEA 对中小企业要给以行政管理和科学上的支持。

EMEA 2001 年加入了 WHO 药品证书规划(WHO Certification Scheme on the Quality of Pharmaceutical Products Moving in International Commerce),即根据企业及相关国家药品监督管理当局的要求,提供 EMEA 批准有关药品的证明,供相关国家药品进口注册时参考。

欧盟药品的审批程序既包括针对整个欧盟市场的集中审批程序,又有成员国各自独立的成员国审批程序和成员国之间的相互认可程序。由于相互认可程序在执行过程中暴露的问题,为了加强各成员国的协作,根据欧盟食品接触材料与物品法规,引入了非集中审批程序和协调工作组,协调工作组主要负责解决在非集中审批程序和相互认可程序中出现的分歧。总之,申请药品在欧盟上市许可的方式主要有三种,集中审批程序、成员国审批程序、非集中和相互认可程序。

六、人用药品技术要求国际协调理事会

1. ICH 概述

由欧共体、欧洲制药工会协会联合会、日本厚生省、日本制药工业协会、美国 FDA、美国药物研究和生产联合会三方六家参加进行的新药注册技术要求国际协调统一活动,即 ICH,自 1990 年 10 月筹备,1994 年召开第一届大会,至今已有 30 多年的历史。ICH 每两年召开一届大会,原定三届会议后就结束协调活动,但是第三届会决定,继续进行协调活动。所以 ICH 活动至今仍在进行。

ICH 声明其活动宗旨是为了协调统一三方新药审批注册技术要求,以便减少不必要的不一致带来的不便,避免重复试验,从而促进新药的研究开发和新药的上市,有利于公众健康。

会议设立了药品安全性、有效性和质量三大主要题目,建立了相关工作组,ICH 完成了多个技术指导原则,并对其中一些指导原则进行了修订。统一了新药申报技术文件格式及有关技术资料项目要求。

ICH 活动是在药品审批注册和新药研究开发中前所未有的国际性活动,具有一定的影响力。主要因为以下几点:

(1)广泛地公开地在监管方与被监管方之间进行对话,共同讨论技术法规的制定。

(2)全面地评价药品的科学技术问题,即药品的安全性、有效性和质量,以全方位,多学科及系统化的方式讨论药品审批要求的科学性。

(3)总结了历史,应对了挑战,确定了发展方向。

(4)留下了与非 ICH 国家如何协调的问题。

2. ICH 临床试验要求

ICH 的临床试验总体要求或称基本原则(General Considerations for Clinical Trials)的主要内容:

本指导原则旨在:

a. 介绍国际上认可的临床试验和新药开发原则和规范。

b. 通过促进对总体要求,一般方法和相关词汇的理解,指导审评和接受国外临床试验的数据。

c. 提供 ICH 临床安全性和有效性资料文件的模式,指导使用者进行临床试验。

d. 提供 ICH 临床安全性和有效性相关文件所用术语表。

总则:

(1)临床受试者的保护:有关原则和规范在 ICH 的另一个指导原则,即 GCP 里阐述。对受试者的保护原则来自于赫尔辛基宣言。进行人体试验前,必须有足够的临床前实验数据证明受试药的安全性是人体可以接受的。

(2)设计和分析的科学性:临床试验必须按照科学原则设计,进行和分析并正确地报告。国外临床试验如果按照 ICH 的 E5(种族因素)和 E6(GCP)指导原则进行,应免除要求在 ICH 地区重复同样临床试验的要求。

指导原则对新药开发计划和具体内容提出的指导意见包括:应考虑临床前实验的性质以及实验时间与临床试验的关系,应参照 ICH M3(与人体试验相关的临床前安全性实验)和 S6(生物技术产品的安全性研究)指导原则进行人体试验前的临床前毒理,药理和药动学研究;强调要考虑在人体首次进行试验的安全性问题;要根据临床前药代和药理的研究,进行人体内的相关试验;要考虑临床试验用药品的质量控制问题,在整个药品开发过程中,如改动制剂配方,要有生物等效性试验来说明改动后的配方与改动前的配方生物等效以便能够解释临床研究的结果。

指导原则详细阐述了临床试验的分类问题,列出了每类试验的目的或目标以及研究实例。提出以试验的目的或目标分类更为准确,如果按照Ⅰ、Ⅱ、Ⅲ、Ⅳ期的分类,一定要考虑到试验的交叉性问题,因为以试验目的分类的某种类型临床试验可能会跨越几期临床试验。按照该指导原则,临床试验为:

Ⅰ期临床试验(最典型的研究:人体药理学,human pharmacology)

Ⅱ期临床试验(最典型的研究:治疗探索,therapeutic exploratory)

Ⅲ期临床试验(最典型的研究:治疗确认,therapeutic confirmatory)

Ⅳ期临床试验(各种研究:治疗使用,therapeutic use)

Ⅳ期临床试验最常见的研究包括新的药物与药物的相互作用、剂量效应、安全性研究或支持批准的适应证的研究,如发病率 / 死亡率研究,流行病学研究。

指导原则还制定了特别研究要求,包括特别人群组,如肝肾功能不正常的患者的研究、参照 ICHE7(老年学)指导原则对老年人群组的研究、对妇女及儿童的研究;药物代谢物以及药物和药物相互作用的研究。指导原则对具体的一个临床试验的要求包括试验目的、设计、受试者的选择、对照组的选择、受试者人数、效应变量、偏差分析以及试验的进行、参照 ICH E9(统计学要求)指导原则分析结果及报告各项。

思考题

1. 药品注册的意义和概念是什么?

2. 根据我国现行的药品注册管理规定,药品注册的分类有哪些?

3. 简述新药申报与审批管理的基本要求和申报资料项目。

4. 药物临床前研究与药物临床试验管理的主要内容有哪些?

5. 美国新药审评的主要程序有哪些?

6. 国外的药品注册管理体系发展对我国有哪些启示?

参考文献

［1］李家泰. 临床药理学. 3 版. 北京：人民卫生出版社，2007.

［2］杨世民. 药事管理学. 6 版. 北京：中国医药科技出版社，2019.

［3］国务院. 国务院关于改革药品医疗器械审评审批制度的意见.［2020-7-20］. http://www.gov.cn/zhengce/content/2015-08/18/content_10101.htm.

［4］国家市场监督管理总局. 药品注册管理办法.［2020-1-22］. http://www.gov.cn/zhengce/zhengceku/2020-04/01/content_5498012.htm.

（吕雄文）